《国家基本药物应用指南》
编委会

主　编　刘　坚　石　磊

副主编　季　波　袁　进　黄涛阳

主　审　赵树进　蒋琳兰　吴新荣

编　者　(以姓氏笔画为序)

邓伟杰　石　磊　关　慧　江伟健

李　晋　刘　坚　季　波　陈　新

贺宝霞　袁　进　龚丽娴　黄涛阳

梁　磊　曾晓晖

GUOJIA JIBEN YAOWU YINGYONG ZHINAN

国家基本药物应用指南

刘 坚 石 磊 主编

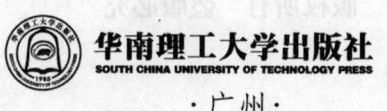

·广州·

图书在版编目（CIP）数据

国家基本药物应用指南/刘坚，石磊主编. —广州：华南理工大学出版社，2011.6
ISBN 978-7-5623-3443-9

Ⅰ.①国… Ⅱ.①刘…②石… Ⅲ.①药物－指南 Ⅳ.①R97－62

中国版本图书馆 CIP 数据核字（2011）第 094892 号

总 发 行：华南理工大学出版社（广州五山华南理工大学17号楼，邮编510640）
营销部电话：020－87113487　87110964　87111048（传真）
E-mail: scutc13@scut.edu.cn　http://www.scutpress.com.cn

责任编辑：袁　泽　吴翠微　兰新文
技术编辑：杨小丽
印 刷 者：广东省农垦总局印刷厂
开　　本：787mm×1092mm　1/16　印张：33　字数：865千
版　　次：2011年6月第1版　2011年6月第1次印刷
印　　数：1～1000册
定　　价：168.00元

版权所有　盗版必究

编者的话

建立国家基本药物制度是《医药卫生体制改革近期重点实施方案（2009—2011年）》的五项重点改革之一，也是国家药物政策的核心。现在，期待已久的新版国家基本药物目录正式公布了，从目录收载的药物品种及结构来看，充分显示了政府"让80%的老百姓不用贵药治好病"的庄严承诺和科学遴选的结果。

国家基本药物是初级医疗卫生所需的最基本且必需的药物，其特点是防治必需、安全性高、有效性好、价格合理、中西药并重。目前我国已上市的药品达一万六千余种，并且存在同一品种上百家企业生产的状况。国内外医疗用药的经验教训表明，医疗市场上的品种过多，不利于医疗机构合理用药，难以提高用药效益的总体水平。由国家组织相关专业机构与专家，并动员社会各方力量，开展多学科、多领域的大量基础和临床研究，根据循证医学证据、药物经济学的评价和药品不良反应监测等安全性信息，从众多药品中遴选出同类药物中安全有效且综合评价好的药物，作为基本药物提供给广大人民群众，将在提供药品使用目录的第一个环节保障基本用药安全有效、价格合理。同时，为不断完善国家基本药物目录的管理，根据新医改方案，我国将建立国家基本药物目录遴选调整管理机制，制定国家基本药物遴选和管理办法，基本药物目录定期调整和更新。不断完善国家基本药物目录的管理，将使国家基本药物目录在保障人民群众基本用药工作中发挥更为重要的指导作用。然而，如果医院不使用基本药物，基本药物制度的政策目标如控制药费、促进合理用药的意图都会落空。为此，新医改方案明确提出，要建立基本药物优先选择和合理使用制度，公立的基层医疗卫生机构全部配备和使用基本药物，其他各类医疗机构必须按规定使用基本药物，且基本药物全部纳入基本医疗保障药品报销目录，报销比例明显高于非基本药物。

要保证基本药物的安全有效，很重要的一个环节是在临床使用过程中做到规范使用。不合理用药不仅会造成医药资源严重浪费，而且会增加药害风险，增加病人不必要的痛苦甚至造成死亡。为此，我们根据新版的国家基本药物目录编撰了本书。

本书编写者均是从事多年临床医疗和医院药学工作的专家学者，他们本着为患者负责的态度和推动合理用药工作展开的目的，参考和借鉴了国内多部专著，在体现"三基"的基础上，强调了科学性、先进性和适用性。全书共分三篇，第一、二篇为基本药物目录，第三篇为合理用药指南，实现了基本药物目录和用药指南的协调统一。全书突出新颖实用的特点，紧密结合临床实际，所述内容对临床医师、药学人员和医药院校在校学生均具有很好的参考价值。

由于时间仓促和编写者的水平有限，本书谬误之处敬请读者不吝赐教，一一指出。

编　者
2010年5月

目 录

基本药物目录——西药部分

一、抗微生物药 …………………… (3)
 (一) 青霉素类 …………………… (3)
  1. 青霉素 …………………… (3)
  2. 苯唑西林 …………………… (5)
  3. 氨苄西林 …………………… (6)
  4. 哌拉西林 …………………… (8)
  5. 阿莫西林 …………………… (10)
  6. 阿莫西林/克拉维酸钾 …………………… (11)
 (二) 头孢菌素类 …………………… (12)
  7. 头孢唑林 …………………… (12)
  8. 头孢氨苄 …………………… (14)
  9. 头孢呋辛 …………………… (15)
   9.1 头孢呋辛酯 …………………… (15)
   9.2 头孢呋辛钠 …………………… (17)
  10. 头孢曲松 …………………… (19)
 (三) 氨基糖苷类 …………………… (20)
  11. 阿米卡星 …………………… (20)
  12. 庆大霉素 …………………… (22)
 (四) 大环内酯类 …………………… (25)
  13. 红霉素 …………………… (25)
   13.1 红霉素片 …………………… (25)
   13.2 注射用乳糖酸红霉素 …………………… (26)
  14. 阿奇霉素 …………………… (27)
   14.1 阿奇霉素片 …………………… (27)
   14.2 注射用阿奇霉素 …………………… (29)
 (五) 其他抗生素 …………………… (30)
  15. 克林霉素 …………………… (30)
   15.1 盐酸克林霉素胶囊 …………………… (30)
   15.2 盐酸克林霉素注射液 …………………… (32)
  16. 磷霉素 …………………… (33)
 (六) 磺胺类 …………………… (34)
  17. 复方磺胺甲噁唑 …………………… (34)
 (七) 喹诺酮类 …………………… (38)
  18. 诺氟沙星 …………………… (38)
  19. 环丙沙星 …………………… (40)
   19.1 盐酸环丙沙星片 …………………… (40)
   19.2 乳酸环丙沙星注射液 …………………… (42)
  20. 左氧氟沙星 …………………… (42)
   20.1 左氧氟沙星片 …………………… (42)
   20.2 乳酸左氧氟沙星注射液 …………………… (43)
 (八) 硝基呋喃类 …………………… (44)
  21. 呋喃妥因 …………………… (44)
 (九) 抗结核药 …………………… (45)
  22. 异烟肼 …………………… (45)
   22.1 异烟肼片 …………………… (45)
   22.2 异烟肼注射液 …………………… (47)
  23. 利福平 …………………… (49)
  24. 吡嗪酰胺 …………………… (52)
  25. 乙胺丁醇 …………………… (53)
  26. 链霉素 …………………… (54)
  27. 对氨基水杨酸钠 …………………… (56)
   27.1 对氨基水杨酸钠片 …………………… (56)
   27.2 注射用对氨基水杨酸 …………………… (57)
 (十) 抗麻风药 …………………… (58)
  28. 氨苯砜 …………………… (58)
 (十一) 抗真菌药 …………………… (60)
  29. 氟康唑 …………………… (60)
  30. 制霉素 …………………… (62)
 (十二) 抗病毒药 …………………… (63)
  31. 阿昔洛韦 …………………… (63)
  32. 利巴韦林 …………………… (64)
   32.1 利巴韦林片 …………………… (64)
   32.2 利巴韦林颗粒 …………………… (65)
   32.3 利巴韦林注射液 …………………… (66)

33. 抗艾滋病药 ……………… (67)
    33.1 茚地那韦 …………… (67)
    33.2 拉米夫定 …………… (73)
    33.3 齐多夫定 …………… (75)
    33.4 司他夫定 …………… (78)
    33.5 去羟肌苷 …………… (79)
    33.6 奈韦拉平 …………… (80)

二、抗寄生虫药 ……………………… (85)
  （一）抗疟药 ……………………… (85)
  34. 氯喹 ………………………… (85)
    34.1 磷酸氯喹片 ………… (85)
    34.2 磷酸氯喹注射液 …… (87)
  35. 伯氨喹 ……………………… (87)
  36. 青蒿素类药物 ……………… (88)
    36.1 双氢青蒿素片 ……… (88)
    36.2 蒿甲醚 ……………… (89)
    36.3 青蒿琥酯 …………… (89)
  （二）抗阿米巴药及抗滴虫药 …… (90)
  37. 甲硝唑 ……………………… (90)
    37.1 甲硝唑片 …………… (90)
    37.2 甲硝唑注射液 ……… (91)
  （三）抗利什曼原虫病药 ………… (92)
  38. 葡萄糖酸锑钠 ……………… (92)
  （四）抗血吸虫病药 ……………… (92)
  39. 吡喹酮 ……………………… (92)
  （五）驱肠虫药 …………………… (93)
  40. 阿苯达唑 …………………… (93)

三、麻醉药 …………………………… (95)
  （一）局部麻醉药 ………………… (95)
  41. 利多卡因 …………………… (95)
  42. 布比卡因 …………………… (97)
  43. 普鲁卡因 …………………… (97)
  （二）全身麻醉药 ………………… (99)
  44. 氯胺酮 ……………………… (99)

四、镇痛、解热、抗炎、抗风湿、抗痛风药
  ……………………………………… (101)

（一）镇痛药 ……………………… (101)
45. 芬太尼 ……………………… (101)
46. 哌替啶 ……………………… (102)
（二）解热、镇痛、抗炎、抗风湿药
  ……………………………………… (104)
47. 对乙酰氨基酚 ……………… (104)
    47.1 对乙酰氨基酚片 …… (104)
    47.2 对乙酰氨基酚颗粒 … (105)
48. 阿司匹林 …………………… (106)
49. 布洛芬 ……………………… (109)
50. 双氯芬酸 …………………… (110)
    50.1 双氯芬酸钠片 ……… (110)
    50.2 双氯芬酸钠缓释片 … (112)
51. 吲哚美辛 …………………… (112)
52. 别嘌醇 ……………………… (113)
53. 秋水仙碱 …………………… (114)

五、神经系统用药 …………………… (116)
（一）抗帕金森病药 ……………… (116)
54. 金刚烷胺 …………………… (116)
55. 苯海索 ……………………… (117)
（二）抗重症肌无力药 …………… (117)
56. 新斯的明 …………………… (117)
（三）抗癫痫药 …………………… (118)
57. 卡马西平 …………………… (118)
58. 丙戊酸钠 …………………… (120)
59. 苯妥英钠 …………………… (122)
    59.1 苯妥英钠片 ………… (122)
    59.2 注射用苯妥英钠 …… (124)
60. 苯巴比妥 …………………… (125)
    60.1 苯巴比妥片 ………… (125)
    60.2 苯巴比妥注射液 …… (127)
（四）脑血管病用药及降颅压药
  ……………………………………… (128)
61. 尼莫地平 …………………… (128)
62. 麦角胺咖啡因 ……………… (129)
63. 甘露醇 ……………………… (130)
（五）镇静催眠药 ………………… (132)
64. 地西泮 ……………………… (132)

- 64.1 地西泮片 …………………… (132)
- 64.2 地西泮注射液 ……………… (135)
- （六）其他 ……………………… (135)
- 65. 胞磷胆碱 …………………… (135)
- 66. 尼可刹米 …………………… (136)
- 67. 洛贝林 ……………………… (136)

六、治疗精神障碍药 …………… (138)
- （一）抗精神病药 ……………… (138)
- 68. 奋乃静 ……………………… (138)
  - 68.1 奋乃静片 ………………… (138)
  - 68.2 奋乃静注射液 …………… (139)
- 69. 氯丙嗪 ……………………… (140)
  - 69.1 氯丙嗪片 ………………… (140)
  - 69.2 氯丙嗪注射液 …………… (141)
- 70. 氟哌啶醇 …………………… (141)
  - 70.1 氟哌啶醇片 ……………… (141)
  - 70.2 氟哌啶醇注射液 ………… (143)
- （二）抗焦虑药 ………………… (143)
- 71. 艾司唑仑 …………………… (143)
- （三）抗抑郁药 ………………… (144)
- 72. 阿米替林 …………………… (144)
- 73. 多塞平 ……………………… (144)

七、心血管系统用药 …………… (146)
- （一）抗心绞痛药 ……………… (146)
- 74. 硝酸甘油 …………………… (146)
  - 74.1 硝酸甘油片 ……………… (146)
  - 74.2 硝酸甘油注射液 ………… (147)
- 75. 硝酸异山梨酯 ……………… (148)
  - 75.1 硝酸异山梨酯片 ………… (148)
  - 75.2 单硝酸异山梨酯注射液 … (149)
- 76. 硝苯地平 …………………… (150)
- （二）抗心律失常药 …………… (152)
- 77. 美西律 ……………………… (152)
- 78. 普罗帕酮 …………………… (153)
  - 78.1 普罗帕酮片 ……………… (153)
  - 78.2 普罗帕酮注射液 ………… (155)
- 79. 普鲁卡因胺 ………………… (155)
- 80. 普萘洛尔 …………………… (157)
- 81. 阿替洛尔 …………………… (159)
- 82. 美托洛尔 …………………… (160)
  - 82.1 酒石酸美托洛尔片 ……… (160)
  - 82.2 酒石酸美托洛尔注射液 … (162)
- 83. 胺碘酮 ……………………… (166)
  - 83.1 胺碘酮片 ………………… (166)
  - 83.2 盐酸胺碘酮注射液 ……… (168)
- 84. 维拉帕米 …………………… (170)
  - 84.1 维拉帕米片 ……………… (170)
  - 84.2 维拉帕米注射液 ………… (173)
- （三）抗心力衰竭药 …………… (173)
- 85. 地高辛 ……………………… (173)
  - 85.1 地高辛片 ………………… (173)
  - 85.2 地高辛注射液 …………… (176)
- 86. 去乙酰毛花苷 ……………… (177)
- （四）抗高血压药 ……………… (179)
- 87. 卡托普利 …………………… (179)
- 88. 依那普利 …………………… (180)
- 89. 硝普钠 ……………………… (181)
- 90. 硫酸镁 ……………………… (183)
- 91. 尼群地平 …………………… (184)
- 92. 吲达帕胺 …………………… (185)
  - 92.1 吲达帕胺片 ……………… (185)
  - 92.2 吲达帕胺缓释片 ………… (186)
- 93. 酚妥拉明 …………………… (190)
- 94. 复方利血平 ………………… (191)
- 95. 复方利血平氨苯蝶啶 ……… (192)
- （五）抗休克药 ………………… (193)
- 96. 肾上腺素 …………………… (193)
- 97. 去甲肾上腺素 ……………… (194)
- 98. 异丙肾上腺素 ……………… (195)
- 99. 间羟胺 ……………………… (196)
- 100. 多巴胺 …………………… (197)
- 101. 多巴酚丁胺 ……………… (200)
- （六）调脂及抗动脉粥样硬化药
  …………………………………… (201)
- 102. 辛伐他汀 ………………… (201)

八、呼吸系统用药 (204)
(一) 祛痰药 (204)
103. 溴己新 (204)
104. 氨溴索 (204)
    104.1 氨溴索胶囊 (204)
    104.2 氨溴索口服液 (205)
(二) 镇咳药 (205)
105. 喷托维林 (205)
106. 复方甘草 (205)
    106.1 复方甘草片 (205)
    106.2 复方甘草口服溶液 (206)
(三) 平喘药 (207)
107. 沙丁胺醇 (207)
108. 氨茶碱 (207)
    108.1 氨茶碱片 (207)
    108.2 氨茶碱缓释片 (208)
    108.3 氨茶碱注射液 (209)
109. 茶碱 (209)
    109.1 茶碱控释胶囊 (209)
    109.2 茶碱缓释片 (210)

九、消化系统用药 (212)
(一) 抗酸药及抗溃疡病药 (212)
110. 复方氢氧化铝 (212)
111. 雷尼替丁 (212)
    111.1 雷尼替丁胶囊 (212)
    111.2 雷尼替丁注射液 (213)
112. 法莫替丁 (215)
    112.1 法莫替丁片 (215)
    112.2 法莫替丁注射液 (215)
113. 奥美拉唑 (215)
114. 枸橼酸铋钾 (216)
(二) 助消化药 (217)
115. 乳酶生 (217)
(三) 胃肠解痉药及胃动力药 (217)
116. 颠茄 (217)
    116.1 颠茄片 (217)
    116.2 颠茄酊 (218)
117. 山莨菪碱 (220)
    117.1 消旋山莨菪碱片 (220)
    117.2 盐酸消旋山莨菪碱注射液 (220)
118. 阿托品 (221)
    118.1 阿托品片 (221)
    118.2 硫酸阿托品注射液 (222)
119. 多潘立酮 (223)
120. 甲氧氯普胺 (224)
    120.1 甲氧氯普胺片 (224)
    120.2 甲氧氯普胺注射液 (225)
(四) 泻药及止泻药 (226)
121. 开塞露 (226)
122. 酚酞 (226)
123. 蒙脱石 (227)
(五) 肝胆疾病用药 (227)
124. 熊去氧胆酸 (227)
125. 联苯双酯 (228)
    125.1 联苯双酯片 (228)
    125.2 联苯双酯滴丸 (229)
(六) 其他 (229)
126. 小檗碱 (229)

十、泌尿系统用药 (231)
(一) 利尿药 (231)
127. 呋塞米 (231)
    127.1 呋塞米片 (231)
    127.2 呋塞米注射液 (233)
128. 氢氯噻嗪 (234)
129. 螺内酯 (236)
130. 氨苯蝶啶 (238)
(二) 良性前列腺增生用药 (240)
131. 特拉唑嗪 (240)

十一、血液系统用药 (241)
(一) 抗贫血药 (241)
132. 硫酸亚铁 (241)
    132.1 硫酸亚铁片 (241)
    132.2 硫酸亚铁缓释片 (241)
133. 右旋糖酐铁 (242)

134. 维生素 B_{12} 注射液 …………… (242)
135. 叶酸 …………………………… (243)
（二）抗血小板药 ………………… (244)
136. 阿司匹林 …………………… (244)
137. 双嘧达莫 …………………… (246)
（三）促凝血药 …………………… (247)
138. 凝血酶 ……………………… (247)
139. 维生素 K_1 ………………… (248)
140. 氨甲苯酸 …………………… (248)
（四）抗凝血药及溶栓药 ………… (249)
141. 肝素 ………………………… (249)
（五）血容量扩充剂 ……………… (251)
142. 右旋糖酐（40，70）………… (251)

十二、激素及影响内分泌药 ……… (253)
（一）下丘脑垂体激素及其类似物
 ………………………………… (253)
143. 绒促性素 …………………… (253)
（二）肾上腺皮质激素类药 ……… (254)
144. 氢化可的松 ………………… (254)
　144.1　氢化可的松片 ………… (254)
　144.2　氢化可的松注射液 …… (256)
145. 泼尼松 ……………………… (257)
146. 地塞米松 …………………… (258)
　146.1　地塞米松片 …………… (258)
　146.2　醋酸地塞米松注射液 … (259)
（三）胰岛素及口服降血糖药 …… (261)
147. 胰岛素 ……………………… (261)
　147.1　正规胰岛素 …………… (261)
　147.2　中性胰岛素 …………… (263)
　147.3　低精蛋白锌胰岛素 …… (264)
　147.4　精蛋白锌胰岛素 ……… (265)
148. 二甲双胍 …………………… (266)
149. 格列苯脲 …………………… (267)
150. 格列吡嗪 …………………… (268)
（四）甲状腺激素及抗甲状腺药
 ………………………………… (269)
151. 甲状腺片 …………………… (269)
152. 甲巯咪唑 …………………… (270)

153. 丙硫氧嘧啶 ………………… (271)
（五）雄激素及同化激素 ………… (272)
154. 丙酸睾酮 …………………… (272)
155. 甲睾酮 ……………………… (273)
（六）雌激素及孕激素 …………… (273)
156. 黄体酮 ……………………… (273)
157. 甲羟孕酮 …………………… (274)

十三、抗变态反应药 ……………… (275)
158. 氯苯那敏 …………………… (275)
159. 苯海拉明 …………………… (275)
　159.1　盐酸苯海拉明片 ……… (275)
　159.2　盐酸苯海拉明注射液 … (276)
160. 赛庚啶 ……………………… (277)
161. 异丙嗪 ……………………… (278)

十四、免疫系统用药 ……………… (280)
162. 雷公藤多苷 ………………… (280)
163. 硫唑嘌呤 …………………… (280)

十五、维生素、矿物质类药 ……… (282)
（一）维生素 ……………………… (282)
164. 维生素 B_1 ………………… (282)
165. 维生素 B_2 ………………… (282)
166. 维生素 B_6 ………………… (283)
167. 维生素 C …………………… (283)
168. 维生素 D_2 ………………… (285)
　168.1　维生素 D_2 胶丸 ……… (285)
　168.2　维生素 D_2 注射液 …… (286)
（二）矿物质 ……………………… (287)
169. 葡萄糖酸钙 ………………… (287)
　169.1　葡萄糖酸钙片 ………… (287)
　169.2　葡萄糖酸钙注射液 …… (287)
（三）肠外营养药 ………………… (288)
170. 复方氨基酸 18AA ………… (288)

十六、调节水、电解质及酸碱平衡药
 ………………………………… (290)
（一）水、电解质平衡调节药 …… (290)

171. 口服补液盐 …………… (290)
172. 氯化钠 ………………… (290)
173. 葡萄糖氯化钠 ………… (292)
174. 复方氯化钠 …………… (294)
175. 氯化钾 ………………… (295)
　　175.1　氯化钾片 ……… (295)
　　175.2　氯化钾缓释片 … (296)
　　175.3　氯化钾颗粒 …… (297)
　　175.4　氯化钾注射液 … (298)
　（二）酸碱平衡调节药 …… (299)
176. 乳酸钠林格 …………… (299)
177. 碳酸氢钠 ……………… (300)
　　177.1　碳酸氢钠片 …… (300)
　　177.2　碳酸氢钠注射液 … (301)
　（三）其他 ………………… (302)
178. 葡萄糖 ………………… (302)

十七、解毒药
　（一）氰化物中毒解毒药 … (304)
179. 硫代硫酸钠 …………… (304)
　（二）有机磷酸酯类中毒解毒药
　　　　　　　　　　　　　 (304)
180. 氯解磷定 ……………… (304)
　（三）亚硝酸盐中毒解毒药 … (305)
181. 亚甲蓝 ………………… (305)
　（四）阿片类中毒解毒药 … (306)
182. 纳洛酮 ………………… (306)
　（五）鼠药解毒药 ………… (307)
183. 乙酰胺 ………………… (307)

十八、生物制品 …………… (308)
184. 破伤风抗毒素 ………… (308)
185. 抗狂犬病血清 ………… (309)
186. 抗蛇毒血清 …………… (310)
187. 国家免疫规划用疫苗 … (311)
　　187.1　卡介苗 ………… (311)
　　187.2　重组乙肝疫苗 … (313)
　　187.3　口服脊髓灰质炎疫苗 … (314)
　　187.4　吸附白百破联合疫苗 … (314)
　　187.5　麻疹减毒活疫苗 ……… (314)
　　187.6　甲肝疫苗 ……………… (315)
　　187.7　乙脑疫苗 ……………… (315)
　　187.8　麻腮风联合减毒活疫苗
　　　　　　　　　　　　　 (315)

十九、诊断用药 …………… (317)
188. 泛影葡胺 ……………… (317)
189. 硫酸钡 ………………… (323)

二十、皮肤科用药 ………… (325)
　（一）抗感染药 …………… (325)
190. 红霉素 ………………… (325)
191. 阿昔洛韦 ……………… (325)
192. 咪康唑 ………………… (325)
　（二）角质溶解药 ………… (326)
193. 尿素 …………………… (326)
194. 鱼石脂 ………………… (327)
195. 水杨酸 ………………… (327)
　（三）肾上腺皮质激素类药 … (328)
196. 氢化可的松 …………… (328)
　（四）其他 ………………… (328)
197. 维A酸 ………………… (328)
　　197.1　维A酸软膏 …… (328)
　　197.2　维A酸凝胶 …… (329)

二十一、眼科用药 ………… (331)
　（一）抗感染药 …………… (331)
198. 氯霉素滴眼液 ………… (331)
199. 左氧氟沙星滴眼液 …… (331)
200. 阿昔洛韦滴眼液 ……… (333)
201. 红霉素眼膏 …………… (333)
　（二）青光眼用药 ………… (333)
202. 毛果芸香碱 …………… (333)
　　202.1　硝酸毛果芸香碱注射液
　　　　　　　　　　　　　 (333)
　　202.2　硝酸毛果芸香碱滴眼液
　　　　　　　　　　　　　 (334)
203. 噻吗洛尔滴眼液 ……… (335)

204. 乙酰唑胺 …………………… (337)
(三) 其他 ……………………… (338)
205. 阿托品 ……………………… (338)
　205.1　硫酸阿托品眼用凝胶 … (338)
　205.2　硫酸阿托品眼膏 ……… (339)
206. 可的松 ……………………… (339)
　206.1　可的松滴眼剂 ………… (339)
　206.2　醋酸可的松眼膏 ……… (340)

二十二、耳鼻喉科用药 ……………… (341)
207. 麻黄碱滴鼻剂 ……………… (341)
208. 氧氟沙星滴耳剂 …………… (341)
209. 地芬尼多 …………………… (342)

二十三、妇产科用药 ………………… (343)
(一) 子宫收缩药 ………………… (343)
210. 缩宫素注射液 ……………… (343)
211. 麦角新碱注射液 …………… (344)
212. 垂体后叶注射液 …………… (344)
(二) 其他 ………………………… (345)
213. 硝酸咪康唑栓 ……………… (345)

214. 甲硝唑 ……………………… (345)
　214.1　复方甲硝唑泡腾片 …… (345)
　214.2　甲硝唑栓 ……………… (346)

二十四、计划生育用药 ……………… (347)
215. 避孕药 ……………………… (347)
　215.1　庚酸炔诺酮注射液 …… (347)
　215.2　醋酸甲地孕酮片 ……… (347)
　215.3　复方左炔诺孕酮片 …… (348)
　215.4　复方炔诺酮片 ………… (349)
　215.5　左炔诺孕酮炔雌醇（三相）片
　　　　 …………………………… (349)
　215.6　复方醋酸甲地孕酮片 … (350)
　215.7　左炔诺孕酮片 ………… (351)
　215.8　炔诺酮滴丸 …………… (351)
　215.9　炔雌醇片 ……………… (352)
　215.10　复方甲地孕酮注射液
　　　　 …………………………… (352)
　215.11　壬苯醇醚栓 …………… (353)
　215.12　左炔诺孕酮硅胶棒 …… (354)

基本药物目录——中药部分

一、解表剂 …………………………… (357)
(一) 辛温解表 …………………… (357)
1. 九味羌活丸 ………………… (357)
2. 感冒清热颗粒 ……………… (357)
(二) 辛凉解表 …………………… (357)
3. 柴胡注射液 ………………… (357)
4. 银翘解毒丸（颗粒、片）… (358)
(三) 表里双解 …………………… (358)
5. 防风通圣丸（颗粒）……… (358)
(四) 扶正解表 …………………… (359)
6. 玉屏风颗粒 ………………… (359)

二、祛暑剂 …………………………… (360)
(一) 解表祛暑 …………………… (360)
7. 保济丸 ……………………… (360)

8. 藿香正气水 ………………… (360)
(二) 健胃祛暑 …………………… (361)
9. 十滴水 ……………………… (361)

三、泻下剂 …………………………… (362)
10. 麻仁润肠软胶囊（丸）…… (362)

四、清热剂 …………………………… (363)
(一) 清热泻火 …………………… (363)
11. 黄连上清丸（颗粒、胶囊、片）
　　 ………………………………… (363)
12. 牛黄解毒胶囊（丸、软胶囊、片）
　　 ………………………………… (363)
13. 牛黄上清丸（胶囊、片）… (363)
(二) 清热解毒 …………………… (364)

14. 双黄连合剂（颗粒、胶囊、片）
　　…………………………………（364）
15. 银黄颗粒（片）………………（364）
16. 板蓝根颗粒 ……………………（365）
（三）清肝解毒 ……………………（365）
17. 护肝片（胶囊、颗粒）………（365）
（四）清热祛湿 ……………………（366）
18. 茵栀黄颗粒（口服液）………（366）
19. 复方黄连素片 …………………（366）

五、温里剂 …………………………（367）
　温中健脾 …………………………（367）
20. 附子理中丸（片）……………（367）
21. 香砂养胃丸（颗粒、片）……（367）

六、止咳、平喘剂 …………………（368）
（一）散寒止咳 ……………………（368）
22. 通宣理肺丸（颗粒、胶囊、片）
　　…………………………………（368）
（二）清肺止咳 ……………………（368）
23. 蛇胆川贝液 ……………………（368）
24. 橘红丸（颗粒、胶囊、片）
　　…………………………………（369）
25. 小儿消积止咳颗粒 ……………（369）
（三）润肺止咳 ……………………（369）
26. 养阴清肺丸 ……………………（369）
（四）清肺平喘 ……………………（370）
27. 蛤蚧定喘丸 ……………………（370）

七、开窍剂 …………………………（371）
（一）清热开窍 ……………………（371）
28. 清开灵颗粒（胶囊、片、注射液）
　　…………………………………（371）
29. 安宫牛黄丸 ……………………（371）
（二）化痰开窍 ……………………（372）
30. 苏合香丸 ………………………（372）

八、固涩剂 …………………………（373）
　补肾缩尿 …………………………（373）

31. 缩泉丸（胶囊）………………（373）

九、扶正剂 …………………………（374）
（一）健脾益气 ……………………（374）
32. 补中益气丸（颗粒）…………（374）
33. 参苓白术散（丸、颗粒）……（374）
（二）健脾和胃 ……………………（375）
34. 香砂六君丸 ……………………（375）
（三）健脾养血 ……………………（375）
35. 归脾丸（合剂）………………（375）
（四）滋阴补肾 ……………………（375）
36. 六味地黄丸 ……………………（375）
（五）滋阴降火 ……………………（376）
37. 知柏地黄丸 ……………………（376）
（六）滋肾养肝 ……………………（376）
38. 杞菊地黄丸（胶囊、片）……（376）
（七）温补肾阳 ……………………（377）
39. 金匮肾气丸（片）……………（377）
40. 四神丸（片）…………………（377）
（八）益气养阴 ……………………（377）
41. 消渴丸 …………………………（377）
（九）益气复脉 ……………………（377）
42. 参麦注射液 ……………………（377）
43. 生脉饮（颗粒、胶囊、注射液）
　　…………………………………（378）

十、安神剂 …………………………（379）
　养心安神 …………………………（379）
44. 天王补心丸（片）……………（379）

十一、止血剂 ………………………（380）
（一）凉血止血 ……………………（380）
45. 槐角丸 …………………………（380）
（二）散瘀止血 ……………………（380）
46. 三七胶囊（片）………………（380）

十二、祛瘀剂 ………………………（381）
（一）活血祛瘀 ……………………（381）
47. 血栓通注射液、注射用血栓通（冻干）

.... (381)
48. 血塞通注射液、注射用血塞通（冻干）
.... (381)
49. 丹参注射液 .... (381)
（二）益气活血 .... (382)
50. 麝香保心丸 .... (382)
（三）理气活血 .... (382)
51. 复方丹参片（胶囊、颗粒、滴丸）
.... (382)
52. 血府逐瘀丸（胶囊） .... (382)
（四）滋阴活血 .... (382)
53. 脉络宁注射液 .... (382)
（五）化瘀宽胸 .... (383)
54. 冠心苏合丸（胶囊、软胶囊）
.... (383)
55. 速效救心丸 .... (383)
56. 地奥心血康胶囊 .... (383)
（六）化瘀通脉 .... (383)
57. 通心络胶囊 .... (383)

十三、理气剂 .... (384)
（一）疏肝解郁 .... (384)
58. 丹栀逍遥丸 .... (384)
59. 逍遥丸（颗粒） .... (384)
（二）疏肝和胃 .... (384)
60. 气滞胃痛颗粒 .... (384)
61. 胃苏颗粒 .... (385)
（三）理气止痛 .... (385)
62. 元胡止痛片（胶囊、颗粒、滴丸）
.... (385)
63. 三九胃泰颗粒 .... (386)

十四、消导剂 .... (387)
64. 保和丸（颗粒、片） .... (387)

十五、治风剂 .... (388)
（一）疏散外风 .... (388)
65. 川芎茶调丸（散、颗粒、片） ... (388)
（二）祛风化瘀 .... (388)

66. 正天丸（胶囊） .... (388)
（三）平肝息风 .... (389)
67. 松龄血脉康胶囊 .... (389)
（四）祛风通络 .... (389)
68. 华佗再造丸 .... (389)

十六、祛湿剂 .... (390)
（一）消肿利水 .... (390)
69. 五苓散（胶囊、片） .... (390)
（二）益肾通淋 .... (390)
70. 普乐安胶囊（片） .... (390)
（三）化瘀通淋 .... (390)
71. 癃闭舒胶囊 .... (390)
（四）扶正祛湿 .... (391)
72. 尪痹颗粒（片） .... (391)
（五）化浊降脂 .... (391)
73. 血脂康胶囊 .... (391)

十七、外科用药 .... (392)
（一）清热利湿 .... (392)
74. 消炎利胆片（颗粒、胶囊） ... (392)
（二）清热消肿 .... (392)
75. 马应龙麝香痔疮膏 .... (392)
（三）清热消毒 .... (392)
76. 季德胜蛇药片 .... (392)
77. 连翘败毒丸（膏、片） .... (393)
78. 如意金黄散 .... (393)
（四）通淋消石 .... (394)
79. 排石颗粒 .... (394)
（五）软坚散结 .... (394)
80. 内消瘰疬丸 .... (394)

十八、妇科用药 .... (395)
（一）理气剂 .... (395)
81. 妇科十味片 .... (395)
82. 益母草膏（颗粒、胶囊、片） ... (395)
（二）清热剂 .... (396)
83. 妇科千金片（胶囊） .... (396)
（三）扶正剂 .... (396)

84. 艾附暖宫丸 …………………… (396)
85. 八珍益母丸（胶囊） ………… (397)
86. 乌鸡白凤丸（胶囊、片） …… (397)
87. 更年安片 ……………………… (397)
（四）散结剂 ……………………… (398)
88. 乳癖消片（胶囊、颗粒） …… (398)

十九、眼科用药 ……………………… (399)
（一）清热剂 ……………………… (399)
89. 明目上清片 …………………… (399)
（二）扶正剂 ……………………… (399)
90. 明目地黄丸 …………………… (399)

二十、耳鼻喉科用药 ………………… (400)
（一）耳病 ………………………… (400)
91. 耳聋左慈丸 …………………… (400)

（二）鼻病 ………………………… (400)
92. 鼻炎康片 ……………………… (400)
93. 藿胆丸（片、滴丸） ………… (401)
（三）咽喉病 ……………………… (401)
94. 黄氏响声丸 …………………… (401)

二十一、骨伤科用药 ………………… (402)
95. 接骨七厘片 …………………… (402)
96. 伤科接骨片 …………………… (402)
97. 云南白药（胶囊、膏、酊、气雾剂）
 ……………………………………… (402)
98. 活血止痛散（胶囊） ………… (403)
99. 舒筋活血丸（片） …………… (403)
100. 颈舒颗粒 …………………… (403)
101. 狗皮膏 ……………………… (403)
102. 仙灵骨葆胶囊 ……………… (404)

合理用药指南

第一章 药物治疗的一般原则
……………………………………… (407)
第一节 药物治疗的必要性 ……… (407)
一、药物治疗的时机选择 ……… (407)
二、药物治疗的利与弊 ………… (407)
三、药物治疗的适度性 ………… (408)
第二节 药物治疗的有效性 ……… (409)
一、药物方面的因素 …………… (409)
二、患者方面的因素 …………… (409)
第三节 药物治疗的安全性 ……… (409)
一、药物本身的影响 …………… (410)
二、药物使用的影响 …………… (410)
三、机体方面的影响 …………… (410)
第四节 药物治疗的经济性 ……… (410)
第五节 药物治疗的规范性 ……… (411)
第六节 药物治疗方案制订的一般原则
 ……………………………………… (412)
一、保证药物治疗的条件 ……… (412)
二、根据治疗目的选择药物 …… (412)
三、选择合适的用药时机 ……… (412)

四、选择合适的剂型、剂量和给药方法 ……………………………… (412)
五、合理安排治疗方法和配伍用药
 ……………………………………… (413)

第二章 药物不良反应监测 ……… (414)
第一节 药物不良反应的分类 …… (414)
一、副作用 ……………………… (414)
二、毒性反应 …………………… (414)
三、继发反应 …………………… (414)
四、首剂效应 …………………… (414)
五、后遗效应 …………………… (414)
六、特异质反应 ………………… (415)
七、变态反应 …………………… (415)
八、药物依赖性 ………………… (415)
九、撤药反应 …………………… (415)
第二节 药物不良反应的机制 …… (416)
一、A 型药物不良反应的机制
 ……………………………………… (416)
二、B 型药物不良反应的机制

·················· （417）
第三节 药物不良反应的鉴别…… （418）
　一、鉴别诊断要点………… （418）
　二、关联性评价…………… （420）
第四节 药物不良反应的预防…… （421）
　一、合理用药……………… （422）
　二、加强药品监管………… （422）

第三章 肝肾功能不全时的合理用药
·················· （424）
第一节 肝功能不全者的合理用药
·················· （424）
　一、引起肝脏功能改变的情况
　　················ （424）
　二、肝功能障碍对药物吸收分布
　　代谢的影响………… （425）
　三、肝功能不全时的用药原则
　　················ （426）
第二节 肾功能不全时的合理用药
·················· （427）
　一、引起肾脏功能改变的情况
　　················ （427）
　二、肾功能障碍对药物吸收分布
　　代谢的影响………… （428）
　三、肾功能不全时的用药原则
　　················ （430）

第四章 特殊人群的合理用药
·················· （432）
第一节 儿童的临床用药原则…… （432）
　一、选择药物……………… （432）
　二、确定剂量……………… （432）
　三、给药途径及方法……… （433）
　四、选择剂型……………… （433）
　五、个体化给药及监测…… （434）
第二节 妊娠期与哺乳期的临床用药原则
·················· （434）
　一、妊娠期母体药物代谢动力学
　　················ （434）

　二、胎儿药物代谢动力学…… （435）
　三、药物对胎儿危险度的分级
　　················ （436）
　四、妊娠期的用药原则…… （436）
　五、哺乳期的临床用药原则… （437）
第三节 老年人的临床用药原则
·················· （437）
　一、老年人药代动力学…… （437）
　二、老年人药效动力学…… （438）
　三、老年人的用药原则…… （439）

第五章 时辰药理学与合理用药
·················· （441）
第一节 生物节律…………… （442）
第二节 机体节律性对药动学的影响
·················· （442）
　一、机体节律性对药物吸收的影响
　　················ （442）
　二、机体昼夜节律性对药物分布
　　和蛋白结合的影响…… （443）
　三、机体节律性对药物代谢的影响
　　················ （443）
　四、机体节律性对药物排泄的影响
　　················ （443）
　五、机体节律对中药药动学的影响
　　················ （443）
第三节 机体节律性对药效学的影响
·················· （444）
第四节 时辰药理学的实际应用
·················· （444）
　一、西药时辰药理学应用… （445）
　二、中药时辰药理学……… （449）

第六章 药物相互作用与合理用药
·················· （451）
第一节 药剂学的相互作用…… （451）
第二节 药效学的相互作用…… （452）
　一、药物活性方面的相互作用
　　················ （452）

二、受体部位的相互作用……（452）
第三节　药动学的相互作用……（453）
一、药物在胃肠道吸收的改变 …（453）
二、药物相互作用处理原则……（457）

第七章　遗传药理学与合理用药
……………………………………（458）
第一节　概述……………………（458）
一、遗传药理学的基本概念……（458）
二、药物反应的种族差异………（459）
第二节　遗传因素与药物治疗…（460）
一、药物代谢酶和转运体的遗传
多态性………………………（460）
二、药物受体的遗传多态性……（461）
三、遗传药理学的临床应用意义
…………………………………（462）

第八章　抗菌药物的临床用药原则
……………………………………（464）
第一节　抗菌药物临床治疗应用基本原则
……………………………………（464）
一、诊断为细菌性感染者，方有指征
应用抗菌药物………………（464）
二、尽早查明感染病原，根据病原种
类及细菌药物敏感试验结果
选用抗菌药物………………（464）
三、按照药物的抗菌作用特点及其体内
过程特点选择用药…………（464）
四、抗菌药物治疗方案应综合患者病
情、病原菌种类及抗菌药物
特点制订……………………（464）
第二节　抗菌药物预防性应用的基本原则
……………………………………（465）
一、内科及儿科预防用药………（465）
二、外科手术预防用药…………（466）
三、预防用抗菌药物的选择……（466）
四、预防应用抗生素的方法……（467）
第三节　抗菌药物在特殊病理、生理状况

患者中应用的基本原则 …（468）
一、肾功能减退患者抗菌药物的应用
…………………………………（468）
二、肝功能减退患者抗菌药物的应用
…………………………………（469）
三、老年患者抗菌药物的应用
…………………………………（470）
四、新生儿患者抗菌药物的应用
…………………………………（470）
五、小儿患者抗菌药物的应用
…………………………………（471）
六、妊娠期和哺乳期患者抗菌药物
的应用………………………（471）
第四节　抗真菌药的用药基本原则
……………………………………（472）
一、治疗原则……………………（472）
二、病原治疗……………………（473）
第五节　分枝杆菌感染…………（473）
一、非结核分枝杆菌感染………（473）
二、麻风分枝杆菌感染…………（473）
第六节　其他特殊细菌感染性疾病的临床
用药基本原则………………（474）
一、白喉…………………………（474）
二、百日咳………………………（474）
三、猩红热………………………（475）
四、鼠疫…………………………（475）
五、炭疽…………………………（475）
六、破伤风………………………（475）
七、气性坏疽……………………（476）
八、伤寒和副伤寒等沙门菌感染
…………………………………（476）
九、布鲁菌病……………………（476）
十、钩端螺旋体病………………（477）
十一、回归热……………………（477）
十二、莱姆病……………………（477）
十三、立克次体病………………（477）
附录………………………………（479）
参考文献…………………………（508）

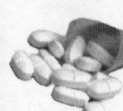

基本药物目录

西药部分

一、抗微生物药

（一）青霉素类

1. 青霉素

【通用名称】 注射用青霉素钠

【英文名称】 Benzylpenicillin Sodium for Injection

【药理毒理】 青霉素对溶血性链球菌等链球菌属、肺炎链球菌和不产青霉素酶的葡萄球菌具有良好的抗菌作用。对肠球菌有中敏抗菌作用，淋病奈瑟菌、脑膜炎奈瑟菌、白喉棒状杆菌、炭疽芽孢杆菌、牛型放线菌、念珠状链杆菌、李斯特菌、钩端螺旋体和梅毒螺旋体对本品敏感。本品对流感嗜血杆菌和百日咳鲍特氏菌亦具一定抗菌活性，其他革兰阴性需氧或兼性厌氧菌对本品敏感性差。本品对梭状芽孢杆菌属、消化链球菌厌氧菌以及产黑色素拟杆菌等具有良好抗菌作用，对脆弱拟杆菌的抗菌作用差。青霉素通过抑制细菌细胞壁合成而发挥杀菌作用。

【药代动力学】 肌内注射后，0.5小时达到血药峰浓度（C_{max}），肌内注射100万单位（600 mg）的峰浓度为20 000单位/L（12 mg/L）。新生儿按体重肌注青霉素2.5万单位/kg（15 mg/kg），经0.5～1小时后，平均血药浓度约为22 mg/L，12小时后即降至9.6～19.2 mg/L。成人每2小时静脉注射本品200万单位或每3小时注射300万单位，平均血药浓度约为19.2 mg/L。于5分钟内静脉注射500万单位（3 g）青霉素，给药后5分钟和10分钟的平均血药浓度分别为400 mg/L和273 mg/L，1小时即降至45 mg/L，4小时仅有3.0 mg/L。

本品广泛分布于组织、体液中。胸、腹腔和关节腔液中浓度约为血清浓度的50%。本品不易透入眼、骨组织、无血供区域和脓腔中；易透入有炎症的组织。青霉素可通过胎盘，除在妊娠头3个月羊水中青霉素浓度较低外，一般在胎儿和羊水中皆可获得有效治疗浓度。本品难以透过血－脑脊液屏障，在无炎症脑脊液中的浓度仅为血药浓度的1%～3%。在有炎症的脑脊液中浓度可达同期血药浓度的5%～30%。乳汁中可含有少量青霉素，其浓度为血药浓度的5%～20%。

本品血浆蛋白结合率为45%～65%。血消除半衰期（$t_{1/2\beta}$）约为30分钟，肾功能减退者可延长至2.5～10小时，老年人和新生儿也可延长。新生儿的$t_{1/2\beta}$与体重、日龄有关，体重低于2 kg者，7日和8～14日龄新生儿的$t_{1/2\beta}$分别为4.9小时和2.6小时；体重高于2 kg者，7日和8～14日龄的$t_{1/2\beta}$则分别为2.6小时和2.1小时。

本品约19%在肝内代谢。肾功能正常情况下，约75%的给药量于6小时内自肾脏排出。青霉素主要通过肾小管分泌排泄，在健康成年人经肾小球滤过排泄者仅占10%左右；但在新生儿，青霉素则主要经肾小球滤过排泄。亦有少量青霉素经胆道排泄，肌内注射600 mg青霉素后2～4小时胆汁中浓度达到峰值，为10～20 mg/L。由于青霉素被肠道细菌所产青霉素酶破坏，粪便中不含或仅含少量青霉素。血液透析可清除本品，而腹膜透析则不能。

【适应症】 青霉素适用于敏感细菌所致各种感染，如脓肿、菌血症、肺炎和心内膜炎等。

青霉素为以下感染的首选药物：

（1）溶血性链球菌感染，如咽炎、扁桃体炎、猩红热、丹毒、蜂窝织炎和产褥热等。

(2) 肺炎链球菌感染，如肺炎、中耳炎、脑膜炎和菌血症等。
(3) 不产青霉素酶葡萄球菌感染。
(4) 炭疽。
(5) 破伤风、气性坏疽等梭状芽孢杆菌感染。
(6) 梅毒（包括先天性梅毒）。
(7) 钩端螺旋体病。
(8) 回归热。
(9) 白喉。
(10) 青霉素与氨基糖苷类药物联合用于治疗草绿色链球菌心内膜炎。

青霉素亦可用于治疗：
(1) 流行性脑脊髓膜炎。
(2) 放线菌病。
(3) 淋病。
(4) 奋森咽峡炎。
(5) 莱姆病。
(6) 多杀巴斯德菌感染。
(7) 鼠咬热。
(8) 李斯特菌感染。
(9) 除脆弱拟杆菌以外的许多厌氧菌感染。

风湿性心脏病或先天性心脏病患者进行口腔、牙科、胃肠道或泌尿生殖道手术和操作前，可用青霉素预防感染性心内膜炎发生。

【用法用量】
· 肌内注射
每50万单位青霉素钠溶解于1mL灭菌注射用水，超过50万单位则需加灭菌注射用水2mL，不应以氯化钠注射液为溶剂。

成人 一日80万～200万单位，分3～4次给药。

儿童
(1) 小儿：按体重2.5万单位/kg，每12小时给药1次。
(2) 新生儿（足月产）：每次按体重5万单位/kg。出生第一周每12小时1次，一周以上者每8小时1次，严重感染每6小时1次。

(3) 早产儿：每次按体重3万单位/kg。出生第一周每12小时1次，2～4周者每8小时1次，以后每6小时1次。

· 静脉滴注
给药速度不能超过每分钟50万单位，以免发生中枢神经系统毒性反应。

成人 一日200万～2000万单位，分2～4次给药。

儿童
(1) 小儿：每日按体重5万～20万/kg，分2～4次给药。
(2) 新生儿（足月产）：同肌内注射。
(3) 早产儿：同肌内注射。

肾功能减退者 轻、中度肾功能损害者使用常规剂量不需减量，严重肾功能损害者应延长给药间隔或调整剂量。当内生肌酐清除率为10～50 mL/min时，给药间期自8小时延长至8～12小时或给药间期不变、剂量减少25%；内生肌酐清除率小于10 mL/min时，给药间期延长至12～18小时或每次剂量减至正常剂量的25%～50%而给药间期不变。

【不良反应】
(1) 过敏反应：青霉素过敏反应较常见，包括荨麻疹等各类皮疹、白细胞减少、间质性肾炎、哮喘发作和血清病型反应等；过敏性休克偶见，一旦发生，必须就地抢救，予以保持气道畅通、吸氧及使用肾上腺素、糖皮质激素等治疗措施。
(2) 毒性反应：少见，但静脉滴注大剂量本品或鞘内给药时，可因脑脊液药物浓度过高导致抽搐、肌肉阵挛、昏迷及严重精神症状等（青霉素脑病）。此种反应多见于婴儿、老年人和肾功能不全患者。
(3) 赫氏反应和治疗矛盾：用青霉素治疗梅毒、钩端螺旋体病等疾病时可由于病原体死亡致症状加剧，称为赫氏反应；治疗矛盾也见于梅毒患者，系治疗后梅毒病灶消失过快，而组织修补相对较慢或病灶部位纤维组织收缩，妨碍器官功能所致。

(4) 二重感染：可出现耐青霉素金葡菌、革兰阴性杆菌或念珠菌等二重感染。

(5) 应用大剂量青霉素钠可因摄入大量钠盐而导致心力衰竭。

【禁忌】 有青霉素类药物过敏史或青霉素皮肤试验阳性患者禁用。

【注意事项】

(1) 应用本品前需详细询问药物过敏史并进行青霉素皮肤试验，皮试液为每 1 mL 含 500 单位青霉素，皮内注射 0.05～0.1 mL，经 20 分钟后，观察皮试结果，呈阳性反应者禁用。必须使用者脱敏后应用，应随时做好过敏反应的急救准备。

(2) 对一种青霉素过敏者可能对其他青霉素类药物、青霉胺过敏，有哮喘、湿疹、枯草热、荨麻疹等过敏性疾病患者应慎用本品。

(3) 青霉素水溶液在室温不稳定，20 单位/mL 青霉素溶液 30℃ 放置 24 小时效价下降 56%，青霉烯酸含量增加 200 倍，因此应用本品须新鲜配制。

(4) 大剂量使用本品时应定期检测电解质。

(5) 对诊断的干扰：

① 应用青霉素期间，以硫酸铜法测定尿糖时可能出现假阳性，而用葡萄糖酶法则不受影响；

② 静脉滴注本品可出现血钠测定值增高；

③ 本品可使血清丙氨酸氨基转移酶或门冬氨酸氨基转移酶升高。

【孕妇及哺乳期妇女用药】 动物生殖试验未发现本品引起胎儿损害。但尚未在孕妇进行严格对照试验以排除这类药物对胎儿的不良影响，所以孕妇应仅在确有必要时使用本品。少量本品从乳汁中分泌，哺乳期妇女用药时宜暂停哺乳。

【药物相互作用】

(1) 氯霉素、红霉素、四环素类、磺胺类可干扰本品的活性，故本品不宜与这些药物合用。

(2) 丙磺舒、阿司匹林、吲哚美辛、保泰松和磺胺药减少青霉素的肾小管分泌而延长本品的血清半衰期。青霉素可增强华法林的抗凝作用。

(3) 本品与重金属，特别是铜、锌、汞呈配伍禁忌。

(4) 青霉素静脉输液中加入头孢噻吩、林可霉素、四环素、万古霉素、琥乙红霉素、两性霉素 B、去甲肾上腺素、间羟胺、苯妥英钠、盐酸羟嗪、丙氯拉嗪、异丙嗪、维生素 B 族、维生素 C 等将出现浑浊。

(5) 本品与氨基糖苷类抗生素同瓶滴注可导致两者抗菌活性降低，因此不能置同一容器内给药。

【药物过量】 药物过量的主要表现是中枢神经系统不良反应，应及时停药并予对症、支持治疗。血液透析可清除青霉素。

2. 苯唑西林

【通用名称】 注射用苯唑西林钠

【英文名称】 Oxacillin Sodium for Injection

【药理毒理】 本品是耐酸和耐青霉素酶青霉素。苯唑西林对产青霉素酶葡萄球菌具有良好抗菌活性，对各种链球菌及不产青霉素酶的葡萄球菌抗菌活性则逊于青霉素 G。苯唑西林通过抑制细菌细胞壁合成而发挥杀菌作用。

【药代动力学】 苯唑西林耐酸，口服可吸收给药量的 30%～33%。肌内注射苯唑西林 0.5 g，0.5 小时达到血药峰浓度 (C_{max})，为 16.7 mg/L；剂量加倍，血药浓度亦倍增。静脉滴注苯唑西林 0.25 g，滴注结束时血药浓度为 9.7 mg/L，2 小时后为 0.16 mg/L。出生 8～15 天和 20～21 天的新生儿肌内注射 20 mg/kg 后，血药峰浓度分别为 51.5 mg/L 和

47.0 mg/L。苯唑西林蛋白结合率为93%。在肝、肾、肠、脾、胸腔积液和关节腔液中均可达到有效治疗浓度,在腹水和痰液中浓度较低。苯唑西林难以透过正常血脑屏障,可透过胎盘进入胎儿体内,亦有少量分泌至乳汁。本品健康成人消除半衰期为0.4～0.7小时;出生8～15天和20～21天的新生儿的消除半衰期分别为1.6天和1.2天。苯唑西林约49%在肝脏代谢,肌内注射后约40%以原型药在尿中排泄,约10%药物经胆道排泄。血液透析和腹膜透析均不能清除本品。

【适应症】 本品仅适用于治疗产青霉素酶葡萄球菌感染,包括败血症、心内膜炎、肺炎和皮肤、软组织感染等。也可用于化脓性链球菌或肺炎球菌与耐青霉素葡萄球菌所致的混合感染。

【用法用量】 本品供肌内注射时,每0.5g加灭菌注射用水2.8mL。肌内注射成人一日4～6g,分4次给药;静脉滴注成人一日4～8g,分2～4次给药,严重感染每日剂量可增加至12g。小儿体重40 kg以下者,每6小时按体重给予12.5～25 mg/kg,体重超过40 kg者予以成人剂量。新生儿体重低于2 kg者,日龄1～14天者每12小时按体重25 mg/kg,日龄15～30天每8小时按体重25 mg/kg;体重超过2kg者,日龄1～14天者每8小时按体重25 mg/kg,日龄15～30天者每6小时按体重25 mg/kg。轻、中度肾功能减退患者不需调整剂量,严重肾功能减退患者应避免应用大剂量,以防中枢神经系统毒性反应发生。

【不良反应】
(1) 过敏反应:荨麻疹等各类皮疹较常见,白细胞减少、间质性肾炎、哮喘发作和血清病型反应等少见;过敏性休克偶见,一旦发生,必须就地抢救,予以保持气道畅通、吸氧及使用肾上腺素、糖皮质激素等治疗措施。

(2) 静脉使用本品偶可产生恶心、呕吐和血清氨基转移酶升高。

(3) 大剂量静脉滴注本品可引起抽搐等中枢神经系统毒性反应。

(4) 有报道婴儿使用大剂量本品后出现血尿、蛋白尿和尿毒症。

【禁忌】 有青霉素类药物过敏史者或青霉素皮肤试验阳性患者禁用。

【注意事项】
(1) 应用本品前需详细询问药物过敏史并进行青霉素皮肤试验。

(2) 对一种青霉素过敏者可能对其他青霉素类药物、青霉胺过敏,有青霉素过敏性休克史者5%～7%可能存在对头孢菌素类药物交叉过敏。

(3) 有哮喘、湿疹、枯草热、荨麻疹等过敏性疾病及肝病患者应慎用本品。

【孕妇及哺乳期妇女用药】 目前缺乏本品对孕妇影响的充分研究,所以孕妇应仅在确有必要时使用本品。少量本品从乳汁中分泌,哺乳期妇女用药时宜暂停哺乳。

【儿童用药】 新生儿尤其早产儿应慎用。

【药物相互作用】
(1) 本品与氨基糖苷类、去甲肾上腺素、间羟胺、苯巴比妥、维生素B族、维生素C等药物存在配伍禁忌,不宜同瓶滴注。

(2) 丙磺舒可减少苯唑西林的肾小管分泌,延长本品的血清半衰期。

(3) 阿司匹林、磺胺药可抑制本品对血清蛋白的结合,提高本品的游离血药浓度。

【药物过量】 药物过量主要表现为中枢神经系统不良反应,应及时停药并予对症、支持治疗。血液透析不能清除苯唑西林。

3. 氨苄西林
【通用名称】 注射用氨苄西林钠
【英文名称】 Ampicillin Sodium for Injection
【药理毒理】 氨苄西林钠为广谱半合成青霉素。本品对溶血性链球菌、肺炎链球菌和不产青霉素酶葡萄球菌具有较强抗菌作用,与青霉素相仿或稍逊于青霉素。氨苄西林对草绿色链球菌亦有良好抗菌作用，对肠球菌属和李斯德菌属的作用优于青霉素。本品对白喉棒状杆菌、炭疽芽孢杆菌、放线菌属、流感嗜血杆菌、百日咳鲍特杆菌、奈瑟菌属以及除脆弱拟杆菌外的厌氧菌均具抗菌活性，部分奇异变形杆菌、大肠埃希菌、沙门菌属和志贺菌属细菌对本品敏感。氨苄西林通过抑制细菌细胞壁合成发挥杀菌作用。

【药代动力学】 肌内注射本品0.5 g，0.5～1小时达到血药峰浓度（C_{max}），为12 mg/L，6小时血药浓度为0.5 mg/L。静脉注射0.5 g后15分钟和4小时的血药浓度分别为17 mg/L和0.6 mg/L。新生儿和早产儿按体重肌内注射10 mg/kg和25 mg/kg后1小时，血药浓度达峰值，分别为20 mg/L和60 mg/L。孕妇血药浓度明显较非妊娠期低。

本品体内分布良好，细菌性脑膜炎病人每日按体重静脉注射150 mg/kg，前3天脑脊液中浓度可达2.9 mg/L，以后随炎症减轻而降低。正常脑脊液中仅含少量氨苄西林。本品可透过胎盘屏障，在羊水中达到一定浓度。肺部感染病人的支气管分泌液中浓度为同期血药浓度的1/50。胸腹水、眼房水、关节腔积液、乳汁中皆有相当量的本品。伤寒带菌者胆汁中平均浓度为血药浓度的3倍多，最高可达17.8倍。本品血清蛋白结合率为20%，血消除半衰期（$t_{1/2\beta}$）为1～1.5小时，新生儿$t_{1/2\beta}$为1.7～4小时，肾功能不全患者可延长至7～20小时。肌内注射和静脉注射后24小时尿中排出的氨苄西林分别为给药量的50%和70%，少量在肝脏代谢灭活或经胆汁排泄。本品可为血液透析清除，而腹膜透析不能清除本品。

【适应症】 适用于敏感菌所致的呼吸道感染、胃肠道感染、尿路感染、软组织感染、心内膜炎、脑膜炎、败血症等。

【用法用量】

成人 肌内注射一日2～4 g，分4次给药；静脉滴注或注射剂量为一日4～8 g，分2～4次给药。重症感染患者一日剂量可以增加至12 g，一日最高剂量为14 g。

儿童 肌内注射每日按体重50～100 mg/kg，分4次给药；静脉滴注或注射每日按体重100～200 mg/kg，分2～4次给药。一日最高剂量按体重300 mg/kg。

足月新生儿 按体重一次12.5～25 mg/kg，出生第1、2日每12小时1次，第3日～2周每8小时1次，以后每6小时1次。

早产儿 出生第一周、1～4周和4周以上按体重每次12.5～50 mg/kg，分别为每12小时、8小时和6小时1次，静脉滴注给药。

肾功能不全者 肌酐清除率为10～50 mL/min或小于10 mL/min时，给药间期应分别延长至6～12小时和12～24小时。

氨苄西林钠溶液浓度愈高，稳定性愈差。在5℃时1%氨苄西林钠溶液能保持其生物效价7天，但5%的溶液则为24小时。浓度为30 mg/mL的氨苄西林钠静脉滴注液在室温放置2～8小时仍能至少保持其90%的效价，放置冰箱内则可保持其90%的效价至72小时。稳定性可因葡萄糖、果糖和乳酸的存在而降低，亦随温度升高而降低。

供肌内注射可分别溶解125 mg、500 mg和1 g氨苄西林钠于0.9～1.2 mL、1.2～1.8 mL和2.4～7.4 mL灭菌注射用水中。氨苄西林钠静脉滴注液的浓度不宜超过30 mg/mL。

【不良反应】 本品不良反应与青霉素相仿，以过敏反应较为常见。皮疹是最常见的反应，多发生于用药后5天，呈荨麻疹或斑丘疹；亦可发生间质性肾炎；过敏性休克偶见，一旦发生，必须就地抢救，予以保持气道畅通、吸氧及应用肾上腺素、糖皮质激素等治疗措施；粒细胞和血小板减少偶见于应用氨苄西林的病人；抗生素相关性肠炎少见，少数病人出现血清转氨酶升高；大剂量氨苄西林静脉给药可发生抽搐等神经系统毒性症状,婴儿应用氨苄西林后可出现颅内压增高,表现为前卤隆起。

【禁忌】 有青霉素类药物过敏史或青霉素皮肤试验阳性患者禁用。

【注意事项】

(1) 应用本品前须详细询问药物过敏史并进行青霉素皮肤试验。

(2) 传染性单核细胞增多症、巨细胞病毒感染、淋巴细胞白血病、淋巴瘤患者应用本品时易发生皮疹,宜避免使用。

(3) 本品须新鲜配制。

【孕妇及哺乳期妇女用药】 本品尚无在孕妇应用的严格对照试验,所以孕妇应仅在确有必要时使用本品。少量本品从乳汁中分泌,哺乳期妇女用药时宜暂停哺乳。

【药物相互作用】

(1) 与丙磺舒合用会延长本品的半衰期。

(2) 氨苄西林与卡那霉素对大肠埃希菌、变形杆菌具有协同抗菌作用。

(3) 本品宜单独滴注,不可与下列药物同瓶滴注:氨基糖苷类药物、磷酸克林霉素、盐酸林可霉素、多粘菌素B、琥珀氯霉素、红霉素、肾上腺素、间羟胺、多巴胺、阿托品、葡萄糖酸钙、维生素B族、维生素C、含有氨基酸的营养注射剂和琥珀酸氢化可的松等。

(4) 别嘌醇可使氨苄西林皮疹反应发生率增加,尤其多见于高尿酸血症。

(5) 氨苄西林能刺激雌激素代谢或减少其肝肠循环,因而可降低口服避孕药的效果。

4. 哌拉西林

【通用名称】 注射用哌拉西林钠

【英文名称】 Piperacillin Sodium for Injection

【药理毒理】 哌拉西林是半合成青霉素类抗生素,具广谱抗菌作用。哌拉西林对大肠埃希菌、变形杆菌属、沙雷菌属、克雷伯菌属、肠杆菌属、枸橼酸菌属、沙门菌属和志贺菌属等肠杆菌科细菌,以及铜绿假单胞菌、不动杆菌属、流感嗜血杆菌、奈瑟菌属等其他革兰阴性菌均具有良好抗菌作用。本品对肠球菌属,A、B组溶血性链球菌,肺炎链球菌以及不产青霉素酶的葡萄球菌亦具有一定抗菌活性。包括脆弱拟杆菌、梭状芽孢杆菌等许多厌氧菌也对哌拉西林敏感。哌拉西林的作用机制为通过抑制细菌细胞壁合成发挥杀菌作用。

【药代动力学】 本品口服不吸收。正常人肌内注射本品1g后0.71小时达血药峰浓度(C_{max}),为52.2 mg/L,6小时血药浓度为1.3 mg/L。静脉滴注和静脉推注本品1g后即刻血药浓度达58.0 mg/L和142.1 mg/L,6小时分别为0.5 mg/L和0.6 mg/L。给严重肾功能损害病人(内生肌酐清除率≤5 mL/min)于30分钟内按体重静脉滴注70 mg/kg,1小时后的血药浓度约为350 mg/L。本品的血清蛋白结合率为17%～22%,表观分布容积(V_d)为0.18～0.3L/kg,分布半衰期($t_{1/2\beta}$)为11～20分钟,在骨、心脏等组织和体液中分布良好,当脑膜有炎症时在脑脊液中也可达到相当浓度。

正常肾功能者哌拉西林血消除半衰期($t_{1/2\beta}$)为0.6～1.2小时,中度以上肾功能不全者可延长至3.3～5.1小时,在肝内不代谢。本品是通过肾(肾小球滤过和肾小管分泌)和非肾(主要经胆汁)途径清除。静脉注射1g后,12小时尿中排出给药量的49%～68%。肝功能正常者10%～20%的药物经胆汁排泄。很少量药物经乳汁排出。血液透析4小时可清除给药量的30%～50%。肌内注射前1小时口服丙磺舒1g,可使血药峰浓度(C_{max})增高30%,血消除半衰期($t_{1/2\beta}$)延长30%。

【适应症】 适用于敏感肠杆菌科细菌、铜绿假单胞菌、不动杆菌属所致的败血症、上尿路及复杂性尿路感染、呼吸道感染、胆道感染、腹腔感染、盆腔感染以及皮肤、软组织感染等。哌拉西林与氨基糖苷类联合应用亦可用于有粒细胞减少症免疫缺陷病人的感染。

【用法用量】 本品可供静脉滴注和静脉注射。

成人 中度感染一日8g，分2次静脉滴注；严重感染一次3～4g，每4～6小时静脉滴注或注射。一日总剂量不超过24g。

婴幼儿和12岁以下儿童 每日按体重100～200mg/kg。新生儿体重低于2kg者，出生后第1周每12小时50mg/kg，静脉滴注；第2周起每8小时1次，每次50mg/kg。新生儿体重2kg以上者出生后第1周每8小时50mg/kg，静脉滴注；1周以上者每6小时50mg/kg。

【不良反应】

（1）过敏反应：青霉素类药物过敏反应较常见，包括荨麻疹等各类皮疹、白细胞减少、间质性肾炎、哮喘发作和血清病型反应，严重者如过敏性休克偶见；过敏性休克一旦发生，必须就地抢救，予以保持气道畅通、吸氧及应用肾上腺素、糖皮质激素等治疗措施。

（2）局部症状：局部注射部位疼痛、血栓性静脉炎等。

（3）消化道症状：腹泻、稀便、恶心、呕吐等，假膜性肠炎罕见。

（4）个别患者可出现胆汁淤积性黄疸。

（5）中枢神经系统症状：头痛、头晕和疲倦等。

（6）肾功能减退者应用大剂量时，因脑脊液浓度增高，出现青霉素脑病，故此时应按肾功能进行剂量调整。

（7）其他：念珠菌二重感染、出血等。

【禁忌】 有青霉素类药物过敏史或青霉素皮肤试验阳性患者禁用。

【注意事项】

（1）使用本品前须详细询问药物过敏史并进行青霉素皮肤试验，呈阳性反应者禁用。

（2）对一种青霉素过敏者可能对其他青霉素类药物过敏；对头孢菌素类、头霉素类、灰黄霉素或青霉胺过敏者，对本品也可能过敏。

（3）本品在少数患者尤其是肾功能不全患者可导致出血，发生后应及时停药并予适当治疗；肾功能减退者应适当减量。

（4）对诊断的干扰：应用本品可引起直接抗球蛋白（Coombs）试验呈阳性，也可出现血尿素氮和血清肌酐升高、高钠血症、低钾血症、血清氨基转移酶和血清乳酸脱氢酶升高、血清胆红素增多。

（5）有过敏史、出血史、溃疡性结肠炎、克隆病或抗生素相关肠炎者皆应慎用。

（6）本品不可加入碳酸氢钠溶液中静滴。

【孕妇及哺乳期妇女用药】 动物生殖试验未发现本品有损害，但尚未在孕妇中进行严格对照试验以排除这类药物对胎儿的不良影响，所以孕妇应仅在确有必要时使用本品。少量本品从乳汁中分泌，哺乳期妇女用药时宜暂停哺乳。

【药物相互作用】

（1）在体外本品与氨基糖苷类药物（阿米卡星、庆大霉素或妥布霉素）合用对铜绿假单胞菌、部分肠杆菌科细菌具有协同抗菌作用。

（2）本品与头孢西丁合用，后者可诱导细菌产生β-内酰胺酶而对铜绿假单胞菌、沙雷菌属、变形杆菌属和肠杆菌属出现拮抗作用。

（3）与肝素、香豆素、茚满二酮等抗凝血药及非甾体抗炎止痛药合用时可增加出血危险，与溶栓剂合用可发生严重出血。

（4）本品与氨基糖苷类抗生素不能同瓶滴注，否则两者的抗菌活性均减弱。

【药物过量】 应及时停药并予对症、支持治疗。血液透析可清除哌拉西林。

5. 阿莫西林

【通用名称】 阿莫西林胶囊

【英文名称】 Amoxicillin Capsules

【药理毒理】 阿莫西林为青霉素类抗生素，对肺炎链球菌、溶血性链球菌等链球菌属、不产青霉素酶葡萄球菌、粪肠球菌等需氧革兰阳性球菌、大肠埃希菌、奇异变形杆菌、沙门菌属、流感嗜血杆菌、淋病奈瑟菌等需氧革兰阴性菌的不产β-内酰胺酶菌株及幽门螺杆菌具有良好的抗菌活性。阿莫西林通过抑制细菌细胞壁合成而发挥杀菌作用。

【药代动力学】 口服本品后吸收迅速，75%～90%可自胃肠道吸收，食物对药物吸收的影响不显著。口服 0.25g 和 0.5g 后血药峰浓度（C_{max}）分别为 3.5～5.0 mg/L 和 5.5～7.5 mg/L，达到峰值时间为 1～2 小时。本品在多数组织和体液中分布良好。肺炎或慢性支气管炎急性发作患者口服本品 0.5g 后 2～3 小时和 6 小时痰中的平均药物浓度分别为 0.52 mg/L 和 0.53 mg/L，而同期血药浓度为 11 mg/L 和 3.5 mg/L。慢性中耳炎儿童患者口服本品 1g 后 1～2 小时，中耳液中药物浓度为 6.2 mg/L。结核性脑膜炎患者口服本品 1g 后 2 小时脑脊液中的浓度为 0.1～1.5 mg/L，相当于同期血药浓度的 0.9%～21.1%。本品可通过胎盘，在脐带血中浓度为母体血药浓度的 1/4～1/3，在乳汁、汗液和泪液中也含微量。阿莫西林的蛋白结合率为 17%～20%。本品血消除半衰期（$t_{1/2}$）为 1～1.3 小时，服药后 24%～33% 的给药量在肝内代谢，6 小时内 45%～68% 给药量以原型药自尿中排出，尚有部分药物经胆道排泄。严重肾功能不全患者血清半衰期可延长至 7 小时。血液透析可清除本品，腹膜透析则无清除本品的作用。

【适应症】 阿莫西林适用于敏感菌（不产β-内酰胺酶菌株）所致的下列感染：

（1）溶血链球菌、肺炎链球菌、葡萄球菌或流感嗜血杆菌所致中耳炎、鼻窦炎、咽炎、扁桃体炎等上呼吸道感染。

（2）大肠埃希菌、奇异变形杆菌或粪肠球菌所致的泌尿生殖道感染。

（3）溶血链球菌、葡萄球菌或大肠埃希菌所致的皮肤软组织感染。

（4）溶血链球菌、肺炎链球菌、葡萄球菌或流感嗜血杆菌所致急性支气管炎、肺炎等下呼吸道感染。

（5）急性单纯性淋病。

（6）本品尚可用于治疗伤寒、伤寒带菌者及钩端螺旋体病；阿莫西林亦可与克拉霉素、兰索拉唑三联用药根除胃、十二指肠幽门螺杆菌，降低消化道溃疡复发率。

【用法用量】 口服。

成人 一次 0.5g，每 6～8 小时 1 次，一日剂量不超过 4g。

小儿 一日剂量按体重 20～40 mg/kg，每 8 小时 1 次；3 个月以下婴儿一日剂量按体重 30 mg/kg，每 12 小时 1 次。

肾功能严重损害患者 需调整给药剂量，其中内生肌酐清除率为 10～30 mL/min 的患者每 12 小时 0.25～0.5g；内生肌酐清除率小于 10 mL/min 的患者每 24 小时 0.25～0.5g。

【不良反应】

（1）恶心、呕吐、腹泻及假膜性肠炎等胃肠道反应。

（2）皮疹、药物热和哮喘等过敏反应。

（3）贫血、血小板减少、嗜酸性粒细胞增多等。

（4）血清氨基转移酶可轻度增高。

（5）由念珠菌或耐药菌引起的二重感染。

（6）偶见兴奋、焦虑、失眠、头晕以及行为异常等中枢神经系统症状。

【禁忌】 青霉素过敏及青霉素皮肤试验阳性患者禁用。

【注意事项】

（1）用前必须做青霉素钠皮肤试验，阳

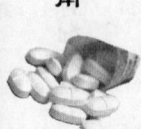

性反应者禁用。

（2）传染性单核细胞增多症患者应用本品易发生皮疹，应避免使用。

（3）疗程较长患者应检查肝、肾功能和血常规。

（4）阿莫西林可导致采用 Benedict 或 Fehling 试剂的尿糖试验出现假阳性。

（5）下列情况应慎用：

① 有哮喘、枯草热等过敏性疾病史者；

② 老年人和肾功能严重损害时可能需调整剂量。

【孕妇及哺乳期妇女用药】 动物生殖试验显示，10 倍于人类剂量的阿莫西林未损害大鼠和小鼠的生育力和胎儿。但在人类尚缺乏足够的对照研究，鉴于动物生殖试验不能完全预测人体反应，孕妇应仅在确有必要时应用本品。由于乳汁中可分泌少量阿莫西林，乳母服用后可能导致婴儿过敏。

【药物相互作用】

（1）丙磺舒竞争性地减少本品的肾小管分泌，两者同时应用可引起阿莫西林血浓度升高、半衰期延长。

（2）氯霉素、大环内酯类、磺胺类和四环素类药物在体外干扰阿莫西林的抗菌作用，但其临床意义不明。

【药物过量】 一项 51 名儿童患者参与的前瞻性研究提示，阿莫西林给药剂量不超过 250mg/kg 时不引起显著临床症状。有报道少数患者因阿莫西林过量引起肾功能不全、少尿，但肾功能损害在停药后可逆。

6. 阿莫西林/克拉维酸钾

【通用名称】 阿莫西林/克拉维酸钾片

【英文名称】 Amoxicillin and Clavulanate Potassium Tablets

【药理毒理】 本品为阿莫西林和克拉维酸钾的复方制剂。阿莫西林为广谱青霉素类抗生素，克拉维酸钾本身只有微弱的抗菌活性，但具有强大的广谱β-内酰胺酶抑制作用，两者合用，可保护阿莫西林免遭β-内酰胺酶水解。

本品的抗菌谱与阿莫西林相同，且有所扩大。对产酶金黄色葡萄球菌、表皮葡萄球菌、凝固酶阴性葡萄球菌及肠球菌均具良好作用，对某些产β-内酰胺酶的肠肝菌科细菌、流感嗜血杆菌、卡他莫拉菌、脆弱拟杆菌等也有较好抗菌活性。本品对耐甲氧西林葡萄球菌及肠杆菌属等产染色体介导Ⅰ型酶的肠杆菌科细菌和假单胞菌属无作用。

【药代动力学】 本品对胃酸稳定，口服吸收良好，食物对本品的吸收无明显影响。空腹口服本品 375mg（阿莫西林 250mg、克拉维酸钾 125mg），阿莫西林于 1.5 小时达血药峰浓度（C_{max}），约为 5.6mg/L。血消除半衰期（$t_{1/2\beta}$）约为 1 小时。8 小时尿排出率为 50%～78%。克拉维酸钾的药动学参数与单用时相同，正常人口服克拉维酸钾 125g 后 1 小时达血药峰浓度（C_{max}），约为 3.4mg/L。蛋白结合率为 22%～30%。血消除半衰期（$t_{1/2\beta}$）为 0.76～1.4 小时，8 小时尿排出率约为 46%。两者口服的生物利用度分别为 97% 和 75%。

【适应症】 本品适用于敏感菌引起的各种感染，如：

（1）上呼吸道感染：鼻窦炎、扁桃体炎、咽炎等。

（2）下呼吸道感染：急性支气管炎、慢性支气管炎急性发作、肺炎、肺脓肿和支气管合并感染等。

（3）泌尿系统感染：膀胱炎、尿道炎、肾盂肾炎、前列腺炎、盆腔炎、淋病奈瑟菌尿路感染及软性下疳等。

（4）皮肤和软组织感染：疖、脓肿、蜂窝组织炎、伤口感染、腹内脓毒症等。

（5）其他感染：中耳炎、骨髓炎、败血症、腹膜炎和手术后感染等。

【用法用量】 口服。

成人和 12 岁以上小儿 一次 1 片，一日

3次。严重感染时剂量可加倍。未经重新检查,连续治疗期不超过14日。

【不良反应】

（1）常见胃肠道反应如腹泻、恶心和呕吐等。

（2）皮疹,尤其易发生于传染性单核细胞增多症者。

（3）可见过敏性休克、药物热和哮喘等。

（4）偶见血清氨基转移酶升高、嗜酸性粒细胞增多、白细胞降低及念珠菌或耐药菌引起的二重感染。

【禁忌】 青霉素皮试阳性反应者、对本品及其他青霉素类药物过敏者及传染性单核细胞增多症患者禁用。

【注意事项】

（1）患者每次开始服用本品前,必须先进行青霉素皮试。

（2）对头孢菌素类药物过敏者及有哮喘、湿疹、枯草热、荨麻疹等过敏性疾病史和严重肝功能障碍者慎用。

（3）本品与其他青霉素类和头孢菌素类药物之间有交叉过敏性。若有过敏反应产生,则应立即停用本品,并采取相应措施。

（4）本品和氨苄西林有完全交叉耐药性,与其他青霉素类和头孢菌素类有交叉耐药性。

（5）肾功能减退者应根据血浆肌酐清除率调整剂量或给药间期；血液透析可影响本品中阿莫西林的血药浓度,因此在血液透析过程中及结束时应加服本品1次。

（6）对怀疑为伴梅毒损害的淋病患者,在使用本品前应进行暗视野检查,并至少在4个月内,每月接受血清试验1次。

（7）严重肝功能减退者慎用。长期或大剂量服用本品者,应定期检查肝、肾、造血系统功能和检测血清钾或钠。

（8）对实验室检查指标的干扰：

① 硫酸铜法尿糖试验可呈假阳性,但葡萄糖酶试验法不受影响；

② 可使血清丙氨酸氨基转移酶或门冬氨酸氨基转移酶测定值升高。

【孕妇及哺乳期妇女用药】

（1）本品可通过胎盘,脐带血中浓度为母体血药浓度的1/4～1/3,故孕妇禁用。

（2）本品可分泌入母乳中,可能使婴儿致敏并引起腹泻、皮疹、念球菌属感染等,故哺乳期妇女慎用或用药期间暂停哺乳。

【老年用药】 老年患者应根据肾功能情况调整用药剂量或用药间期。

【药物相互作用】

（1）阿司匹林、吲哚美辛、保泰松、磺胺药可减少本品在肾小管的排泄,因而使本品的血药浓度升高,血消除半衰期（$t_{1/2\beta}$）延长,毒性也可能增加。

（2）本品与别嘌醇合用时,皮疹发生率显著增高,故应避免合用。

（3）本品不宜与双硫仑等乙醛脱氢酶抑制药合用。

（4）本品与氯霉素合用于细菌性脑膜炎时,远期后遗症的发生率较两者单用时高。

（5）本品可刺激雌激素代谢或减少其肠肝循环,因此可降低口服避孕药的效果。

（6）氯霉素、红霉素、四环素类等抗生素和磺胺药等抑菌药可干扰本品的杀菌活性,因此不宜与本品合用。

（7）本品可加强华法林的作用。

（8）氨基糖苷类抗生素在亚抑菌浓度时一般可增强本品对粪肠球菌的体外杀菌作用。

（9）由于本品在胃肠道的吸收不受食物影响,故可在空腹或餐后服用,并可与牛奶等食物同服；与食物同服可减少胃肠道反应。

（二）头孢菌素类

7. 头孢唑林

【通用名称】 注射用头孢唑林钠

【英文名称】 Cefazolin Sodium for Injection

【药理毒理】 头孢唑啉为第一代头孢菌素,抗菌谱广。除肠球菌属、耐甲氧西林葡

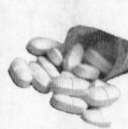

萄球菌属外，本品对其他革兰阳性球菌均有良好抗菌活性，肺炎链球菌和溶血性链球菌对本品高度敏感。白喉杆菌、炭疽杆菌、李斯特菌和梭状芽孢杆菌对本品也甚敏感。本品对部分大肠埃希菌、奇异变形杆菌和肺炎克雷伯菌具有良好抗菌活性，但对金葡菌的抗菌作用较差。伤寒杆菌、志贺菌属和奈瑟菌属对本品敏感，其他肠杆菌科细菌、不动杆菌和铜绿假单胞菌耐药。产酶淋球菌对本品耐药，流感嗜血杆菌仅中度敏感。革兰阳性厌氧菌和某些革兰阴性厌氧菌对本品多敏感。脆弱拟杆菌耐药。

【药代动力学】 肌内注射本品500 mg后，血药峰浓度（C_{max}）经1～2小时达38 mg/L（32～42 mg/L），6小时血药浓度尚可测得7 mg/L。20分钟内静脉滴注本品0.5 g，血药峰浓度为118 mg/L，有效浓度维持8小时。本品难以透过血–脑脊液屏障，脑脊液中不能测出药物浓度。头孢唑林在胸水、腹水、心包液和滑囊液中可达较高浓度。炎症渗出液中的药物浓度基本与血清浓度相等，胆汁中浓度等于或略超过同期血药浓度。胎儿血药浓度为母体血药浓度的70%～90%，乳汁中含量低。本品蛋白结合率为74%～86%。正常成人的血消除半衰期（$t_{1/2\beta}$）为1.5～2小时，老年人中可延长至2.5小时。肾衰竭患者的$t_{1/2\beta}$可延长，内生肌酐清除率为12～17 mL/min和低于5 mL/min时分别为12小时和57小时。出生1周内新生儿的$t_{1/2\beta}$为4.5～5小时。本品在体内不代谢；原型药通过肾小球滤过，部分通过肾小管分泌自尿中排出。24小时内可排出给药量的80%～90%。丙磺舒可使血药浓度约提高30%，有效血药浓度时间延长。血液透析6小时后血药浓度减少40%～50%；腹膜透析一般不能清除本品。

【适应症】 适用于治疗敏感细菌所致的中耳炎、支气管炎、肺炎等呼吸道感染，尿路感染，皮肤软组织感染，骨和关节感染，败血症，感染性心内膜炎，肝胆系统感染及眼、耳、鼻、喉科等感染。本品也可作为外科手术前的预防用药。本品不宜用于中枢神经系统感染。对慢性尿路感染，尤其伴有尿路解剖异常者的疗效较差。本品不宜用于治疗淋病和梅毒。

【用法用量】 静脉缓慢推注、静脉滴注或肌内注射。

成人

（1）常用剂量，一次0.5～1 g，一日2～4次，严重感染可增加至一日6 g，分2～4次静脉给予。

（2）预防外科手术后感染时，一般为术前0.5～1小时肌注或静脉给药1 g，手术时间超过6小时者术中加用0.5～1 g，术后每6～8小时0.5～1 g，至手术后24小时止。

儿童 常用剂量：一日50～100 mg/kg，分2～3次给药。

肾功能减退者 肌酐清除率大于50 mL/min时，仍可按正常剂量给药；肌酐清除率为20～50 mL/min时，每8小时0.5 g；肌酐清除率为11～34 mL/min时，每12小时0.25 g；肌酐清除率小于10 mL/min时，每18～24小时0.25 g。所有不同程度肾功能减退者的首次剂量为0.5 g。小儿肾功能减退者应用头孢唑林时，先给予12.5 mg/kg，继以维持量。肌酐清除率在70 mL/min以上时，仍可按正常剂量给予；肌酐清除率为40～70 mL/min时，每12小时按体重12.5～30 mg/kg；肌酐清除率为20～40 mL/min时，每12小时按体重3.1～12.5 mg/kg；肌酐清除率为5～20 mL/min时，每24小时按体重2.5～10 mg/kg。

【不良反应】 本品的不良反应发生率低。

（1）静脉注射发生的血栓性静脉炎和肌内注射区疼痛均较头孢噻吩少而轻。

（2）药疹发生率为1.1%，嗜酸粒细胞增高的发生率为1.7%，偶有药物热。

（3）个别病人可出现暂时性血清氨基转移酶、碱性磷酸酶升高。

（4）肾功能减退者应用高剂量（每日12g）的本品时可出现脑病反应。

（5）白念珠菌二重感染偶见。

【禁忌】 对头孢菌素过敏者及有青霉素过敏性休克或即刻反应史者禁用本品。

【注意事项】
（1）对青霉素过敏或过敏体质者慎用。

（2）约1%的用药患者可出现直接和间接Coombs试验阳性及尿糖假阳性反应（硫酸铜法）。

【孕妇及哺乳期妇女用药】 本品乳汁中含量低，但哺乳期妇女用药时仍宜暂停哺乳。

【儿童用药】 早产儿及1个月以下的新生儿不推荐应用本品。

【老年用药】 本品在老年人中$t_{1/2}$较年轻人明显延长，应按肾功能情况适当减量或延长给药间期。

【药物相互作用】
（1）本品与下列药物有配伍禁忌，不可同瓶滴注：硫酸阿米卡星、硫酸卡那霉素、盐酸金霉素、盐酸土霉素、盐酸四环素、葡萄糖酸红霉素、硫酸多粘菌素B、粘菌素甲磺酸钠、戊巴比妥、葡萄糖酸钙。

（2）本品与庆大霉素或阿米卡星联合应用，在体外能增强抗菌作用。

（3）本品与强利尿药合用有增加肾毒性的可能，与氨基糖苷抗生素合用可能增加后者的肾毒性。

（4）丙磺舒可使本品血药浓度提高，血消除半衰期延长。

【药物过量】 本品无特效拮抗药，药物过量时主要给予对症治疗和大量饮水及补液等。

8. 头孢氨苄

【通用名称】 头孢氨苄胶囊

【英文名称】 Cefalexin Capsules（Granules）

【药理毒理】
（1）药理。头孢氨苄属第一代头孢菌素，除肠球菌属、甲氧西林耐药葡萄球菌外，肺炎链球菌、溶血性链球菌、产或不产青霉素酶葡萄球菌的大部分菌株对本品敏感。本品对奈瑟菌属有较好抗菌作用，但流感嗜血杆菌对本品的敏感性较差；本品对部分大肠埃希菌、奇异变形杆菌、沙门菌和志贺菌有一定抗菌作用。其余肠杆菌科细菌、不动杆菌、铜绿假单胞菌、脆弱拟杆菌均对本品呈现耐药。梭杆菌属和韦容球菌一般对本品敏感，厌氧革兰阳性球菌对本品中度敏感。

（2）毒理。口服头孢氨苄的小鼠半数致死量为2600mg/kg。

【药代动力学】 本品吸收良好，空腹口服本品500mg后1小时达血药峰浓度（C_{max}），平均为18mg/L。餐后服药延长吸收并降低血药峰浓度，但吸收量不减。本品的吸收在幼儿乳糜泻和小肠憩室患者可增加，在克隆病和肺囊性纤维化患者可延缓和减少。老年人胃肠道吸收虽无减少，但血药浓度维持较年轻人久。本品血消除半衰期（$t_{1/2\beta}$）为0.6~1.0小时，加服丙磺舒可提高血药浓度，$t_{1/2\beta}$可延长至1.8小时；肾衰竭时$t_{1/2\beta}$可延长至5~30小时；新生儿$t_{1/2\beta}$为6.3小时。本品吸收后广泛分布于各组织体液中，每6小时口服500mg后痰液中平均浓度为0.32mg/L，脓性痰液中浓度较高。脓液中药物浓度与血药浓度基本相等，关节腔渗出液中药物浓度为血药浓度的50%。本品可透过胎盘进入胎儿血循环、产妇羊水；哺乳期妇女口服500mg后乳汁中药物浓度为5mg/L。约5%的口服给药量自胆汁排出，胆汁中药物浓度为血药浓度的1~4倍。血清蛋白结合率为10%~15%。本品体内不代谢，24小时尿中累积排出给药量的80%~90%，口服500mg后尿药峰浓度可达2200mg/L。头孢氨苄可为血液透析和腹膜透析所清除。

【适应症】 适用于敏感菌所致的急性扁

桃体炎、咽峡炎、中耳炎、鼻窦炎、支气管炎、肺炎等呼吸道感染，尿路感染及皮肤软组织感染等。本品为口服制剂，不宜用于重症感染。

【用法用量】

成人　口服。一般一次250～500mg，一日4次，高剂量一日4g。肾功能减退的患者，应根据肾功能减退的程度，减量用药。单纯性膀胱炎、皮肤软组织感染及链球菌咽峡炎患者每12小时500mg。

儿童　口服。每日按体重25～50mg/kg，一日4次。

皮肤软组织感染及链球菌咽峡炎患者　按体重每12小时口服12.5～50mg/kg。

【不良反应】

（1）恶心、呕吐、腹泻和腹部不适较为多见。

（2）皮疹、药物热等过敏反应，偶可发生过敏性休克。

（3）头晕、复视、耳鸣、抽搐等神经系统反应。

（4）应用本品期间偶可出现一过性肾损害。

（5）偶有患者出现血清氨基转移酶升高、Coombs试验阳性，溶血性贫血罕见，中性粒细胞减少和伪膜性结肠炎也有报告。

【禁忌】　对头孢菌素过敏者及有青霉素过敏性休克或即刻反应史者禁用。

【注意事项】

（1）在应用本品前须详细询问患者对头孢菌素类、青霉素类及其他药物过敏史，有青霉素类药物过敏性休克史者不可应用本品，其他患者应用本品时必须注意头孢菌素类与青霉素类存在交叉过敏反应的机会为5%～7%，需在严密观察下慎用。一旦发生过敏反应，立即停用药物。如发生过敏性休克，须立即就地抢救，包括保持气道通畅、吸氧和肾上腺素、糖皮质激素的应用等措施。

（2）有胃肠道疾病史的患者，尤其有溃疡性结肠炎、局限性肠炎或抗菌药物相关性结肠炎（头孢菌素很少产生伪膜性肠炎）者以及肾功能减退者应慎用本品。

（3）对诊断的干扰：应用本品时可出现直接Coombs试验阳性反应和尿糖假阳性反应（硫酸铜法）；少数患者的碱性磷酸酶、血清丙氨酸氨基转移酶和门冬氨酸氨基转移酶皆可升高。

（4）当每日口服剂量超过4g（无水头孢氨苄）时，应考虑改用注射用头孢菌素类药物。

（5）头孢氨苄主要经肾排出，肾功能减退者应用本品须减量。

【孕妇及哺乳期妇女用药】　本品透过胎盘，故孕妇应慎用；本品亦可经乳汁排出，虽至今尚无哺乳期妇女应用头孢菌素类发生问题的报告，但仍须权衡利弊后应用。

【药物相互作用】

（1）与考来烯胺（消胆胺）合用时，可使头孢氨苄的平均血药浓度降低。

（2）丙磺舒可延迟本品的肾排泄，也有报告认为丙磺舒可增加本品在胆汁中的排泄。

9. 头孢呋辛

9.1　头孢呋辛酯

【通用名称】　头孢呋辛酯片

【英文名称】　Cefuroxime Axetil Tablets

【药理毒理】　本品为第二代头孢菌素类抗生素。口服经胃肠道吸收后，在酯酶作用下迅速水解为头孢呋辛而发挥抗菌作用。对革兰阳性球菌的活性与第一代头孢菌素相似或略差，但对葡萄球菌和革兰阴性杆菌产生的β-内酰胺酶相当稳定。除耐甲氧西林葡萄球菌、肠球菌属和李斯特菌属外，其他阳性球菌（包括厌氧球菌）对本品均敏感。本品对金黄色葡萄球菌的抗菌活性较头孢唑啉差，1～2mg/L的本品可分别抑制对青霉素敏感和耐药的全部金黄色葡萄球菌。对流感嗜血杆菌有较强抗菌活性，大肠埃希菌、奇异变形杆菌等对本品敏感；吲哚阳性变形杆菌、枸橼酸菌属和不动杆菌属对本品的敏感性差，沙雷菌属多数耐药，铜绿假单胞菌、弯曲杆菌属和脆弱拟杆菌对本品耐药。本品的作用机制是抑制细菌细胞壁的合成。

【药代动力学】 本品脂溶性强，口服吸收良好，吸收后迅速在肠粘膜和门脉循环中被非特异性酯酶水解为头孢呋辛，分布至全身细胞外液；血清蛋白结合率约为50%。餐后口服本品250 mg和500 mg后，血药峰浓度（C_{max}）于2.5~3小时到达，分别为4.1 mg/L和7.0 mg/L。食物可促进本品吸收，空腹和餐后口服本品的绝对生物利用度分别为37%和52%。饮用牛奶可使本品的药-时曲线下面积值（AUC值）增高，增高幅度在儿童组较成人组更为显著。本品的血消除半衰期（$t_{1/2\beta}$）为1.2~1.6小时，较头孢克洛、头孢氨苄和头孢拉定略长；新生儿和肾功能减退患者的$t_{1/2\beta}$延长；老年（平均年龄84岁）患者的血清$t_{1/2\beta}$可延长至约3.5小时。空腹和餐后口服本品500 mg后，24小时尿中排泄量分别为给药量的32%和48%。血液透析可降低本品的血药浓度。

【适应症】 本品适用于溶血性链球菌、金黄色葡萄球菌（耐甲氧西林株除外）及流感嗜血杆菌、大肠埃希菌、肺炎克雷伯菌、奇异变形杆菌等肠杆菌科细菌敏感菌株所致成人急性咽炎或扁桃体炎、急性中耳炎、上颌窦炎、慢性支气管炎急性发作、急性支气管炎、单纯性尿路感染、皮肤软组织感染及无并发症淋病奈瑟菌性尿道炎和宫颈炎，儿童咽炎或扁桃体炎、急性中耳炎及脓疱病等。

【用法用量】 口服。

成人 一般一日0.5 g；下呼吸道感染患者：一日1 g；单纯性下尿路感染患者：一日0.25 g。均分2次服用。单纯性淋球菌尿道炎单剂疗法剂量为1 g。

5~12岁小儿 急性咽炎或急性扁桃体炎：按体重一日20 mg/kg，分2次服用，一日不超过0.5 g；急性中耳炎、脓疱病：按体重一日30 mg/kg，分2次服用，一日不超过1 g。

【不良反应】

（1）常见腹泻、恶心和呕吐等胃肠反应。

（2）少见皮疹、药物热等过敏反应。

（3）偶见假膜性肠炎、嗜酸粒细胞增多、血胆红素升高、血红蛋白降低、肾功能改变、Coombs试验阳性和一过性肝酶升高。

【禁忌】

（1）对本品及其他头孢菌素类过敏者、有青霉素过敏性休克或即刻反应史者及胃肠道吸收障碍者禁用。

（2）5岁以下小儿禁用。

【注意事项】

（1）本品与青霉素类或头霉素类（cephamycins）有交叉过敏反应，因此对青霉素类、青霉素衍生物、青霉胺及头霉素类过敏者慎用。

（2）肾功能减退及肝功能损害者慎用。

（3）有胃肠道疾病史者，特别是溃疡性结肠炎、局限性肠炎或抗生素相关性结肠炎者慎用。

（4）长期服用本品可致菌群失调，引发继发性感染。如发生轻度假膜性肠炎，停药即可；但对于中、重度假膜性肠炎患者，须对症处理并给予抗艰难梭菌的抗菌药物。

（5）本品应于餐后服用，以增加吸收，提高血药浓度，并减少胃肠道反应。

（6）本品应吞服，不可嚼碎。

（7）对实验室检查指标的干扰：抗球蛋白（Coombs）试验可出现阳性；硫酸铜尿糖试验可呈假阳性，但葡萄糖酶试验法不受影响；高铁氰化物血糖试验可呈假阴性，但葡萄糖酶试验法和抗坏血酸氧化酶试验法不受影响；血清丙氨酸氨基转移酶、门冬氨酸氨基转移酶、碱性磷酸酶和血尿素氮可升高；采用Jaffe反应进行血清和尿肌酐值测定时可有假性增高。

【孕妇及哺乳期妇女用药】
（1）动物试验中未发现对胎儿有害的证据，但在人类研究中缺乏足够的资料，因此仅在有明确指征时，孕妇方可慎用本品。
（2）本品可经乳汁排出，故哺乳期妇女应慎用或暂停哺乳。

【儿童用药】 5岁以下小儿禁用本品，宜服用头孢呋辛酯混悬液。

【老年用药】 老年（平均年龄84岁）患者的血消除半衰期（$t_{1/2\beta}$）可延长至约3.5小时，因此应在医生指导下根据肾功能情况调整用药剂量或用药间期。

【药物相互作用】
（1）呋塞米、依他尼酸、布美他尼等强利尿药，卡氮芥、链佐星等抗肿瘤药及氨基糖苷类抗生素等肾毒性药物与本品合用有增加肾毒性的可能。
（2）克拉维酸可增强本品对某些因产生β-内酰胺酶而对本品耐药的革兰阴性杆菌的抗菌活性。
（3）本品与丙磺舒合用可使本品的药-时曲线下面积值（AUC值）增加约50%。
（4）本品与抗酸药合用可减少本品的吸收。

【药物过量】 过量使用本品可刺激大脑而导致抽搐。腹膜透析和血液透析能降低本品的血药浓度。

9.2 头孢呋辛钠

【通用名称】 注射用头孢呋辛钠

【英文名称】 Cefuroxime Sodium for Injection

【药理毒理】 同头孢呋辛酯。

【药代动力学】 静脉注射本品1g后的血药峰浓度（C_{max}）为144 mg/L；肌内注射0.75g后的血药峰浓度（C_{max}）为27 mg/L，于给药后45分钟达到；静脉注射和肌内注射相同剂量后的曲线下面积（AUC）相似。本品在各种体液、组织液中分布良好，能进入炎性脑脊液，细菌性脑膜炎患者每8小时静脉滴注3g或65～75 mg/kg，脑脊液中浓度可达0.1～22.8 mg/L。每8小时肌内注射0.75g后痰液中的药物浓度为0.1～7.8 mg/L；注射后2.5小时胆汁中药物浓度为1.5～15 mg/L。肌内注射0.75g或静脉注射1.5g后骨组织中药物浓度可分别达到2.4 mg/L和19.4 mg/L。皮肤水泡液的药物浓度与血药浓度相接近。孕妇肌注后的羊水药物浓度与血药浓度相仿。本品亦能分布至腮腺液、房水和乳汁；血清蛋白结合率为31%～41%。本品大部分于给药后24小时内经肾小球滤过和肾小管分泌排泄，尿药浓度甚高。本品血消除半衰期为1.2小时，新生儿和肾功能减退者血消除半衰期延长，同时合用丙磺舒亦可延长。血液透析可降低本品血药浓度。

【适应症】 用于敏感菌所致的以下病症：
（1）呼吸道感染：急、慢性支气管炎，感染性支气管扩张症，细菌性肺炎，肺脓肿和术后胸腔感染。
（2）耳、鼻、喉科感染：鼻窦炎、扁桃腺炎、咽炎。
（3）泌尿道感染：急、慢性肾盂肾炎、膀胱炎及无症状的菌尿症。
（4）皮肤和软组织感染：蜂窝织炎、丹毒、腹膜炎及创伤感染。
（5）骨和关节感染：骨髓炎及脓毒性关节炎。
（6）产科和妇科感染：盆腔炎。
（7）淋病：尤其适用于不宜用青霉素治疗者。
（8）其他感染：包括败血症及脑膜炎，腹部骨盆及矫形外科手术，心脏、肺部、食管及血管手术，全关节置换手术中预防感染。

【用法用量】 肌内注射、静脉注射或静脉滴注。

● 肌内注射 0.25g注射用头孢呋辛钠加1mL注射用水或0.75g注射用头孢呋辛钠加3mL注射用水，轻轻摇匀使成为不透明的混悬液。

• **静脉注射** 0.25 g 注射用头孢呋辛钠最少加 2 mL 注射用水或 0.75 g 注射用头孢呋辛钠最少加 6 mL 注射用水，使溶解成黄色的澄清溶液。

• **静脉滴注** 可将 1.5 g 注射用头孢呋辛钠溶于 50 mL 注射用水中或与大多数常用的静脉注射液配伍（氨基糖苷类除外）。

一般或中度感染：一次 0.75 g，一日 3 次，肌内或静脉注射。重症感染：剂量加倍，一次 1.5 g，一日 3 次。

【不良反应】
（1）偶见皮疹及血清氨基转移酶升高，停药后症状消失。
（2）与青霉素有交叉过敏反应。
（3）据文献报道，长期使用本品可导致非敏感菌的增殖，胃肠失调，包括治疗中、后期甚少出现的假膜性结肠炎。
（4）罕见短暂性的血红蛋白浓度降低，嗜酸性粒细胞增多，白细胞和嗜中性粒细胞减少，停药后症状消失。
（5）肌内注射时，注射部位会有暂时的疼痛，剂量较大时尤其如此。

【禁忌】 对本品及头孢菌素类抗生素过敏者禁用。

【注意事项】
（1）交叉过敏反应：对一种头孢菌素或头霉素过敏者对其他头孢菌素或头霉素也可能过敏。对青霉素类、青霉素衍生物或青霉胺过敏者也可能对头孢菌素或头霉素过敏。对青霉素过敏病人应用头孢菌素时发生过敏反应者达 5%～10%；如作免疫反应测定时，则对青霉素过敏病人对头孢菌素过敏者达 20%。
（2）对青霉素过敏病人应用本品时应根据病人情况充分权衡利弊后决定。有青霉素过敏性休克或即刻反应者，不宜再选用头孢菌素类。
（3）胃肠道疾病史者，特别是溃疡性结肠炎、局限性肠炎或抗生素相关性结肠炎（头孢菌素类很少产生伪膜性结肠炎）者和肾功能减退者应慎用。
（4）如溶液发生浑浊或有沉淀不能使用。
（5）不同浓度的溶液可呈微黄色至琥珀色，本品粉末、悬液和溶液在不同的存放条件下颜色可变深，但不影响其效价。
（6）对诊断的干扰：应用本品病人的抗球蛋白（Coombs）试验（直接）可出现阳性；本品可致高铁氰化物血糖试验呈假阴性，故应用本品期间，应以葡萄糖酶法或抗坏血酸氧化酶试验测定血糖浓度；本品可使硫酸铜尿糖试验呈假阳性，但葡萄糖酶法则不受影响。

【孕妇及哺乳期妇女用药】 妊娠早期慎用。本品可随乳汁排出，哺乳期妇女应用头孢菌素类虽尚无发生问题的报告，但其应用仍须权衡利弊后决定。

【儿童用药】 尚不明确。

【老年用药】 老年患者肾功能减退，须调整剂量。

【药物相互作用】
（1）本品与下列药物有配伍禁忌：硫酸阿米卡星、庆大霉素、卡那霉素、妥布霉素、新霉素、盐酸金霉素、盐酸四环素、盐酸土霉素、粘菌素甲磺酸钠、硫酸多粘菌素 B、葡萄糖酸红霉素、乳糖酸红霉素、林可霉素、磺胺异噁唑、氨茶碱、可溶性巴比妥类、氯化钙、葡萄糖酸钙、盐酸苯海拉明和其他抗组胺药、利多卡因、去甲肾上腺素、间羟胺、哌甲酯、琥珀胆碱等。偶亦可能与下列药物发生配伍禁忌：青霉素、甲氧西林、琥珀酸氢化可的松、苯妥英钠、丙氯拉嗪、维生素 B 族和维生素 C、水解蛋白。
（2）本品不能以碳酸氢钠溶液溶解。
（3）本品不可与其他抗菌药物在同一注射容器中给药。
（4）本品与强利尿药合用可引起肾毒性。

10. 头孢曲松

【通用名称】 注射用头孢曲松钠

【英文名称】 Ceftriaxone Sodium for Injection

【警示语】 本品不能加入哈特曼氏以及林格氏等含有钙的溶液中使用。本品与含钙剂或含钙产品合并用药有可能导致致死性不良事件。

【药理毒理】 本品为第三代头孢菌素类抗生素。对肠杆菌科细菌有强大活性。对大肠埃希菌、肺炎克雷伯菌、产气肠杆菌、氟劳地枸橼酸杆菌、吲哚阳性变形杆菌、普鲁威登菌属和沙雷菌属的MIC90介于0.12～0.25 mg/L之间。阴沟肠杆菌、不动杆菌属和铜绿假单胞菌对本品的敏感性差。对流感嗜血杆菌、淋病奈瑟菌和脑膜炎奈瑟菌有较强抗菌作用，对溶血性链球菌和肺炎球菌亦有良好作用。对金黄色葡萄球菌的MIC为2～4 mg/L。耐甲氧西林葡萄球菌和肠球菌对本品耐药。多数脆弱拟杆菌对本品耐药。

【药代动力学】 肌内注射本品0.5 g和1 g，血药峰浓度（C_{max}）约于2小时后达到，分别为43 mg/L和80 mg/L。肌内注射0.5 g后24小时的血药浓度为6.0 mg/L，血消除半衰期（$t_{1/2\beta}$）为7.1小时。1分钟内静注0.5 g，即刻血药峰浓度（C_{max}）为150.9 mg/L，24小时后的血药浓度为9.9 mg/L，血消除半衰期（$t_{1/2\beta}$）为7.87小时。30分钟内静滴本品1 g，滴注结束时的即刻血药峰浓度（C_{max}）为150.7 mg/L，24小时的血药浓度为9.3 mg/L。给化脓性脑膜炎病人每日肌内注射15～20 mg/kg后，6小时的脑脊液浓度平均为5.16 mg/L，12小时的浓度为2.3 mg/L。静脉滴注本品1 g后5小时和14小时胆汁中浓度分别为1600 mg/L和13.5 mg/L。蛋白结合率为95%。头孢曲松在人体内不被代谢，约40%的药物以原型自胆道和肠道排出，60%自尿中排出。丙磺舒不能增高本品血药浓度或延长其半衰期。

【适应症】 用于敏感菌致的下呼吸道感染、尿路感染、胆道感染、腹腔感染、盆腔感染、皮肤软组织感染、骨和关节感染、败血症、脑膜炎等以及手术期感染预防。本品单剂可治疗单纯性淋病。

【用法用量】 肌内注射或静脉给药。

（1）肌内注射溶液的配制：以3.6 mL灭菌注射用水、氯化钠注射液、5%葡萄糖注射液或1%盐酸利多卡因加入1 g瓶中，制成每1 mL含250 mg头孢曲松的溶液。

（2）静脉给药溶液的配制：将9.6 mL前述稀释液（除利多卡因外）加入1 g瓶中，制成每1 mL含100 mg头孢曲松的溶液，再用5%葡萄糖注射液或氯化钠注射液100～250 mL稀释后静脉滴注。

成人常用量 肌内或静脉给药，每24小时1～2 g或每12小时0.5～1 g。最高剂量一日4 g。疗程7～14日。

小儿常用量 静脉给药，按体重一日20～80 mg/kg。12岁以上小儿用成人剂量。

治疗淋病的推荐剂量 单剂肌内注射0.25 g。

【不良反应】 不良反应与治疗的剂量、疗程有关。局部反应有静脉炎（1.86%），此外可有皮疹、瘙痒、发热、支气管痉挛和血清病等过敏反应（2.77%），头痛或头晕（0.27%），腹泻、恶心、呕吐、腹痛、结肠炎、黄疸、胀气、味觉障碍和消化不良等消化道反应（3.45%）。实验室检查异常约19%，其中血液学检查异常占14%，包括嗜酸性粒细胞增多、血小板增多或减少、白细胞减少。肝肾功能异常者为5%和1.4%。

【禁忌】 对头孢菌素类抗生素过敏者禁用。

【注意事项】

（1）交叉过敏反应：对一种头孢菌素或头霉素过敏者对其他头孢菌素或头霉素也可能过敏。对青霉素类、青霉素衍生物或青霉胺过敏者也可能对头孢菌素或头霉素过敏。

对青霉素过敏病人应用头孢菌素时发生过敏反应者达5%～10%；如做免疫反应测定时，则对青霉素过敏病人对头孢菌素过敏者达20%。

（2）对青霉素过敏病人应用本品时应根据病人情况充分权衡利弊后决定。有青霉素过敏性休克或即刻反应者，不宜再选用头孢菌素类。

（3）有胃肠道疾病史，特别是溃疡性结肠炎、局限性肠炎或抗生素相关性结肠炎（头孢菌素类很少产生伪膜性结肠炎）者应慎用。

（4）由于头孢菌素类毒性低，所以有慢性肝病患者应用本品时不需调整剂量。病人有严重肝肾损害或肝硬化者应调整剂量。

（5）肾功能不全患者肌酐清除大于5mL/min，每日应用本品剂量少于2g时，不需作剂量调整。血液透析清除本品的量不多，透析后无需增补剂量。

（6）对诊断的干扰：应用本品的患者以硫酸铜法测尿糖时可获得假阳性反应，以葡萄糖酶法则不受影响；血尿素氮和血清肌酐可有暂时性升高；血清胆红质、碱性磷酸酶、丙氨酸氨基转移酶（ALT）和门冬氨酸氨基转移酶（AST）皆可升高。

（7）本品的保存温度为25℃以下。

（8）本品不能加入哈特曼氏以及林格氏等含有钙的溶液中使用。

【孕妇及哺乳期妇女用药】 孕妇和哺乳期妇女应用头孢菌素类虽尚未见发生问题的报告，其应用仍须权衡利弊。

【儿童用药】 新生儿（出生体重小于2kg者）的用药安全尚未确定。有黄疸的新生儿或有黄疸严重倾向的新生儿应慎用或避免使用本品。

【老年用药】 除非老年患者虚弱、营养不良或有重度肾功能损害时，老年人应用头孢曲松一般不需调整剂量。

【药物相互作用】

（1）头孢菌素类静脉输液中加入红霉素、四环素、两性霉素B、血管活性药（间羟胺、去甲肾上腺素等）、苯妥英钠、氯丙嗪、异丙醇、维生素B族、维生素C等时将出现混浊。由于本品的配伍禁忌药物甚多，所以应单独给药。

（2）应用本品期间饮酒或服含酒精药物时在个别病人可出现双硫仑样反应，故在应用本品期间和以后数天内，应避免饮酒和服含酒精的药物。

（三）氨基糖苷类

11. 阿米卡星

【通用名称】 硫酸阿米卡星注射液

【英文名称】 Amikacin Sulfate Injection

【药理毒理】 硫酸阿米卡星是一种氨基糖苷类抗生素。本品对多数肠杆菌科细菌，如大肠埃希菌、克雷伯菌属、肠杆菌属、变形杆菌属、志贺菌属、沙门菌属、枸橼酸杆菌属、沙雷菌属等均具良好作用，对铜绿假单胞菌及部分其他假单胞菌、不动杆菌属、产碱杆菌属等亦有良好作用；对脑膜炎球菌、淋球菌、流感杆菌、耶尔森菌属、胎儿弯曲菌、结核杆菌及某些分枝杆菌属亦具较好抗菌作用，其抗菌活性较庆大霉素略低。本品最突出的优点是对许多肠道革兰阴性杆菌所产生的氨基糖苷类钝化酶稳定，不会为此类酶钝化而失去抗菌活性。临床分离的肠杆菌科细菌中对庆大霉素、妥布霉素和奈替米星等氨基糖苷类耐药者60%～70%对本品仍敏感。近年来革兰阴性杆菌中对阿米卡星耐药菌株亦有增多。革兰阳性球菌中本品除对葡萄球菌属中甲氧西林敏感株有良好抗菌作用外，肺炎链球菌、各组链球菌及肠球菌属对之大多耐药。本品对厌氧菌无效。本品作用机制为作用于细菌核糖体的30S亚单位，抑制细菌合成蛋白质。阿米卡星与半合成青霉素类或头孢菌素类合用常可获协同抗菌作用。

【药代动力学】 阿米卡星口服很少吸收，而肌内注射后迅速被吸收。主要分布于细胞外液，部分药物可分布到各种组织，并可在肾脏皮质细胞和内耳液中积蓄；但在心脏、心耳组织、心包液、肌肉、脂肪和间质液内的浓度很低。支气管分泌物、胆汁及房水中浓度低。蛋白结合率低。在体内不代谢。成人血消除半衰期（$t_{1/2\beta}$）为 2～2.5 小时。可透过胎盘进入胎儿组织。脑脊液中浓度低。主要经肾小球滤过排出，给药后 24 小时内排出 90% 以上。血液透析与腹膜透析可自血中清除相当量的药物。

【适应症】 本品适用于铜绿假单胞菌及部分其他假单胞菌、大肠埃希菌、变形杆菌属、克雷伯菌属、肠杆菌属、沙雷菌属、不动杆菌属等敏感革兰阴性杆菌与葡萄球菌属（甲氧西林敏感株）所致严重感染，如菌血症或败血症、细菌性心内膜炎、下呼吸道感染、骨关节感染、胆道感染、腹腔感染、复杂性尿路感染、皮肤软组织感染等。

由于本品对多数氨基糖苷类钝化酶稳定，故尤其适用于治疗革兰阴性杆菌对卡那霉素、庆大霉素或妥布霉素耐药菌株所致的严重感染。

【用法用量】

成人 肌内注射或静脉滴注。单纯性尿路感染对常用抗菌药耐药者每 12 小时 0.2 g；用于其他全身感染每 12 小时 7.5 mg/kg，或每 24 小时 15 mg/kg。成人一日不超过 1.5 g，疗程不超过 10 天。

小儿 肌内注射或静脉滴注。首剂按体重 10 mg/kg，继以每 12 小时 7.5 mg/kg，或每 24 小时 15 mg/kg。

肾功能减退患者 肌酐清除率 50～90 mL/min 者每 12 小时给予正常剂量（7.5 mg/kg）的 60%～90%；肌酐清除率 10～50 mL/min 者每 24～48 小时用 7.5 mg/kg 的 20%～30%。

【不良反应】

（1）患者可发生听力减退、耳鸣或耳部饱满感；少数患者亦可发生眩晕、步履不稳等症状。听力减退一般于停药后症状不再加重，但个别在停药后可能继续发展至耳聋。

（2）本品有一定肾毒性，患者可出现血尿，排尿次数减少或尿量减少、血尿素氮、血肌酐值增高等。大多系可逆性，停药后即见减轻，但亦有个别报道出现肾功能衰竭。

（3）软弱无力、嗜睡、呼吸困难等神经肌肉阻滞作用少见。

（4）其他不良反应有头痛、麻木、针刺感、震颤、抽搐、关节痛、药物热、嗜酸粒细胞增多、肝功能异常、视力模糊等。

【禁忌】 对阿米卡星或其他氨基糖苷类过敏的患者禁用。

【注意事项】

（1）交叉过敏，对一种氨基糖苷类过敏的患者可能对其他氨基糖苷也过敏。

（2）在用药过程中应注意进行下列检查：

① 尿常规和肾功能测定，以防止出现严重肾毒性反应；

② 听力检查或听电图检查，尤其注意高频听力损害，这对老年患者尤为重要。

（3）疗程中有条件时应监测血药浓度，尤其新生儿、老年和肾功能减退患者。每 12 小时给药 7.5 mg/kg 者血药峰浓度（C_{max}）应保持在 15～30 mg/mL，谷浓度 5～10 mg/mL；一日 1 次给药 15 mg/kg 者血药峰浓度应维持在 56～64 mg/mL，谷浓度应 <1 mg/mL。

（4）下列情况应慎用本品：

① 失水，可使血药浓度增高，易产生毒性反应；

② 第 8 对脑神经损害，因本品可导致前庭神经和听神经损害；

③ 重症肌无力或帕金森病，因本病可引起神经肌肉阻滞作用，导致骨骼肌软弱；

④ 肾功能损害者，因本品具有肾毒性。

（5）对诊断的干扰：本品可使丙氨酸氨基转移酶（ALT）、门冬氨酸氨基转移酶（AST）、血清胆红素浓度及乳酸脱氢酶浓度的测定值增高；血钙、镁、钾、钠浓度的测定值可能降低。

（6）氨基糖苷类与β-内酰胺类（头孢菌素类与青霉素类）混合时可导致相互失活。本品与上述抗生素联合应用时必须分瓶滴注。阿米卡星亦不宜与其他药物同瓶滴注。

（7）应给予患者足够的水分，以减少肾小管损害。

（8）配制静脉用药时，每500 mg加入氯化钠注射液或5%葡萄糖注射液或其他灭菌稀释液100～200 mL。成人应在30～60分钟内缓慢滴注，婴儿患者稀释的液量相应减少。

【孕妇及哺乳期妇女用药】 本品属孕妇用药的D类，即对人类有一定危害，但用药后可能利大于弊。本品可穿过胎盘到达胎儿组织，可能引起胎儿听力损害。妊娠妇女使用本品前必须充分权衡利弊。哺乳期妇女用药时宜暂停哺乳。

【儿童用药】 氨基糖苷类在儿科中应慎用，尤其早产儿及新生儿的肾脏组织尚未发育完全，使本类药物的半衰期延长，药物易在体内蓄积产生毒性反应。

【老年用药】 老年患者的肾功能有一定程度的生理性减退，即使肾功能的测定值在正常范围内，仍应采用较小治疗量。老年患者应用本品后较易产生各种毒性反应，应尽可能在疗程中监测血药浓度。

【药物相互作用】
（1）本品与其他氨基糖苷类合用或先后连续局部或全身应用，可增加耳毒性、肾毒性及神经肌肉阻滞作用。

（2）本品与神经肌肉阻断药合用可加重神经肌肉阻滞作用，导致肌肉软弱、呼吸抑制等症状。本品与卷曲霉素、顺铂、依他尼酸、呋塞米或万古霉素（或去甲万古霉素）等合用，或先后连续局部或全身应用，可能增加耳毒性与肾毒性。

（3）本品与头孢噻吩或头孢唑林局部或全身合用可能增加肾毒性。本品不宜与两性霉素B、头孢噻吩、磺胺嘧啶和四环素等注射剂配伍，不宜在同一瓶中滴注。

（4）本品与多粘菌素类注射剂合用或先后连续局部或全身应用，可增加肾毒性和神经肌肉阻滞作用。

（5）其他肾毒性药物及耳毒性药物均不宜与本品合用或先后应用，以免加重肾毒性或耳毒性。

【药物过量】 由于缺少特异性拮抗剂，本品过量或引起毒性反应时，主要用对症疗法和支持疗法，同时补充大量水分。血液透析或腹膜透析有助于从血中清除阿米卡星。

12. 庆大霉素

【通用名称】 硫酸庆大霉素注射液
【英文名称】 Gentamycin Sulfate Injection
【药理毒理】 本品为氨基糖苷类抗生素。对各种革兰阴性细菌及革兰阳性细菌都有良好抗菌作用，对各种肠杆菌科细菌如大肠埃希菌、克雷伯菌属、变形杆菌属、沙门菌属、志贺菌属、肠杆菌属、沙雷菌属及铜绿假单胞菌等有良好抗菌作用。奈瑟菌属和流感嗜血杆菌对本品中度敏感。对布鲁菌属、鼠疫杆菌、不动杆菌属、胎儿弯曲菌也有一定作用。对葡萄球菌属（包括金黄色葡萄球菌和凝固酶阴性葡萄球菌）中甲氧西林敏感菌株约80%有良好抗菌作用，但甲氧西林耐药株则对本品多数耐药。对链球菌属和肺炎链球菌的作用较差，肠球菌属则对本品大多耐药。本品与β-内酰胺类合用时，多数可获得协同抗菌作用。

本品的作用机制是与细菌核糖体30S亚单位结合，抑制细菌蛋白质的合成。近年来革兰阴性杆菌对庆大霉素耐药株显著增多。

【药代动力学】 本品肌内注射后吸收迅

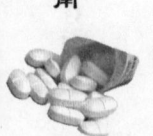

速而完全，在 0.5～1 小时达到血药峰浓度（C_{max}）。血药消除半衰期（$t_{1/2\beta}$）为 2～3 小时，肾功能减退者可显著延长。其蛋白结合率低。在体内可分布于各种组织和体液中，在肾皮质细胞中积聚，也可通过胎盘屏障进入胎儿体内，不易透过血-脑脊液屏障进入脑组织和脑脊液中。在体内不代谢，以原型经肾小球滤过随尿排出，给药后 24 小时内排出给药量的 50%～93%。血液透析与腹膜透析可从血液中清除相当药量，使半衰期显著缩短。

【适应症】
（1）适用于治疗敏感革兰阴性杆菌，如大肠埃希菌、克雷伯菌属、肠杆菌属、变形杆菌属、沙雷菌属、铜绿假单胞菌以及葡萄球菌甲氧西林敏感株所致的严重感染，如败血症、下呼吸道感染、肠道感染、盆腔感染、腹腔感染、皮肤软组织感染、复杂性尿路感染等。治疗腹腔感染及盆腔感染时应与抗厌氧菌药物合用，临床上多采用庆大霉素与其他抗菌药联合应用。与青霉素（或氨苄西林）合用可治疗肠球菌属感染。

（2）用于敏感细菌所致中枢神经系统感染，如脑膜炎、脑室炎时，可同时用本品鞘内注射作为辅助治疗。

【用法用量】
成人 肌内注射或稀释后静脉滴注，一次 80 mg（8 万单位），或按体重一次 1～1.7 mg/kg，每 8 小时 1 次；或一次 5 mg/kg，每 24 小时 1 次。疗程为 7～14 日。静滴时将一次剂量加入 50～200 mL 的 0.9% 氯化钠注射液或 5% 葡萄糖注射液中，一日 1 次静滴时加入的液体量应不少于 300 mL，使药液浓度不超过 0.1%，该溶液应在 30～60 分钟内缓慢滴入，以免发生神经肌肉阻滞作用。

小儿 肌内注射或稀释后静脉滴注，一次 2.5 mg/kg，每 12 小时 1 次；或一次 1.7 mg/kg，每 8 小时 1 次。疗程为 7～14 日，期间应尽可能监测血药浓度，尤其新生儿或婴儿。

鞘内及脑室内给药 剂量为成人一次 4～8 mg，小儿（3 个月以上）一次 1～2 mg，每 2～3 日 1 次。注射时将药液稀释至不超过 0.2% 的浓度，抽入 5 mL 或 10 mL 的无菌针筒内，进行腰椎穿刺后先使相当量的脑脊液流入针筒内，边抽边推，将全部药液于 3～5 分钟内缓缓注入。

肾功能减退患者的用量 按肾功能正常者每 8 小时 1 次，一次的正常剂量为 1～1.7 mg/kg，肌酐清除率为 10～50 mL/min 时，每 12 小时 1 次，一次为正常剂量的 30%～70%；肌酐清除率 < 10 mL/min 时，每 24～48 小时给予正常剂量的 20%～30%。

血液透析后 可按感染严重程度，成人按体重一次补给剂量 1～1.7 mg/kg，小儿（3 个月以上）一次补给 2～2.5 mg/kg。

【不良反应】
（1）用药过程中可能引起听力减退、耳鸣或耳部饱满感等耳毒性反应，影响前庭功能时可发生步履不稳、眩晕。也可能发生血尿、排尿次数显著减少或尿量减少、食欲减退、极度口渴等肾毒性反应。发生率较低者有因神经肌肉阻滞或肾毒性引起的呼吸困难、嗜睡、软弱无力等。偶有皮疹、恶心、呕吐、肝功能减退、白细胞减少、粒细胞减少、贫血、低血压等。

（2）少数患者停药后可发生听力减退、耳鸣或耳部饱满感等耳毒性症状，应引起注意。

（3）全身给药合并鞘内注射可能引起腿部抽搐、皮疹、发热和全身痉挛等。

【禁忌】 对本品或其他氨基糖苷类过敏者禁用。

【注意事项】
（1）下列情况应慎用本品：失水、第 8 对脑神经损害、重症肌无力或帕金森病及肾功能损害患者。

（2）交叉过敏，对一种氨基糖苷类抗生素如链霉素、阿米卡星过敏的患者，可能对本品过敏。

（3）在用药前、用药过程中应定期进行尿常规和肾功能测定，以防止出现严重肾毒性反应。必要时做听力检查或听电图尤其高频听力测定以及温度刺激试验，以检测前庭毒性。

（4）有条件时，在疗程中应监测血药浓度，并据以调整剂量，尤其对新生儿、老年和肾功能减退患者。每8小时1次给药者有效血药浓度应保持在4～10 mg/mL，避免峰浓度超过12 mg/mL，谷浓度保持在1～2 mg/mL；每24小时1次给药者血药峰浓度应保持在16～24 mg/mL，谷浓度应<1 mg/mL。接受鞘内注射者应同时监测脑脊液内药物浓度。

（5）不能测定血药浓度时，应根据测得的肌酐清除率调整剂量。

（6）给予首次饱和剂量（1～2 mg/kg）后，有肾功能不全、前庭功能或听力减退的患者所用维持量应酌减。

（7）应给予患者足够的水分，以减少对肾小管的损害。

（8）长期应用可能导致耐药菌过度生长。

（9）不宜用于皮下注射。

（10）本品有抑制呼吸作用，不得静脉推注。

（11）对诊断的干扰：本品可使丙氨酸氨基转移酶（ALT）、门冬氨酸氨基转移酶（AST）、血清胆红素浓度及乳酸脱氢酶浓度的测定值增高；血钙、镁、钾、钠浓度的测定值可能降低。

【孕妇及哺乳期妇女用药】 本品可穿过胎盘屏障进入胎儿组织，有引起胎儿听力损害的可能，孕妇使用本品前应充分权衡利弊。本品在乳汁中分泌量很少，但通常哺乳期妇女在用药期仍宜暂停哺乳。

【儿童用药】 庆大霉素属氨基糖苷类，在儿科中应慎用，尤其早产儿及新生儿，因其肾脏组织尚未发育完全，使本类药物的半衰期延长，易在体内积蓄而产生毒性反应。

【老年用药】 老年患者的肾功能有一定程度的生理性减退，即使肾功能测定值在正常范围内，仍应采用较小治疗量。老年患者应用本品后较易产生各种毒性反应，应尽可能在疗程中监测血药浓度。

【药物相互作用】

（1）与其他氨基糖苷类合用或先后连续局部或全身应用，可能增加其产生耳毒性、肾毒性及神经肌肉阻滞作用的可能性。

（2）与神经肌肉阻滞剂合用，可加重神经肌肉阻滞作用，导致肌肉软弱、呼吸抑制等症状。

（3）与卷曲霉素、顺铂、依他尼酸、呋塞米或万古霉素（或去甲万古霉素）等合用，或先后连续局部或全身应用，可能增加耳毒性与肾毒性。

（4）与头孢噻吩、头孢唑林局部或全身合用可能增加肾毒性。

（5）与多粘菌素类注射剂合用或先后连续局部或全身应用，可增加肾毒性和神经肌肉阻滞作用。

（6）其他肾毒性及耳毒性药物均不宜与本品合用或先后连续应用，以免加重肾毒性或耳毒性。

（7）氨基糖苷类与β-内酰胺类（头孢菌素类与青霉素类）混合时可导致相互失活。本品与上述抗生素联合应用时必须分瓶滴注。本品亦不宜与其他药物同瓶滴注。

【药物过量】 本品无特异性拮抗药，过量或引起毒性反应时，主要用对症疗法和支持疗法，同时补充大量水分。血液透析或腹膜透析有助于从血中清除庆大霉素。

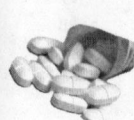

（四）大环内酯类

13. 红霉素

13.1 红霉素片

【通用名称】 红霉素肠溶片

【英文名称】 Erythromycin Enteric-coated Tablets

【药理毒理】 本品属大环内酯类抗生素。对葡萄球菌属（耐甲氧西林菌株除外）、各组链球菌和革兰阳性杆菌均具抗菌活性。奈瑟菌属、流感嗜血杆菌、百日咳鲍特氏菌等也对本品敏感。本品对除脆弱拟杆菌和梭杆菌属以外的各种厌氧菌亦具抗菌作用。对军团菌属、胎儿弯曲菌、某些螺旋体、肺炎支原体、立克次体属和衣原体属也有抑制作用。

本品可透过细菌细胞膜，在接近供位（"P"位）与细菌核糖体的50S亚基成可逆性结合，阻断转移核糖核酸（t-RNA）结合至"P"位上，同时也阻断多肽链自受位（"A"位）至"P"位的位移，从而抑制细菌蛋白质合成。

【药代动力学】 本品口服后在肠道中吸收。吸收后除脑脊液和脑组织外，广泛分布于各组织和体液中，尤以肝、胆汁和脾中的浓度为高，在肾、肺等组织中的浓度可高出血药浓度数倍，在胆汁中的浓度可达血药浓度的10～40倍以上。在皮下组织、痰及支气管分泌物中的浓度也较高，痰中浓度与血药浓度相仿；在胸、腹水及脓液等的浓度可达有效水平。有一定量（约为血药浓度的33%）进入前列腺及精囊中，但不易透过血-脑脊液屏障，脑膜有炎症时脑脊液中浓度仅为血药浓度的10%左右。可进入胎血和排入母乳中，胎儿血药浓度为母体血药浓度的5%～20%，母乳中药物浓度可达血药浓度的50%以上。表观分布容积（V_d）为0.9L/kg。蛋白结合率为70%～90%。红霉素在肝内代谢，主要在肝中浓缩和从胆汁排出，并进行肠肝循环，2%～5%的口服量自肾小球滤过排出，无尿患者的血消除半衰期（$t_{1/2\beta}$）可延长。粪便中也含有一定量。血液透析或腹膜透析后极少被清除，故透析后无需加用。

【适应症】

（1）本品可作为青霉素过敏患者治疗下列感染的替代用药：溶血性链球菌、肺炎链球菌等所致的急性扁桃体炎、急性咽炎、鼻窦炎，溶血性链球菌所致猩红热、蜂窝织炎，白喉及白喉带菌者，气性坏疽、炭疽、破伤风，放线菌病，梅毒，李斯特菌病等。

（2）军团菌病。

（3）肺炎支原体肺炎。

（4）肺炎衣原体肺炎。

（5）衣原体属、支原体属所致泌尿生殖系感染。

（6）沙眼衣原体结膜炎。

（7）淋病奈瑟菌感染。

（8）厌氧菌所致口腔感染。

（9）空肠弯曲菌肠炎。

（10）百日咳。

【用法用量】 口服。

成人 一日1～2g，分3～4次服用。军团菌病患者，一日2～4g，分4次服用。

小儿 按体重一日30～50 mg/kg，分3～4次服用。

【不良反应】

（1）胃肠道反应有腹泻、恶心、呕吐、中上腹痛、口舌疼痛、胃纳减退等，其发生率与剂量大小有关。

（2）肝毒性少见，患者可有乏力、恶心、呕吐、腹痛、发热及肝功能异常，偶见黄疸等。

（3）大剂量（≥4g/日）应用时，尤其肝、肾疾病患者或老年患者，可能引起听力减退，主要与血药浓度过高（>12mg/L）有关，停药后大多可恢复。

（4）过敏反应表现为药物热、皮疹、嗜

酸性粒细胞增多等，发生率为0.5%～1%。

（5）其他，偶有心律失常、口腔或阴道念珠菌感染。

【禁忌】 对本品及其他大环内酯类药物过敏者禁用。

【孕妇及哺乳期妇女用药】 本品可通过胎盘屏障进入胎儿循环，故孕妇应慎用。本品有相当量进入母乳中，故哺乳期妇女应慎用或暂停哺乳。

【药物相互作用】

（1）本品可抑制卡马西平和丙戊酸等抗癫痫药的代谢，导致其血药浓度增高而发生毒性反应。与芬太尼合用可抑制后者的代谢，延长其作用时间。与阿司咪唑或特非那定等抗组胺药合用可增加心脏毒性，与环孢素合用可使后者血药浓度增加而产生肾毒性。

（2）对氯霉素和林可霉素类有拮抗作用，不推荐同时使用。

（3）本品为抑菌剂，可干扰青霉素的杀菌效能，故当需要快速杀菌作用如治疗脑膜炎时，两者不宜同时使用。

（4）长期服用华法林的患者应用本品时可导致凝血酶原时间延长，从而增加出血的危险性，老年病人尤应注意。两者必须同时使用时，华法林的剂量宜适当调整，并严密观察凝血酶原时间。

（5）除二羟丙茶碱外，与黄嘌呤类药物同时使用可使氨茶碱的肝清除减少，导致血清氨茶碱浓度升高和（或）毒性反应增加。这一现象在合用6日后较易发生，氨茶碱清除的减少幅度与本品血药峰浓度成正比。因此在两者合用疗程中和疗程后，黄嘌呤类药物的剂量应予调整。

（6）与其他肝毒性药物合用可能增强肝毒性。

（7）大剂量本品与耳毒性药物合用，尤其肾功能减退患者可能增加耳毒性。

（8）与洛伐他丁合用时可抑制其代谢而使血浓度上升，可能引起横纹肌溶解；与咪达唑仑或三唑仑合用时可减少两者的清除而增强其作用。

（9）本品可阻挠性激素类的肠肝循环，与口服避孕药合用可使之降效。

13.2 注射用乳糖酸红霉素

【通用名称】 注射用乳糖酸红霉素

【英文名称】 Erythromycin Lactobionate for Injection

【药理毒理】 同红霉素肠溶片。

【药代动力学】 静脉滴注后立即达血药浓度峰值，24小时内静滴2g，平均血药浓度为2.3～6.8mg/L，但个体差异较大。每12小时连续静脉滴注本品1g，则8小时后的血药浓度可维持于4～6mg/L。乳糖酸红霉素除脑脊液和脑组织外，广泛分布于各组织和体液中，尤以肝、胆汁和脾中的浓度为最高，在肾、肺等组织中的浓度可高出血药浓度数倍，在胆汁中的浓度可达血药浓度的10～40倍以上。在皮下组织、痰及支气管分泌物中的浓度也较高，痰中浓度与血药浓度相仿；在胸、腹水、脓液等中的浓度可达有效水平。本品有一定量（约为血药浓度的33%）进入前列腺及精囊中，但不易透过血-脑脊液屏障，脑膜有炎症时脑脊液中浓度仅为血药浓度的10%左右。可进入胎血和排入母乳中，胎儿血药浓度为母体血药浓度的5%～20%，母乳中药物浓度可达血药浓度的50%以上。表观分布容积（V_d）为0.9L/kg。蛋白结合率为70%～90%。游离红霉素在肝内代谢，血消除半衰期（$t_{1/2\beta}$）为1.4～2小时，无尿患者的血半衰期可延长至4.8～6小时。红霉素主要在肝中浓缩和从胆汁排出，并进行肠肝循环，2%～5%的口服量和10%～15%的注入量自肾小球滤过排除，尿中浓度可达10～100mg/L。粪便中也含有一定量。血液透析或腹膜透析后极少被清除，故透析后无需加用。

【适应症】 同红霉素肠溶片。

【用法用量】 静脉滴注。

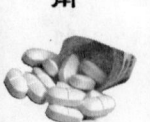

成人　一次0.5～1.0g，一日2～3次。治疗军团菌病剂量需增加至一日3～4g，分4次滴注。

小儿　每日按体重20～30 mg/kg，分2～3次滴注。

乳糖酸红霉素滴注液的配制，先加灭菌注射用水10 mL至0.5 g乳糖酸红霉素粉针瓶中或加20 mL至1 g乳糖酸红霉素粉针瓶中，用力振摇至溶解。然后加入生理盐水或其他电解质溶液中稀释，缓慢静脉滴注，注意红霉素浓度在1%～5%以内。溶解后也可加入含葡萄糖的溶液稀释，但因葡萄糖溶液偏酸性，必须每100 mL溶液中加入4%碳酸氢钠1 mL。

【不良反应】　同红霉素肠溶片。

【禁忌】　对红霉素类药物过敏者禁用。

【注意事项】
（1）溶血性链球菌感染用本品治疗时，至少需持续10日，以防止急性风湿热的发生。
（2）肾功能减退患者一般无需减少用量。
（3）用药期间定期随访肝功能。肝病患者和严重肾功能损害者红霉素的剂量应适当减少。
（4）患者对一种红霉素制剂过敏或不能耐受时，对其他红霉素制剂也可过敏或不能耐受。
（5）对诊断的干扰：本品可干扰Higerty法的荧光测定，使尿儿茶酚胺的测定值出现假性增高。血清碱性磷酸酶、胆红素、丙氨酸氨基转移酶和门冬氨酸氨基转移酶的测定值均可能增高。
（6）因不同细菌对红霉素的敏感性存在一定差异，故应做药敏测定。

【孕妇及哺乳期妇女用药】
（1）本品可通过胎盘而进入胎儿循环，浓度一般不高，文献中也无对胎儿影响方面的报道，但孕妇应用时仍宜权衡利弊。
（2）本品有相当量进入母乳中，哺乳期妇女应用时应暂停哺乳。

【药物相互作用】　同红霉素肠溶片（1）～（8）条。

【药物过量】　应及时停药，给予对症和支持治疗。血液或腹膜透析后极少被消除。

14. 阿奇霉素

14.1　阿奇霉素片

【通用名称】　阿奇霉素片

【英文名称】　Azithromycin Tablets

【药理毒理】　阿奇霉素为15元环大环内酯类抗生素。体外试验证明阿奇霉素对临床上多种常见致病菌有抗菌作用，包括：①革兰阳性需氧菌：金黄色葡萄球菌、酿脓链球菌（A组β溶血性链球菌）、肺炎（链）球菌、α溶血性链球菌（草绿色链球菌）和其他链球菌、白喉（棒状）杆菌。本品对于耐红霉素的革兰阳性细菌，包括粪链球菌（肠球菌）以及耐甲氧西林的多种葡萄球菌菌株呈现交叉耐药性。②革兰阴性需氧菌：流感嗜血杆菌、副流感嗜血杆菌、卡他摩拉菌、不动杆菌属、耶尔森菌属、嗜肺军团菌、百日咳杆菌、副百日咳杆菌、志贺菌属、巴斯德菌属、霍乱弧菌、副溶血性杆菌、类志贺吡邻单胞菌。本品对下列革兰阴性菌的活性视菌株而定，并需做敏感性测定：大肠埃希菌、伤寒沙门菌、肠杆菌属、亲水性单胞菌、克雷伯菌属。③厌氧菌：脆弱类杆菌、类杆菌属、产气荚膜杆菌、消化链球菌属、坏死梭杆菌、痤疮丙酸杆菌。④性传播疾病微生物：梅毒螺旋体、淋病奈瑟菌、杜克嗜血杆菌。⑤其他微生物：包括特南包柔螺旋体（Lyme病体）、肺炎支原体、人型支原体、解脲支原体、沙眼衣原体、卡氏肺孢子虫、鸟分枝杆菌属、弯曲菌属、单核细胞增多性李斯德杆菌。下列革兰阴性菌通常是耐药的：变形杆菌属、沙雷菌属、摩根杆菌、假单胞杆菌。作用机制与红霉素相同，主要与细菌核糖体的50S亚单位结合，抑制依赖于RNA的蛋白合成。

【药代动力学】 口服后迅速吸收，生物利用度为37%。单剂口服0.5g后，达峰时间为2.5～2.6小时，血药峰浓度（C_{max}）为0.4～0.45 mg/L。本品在体内分布广泛，在各组织内浓度可达同期血浓度的10～100倍，在巨噬细胞及纤维母细胞内浓度高，前者能将阿奇霉素转运至炎症部位。本品单剂给药后的血消除半衰期（$t_{1/2\beta}$）为35～48小时，给药量的50%以上以原型经胆道排出，给药后72小时内约4.5%以原型经尿排出。本品的血清蛋白结合率随血药浓度的增加而降低，当血药浓度为0.02 μg/mL时，血清蛋白结合率为15%；当血药浓度为2 μg/mL时，血清蛋白结合率为7%。

【适应症】
（1）化脓性链球菌引起的急性咽炎、急性扁桃体炎。
（2）敏感细菌引起的鼻窦炎、中耳炎、急性支气管炎、慢性支气管炎急性发作。
（3）肺炎链球菌、流感嗜血杆菌以及肺炎支原体所致的肺炎。
（4）沙眼衣原体及非多种耐药淋病奈瑟菌所致的尿道炎和宫颈炎。
（5）敏感细菌引起的皮肤软组织感染。

【用法用量】 口服，在饭前1小时或饭后2小时服用。

成人
（1）沙眼衣原体或敏感淋病奈瑟菌所致性传播疾病，仅需单次口服本品1.0g。
（2）对其他感染的治疗：第1日，0.5g顿服，第2～5日，一日0.25g顿服；或一日0.5g顿服，连服3日。

小儿
（1）治疗中耳炎、肺炎，第1日，按体重10 mg/kg顿服（一日最大量不超过0.5g），第2～5日，每日按体重5 mg/kg顿服（一日最大量不超过0.25g）或按如下表方法给药：

体重/kg	首日	第2～5日
15～25	0.2 g顿服	0.1 g顿服
26～35	0.3 g顿服	0.15 g顿服
36～45	0.4 g顿服	0.4 g顿服

（2）治疗小儿咽炎、扁桃体炎，一日按体重12 mg/kg顿服（一日最大量不超过0.5g），连用5日。

【不良反应】 服药后可出现腹痛、腹泻（稀便）、上腹部不适（疼痛或痉挛）、恶心、呕吐等胃肠道反应，其发生率明显较红霉素低。偶可出现轻至中度腹胀、头昏、头痛及发热、皮疹、关节痛等过敏反应，过敏性休克和血管神经性水肿、胆汁淤积性黄疸极为少见。少数患者可出现一过性中性粒细胞减少、血清氨基转移酶升高。

【禁忌】 对阿奇霉素、红霉素或其他任何一种大环内酯类药物过敏者禁用。

【注意事项】
（1）进食可影响阿奇霉素的吸收，故需在饭前1小时或饭后2小时口服。
（2）轻度肾功能不全患者（肌酐清除率＞40 mL/min）不需作剂量调整，但阿奇霉素对较严重肾功能不全患者中的使用尚无资料，给此类患者使用阿奇霉素时应慎重。
（3）由于肝胆系统是阿奇霉素排泄的主要途径，肝功能不全者慎用，严重肝病患者不应使用。用药期间定期随访肝功能。
（4）用药期间如果发生过敏反应（如血管神经性水肿、皮肤反应、Stevens-Johnson综合征及毒性表皮坏死等），应立即停药，并采取适当措施。
（5）治疗期间，若患者出现腹泻症状，应考虑假膜性肠炎发生。如果诊断确立，应采取相应治疗措施，包括维持水、电解质平衡、补充蛋白质等。

【孕妇及哺乳期妇女用药】 动物实验显示本品对胎儿无影响，但在人类孕妇中应用尚缺乏经验，故在孕妇中应用须充分权衡利弊。尚无资料显示本品是否可分泌至母乳中，故哺乳期妇女应用须谨慎考虑。

【儿童用药】 治疗小于6个月小儿中耳炎、社区获得性肺炎及小于2岁小儿咽炎或扁桃体炎的疗效及安全性尚未确定。

【药物相互作用】

（1）不宜与含铝或镁的抗酸药同时服用，后者可降低本品的血药峰浓度；必须合用时，本品应在服用上述药物前1小时或后2小时给予。

（2）与茶碱合用时能提高后者在血浆中的浓度，应注意检测血浆茶碱水平。

（3）与华法林合用时应注意检查凝血酶原时间。

（4）与下列药物同时使用时，建议密切观察患者：

① 地高辛：使地高辛水平升高。

② 麦角胺或二氢麦角胺：急性麦角毒性，症状是严重的末梢血管痉挛和感觉迟钝（触物感痛）。

③ 三唑仑：通过减少三唑仑的降解，而使三唑仑的药理作用增强。

④ 细胞色素P450系统代谢药：提高血清中卡马西平、特非那定、环孢素、环己巴比妥、苯妥英的水平。

（5）与利福布汀合用会增加后者的毒性。

14.2 注射用阿奇霉素

【通用名称】 注射用阿奇霉素

【英文名称】 Azithromycin for Injection

【药理毒理】 同阿奇霉素片。

【药代动力学】 每日静脉滴注阿奇霉素0.5g，连续2～5日，平均血浆峰浓度（C_{max}）为（3.63±1.60）mg/mL，平均血浆谷浓度（C_{min}）为（0.20±0.15）mg/mL，AUC_{24}为（9.60±4.80）mg·h/mL。单次静脉滴注阿奇霉素1～4g，滴注时间大于2小时，其清除率（CL）和表观分布体积（V_d）分别为10.18mL/(min·kg)和33.3L/kg。本品在体内分布广泛，在各组织内浓度可达同期血浓度的10～100倍，在巨噬细胞及纤维母细胞内浓度高，前者能将阿奇霉素转运至炎症部位。每日静滴阿奇霉素0.5g，连续5日，第1次给药后的24小时内约11%的给药量以原型从尿液中排出，第5次给药后排到尿液中的阿奇霉素约为14%。此外，阿奇霉素可经胆道以原型（胆汁内可见高浓度的阿奇霉素）及10种代谢物排出。阿奇霉素的血清蛋白结合率随血药浓度的增加而降低，当血药浓度为0.02mg/mL时，血清蛋白结合率为15%；当血药浓度为2μg/mL时，血清蛋白结合率为7%。阿奇霉素单剂给药后的血消除半衰期（$t_{1/2\beta}$）为35～48小时。

【适应症】 本品适用于敏感致病菌株所引起的下列感染：

（1）由肺炎衣原体、流感嗜血杆菌、嗜肺军团菌、卡他摩拉菌、肺炎支原体、金黄色葡萄球菌或肺炎链球菌引起的需要首先采取静脉滴注治疗的社区获得性肺炎。

（2）由沙眼衣原体、淋病奈瑟菌、人型支原体引起的需要首先采取静脉滴注治疗的盆腔炎。

【用法用量】 将本品用适量注射用水充分溶解，配制成0.1g/mL，再加入至250mL或500mL的氯化钠注射液或5%葡萄糖注射液中，最终阿奇霉素浓度为1.0～2.0mg/mL，然后静脉滴注。浓度为1.0mg/mL，滴注时间为3小时；浓度为2.0mg/mL，滴注时间为1小时。

（1）治疗社区获得性肺炎：成人一次0.5g，一日1次，至少连续用药2日，继之换用阿奇霉素口服制剂一日0.5g，7～10日为一个疗程。转为口服治疗时间应由医师根据临床治疗反应确定。

（2）治疗盆腔炎：成人一次0.5g，一日1次，用药1日或2日后，改用阿奇霉素口服制剂一日0.25g，7日为一个疗程。转为口服治疗时间应由医师根据临床治疗反应确定。

【不良反应】

(1) 本品常见不良反应有：

① 胃肠道反应：腹泻、腹痛、稀便、恶心、呕吐等。

② 局部反应：注射部位疼痛、局部炎症等。

③ 皮肤反应：皮疹、瘙痒。

④ 其他反应：如畏食、阴道炎、口腔炎、头晕或呼吸困难等。

(2) 本品也可引起下列反应：

① 消化系统：消化不良、胃肠胀气、粘膜炎、口腔念珠菌病、胃炎等。

② 神经系统：头痛、嗜睡等。

③ 过敏反应：支气管痉挛等。

④ 其他反应：味觉异常等。

⑤ 实验室检查：血清氨基转移酶、肌酐、乳酸脱氢酶、胆红素及碱性磷酸酶升高，白细胞、中性粒细胞及血小板计数减少。

【禁忌】 对阿奇霉素、红霉素或其他任何一种大环内酯类药物过敏者禁用。

【注意事项】

(1) 本品每次滴注时间不得少于60分钟，滴注液浓度不得高于2.0mg/mL。

(2) 治疗盆腔炎时若怀疑合并厌氧菌感染，应合用抗厌氧菌药物。

其余注意事项同阿奇霉素片(2)～(5)。

【孕妇及哺乳期妇女用药】 同阿奇霉素片。

【儿童用药】 16岁以下患者使用本品的安全性尚不清楚。

【药物相互作用】 同阿奇霉素片(2)～(5)。

(五) 其他抗生素

15. 克林霉素

15.1 盐酸克林霉素胶囊

【通用名称】 盐酸克林霉素胶囊

【英文名称】 Clindamycin Hydrochloride Capsules

【药理毒理】 本品的抗菌谱与林可霉素相同，抗菌活性较林可霉素强4～8倍。本品对需氧革兰阳性球菌有较高抗菌活性，如葡萄球菌属（包括耐青霉素及甲氧西林敏感株）、溶血性链球菌、草绿链球菌、肺炎链球菌等。对厌氧菌亦有良好的抗菌作用，拟杆菌属、梭形杆菌属、放线菌属、消化球菌、消化链球菌等大多均对本品敏感。

本品作用于敏感菌核糖体的50S亚基，阻止肽链的延长，从而抑制细菌细胞的蛋白质合成，一般系抑菌剂，但在高浓度时，对某些细菌也具有杀菌作用。

【药代动力学】 本品口服后不被胃酸破坏，在胃肠道内迅速吸收，空腹口服的生物利用度为90%，进食不影响其吸收。口服克林霉素150mg、300mg及600mg后的血药峰浓度（C_{max}）分别约为2.5mg/L、4mg/L及8mg/L，达峰时间为0.75～2小时。本品的蛋白结合率高，为92%～94%。除脑脊液外，本品广泛分布于体液及组织中，在骨组织中亦可达较高浓度，在胆汁及尿液中可达高浓度，也能透过胎盘，进入胎儿循环。本品在肝脏代谢，部分代谢物具抗菌活性。约10%给药量以活性成分由尿排出，3.6%以活性成分由粪便排出。成人血消除半衰期（$t_{1/2\beta}$）为2.4～3.0小时，儿童为2.5～3.4小时。肾衰竭及严重肝脏损害者$t_{1/2\beta}$略有延长（3～5小时）。多次给药未见药物蓄积现象。血透及腹透不能清除克林霉素。

【适应症】 本品适用于由链球菌属、葡萄球菌属及厌氧菌等敏感菌株所致的下述感染：中耳炎、鼻窦炎、化脓性扁桃体炎、肺炎；皮肤软组织感染；在治疗骨和关节感染、腹腔感染、盆腔感染、脓胸、肺脓肿、骨髓炎、败血症等，可根据情况单用或与其他抗菌药联合应用。

【用法用量】

成人 一次0.15～0.3g，一日4次，口服；重症感染可增至一次0.45g，一日4次，口服。

4周或4周以上小儿 一日按体重8～

16 mg/kg，分 3～4 次口服。

【不良反应】

（1）胃肠道反应：包括恶心、呕吐、腹痛、腹泻等症状；严重者有腹绞痛、腹部压痛、严重腹泻（水样或脓血样），伴发热、异常口渴和疲乏（假膜性肠炎）。腹泻、肠炎和假膜性肠炎等可出现于治疗中或停药后。

（2）过敏反应：通常以轻到中度的麻疹样皮疹最为多见，其次为水疱样皮疹和荨麻疹，偶见多形红斑、剥脱性皮炎，部分表现为 Stevens-Johnson 综合征。

（3）可出现肝功能异常、肾功能异常，偶见中性粒细胞减少和嗜酸性粒细胞增多等。

【禁忌】 对克林霉素和林可霉素有过敏史的患者禁用。

【注意事项】

（1）患者对林可霉素过敏时有可能对克林霉素也过敏。

（2）对诊断的干扰：服药后血清丙氨酸氨基转移酶和门冬氨酸氨基转移酶可有增高。

（3）下列情况应慎用：

① 肠道疾病或有既往史者，特别如溃疡性结肠炎、局限性肠炎或抗生素相关肠炎；

② 肝功能减退；

③ 肾功能严重减退。

（4）为防止急性风湿热的发生，用克林霉素治疗溶血性链球菌感染时的疗程，至少为 10 日。

（5）用药期间须密切注意大便次数，如出现排便次数增多，应注意假膜性肠炎的可能，须及时停药并作适当处理。

（6）处理克林霉素所致的假膜性肠炎，轻症单独停药可望有效，中等至重症患者需纠正水、电解质紊乱。如经上述处理，病情无明显好转时，则应给甲硝唑口服 250～500 mg，一日 3 次。如复发时可再用甲硝唑口服，仍无效时可改用万古霉素（或去甲万古霉素）口服，成人一日 0.5～2.0 g，分 3～4 次服用。

（7）肾功能减退患者（除重度减退者外），本品用量一般无需减少。患者有严重肾功能和（或）肝功能减退，采用本品时需作血清药物浓度监测。

（8）本品偶可引起对本品不敏感的微生物过度增生，特别是真菌，所以应用时需注意二重感染的发生。

【孕妇及哺乳期妇女用药】 动物实验显示本品对胎儿无影响，但在人类孕妇中应用尚缺乏经验，故在孕妇中仍应慎用。本品可分泌至母乳中，哺乳期妇女确实需要用药则须暂停哺乳。

【儿童用药】 小于 1 个月的小儿不宜应用。

【老年用药】 本品的临床研究没有足够的针对老年人的资料，故不能确定老年人对此药的反应是否与年轻人有异。对于肝功能、肾功能正常的年轻和年老的志愿者，口服或静脉给予克林霉素，药动学方面未显示出具有临床意义的显著差异。有报道在老年人中腹泻和抗生素相关结肠炎更常见且更严重。因此对有腹泻的老年病人应加以严密的监护。

【药物相互作用】

（1）可增强吸入性麻醉药的神经肌肉阻断现象，导致骨骼肌软弱和呼吸抑制或麻痹（呼吸暂停），在手术中或术后同用时应注意。以抗胆碱酯酶药物或钙盐治疗可望有效。

（2）与抗蠕动止泻药、含白陶土止泻药同用：克林霉素在疗程中，甚至在疗程后数周有引起伴严重水样腹泻的伪膜性肠炎可能。因可使结肠内毒素延迟排出，从而导致腹泻延长和加剧，故与抗蠕动止泻药不宜同用。含白陶土止泻药和克林霉素同时口服，后者的吸收将显著减少，故两者不宜同时服用，须间隔一定时间（至少 2 小时）。

（3）本品具有神经肌肉阻断作用，与抗肌无力药合用时将导致后者对骨骼肌的效果减弱。为控制重症肌无力的症状，在合用的疗程中抗肌无力药的剂量应予调整。

（4）氯霉素或红霉素在靶位上均可置换本品，或阻抑本品与细菌核糖体50S亚基的结合，体外试验显示本品与红霉素具拮抗作用，故本品不宜与氯霉素或红霉素合用。

（5）与阿片类镇痛药合用，本品的呼吸抑制作用与阿片类的中枢呼吸抑制作用可因累加现象而有导致呼吸抑制延长或引起呼吸麻痹（呼吸暂停）的可能，故必须对病人进行密切观察或监护。

（6）本品可增强神经肌肉阻断药的作用，两者应避免合用。

【药物过量】 本品无特异性拮抗药，药物过量时主要是对症疗法和支持疗法。

15.2 盐酸克林霉素注射液

【通用名称】 盐酸克林霉素注射液

【英文名称】 Clindamycin Hydrochloride Injection

【加框警告】 为控制克林霉素注射剂的使用风险，保护患者用药安全，国家食品药品监督管理局决定对克林霉素注射剂的说明书进行修订。"不良反应"中增加：国内克林霉素磷酸酯和盐酸克林霉素注射剂的不良反应报道有使用本品可能引起肾功能损害和血尿，另有极少数严重病例出现的不良反应包括呼吸困难、过敏性休克、急性肾功能衰竭、过敏性紫癜、抽搐、肝功能异常、胸闷、心悸、寒战、高热、头晕、低血压、耳鸣、听力下降等。（国食药监注［2009］381号二〇〇九年七月三十日）

【药理毒理】 同盐酸克林霉素胶囊。

【药代动力学】 本品肌内注射后血药浓度达峰时间（t_{max}）：成人约为3小时，儿童约为1小时。静脉注射本品300 mg，10分钟血药浓度为7 mg/L。表观分布容积（V_d）约为94 L。本品的蛋白结合率高，为92%～94%。本品体内分布广泛，可进入唾液、痰、呼吸系统、胸腔积液、胆汁、前列腺、肝脏、膀胱、阑尾、精液、软组织、骨和关节等，也可透过胎盘，但不易进入脑脊液中。在骨组织、胆汁及尿液中可达高浓度。本品在肝脏代谢，部分代谢物可保留抗菌活性。代谢物由胆汁和尿液排泄。约10%给药量以活性成分由尿排出，其余以不具有活性的代谢产物排出。血消除半衰期（$t_{1/2\beta}$）约为3小时，肝、肾功能不全者$t_{1/2\beta}$可略有延长。血液透析及腹膜透析不能清除本品。

【适应症】 本品适用于链球菌属、葡萄球菌属及厌氧菌（包括脆弱拟杆菌、产气荚膜杆菌、放线菌等）所致的中、重感染，如吸入性肺炎、脓胸、肺脓肿、骨髓炎、腹腔感染、盆腔感染及败血症等。

【用法用量】 肌内注射或静脉滴注。

成人

（1）一日0.6～1.2 g，分2～4次应用。

（2）严重感染：一日1.2～2.4 g，分2～4次静脉滴注。

儿童（4周及4周以上小儿）

（1）一日15～25 mg/kg，分3～4次应用。

（2）严重感染：一日25～40 mg/kg，分3～4次应用。

肌内注射的容量1次不能超过600 mg，超过此容量应改为静脉给药。静脉给药速度不宜过快，600 mg的本品应加入不少于100 mL的输液中，至少滴注20分钟。1小时内输入的药量不能超过1200 mg。

【不良反应】

（1）胃肠道反应：常见恶心、呕吐、腹痛、腹泻等；严重者有腹绞痛、腹部压痛、严重腹泻（水样或脓血样），伴发热、异常口渴和疲乏（假膜性肠炎）。腹泻、肠炎和假膜性肠炎可发生在用药初期，也可发生在停药后数周。

（2）血液系统：偶可发生白细胞减少、中性粒细胞减少、嗜酸性粒细胞增多和血小板减少等；罕见再生障碍性贫血。

（3）过敏反应：可见皮疹、瘙痒等，偶

见荨麻疹、血管性水肿和血清病反应等，罕见剥脱性皮炎、大疱性皮炎、多形性红斑和Steven-Johnson综合征。

（4）肝、肾功能异常，如血清氨基转移酶升高、黄疸等。

（5）静脉滴注可能引起静脉炎；肌内注射局部可能出现疼痛、硬结和无菌性脓肿。

（6）其他：耳鸣、眩晕、念珠菌感染等。

【禁忌】 对本品和林可霉素类过敏者禁用。

【注意事项】

（1）下列情况应慎用：

① 胃肠道疾病或有既往史者，特别如溃疡性结肠炎、局限性肠炎或抗生素相关肠炎（本品可引起假膜性肠炎）；

② 肝功能减退；

③ 肾功能严重减退；

④ 有哮喘或其他过敏史者。

（2）对本品过敏时有可能对其他克林霉素类也过敏。

（3）对实验室检查指标的干扰：服药后血清丙氨酸氨基转移酶和门冬氨酸氨基转移酶可有增高。

（4）用药期间需密切注意大便次数，如出现排便次数增多，应注意假膜性肠炎的可能，需及时停药并作适当处理。轻症患者停药后即可能恢复；中等至重症患者需补充水、电解质和蛋白质。如经上述处理无效，则应口服甲硝唑 250～500 mg，一日 3 次。如复发，可再次口服甲硝唑，仍无效时可改用万古霉素（或者去甲万古霉素），口服，一次 125～500 mg，每 6 小时 1 次，疗程 5～10 日。

（5）为防止急性风湿热的发生，用本品治疗溶血性链球菌感染时，疗程至少为 10 日。

（6）本品偶尔会导致不敏感微生物的过度繁殖或引起二重感染，一旦发生二重感染，应立即停药并采取相应措施。

（7）疗程长者，需定期检测肝、肾功能和血常规。

（8）严重肾功能减退和（或）严重肝功能减退，伴严重代谢异常者，采用高剂量时需进行血药浓度监测。

（9）本品不能透过血－脑脊液屏障，故不能用于脑膜炎。

（10）不同细菌对本品的敏感性可有相当大的差异，故药敏试验有重要意义。

【孕妇及哺乳期妇女用药】

（1）动物实验显示本品对胎儿无影响，但应用于孕妇尚缺乏经验，且本品可透过胎盘，故孕妇慎用。

（2）本品可分泌至母乳中，故哺乳期妇女慎用，使用本品时暂停哺乳。

【儿童用药】 出生 4 周以内的婴儿禁用本品，其他小儿服用本品时应注意观察重要器官的功能。

【老年用药】 患有严重基础疾病的老年人易发生腹泻或假膜性肠炎等不良反应，用药时需密切观察。

【药物相互作用】 本品不宜加入组分复杂的输液中，以免发生配伍禁忌。其他药物相互作用同克林霉素胶囊（1）～（5）。

16. 磷霉素

【通用名称】 注射用磷霉素钠

【英文名称】 Fosfomycin Sodium for Injection

【药理毒理】 磷霉素对金黄色葡萄球菌、表皮葡萄球菌等革兰阳性球菌具抗菌作用。对大肠埃希菌、沙雷菌属、志贺菌属、耶尔森菌、铜绿假单胞菌、肺炎克雷伯菌、产气肠杆菌、弧菌属和气单胞菌属等革兰阴性菌也具有较强的抗菌活性。磷霉素可抑制细菌细胞壁的早期合成，其分子结构与磷酸烯醇丙酮酸相似，因此可与细菌竞争同一转移酶，使细菌细胞壁合成受到抑制而导致细菌死亡。

【药代动力学】 单次静脉滴注磷霉素钠 0.5g、1.0g、2.0g 后的血药峰浓度（C_{max}）分别为 28 mg/L、46 mg/L、90 mg/L，1 小时后即下降至 50% 左右。每 6 小时静脉滴注磷霉素钠 0.5g，稳态血药浓度为 36mg/L。血浆蛋白结合率小于 5%。血消除半衰期（$t_{1/2\beta}$）为 3～5 小时。在体内各组织体液中分布广泛。组织中浓度以肾为最高，其次为心、肺、肝等。可通过胎盘和血-脑脊液屏障。磷霉素钠也可分布至胸、腹腔、支气管分泌物和眼房水中。该药主要经肾排泄，静脉给药后 24 小时内约 90% 自尿排出，也可随粪便和乳汁排泄。

【适应症】 本品用于敏感菌所致的呼吸道感染、尿路感染、皮肤软组织感染等。也可与其他抗生素联合应用治疗由敏感菌所致重症感染如败血症、腹膜炎、骨髓炎等。

【用法用量】 静脉滴注。先用灭菌注射用水适量溶解，再加至 250～500 mL 的 5% 葡萄糖注射液或氯化钠注射液中稀释后静脉滴注。

成人 一日 4～12 g，严重感染可增至一日 16 g，分 2～3 次滴注。

儿童 一日 0.1～0.3g/kg，分 2～3 次滴注。

【不良反应】
（1）主要为轻度胃肠道反应，如恶心、纳差、中上腹不适、稀便或轻度腹泻，一般不影响继续用药。
（2）偶可发生皮疹、嗜酸性粒细胞增多，周围血象红细胞、血小板一过性降低，白细胞降低、血清氨基转移酶一过性升高，头晕、头痛等反应。
（3）注射部位静脉炎。
（4）极个别患者可能出现休克。

【禁忌】 对本品过敏患者禁用。

【注意事项】
（1）本品静脉滴注速度宜缓慢，每次静脉滴注时间应在 1～2 小时以上。
（2）肝、肾功能减退者慎用。
（3）用于严重感染时除需应用较大剂量外，尚需与其他抗生素如 β-内酰胺类或氨基糖苷类联合应用。用于金黄色葡萄球菌感染时，也宜与其他抗生素联合应用。
（4）应用较大剂量时应监测肝功能。
（5）本品在体外对二磷酸腺苷（ADP）介导的血小板凝集有抑制作用，剂量加大时更为显著，但临床应用中尚未见引起出血的报道。

【孕妇及哺乳期妇女用药】 本品可透过胎盘，迅速进入胎儿循环，但对胎儿的影响尚无足够和严密的对照观察，因此孕妇应禁用。本品也可通过乳汁排泄，故哺乳期妇女应避免使用；若必须用药，则应暂停哺乳。

【儿童用药】 儿童应用本品的安全性尚缺乏资料，5 岁以下小儿应禁用；5 岁以上儿童应慎用并减量使用。

【老年用药】 由于本品主要自肾排泄，老年人肝、肾功能常呈生理性减退，因此老年人应慎用，并需根据患者情况减量用药。

【药物相互作用】
（1）与 β-内酰胺类抗生素合用对金黄色葡萄球菌（包括甲氧西林耐药的金黄色葡萄球菌）、铜绿假单胞菌具有协同作用。
（2）与氨基糖苷类抗生素合用时具协同作用。
（3）本品的体外抗菌活性易受培养基中葡萄糖或（和）磷酸盐的干扰而减弱，加入少量葡萄糖-6-磷酸盐则可增强本品的作用。

（六）磺胺类

17. 复方磺胺甲噁唑

【通用名称】 复方磺胺甲噁唑片

【英文名称】 Compound Sulfamethoxazole Tablets

【成分】 本品为复方制剂，每片含活性

成分磺胺甲噁唑0.4g和甲氧苄啶0.08g。

【药理毒理】 本品为磺胺类抗菌药，是磺胺甲噁唑（SMZ）与甲氧苄啶（TMP）的复方制剂，对非产酶金黄色葡萄球菌、化脓性链球菌、肺炎链球菌、大肠埃希菌、克雷伯菌属、沙门菌属、变形杆菌属、摩根菌属、志贺菌属等肠杆菌科细菌、淋球菌、脑膜炎奈瑟菌、流感嗜血杆菌均具有良好抗菌作用，尤其对大肠埃希菌、流感嗜血杆菌、金黄色葡萄球菌的抗菌作用较SMZ单药明显增强。此外在体外对沙眼衣原体、星形奴卡菌、原虫、弓形虫等亦具良好抗微生物活性。

本品作用机制为：SMZ作用于二氢叶酸合成酶，干扰合成叶酸的第一步，TMP作用于叶酸合成代谢的第二步，选择性抑制二氢叶酸还原酶的作用，二者合用可使细菌的叶酸代谢受到双重阻断。本品的协同抗菌作用较单药增强，对其呈现耐药菌株减少。然而近年来细菌对本品的耐药性亦呈增高趋势。

【药代动力学】 本品中的SMZ和TMP口服后自胃肠道吸收完全，均可吸收给药量的90%以上，血药峰浓度（C_{max}）在服药后1～4小时达到。给予TMP 160mg、SMZ 800mg，一日服用2次，3日后达稳态血药浓度，TMP为1.72mg/L，SMZ的血浆游离浓度及总浓度分别为57.4mg/L和68.0mg/L。SMZ及TMP均主要自肾小球滤过和肾小管分泌，尿药浓度明显高于血药浓度。单剂口服给药后0～72小时内自尿中排出SMZ总量的84.5%，其中30%为包括代谢物在内的游离磺胺；TMP以游离药物形式排出66.8%。SMZ和TMP两药的排泄过程互不影响。SMZ和TMP的血消除半衰期（$t_{1/2\beta}$）分别为10小时和8～10小时，肾功能减退者，半衰期延长，需调整剂量。吸收后二者均可广泛分布至痰液、中耳液、阴道分泌物等全身组织和体液中，并可穿透血-脑脊液屏障，达治疗浓度。也可穿过血胎盘屏障，进入胎儿血循环并可分泌至乳汁中。

【适应症】 近年来由于许多临床常见病原菌对本品常呈现耐药，故治疗细菌感染需参考药敏结果，本品的主要适应症为敏感菌株所致的下列感染：

（1）大肠埃希杆菌、克雷伯菌属、肠杆菌属、奇异变形杆菌、普通变形杆菌和莫根菌属敏感菌株所致的尿路感染。

（2）肺炎链球菌或流感嗜血杆菌所致2岁以上小儿急性中耳炎。

（3）肺炎链球菌或流感嗜血杆菌所致的成人慢性支气管炎急性发作。

（4）由福氏或宋氏志贺菌敏感菌株所致的肠道感染、志贺菌感染。

（5）治疗卡氏肺孢子虫肺炎，本品系首选。

（6）卡氏肺孢子虫肺炎的预防，可用已有卡氏肺孢子虫病至少一次发作史的患者，或HIV成人感染者，其CD4淋巴细胞计数≤200/mm^{3}或少于总淋巴细胞数的20%。

（7）由产肠毒素大肠埃希杆菌（ETEC）所致旅游者腹泻。

【用法用量】

成人常用量 治疗细菌性感染，一次甲氧苄啶160mg和磺胺甲噁唑800mg，每12小时服用1次。治疗卡氏肺孢子虫肺炎一次甲氧苄啶3.75～5mg/kg，磺胺甲噁唑18.75～25mg/kg，每6小时服用1次。成人预防用药：初次给予甲氧苄啶160mg和磺胺甲噁唑800mg，一日2次，继以相同剂量一日服1次，或一周服3次。

小儿常用量 2个月以下婴儿禁用。治疗细菌感染，2个月以上体重40kg以下的婴幼儿按体重口服一次SMZ 20～30mg/kg及TMP 4～6mg/kg，每12小时1次；体重≥40kg的小儿剂量同成人常用量。

治疗寄生虫感染如卡氏肺孢子虫肺炎，按体重一次口服SMZ 18.75～25mg/kg及TMP 3.75～5mg/kg，每6小时1次。

慢性支气管炎急性发作的疗程至少为10

日；尿路感染的疗程7～10日；细菌性痢疾的疗程为5～7日；儿童急性中耳炎的疗程为10日；卡氏肺孢子虫肺炎的疗程为14～21日。

【不良反应】

（1）过敏反应较为常见，可表现为药疹，严重者可发生渗出性多形红斑、剥脱性皮炎和大疱表皮松解萎缩性皮炎等；也有表现为光敏反应、药物热、关节及肌肉疼痛、发热等血清病样反应。偶见过敏性休克。

（2）中性粒细胞减少或缺乏症、血小板减少症及再生障碍性贫血。患者可表现为咽痛、发热、苍白和出血倾向。

（3）溶血性贫血及血红蛋白尿。这在缺乏葡萄糖-6-磷酸脱氢酶的患者应用磺胺药后易于发生，在新生儿和小儿中较成人为多见。

（4）高胆红素血症和新生儿核黄疸。由于本品与胆红素竞争蛋白结合部位，可致游离胆红素增高。新生儿肝功能不完善，对胆红素处理差，故较易发生高胆红素血症和新生儿黄疸，偶可发生核黄疸。

（5）肝脏损害。可发生黄疸、肝功能减退，严重者可发生急性肝坏死。

（6）肾脏损害。可发生结晶尿、血尿和管型尿；偶有患者发生间质性肾炎或肾小管坏死的严重不良反应。

（7）恶心、呕吐、胃纳减退、腹泻、头痛、乏力等，一般症状轻微。偶有患者发生艰难梭菌肠炎，此时需停药。

（8）甲状腺肿大及功能减退偶有发生。

（9）中枢神经系统毒性反应偶可发生，表现为精神错乱、定向力障碍、幻觉、欣快感或抑郁感。

（10）偶可发生无菌性脑膜炎，有头痛、颈项强直、恶心等表现。

本品所致的严重不良反应虽少见，但常累及各器官并可致命，如渗出性多形红斑、剥脱性皮炎、大疱表皮松解萎缩性皮炎、暴发性肝坏死、粒细胞缺乏症、再生障碍性贫血等血液系统异常。艾滋病患者的上述不良反应较非艾滋病患者为多见。

【禁忌】

（1）对SMZ和TMP过敏者禁用。

（2）由于本品阻止叶酸的代谢，加重巨幼红细胞性贫血患者叶酸盐的缺乏，所以该病患者禁用本品。

（3）孕妇及哺乳期妇女禁用本品。

（4）小于2个月的婴儿禁用本品。

（5）重度肝、肾功能损害者禁用本品。

【注意事项】

（1）因不易清除细菌，下列疾病不宜选用本品做治疗或预防用药：

① 中耳炎的预防或长程治疗；

② A组溶血性链球菌扁桃体和咽炎。

（2）交叉过敏反应。对一种磺胺药呈现过敏的患者对其他磺胺药也可能过敏。

（3）肝脏损害。可发生黄疸、肝功能减退，严重者可发生急性肝坏死，故有肝功能损害患者宜避免应用。

（4）肾脏损害。可发生结晶尿、血尿和管型尿，故服用本品期间应多饮水，保持高尿流量，如应用本品疗程长、剂量大时，除多饮水外，宜同服碳酸氢钠，以防止此不良反应。失水、休克和老年患者应用本品易致肾损害，应慎用或避免应用本品。肾功能减退患者不宜应用本品。

（5）对呋塞米、砜类、噻嗪类利尿药、磺脲类、碳酸酐酶抑制药呈现过敏的患者，对磺胺药亦可过敏。

（6）下列情况应慎用：缺乏葡萄糖-6-磷酸脱氢酶、血卟啉症、叶酸缺乏性血液系统疾病、失水、艾滋病、休克和老年患者。

（7）用药期间须注意检查：

① 全血象检查，对疗程长、服用剂量大、老年、营养不良及服用抗癫痫药的患者尤为重要。

② 治疗中应定期检查尿液（每2～3日

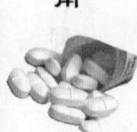

查尿常规一次），以发现长疗程或高剂量治疗时可能发生的结晶尿。

③ 肝、肾功能检查。

（8）严重感染者应测定血药浓度，对大多数感染疾患者游离磺胺浓度达 50～150 mg/mL（严重感染 120～150 mg/mL）可有效。总磺胺血浓度不应超过 200 mg/mL，如超过此浓度，不良反应发生率增高。

（9）不可任意加大剂量、增加用药次数或延长疗程，以防蓄积中毒。

（10）由于本品能抑制大肠杆菌的生长，妨碍 B 族维生素在肠内的合成，故使用本品超过一周以上者，应同时给予维生素 B 以预防其缺乏。

（11）如因服用本品引起叶酸缺乏时，可同时服用叶酸制剂，后者并不干扰 TMP 的抗菌活性，因细菌并不能利用已合成的叶酸。如有骨髓抑制征象发生，应即停用本品，给予叶酸 3～6 mg 肌注，一日 1 次，使用 2 日或根据需要用药至造血功能恢复正常。对长期、过量使用本品者可给予高剂量叶酸并延长疗程。

【孕妇及哺乳期妇女用药】

（1）本品可穿过血胎盘屏障至胎儿体内，动物实验发现有致畸作用。人类中研究缺乏充足资料，孕妇宜避免应用。

（2）本品可自乳汁中分泌，乳汁中浓度可达母体血药浓度的 50%～100%，药物可能对婴儿产生影响。本品在葡萄糖-6-磷酸脱氢酶缺乏的新生儿中应用有导致溶血性贫血发生的可能。鉴于上述原因，哺乳期妇女不宜应用本品。

【儿童用药】 由于本品可与胆红素竞争在血浆蛋白上的结合部位，而新生儿的乙酰转移酶系统未发育完善，磺胺游离血浓度增高，以致增加了核黄疸发生的危险性，因此该类药物在新生儿及 2 个月以下婴儿的应用属禁忌。儿童处于生长发育期，肝肾功能还不完善，用药量应酌减。

【老年用药】 老年患者应用本品时发生严重不良反应的机会增加：如严重皮疹等皮肤过敏反应及骨髓抑制、白细胞减少和血小板减少等血液系统异常，同时应用利尿药者更易发生。因此老年患者宜避免使用，确有指征时需权衡利弊后决定。

【药物相互作用】

（1）合用尿碱化药可增加本品在碱性尿中的溶解度，使排泄增多。

（2）不能与对氨基苯甲酸合用，对氨基苯甲酸可代替本品被细菌摄取，两者相互拮抗。

（3）下列药物与本品同用时，本品可取代这些药物的蛋白结合部位，或抑制其代谢，以致药物作用时间延长或发生毒性反应，因此当这些药物与本品同时应用，或在应用本品之后使用时需调整其剂量。此类药物包括口服抗凝药、口服降血糖药、甲氨蝶呤、苯妥英钠和硫喷妥钠。

（4）与骨髓抑制药合用可能增强此类药物对造血系统的不良反应，如白细胞、血小板减少等，如确有指征需两药同用时，应严密观察可能发生的毒性反应。

（5）与避孕药（雌激素类）长时间合用可导致避孕的可靠性减少，并增加经期外出血的机会。

（6）与溶栓药物合用时，可能增大其潜在的毒性作用。

（7）与肝毒性药物合用时，可能引起肝毒性发生率的增高。对此类患者尤其是用药时间较长及以往有肝病史者应监测肝功能。

（8）与光敏药物合用时，可能发生光敏作用的相加。

（9）接受本品治疗者对维生素 K 的需要量增加。

（10）不宜与乌洛托品合用，因乌洛托品在酸性尿中可分解产生甲醛，后者可与本品形成不溶性沉淀物，使发生结晶尿的危险性增加。

（11）本品可取代保泰松的血浆蛋白结合部位，当两者同用时可增强保泰松的作用。

（12）磺吡酮与本品合用时可减少后者自肾小管的分泌，其血药浓度持久升高易产生毒性反应，因此在应用磺吡酮期间或在应用其治疗后可能需要调整本品的剂量。当磺吡酮疗程较长时，对本品的血药浓度宜进行监测，有助于剂量的调整，保证安全用药。

（13）本品中的 TMP 可抑制华法林的代谢而增强其抗凝作用。

（14）本品中的 TMP 与环孢素合用可增加肾毒性。

（15）利福平与本品合用时，可明显使本品中的 TMP 清除增加和血清半衰期缩短。

（16）不宜与抗肿瘤药、2,4-二氨基嘧啶类药物合用，也不宜在应用其他叶酸拮抗药治疗的疗程之间应用本品，因为有产生骨髓再生不良或巨幼红细胞贫血的可能。

（17）不宜与氨苯砜合用，因氨苯砜与本品中的 TMP 合用两者血药浓度均可升高，氨苯砜浓度的升高使不良反应增多且加重，尤其是高铁血红蛋白血症的发生。

（18）避免与青霉素类药物合用，因为本品有可能干扰此类药物的杀菌作用。

【药物过量】 本品的血浓度不应超过 200 μg/mL，超过此浓度，不良反应发生率增高，毒性增强。过量短期服用本品会出现食欲不振、腹痛、恶心、呕吐、头晕、头痛、嗜睡、神志不清、精神低沉、发热、血尿、结晶尿、血液疾病、黄疸、骨髓抑制等。一般治疗为停药后进行洗胃、催吐或大量饮水；尿量低且肾功能正常时可给予输液治疗。在治疗过程中应监测血象、电解质等。如出现较明显的血液系统不良反应或黄疸，应予以血液透析治疗。如出现骨髓抑制，应先停药，给予叶酸 3～6 mg 肌注，一日 1 次，连用 3 日或至造血功能恢复正常为止。

长期过量服用本品会引起骨髓抑制，造成血小板、白细胞的减少和巨幼红细胞性贫血。出现骨髓抑制症状时，患者应每天肌内注射甲酰四氢叶酸 5～15 mg 治疗，直到造血功能恢复正常为止。

（七）喹诺酮类

18. 诺氟沙星

【通用名称】 诺氟沙星胶囊
【英文名称】 Norfloxacin Capsules
【药理毒理】 本品为氟喹诺酮类抗菌药，具广谱抗菌作用，尤其对需氧革兰阴性杆菌的抗菌活性高，对下列细菌在体外具良好抗菌作用：肠杆菌科的大部分细菌，包括枸橼酸杆菌属、阴沟肠杆菌、产气肠杆菌等肠杆菌属、大肠埃希菌、克雷伯菌属、变形菌属、沙门菌属、志贺菌属、弧菌属、耶尔森菌等。诺氟沙星体外对多重耐药菌亦具抗菌活性。对青霉素耐药的淋病奈瑟菌、流感嗜血杆菌和卡他莫拉菌亦有良好抗菌作用。诺氟沙星为杀菌剂，通过作用于细菌 DNA 螺旋酶的 A 亚单位，抑制 DNA 的合成和复制而导致细菌死亡。

【药代动力学】 空腹时口服吸收迅速但不完全，为给药量的 30%～40%；广泛分布于各组织、体液中，如肝、肾、肺、前列腺、睾丸、子宫及胆汁、痰液、水疱液、血、尿液等，但未见于中枢神经系统。血清蛋白结合率为 10%～15%，血消除半衰期（$t_{1/2\beta}$）为 3～4 小时，肾功能减退时可延长至 6～9 小时。

单次口服本品 400 mg 和 800 mg，经 1～2 小时血药浓度达峰值，血药峰浓度（C_{max}）分别为 1.4～1.6 mg/L 和 2.5 mg/L。肾脏（肾小球滤过和肾小管分泌）和肝胆系统为主要排泄途径，26%～32% 以原型和小于 10% 以代谢物形式自尿中排出，自胆汁和（或）粪便排出占 28%～30%。尿液 pH 影响本品的溶解度。尿液 pH 7.5 时溶解最少，其他 pH 时溶解增多。

【适应症】 适用于敏感菌所致的尿路感

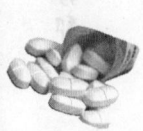

染、淋病、前列腺炎、肠道感染和伤寒及其他沙门菌感染。

【用法用量】

（1）大肠埃希菌、肺炎克雷伯菌及奇异变形菌所致的急性单纯性下尿路感染：一次400 mg，一日2次，疗程3日。

（2）其他病原菌所致的单纯性尿路感染：剂量同上，疗程7～10日。

（3）复杂性尿路感染：剂量同上，疗程10～21日。

（4）单纯性淋球菌性尿道炎：单次800～1200 mg。

（5）急性及慢性前列腺炎：一次400 mg，一日2次，疗程28日。

（6）肠道感染：一次300～400 mg，一日2次，疗程5～7日。

（7）伤寒沙门菌感染：一日800～1200 mg，分2～3次服用，疗程14～21日。

【不良反应】

（1）胃肠道反应：较为常见，可表现为腹部不适或疼痛、腹泻、恶心或呕吐。

（2）中枢神经系统反应：可有头昏、头痛、嗜睡或失眠。

（3）过敏反应：皮疹、皮肤瘙痒，偶可发生渗出性多型红斑及血管神经性水肿，少数患者有光敏反应。

（4）偶可发生：

① 癫痫发作、精神异常、烦躁不安、意识障碍、幻觉、震颤；

② 血尿、发热、皮疹等间质性肾炎表现；

③ 结晶尿，多见于高剂量应用时；

④ 关节疼痛。

（5）少数患者可发生血清氨基转移酶升高、血尿素氮增高及周围血象白细胞降低，多属轻度，并呈一过性。

【禁忌】 对本品及氟喹诺酮类药过敏的患者禁用。

【注意事项】

（1）本品宜空腹服用，并同时饮水250 mL。

（2）由于目前大肠埃希菌对诺氟沙星耐药者多见，应在给药前留取尿标本培养，参考细菌药敏结果调整用药。

（3）本品大剂量应用或尿pH值在7以上时可发生结晶尿。为避免结晶尿的发生，宜多饮水，保持24小时排尿量在1200 mL以上。

（4）肾功能减退者，需根据肾功能调整给药剂量。

（5）应用氟喹诺酮类药物可发生中、重度光敏反应。应用本品时应避免过度暴露于阳光，如发生光敏反应需停药。

（6）葡萄糖-6-磷酸脱氢酶缺乏患者服用本品，极个别可能发生溶血反应。

（7）喹诺酮类包括本品可致重症肌无力症状加重，呼吸肌无力而危及生命。重症肌无力患者应用喹诺酮类包括本品应特别谨慎。

（8）肝功能减退时，如属重度（肝硬化腹水）可减少药物清除，血药浓度增高，肝、肾功能均减退者尤为明显，均需权衡利弊后应用，并调整剂量。

（9）原有中枢神经系统疾病患者，例如癫痫及癫痫病史者均应避免应用，有指征时需仔细权衡利弊后应用。

【孕妇及哺乳期妇女用药】 本品在动物中并未证实有致畸作用。然而，在孕妇并未进行合适的、有良好对照的研究，因此本品不宜用于孕妇。

本品是否经乳汁分泌尚缺乏资料。当哺乳期妇女应用200 mg本品时，乳汁中不能检出该药。然而，由于研究剂量较小，且本类药物的其他品种经乳汁分泌，加之对新生儿及婴幼儿潜在的严重不良反应，哺乳期妇女应避免应用本品或于应用时停止哺乳。

【儿童用药】 本品在婴幼儿及18岁以下青少年的安全性尚未确立。但本品用于数种幼龄动物时，可致关节病变。本品不宜用于18岁以下的小儿及青少年。

【老年用药】 老年患者常有肾功能减退，因本品部分经肾排出，需减量应用。

【药物相互作用】

(1) 尿碱化剂可降低本品在尿中的溶解度，导致结晶尿和肾毒性。

(2) 本品与茶碱类合用时可能由于与细胞色素P450结合部位的竞争性抑制，导致茶碱类的肝清除明显减少，血消除半衰期（$t_{1/2\beta}$）延长，血药浓度升高，出现茶碱中毒症状，如恶心、呕吐、震颤、不安、激动、抽搐、心悸等，故合用时应测定茶碱类血药浓度和调整剂量。

(3) 环孢素与本品合用，可使前者的血药浓度升高，必须监测环孢素血浓度，并调整剂量。

(4) 本品与抗凝药华法林同用时可增强后者的抗凝作用，合用时应严密监测患者的凝血酶原时间。

(5) 丙磺舒可减少本品自肾小管分泌约50%，合用时可因本品血浓度增高而产生毒性。

(6) 本品与呋喃妥因具拮抗作用，不推荐联合应用。

(7) 多种维生素或其他含铁、锌离子的制剂及含铝或镁的制酸药可减少本品的吸收，建议避免合用，不能避免时在本品服药前2小时或服药后6小时服用。

(8) 去羟肌苷（didanosine，DDI）可减少本品的口服吸收，因其制剂中含铝及镁，可与氟喹诺酮类螯合，故不宜合用。

(9) 本品干扰咖啡因的代谢，从而导致咖啡因清除减少、血消除半衰期（$t_{1/2\beta}$）延长，并可能产生中枢神经系统毒性。

19. 环丙沙星

19.1 盐酸环丙沙星片

【通用名称】 盐酸环丙沙星片

【英文名称】 Ciprofloxacin Hydrochloride Tablets

【药理毒理】 本品具广谱抗菌作用，尤其对需氧革兰阴性杆菌的抗菌活性高，对下列细菌在体外具良好抗菌作用：肠杆菌科的大部分细菌，包括枸橼酸杆菌属、阴沟、产气肠杆菌、大肠埃希菌、克雷伯菌属、变形杆菌属、沙门菌属、志贺菌属、弧菌属、耶尔森菌等。常对多重耐药菌也具有抗菌活性。对青霉素耐药的淋病奈瑟菌、产酶流感嗜血杆菌和莫拉菌属均具有高度抗菌活性。对铜绿等假单胞菌属的大多数菌株具抗菌作用。本品对甲氧西林敏感葡萄球菌具抗菌活性，对肺炎链球菌、溶血性链球菌和粪肠球菌仅具中等抗菌活性。对沙眼衣原体、支原体、军团菌具良好抗微生物作用，对结核杆菌和非典型分枝杆菌也有抗菌活性。对厌氧菌的抗菌活性差。

环丙沙星为杀菌剂，通过作用于细菌DNA螺旋酶的A亚单位，抑制DNA的合成和复制而导致细菌死亡。

【药代动力学】 健康人口服用本品0.2g或0.5g后，其血药峰浓度（C_{max}）分别为1.21 μg/mL和2.5 μg/mL，达峰时间（t_{max}）为1～2小时。广泛分布至各组织、体液（包括脑脊液），组织中的浓度常超过血药浓度，蛋白结合率为20%～40%。血消除半衰期（$t_{1/2\beta}$）为4小时。可在肝脏部分代谢，代谢物仍具较弱的活性。口服给药后24小时以原型经肾排出给药量的40%～50%，以代谢物形式排出约15%，同时亦有一部分药物经胆汁和粪便排泄。

【适应症】 用于敏感菌引起的：

(1) 泌尿生殖系统感染，包括单纯性、复杂性尿路感染，细菌性前列腺炎，淋病奈瑟菌尿道炎或宫颈炎（包括产酶株所致者）。

(2) 呼吸道感染，包括敏感革兰阴性杆菌所致支气管感染急性发作及肺部感染。

(3) 胃肠道感染，由志贺菌属、沙门菌

属、产肠毒素大肠埃希菌、亲水气单胞菌、副溶血弧菌等所致。

（4）伤寒。

（5）骨和关节感染。

（6）皮肤软组织感染。

（7）败血症等全身感染。

【用法用量】 口服。

（1）成人常用量：一日0.5～1.5g，分2～3次。

（2）骨和关节感染：一日1～1.5g，分2～3次，疗程4～6周或更长。

（3）肺炎和皮肤软组织感染：一日1～1.5g，分2～3次，疗程7～14日。

（4）肠道感染：一日1g，分2次，疗程5～7日。

（5）伤寒：一日1.5g，分2～3次，疗程10～14日。

（6）尿路感染：急性单纯性下尿路感染，一日0.5g，分2次服，疗程5～7日；复杂性尿路感染，一日1g，分2次，疗程7～14日。

（7）单纯性淋病：单次口服0.5g。

【不良反应】 同诺氟沙星胶囊。

【禁忌】 对本品及喹诺酮类药过敏的患者禁用。

【注意事项】

（1）由于目前大肠埃希菌对氟喹诺酮类药物耐药者多见，应在给药前留取尿培养标本，参考细菌药敏结果调整用药。

（2）本品宜空腹服用，食物虽可延迟其吸收，但其总吸收量（生物利用度）未见减少，故也可于餐后服用，以减少胃肠道反应；服用时宜同时饮水250mL。

（3）本品大剂量应用或尿pH值在7以上时可发生结晶尿。为避免结晶尿的发生，宜多饮水，保持24小时排尿量在1200mL以上。

（4）肾功能减退者，需根据肾功能调整给药剂量。

（5）应用氟喹诺酮类药物可发生中、重度光敏反应。应用本品时应避免过度暴露于阳光中，如发生光敏反应需停药。

（6）肝功能减退时，如属重度（肝硬化腹水）可减少药物清除，血药浓度增高，肝、肾功能均减退者尤为明显，均需权衡利弊后应用，并调整剂量。

（7）原有中枢神经系统疾患者，例如癫痫及癫痫病史者均应避免应用，有指征时需仔细权衡利弊后应用。

【孕妇及哺乳期妇女用药】 动物实验未证实喹诺酮类药物有致畸作用，但对孕妇用药的研究尚无明确结论。鉴于本药可引起未成年动物关节病变，故孕妇禁用，哺乳期妇女应用本品时应暂停哺乳。

【儿童用药】 本品在婴幼儿及18岁以下青少年的安全性尚未确定。但本品用于数种幼龄动物时，可致关节病变。因此不宜用于18岁以下的小儿及青少年。

【老年用药】 老年患者常有肾功能减退，因本品部分经肾排出，需减量应用。

【药物相互作用】

（1）尿碱化药可减少本品在尿中的溶解度，导致结晶尿和肾毒性。

（2）含铝或镁的制酸药可减少本品口服的吸收，建议避免合用。不能避免时应在服用本品前2小时或服药后6小时服用。

（3）本品与茶碱类合用时可能由于与细胞色素P450结合部位的竞争性抑制，导致茶碱类的肝消除明显减少，血消除半衰期（$t_{1/2\beta}$）延长，血药浓度升高，出现茶碱中毒症状，如恶心、呕吐、震颤、不安、激动、抽搐、心悸等，故合用时应测定茶碱类血药浓度和调整剂量。

（4）环孢素与本品合用时，其血药浓度升高，必须监测环孢素血浓度，并调整剂量。

（5）本品与抗凝药华法林同用时可增强后者的抗凝作用，合用时应严密监测患者的凝血酶原时间。

（6）丙磺舒可减少本品自肾小管分泌约50%，合用时可因本品血浓度增高而产生毒性。

（7）本品干扰咖啡因的代谢，从而导致咖啡因清除减少，血消除半衰期（$t_{1/2\beta}$）延长，并可能产生中枢神经系统毒性。

（8）去羟肌苷（DDI）可减少本品的口服吸收，因其制剂中所含的铝及镁可与本品螯合，故不宜合用。

19.2 乳酸环丙沙星注射液

【通用名称】 乳酸环丙沙星注射液

【英文名称】 Ciprofloxacin Lactate Injection

【药理毒理】 同盐酸环丙沙星片。

【药代动力学】 静脉滴注本品0.2g和0.4g后，其血药峰浓度（C_{max}）分别为2.1μg/mL和4.6μg/mL。广泛分布至各组织、体液（包括脑脊液）中，组织中的浓度常超过血药浓度，蛋白结合率为20%～40%，静脉给药后排出给药量的50%～70%，以代谢物形式排出约15%，同时亦有相当数量的药物经胆汁和粪便排泄。

【适应症】 同盐酸环丙沙星片。

【用法用量】 成人常用量一日0.2g，每12小时静脉滴注1次，滴注时间不少于30分钟。严重感染或铜绿假单胞菌感染可加大剂量至一日0.8g，分2次静脉滴注。

不同疾病的疗程如下：

（1）尿路感染：急性单纯性下尿路感染5～7日，复杂性尿路感染7～14日。

（2）肺炎和皮肤软组织感染：7～14日。

（3）肠道感染：5～7日。

（4）骨和关节感染：4～6周或更长。

（5）伤寒：10～14日。

【不良反应】 同盐酸环丙沙星片。

【禁忌】 对本品及氟喹诺酮类药过敏的患者禁用。

【注意事项】 同盐酸环丙沙星片（1）、（3）～（7）。

【孕妇及哺乳期妇女用药】 同盐酸环丙沙星片。

【儿童用药】 同盐酸环丙沙星片。

【老年用药】 同盐酸环丙沙星片。

【药物相互作用】 同盐酸环丙沙星片（1）、（3）～（7）。

【药物过量】 急性药物过量时应仔细观察病情变化，予以对症处理及支持疗法，并维持适当的补液量。血液透析或腹膜透析时只有少量药物（＜10%）排出体外。

20. 左氧氟沙星

20.1 左氧氟沙星片

【通用名称】 左氧氟沙星片

【英文名称】 Levofloxacin Tablets

【药理毒理】 本品具有广谱抗菌作用，抗菌作用强，对多数肠杆菌科细菌，如大肠埃希菌、克雷伯菌属、变形杆菌属、沙门菌属、志贺菌属和流感嗜血杆菌、嗜肺军团菌、淋病奈瑟菌等革兰阴性菌有较强的抗菌活性。对金黄色葡萄球菌、肺炎链球菌、化脓性链球菌等革兰阳性菌和肺炎支原体、肺炎衣原体也有抗菌作用，但对厌氧菌和肠球菌的作用较差。

本品为氧氟沙星的左旋体，其体外抗菌活性约为氧氟沙星的两倍。其作用机制是通过抑制细菌DNA旋转酶的活性，阻止细菌DNA的合成和复制而导致细菌死亡。

【药代动力学】 口服后吸收完全，相对生物利用度接近100%。单剂量空腹口服0.1g和0.2g后，血药峰浓度（C_{max}）分别达1.36 mg/L和3.06 mg/L，达峰时间（t_{max}）约为1小时。血消除半衰期（$t_{1/2\beta}$）为5.1～7.1小时。蛋白结合率为30%～40%。

本品吸收后广泛分布至各组织、体液中，在扁桃体、前列腺组织、痰液、泪液、妇女生殖道组织、皮肤和唾液等组织和体液中的浓度与血药浓度之比在1.1～2.1之间。

本品主要以原型自肾排泄，在体内代谢

甚少。口服48小时内尿中排出量为给药量的80%～90%。本品以原型自粪便中排出少量，给药后72小时内累积排出量少于给药量的4%。

【适应症】 同盐酸环丙沙星片。

【用法用量】 口服。

（1）支气管感染、肺部感染：一次0.2g，一日2次；或一次0.1g，一日3次，疗程7～14日。

（2）急性单纯性下尿路感染：一次0.1g，一日2次，疗程5～7日；复杂性尿路感染：一次0.2g，一日2次，或一次0.1g，一日3次，疗程10～14日。

（3）细菌性前列腺炎：一次0.2g，一日2次，疗程6周。

成人常用量为一日0.3～0.4g，分2～3次服用，如感染较重或感染病原体敏感性较差者，如铜绿假单胞菌等假单胞菌属细菌感染的治疗剂量也可增至一日0.6g，分3次服。

【不良反应】 同盐酸环丙沙星片。

【禁忌】 对本品及氟喹诺酮类药过敏的患者禁用。

【注意事项】 偶有用药后发生跟腱炎或跟腱断裂的报告，如有上述症状发生，须立即停药，直至症状消失。其余注意事项同盐酸环丙沙星片（1）～（6）。

【孕妇及哺乳期妇女用药】 同盐酸环丙沙星片。

【儿童用药】 同盐酸环丙沙星片。

【老年用药】 同盐酸环丙沙星片。

【药物相互作用】

（1）同盐酸环丙沙星片（1）、（3）～（7）。

（2）含铝、镁的制酸药，铁剂均可减少本品的口服吸收，不宜合用。

（3）本品与非甾体类抗炎药芬布芬合用时，偶有抽搐发生，因此不宜与芬布芬合用。

（4）本品与口服降血糖药合用可能引起血糖失调，因此用药过程中应注意监测血糖浓度，一旦发生低血糖时应立即停用本品，并给予适当处理。

20.2 乳酸左氧氟沙星注射液

【通用名称】 乳酸左氧氟沙星注射液

【英文名称】 Levofloxacin Lactate Injection

【药理毒理】 同左氧氟沙星片。

【药代动力学】 健康人恒速静脉滴注乳酸左氧氟沙星注射液0.2g，滴注时间为1小时，血药峰浓度（C_{max}）为3.40（2.8～4.0）μg/mL，12小时后血药浓度为0.55（0.3～0.7）μg/mL，消除相半衰期（$t_{1/2\beta}$）约为5.2小时，清除率（CL）约11.2 L/h。广泛分布于各组织，该药大部分以原型经肾脏排泄，24小时累积排泄量达74.6%。

【适应症】 适用于革兰阴性菌和革兰阳性菌中的敏感菌株引起的中、重度呼吸系统，泌尿系统，消化系统和皮肤软组织感染，败血症、伤寒副伤寒菌痢以及由淋球菌、沙眼衣原体所致的尿道炎、宫颈炎等。

【用法用量】 静脉滴注。成人一次0.1～0.2g，一日2次，或遵医嘱。

【不良反应】 偶见纳差、恶心、呕吐、腹泻、失眠、头晕、头痛、皮疹及血清谷丙转氨酶升高及注射局部刺激症状等，一般均能耐受，疗程结束后即可消失。

【禁忌】 对喹诺酮类药物过敏者及癫痫患者禁用。

【注意事项】

（1）肾功能不全者应减量或慎用。

（2）神经系统疾患者慎用。

（3）避免与茶碱同时使用。如需同时应用，应监测茶碱的血药浓度以调整其剂量。

（4）与华法林或其衍生物同时应用时，应监测凝血酶原时间或其他凝血试验。

（5）性病患者治疗时，应进行梅毒血清学检查，以免耽误对梅毒的治疗。

（6）静脉滴注速度每100mL至少60分钟，滴速过快易引起静脉刺激症状或中枢神经系统反应。

【孕妇及哺乳期妇女用药】 妊娠、哺乳期妇女禁用。

【儿童用药】 16岁以下患者禁用。

【药物相互作用】 同左氧氟沙星片(1)。

(八)硝基呋喃类

21. 呋喃妥因

【通用名称】 呋喃妥因肠溶片

【英文名称】 Nitrofurantoin Enteric-coated Tablets

【药理毒理】 本品为抗菌药。大肠埃希菌对本品多呈敏感性,产气肠杆菌、阴沟肠杆菌、变形杆菌属、克雷伯菌属等肠杆菌科细菌的部分菌株对本品敏感,铜绿假单胞菌通常对本品耐药。本品对肠球菌属等革兰阳性菌具有抗菌作用。本品的抗菌活性不受脓液及组织分解产物的影响,在酸性尿液中的活性较强,抗菌作用机制为干扰细菌体内氧化还原酶系统,从而阻断其代谢过程。

【药代动力学】 本品微结晶型在小肠内迅速而完全吸收,大结晶型的吸收较缓。与食物同服可增加两种结晶型的生物利用度。血清中药物浓度甚低,尿中的浓度较高。本品可透过胎盘和血-脑脊液屏障。血清蛋白结合率为60%。血消除半衰期($t_{1/2\beta}$)为0.3～1小时。肾小球滤过为主要排泄途径,少量自肾小管分泌和重吸收,30%～40%迅速以原型经尿排出,大结晶型的排泄较慢。本品亦可经胆汁排泄,并经透析清除。

【适应症】 用于对其敏感的大肠埃希菌、肠球菌属、葡萄球菌属以及克雷伯菌属、肠杆菌属等细菌所致的急性单纯性下尿路感染,也可用于尿路感染的预防。

【用法用量】 口服给药。

成人

(1) 常用剂量:一次50～100mg,一日3～4次(单纯性下尿路感染用低剂量)。疗程至少1周,或用至尿培养转阴后至少3日。

(2) 预防尿路感染反复发作:一日50～100mg,睡前服。

儿童

(1) 常用剂量:1月以上小儿每日按体重5～7mg/kg,分4次服。疗程至少1周,或用至尿培养转阴后至少3日。

(2) 预防尿路感染反复发作:一日1mg/kg,睡前服。

【不良反应】

(1) 恶心、呕吐、纳差和腹泻等胃肠道反应较常见。

(2) 皮疹、药物热、粒细胞减少、肝炎等变态反应亦可发生,有葡萄糖-6-磷酸脱氢酶缺乏者尚可发生溶血性贫血。

(3) 头痛、头昏、嗜睡、肌痛、眼球震颤等神经系统不良反应偶可发生,多属可逆,严重者可发生周围神经炎,原有肾功能减退或长期服用本品的病人易于发生。

(4) 呋喃妥因偶可引起发热、咳嗽、胸痛、肺部浸润和嗜酸粒细胞增多等急性肺炎表现,停药后可迅速消失,重症患者采用皮质激素可能减轻症状;长期服用6个月以上的患者,偶可引起间质性肺炎或肺纤维化,应及早停药并采取相应治疗措施。

【禁忌】 新生儿、足月孕妇、肾功能减退及对呋喃类药物过敏患者禁用。

【注意事项】

(1) 呋喃妥因宜与食物同服,以减少胃肠道刺激。

(2) 疗程应至少7日,或继续用药至尿中细菌清除3日以上。

(3) 长期应用本品6个月以上者,有发生弥漫性间质性肺炎或肺纤维化的可能,应严密观察,及早发现,及时停药。因此将本品作长期预防应用者需权衡利弊。

(4) 葡萄糖-6-磷酸脱氢酶缺乏症、周围神经病变、肺部疾病患者慎用。

(5) 对实验室检查指标的干扰:本品可干扰尿糖测定,因其尿中代谢产物可使硫酸铜试剂发生假阳性反应。

【孕妇及哺乳期妇女用药】

（1）因呋喃妥因可透过胎盘屏障，而胎儿酶系尚未发育完全，故妊娠后期孕妇不宜应用，足月孕妇禁用，以避免胎儿发生溶血性贫血的可能。

（2）少量呋喃妥因可进入乳汁，诱发乳儿溶血性贫血，尤其是葡萄糖-6-磷酸脱氢酶缺乏者，服用本品应停止哺乳。

【儿童用药】 1个月以内的新生儿禁用。

【老年用药】 老年患者应慎用，并宜根据肾功能调整给药剂量。

【药物相互作用】

（1）可导致溶血的药物与呋喃妥因合用时，有增加溶血反应的可能。

（2）与肝毒性药物合用有增加肝毒性反应的可能；与神经毒性药物合用，有增加神经毒性的可能。

（3）丙磺舒和苯磺唑酮均可抑制呋喃妥因的肾小管分泌，导致后者的血药浓度增高和（或）血清半衰期延长，而尿浓度则降低，疗效亦减弱，丙磺舒等的剂量应予调整。

【药物过量】 本品过量的主要表现为呕吐。本品过量无特效解毒药，需进一步诱导呕吐，并给予大量补液，以保证药物随尿液排泄。本品也可经透析清除。

（九）抗结核药

22. 异烟肼

22.1 异烟肼片

【通用名称】 异烟肼片

【英文名称】 Isoniazid Tablets

【药理毒理】 本品是一种具有杀菌作用的合成抗菌药，本品只对分枝杆菌，主要是生长繁殖期的细菌有效。其作用机制尚未阐明，可能抑制敏感细菌分枝菌酸的合成而使细胞壁破裂。

【药代动力学】 本品口服后迅速自胃肠道吸收，并分布于全身组织和体液中，包括脑脊液、胸水、腹水、皮肤、肌肉、乳汁和干酪样组织，并可穿过胎盘屏障。蛋白结合率仅为0%～10%。口服1～2小时血药浓度可达峰值，但4～6小时后血药浓度根据患者的乙酰化快慢而不一，快乙酰化者，$t_{1/2\beta}$为0.5～1.6小时，慢乙酰化者为2～5小时，肝、肾功能损害者可能延长。代谢主要在肝脏中乙酰化而成无活性代谢产物，其中有的具有肝毒性。乙酰化的速率由遗传所决定。慢乙酰化者常有肝脏N-乙酰转移酶缺乏，未乙酰化的异烟肼可被部分结合。

本品主要经肾排泄（约70%），在24小时内排出，大部分为无活性代谢物。快乙酰化者中93%以乙酰化型在尿液中排出，慢乙酰化者为63%。快乙酰化者尿液中7%的异烟肼呈游离或结合型，而慢乙酰化者则为37%。本品易通过血脑屏障，亦可从乳汁排出，少量自唾液、痰液和粪便中排出。相当量的异烟肼可经血液透析与腹膜透析清除。

【适应症】

（1）异烟肼与其他抗结核药联合，适用于各型结核病的治疗，包括结核性脑膜炎以及其他分枝杆菌感染。

（2）异烟肼单用适用于各型结核病的预防：

① 新近确诊为结核病患者的家庭成员或密切接触者；

② 结核菌素纯蛋白衍生物试验（PPD）强阳性同时胸部X射线检查符合非进行性结核病，痰菌阴性，过去未接受过正规抗结核治疗者；

③ 正在接受免疫抑制剂或长期激素治疗的患者，某些血液病或网状内皮系统疾病（如白血病、霍奇金氏病）、糖尿病、尿毒症、矽肺或胃切除术等患者，其结核菌素纯蛋白衍生物试验呈阳性反应者；

④ 35岁以下结核菌素纯蛋白衍生物试验阳性的患者；

⑤ 已知或疑为HIV感染者，其结核菌素纯蛋白衍生物试验呈阳性反应者，或与活动

性肺结核患者有密切接触者。

【用法用量】 口服给药。

成人

（1）预防：一日0.3g，顿服。

（2）治疗：与其他抗结核药合用，按体重每日口服5 mg/kg，最高0.3 g；或每日15 mg/kg，最高900 mg，每周2～3次。

儿童

（1）预防：每日按体重10 mg/kg，一日总量不超过0.3 g，顿服。

（2）治疗：按体重每日10～20 mg/kg，每日不超过0.3 g，顿服。某些严重结核病患儿（如结核性脑膜炎），每日按体重可高达30 mg/kg（一日量最高500 mg），但要注意肝功能损害和周围神经炎的发生。

【不良反应】 发生率较多者有步态不稳或麻木针刺感、烧灼感或手指疼痛（周围神经炎）；深色尿、眼或皮肤黄染（肝毒性，35岁以上患者肝毒性发生率增高）；食欲不佳、异常乏力或软弱、恶心或呕吐（肝毒性的前驱症状）。发生率极少者有视力模糊或视力减退，合并或不合并眼痛（视神经炎）；发热、皮疹、血细胞减少及男性乳房发育等。偶可因神经毒性引起抽搐。

【禁忌】 肝功能不正常者、精神病患者和癫痫病人禁用。

【注意事项】

（1）交叉过敏反应，对乙硫异烟胺、吡嗪酰胺、烟酸或其他化学结构有关药物过敏者也可能对本品过敏。

（2）对诊断的干扰：用硫酸铜法进行尿糖测定可呈假阳性反应，但不影响酶法测定的结果。异烟肼可使血清胆红素、丙氨酸氨基转移酶及门冬氨酸氨基转移酶的测定值增高。

（3）有精神病、癫痫病史、严重肾功能损害者应慎用。

（4）如疗程中出现视神经炎症状，应立即进行眼部检查，并定期复查。

（5）异烟肼中毒时可用大剂量维生素B_6对抗。

【孕妇及哺乳期妇女用药】

（1）本品可穿过胎盘，导致胎儿血药浓度高于母体血药浓度。动物实验证实异烟肼可引起死胎，在人类中虽未证实，孕妇应用时必须充分权衡利弊。异烟肼与其他药物联合时对胎儿的作用尚未阐明。此外，在新生儿用药时应密切观察不良反应。

（2）异烟肼在乳汁中浓度可达12 mg/L，与血药浓度相近；虽然在人类中尚未证实有问题，哺乳期间应用仍应充分权衡利弊，如用药则宜停止哺乳。

【儿童用药】 严格按儿童用法用量使用。

【老年用药】 50岁以上患者用本品引起肝炎的发生率较高。

【药物相互作用】

（1）服用异烟肼时每日饮酒，易引起本品诱发的肝脏毒性反应，并加速异烟肼的代谢，因此需调整异烟肼的剂量，并密切观察肝毒性征象。应劝告患者服药期间避免酒精饮料。

（2）含铝制酸药可延缓并减少异烟肼口服后的吸收，使血药浓度减低，故应避免两者同时服用或在口服制酸剂前至少1小时服用异烟肼。

（3）抗凝血药（如香豆素或茚满双酮衍生物）与异烟肼同时应用时，由于抑制了抗凝药的酶代谢，使抗凝作用增强。

（4）与环丝氨酸同服时可增加中枢神经系统不良反应（如头昏或嗜睡），需调整剂量，并密切观察中枢神经系统毒性征象，尤其对于从事需要灵敏度较高的工作的患者。

（5）利福平与异烟肼合用时可增加肝毒性的危险性，尤其是已有肝功能损害者或为异烟肼快乙酰化者，因此在疗程的头3个月应密切随访有无肝毒性征象出现。

（6）异烟肼为维生素B_6的拮抗剂，可

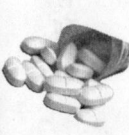

增加维生素 B_6 经肾排出量,因而可能导致周围神经炎,服用异烟肼时维生素 B_6 的需要量增加。

(7) 与肾上腺皮质激素(尤其泼尼松龙)合用时,可增加异烟肼在肝内的代谢及排泄,导致后者血药浓度降低而影响疗效,对快乙酰化者更为显著,应适当调整剂量。

(8) 与阿芬太尼(alfentanil)合用时,由于异烟肼为肝药酶抑制剂,可延长阿芬太尼的作用;与双硫仑(disulfiram)合用可增强其中枢神经系统作用,产生眩晕、动作不协调、易激惹、失眠等;与安氟醚合用可增加具有肾毒性的无机氟代谢物的形成。

(9) 与乙硫异烟胺或其他抗结核药合用,可加重后者的不良反应。与其他肝毒性药合用可增加本品的肝毒性,因此宜尽量避免。

(10) 异烟肼不宜与酮康唑或咪康唑合用,因可使后两者的血药浓度降低。

(11) 与苯妥英钠或氨茶碱合用时可抑制二者在肝脏中的代谢,而导致苯妥英钠或氨茶碱血药浓度增高,故异烟肼与两者先后应用或合用时,苯妥英钠或氨茶碱的剂量应适当调整。

(12) 与对乙酰氨基酚合用时,由于异烟肼可诱导肝细胞色素 P450,使前者形成毒性代谢物的量增加,可增加肝毒性及肾毒性。

(13) 与卡马西平同时应用时,异烟肼可抑制其代谢,使卡马西平的血药浓度增高,而引起毒性反应;卡马西平可诱导异烟肼的微粒体代谢,形成具有肝毒性的中间代谢物增加。

(14) 本品不宜与其他神经毒药物合用,以免增加神经毒性。

22.2 异烟肼注射液

【通用名称】 异烟肼注射液

【英文名称】 Isoniazid Injection

【药理毒理】 本品为抗结核药。异烟肼对各型结核分枝杆菌都有高度选择性抗菌作用,是目前抗结核药物中具有最强杀菌作用的合成抗菌药,对其他细菌几乎无作用。对生长繁殖期结核分枝杆菌作用强,对静止期作用较弱且慢。其作用机理可能是抑制敏感细菌分枝菌酸的合成而使细胞壁破裂。

【药代动力学】 本品可广泛分布于全身组织和体液中,并可穿过胎盘屏障。正常脑脊液中浓度可达血药浓度的20%,脑膜有炎症时,脑脊液浓度几乎与血药浓度相等。本品能透入结核空洞和干酪样物质中。本品可快速进入胎儿循环,乳汁中的浓度几乎与血药浓度相等。在肝脏及皮肤中浓度也高,也易进入胸水、腹水、唾液、胆汁中。蛋白结合率为0～10%。

本品主要在肝脏中乙酰化而成无活性代谢产物,其中部分具肝毒性。70%的给药量在24小时内经肾脏排泄,大部分为无活性代谢产物。快乙酰化者93%以乙酰化型从尿中排出,慢乙酰化者为63%。本品也可从乳汁、唾液、痰液和粪便中排出。相当量的本品可经血液透析和腹膜透析清除。

【适应症】 与其他抗结核药联合用于各种类型结核病及部分非结核分枝杆菌病的治疗。

【用法用量】

● 肌内注射、静脉注射或静脉滴注 国内极少肌内注射,一般在强化期或对于重症或不能口服用药的病人采用静脉滴注的方法,用氯化钠注射液或5%葡萄糖注射液稀释后使用。

(1) 成人一日0.3～0.4g或5～10mg/kg;儿童每日按体重10～15 mg/kg,一日不超过0.3g。

(2) 急性粟粒型肺结核或结核性脑膜炎患者,成人一日10～15 mg/kg,每日不超过0.9g。

(3) 采用间歇疗法时,成人每次0.6～0.8g,每周2～3次。

● 局部用药

（1）雾化吸入：每次0.1～0.2g，每日2次。

（2）局部注射（胸膜腔、腹腔或椎管内），每次50～200mg。

【不良反应】 常用剂量不良反应的发生率较低，剂量加大至6mg/kg时，不良反应发生率显著增加，主要为周围神经炎及肝脏毒性，加用维生素B_6虽可减少毒性反应，但也可影响疗效。

（1）肝脏毒性：本品可引起轻度一过性肝损害如血清氨基转移酶升高及黄疸等，发生率为10%～20%。肝脏毒性与本品的代谢产物乙酰肼有关，快乙酰化者乙酰肼在肝脏积聚增多，故易引起肝损害。服药期间饮酒可使肝损害增加。毒性反应表现为食欲不佳、异常乏力或软弱、恶心或呕吐（肝毒性的前驱症状）及深色尿、眼或皮肤黄染（肝毒性）。

（2）神经系统毒性：周围神经炎多见于慢乙酰化者，并与剂量有明显关系。较多患者表现为步态不稳、麻木针刺感、烧灼感或手脚疼痛。此种反应在铅中毒、动脉硬化、甲亢、糖尿病、酒精中毒、营养不良及孕妇中等较易发生。其他毒性反应如兴奋、欣快感、失眠、丧失自主力、中毒性脑病或中毒性精神病则均属少见，视神经炎及萎缩等严重毒性反应偶有报道。

（3）变态反应：包括发热、多形性皮疹、淋巴结病、脉管炎等，一旦发生，应立即停药，如需再用，应从小剂量开始，逐渐增加剂量。

（4）血液系统可有粒细胞减少、嗜酸性粒细胞增多、血小板减少、高铁血红蛋白血症等。

（5）其他如口干、维生素B_6缺乏症、高血糖症、代谢性酸中毒、内分泌功能障碍等偶有报道。

【禁忌】 对本品过敏的患者禁用。

【注意事项】

（1）精神病、癫痫、肝功能损害及严重肾功能损害者应慎用本品或剂量酌减。

（2）本品与乙硫异烟胺、吡嗪酰胺、烟酸或其他化学结构有关药物存在交叉过敏。

（3）异烟肼结构与维生素B_6相似，大剂量应用时，可使维生素B_6大量随尿排出，抑制脑内谷氨酸脱羧变成γ-氨酪酸而导致惊厥，同时也可引起周围神经系统的多发性病变。因此成人每日同时口服维生素B_6 50～100mg有助于防止或减轻周围神经炎及（或）维生素B_6缺乏症状。如出现轻度手脚发麻、头晕，可服用维生素B_1或B_6，若重度者或有呕血现象，应立即停药。

（4）肾功能减退但血肌酐值低于6mg/100mL者，异烟肼的用量无需减少。如肾功能减退严重或患者系慢乙酰化者则需减量，以异烟肼服用后24小时的血药浓度不超过1mg/L为宜。在无尿患者中异烟肼的剂量可减为常用量的一半。

（5）肝功能减退者剂量应酌减。

（6）用药前、疗程中应定期检查肝功能，包括血清胆红素、AST、ALT，疗程中密切注意有无肝炎的前驱症状，一旦出现肝毒性的症状及体征时应立即停药，必须待肝炎的症状、体征完全消失后方可重新应用本品，此时必须从小剂量开始，逐步增加剂量，如有任何肝毒性表现应立即停药。

（7）如疗程中出现视神经炎症状，需立即进行眼部检查，并定期复查。

（8）慢乙酰化患者较易产生不良反应，故宜用较低剂量。

（9）对实验室检查指标的干扰：用硫酸铜法进行尿糖测定可呈假阳性反应，但不影响酶法测定结果。本品可使血清胆红素、丙氨酸氨基转移酶及门冬氨酸氨基转移酶的测定值增高。

【孕妇及哺乳期妇女用药】 同异烟肼片。

【儿童用药】 新生儿肝脏乙酰化能力较差，本品的消除半衰期可能延长，新生儿用

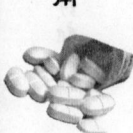

药时应密切观察不良反应。

【老年用药】 50岁以上患者用本品引起肝炎的发生率较高，故老年人接受异烟肼治疗时更需密切注意肝功能的变化，必要时减少剂量或同时酌情使用保肝制剂。

【药物相互作用】

(1) 同异烟肼片(1)、(3)～(14)。

(2) 不可与麻黄碱、颠茄同时服用，以免发生或增加不良反应。

【药物过量】

(1) 药物过量的表现：除上述不良反应外，主要表现为抽搐、神志不清、昏迷等，处理不及时还可发生急性肝坏死。

(2) 药物过量的处理方法：

① 停药。

② 保持呼吸道通畅。

③ 采用短效巴比妥制剂和维生素 B_6 静脉内给药。维生素 B_6 剂量为每1mg异烟肼用1mg维生素 B_6，如服用异烟肼的剂量不明，可给予维生素 B_6 5g，每30分钟一次，直至抽搐停止，患者恢复清醒，继以洗胃，洗胃应在服用本品后的2～3小时内进行。

④ 立即抽血测定血气、电解质、尿素氮、血糖等。

⑤ 立即静脉给予碳酸氢钠，纠正代谢性酸中毒，需要时重复给予。

⑥ 采用渗透性利尿药，并在临床症状已改善后继续应用，促进异烟肼排泄，预防中毒症状复发。

⑦ 严重中毒患者应及早配血，做好血液透析的准备；不能进行血液透析时，可进行腹膜透析，同时合用利尿剂。

⑧ 采取有效措施，防止出现缺氧、低血压及吸入性肺炎。

23. 利福平

【通用名称】 利福平片

【英文名称】 Rifampicin Tablets

【药理毒理】 利福平为利福霉素类半合成广谱抗菌药，对多种病原微生物均有抗菌活性。该药对结核分枝杆菌和部分非结核分枝杆菌（包括麻风分枝杆菌等）在宿主细胞内外均有明显的杀菌作用。利福平对需氧革兰阳性菌具良好抗菌作用，包括葡萄球菌产酶株及甲氧西林耐药株、肺炎链球菌、其他链球菌属、肠球菌属、李斯特菌属、炭疽杆菌、产气荚膜杆菌、白喉杆菌、厌氧球菌等。对需氧革兰阴性菌如脑膜炎奈瑟球菌、流感嗜血杆菌、淋病奈瑟球菌亦具高度抗菌活性。利福平对军团菌属作用亦良好，对沙眼衣原体、性病淋巴肉芽肿及鹦鹉热等病原体均具抑制作用。

细菌对利福霉素类抗生素有交叉耐药。利福平与依赖DNA的RNA多聚酶的β亚单位牢固结合，抑制细菌RNA的合成，防止该酶与DNA连接，从而阻断RNA转录过程，使DNA和蛋白的合成停止。

【药代动力学】 利福平口服吸收良好，服药后1.5～4小时血药浓度达峰值。成人一次口服600mg后血药峰浓度（C_{max}）为7～9mg/L，6个月至5岁小儿一次口服10mg/kg，血药峰浓度（C_{max}）为11mg/L。本品在大部分组织和体液中分布良好，包括脑脊液，当脑膜有炎症时脑脊液内药物浓度增加；在唾液中亦可达有效治疗浓度；本品可穿过胎盘。表观分布容积（V_d）为1.6L/kg。蛋白结合率为80%～91%。进食后服药可使药物的吸收减少30%，该药的血药消除半衰期（$t_{1/2\beta}$）为3～5小时，多次给药后有所缩短，为2～3小时。本品在肝脏中可被自身诱导微粒体氧化酶的作用而迅速去乙酰化，成为具有抗菌活性的代谢物去乙酰利福平，水解后形成无活性的代谢物由尿排出。

本品主要经胆和肠道排泄，可进入肠肝循环，但其去乙酰活性代谢物则无肠肝循环。60%～65%的给药量经粪便排出，6%～15%的药物以原型排出，15%以活性代谢物经尿排出，7%则以无活性的3-甲酰衍生物排出，亦可经乳汁排出。肾功能减退的患者中本品无积聚；由于自身诱导肝微粒体氧化酶的作用，在服用利福平6～10天后其排泄率增加；用高剂量后由于胆道排泄达到饱和，本品的排泄可能延缓。利福平不能经血液透析或腹膜透析清除。

【适应症】

（1）本品与其他抗结核药联合用于各种结核病的初治与复治，包括结核性脑膜炎的治疗。

（2）本品与其他药物联合用于麻风、非结核分枝杆菌感染的治疗。

（3）本品与万古霉素（静脉）可联合用于甲氧西林耐药葡萄球菌所致的严重感染。利福平与红霉素联合方案可用于军团菌属严重感染。

（4）用于无症状脑膜炎奈瑟菌带菌者，以消除鼻咽部脑膜炎奈瑟菌；但不适用于脑膜炎奈瑟菌感染的治疗。

【用法用量】

（1）抗结核治疗：成人，口服，一日0.45g～0.60g，空腹顿服，每日不超过1.2g；1个月以上小儿每日按体重10～20mg/kg，空腹顿服，每日量不超过0.6g。

（2）脑膜炎奈瑟菌带菌者：成人5mg/kg，每12小时1次，连服2日；1个月以上小儿每日按体重10 mg/kg，每12小时1次，连服4次。

（3）老年患者：口服，按每日10 mg/kg，空腹顿服。

【不良反应】

（1）消化道反应最为多见，口服本品后可出现厌食、恶心、呕吐、上腹部不适、腹泻等胃肠道反应，发生率为1.7%～4.0%，但均能耐受。

（2）肝毒性为本品的主要不良反应，发生率约1%。在疗程最初数周内，少数患者可出现血清氨基转移酶升高、肝肿大和黄疸，大多为无症状的血清氨基转移酶一过性升高，

在疗程中可自行恢复，老年人、酗酒者、营养不良、原有肝病或其他因素造成肝功能异常者较易发生。

（3）变态反应：大剂量间歇疗法后偶可出现"流感样症候群"，表现为畏寒、寒战、发热、不适、呼吸困难、头昏、嗜睡及肌肉疼痛等，发生频率与剂量大小及间歇时间有明显关系。偶可发生急性溶血或肾功能衰竭，目前认为其产生机制属过敏反应。

（4）其他：患者服用本品后，大小便、唾液、痰液、泪液等可呈橘红色，偶见白细胞减少、凝血酶原时间缩短、头痛、眩晕、视力障碍等。

【禁忌】

（1）对本品或利福霉素类抗菌药过敏者禁用。

（2）肝功能严重不全、胆道阻塞者和3个月以内孕妇禁用。

【注意事项】

（1）酒精中毒、肝功能损害者慎用；婴儿、3个月以上孕妇和哺乳期妇女慎用。

（2）对诊断的干扰：可引起直接抗球蛋白试验（Coombs试验）阳性；干扰血清叶酸浓度测定和血清维生素B_{12}浓度测定结果；可使磺溴酞钠试验滞留出现假阳性；可干扰利用分光光度计或颜色改变而进行的各项尿液分析试验的结果；可使血液尿素氮、血清碱性磷酸酶、血清丙氨酸氨基转移酶、门冬氨酸氨基转移酶、血清胆红素及血清尿酸浓度测定结果增高。

（3）利福平可致肝功能不全，在原有肝病患者或本品与其他肝毒性药物同服时有伴发黄疸死亡病例的报道，因此原有肝病患者，仅在有明确指征情况下方可慎用，治疗开始前、治疗中严密观察肝功能变化，肝损害一旦出现，立即停药。

（4）高胆红素血症：系肝细胞性和胆汁潴留的混合型，轻症患者用药中自行消退，重者需停药观察。血胆红素升高也可能是利

福平与胆红素竞争排泄的结果。治疗初期2～3个月应严密监测肝功能变化。

（5）单用利福平治疗结核病或其他细菌性感染时病原菌可迅速产生耐药性，因此本品必须与其他药物合用。治疗可能需持续6个月～2年，甚至数年。

（6）利福平可能引起白细胞和血小板减少，并导致齿龈出血和感染、伤口愈合延迟等。此时应避免拔牙等手术，并注意口腔卫生，刷牙及剔牙均需慎重，直至血象恢复正常。用药期间应定期检查周围血象。

（7）利福平应于餐前1小时或餐后2小时服用，清晨空腹一次服用吸收最好，因进食影响本品吸收。

（8）肝功能减退的患者常需减少剂量，每日剂量≤8 mg/kg。

（9）肾功能减退者不需减量。在肾小球滤过率降低或无尿患者中利福平的血药浓度无显著改变。

（10）服药后尿、唾液、汗液等排泄物均可显橘红色。

【孕妇及哺乳期妇女用药】
（1）利福平可透过胎盘，动物实验曾引起畸胎。人类虽尚无致畸报道，但目前无足够资料表明可在妊娠期安全应用。3个月以内孕妇禁用，3个月以上孕妇慎用。

（2）利福平可由乳汁排泄，哺乳期妇女用药应充分权衡利弊后决定。

【儿童用药】 本品在5岁以下小儿应用的安全性尚未确立。婴儿慎用。

【老年用药】 老年患者肝功能有所减退，用药量应酌减。

【药物相互作用】
（1）饮酒可致利福平性肝毒性发生率增加，并增加利福平的代谢，需调整利福平剂量，并密切观察患者有无肝毒性出现。

（2）对氨基水杨酸盐可影响本品的吸收，导致其血药浓度降低；如必须联合应用时，两者服用间隔至少6小时。

（3）本品与异烟肼合用肝毒性发生危险增加，尤其是原有肝功能损害者和异烟肼快乙酰化患者。

（4）利福平与乙硫异烟胺合用可加重其不良反应。

（5）氯苯酚嗪可减少利福平的吸收，达峰时间延迟且半衰期延长。

（6）利福平与咪康唑或酮康唑合用，可使后两者血药浓度降低，故本品不宜与咪唑类合用。

（7）肾上腺皮质激素（糖皮质激素、盐皮质激素）、抗凝药、氨茶碱、茶碱、氯霉素、氯贝丁酯、环孢素、维拉帕米（异搏定）、妥卡尼、普罗帕酮、甲氧苄啶、香豆素或茚满二酮衍生物、口服降血糖药、促皮质素、氨苯砜、洋地黄苷类、丙吡胺、奎尼丁等与利福平合用时，由于后者诱导肝微粒体酶活性，可使上述药物的药效减弱，因此除地高辛和氨苯砜外，在用利福平前和疗程中上述药物需调整剂量。本品与香豆素或茚满二酮类合用时应每日或定期测定凝血酶原时间，据以调整剂量。

（8）本品可促进雌激素的代谢或减少其肠肝循环，降低口服避孕药的作用，导致月经不规则、月经间期出血和计划外妊娠。所以，患者服用利福平时，应改用其他避孕方法。

（9）本品可诱导肝微粒体酶，增加抗肿瘤药达卡巴嗪（dacarbazine）、环磷酰胺的代谢，形成烷化代谢物，促使白细胞减少，因此需调整剂量。

（10）本品与地西泮（安定）合用可增加后者的消除，使其血药浓度降低，故需调整剂量。

（11）本品可增加苯妥因在肝脏中的代谢，故两者合用时应测定苯妥因血药浓度并调整用量。

（12）本品可增加左旋甲状腺素在肝脏中的降解，因此两者合用时左旋甲状腺素剂量应增加。

（13）本品亦可增加美沙酮、美西律在肝脏中的代谢，引起美沙酮撤药症状和美西律血药浓度降低，故合用时后两者需调整剂量。

（14）丙磺舒可与本品竞争被肝细胞的摄入，使本品血药浓度增高并产生毒性反应。但该作用不稳定，故通常不宜加用丙磺舒以增高本品的血药浓度。

【药物过量】
（1）逾量的表现：精神迟钝、眼周或面部水肿、全身瘙痒、红人综合征（皮肤粘膜及巩膜呈红色或橙色）。有原发肝病、酗酒者或同服其他肝毒性药物者可能引起死亡。

（2）处理：①停药。②洗胃，因患者往往出现恶心、呕吐，不宜再催吐；洗胃后给予活性炭糊，以吸收胃肠道内残余的利福平；有严重恶心呕吐者给予镇吐药。③静脉输液并给予利尿剂，促进药物的排泄。④对症和支持疗法。

24. 吡嗪酰胺

【通用名称】 吡嗪酰胺片
【英文名称】 Pyrazinamide Tablets
【药理毒理】 本品对人型结核杆菌有较好的抗菌作用，在 pH 5～5.5 时，杀菌作用最强，尤其对处于酸性环境中缓慢生长的吞噬细胞内的结核菌是目前最佳杀菌药物。本品在体内抑菌浓度 12.5 μg/mL，达 50 μg/mL 可杀灭结核杆菌。本品在细胞内抑制结核杆菌的浓度比在细胞外低 10 倍，在中性、碱性环境中几乎无抑菌作用。作用机制可能与吡嗪酸有关，吡嗪酰胺渗透入吞噬细胞后并进入结核杆菌菌体内，菌体内的酰胺酶使其脱去酰胺基，转化为吡嗪酸而发挥抗菌作用。另因吡嗪酰胺在化学结构上与烟酰胺相似，通过取代烟酰胺而干扰脱氢酶，阻止脱氢作用，妨碍结核杆菌对氧的利用，而影响细菌的正常代谢，造成死亡。

【药代动力学】 口服后在胃肠道内吸收迅速而完全。广泛分布于全身组织和体液中，包括肝、肺、脑脊液、肾及胆汁。脑脊液内药浓度可达血浓度的 87%～105%。蛋白结合率为 10%～20%。口服 2 小时后血药浓度可达峰值，$t_{1/2}$ 为 9～10 小时，肝、肾功能减退时可能延长。主要在肝中代谢，水解成吡嗪酸，为具有抗菌活性的代谢物，继而羟化成无活性的代谢物，经肾小球滤过排泄。24 小时内以代谢物排出 70%（其中吡嗪酸约 33%），3% 以原型排出。血液透析 4 小时可降低吡嗪酰胺血浓度的 55%，血中吡嗪酸降低 50%～60%。

【适应症】 本品仅对分枝杆菌有效，与其他抗结核药（如链霉素、异烟肼、利福平及乙胺丁醇）联合用于治疗结核病。

【用法用量】 口服。成人常用量：与其他抗结核药联合，每日 15～30 mg/kg 顿服，或 50～70 mg/kg，每周 2～3 次；每日服用者最高每日 2 g，每周 3 次者最高每次 3 g，每周服 2 次者最高每次 4 g。

【不良反应】 发生率较高者：关节痛（由于高尿酸血症引起，常为轻度，有自限性）；发生率较少者：食欲减退、发热、乏力或软弱、眼或皮肤黄染（肝毒性），畏寒。

【注意事项】
（1）交叉过敏，对乙硫异烟胺、异烟肼、烟酸或其他化学结构相似的药物过敏患者可能对本品也过敏。

（2）对诊断的干扰：本品可与硝基氰化钠作用产生红棕色，影响尿酮测定结果；可使丙氨酸氨基转移酶、门冬氨酸氨基转移酶、血尿酸浓度测定值增高。

（3）糖尿病、痛风或严重肝功能减退者慎用。

（4）应用本品疗程中血尿酸常增高，可引起急性痛风发作，须进行血清尿酸测定。

（5）本品亦可采用间歇给药法，每周用药 2 次，每次 50 mg/kg。

【孕妇及哺乳期妇女用药】 孕妇结核病患者可先用异烟肼、利福平和乙胺丁醇治疗9个月，如对上述药物中任一种耐药而对本品可能敏感者可考虑采用本品。本品属FDA妊娠用药C类。

【儿童用药】 本品具较大毒性，儿童不宜应用；必须应用时须权衡利弊后决定。

【药物相互作用】

（1）本品与别嘌呤醇、秋水仙碱、丙磺舒、磺吡酮合用，可增加血尿酸浓度而降低上述药物对痛风的疗效。因此合用时应调整剂量以便控制高尿酸血症和痛风。

（2）与乙硫异烟胺合用时可增强不良反应。

（3）环孢素与吡嗪酰胺同用时前者的血浓度可能降低，因此需监测血药浓度，据以调整剂量。

25. 乙胺丁醇

【通用名称】 盐酸乙胺丁醇片

【英文名称】 Ethambutol Hydrochloride Tablets

【药理毒理】 本品为合成抑菌抗结核药，其作用机理尚未完全阐明。本品可渗入分枝杆菌体内干扰RNA的合成，从而抑制细菌的繁殖，本品只对生长繁殖期的分枝杆菌有效。迄今未发现本品与其他抗结核药物有交叉耐药性。

【药代动力学】 口服后经胃肠道吸收75%～80%。广泛分布于全身组织和体液中（除脑脊液外）。红细胞内药浓度与血浆浓度相等或为其2倍，并可持续24小时；肾、肺、唾液和尿内的药浓度较高；但胸水和腹水中的浓度则较低。本品不能渗入正常脑膜，但结核性脑膜炎患者脑脊液中可有微量。其分布容积为1.6L/kg。蛋白结合率为20%～30%。口服2～4小时血药浓度可达峰值，半衰期（$t_{1/2\beta}$）为3～4小时，肾功能减退者可延长至8小时。主要经肝脏代谢，约15%的给药量代谢成为无活性代谢物。经肾小球滤过和肾小管分泌排出；给药后约80%在24小时内排出，至少50%以原型排泄，约15%为无活性代谢物。在粪便中以原型排出约20%。乳汁中的药浓度相当于母血药浓度。相当量的乙胺丁醇可经血液透析和腹膜透析从体内清除。

【适应症】 适用于与其他抗结核药联合治疗结核杆菌所致的肺结核。亦可用于结核性脑膜炎及非典型分枝杆菌感染的治疗。

【用法用量】

成人常用量 与其他抗结核药合用，结核初治，按体重15mg/kg，每日一次顿服；或每次口服25～30mg/kg，最高2.5g，每周3次；或50mg/kg，最高2.5g，每周2次。结核复治，按体重25mg/kg，每日一次顿服，连续60天，继以按体重15mg/kg，每日一次顿服。非典型分枝杆菌感染，每日15～25mg/kg，一次顿服。

小儿常用量 13岁以下不宜应用本品；13岁以上儿童用量与成人相同。

【不良反应】

（1）发生率较多者为视力模糊、眼痛、红绿色盲或视力减退、视野缩小（视神经炎每日按体重剂量25mg/kg以上时易发生）。视力变化可为单侧或双侧。

（2）发生率较少者为畏寒、关节肿痛（尤其大趾、髁、膝关节）、病变关节表面皮肤有发热拉紧感（急性痛风、高尿酸血症）。

（3）发生率极少者为皮疹、发热、关节痛等过敏反应，或麻木、针刺感、烧灼痛或手足软弱无力（周围神经炎）。

【注意事项】

（1）对诊断的干扰：服用本品可使血尿酸浓度测定值增高。

（2）下列情况应慎用：痛风、视神经炎、肾功能减退。

（3）治疗期间应检查：

① 眼部：视野、视力、红绿鉴别力等，

在用药前、疗程中每日检查一次,尤其是疗程长、每日剂量超过 15 mg/kg 的患者。

② 血清尿酸测定:由于本品可使血清尿酸浓度增高,引起痛风发作,因此在疗程中应定期测定。

(4) 如发生胃肠道刺激,乙胺丁醇可与食物同服。一日剂量分次服用可能达不到有效血药浓度,因此本品一日剂量宜一次顿服。

(5) 乙胺丁醇单用时细菌可迅速产生耐药性,因此必须与其他抗结核药联合应用。本品用于曾接受抗结核药的患者时,应至少与一种以上药物合用。

(6) 鉴于目前尚无切实可行的测定血药浓度方法,剂量应根据患者体重计算。肝或肾功能减退的患者,本品血药浓度可能增高,半衰期延长;有肾功能减退的患者应用时需减量。

【孕妇及哺乳期妇女用药】

(1) 乙胺丁醇可透过胎盘,胎儿血药浓度约为母亲血药浓度的 30%。本品在小鼠实验中高剂量可引起腭裂、脑外露和脊柱畸形等;大鼠中本品高剂量可引起轻度颈椎畸形;在家兔中本品高剂量可引起独眼畸形、短肢、兔唇和腭裂等畸形。虽然在人类中未证实,孕妇应用仍须充分权衡利弊。本品和其他药物合用时对胎儿的影响尚不清楚。

(2) 乙胺丁醇可分布至乳汁,浓度与血药浓度相近,虽然在人类中未证实有问题,哺乳期妇女用药仍须权衡利弊。

【儿童用药】 13 岁以下儿童尚缺乏临床资料。由于在幼儿中不易监测视力变化,故本品不推荐用于 13 岁以下儿童。

【老年用药】 老年人往往伴有生理性肾功能减退,故应按肾功能调整用量。

【药物相互作用】

(1) 与乙硫异烟胺合用可增加不良反应。

(2) 与氢氧化铝同用能减少本品的吸收。

(3) 与神经毒性药物合用可增加本品的神经毒性,如视神经炎或周围神经炎。

26. 链霉素

【通用名称】 注射用硫酸链霉素

【英文名称】 Streptomycin Sulfate for Injection

【药理毒理】 硫酸链霉素为一种氨基糖苷类抗生素。链霉素对结核分枝杆菌有强大抗菌作用,其最低抑菌浓度一般为 0.5 μg/mL。非结核分枝杆菌对本品大多耐药。链霉素对许多革兰阴性杆菌如大肠埃希菌、克雷伯菌属、变形杆菌属、肠杆菌属、沙门菌属、志贺菌属、布鲁菌属、巴斯德杆菌属等也具有抗菌作用;脑膜炎奈瑟菌和淋病奈瑟菌亦对本品敏感。链霉素对葡萄球菌属及其他革兰阳性球菌的作用差。各组链球菌、铜绿假单胞菌和厌氧菌对本品耐药。链霉素主要与细菌核糖体 30S 亚单位结合,抑制细菌蛋白质的合成。细菌与链霉素接触后极易产生耐药性。链霉素和其他抗菌药物或抗结核药物联合应用可减少或延缓耐药性的产生。

【药代动力学】 肌内注射后吸收良好。主要分布于细胞外液,并可分布至除脑以外的全身器官组织,本品到达脑脊液、脑组织和支气管分泌液中的量很少;但可到达胆汁、胸水、腹水、结核性脓肿和干酪样组织,并可通过胎盘进入胎儿组织。蛋白结合率为 20%～30%。血消除半衰期($t_{1/2\beta}$)为 2.4～2.7 小时,肾功能减退时可显著延长。本品在体内不代谢,主要经肾小球滤过排出,给药后 24 小时尿中排出 80%～98%,约 1% 从胆汁排出,少量从乳汁、唾液和汗液中排出。本品可经血液透析清除相当量。

【适应症】

(1) 本品主要与其他抗结核药联合用于结核分枝杆菌所致各种结核病的初治病例,或其他敏感分枝杆菌感染。

(2) 本品可单用于治疗土拉菌病,或与其他抗菌药物联合用于鼠疫、腹股沟肉芽肿、

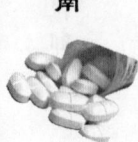

布鲁菌病、鼠咬热等的治疗。

（3）本品亦可与青霉素或氨苄西林联合治疗草绿色链球菌或肠球菌所致的心内膜炎。

【用法用量】

成人常用量 结核病，肌内注射，每12小时0.5g，或1次0.75g，一日1次，与其他抗结核药合用；如采用间歇疗法，即每周给药2～3次，每次1g；老年患者肌内注射，一次0.5～0.75g，一日1次。

小儿常用量 治疗结核病，按体重20mg/kg，一日1次，每日最大剂量不超过1g，与其他抗结核药合用。

肾功能减退患者 按肾功能正常者链霉素的正常剂量为每日1次，15mg/kg肌内注射。肌酐清除率＞50mL/min，每24小时给予正常剂量的50%；肌酐清除率为10～50mL/min，每24～72小时给正常剂量的50%；肌酐清除率＜10mL/min，每72～96小时给予正常剂量的50%。

【不良反应】

（1）血尿、排尿次数减少或尿量减少、食欲减退、口渴等肾毒性症状，少数可产生血液中尿素氮及肌酐值增高。

（2）影响前庭功能时可有步履不稳、眩晕等症状；影响听神经出现听力减退、耳鸣、耳部饱满感。

（3）部分患者可出现面部或四肢麻木、针刺感等周围神经炎症状。

（4）偶可发生视力减退（视神经炎），嗜睡、软弱无力、呼吸困难等神经肌肉阻滞症状。

（5）偶可出现皮疹、瘙痒、红肿。少数患者停药后仍可发生听力减退、耳鸣、耳部饱满感等耳毒性症状，应引起注意。

【禁忌】 对链霉素或其他氨基糖苷类过敏的患者禁用。

【注意事项】

（1）交叉过敏：对一种氨基糖苷类过敏的患者可能对其他氨基糖苷类也过敏。

（2）下列情况应慎用链霉素：

① 失水，可使血药浓度增高，易产生毒性反应。

② 第8对脑神经损害，因本品可导致前庭神经和听神经损害。

③ 重症肌无力或帕金森病，因本品可引起神经肌肉阻滞作用，导致骨骼肌软弱。

④ 肾功能损害，因本品具有肾毒性。

（3）疗程中应注意定期进行下列检查：

① 尿常规和肾功能测定，以防止出现严重肾毒性反应。

② 听力检查或听电图（尤其高频听力）测定，这对老年患者尤为重要。

（4）有条件时应监测血药浓度，并据此调整剂量，尤其对新生儿、年老和肾功能减退患者。每12小时给药7.5mg/kg者应使血药峰浓度维持在15～30μg/mL，谷浓度5～10μg/mL；一日1次给药15mg/kg者应使血药峰浓度维持在56～64μg/mL，谷浓度＜1μg/mL。

（5）对诊断的干扰：本品可使丙氨酸氨基转移酶（ALT）、门冬氨酸氨基转移酶（AST）、血清胆红素浓度及乳酸脱氢酶浓度的测定值增高；血钙、镁、钾、钠浓度的测定值可能降低。

【孕妇及哺乳期妇女用药】 本品属孕妇用药D类，即对人类有危害，但用药后可能利大于弊。本品可穿过胎盘进入胎儿组织，据报道孕妇应用本品后曾引起胎儿听力损害，因此妊娠妇女在使用本品前必须充分权衡利弊。哺乳期妇女用药期间宜暂停哺乳。

【儿童用药】 本品属氨基糖苷类，在儿科中应慎用，尤其早产儿及新生儿的肾脏组织尚未发育完全，使本类药物的半衰期延长，药物易在体内积蓄而产生毒性反应。

【老年用药】 老年患者应用氨基糖苷类后易产生各种毒性反应，应尽可能在疗程中监测血药浓度。老年患者的肾功能有一定程度生理性减退,即使肾功能测定值在正常范围内仍应采用较小治疗量。

【药物相互作用】

(1) 本品与其他氨基糖苷类合用或先后连续局部或全身应用,可增加其产生耳毒性、肾毒性以及神经肌肉阻滞作用的可能性。

(2) 本品与神经肌肉阻断药合用,可加重神经肌肉阻滞作用。本品与卷曲霉素、顺铂、依他尼酸、呋塞米或万古霉素(或去甲万古霉素)等合用,或先后连续局部或全身应用,可能增加耳毒性与肾毒性。

(3) 本品与头孢噻吩或头孢唑林局部或全身合用,可能增加肾毒性。

(4) 本品与多粘菌素类注射剂合用,或先后连续局部或全身应用,可增加肾毒性和神经肌肉阻滞作用。

(5) 其他肾毒性药物及耳毒性药物均不宜与本品合用或先后应用,以免加重肾毒性或耳毒性。

【药物过量】 由于缺少特异性拮抗剂,本品过量或引起毒性反应时,主要用对症疗法和支持疗法,同时补充大量水分。血液透析或腹膜透析有助于从血中清除链霉素。

27. 对氨基水杨酸钠

27.1 对氨基水杨酸钠片

【通用名称】 对氨基水杨酸钠片

【英文名称】 Sodium Aminosalicylate Tablets

【药理毒理】 只对结核杆菌有抑菌作用。本品为对氨基苯甲酸(PABA)的同类物,通过对叶酸合成的竞争性抑制作用而抑制结核分枝杆菌的生长繁殖。

【药代动力学】 自胃肠道吸收良好,较其他水杨酸类吸收更为迅速。吸收后迅速分布至各种体液中,在胸水中达到很高浓度,但脑脊液中的浓度很低。本品迅速弥散至肾、肺和肝组织,在干酪样组织中可达较高浓度。蛋白结合率低(15%)。口服后1~2小时血药浓度达峰值,持续时间约4小时,$t_{1/2}$为45~60分钟,肾功能损害者可达23小时。本品在肝中代谢,50%以上经乙酰化成为无活性代谢物。给药后85%在7~10小时内经肾小球滤过和肾小管分泌迅速排出;14%~33%以原型经肾排出。

【适应症】 适用于结核分枝杆菌所致的肺及肺外结核病。本品仅对分枝杆菌有效,单独应用时结核杆菌对本品能迅速产生耐药性,因此必须与其他抗结核药合用。链霉素和异烟肼与本品合用时能延缓结核杆菌对前二者耐药性的产生。本品对非典型分枝杆菌无效。主要用作二线抗结核药物。

【用法用量】 口服。

成人 一次4~6片,一日16~24片,一日4次。

小儿 按体重每日0.2~0.3 g/kg,分3~4次,儿童每日剂量不超过12 g。

【不良反应】

(1) 发生率较多者:胃肠道反应有食欲不振、恶心、呕吐、腹痛、腹泻;过敏反应有瘙痒、皮疹、药物热、哮喘、嗜酸性粒细胞增多。

(2) 发生率较少者:引起胃溃疡及其出血、血尿、蛋白尿、肝功能损害及粒细胞减少。

【注意事项】

(1) 交叉过敏反应,对其他水杨酸类包括水杨酸甲酯(冬青油)或其他含对氨基苯基团(如某些磺胺药和染料)过敏的患者对本品亦可呈过敏反应。

(2) 对诊断的干扰:使硫酸铜法测定尿糖出现假阳性;使尿液中尿胆原测定呈假阳性反应(氨基水杨酸类与Ehrlich试剂发生反应,产生橘红色混浊或黄色,某些根据上述原理做成的市售试验纸条的结果也可受影响）；使丙氨酸氨基转移酶（ALT）和门冬氨酸氨基转移酶（AST）的正常值增高。

（3）下列情况应慎用：充血性心力衰竭、胃溃疡、葡萄糖-6-磷酸脱氢酶（G6PD）缺乏症、严重肝功能损害、严重肾功能损害。

【孕妇及哺乳期妇女用药】 对孕妇未证实有特殊不良反应，同时联合疗法对于胎儿的影响目前尚不清楚，但必须充分权衡利弊后选用。氨基水杨酸类可由乳汁中排泄，哺乳期妇女须权衡利弊后选用。

【儿童用药】 严格按儿童用法用量服用。

【药物相互作用】

（1）对氨基苯甲酸与本品有拮抗作用，两者不宜合用。

（2）本品可增强抗凝药（香豆素或茚满二酮衍生物）的作用，因此在用对氨基水杨酸类时或用后，口服抗凝药的剂量应适当调整。

（3）与乙硫异烟胺合用时可增加不良反应。

（4）丙磺舒或苯磺唑酮与氨基水杨酸类合用可减少后者从肾小管的分泌量，导致血药浓度增高和持续时间延长及毒性反应发生。因此，氨基水杨酸类与丙磺舒或苯磺唑酮合用时或合用后，前者的剂量应予适当调整，并密切随访患者。但目前多数不用丙磺舒作为氨基水杨酸类治疗时的辅助用药。

（5）氨基水杨酸类可能影响利福平的吸收，导致利福平的血药浓度降低，必须告知患者在服用上述两药时，至少相隔6小时。

（6）氨基水杨酸盐和维生素 B_{12} 同服时可影响后者从胃肠道的吸收，因此服用氨基水杨酸类的患者其维生素 B_{12} 的需要量可能增加。

27.2 注射用对氨基水杨酸

【通用名称】 注射用对氨基水杨酸钠

【英文名称】 Sodium Aminosalicylate for Injection

【药理毒理】 同对氨基水杨酸钠片。

【药代动力学】 同对氨基水杨酸钠片。

【适应症】 静滴可用于治疗结核性脑膜炎及急性扩散性结核病。其余同对氨基水杨酸钠片。

【用法用量】 静脉滴注一日4～12g，临用前加灭菌注射用水适量溶解后再用5%葡萄糖注射液500mL稀释，2～3小时滴完。小儿每日0.2～0.3g/kg。

【不良反应】

（1）发生率较多者：瘙痒皮疹、关节酸痛与发热、极度疲乏或衰弱、酸性粒细胞增多（较常见的原因为过敏）。

（2）发生率较少者：下背部疼痛、尿痛或排尿烧灼感（结晶尿）、血尿；月经失调、发冷、男性性欲降低、皮肤干燥、颈前部肿胀、体重加重（甲状腺肿、粘液水肿）；眼或皮肤黄染（黄疸、肝炎）；腹痛、背痛、苍白（溶血性贫血，由于G6PD缺乏）；发热、头痛、皮疹、咽痛、乏力（传染性单核细胞增多样综合征）。

【注意事项】

（1）同对氨基水杨酸钠片（1）～（3）。

（2）静脉滴注的溶液需新配，滴注时应避光，溶液变色即不可使用。静脉滴注久易致静脉炎。

【孕妇及哺乳期妇女用药】 同对氨基水杨酸钠片。

【儿童用药】 严格按儿童用法用量使用。

【药物相互作用】 同对氨基水杨酸钠片。

（十）抗麻风药

28. 氨苯砜

【通用名称】 氨苯砜片

【英文名称】 Dapsone Tablets

【药理毒理】 本品为砜类抑菌剂，对麻风杆菌有较强的抑菌作用，大剂量时显示杀菌作用。其作用机制与磺胺类药物相似，作用于细菌的二氢叶酸合成酶，干扰叶酸的合成。两者的抗菌谱相似，均可为对氨基苯甲酸所拮抗。本品亦可作为二氢叶酸还原酶抑制剂。此外，本品尚具免疫抑制作用，可能与抑制疱疹样皮炎的作用有关。如长期单用，麻风杆菌易对本品产生耐药。

【药代动力学】 本品口服后吸收迅速而完全。蛋白结合率为50%～90%。吸收后广泛分布于全身组织和体液中，以肝、肾的浓度为高，病损皮肤的浓度比正常皮肤高10倍。本品在肝内经 N-乙酰转移酶代谢。患者可分为氨苯砜慢乙酰化型和快乙酰化型，前者服药后其血药峰浓度（C_{max}）亦较高，易产生不良反应，尤其血液系统的不良反应，但临床疗效未见增加。快乙酰化型患者用药时可能需要调整剂量。口服后数分钟即可在血液中测得本品，达峰时间（t_{max}）为2～6小时，有时为4～8小时。本品存在肝胆循环，所以排泄缓慢，血消除半衰期（$t_{1/2\beta}$）为10～50小时（平均为28小时）。停药后本品在血液中仍可持续存在达数周之久。70%～85%的给药量以原型和代谢产物自尿中排出，少量经粪便、汗液、唾液、痰液和乳汁排泄。

【适应症】

（1）本品与其他抑制麻风药联合用于由麻风分枝杆菌引起的各种类型麻风和疱疹样皮炎的治疗。

（2）也用于脓疱性皮肤病、类天疱疮、坏死性脓皮病、复发性多软骨炎、环形肉芽肿、系统性红斑狼疮的某些皮肤病变、放线菌性足分枝菌病、聚会性痤疮、银屑病、带状疱疹的治疗。

（3）可与甲氧苄啶联合用于治疗卡氏肺孢子虫感染。

（4）与乙胺嘧啶联合用于预防氯喹耐药性疟疾；亦可与乙胺嘧啶和氯喹三者联合用于预防间日疟。

【用法用量】 口服给药。

• 抑制麻风　与一种或多种其他抗麻风药合用。

成人　一次50～100 mg，一日1次；或按体重一次0.9～1.4 mg/kg，一日1次，最高剂量每日200 mg。开始可每日口服12.5～25 mg，以后逐渐加量到一日100 mg。

小儿　按体重一次0.9～1.4 mg/kg，一日1次。

由于本品有蓄积作用，故每服药6日停药1日，每服药10周停药2周。

• 治疗疱疹样皮炎

成人　起始一日50 mg，如症状未完全抑制，每日剂量可增加至300 mg，成人最高剂量每日500 mg，待病情控制后减至最低有效维持量。

小儿　开始按体重一次2 mg/kg，一日1次，如症状未完全控制，可逐渐增加剂量，待病情控制后减至最小有效量。

• 预防疟疾　本品100 mg与乙胺嘧啶12.5 mg联合，1次顿服，每7日服药1次。

【不良反应】

（1）发生率较高者有：背、腿痛，胃痛，食欲减退；皮肤苍白、发热、溶血性贫血；皮疹；异常乏力或衰弱；变性血红蛋白血症。

（2）发生率较低者有：皮肤瘙痒、剥脱性皮炎、精神紊乱、周围神经炎；咽痛、粒细胞减少或缺乏；砜类综合征或肝脏损害等。

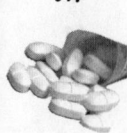

（3）下列症状如持续存在需引起注意：眩晕、头痛、恶心、呕吐。

【禁忌】 对本品及磺胺类药物过敏者、严重肝功能损害和精神障碍者禁用。

【注意事项】
（1）下列情况应慎用本品：严重贫血，葡萄糖-6-磷酸脱氢酶（G6PD）缺乏，变性血红蛋白还原酶缺乏症，肝、肾功能减退，胃与十二指肠溃疡及有精神病史者。

（2）交叉过敏：砜类药物之间存在交叉过敏现象；此外，对磺胺类、呋塞米类、噻嗪类、磺酰脲类以及碳酸酐酶抑制药过敏的患者亦可能对本品发生过敏。

（3）随访检查：
① 血常规计数，用药前和治疗第一个月中每周一次，以后每月一次，连续6个月，以后每半年一次。
② G6PD测定，如为G6PD缺乏者则应慎用本品。
③ 肝功能试验（如尿胆红素和门冬氨酸氨基转移酶测定），治疗中患者发生食欲减退、恶心或呕吐时应作测定，如有肝脏损害，应停用本品。
④ 肾功能测定，有肾功能减退者在治疗中应定期测定肾功能，适当调整剂量。

（4）原发性和继发性耐氨苯砜麻风杆菌菌株日渐增多，本品不宜单独用于治疗麻风，应与利福平、氯法齐明、乙硫异烟胺、丙硫异烟胺、氧氟沙星、米诺环素、克拉霉素等联合应用。

（5）皮损查菌阴性者疗程6个月，阳性者至少2年或用药至细菌转阴；对未定型和结核样麻风的治疗需持续3年，Ⅱ型麻风需2～10年，瘤型麻风需终身服药。

（6）快乙酰化型患者本品的血药浓度可能很低，需调整剂量；慢乙酰化型患者本品的血药浓度可能较高，亦需调整剂量。

（7）肾功能减退患者用药时需减量，如肌酐清除率低于4 mL/min时需测定血药浓度，无尿患者应停用本品。

（8）用药过程中如出现新的或中毒性皮肤反应，应迅速停用本品，但出现麻风反应状态时不需停药。

（9）治疗中如出现严重"可逆性"反应（Ⅰ型）或神经炎时，应合用大剂量肾上皮质激素。

（10）G6PD缺乏患者应用本品时需减量。

（11）治疗疱疹样皮炎时，应服用无麸质饮食，连续6个月，氨苯砜的剂量可减少50%或停用本品。

【孕妇及哺乳期妇女用药】 本品可在乳汁中达有效浓度，对新生儿具预防作用，但砜类药物在G6PD缺乏的新生儿中可能引起溶血性贫血。孕妇及哺乳期妇女用药前应充分权衡利弊后决定是否采用，如确有应用指征者应在严密观察下应用。

【儿童用药】 儿童用量酌减，一般对儿童的生长发育无明显影响。

【老年用药】 老年患者肝肾功能有所减退，用药量应酌减。

【药物相互作用】
（1）与丙磺舒合用可减少肾小管分泌砜类，使砜类药物血浓度高而持久，易发生毒性反应。因此在应用丙磺舒的同时或以后需调整砜类的剂量。

（2）利福平可刺激肝微粒体酶的活性，使本品血药浓度降低1/7～1/10，故服用利福平的同时或以后应用氨苯砜时需调整后者的剂量。

（3）本品不宜与骨髓抑制药物合用，因可加重白细胞和血小板减少的程度，必须合用时应密切观察对骨髓的毒性。

（4）本品与其他溶血药物合用时可加剧溶血反应。

（5）与甲氧苄啶合用时，两者的血药浓

度均可增高，其机制可能为：

① 抑制氨苯砜在肝脏的代谢；

② 两者竞争在肾脏中的排泄，本品血药浓度增高可加重其不良反应。

（6）与去羟肌苷合用时可减少本品的吸收，因为口服去羟肌苷需同时服用缓冲液以中和胃酸，而本品需在酸性环境中增加吸收，因此如两者必须同用时应至少间隔2小时。

【药物过量】 过量服用本品主要导致高铁血红蛋白血症、溶血、肝肾功能损害和精神障碍。过量的处理：

（1）洗胃，给予活性炭30g，同时给予泻药每6小时1次，至少持续24～48小时。

（2）紧急情况下，对正常及变性血红蛋白还原酶缺乏的患者用亚甲蓝1～2mg/kg缓慢静脉注射，如变性血红蛋白重新出现，可重复注射。

（3）非紧急情况时，用亚甲蓝3～5 mg/kg，每4～6小时口服1次，但G6PD缺乏患者不能使用；亦可用活性炭，即使在使用本品数小时后仍可应用。

（十一）抗真菌药

29. 氟康唑

【通用名称】 氟康唑片

【英文名称】 Fluconazole Tablets

【药理毒理】

（1）药理：本品属吡咯类抗真菌药。抗真菌谱较广。口服及静注本品对人和各种动物真菌感染，如念珠菌感染（包括免疫正常或免疫受损的人和动物的全身性念珠菌病）、新型隐球菌感染（包括颅内感染）、糠秕马拉色菌、小孢子菌属、毛癣菌属、表皮癣菌属、皮炎芽生菌、粗球孢子菌（包括颅内感染）及荚膜组织胞浆菌、斐氏着色菌、卡氏枝孢霉等有效。本品的体外抗菌活性明显低于酮康唑，但本品的体内抗菌活性明显高于体外作用。

本品的作用机制主要为高度选择性干扰真菌的细胞色素P450的活性，从而抑制真菌细胞膜上麦角固醇的生物合成。

（2）毒理：本品对真菌依赖的细胞色素P450酶具有高度选择性。一日服用本品0.5g，连续28天，已证明对男性的血浆睾丸素浓度及育龄期妇女的甾体激素浓度均无影响。

【药代动力学】 口服吸收良好，且不受食物、抗酸药、H2受体阻滞药的影响。空腹口服本品约可吸收给药量的90%。单次口服本品100 mg，平均血药峰浓度（C_{max}）为4.5～8mg/L。表观分布容积（V_d）接近于体内水分总量。本品血浆蛋白结合率低（11%～12%），在体内广泛分布于皮肤、水疱液、腹腔液、痰液等组织体液中，尿液及皮肤中药物浓度约为血药浓度的10倍；皮肤水疱中约为2倍；唾液、痰、水疱液、指甲中与血药浓度接近；脑膜炎症时，脑脊液中本品的浓度可达血药浓度的54%～85%。本品少量在肝脏代谢，主要自肾排泄，以原型自尿中排出给药量的80%以上。血消除半衰期为27～37小时，肾功能减退时明显延长。血液透析或腹膜透析可部分清除本品。

【适应症】

（1）念珠菌病：用于治疗口咽部和食道念珠菌感染；播散性念珠菌病，包括腹膜炎、肺炎、尿路感染等；念珠菌外阴阴道炎。尚可用于骨髓移植患者接受细胞毒类药物或放射治疗时，预防念珠菌感染的发生。

（2）隐球菌病：用于治疗脑膜以外的新型隐球菌病。治疗隐球菌脑膜炎时，本品可作为两性霉素B联合氟胞嘧啶初治后的维持治疗药物。

（3）球孢子菌病。

（4）用于接受化疗、放疗和免疫抑制治疗患者的预防治疗。

（5）本品亦可替代伊曲康唑用于芽生菌病和组织胞浆菌病的治疗。

【用法用量】 口服。

成人

（1）播散性念珠菌病：首次剂量0.4g，以后一次0.2g，一日1次，至少4周，症状缓解后至少持续2周。

（2）食道念珠菌病：首次剂量0.2g，以后一次0.1g，一日1次，持续至少3周，症状缓解后至少持续2周。根据治疗反应，也可加大剂量至一次0.4g，一日1次。

（3）口咽部念珠菌病：首次剂量0.2g，以后一次0.1g，一日1次，疗程至少2周。

（4）念珠菌外阴阴道炎：单剂量，0.15g。

（5）预防念珠菌病：有预防用药指征者0.2～0.4g，一日1次。

肾功能不全者 若只需给药1次，不用调节剂量；当需多次给药时，第一及第二日应给常规剂量，此后应按肌酐清除率来调节给药剂量。

小儿 治疗方案尚未建立。有资料报道起始剂量按体重一日3～6mg/kg，一日1次，治疗少数出生2周至14岁的小儿患者，结果是安全的。

【不良反应】

（1）常见消化道反应，表现为恶心、呕吐、腹痛或腹泻等。

（2）过敏反应：可表现为皮疹，偶可发生严重的剥脱性皮炎（常伴随肝功能损害）、渗出性多形红斑。

（3）肝毒性：治疗过程中可发生轻度一过性血清氨基转移酶升高，偶可出现肝毒性症状，尤其易发生于有严重基础疾病（如艾滋病和癌症）的患者。

（4）可见头晕、头痛。

（5）某些患者，尤其有严重基础疾病（如艾滋病和癌症）的患者，可能出现肾功能异常。

（6）偶可发生周围血象一过性中性粒细胞减少和血小板减少等血液学检查指标改变，尤其易发生于有严重基础疾病（如艾滋病和癌症）的患者。

【禁忌】 对本品或其他吡咯类药物有过敏史者禁用。

【注意事项】

（1）本品与其他吡咯类药物可发生交叉过敏反应，因此对任何一种吡咯类药物过敏者禁用本品。

（2）由于本品主要自肾排出，因此治疗中需定期检查肾功能。用于肾功能减退患者需减量应用。

（3）本品目前在免疫缺陷者中的长期预防用药，已导致念珠菌属等对氟康唑等吡咯类抗真菌药耐药性的增加，故需掌握指征，避免无指征预防用药。

（4）治疗过程中可发生轻度一过性血清氨基转移酶升高，偶可出现肝毒性症状。因此用本品治疗开始前和治疗中均应定期检查肝功能，如出现肝功能持续异常或肝毒性临床症状时均需立即停用本品。

（5）本品与肝毒性药物合用、需服用本品两周以上或接受多倍于常用剂量的本品时，可使肝毒性的发生率增高，故需严密观察，在治疗前和治疗期间每两周进行一次肝功能检查。

（6）本品使用疗程应视感染部位及个体治疗反应而定。一般治疗应持续至真菌感染的临床表现及实验室检查指标显示真菌感染消失为止。隐球菌脑膜炎或反复发作口咽部念珠菌病的艾滋病患者需用本品长期维持治疗以防止复发。

（7）接受骨髓移植者，如严重粒细胞减少已先期发生，则应预防性使用本品，直至中性粒细胞计数上升至 $1×10g/L$ 以上后7天。

（8）肾功能损害者，可按前述方案调整用药剂量（见【用法用量】）；血液透析患者在每次透析后可给予本品一日量，因为3小时血液透析可使本品的血药浓度降低约50%。

【孕妇及哺乳期妇女用药】
（1）动物试验中，本品高剂量给予动物时可出现流产、死胎增多、幼年动物肋骨畸形、腭裂等变化。虽然在人类中未发现此类情况，但孕妇仍应禁用。

（2）尚无母乳中含本品浓度的数据，故哺乳期妇女慎用或服用本品时暂停哺乳。

【儿童用药】 本品对小儿的影响缺乏充足的研究资料，虽然少数出生2周至14岁小儿患者以每日 $3～6mg/kg$（按体重）剂量治疗未发生不良反应，但小儿仍不宜应用。

【老年用药】 肾功能无减退的老年患者无须调整剂量。肾功能减退的老年患者须根据肌酐清除率调整剂量。

【药物相互作用】
（1）本品与异烟肼或利福平合用时，可使本品的浓度降低。

（2）本品与甲苯磺丁脲、氯磺丁脲和格列吡嗪等磺酰脲类降血糖药合用时，可使此类药物的血药浓度升高而可能导致低血糖，因此需监测血糖，并减少磺酰脲类降血糖药的剂量。

（3）高剂量本品和环孢素合用时，可使环孢素的血药浓度升高，致毒性反应发生的危险性增加，因此必须在监测环孢素血药浓度并调整剂量的情况下方可谨慎应用。

（4）与氢氯噻嗪合用，可使本品的血药浓度升高。

（5）本品与茶碱合用时，茶碱血药浓度约可升高13%，可导致毒性反应，故需监测茶碱的血药浓度。

（6）本品与华法林等双香豆素类抗凝药合用时，可增强双香豆素类抗凝药的抗凝作用，致凝血酶原时间延长，故应监测凝血酶原时间并谨慎使用。

（7）本品与苯妥英钠合用时，可使苯妥英钠的血药浓度升高，故需监测苯妥英钠的血药浓度。

30. 制霉素

【通用名称】 制霉素片
【英文名称】 Nysfungin Tablets
【药理毒理】 多烯类抗真菌药，具广谱抗真菌作用，对念珠菌属的抗菌活性高，新型隐球菌、曲菌、毛霉菌、小孢子菌、荚膜组织浆胞菌、皮炎芽生菌及皮肤癣菌通常对本品敏感。本品可与真菌细胞膜上的甾醇相结合，致细胞膜通透性改变，以致重要细胞内容物漏失而发挥抗真菌作用。

【药代动力学】 本品口服后胃肠道不吸收，给常用口服量后血药浓度极低，对全身真菌感染无治疗作用。几乎全部服药量自粪便内排出。局部外用亦不被皮肤和粘膜吸收。

【适应症】 口服用于治疗消化道念珠菌病。

【用法用量】 口服给药。
消化道念珠菌病：
成人 一次50万～100万单位，一日3次。
小儿 每日按体重5万～10万单位/kg，分3～4次服。

【不良反应】 口服较大剂量时可发生腹泻、恶心、呕吐和上腹疼痛等消化道反应，减量或停药后迅速消失。

【禁忌】 对本品过敏的患者禁用。

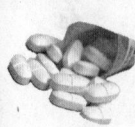

【注意事项】 本品对全身真菌感染无治疗作用。

【孕妇及哺乳期妇女用药】 孕妇及哺乳期妇女慎用。

【儿童用药】 5岁以下儿童不推荐使用。

【药物相互作用】 尚不明确。

【药物过量】 尚不明确。

（十二）抗病毒药

31. 阿昔洛韦

【通用名称】 阿昔洛韦片

【英文名称】 Aciclovir Tablets

【加框警告】 为控制阿昔洛韦制剂的使用风险，保护患者用药安全，国家食品药品监督管理局决定对阿昔洛韦静脉制剂和口服制剂的说明书进行修订。在相关制剂说明书中增加急性肾功能衰竭的黑框警告。（国食药监注［2009］111号 二〇〇九年四月二日）

【药理毒理】 抗病毒药。体外对单纯性疱疹病毒、水痘带状疱疹病毒、巨细胞病毒等具抑制作用。本品进入疱疹病毒感染的细胞后，与脱氧核苷竞争病毒胸苷激酶或细胞激酶，药物被磷酸化成活化型阿昔洛韦三磷酸酯，然后通过两种方式抑制病毒复制：①干扰病毒 DNA 多聚酶，抑制病毒的复制；②在 DNA 多聚酶作用下，与增长的 DNA 链结合，引起 DNA 链的延伸中断。

本品对病毒有特殊的亲和力，但对哺乳动物宿主细胞毒性低。体外细胞转化测定有致癌报道，但动物实验未见致癌依据。某些动物实验显示高浓度药物可致突变，但无染色体改变的依据。本品的致癌与致突变作用尚不明确。大剂量注射可致动物睾丸萎缩和精子数减少，药物能通过胎盘，动物实验证实对胚胎无影响。

【药代动力学】 口服吸收差，15%～30%由胃肠道吸收，进食对血药浓度影响不明显。能广泛分布至各组织与体液中，包括脑、肾、肺、肝、小肠、肌肉、脾、乳汁、子宫、阴道粘膜与分泌物、脑脊液及疱疹液。在肾、肝和小肠中浓度高，脑脊液中浓度约为血中浓度的一半。药物可通过胎盘。每4小时口服200 mg和400 mg，5天后的血药峰浓度（C_{max}）分别为0.6 mg/L和1.2 mg/L。本品蛋白结合率低（9%～33%）。在肝内代谢，主要代谢物占给药量的9%～14%，经尿排泄。血消除半衰期（$t_{1/2\beta}$）约为2.5小时。肌酐清除率为50～80 mL/min和15～50 mL/min时，血消除半衰期（$t_{1/2\beta}$）分别为3.0小时和3.5小时。无尿者的血消除半衰期（$t_{1/2\beta}$）长达19.5小时，血液透析时降为5.7小时。本品主要经肾由肾小球滤过和肾小管分泌而排泄，约14%的药物以原型由尿排泄，经粪便排泄率低于2%，呼出气中含微量药物。血液透析6小时约清除血中60%的药物。腹膜透析清除量很少。

【适应症】

（1）单纯疱疹病毒感染：用于生殖器疱疹病毒感染初发和复发病例，对反复发作病例口服本品用作预防。

（2）带状疱疹：用于免疫功能正常者带状疱疹和免疫缺陷者轻症病例的治疗。

（3）免疫缺陷者水痘的治疗。

【用法用量】 口服给药。

（1）生殖器疱疹初治和免疫缺陷者皮肤粘膜单纯疱疹：成人常用量一次0.2 g，一日5次，共10日；或一次0.4 g，一日3次，共5日。复发性感染一次0.2 g，一日5次，共5日；复发性感染的慢性抑制疗法，一次0.2 g，一日3次，共6个月，必要时剂量可加至一日5次，一次0.2 g，共6～12个月。

（2）带状疱疹：成人常用量一次0.8 g，一日5次，共7～10日。

（3）水痘：2岁以上儿童按体重一次20 mg/kg，一日4次，共5日，出现症状立即开始治疗。40 kg以上儿童和成人常用量为一次0.8 g，一日4次，共5日。

【不良反应】 偶有头晕、头痛、关节痛、恶心、呕吐、腹泻、胃部不适、食欲减退、口渴、白细胞下降、蛋白尿及尿素氮轻度升高、皮肤瘙痒等，长程给药偶见痤疮、失眠、月经紊乱。

【禁忌】 对本品过敏者禁用。

【注意事项】

（1）对更昔洛韦过敏者也可能对本品过敏。

（2）脱水或已有肝、肾功能不全者需慎用。

（3）严重免疫功能缺陷者长期或多次应用本品治疗后可能引起单纯疱疹病毒和带状疱疹病毒对本品耐药。如单纯疱疹患者应用阿昔洛韦后皮损不见改善者应测试单纯疱疹病毒对本品的敏感性。

（4）随访检查：由于生殖器疱疹患者大多易患子宫颈癌，因此患者至少应一年检查一次，以早期发现。

（5）一旦疱疹症状与体征出现，应尽早给药。

（6）进食对血药浓度影响不明显。但在给药期间应给予患者充足的水分，防止本品在肾小管内沉淀。

（7）生殖器复发性疱疹感染以间歇短程疗法给药有效。由于动物实验曾发现本品对生育的影响及致突变，因此口服剂量与疗程不应超过推荐标准。生殖器复发性疱疹的长程疗法也不应超过6个月。

（8）一次血液透析可使血药浓度降低60%，因此血液透析后应补给一次剂量。

（9）本品对单纯疱疹病毒的潜伏感染和复发无明显效果，不能根除病毒。

【孕妇及哺乳期妇女用药】 药物能通过胎盘，虽动物实验证实对胚胎无影响，但孕妇用药仍需权衡利弊。药物在乳汁中的浓度为血药浓度的0.6～4.1倍，虽未发现婴儿异常，但哺乳期妇女应慎用。

【儿童用药】 2岁以下小儿剂量尚未确定。

【老年用药】 由于生理性肾功能的衰退，本品剂量与用药间期需调整。

【药物相互作用】

（1）与齐多夫定（zidovudine）合用可引起肾毒性，表现为深度昏睡和疲劳。

（2）与丙磺舒竞争性抑制有机酸分泌，合并用丙磺舒可使本品的排泄减慢，半衰期延长，体内药物量蓄积。

32. 利巴韦林

32.1 利巴韦林片

【通用名称】 利巴韦林片

【英文名称】 Ribavirin Tablets

【药理毒理】

（1）药理学：广谱抗病毒药。体外具有抑制呼吸道合胞病毒、流感病毒、甲肝病毒、腺病毒等多种病毒生长的作用，其机制不全清楚。本品并不改变病毒吸附、侵入和脱壳，也不诱导干扰素的产生。药物进入被病毒感染的细胞后迅速磷酸化，其产物作为病毒合成酶的竞争性抑制剂，抑制肌苷单磷酸脱氢酶、流感病毒RNA多聚酶和mRNA鸟苷转移酶，从而引起细胞内鸟苷三磷酸的减少，损害病毒RNA和蛋白合成，使病毒的复制与传播受抑。对呼吸道合胞病毒也可能具免疫作用及中和抗体作用。

（2）毒理学：动物实验发现本品可诱发乳房、胰腺、垂体和肾上腺良性肿瘤，但对人体的致癌性并未肯定。药物对仓鼠等动物可引起头颅、腭、眼、颌、骨骼和胃肠道的畸形，子代成活减少，但灵长类动物实验并未发现药物对胎仔的影响。

给予小鼠、大鼠和猴口服利巴韦林，剂量分别为30、36和120 mg/kg或持续4周以上（相当于人用剂量：给予体重为5 kg的儿童4.8、12.3和111.4 mg/kg，或者体重为60 kg成人2.5、5.1和40 mg/kg，以上均按体表面积折算），出现心脏损伤。

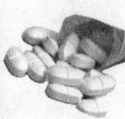

【药代动力学】 口服吸收迅速,生物利用度约45%,少量可经气溶吸入。口服后1.5小时血药浓度达峰值,血药峰浓度(C_{max})为1~2mg/L。小儿每日以面罩吸药2.5小时共3日,平均血药峰浓度(C_{max})为0.2mg/L;每日吸药20小时共5日,平均血药峰浓度(C_{max})为1.7mg/L,与血浆蛋白几乎不结合。药物在呼吸道分泌物中的浓度大多高于血药浓度。药物能进入红细胞内,在红细胞内可蓄积数周,且蓄积量大。长期用药后脑脊液内药物浓度可达同时期血药浓度的67%。本品可透过胎盘,也能进入乳汁,在肝内代谢。血药消除半衰期($t_{1/2\beta}$)为0.5~2小时。本品主要经肾排泄,72~80小时尿排泄率为30%~55%,72小时粪便排泄率约15%。

【适应症】 适用于呼吸道合胞病毒引起的病毒性肺炎与支气管炎、皮肤疱疹病毒感染。

【用法用量】 口服给药。

(1)病毒性呼吸道感染:成人一次0.15g,一日3次,疗程7日。

(2)皮肤疱疹病毒感染:成人一次0.3g,一日3次,疗程7日。

(3)小儿每日按体重10mg/kg,分4次服用,疗程7日。6岁以下小儿口服剂量未定。

【不良反应】 常见的不良反应有贫血、乏力等,停药后即消失。较少见的不良反应有疲倦、头痛、失眠、食欲减退、恶心、呕吐、轻度腹泻、便秘等,并可致红细胞、白细胞及血红蛋白下降。

【禁忌】 对本品过敏者、孕妇禁用。

【注意事项】

(1)有严重贫血、肝功能异常者慎用。

(2)对诊断的干扰:口服本品后引起血胆红素增高者可高达25%,大剂量可引起血红蛋白含量下降。

(3)尽早用药。呼吸道合胞病毒性肺炎病初3日内给药一般有效。本品不宜用于未经实验室确诊为呼吸道合胞病毒感染的患者。

(4)长期或大剂量服用对肝功能、血象有不良反应。

【孕妇及哺乳期妇女用药】

(1)本品有较强的致畸作用,家兔日剂量1mg/kg即引起胚胎损害,故禁用于孕妇和有可能怀孕的妇女(本品在体内消除很慢,停药后4周尚不能完全自体内清除)。

(2)少量药物由乳汁排泄,且对母子二代动物均具毒性,因此哺乳期妇女在用药期间需暂停哺乳,乳汁也应丢弃。由于哺乳期妇女呼吸道合胞病毒感染具自限性,故本品不用于此种病例。

【老年用药】 老年人不推荐应用。

【药物相互作用】 本品与齐多夫定同用时有拮抗作用,因本品可抑制齐多夫定转变成活性型的磷酸齐多夫定。

【药物过量】 大剂量应用可致心脏损害,对有呼吸道疾患者(慢性阻塞性肺病或哮喘者)可致呼吸困难、胸痛等。

32.2 利巴韦林颗粒

【通用名称】 利巴韦林颗粒

【英文名称】 Ribavirin Granules

【药理毒理】 同利巴韦林片。

【药代动力学】 国内人体生物利用度研究资料表明,利巴韦林颗粒口服后吸收迅速,在60~90分钟内血药浓度可达到峰值。利巴韦林进入体内后,经磷酸化生成具有活性的代谢产物——利巴韦林单磷酸。消除半衰期约为24小时。利巴韦林能滞留于红细胞内。主要由肾脏排泄,仅有少量随粪便排出。

【适应症】 本品适用于呼吸道合胞病毒引起的病毒性肺炎与支气管炎、皮肤疱疹病毒感染。

【用法用量】 本品用温开水完全溶解后口服。

(1)用于病毒性呼吸道感染:成人一次0.15g,一日3次,连用7日。

（2）用于皮肤疱疹病毒感染：成人一次0.3g，一日3～4次，连用7日。

【不良反应】 同利巴韦林片。

【禁忌】
（1）对本品中任何成分过敏者禁用。
（2）孕妇禁用。
（3）禁用于有自身免疫性肝炎患者。

【注意事项】
（1）定期进行血常规（血红蛋白水平、白细胞计数、血小板计数）、血液生化（肝功能、TSH）检查，尤其血红蛋白检查（包括在开始前，治疗第2周、第4周）。对可能怀孕妇女每月进行怀孕测试。
（2）严重贫血患者慎用，有地中海贫血、镰刀细胞性贫血患者不推荐使用利巴韦林；有胰腺炎症状或明确有胰腺炎患者不可使用利巴韦林；具有心脏病史或明显心脏病症状患者不可使用利巴韦林，如使用利巴韦林出现任何心脏病恶化症状，应立即停药给予相应治疗。
（3）肝肾功能异常者慎用；肌酐清除率＜50mL/min的患者不推荐使用利巴韦林。
（4）利巴韦林对诊断有一定干扰，可引起血胆红素增高（可高达25%），大剂量可引起血红蛋白降低。
（5）尽早用药，呼吸道合胞病毒性肺炎病初3日内给药，利巴韦林不宜用于未经实验室确诊为呼吸道合胞病毒感染的患者。

【孕妇及哺乳期妇女用药】 已经充分的动物研究证实利巴韦林有明显的致突变和胚胎毒性（在低于人体用量的1/20时即可出现）。利巴韦林会引起胎儿先天畸形或死亡，在治疗开始前、治疗期间和停药后至少6个月，服用利巴韦林的男性和女性均应避免怀孕，可能怀孕者应采用至少两种以上避孕方式有效避孕，一旦怀孕应立即告知医生。孕妇禁用利巴韦林。少量药物经乳汁排泄，因为对乳儿潜在的危险，不推荐哺乳期妇女服用利巴韦林。

【儿童用药】 目前尚缺乏详细的研究资料。

【老年用药】 尚未进行充分的65岁以上老年患者临床研究。在老年患者中使用利巴韦林发生贫血的可能性大于年轻患者，老年人肾功能多有下降，容易导致蓄积，不推荐老年患者服用利巴韦林。

【药物相互作用】 同利巴韦林片。

【药物过量】 同利巴韦林片。

32.3 利巴韦林注射液

【通用名称】 利巴韦林注射液

【英文名称】 Ribavirin Injection

【药理毒理】 同利巴韦林片。

【药代动力学】 静脉滴注本品0.8g，5分钟后血浆浓度为（17.8±5.5）mmol，30分钟后血浆浓度为（42.3±10.4）mmol。进入体内迅速分布到身体各部分，并可通过血-脑脊液屏障。药物在呼吸道分泌物中的浓度大多高于血药浓度。药物能进入红细胞内，在红细胞内可蓄积数周，且蓄积量大。长期用药后脑脊液内药物浓度可达同时期血药浓度的67%。本品可透过胎盘，也能进入乳汁。与血浆蛋白几乎不结合。在肝内代谢。血浆药物消除半衰期（$t_{1/2\beta}$）为0.5～2小时。主要经肾排泄，48小时内从尿液中可检出（16.7%±10.3%）的药物以原型排出，（6.2%±1.7%）的药物以代谢物排泄。

【适应症】 抗病毒药。用于呼吸道合胞病毒引起的病毒性肺炎与支气管炎。

【用法用量】 用氯化钠注射液或5%葡萄糖注射液稀释成每1mL含1mg的溶液后静脉缓慢滴注。成人一次0.5g，一日2次；小儿按体重一日10～15mg/kg，分2次给药。每次滴注20分钟以上，疗程3～7日。

【不良反应】 常见的不良反应有贫血、乏力等，停药后即消失。较少见的不良反应有疲倦、头痛、失眠、食欲减退、恶心、呕吐等，并可致红细胞、白细胞及血红蛋白下降。

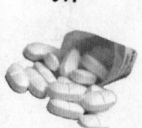

【禁忌】 对本品过敏者、孕妇禁用。

【注意事项】 同利巴韦林片。

【孕妇及哺乳期妇女用药】 同利巴韦林片。

【老年用药】 老年人不推荐使用。

【药物相互作用】 同利巴韦林片。

【药物过量】 同利巴韦林片。

33. 抗艾滋病药

33.1 茚地那韦

【通用名称】 硫酸茚地那韦胶囊

【英文名称】 Indinavir Sulfate Capsules

【药理毒理】

(1) 药理学：

① 作用机理：硫酸茚地那韦胶囊是一种特异性蛋白酶抑制剂，能有效对抗人类免疫缺陷病毒（HIV-1）。茚地那韦抑制纯化的 HIV-1 和 HIV-2 蛋白酶，其对 HIV-1 的选择性大约是 HIV-2 的 10 倍。茚地那韦与蛋白酶的活性部位直接结合，因而是蛋白酶的竞争性抑制剂。这种竞争性结合阻碍了病毒颗粒成熟过程中病毒前体多蛋白的裂解过程，由此产生的不成熟的病毒颗粒不具有感染性，无法建立新一轮感染。茚地那韦对其他真核生物蛋白酶（包括人肾素、组织蛋白酶 D、弹性蛋白酶和 Xa 因子）无明显抑制作用。

② 微生物学：在被 HIV-1 细胞水平变异株（LAI, MN 和 RF）感染的人 T 淋巴细胞培养基中，浓度为 50～100nM 的茚地那韦（IC95）能抑制 95% 的病毒扩散（与未用药的病毒感染对照组相比）。用亲巨噬细胞 HIV-1 变异株（SF162）感染的人原始单核/巨噬细胞培养体系中，用药后也可见到类似结果。另外，在用不同的主要的 HIV-1 病毒分离株感染的人外周血单核细胞（经分裂素刺激后）培养体系中，浓度为 25～100nM 的茚地那韦可抑制 95% 病毒扩散。这些病毒分离株包括那些对利托那韦在内的逆转录酶抑制剂和非核苷类逆转录酶抑制剂耐药的病毒株。在用 HIV-1 变异株 LAI 感染的人 T 淋巴细胞培养系中，加入茚地那韦和齐多夫定或二脱氧肌苷，或一种非核苷类逆转录酶抑制剂共同孵育，可观察到协同抗逆转录病毒作用。

③ 耐药性：在有些患者中，茚地那韦对病毒 RNA 水平抑制的能力有所下降，但 CD4 细胞计数仍经常维持在高于治疗前水平。对病毒 RNA 抑制能力的丧失与体内易感病毒被耐药变异株取代有关。耐药性的发生与病毒基因组突变的累积作用有关，病毒基因组的突变导致病毒蛋白酶的氨基酸被替换。

当用低于推荐剂量每天 2.4g 的茚地那韦开始治疗时，更易观察到对病毒 RNA 复制抑制力的降低。因此应以茚地那韦推荐剂量开始治疗，以增加对病毒复制的抑制能力，防止耐药株的产生。

④ 交叉耐药性：对茚地那韦耐药的 HIV-1 患者，对其他的 HIV 蛋白酶抑制剂也会出现不同程度不同表现的交叉耐药性，包括对利托那韦和沙奎那韦，在茚地那韦和利托那韦之间存在完全交叉耐药。然而，在不同个体间，对沙奎那韦的交叉耐药性不同。已报道许多与利托那韦和沙奎那韦耐药性有关的蛋白酶氨基酸的替换也与茚地那韦的耐药性有关。

联合使用茚地那韦和一种核苷酸类似物逆转录酶抑制剂（患者既往未使用过的核苷酸类似物），可能会减少对茚地那韦和核苷酸类似物耐药性的发生。

(2) 动物毒理学：

① 急性毒性：大鼠和小鼠口服茚地那韦的 LD_{50} > 5000 mg/kg；静脉用药小鼠 LD_{50} ≥ 5000 mg/kg，大鼠 LD_{50} > 5000 mg/kg。

② 慢性毒性：大鼠用茚地那韦每天 ≥ 50 mg/kg 治疗，尿中可见结晶体（与原型药相符合）。猴用药量至 40 mg/kg、每天两次时，未见结晶尿。但曾经观察到有猴在用

药量至160 mg/kg、每天两次时，发生结晶尿。狗用药量增至每天40 mg/kg时，未观察到结晶尿，但有一只狗用药量每天80 mg/kg时发生结晶尿。目前认为结晶尿的出现与药物引起的肾损伤并无关系，在这些动物中未观察到血浆肌苷或尿素氮的升高。给予大鼠至每天640 mg/kg的茚地那韦，持续用药53周；给狗至每天80 mg/kg，持续用药53周；猴160 mg/kg每天两次，用药5周，均未观察到肾脏的组织学改变。大鼠用茚地那韦每天≥160 mg/kg，可见甲状腺素清除率增加，以致甲状腺重量增加，甲状腺滤泡细胞过度增生。大鼠用药量每天≥40 mg/kg时，肝重量增加；用药量每天≥320 mg/kg时，合并出现肝细胞肿胀；大鼠用药量直到增至每天640 mg/kg时，仍见到类似改变，但未见到肝损害的组织学证据。

③致癌作用：在小鼠和大鼠中进行致癌性研究，在小鼠中未观察到任何种类的肿瘤发生率的提高。雄性和雌性小鼠茚地那韦的最高实验剂量分别是每天480 mg/kg和每天640 mg/kg，这两种剂量产生的日组织暴露浓度相当于人服用推荐剂量的1.7和2.6倍。大鼠（雄性和雌性）服用最高实验剂量每天640 mg/kg后，可见甲状腺瘤的发生率增高。在最高剂量条件下，大鼠的日组织暴露浓度高于人日组织暴露浓度的1.3～2.3倍。

④致突变作用：在体外微生物致突变实验中，DNA裂解的体外碱洗脱化验、体内和体外染色体畸变分析和体外哺乳动物细胞致突变分析等研究中，均无证据显示茚地那韦有致突变性或基因毒性。

⑤对生殖系统的影响：用药剂量至每天640 mg/kg时，在雌性大鼠中未观察到茚地那韦对交配、繁殖或胚胎存活有与治疗相关性影响，在雄性大鼠中未观察到对交配行为的与治疗相关的影响。这种剂量产生的组织暴露浓度相当于或高于临床剂量所产生的组织暴露浓度。另外，用药的雄性大鼠与未用药的雌性大鼠交配后，未观察到对雌性大鼠受精及繁殖力的与治疗相关的影响。

⑥对发育的影响：发育影响研究在大鼠、兔、狗中进行（用药剂量可产生相当于或稍高于人服用推荐剂量的组织暴露浓度），表明无药物致畸性的证据。在大鼠中未见到治疗相关的外在或内脏器官改变。大鼠用药量每天≥160 mg/kg（低于或等于人组织暴露浓度），与对照组相比观察到治疗组多肋骨数的发生率增高，用药量至每天640 mg/kg（相当于或略高于人组织暴露浓度）时，多颈肋的发生率增高。在兔和狗中，未见到治疗相关性的外在、内脏或骨骼改变。在所有3种动物中，未见到对胚胎/胎儿存活或胎儿重量的治疗相关性影响。在大鼠和狗的子宫中，观察到高浓度的茚地那韦，但在兔的子宫中则很低。

研究表明，给予哺乳期大鼠茚地那韦每天40或640 mg/kg时，乳汁中有茚地那韦。

【药代动力学】

（1）药物吸收：

①空腹状态时，茚地那韦被快速吸收，在0.8小时达到血药浓度峰值（C_{max}）（$n=11$）。超过用药剂量200～1000 mg范围应用茚地那韦，健康人和HIV-1患者体内的血浆浓度增长均略高于相应成比例剂量的增加。每8小时服药800 mg，稳态AUC（血浆浓度-时间曲线下面积）是27.813 nM/h（$n=16$），C_{max}（血浆峰浓度）是11.144 nM（$n=16$），谷浓度是211 nM（$n=16$）。在稳定状态，用药间歇期的茚地那韦平均血浆浓度超过HIV-1的IC95。由于半衰期短（1.8小时，$n=10$），在多次每8小时用药800 mg后，血浆浓度只轻度升高（12%）；在每6小时给药600 mg，连续给药70周后，血浆的药代动力学没有变化；单次给药800 mg的生物利用度大约是65%。

②HIV-1感染的儿童患者，每8小时服用茚地那韦胶囊500 mg/m²，AUC 0～8小

时是 27 412nM/h（$n=34$），C_{max} 是 12 182nM（$n=34$），谷浓度是 122nM（$n=29$），AUC 和 C_{max} 值与 HIV 感染的成人患者服用推荐剂量（每 8 小时 800mg）后测得的值大致相似，但谷浓度较成人低。

③食物对口服药吸收的影响：当茚地那韦与高热量、高脂肪、高蛋白饮食同时服用时，将导致药物吸收速度缓慢，吸收量减少，AUC 降低约 80%，C_{max} 降低约 85%（$n=10$）。与清淡饮食同服时（如果酱面包、苹果汁、混有脱脂奶和糖的咖啡或玉米片、脱脂奶和糖）导致 AUC 和 C_{max} 降低 2%～8%，与清淡饮食同服 6～8 小时后，茚地那韦血浆浓度相当于相应空腹状态的数值。

口服茚地那韦硫酸盐（取自打开的胶囊）与苹果酱混合后，药代动力学与空腹状态下口服茚地那韦胶囊的大致相当。感染 HIV 的儿童患者，服用混在苹果酱中的茚地那韦后，药代动力学参数如下：AUC 0～8 小时是 26 980nM/h（$n=10$），C_{max} 是 13 711nM（$n=10$），谷浓度是 146nM（$n=9$）。

(2) 药物分布：茚地那韦与人的血浆蛋白非高度结合（未结合占 39%）。大鼠脑组织对其吸收有限，脑组织中的药物浓度与血浆浓度比平均为 0.18。茚地那韦能有效穿透大鼠和狗的胎盘屏障，对兔子胎盘屏障的穿透能力有限。哺乳期的大鼠广泛分泌茚地那韦，乳汁中药物浓度平均是血浆浓度的 1.26～1.45 倍。在大鼠的淋巴系统，药物分布可很快达到平衡。

(3) 药物代谢：在口服 400～1000mg 茚地那韦的健康人中进行药物代谢评价。口服 400mg 经 ^{14}C 放射标记的茚地那韦后，在粪便和尿中分别发现 83%（$n=4$）和 19%（$n=6$）的总放射性。经证实有 7 种主要代谢产物。其代谢途径为：吡啶氮的葡萄糖苷氧化，经过或未经过 3'-羟基化的 1，2-二氢化茚环的吡啶氮的氧化，1，2-二氢化茚的 3'-羟基化，苯甲基部分的对羟基化以及经过或未经过 3'-羟基化的 N 脱吡啶甲基化。人肝微粒体体外研究表明细胞色素 CYP3A4 是在茚地那韦氧化代谢过程中起主要作用的唯一 P450 的同功酶。分析服药后人的血浆和尿液样本，结果表明茚地那韦代谢产物几乎无蛋白酶抑制作用。

(4) 药物排泄：健康人和 HIV-1 感染者，在口服用药 200～1000mg 范围内，尿中茚地那韦浓度增长略快于相应比例药物剂量增加。在临床用药剂量范围内，茚地那韦肾脏清除率（116 mL/min，$n=40$）是浓度依赖性的，低于 20% 药物经肾脏原型排泄。空腹单次给药 700mg 和 1000mg，平均经肾原型排泄的药物为 10.4%（$n=10$）和 12%（$n=10$）。茚地那韦半衰期为 1.8 小时，很快从体内清除（$n=10$）。

(5) 不同患者：

①肝硬化后肝功能不全：有肝硬化临床表现和轻中度肝功能不全患者，茚地那韦的代谢水平降低。单次服药 400mg 后，AUC 平均提高约 60%，半衰期平均延长至约 2.8 小时。尚未对严重肝功能不全患者作此类研究。

②肾功能不全：尚未对肾功能不全患者作药代动力学研究，小于 20% 的茚地那韦经肾原型排泄。

③性别差异：茚地那韦的药代动力学无明显的性别差异。10 个 HIV 阳性的女性患者，每 8 小时口服本品 800mg 和齐多夫定 200mg、拉米夫定 150mg，每天两次，用药 1 周后所得药代动力学结果与 HIV 阳性男性患者（以往患者数据库）相比，无明显临床差异。

④种族差异：茚地那韦的药代动力学不受种族差异影响。

⑤老年患者：老年患者的安全性和有效性数据尚未建立。

⑥儿童患者：口服推荐剂量的 HIV 成人患者与儿童患者的药代动力学数据 AUC 和 C_{max} 值大体相似，儿童患者的谷浓度较低

(参见药物吸收)。

【适应症】 本品适用于治疗成人及儿童HIV-1感染。成人的临床研究证明：

（1）减缓艾滋病的发展进程或致死亡的危险性。

（2）增加总体存活率。

（3）使血清病毒核糖核酸处于持久性低水平。

（4）使CD4细胞计数呈持久性升高。

【用法用量】

成人 本品的推荐剂量为每8小时口服800 mg（通常给予2粒400 mg胶囊）。用本品治疗必须以每天2.4 g的推荐剂量开始。

儿童（3岁及3岁以上可口服胶囊的儿童） 本品的推荐剂量为每8小时口服500 mg/m²。（剂量根据身高和体重计算所得的体表面积作相应调整，如下表）。儿童剂量不能超过成人剂量（每8小时800 mg）。本品尚未在3岁以下儿童中进行过研究。

体表面积/m²	每8小时口服量/mg
0.5	300
0.75	400
1	500
1.25	600
1.5	800

本品应该用于：

（1）与批准的抗逆转录病毒制剂（如核苷类和非核苷类逆转录酶抑制剂）合用治疗成人的HIV-1感染。

（2）单独应用治疗临床上不适宜用核苷或非核苷类逆转录酶抑制剂治疗的成年患者。

因为本品必须每间隔8小时服用一次，所以应为患者设计一个方便的服药方案。为了使其吸收完全，本品不可与食物一起服用，但可在餐前1小时或餐后2小时用水送服。本品也可以用其他饮料送服，如脱脂奶、果汁、咖啡或茶，或者清淡的饮食，如果酱面

包、苹果汁、加脱脂奶和糖的咖啡、玉米片、脱脂奶和糖。为保证足够的摄水量，建议患者在24小时期间至少饮用1.5升液体。

建议儿童患者：体重小于20 kg的，按体重每天至少饮用75 mL/kg液体；体重在20～40 kg的，每天至少饮用50 mL/kg液体。

除摄取足够的水量外，对于一次或多次肾结石发作的患者在肾结石急性发作期可暂停治疗（如暂停1～3天），或者中断治疗。

（3）联合治疗：

① 利福布汀：利福布汀与本品同时服用时，建议将利福布汀的剂量减少至标准剂量的一半（参考制造厂商关于利福布汀产品说明书），而本品剂量增加至每8小时1000 mg。

② 酮康唑：与酮康唑同时服用时，本品的剂量应减少至每8小时600 mg。

③ 伊曲康唑：与伊曲康唑200 mg一天两次同时服用时，本品的剂量应减少至每8小时600 mg。

④ Delavirdine：与Delavirdine 400 mg一天三次同时服用时，本品的剂量应减少至每8小时600 mg。

⑤ 依非韦伦：与依非韦伦同时服用时，本品的剂量应增加至每8小时1000 mg。

⑥ 有合并症的患者：由肝硬化引起的肝功能不全；对由肝硬化引起的轻至中度肝功能不全的患者，本品的剂量应减少至每8小时600 mg。

【不良反应】

（1）临床试验：

① 在全球性对照临床试验中，单用本品或与其他抗逆转录病毒药物（齐多夫定、去羟肌苷和/或拉米夫定）合用，都具有良好的耐受性。本品不改变与齐多夫定、去羟肌苷和/或拉米夫定有关的主要毒性反应的类型、发生率或严重程度。

② 与本品有关的不良反应多数是轻微的，且不需停药。因任何临床不良反应而导致停药的，在196名单用本品治疗的患者中

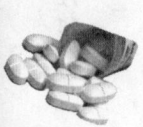

占5.1%，在53名本品与其他抗逆转录病毒药物联合治疗的患者中占5.7%，在74名单用其他抗逆转录病毒药物治疗的患者中占6.8%。

单用本品治疗的患者中（$n=196$），有研究人员报告为可能、很可能或确定与药物有关，不论其严重程度且在≥5%的患者中发生的临床不良反应包括：虚弱/疲劳、腹痛、返酸、腹泻、口干、消化不良、胃肠胀气、恶心、呕吐、淋巴结病、眩晕、头痛、感觉迟钝、失眠、皮肤干燥、瘙痒、药疹和味觉异常。许多最常见的不良反应通常是此类患者已存在或经常发生的疾病。

临床试验中报道，约有9.8%（252/2577）服用本品的患者报道有肾结石，包括伴有或不伴有血尿（包括镜检血尿）的腰痛，对照组为2.2%。一般而言，这些病例不伴有肾功能不全，并可通过摄水和暂时中断治疗（如暂停1～3天）恢复。（见注意事项——肾结石）

在3岁及3岁以上儿童患者的临床试验中，服用本品每8小时500 mg/m² 后，除肾结石发生率增高至24%（13/55）以外，其他不良事件均与成人相似。

（2）上市后经验：产品上市后，有以下不能确定与药物是否有关的不良事件的报道：

① 全身/非特异性部位：腹胀、颈背部、腹部和腹膜后壁的脂肪重新分布/聚积。

② 心血管系统：心血管病包括心肌梗塞、心绞痛、脑血管病。

③ 消化系统：肝功能异常；肝炎，包括罕见的肝功能衰竭、胰腺炎（见注意事项）。

④ 血液系统：血友病患者的自发出血增加，血小板减少，贫血包括急性溶血性贫血（见注意事项）。

⑤ 内分泌/代谢：新发生糖尿病或高血糖，或者原有的糖尿病加重（见注意事项）。

⑥ 过敏反应：过敏性反应，脉管炎。

⑦ 神经系统/精神病：口腔感觉异常。

⑧ 皮肤和皮下组织：皮疹，包括多形性红斑和斯约二氏综合征、色素沉着、脱发和荨麻疹；嵌趾甲和/或甲沟炎。

⑨ 泌尿生殖系统：肾结石，一般不伴有肾功能不全；然而伴有肾功能不全或急性肾功能衰竭的肾结石也有报道（见注意事项）；白细胞尿；结晶尿。有时有茚地那韦结晶沉积的间质性肾炎；在有些患者，停用茚地那韦后，间质性肾炎仍存在。

⑩ 上市后所见：血清甘油三酯增高，以及以下实验室不良反应的报道：

实验室化验结果：本品单剂治疗组中，由研究人员报告为可能、很可能或确定与药物有关（发生率≥5%），最常见的实验室不良反应为：ALT、AST、血清间接胆红素、血清总胆红素和尿蛋白的改变。

本品单独治疗或与其他抗逆转录病毒药联合治疗时，仅有1%的患者因这些实验室不良反应而终止治疗。

本品单剂治疗或与其他抗逆转录病毒药联合治疗的患者中出现的单独无症状高胆红素血症（总胆红素≥2.5 mg/dL）多数仅是间接胆红素升高和极少伴有ALT、AST或碱性磷酸酶升高。大多数患者仍继续服用本品，且不用降低剂量，胆红素值逐渐降低到治疗前水平。

在本品临床试验中，接受每8小时500 mg/m² 推荐剂量的3岁及3岁以上儿童中，10.9%（6/55）的患者有不明原因的无症状脓尿，有些合并出现轻度血清肌苷升高。

【禁忌】 本品禁用于对其任何成分在临床上有明显过敏反应的患者。本品不能与特非那定、西沙比利、阿司咪唑、三唑仑、咪唑安定、匹莫齐特或麦角衍生物同时服用。本品抑制CYP3A4而引起上述药物血浆浓度增高，可能会导致严重的甚至危及生命的不良反应。

【注意事项】

(1) 肾结石：服用本品后有发生过肾结石的报道，某些病例的肾结石与肾功能不全或急性肾功能衰竭有关，其中大多数病例的肾功能不全和急性肾功能衰竭是可逆的。如果出现肾结石的症状和体征，如伴有或不伴有血尿（包括镜检血尿）的腰痛，可考虑在肾结石急性发作期暂停治疗（如暂停1～3天）或者中断治疗。建议所有服用本品的患者摄取足够的水量。（见不良反应上市后经验）

本品上市后，对患有无症状的严重白细胞尿（高倍视野>100个细胞）的患者服用本品的跟踪报道中，罕有伴随髓质钙化和皮质萎缩的间质性肾炎发生的报道。对此类患者，须确保进一步的评价。

(2) 急性溶血性贫血：已有急性溶血性贫血的报道，某些病例较严重且进展迅速。一经诊断明确，应对溶血性贫血实施相应的治疗，其中可以包括中断使用本品。

(3) 肝炎：服用本品的患者中有出现肝炎，包括极少数肝功能衰竭的报道。由于这些患者中大多数伴有其他具有混淆作用的医学情况和/或正在接受联合性疗法，因此本品与这些不良事件的因果关系尚不能确定。

(4) 高血糖：接受蛋白酶抑制剂治疗的HIV感染的患者中已有新发生糖尿病或高血糖，或者原有的糖尿病加重的报道。许多报道的病例伴有其他具有混淆作用的医学情况，某些患者还需使用与糖尿病或高血糖的进展有关的药物治疗，其中的一些患者需要开始使用或调整胰岛素剂量或使用口服降血糖药治疗，某些病例出现糖尿病酮症酸中毒。

大多数病例可继续接受蛋白酶抑制剂的治疗，也有些病例需中断或停止治疗。某些患者，不论在治疗前有或没有糖尿病，在停止使用蛋白酶抑制剂后仍存在高血糖。蛋白酶抑制剂与这些不良事件的因果关系尚未确定。

(5) 免疫重建综合征：在接受包括本品的联合抗逆转录病毒治疗的患者中，有免疫重建综合征的报道。在联合治疗的初始阶段，病人的免疫系统会被引发炎症反应。这种炎症反应可能增加顽固性或残存的机会感染。对此情况，有必要进行进一步的评价和治疗。

(6) 有合并症的患者：用蛋白酶抑制剂治疗的血友病甲和血友病乙患者有自发出血的报道。某些患者需加用Ⅷ因子。许多上述报道的病例已继续或重新开始蛋白酶抑制剂的治疗。蛋白酶抑制剂治疗与这些不良事件的因果关系尚未确定。（见不良反应——上市后经验）

(7) 由肝硬化引起的肝功能不全患者：对于这些患者，由于本品代谢降低，应减少本品的使用剂量。

【孕妇及哺乳期妇女用药】

(1) 尚未对孕妇进行足够的和严格对照的临床研究。只有在可能的受益超过对胎儿可能的危险时，方可在妊娠期使用本品。

(2) 非致畸作用：将茚地那韦用于新生猕猴时会引起其在出生后暂时生理性高胆红素血症的轻度加重，而将茚地那韦给予妊娠末三个月的怀孕猕猴则不引起新生猕猴高胆红素血症的类似加重，然而会引起有限的茚地那韦胎盘转移。

(3) 接受不同剂量的健康受试者和HIV-1感染的患者均有高胆红素血症发生，但极少伴有血清转氨酶增高。然而，从理论上讲，该化合物有加重人类新生儿生理性高胆红素血症的可能性，所以对分娩期的妊娠妇女使用本品必须慎重考虑。

(4) 哺乳妇女：尚不知本品是否从人乳汁排泄。鉴于许多药物从人乳汁中排泄，且本品可能对受乳婴儿存在不良反应，所以如果哺乳妇女正在服用本品，应建议中断哺乳。

【儿童用药】 本品适宜于3岁及3岁以

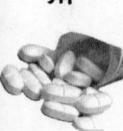

上可口服胶囊的儿童患者（见用法用量——小儿）。本品尚未在3岁以下患者中进行研究。

【药物相互作用】 已经进行了茚地那韦与下列药物的特异性药物相互作用研究：齐多夫定、齐多夫定/拉米夫定、甲氧苄啶/磺胺甲噁唑、氟康唑、异烟肼、克拉霉素或口服避孕药（炔诺酮/炔雌醇1/35）。未见茚地那韦与这些药物有临床意义的相互作用，然而，茚地那韦与下述药物合用时有明显临床意义的相互作用。

（1）匹莫齐特：匹莫齐特不能与茚地那韦合用。茚地那韦抑制CYP3A4，能增加匹莫齐特血浆浓度，有可能会导致Q-T间期延长，并出现与之相关的室性心律失常（见禁忌症）。

（2）利福平：利福平是强效的P450 3A4诱导剂，能明显地降低茚地那韦的血浆浓度。因此，本品不得与利福平合用。

（3）利福布汀：利福布汀与本品合用时，由于利福布汀血浆浓度会增高而茚地那韦血浆浓度会降低，故需要降低利福布汀的剂量而增加本品的剂量（见用法用量）。

（4）酮康唑：茚地那韦与酮康唑合用时，由于茚地那韦血浆浓度会增高，故应考虑降低本品的剂量。

（5）伊曲康唑：伊曲康唑是P450 3A4抑制剂，能升高茚地那韦的血浆浓度。因此，伊曲康唑与本品合用时，本品应减量。

（6）Delavirdine：本品与Delavirdine合用时，由于茚地那韦血浆浓度会升高，故应考虑降低本品剂量。

（7）依非韦伦：本品与依非韦伦合用时，由于茚地那韦血浆浓度降低，故需增加本品剂量，而依非韦伦剂量不必作调整。

（8）利托那韦：利托那韦增加茚地那韦的血浆浓度。茚地那韦也可能影响利托那韦的血浆浓度。目前，尚无两药合用的安全性或有效性研究数据。

（9）HMG-CoA还原酶抑制剂：不推荐本品与辛伐他汀或洛伐他汀合用。当蛋白酶抑制剂包括本品与其他通过CYP3A4途径代谢的H7MG-CoA还原酶抑制剂（如阿托伐他汀或cerivastatin）合用时，肌病（包括横纹肌溶解）的危险性增加。

（10）St. John's草（hypericum perforatum）：本品不宜与St. John's草或含有St. John's草的药品合用。本品与St. John's草合用时，实际上会降低茚地那韦浓度而失去其抗病毒作用，并可能导致HIV对本品或这类蛋白酶抑制剂产生耐药。

（11）其他：

① 钙通道阻滞剂：钙通道阻滞剂由本品抑制的CYP3A4代谢，当本品与钙通道阻滞剂合用时，会导致钙通道阻滞剂的血浆浓度的升高，从而增加或延长治疗期和不良反应。

② 如果茚地那韦与去羟肌苷合用，应在空腹时至少间隔1小时分开服用。

③ 对CYP3A4诱导作用弱于利福平的其他药物，如苯巴比妥、苯妥英、卡马西平和地塞米松，与茚地那韦合用时应谨慎，因为它们也可能降低茚地那韦的血浆浓度。

④ 本品与昔地那非合用能明显提高昔地那非的血浆浓度，可能会增加与昔地那非相关的不良事件：包括低血压、视力改变、阴茎异常勃起。（见昔地那非制造商完整的处方资料）

【药物过量】 已有本品过量服用的报道，最常见的症状为胃肠道反应（如恶心、呕吐、腹泻）和肾脏反应（如肾结石、腰痛、血尿）。尚不知本品是否能通过腹膜或血液透析。

33.2 拉米夫定

【通用名称】 拉米夫定

【英文名称】 Lamivudine, Heptodin

【药理毒理】 拉米夫定是核苷类抗病毒

药，对体外及实验性感染动物体内的乙型肝炎病毒（HBV）有较强的抑制作用。拉米夫定可在 HBV 感染细胞和正常细胞内代谢生成拉米夫定三磷酸盐，它是拉米夫定的活性形式，既是 HBV 聚合酶的抑制剂，亦是此聚合酶的底物。拉米夫定三磷酸盐渗入到病毒 DNA 链中，阻断病毒 DNA 的合成。拉米夫定三磷酸盐不干扰正常细胞脱氧核苷的代谢，它对哺乳动物 DNA 聚合酶 α 和 β 的抑制作用微弱，对哺乳动物细胞 DNA 含量几乎无影响。拉米夫定对线粒体的结构、DNA 含量及功能无明显的毒性。对乙型肝炎的血清 HBV DNA 检测结果表明，拉米夫定能迅速抑制 HBV 复制，其抑制作用持续于整个治疗过程，同时使血清转氨酶降至正常。长期应用可显著改善肝脏坏死炎症性改变并减轻或阻止肝脏纤维化的进展。

【药代动力学】 拉米夫定口服后吸收良好，成人口服拉米夫定 0.1g 约 1 小时达血药峰浓度（C_{max}），即 $1.1 \sim 1.5 \mu g/mL$，生物利用度为 80% ~ 85%。拉米夫定与食物同时服用，可使 t_{max} 延迟 0.25 ~ 2.5 小时，C_{max} 下降 10% ~ 40%，但生物利用度不变。静脉给药研究结果表明拉米夫定平均分布容量为 1.3 L/kg，平均系统清除率为 0.3 L/(h·kg)，拉米夫定主要（>70%）经有机阳离子转运系统经肾清除，清除半衰期为 5 ~ 7 小时。在治疗剂量范围内，拉米夫定的药物代谢动力学呈线性关系，血浆蛋白结合率低。体外研究显示与血清白蛋白结合率为 16% ~ 36%。拉米夫定可通过血脑屏障进入脑脊液。拉米夫定主要以药物原型经肾脏排泄，肾脏排泄约占总清除的 70%，仅 5% ~ 10% 被代谢成反式硫氧化物的衍生物。患者肾功能不全会影响拉米夫定的排泄，对肌酐清除率 < 30 mL/min 的患者，不建议使用本品。肝脏损害不影响拉米夫定的药物代谢过程，对于因年龄增大而肾脏排泄功能下降的老年患者，拉米夫定代谢无显著变化，只有在肌酐清除率 < 30 mL/min 时，才有影响。

【适应症】 乙肝、乙型肝炎病毒复制的慢性乙型肝炎。

【用法用量】 口服，成人每次 0.1g，每日一次。儿童慢性乙肝患者的最佳剂量为 3 mg/kg，每天一次。12 岁后，须用成人剂量 100 mg，每天一次。根据病情恢复情况而定，达显效病人继续用药 3 ~ 6 个月，经复查仍为显效者，可停药观察。有前 C 区变异患者，不能以 HBeAg 血清转换作为疗效考核标准，疗程应适当延长，可考虑血清 HBV DNA PCR 转阴且伴肝功能正常后 3 ~ 6 个月，经复查后考虑停药观察。

【停药标准】 治疗一年无效者；治疗期间发生严重不良反应者；治疗期间合并妊娠者；出现病毒变异和耐药性，伴有临床恶化者；病人依从性差，不能坚持服药者；停药后，继续随访观察 6 ~ 12 个月复查 HBV DNA、HBeAg、ALT、AST 等。

【病人的选择】

（1）适合治疗对象：慢性乙型肝炎。按全国病毒性肝炎防治方案，确诊为慢性乙型肝炎，性别不限，年龄 16 岁或以上，并且符合下列标准：

① HBeAg 阳性，HBV DNA 阳性（HBV DNA 阳性是指斑点杂交法，不是 PCR 法阳性，有条件者可作 HBV DNA 定量测定。没有条件检测 HBV DNA 的地方，可以 HBeAg 阳性为准）。

② HBeAg 阴性，抗 - HBe 阳性，HBV DNA 阳性者，考虑有前 C 区变异情况也适于治疗。

③ ALT 高于正常，胆红素低于 50μmol/L（3.0 mg/dL）。

（2）不适应治疗对象：

① 自身免疫性肝病。

② 遗传性肝病：如肝豆状核变性、Wilson 病、血色病、α 抗胰蛋白酶缺乏症等。

③ 骨髓抑制：血红蛋白 < 10g/L、白细

胞<4×10g/L、血小板<80×10g/L（迄今为止，在临床研究中并未发现拉米夫定有骨髓抑制作用。对于有骨髓抑制倾向的患者严格遵照医嘱）。

④有明显心、脑、神经、精神病和不稳定糖尿病。

⑤妊娠妇女。

【不良反应】 患者对本品有很好的耐受性。常见的不良反应有上呼吸道感染样症状、头痛、恶心、身体不适、腹痛和腹泻，症状一般较轻并可自行缓解。

【药物相互作用】 在综合研究中将拉米夫定或α干扰素单一治疗的患者与α干扰素和拉米夫定联合治疗的患者相比较，发现接受α干扰素治疗的患者发生不良反应多，在所有接受过α干扰素治疗的病人中约有2/3发生"流感样"副反应。拉米夫定和干扰素的联合应用并未改善α干扰素发生不良反应的情况。总之，除了治疗后 ALT 升高的发生率略高之外，拉米夫定100 mg 每天一次安全性与安慰剂相似，且在有些有 ALT 升高的病人中，绝大多数是无临床症状的。

【注意事项】

（1）治疗期间应由有经验的肝炎专科医生对患者的临床情况及病毒学指标进行定期检查。

（2）少数患者停止使用本品后，肝炎病情可能加重。因此如果停用本品，要对患者进行严密观察，若肝炎恶化，应考虑重新使用本品治疗。

（3）对于肌酐清除率<30 mL/min 的患者，不建议使用本品。

（4）妊娠期间一般不应使用本品；除非在特殊情况下，医生考虑使用本品对孕妇有利；妊娠最初三个月的患者不宜使用本品；哺乳期妇女服用本品时不必停止哺乳，除非拉米夫定对婴儿的潜在危险超过对母亲的益处。

（5）目前尚无资料显示孕妇服用本品后可抑制乙型肝炎病毒的母婴传播，故仍应对新生儿进行常规的乙型肝炎免疫接种。

（6）本品治疗期间不能防止病人将乙型肝炎病毒通过性接触或血源性传播方式感染他人，故仍应采取适当防护措施。

（7）拉米夫定与具有相同排泄机制的药物（如甲氧苄啶）同时使用时，拉米夫定血浓度可增加40%，无临床意义，但有肾功能损害的患者应注意。

（8）目前尚无16岁以下患者的疗效的安全性资料。

（9）酗酒者在用药开始前，首先要戒酒。吸毒者在治疗用药前应严格戒毒。

（10）对拉米夫定和本品中其他成分过敏者禁用。

33.3 齐多夫定

【通用名称】 齐多夫定片

【英文名称】 Zidovudine Tablets

【药理毒理】

（1）药理作用：本品为抗病毒药，在体外对逆转病毒包括人免疫缺陷病毒（HIV）具有高度活性。在受病毒感染的细胞内被细胞胸苷激酶磷酸化为三磷酸齐多夫定，后者能选择性抑制 HIV 逆转酶，导致 HIV 链合成终止从而阻止 HIV 复制。

（2）毒理作用：①亚急性毒性、慢性毒性：大白鼠口服给药6个月试验，最大用量每日500 mg/kg 组出现贫血，但这时血浆中浓度相当于病人临床用量的100倍。猴服药3个月和6个月两组试验，每日34～300 mg/kg 组出现贫血，试验6个月时观察到骨髓变化及末梢血红细胞形态有轻微变异。②致癌、致突变及生殖力毒性：齐多夫定三个剂量给予小鼠和大鼠（每组小鼠、大鼠均60只），开始小鼠剂量30、60、120 mg/（kg·天），大鼠80、220、600 mg/（kg·天），在给药90天后，因小鼠出现贫血，剂量降低至20、30与40 mg/（kg·天）。大鼠的高剂量组在91天后降至450 mg/（kg·天），在279天后降至300 mg/(kg·天)。

【药代动力学】 文献报道,在22名男性HIV感染病人中进行了药代动力学研究。口服该品后,齐多夫定可迅速吸收,在用药后0.5至1.5小时血药浓度达到峰值。在每8小时给药2 mg/kg至每4小时给药10 mg/kg,药物剂量与药代动力学参数不相关。齐多夫定消除半衰期约为1小时(0.78～1.93小时)。齐多夫定可快速转化为3′-叠氮-3′-脱氧-5′-$O_{\beta D}$-GZDV,后者半衰期约为1小时(0.61～1.73小时)。口服给药后,尿中回收的齐多夫定与GZDV分别占总剂量的14%与74%,总的尿回收率平均为90%(63%～95%),表明具有较高的回收率。但是,由于首过效应,平均的口服该品生物利用度为65%(52%～95%)。

【适应症】 用于治疗HIV(人免疫缺陷病毒)感染。

【用法用量】

成人 如与其他抗逆转录酶病毒药联合使用,本品推荐剂量为每日600 mg,分次服用;若单独应用本品则推荐500 mg/日或600 mg/日,分次服用(在清醒时每4小时服100 mg)。

儿童 推荐3个月至12岁儿童给药剂量为每6小时180 mg/m^2,不应超过每6小时200 mg/m^2。

新生儿给药 出生12个小时后开始给药至6周龄,口服每6小时2 mg/kg。

对病人监测 血液毒性与给药前的骨髓状态、给药剂量、给药时间有关。对骨髓功能不好,特别是严重的AIDS病人,应监视出现贫血及白细胞减少的情况。发生血液毒性病人,多发生在用药后2～4周,白细胞减少发生在6～8周后。

剂量调整 明显贫血(血红蛋白<7.5 g/dL或比基线降低>25%)或白细胞减少(粒细胞计数<750个/mm^{3}或比基线降低>50%)需要剂量调整直到骨髓恢复。对贫血与白细胞缺乏不严重的病人,作减量处理;对发生明显贫血与白细胞减少的病人,作减量处理并输血,如减量后骨髓功能恢复,应根据骨髓情况与病人耐受情况逐渐增加剂量。对严重肾病需经血液透析或腹膜透析的病人,推荐的剂量为每6～8小时给药100 mg。

【不良反应】 随着疾病进展,不良反应增加,应该仔细监护病人,特别是当疾病进展时。

(1)骨髓抑制:本品给予骨髓功能不好、粒细胞<1000个/mm^{3}或血红蛋白<9.5 g/dL的人时应多加小心。对严重的AIDS病人,贫血、中性粒细胞减少也是最明显的不良反应。已有报道与用本品有关的全血细胞缺乏性贫血,大部分人停药后可以恢复。但是,在本品单独给药或合用给药时发现明显贫血,需要调整剂量、停药和/或输血。对给予本品的进展性HIV病人要经常进行血细胞计数,对HIV感染早期或无症状病人,要间断性计数血细胞,如发生贫血或中性粒细胞缺乏,应作剂量调整。

(2)肌病:与HIV疾病相类似的心肌病与心肌炎与本品长期用药有关。

(3)乳酸中毒/严重肝脂变性肿大:已有报道使用核苷类似物抗逆转录病毒药,偶发致死性乳酸中毒及发生肝脂肪变性肥大。使用本品的病人出现呼吸加快或呼吸减慢、血清碳酸氢根水平下降症状时要考虑酸中毒。在这些情况下,应暂停给药直至酸中毒被排除。对肥胖妇女,伴有肝肿大、肝炎及其他肝病患者使用本品更应多加注意随访。进展性肝肿大及不明病因的代谢/乳酸中毒病人应停药。

(4)其他不良反应:在临床中发生几起严重不良事件,偶见胰腺炎、过敏、高胆红素血症、肝炎、血管炎及癫痫,这些症状除过敏外,均与疾病本身有关。

①全身:腹痛、背痛、胸痛、寒颤、唇肿、发热、感冒症状、心血管症状、头晕、

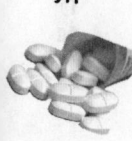

血管扩张。

②胃肠道：便秘、腹泻、吞咽困难、舌肿、腹胀、肛门出血。

③口腔：齿龈出血、口腔溃疡。

④血液淋巴：淋巴腺病变。

⑤肌肉骨骼：关节痛、肌痉挛、震颤。

⑥精神：焦虑、混乱、抑郁、头晕、情感脆弱、敏锐力缺失、紧张、共济失调、嗜睡、眩晕。

⑦呼吸：咳嗽、呼吸困难、鼻衄、嘶哑、咽炎、鼻炎、鼻窦炎。

⑧皮肤：痤疮、皮肤与指甲色素沉着、荨麻疹、出汗、瘙痒。

⑨特殊感官：弱视、畏光、味觉异常、听力丧失。

⑩泌尿系统：多尿、尿频、尿急、排尿困难。

【禁忌】 对本品过敏的患者禁用。

【注意事项】 对粒细胞计数 < 1000 个/mm³ 或血红蛋白水平 < 9.5g/dL 的病人使用时应极度谨慎。由于严重贫血最常发生于治疗 4 ~ 6 周时，此时需要调整剂量或停止治疗，故治疗过程中应经常作血细胞计数（至少每 2 周 1 次）。如发生粒细胞减少或贫血，可能需要调整剂量。

【孕妇及哺乳期妇女用药】 妊娠期妇女应权衡利弊慎用。哺乳期妇女授乳期间应停止用药。

【药物相互作用】

（1）与苷昔洛韦（ganciclovir）合用：在一些晚期病人可以增加血液毒性。如果这些病人需联合用药，剂量应减少或者停用其中的一种或两种药物以减轻肝脏毒性，联合用药患者应经常进行包括血红蛋白、红细胞压积、白细胞分类与计数等的检查。

（2）与 α 干扰素合用：与 α 干扰素合用出现血液毒性已有报道，与联合应用 Ganciclovir 一样，如有必要需减小剂量或停用其中的一种或两种药物，应经常监测血液学参数。

（3）骨髓抑制药/细胞毒性药物：本品与能影响 RBC、WBC 计数或细胞毒性药物合用有增加血液毒性的危险。

（4）丙磺舒：丙磺舒通过抑制葡萄糖醛酸和/或降低肾脏对本品的排泄导致本品血药浓度升高的资料还很有限。一些病人合用丙磺舒出现感冒样症状包括肌肉痛、不适、发热或皮疹。

（5）苯妥因：有报道服用本品的病人苯妥因血药浓度较低，但其中有一例升高，但是在 12 名 HIV 阳性的自愿者在每 4 小时服用 300 mg 本品情况下服用 300 mg 苯妥因，本品的清除率降低了 30%。

（6）美沙酮：在一药代动力学研究中，9 例 HIV 阳性患者接受美沙酮（30 ~ 90 mg/日）同时用本品（每 4 小时 200 mg），给药 14 天，未见美沙酮药代动力学变化，美沙酮维持量也未作调整，其中有 4 名病人，平均 AUC 提高了两倍，5 名病人，情况与对照组相同。这一现象确切的机制及临床意义尚不明确。

（7）氟康唑：与氟康唑合用，可影响本品的清除率与代谢，在一药代动力学相互作用研究中，12 名 HIV 阳性男性接受本品 200 mg（每 8 小时）单独或合用 400 mg（每日）氟康唑，氟康唑增加本品的 AUC（74%，范围 8% ~ 173%），半衰期延长（128%，范围 4% ~ 189%），临床意义尚不明确。

（8）阿托伐醌或阿托喹酮（atovaquone）：14 名 HIV 感染志愿者每 12 小时服用阿托伐醌片 750 mg，同时每 8 小时同服本品 200 mg，本品清除率降低 24% ±12%，导致血浆本品的 AUC 升高 35% ±23%，葡萄糖醛酸代谢物比例从平均 4.5 下降至 3.1。本品对 Atovaquone 的代谢却无影响。

（9）壬二酸：6 名 HIV 感染者每 8 小时服壬二酸 250 mg（n = 5）或 500 mg（n = 1）同时每 4 小时服本品 100 mg。结果本品的 AUC 升高 78% ±61%，血浆 GZDV 的 AUC 降

低了22%±10%，GZDV/本品尿排泄率下降58%±12%，消除半衰期没有变化。这一结果提示壬二酸可能通过抑制首过效应增加本品的生物利用度，尽管临床意义还不明确，两药合用应密切监视可能出现的不良作用。本品对壬二酸的药代动力学没有改变。

（10）拉米夫定：12名无症状HIV阳性病人同服本品与拉米夫定，二者AUC与总清除率都没有发生变化，但本品C_{max}增加39%±62%。

（11）其他药物：单剂本品与利福平同用，AUC降低48%±34%。但是，每日一次服用利福平对多次本品给药的影响还不清楚。影响DNA复制的一些核苷类似物如利巴韦林在体外试验中，拮抗本品的抗病毒活性，应避免与这样的药物合用。

33.4 司他夫定

【通用名称】 司他夫定胶囊

【英文名称】 Stavudine Capsules

【药理毒理】 司他夫定是胸苷核苷类似物，可抑制HIV病毒在人体细胞内的复制。司他夫定通过细胞激酶磷酸化，形成司他夫定的三磷酸盐而发挥抗病毒活性。

【药代动力学】 在0.03～4 mg/kg范围内，无论是单独用药或多重用药血浆浓度峰值（C_{max}）和血浆浓度-时间曲线下面积（AUC）与剂量成比例增长。司他夫定口服吸收迅速，通常在1小时内达到血浆峰浓度。司他夫定在浓度范围为0.01～11.4 μg/mL时，蛋白结合率可以忽略，在红细胞和血浆中平均分布。司他夫定在人体内的代谢途径及代谢产物还未了解，肾清除率占总剂量的40%。

【适应症】 司他夫定与其他抗病毒药物联合使用，用于治疗Ⅰ型HIV感染。

【用法用量】 本品用药间隔为12小时，服药与进餐无关。

成人 体重≥60 kg，一次40 mg，一日两次；体重<60 kg，一次30 mg，一日两次。

儿童 体重<30 mg，一次1 mg/kg，一日两次；体重≥30 kg，按照成年患者给药。

剂量调节 患者服药后若出现手足麻木、刺痛，需注意外周神经病变，这些症状在少年儿童中难以发现。若治疗中出现以上症状，应立即终止司他夫定的治疗，症状可自动消失，但在某些病例中症状会加剧。待症状完全消失后，成年人可用以下剂量继续服药：体重≥60 kg，一次20 mg，一日两次；体重<60 kg，一次15 mg，一日两次。儿童用量为推荐剂量的一半。继续使用本品后，若再发生神经病变，需考虑完全停止本品治疗。

血透患者 推荐剂量为：体重≥60 kg，20 mg/日；体重<60 kg，15 mg/日，在完成血透后或非血透日的同一时间服用。

【不良反应】 15%～21%的病人出现外周神经症状，另外常出现的不良反应有过敏反应、寒颤、发热、头疼、腹痛、腹泻、恶心、失眠、厌食。低于1%的病例出现胰腺炎。另有贫血、白细胞缺乏症和血小板缺乏症，乳酸性酸中毒、肝脂肪变性、肝炎和肝功能衰竭、肌肉疼痛。其他可见焦虑、抑郁、神经炎、眩晕、嗜睡、神经痛、精神错乱、哮喘、呼吸困难。

【禁忌】 对本品过敏者禁用。

【注意事项】

（1）警惕外周神经痛：外周神经痛表现为手脚麻木、刺痛。有外周神经痛病史的病人发病率较高，应在医生指导下调整剂量，并谨慎使用任何会加剧外周神经痛的药物。

（2）乳酸性酸中毒/脂肪变性重度肝肿大：包括司他夫定在内的抗逆转录酶核苷类似物单独或联合用药会产生乳酸性酸中毒和脂肪变性重度肝肿大，甚至致命的病例均有报道，这些病例多发于妇女。当予任何病人以司他夫定时，应小心，特别是对已发现肝疾病的患者，病人一旦在临床或实验中发现乳酸性酸中毒或脂肪变性重度肝肿大应停止用药。

（3）胰腺炎：胰腺炎可能致命，与去羟

肌苷和／或羟基脲联用时发生胰腺炎的几率增高，故有胰腺炎史或先期症状出现时，应立即停止用药。

（4）本药不能治愈 HIV 感染，患者仍可能患 HIV 感染引起的疾病，如机会致病菌感染。另外，本药也不能预防 HIV 通过性接触或血液传染。

【药物相互作用】 齐多夫定能竞争性抑制司他夫定在细胞内的磷酸化过程，因此，不建议齐多夫定与本药合用。

33.5　去羟肌苷

【通用名称】 去羟肌苷

【英文名称】 Didanosine, Videx

【药理毒理】 能抑制 HIV 的复制，在细胞酶的作用下转化为具有抗病毒活性的代谢物双去氧三磷酸腺苷（ddATP），为人类免疫缺陷病毒（HIV）复制抑制剂。其作用机制与齐多夫定相似。去羟肌苷吸收迅速，口服给药后一般在 0.25～1.5 小时内达血药峰浓度。

【适应症】 与其他抗病毒药物联合使用，用于治疗Ⅰ型 HIV 感染。

【用法用量】

成人　体重≥60 kg 者：片剂的推荐剂量为 200 mg 每日 2 次，或 400 mg 每日 1 次；缓冲粉剂为 250 mg 每日 1 次。体重＜60 kg 者：片剂的推荐剂量为 125 mg 每日 2 次，或 250 mg 每日 1 次；缓冲粉剂为 167 mg 每日 2 次。

儿童　推荐剂量为 120 mg/m^2，每日 2 次。儿童每日 1 次的治疗方案尚未确定。本药应在餐前至少 30 分钟给药，或在进食 2 小时后空腹服用。无论是每日 1 次还是每日 2 次，为提供足够的缓冲液以防止去羟肌苷在胃内被酸降解，每次至少应服用 2 片相应的剂量，200 mg 规格的片剂只用于每日 1 次治疗方案。为避免胃肠道不良反应，每次用量不应超过 4 片。

肾功能损害者　推荐剂量如下：肌酐清除率＞60 mL/min：①体重≥60 kg 者：给予片剂 400 mg 每日 1 次，或 200 mg 每日 2 次（缓冲粉剂 250 mg 每日 2 次）；②体重＜60 kg 的患者：给予片剂 250 mg 每日 1 次，或 125 mg 每日 2 次（缓冲粉剂 167 mg 每日 2 次）。肌酐清除率为 30～59 mL/min：①体重≥60 kg 的患者：给予片剂 200 mg 每日 1 次，或 100 mg 每日 2 次（缓冲粉剂 100 mg 每日 2 次）；②体重＜60 kg 的患者：给予片剂 150 mg 每日 1 次，或 75 mg 每日 2 次（缓冲粉剂 100 mg 每日 2 次）。肌酐清除率为 10～29 mL/min：①体重≥60 kg 者：给予片剂 150 mg 每日 1 次（缓冲粉剂 167 mg 每日 1 次）；②体重＜60 kg 的患者：给予片剂或缓冲粉剂 100 mg 每日 1 次。肌酐清除率＜10 mL/min：①体重≥60 kg 者：给予片剂或缓冲粉剂 100 mg 每日 1 次；②体重＜60 kg 的患者：给予片剂 75 mg 每日 1 次（缓冲粉剂 100 mg 每日 1 次）。

对儿童肾功能损害者　尚无实验数据表明需调整剂量，但可考虑减少剂量或延长用药间隔。连续腹膜透析或血液透析的病人建议使用常规用量，血液透析后，不需要再补充给药。本药用药过量目前尚无已知的解毒药。在Ⅰ期临床研究中，初始剂量为目前推荐剂量的 10 倍，发生的毒性有：胰腺炎、外周神经病变、腹泻、高尿酸血症和肝功能减退。去羟肌苷不能通过腹膜透析排出，而血液透析能排出少量去羟肌苷。

【注意事项】

（1）咀嚼/分散片。成人：片剂应充分咀嚼，或在服用前溶解在至少 1 盎司（1 盎司≈28.4 mL）的水中，搅拌直至完全混匀，立即饮用全部溶液。若需要另外调味，溶液可用 1 盎司的苹果汁稀释，服用前再次搅拌后立即服用。加有苹果汁的溶液在室温 17～23℃可稳定 1 小时。

（2）口服缓冲粉剂：将药粉倒入 4 盎司饮用水中，搅拌 2～3 分钟直至完全溶解，立即服用，不要加果汁或其他酸性溶液。

(3) 小儿口服缓冲粉剂：首先必须将药粉配成 20 mg/mL 的初始溶液，再加入抗酸成分，使最终浓度为 10 mg/mL。步骤如下：在药瓶中，将 2 g 或 4 g 药粉分别加入 100 mL 或 200 mL 纯水，配成 20 mg/mL 的初始溶液，立即把 1 份 20 mg/mL 的初始溶液或是和双倍浓度的 Mylanta 溶液混合，或是用 Mylanta TC 混悬液配制成 10 mg/mL 的终混合液。此混合液应分装于大小合适的密闭玻璃或塑料容器（HDPE、PET 或 PETG）中，置于冰箱内保存，2～8℃下最多可存放 30 天。每次使用前应轻摇，使混合液充分混匀。

【不良反应】
(1) 本品的严重毒性是胰腺炎，其他重要的毒性还有乳酸性酸中毒、肝脂肪变性、重度肝肿大、视网膜病变和视神经炎以及外周神经病变。

(2) 在临床实验中，发生率较高的不良反应有腹泻、神经病变、皮疹/瘙痒、腹痛、胰腺炎、头痛、恶心、呕吐。

(3) 在临床实验中，发生率较高的实验室异常有：SGPT 或 SGOT 升高（大于正常上限值的 5 倍）、碱性磷酸酶升高（大于正常上限值的 5 倍）、淀粉酶升高（大于正常上限值的 1.4 倍）、尿酸升高（>12 mg/dL）、胆红素升高（大于正常上限值的 2～2.6 倍）、脂肪酶升高（大于正常上限值的 2 倍）。

(4) 临床：
① 全身反应：脱发、过敏反应、无力、疼痛、寒战和发热。
② 消化系统：厌食、消化不良和腹泻。
③ 外分泌腺：胰腺炎、唾液腺炎、腮腺肿大、口干、眼干。
④ 造血系统：贫血、白细胞缺乏症、血小板缺乏症。
⑤ 肝脏：乳酸性酸中毒和肝脏脂肪变性，肝炎和肝功能衰竭。
⑥ 代谢：糖尿病、高血糖或低血糖。
⑦ 肌肉骨骼系统：肌肉疼痛（伴有或不伴有肌酸磷酸激酶升高）、引起肾功能衰竭而需血液透析的横纹肌溶解，关节痛和肌肉病变。儿童患者中发生的不良反应及严重的实验室检查异常的类型和发生率均与成人的相同。

【相互作用】 药物的相互作用研究表明，本药与 daspone、洛哌丁胺、甲氧氯普胺、nevirapine、雷尼替丁、利福布丁、利托那韦、司他夫定、磺胺甲噁唑、甲氧苄啶和齐夫多定，在药代动力学上均无临床相互作用。

33.6 奈韦拉平

【通用名称】 奈韦拉平片
【英文名称】 Nevirapine Tablets
【药理毒理】 奈韦拉平是人体免疫缺陷病毒（HIV-1）的非核苷类逆转录酶抑制剂（NNRTI）。奈韦拉平与 HIV-1 的逆转录酶直接结合，并通过破坏该酶的催化位点来阻断 RNA 依赖和 DNA 依赖的 DNA 聚核酶的活性。奈韦拉平不与底物或三磷酸核苷产生竞争。奈韦拉平对 HIV-2 病毒的逆转录酶及真核细胞 DNA 聚核酶（如人类 DNA 聚核酶 α、β、γ 或 δ）无抑制作用。

(1) 遗传毒性：奈韦拉平 Ames 试验、哺乳动物染色体畸变试验（CHO/HGPRT）和小鼠微核试验结果均为阴性。

(2) 生殖毒性：雌性大鼠在全身暴露量（以 AUC 计）与临床推荐剂量下的人体暴露量相当时，可见生育力损害。在受孕大鼠和兔的生殖毒性研究中未见明显致畸作用。当大鼠的全身暴露量（以 AUC 计）高出临床推荐剂量下人体暴露量的 50% 时，可见胎仔体重明显下降。

(3) 致癌性：奈韦拉平的长期致癌性研究尚在进行中。在致癌性研究中，奈韦拉平可增加小鼠（剂量达 750mg/（kg·日））和大鼠（剂量达 35mg/（kg·日）），肝肿瘤的发生率。但这些发现可能与奈韦拉平是一个较强的肝酶诱导剂有关，不会产生基因毒性。

【药代动力学】

(1) 吸收及生物利用度：健康的志愿者及成年的HIV-1感染者口服奈韦拉平后快速吸收（>90%）。12例健康志愿者单剂口服50 mg奈韦拉平片剂后绝对生物利用度为（93±9）%（mean±SD）。单剂给药200 mg，4小时后达到血浆峰值为（2±0.4）μg/mL（7.5μM）。多次给药后，奈韦拉平峰浓度在200～400 mg/日的范围内呈线性上升。在给予400 mg/日剂量后，奈韦拉平的稳态药物谷浓度是（4.5±1.9）μg/mL（（17±7）μg/mL）（n=242）。给24名健康志愿者（12名男性，12名女性）服用本品（200 mg）和高脂早餐（857千卡，50g脂肪，53%的卡路里由脂肪供给）或抗酸剂（氢氧化镁、氢氧化铝的混合物30 mL），结果表明：奈韦拉平的吸收程度（AUC）与禁食情况下相似，奈韦拉平的吸收不受饮食、抗酸药或其他碱性药物的影响（如去羟肌苷）。

(2) 分布：奈韦拉平具高亲脂性，在生理pH下有足够非离子化形式。健康成人进行静脉给药后，奈韦拉平表观分布容积（V_{dss}）为（1.21±0.09）L/kg，提示奈韦拉平在人体内分布广泛。奈韦拉平易通过胎盘且可进入乳汁。在血浆浓度为1～10μg/mL时，奈韦拉平约60%与血浆蛋白结合。奈韦拉平在人体脑脊液（n=6）浓度为其血浆浓度的45%（±5%），这个比例与奈韦拉平中未与血浆蛋白结合的游离奈韦拉平比例基本相同。

(3) 代谢/消除：人体内试验和利用人肝微粒体的体外试验显示奈韦拉平主要是通过细胞色素P450（氧化作用）代谢成几个羟化代谢产物。利用人肝微粒体的体外试验提示奈韦拉平的氧化代谢主要为CYP3A家族中的细胞色素P450同功酶介导的，其他一些同功酶可能起辅助作用。在对8例健康男性志愿者进行的按体重均衡的排泄研究中，奈韦拉平剂量为200 mg，每日两次，至稳态浓度后单次给予剂量50 mg ^{14}C-奈韦拉平，可检测到大约（91.4±10.5）%的放射性标记剂量，其中尿中占（81.3±11.1）%，为首要排泄途径，粪便中占（10.1±1.5）%，尿中放射性物质80%以上由奈韦拉平羟化代谢产物葡萄糖苷酸结合物组成。这样通过细胞色素P450代谢、葡萄糖醛酸结合，之后葡萄糖醛酸化的代谢物由尿中排出，代表了奈韦拉平在人体内主要生物转化和消除途径。尿中仅有少量比例（<5%）的放射物（<总量的3%）是奈韦拉平原型产物，因此肾排泄对奈韦拉平原型产物的消除所起作用很小。

奈韦拉平是肝脏细胞色素P450代谢酶的诱导剂。奈韦拉平自体诱导药代动力学特点为：当奈韦拉平从每日单次给药至2～4周后剂量增至200～400 mg/日，其表观口服清除率增加1.5～2倍。自体诱导同样使奈韦拉平的血浆药物浓度终末段半衰期由单一剂量时的约45小时降至每日200～400 mg多次给药的25～30小时。

【适应症】 本品适用于治疗HIV-1（人类免疫缺陷病毒）感染，单用易产生耐药性，应与其他抗HIV-1药物联合用药。

【用法用量】 本品应同时使用一种或一种以上的其他抗HIV-1药物。

成人 口服，一次200 mg，一日一次，连续14日（这一导入期的应用可以降低皮疹的发生率），之后改为一日两次，一次200 mg。

儿童 2个月至8岁（不含8岁）的儿童患者推荐口服剂量是用药最初14日内一日一次，每次4 mg/kg，之后改为一日两次，每次7 mg/kg。8岁及8岁以上的儿童患者推荐剂量为最初14日内，一日一次，每次4 mg/kg，之后改为一日两次，每次4 mg/kg。

任何患者每日的总用药量不能超过400 mg。

应告知患者按照处方剂量每日服用奈韦拉平的必要性。如果漏服药物，患者应该尽快服用下一次药物，但不要加倍服用。

如果患者停用奈韦拉平超过7日，应按照给药的原则重新开始，即200 mg药物，每日一次连续14日，之后每次200 mg，每日两次；儿童则根据年龄每次4或7 mg/kg。

【不良反应】 除皮疹和肝功能异常外，在所有临床研究中与奈韦拉平治疗有关的最常见的不良反应有恶心、疲劳、发热、头痛、嗜睡、呕吐、腹泻、腹痛和肌痛。

临床研究的经验及临床实践显示最严重的不良反应为重症肝炎/肝衰竭，包括Stevens-Johnson综合征，中毒性表皮坏死溶解症及过敏反应。其特征为严重的皮疹，伴全身症状，如发热、不适、易疲劳、肌痛或关节痛，以及内脏损害，如肝炎、嗜酸性粒细胞增多、粒细胞缺乏症、肾功能损害。

用奈韦拉平治疗的患者曾报道出现过肝炎、严重的危及生命的肝毒性及急性肝炎。在一大型临床试验中，有1121名患者接受平均超过一年的奈韦拉平治疗，其发生严重肝脏事件的危险性是1.2%（安慰剂组为0.6%）。治疗的前12周是个临界期，但上述症状也会在以后出现。在用抗逆转录酶治疗前丙氨酸转氨酶和天冬氨酸转氨酶指数偏高或有受乙型或丙型肝炎感染经历的患者出现肝脏事件的几率较高。

奈韦拉平最普遍的临床毒性为皮疹，在Ⅱ/Ⅲ期对照研究使用联合用药方案的患者中出现与奈韦拉平有关的皮疹的患者占16%。在这些临床试验中，服用奈韦拉平的患者35%出现皮疹，而对照组中服用齐多夫定+去羟肌苷或单用齐多夫定的患者有19%出现皮疹。奈韦拉平组出现严重的危及生命的皮肤反应发生率为6.6%，对照组为1.3%。

皮疹通常为轻度至中度的红斑样丘疹、丘斑疹，有或没有瘙痒，分布于躯干、面部或四肢。皮疹多数在服药最初6周内出现，严重的皮疹大多出现于服药的前28天。25%严重皮疹患者需住院治疗，有一名患者需进行外科治疗，总共有7%的患者由于皮疹而放弃奈韦拉平治疗。

【禁忌】
（1）对奈韦拉平过敏者禁用。
（2）对由于严重皮疹、皮疹伴全身症状、过敏反应和奈韦拉平引起的肝炎而中断奈韦拉平治疗的患者不能重新服用。
（3）在服用奈韦拉平期间，曾出现AST或ALT>正常值上限5倍，重新服用奈韦拉平后迅速复发肝功能不正常的患者应禁用。

【注意事项】 本品治疗后的最初8周是很关键的阶段，对患者情况需进行严密的监测，及时发现潜在的严重的和威胁生命的皮肤反应或严重的肝炎/肝衰竭。另外必须严格遵守剂量要求，尤其是在14天导入期时。对于监测的频率，有专家指出至少每月一次以上，特别在增加剂量之前及增加后2周。

（1）对肝脏的影响：用奈韦拉平治疗的患者中曾出现严重的、致命的肝脏毒性，包括急性及胆汁淤积性肝炎、肝坏死。严重的肝脏疾病大多发生于治疗的前12周内，但有一些患者较迟出现。

通常，在抗病毒治疗开始时就出现ALT或AST水平升高，则抗病毒治疗期间肝脏发生不良事件的危险性就更高，应用奈韦拉平治疗亦如此。

应告知患者奈韦拉平主要的毒性作用是对肝脏的作用，因此在最初用药的8周内应密切观察该作用，监测ALT和AST水平。在用药间歇期间，也应监测肝功能。

应告知患者若出现肝炎的前驱症状，应立即就医。

（2）皮肤反应：应用奈韦拉平治疗的患者中曾出现严重的及致命的皮肤反应，包括Stevens-Johnson综合征、表皮中毒性坏死溶解症及以皮疹、全身症状、器官功能紊乱为特征的高敏反应。如果患者出现单独的皮疹应严密观察，对于产生严重皮疹或伴随全身症状（如发烧、水肿、肌肉或关节痛、水泡、

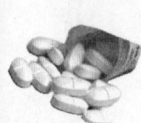

口腔损害、结膜炎或全身不适）的皮疹，包括 Stevens-Johnson 综合征、表皮中毒性坏死溶解症的患者应立即永久性停药并进行检查。对伴有全身症状的高敏反应的皮疹患者，包括肝炎、嗜酸性粒细胞增多、粒细胞缺乏、肾功能障碍或有其他内脏受损迹象患者，必须永久性停药。

应告知皮疹是本品的主要毒性作用之一。因导入期可以降低皮疹的发生率，故此阶段是必要的。若患者在导入期 14 天内出现皮疹，则患者的用药剂量不再增加，直至皮疹消失。

在奈韦拉平治疗的前 14 天内同时服用强的松（40 mg/日）不能降低与奈韦拉平相关的皮疹，并可增高在服用奈韦拉平最初 6 周内皮疹的发生率。

（3）妇女服用奈韦拉平不能再采用口服避孕药及其他激素法进行避孕。

（4）患者应知本品治疗未显示可减少 HIV-1 传染给他人的危险性。

（5）本品不能治愈 HIV-1 感染，患者可能继续出现艾滋病并发症包括机会性感染，因此，患者仍需在医生监护下治疗。

（6）患者一定要按处方每天服药，未经医生允许不能擅自调整剂量。若漏服药物，应尽快服用下一次药物，无须加倍服用。奈韦拉平主要由肝脏代谢，由肾进行代谢物的消除。因此肝、肾功能衰竭患者用药时要特别注意。

（7）当奈韦拉平作为抗逆转录酶体系的一部分时，在开始用药前应对每一成分了解。

【孕妇及哺乳期妇女用药】

（1）孕妇：受孕大鼠和兔的生殖研究中未发现明显致畸作用。当大鼠在给药剂量所产生的系统暴露量（以 AUC 计）高出临床推荐剂量下人体系统暴露量的 50% 时，可见胎仔体重明显下降，但对母体及胎仔发育无影响。对妊娠妇女缺乏合适的、对照的治疗 HIV-1 的感染的研究，仅在用药潜在益处大于用药可能造成的胎儿危害时，才考虑孕妇使用本品。

（2）哺乳：从一项正在进行中的药代动力学研究（ACTG250）的初步结果看，对于 10 位 HIV-1 感染的孕妇在分娩前平均 5.8 小时开始单次服用本品 100 mg 或 200 mg，奈韦拉平能够通过胎盘并存在于乳汁中。建议 HIV 感染母亲不要给她们的婴儿哺乳，以免产后将 HIV 传染给婴儿。

【儿童用药】 儿童的清除率比成人快，且随年龄的增大清除率降低，副作用与成人类似。

【老年用药】 对 55 岁以上的 HIV-1 患者，奈韦拉平的药代动力学尚未评估。

【药物相互作用】 奈韦拉平是肝细胞色素 P450 代谢酶的诱导剂，可以降低主要由 CYP3A、CYP2B 代谢的药物的血浆浓度。因此如果患者正在接受由 CYP3A 或 CYP2B 代谢的药物的一个稳定剂量的治疗，若开始合用本品，前者剂量需要调整。

（1）核苷类逆转录酶抑制剂：本品与齐多夫定、去羟肌苷、扎西他宾合用时无须调整这些药物的剂量。一项以齐多夫定治疗为背景的治疗研究，患者接受奈韦拉平+去羟肌苷或奈韦拉平+扎西他宾的治疗，研究表明奈韦拉平对齐多夫定及扎西他宾的稳态药代动力学均无影响。

（2）利托那韦：本品与利托那韦合用时，不需调整剂量。一项为期 49 天的临床试验（$n=14$）表明 HIV-1 感染患者同时接受奈韦拉平与利托那韦（600 mg，每日两次，采用剂量渐增的用药方案）的治疗，两者血浆浓度均无明显变化。

（3）茚地那韦：一项为期 36 天的临床试验（$n=19$）表明 HIV-1 感染患者同时接受奈韦拉平与茚地那韦（800 mg，8 小时一次）的治疗，茚地那韦 AUC 平均下降 28%，C_{max} 平均下降 11%。对于奈韦拉平和茚地那韦合用的潜在影响，还没有肯定的临床结论，对比奈韦拉平在此次研究中与以往的药代动力学参数可知,与茚地那韦联合使用对奈韦拉平的药代动力学无影响。

(4)沙奎那韦:一项为期42天的临床试验($n=23$)表明HIV-1感染患者同时接受奈韦拉平与沙奎那韦(硬胶囊,600 mg,一天3次)的治疗,结果表明二者合用导致沙奎那韦 AUC 平均下降24%(95% C_I -42,-1),C_{max} 平均下降8%(95% C_I -47,-1)。由于相互作用,导致沙奎那韦硬胶囊AUC下降,可能进一步引起沙奎那韦血浆浓度下降,两者相互作用的临床意义尚不清楚,联合用药不影响奈韦拉平的药代动力学。

(5)酮康唑:本品不能与酮康唑同时用药。HIV-1感染患者($n=22$)服用奈韦拉平2周,每天一次,每次200 mg;然后继续服用2周,每天2次,每次200 mg,4周内同时服用酮康唑400 mg/日,研究发现酮康唑的 AUC 和 C_{max} 均下降。与以往资料相比,与酮康唑合用,奈韦拉平的血浆浓度增高15%~30%。因此奈韦拉平与酮康唑不应合并用药。

接受奈韦拉平长期治疗的患者如若服用过甲氰咪胍和大环内酯类药物(CYP3A抑制剂),奈韦拉平稳态血药浓度分别增高为21%($n=11$)和12%($n=24$)。

奈韦拉平对 CYP3A 的影响会使其他主要依靠 CYP3A 代谢的药物的血浆浓度降低,如果患者以固定的剂量使用依靠 CYP3A 代谢的药物,在开始奈韦拉平治疗时,要注意剂量调节。

(6)利福平/利福布汀:奈韦拉平与利福平治疗时是否需要进行剂量调节还没有很充足的数据,所以这些药物只能在有明显适应症及认真监测下联合使用。利福布汀可使奈韦拉平的系统清除率有明显增高(9%),该变化无重要临床意义,同时服用奈韦拉平与利福布汀是安全的,不需要调整剂量。

(7)口服避孕药:奈韦拉平对口服避孕药药代动力学影响的临床数据尚不健全。奈韦拉平会降低口服避孕药(包括一些激素类避孕品)的血浆浓度,因此这些药物不能与奈韦拉平合用。对正在服用奈韦拉平的有可能妊娠的妇女,建议使用其他方式避孕。患者口服避孕药用以调节激素水平时,若合服奈韦拉平,应对前者进行监测。

(8)美沙酮:奈韦拉平会增加肝代谢而降低美沙酮的血浆浓度,据报道同时应用美沙酮和奈韦拉平的患者曾出现戒断综合征。因此,美沙酮维持给药的患者合用奈韦拉平时,建议仔细观察戒断综合征征象并对美沙酮的剂量进行相应的调整。

(9)其他:利用人的肝细胞微粒体的体外研究表明奈韦拉平水解代谢不受氨苯砜、利福布汀、利福平及甲氧苄氨嘧啶/磺胺甲基噁唑的影响,酮康唑和红霉素可明显抑制奈韦拉平的羟化代谢。

【药物过量】 奈韦拉平过量尚无已知解毒药。有报道,过量(每日800~1800 mg)使用奈韦拉平连续15天,患者会出现浮肿、红斑、乏力、发热、头痛、失眠、恶心、浸润性肺炎、皮疹、眩晕、呕吐及体重减轻等症状,停药后所有症状均好转。

二、抗寄生虫药

（一）抗疟药

34. 氯喹

34.1 磷酸氯喹片

【通用名称】 磷酸氯喹片

【英文名称】 Chloroquine Phosphate Tablets

【药理毒理】 氯喹主要作用于红内期裂殖体，经48～72小时，血中裂殖体被杀灭。本品对间日疟的红外期无效，故不能根治间日疟，恶性疟则可根治。氯喹对红外期无效，对配子体也无直接作用，故不能作病因预防及中断传播之用。

经氯喹作用，疟原虫的核碎裂，细胞浆出现空泡，疟色素聚成团块。已知氯喹并不能直接杀死疟原虫，但能干扰它的繁殖。本品与核蛋白有较强的结合力，通过其喹啉环上带负电的7-氯基与DNA鸟嘌呤上的2-氨基接近，使氯喹插入到DNA的双螺旋两股之间。与DNA形成复合物，从而阻止DNA的复制与RNA的转录。氯喹还能抑制磷酸掺入疟原虫的DNA与RNA，由于核酸的合成减少，而干扰疟原虫的繁殖。用同位素标记氯喹的实验证明，受感染的红细胞能使氯喹大量积聚其内，原虫的食物泡和溶酶体是其浓集的部位。氯喹浓集的量与食物泡内的pH值有关，食物泡内的pH值为酸性（分解血红蛋白最适pH值为4），可导致碱性药物氯喹的浓集，该药的浓集又消耗了食物泡内的氢离子，因此更提高了食物泡内的pH值，使消化血红蛋白的血红蛋白酶受损失，疟原虫不能消化所摄取的血红蛋白，导致疟原虫生长发育所必需的氨基酸缺乏，并引起核糖核酸崩解。此外氯喹还能干扰脂肪酸进入磷脂，控制谷氨酸脱氢酶和己糖激酶等。近年来有人认为氯喹对疟原虫的早期作用是引起疟色素的凝集。疟色素的主要成分的铁原卟啉Ⅸ（FP），可以损害红细胞，并与氯喹形成复合物来介导氯喹的化疗作用。推测原虫体内具有一种或多种受体，即"FP结合物"，可能是一种白蛋白，可与FP结合，形成无毒性的复合物，使原虫生物膜免受FP的损害。氯喹的作用机理可能是将"FP结合物"与FP分开，并形成有毒性的氯喹-FP复合物，从而发挥其抗疟作用。由于受体改变，使氯喹失去应有的作用，这可能是疟原虫对氯喹产生抗药性的原因之一。

【药代动力学】 氯喹口服后，肠道吸收快而充分，服药后1～2小时血中浓度最高。约55%的药物在血中与血浆成分结合。血药浓度维持较久，$t_{1/2}$为2.5～10日。氯喹在红细胞中的浓度为血浆内浓度的10～20倍，而被疟原虫侵入的红细胞内的氯喹浓度，又比正常的高约25倍。氯喹与组织蛋白结合更多，在肝、脾、肾、肺中的浓度高于血浆浓度达200～700倍。在脑组织及脊髓组织中的浓度为血浆浓度的10～30倍。氯喹在体内的代谢转化是在肝脏进行的，其主要代谢产物是去乙基氯喹，此物仍有抗疟作用。小部分（10%～15%）氯喹以原型经肾排泄，其排泄速度可因尿液酸化而加快，碱化而降低。约8%随粪便排泄，氯喹也可由乳汁中排出。

【适应症】 用于治疗对氯喹敏感的恶性疟、间日疟及三日疟，并可用于疟疾症状的抑制性预防，也可用于治疗肠外阿米巴病、结缔组织病、光敏感性疾病（如日晒红斑）等。

【用法用量】
成人
（1）间日疟：口服首剂1g，第2、3日各0.75g。
（2）抑制性预防疟疾：口服每周1次，每次0.5g。
（3）肠外阿米巴病：口服每日1g，连服2日后改为每日0.5g，总疗程为3周。
（4）类风湿性关节炎：每日0.25～0.5g，待症状控制后，改为0.125g，一日2～3次，需服用6周～6个月才能达到最大的疗效，可作为水杨酸制剂及递减肾上腺皮质激素的辅助药物。

小儿
（1）间日疟：口服首次剂量按体重10 mg/kg（以氯喹计算，以下同），最大量不超过600 mg，6小时后按体重5 mg/kg再服1次，第2、3日每日按体重5 mg/kg。
（2）肠外阿米巴病：每日按体重口服10 mg/kg（最大量不超过600 mg），分2～3次服，连服2周，休息1周后，可重复一疗程。

【不良反应】
（1）本品用于治疗疟疾时，不良反应较少，口服一般可能出现的反应有：头晕、头痛、眼花、食欲减退、恶心、呕吐、腹痛、腹泻、皮肤瘙痒、皮疹甚至剥脱性皮炎、耳鸣、烦躁等。反应大多较轻，停药后可自行消失。
（2）在治疗肺吸虫病、华支睾吸虫病及结缔组织疾病时，用药量大，疗程长，可能会有较重的反应，常见者为对眼的毒性，因氯喹可由泪腺分泌，并由角膜吸收，在角膜上出现弥漫性白色颗粒，停药后可消失。
（3）本品相当部分在组织内蓄积，久服可致视网膜轻度水肿和色素聚集，出现暗点，影响视力，常为不可逆。
（4）氯喹还可损害听力，妊娠妇女大量服用可造成小儿先天性耳聋、智力迟钝、脑积水、四肢缺陷等。
（5）氯喹偶可引起窦房结的抑制，导致心律失常、休克，严重时可发生阿-斯综合征，而导致死亡。
（6）本品尚可导致药物性精神病、白细胞减少、紫癜、皮疹、皮炎（光敏性皮炎乃至剥脱性皮炎）、牛皮癣、毛发变白、脱毛、神经肌肉痛、轻度短暂头痛等。
（7）溶血、再障、可逆性粒细胞缺乏症、血小板减少等较为罕见。

【禁忌】 孕妇禁用。

【注意事项】
（1）肝肾功能不全、心脏病、重型多型红斑、血卟啉病、牛皮癣及精神病患者慎用。
（2）本品可引起胎儿脑积水、四肢畸形及耳聋，故孕妇禁用。
（3）耐氯喹者效果不佳。

【孕妇及哺乳期妇女用药】 孕妇禁用，哺乳期妇女慎用。

【药物相互作用】
（1）本品与保泰松联用，易引起过敏性皮炎。
（2）与氯丙嗪等合用，易加重肝脏负担。
（3）本品对神经肌肉接头有直接抑制作用，链霉素可加重此不良反应。
（4）洋地黄化后应用本品易引起心脏传导阻滞。
（5）本品与肝素或青霉胺合用，可增加出血机会。
（6）本品与伯氨喹合用可根治间日疟。
（7）与氯化铵合用，可加速排泄而降低血中浓度。
（8）与单胺氧化酶抑制剂合用可增加毒性。
（9）与氟羟强的松龙合用易致剥脱性红皮病。
（10）与氯喹同类物（氨酚喹、羟基氯喹等）联用时，可使氯喹血中浓度提高。

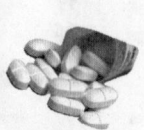

【药物过量】 急性氯喹中毒常是致死性的，其致死量可低至50 mg（基质）/kg，迅速出现恶心、呕吐、困倦症状，继之言语不清、激动、视力障碍，由于肺水肿而呼吸困难，甚至呼吸停止，心律不齐、抽搐及昏迷。出现这些现象时应立即停药，并作对症处理，特别是维持心肺功能。

34.2 磷酸氯喹注射液

【通用名称】 磷酸氯喹注射液

【英文名称】 Chloroquine Phosphate Injection

【药理毒理】 同磷酸氯喹片。

【药代动力学】 注射后药物在血浆中浓度较高，但在红细胞内的浓度更高，为血浆浓度的10～20倍，而被疟原虫侵入的红细胞内药物浓度又比正常者约高25倍。氯喹与组织蛋白结合更多，在肝、脾、肾、肺内的浓度高于血浆浓度达200～700倍，脑组织及脊髓组织中的浓度为血浆的10～30倍。氯喹的代谢是在肝脏内进行的，其主要代谢产物为去乙基氯喹，此物仍有抗疟作用。10%～15%的药物以原型经肾脏排泄，约8%随粪排出，氯喹也可由乳汁中排出。

【适应症】 用以治疗不能口服的对氯喹敏感的恶性疟及间日疟、三日疟和卵形疟患者，也可用以治疗肠外阿米巴病如阿米巴肝脓肿等患者，在病情好转后改用口服药。

【规格】 5 mL：322 mg。

【用法用量】 脑型疟患者第1天静脉滴注18～24 mg/kg（体重超过60 kg者按60 kg计算），第2天12 mg/kg，第3天10 mg/kg。浓度为每0.5 g磷酸氯喹加入10%葡萄糖溶液或5%葡萄糖氯化钠注射液500 mL中，静脉滴注速度为每分钟12～20滴。

【不良反应】 可有畏光、色视受损、视力下降，严重时可有失明，也可引起窦房结的抑制，导致心律失常、休克，严重时可发生阿-斯综合征，甚至死亡。

【禁忌】 肝、肾功能不全，心脏病患者禁用。

【注意事项】
（1）重型多形性红斑、血卟啉病、牛皮癣及精神病患者慎用。
（2）氯喹注射剂不宜作肌内注射，尤其对儿童易引起心肌抑制。禁止作静脉推注。
（3）氯喹可引起胎儿脑积水、四肢畸形及耳聋，因此孕妇禁用。

【孕妇及哺乳期妇女用药】 孕妇及哺乳期妇女禁用。

【儿童用药】 剂量同成人，但宜慎用静脉内给药。

【老年用药】 老年患者应慎用静脉内给药。

【药物相互作用】 同磷酸氯喹片。

【药物过量】 同磷酸氯喹片。

35. 伯氨喹

【通用名称】 磷酸伯氨喹片

【英文名称】 Primaquine Phosphate Tablets

【药理毒理】 本品可杀灭间日疟、三日疟、恶性疟和卵形疟组织期的虫株，尤以间日疟为著，也可杀灭各种疟原虫的配子体，对恶性疟的作用尤强，使之不能在蚊体内发育，以阻断传播。本品对红内期虫体的作用很弱。伯氨喹的抗疟机制还不完全清楚，可能与干扰DNA的合成有关，将疟原虫红外期虫体与组织细胞一起置伯氨喹溶液中培养8小时，电镜观察可见伯氨喹可使疟原虫线粒体形态发生改变，表现为线粒体肿胀，并出现胞浆空泡。该药能抑制线粒体的氧化作用，使疟原虫摄氧量显著减少。伯氨喹在体内经过代谢，转变为具有较强氧化性能的喹啉醌衍生物，能将红细胞内的还原型谷胱甘肽（GSH）转变为氧化型谷胱甘肽（GSSH），当后者还原时，需要消耗还原型辅酶Ⅱ（NADPH）。由于疟原虫红外期在肝实质细胞内发育本已消耗辅酶Ⅱ（NADP），而伯氨喹的作用又干扰辅酶Ⅱ的还原过程，使辅酶Ⅱ减少，严重地破坏疟原虫的糖代谢及氧化过程。

【药代动力学】 口服后在肠内吸收快而完全，生物利用度（F）约为96%，口服45mg（基质），在1小时内血浆中浓度达峰值（C_{max}），约250mg/L。主要分布在肝组织内，其次为肺、脑和心等组织。$t_{1/2}$为5.8小时（3.7～7.4小时），大部分在体内代谢，仅1%由尿中排出，一般于24小时内完成。因血中浓度维持不久，故需反复多次服药才能有效。

【适应症】 主要用于根治间日疟和控制疟疾传播。

【用法用量】 口服，按伯氨喹计。

成人 根治间日疟每日3片，连服7日；用于杀灭恶性疟配子体时，每日2片，连服3日。

小儿 根治间日疟每日按体重0.39mg/kg，连服14日；用于杀灭恶性疟配子体时，剂量相同，连服3日。

【不良反应】

（1）本品不良反应较其他抗疟药为高。当每日用量超过30mg（基质）时，易发生疲倦、头晕、恶心、呕吐、腹痛等不良反应；少数人可出现药物热、粒细胞缺乏等，停药后即可恢复。

（2）葡萄糖－6－磷酸脱氢酶缺乏者服用本品可发生急性溶血型贫血，这种溶血反应仅限于衰老的红细胞，并能自行停止发展，一般不严重。一旦发生应停药，作适当的对症治疗。当葡萄糖－6－磷酸脱氢酶缺乏时，会引起高铁血红蛋白过多症，出现紫绀、胸闷等症状，应用亚甲蓝1～2mg/kg作静脉注射，能迅速改善症状。

【禁忌】 葡萄糖－6－磷酸脱氢酶缺乏、系统性红斑狼疮及类风湿性关节患者禁用。

【注意事项】

（1）仔细询问有无蚕豆病及其他溶血性贫血的病史及家族史、有无葡萄糖－6－磷酸

脱氢酶缺乏及烟酰胺腺嘌呤二核苷酸还原酶（NADH）缺乏等病史。

（2）肝、肾、血液系统疾患，急性细菌和病毒感染及糖尿病患者慎用。

（3）应定期检查红细胞计数及血红蛋白量。

【孕妇及哺乳期妇女用药】 孕妇禁用，哺乳期妇女慎用。

【药物相互作用】

（1）本品作用于间日疟原虫的红外期，与作用于红内期的氯喹合用，可根治间日疟。

（2）米帕林（阿的平）及氯胍可抑制伯氨喹的代谢，故伯氨喹与此两药联用后，其血药浓度大大提高，维持时间也延长，毒性增加，但疗效未见增加。

（3）不宜与其他具有溶血作用和抑制骨髓造血功能的药物合用。

36. 青蒿素类药物

36.1 双氢青蒿素片

【通用名称】 双氢青蒿素片

【英文名称】 Dihydroartemisinin Tablets

【药理毒理】

（1）药理学：本品为青蒿素的衍生物，对疟原虫红内期有强大且快速的杀灭作用，能迅速控制临床发作及症状。青蒿素的作用机制尚不十分清楚，主要是干扰疟原虫的表膜——线粒体功能。青蒿素通过影响疟原虫红内期的超微结构，使其膜系结构发生变化。由于对食物胞膜的作用，阻断了疟原虫的营养摄取，使疟原虫损失大量胞浆和营养物质，而又得不到补充，因而很快死亡。其作用方式是通过其内过氧化物（双氧）桥，经血红蛋白分解后产生的游离铁所介导，产生不稳定的有机自由基及/或其他亲电子的中介物，然后与疟原虫的蛋白质形成共价加合物，而使疟原虫死亡。蒿甲醚的抗疟活性较青蒿素大6倍。

（2）毒理学：在动物生殖毒性方面的研

究证明，小鼠妊娠感应期给药，能增加胚胎吸收，但未见致畸作用。

【药代动力学】 口服吸收良好，起效迅速。口服双氢青蒿素2 mg/kg后，1.33小时血药浓度达峰值，最大血浓度为0.71 mg/L。血浆$t_{1/2}$为1.57小时。体内分布广，排泄和代谢迅速。

【适应症】 适用于各种类型疟疾的症状控制，尤其是对抗氯喹恶性及凶险型疟疾有较好疗效。

【用法用量】 口服给药。

成人 1日1次，1日60 mg，首剂量加倍。

儿童 按年龄递减，连用5～7日。

【不良反应】 推荐剂量未见不良反应，少数病例有轻度网织红细胞一过性减少。

【孕妇及哺乳期妇女用药】 孕妇慎用。

【药物相互作用】 尚不明确。

36.2 蒿甲醚

【通用名称】 蒿甲醚片（注射液）

【英文名称】 Artemether Tablets (Injection)

【药理毒理】

（1）本品对动物体内的伯氏疟原虫血液无性体有较强的杀灭作用，用药后原虫血症转阴快，疗效稳定；对于抗氯喹恶性疟虫株具有同样效果。

（2）毒理动物急性毒性研究表明：小鼠灌胃一次给予蒿甲醚的LD_{50}为895 mg/kg，小鼠肌内注射一次给予蒿甲醚的LD_{50}为296 mg/kg；大鼠肌内注射一次给予蒿甲醚的LD_{50}为597 mg/kg；说明本品为低毒药物。

【药代动力学】 口服后易吸收。血浆半衰期约为13小时。体内分布广泛，以脑分布最多，肝、肾次之；主要通过粪便排泄，其次为尿排泄。

肌内注射后吸收快且完全。肌内注射10 mg/kg后，血药达峰时间为7小时，峰值可达到0.8 mg/L左右，$t_{1/2}$约为13小时。在体内分布甚广，以脑组织最多，肝、肾次之。主要通过肠道排泄，其次为尿排泄。

【适应症】 适用于各类疟疾的治疗，包括抗氯喹恶性疟的急救治疗，如恶性疟和间日疟。

【用法用量】

（1）口服：一日一次，连服5或7日，成人一次口服80 mg或按体重1.6 mg/kg，首次加倍，儿童按年龄递减。

（2）肌内注射：成人常用量：首剂160 mg，第2日起每日1次，每次80 mg，连用5日。小儿常用量：首剂按体重3.2 mg/kg；第2～5日，每次按体重1.6 mg/kg，每日1次。

【不良反应】 本品反应轻微，个别患者有门冬氨酸氨基转移酶、丙氨酸氨基转移酶轻度升高，网织红细胞可能有一过性减少。

【禁忌】 对过敏者禁用。

【注意事项】 本品遇冷如有凝固现象，可微温溶解后使用。

【孕妇及哺乳期妇女用药】 妊娠妇女慎用。

【药物相互作用】 尚不明确。

36.3 青蒿琥酯

【通用名称】 青蒿琥酯片（注射液）

【英文名称】 Artesunate Tablets (Injection)

【药理毒理】 同双氢青蒿素片。

动物毒理实验表明本品有明显的胚胎毒性，表现为胚胎吸收。

【药代动力学】 口服后体内分布甚广，以肠、肝、肾较高。主要在体内代谢转化，仅有少量由尿、粪便排泄。

静脉注射后血药浓度很快下降，$t_{1/2}$为30分钟左右。体内分布甚广，以肠、肝、肾较高。主要在体内代谢转化，仅有少量由尿、粪便排泄。

【适应症】 适用于脑型疟及各种危重疟疾的抢救。

【用法用量】

（1）口服：首剂100 mg，第2日起一次50 mg，一日2次，连服5日。

（2）静脉注射：临用前，加入所附的5%碳酸氢钠注射液0.6 mL，振摇2分钟，待完全溶解后，加5%葡萄糖注射液或葡萄糖氯化钠注射液5.4 mL稀释，使每1 mL溶液含青蒿琥酯10 mg，缓慢静注。首次1支（或按体重1.2 mg/kg），7岁以下按体重1.5 mg/kg。首次剂量后4、24、48小时各重复注射1次。危重者，首次剂量可加至120 mg，3日为一疗程，总剂量为240～300 mg。

【不良反应】 推荐剂量未见不良反应。

【禁忌】 尚不明确。

【注意事项】 尚不明确。

【孕妇及哺乳期妇女用药】 孕妇慎用。

【儿童用药】 尚不明确。

【老年用药】 尚不明确。

【药物相互作用】 尚不明确。

【药物过量】 用量大于2.75 mg/kg，可能出现外周网织细胞一过性降低。

（二）抗阿米巴药及抗滴虫药

37. 甲硝唑

37.1 甲硝唑片

【通用名称】 甲硝唑片

【英文名称】 Metronidazole Tablets

【药理毒理】 本品为硝基咪唑衍生物，可抑制阿米巴原虫的氧化还原反应，使原虫氮链发生断裂。体外试验证明，药物浓度为1～2 mg/L时，溶组织阿米巴于6～20小时即可发生形态改变，24小时内全部被杀灭，浓度为0.2 mg/L时，72小时内可杀死溶组织阿米巴。本品有强大的杀灭滴虫的作用，其机理未明。

甲硝唑对厌氧微生物有杀灭作用，它在人体中还原时生成的代谢物也具有抗厌氧菌作用，抑制细菌的脱氧核糖核酸的合成，从而干扰细菌的生长、繁殖，最终致细菌死亡。对某些动物有致癌作用。

【药代动力学】 口服或直肠给药后能迅速而完全吸收，蛋白结合率<5%，吸收后广泛分布于各组织和体液中，且能通过血脑屏障，药物有效浓度能够出现在唾液、胎盘、胆汁、乳汁、羊水、精液、尿液、脓液和脑脊液中。有报道，药物在胎盘、乳汁、胆汁的浓度与血药浓度相似。健康人脑脊液中血药浓度为同期血药浓度的43%。少数脑脓肿患者，每日服用1.2～1.8 g后，脓液的药浓度（34～45 mg/L）高于同期的血药浓度（11～35 mg/L）。耳内感染后其脓液内的药物浓度在8.5 mg/L以上。口服后1～2小时血药浓度达高峰，有效浓度能维持12小时。口服0.25 g、0.4 g、0.5 g、2 g后的血药浓度分别为6 mg/L、9 mg/L、12 mg/L、40 mg/L。本品经肾排出60%～80%，约20%的原型药从尿中排出，其余以代谢产物（25%为葡萄糖醛酸结合物，14%为其他代谢结合物）形式由尿排出，10%随粪便排出，14%从皮肤排泄。

【适应症】 用于治疗肠道和肠外阿米巴病（如阿米巴肝脓肿、胸膜阿米巴病等）。还可用于治疗阴道滴虫病、小袋虫病和皮肤利什曼病、麦地那龙线虫感染等。目前还广泛用于厌氧菌感染的治疗。

【规格】 0.2 g。

【用法用量】

成人

（1）肠道阿米巴病：一次0.4～0.6 g，一日3次，疗程7日；肠道外阿米巴病：一次0.6～0.8 g，一日3次，疗程20日。

（2）贾第虫病：一次0.4 g，一日3次，疗程5～10日。

（3）麦地那龙线虫病：一次0.2 g，每日3次，疗程7日。

（4）小袋虫病：一次0.2 g，一日2次，疗程5日。

（5）皮肤利什曼病：一次0.2 g，一日4

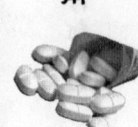

次，疗程10日。间隔10日后重复一疗程。

（6）滴虫病：一次0.2g，一日4次，疗程7日；可同时用栓剂，每晚0.5g置入阴道内，连用7～10日。

（7）厌氧菌感染：口服每日0.6～1.2g，分3次服，7～10日为一疗程。

小儿

（1）阿米巴病：每日按体重35～50mg/kg，分3次口服，10日为一疗程。

（2）贾第虫病：每日按体重15～25mg/kg，分3次口服，连服10日。治疗麦地那龙线虫病、小袋虫病、滴虫病的剂量同贾第虫病。

（3）厌氧菌感染：口服每日按体重20～50mg/kg。

【不良反应】　15%～30%病例出现不良反应，以消化道反应最为常见，包括恶心、呕吐、食欲不振、腹部绞痛，一般不影响治疗；神经系统症状有头痛、眩晕，偶有感觉异常、肢体麻木、共济失调、多发性神经炎等，大剂量可致抽搐。少数病例发生荨麻疹、潮红、瘙痒、膀胱炎、排尿困难、口中金属味及白细胞减少等，均属可逆性，停药后自行恢复。

【禁忌】　有活动性中枢神经系统疾患和血液病者禁用。

【注意事项】

（1）对诊断的干扰：本品的代谢产物可使尿液呈深红色。

（2）原有肝脏疾患者剂量应减少。出现运动失调或其他中枢神经系统症状时应停药。重复一个疗程之前，应做白细胞计数。厌氧菌感染合并肾功能衰竭者，给药间隔时间应由8小时延长至12小时。

（3）本品可抑制酒精代谢，用药期间应戒酒，饮酒后可能出现腹痛、呕吐、头痛等症状。

【孕妇及哺乳期妇女用药】　孕妇及哺乳期妇女禁用。

【药物相互作用】　本品能增强华法林等抗凝药物的作用。与土霉素合用可干扰甲硝唑清除阴道滴虫的作用。

【药物过量】　大剂量可致抽搐。

37.2　甲硝唑注射液

【通用名称】　甲硝唑注射液

【英文名称】　Metronidazole Injection

【药理毒理】　同甲硝唑片。

【药代动力学】　静脉给药后迅速达峰值。余同甲硝唑片。

【适应症】　本品主要用于厌氧菌感染的治疗。

【用法用量】　静脉滴注。

成人　厌氧菌感染，静脉给药首次按体重15mg/kg（70kg成人为1g），维持量按体重7.5mg/kg，每6～8小时静脉滴注一次。

小儿　厌氧菌感染的注射剂量同成人。

【不良反应】　同甲硝唑片。

【禁忌】　有活动性中枢神经系统疾患和血液病者禁用。

【注意事项】　同甲硝唑片。

【孕妇及哺乳期妇女用药】　同甲硝唑片。

【老年用药】　由于老年人肝功能减退，应用本品时药代动力学有所改变，应严密监测本品血药浓度。

【药物相互作用】

（1）本品能抑制华法林和其他口服抗凝药的代谢，加强它们的作用，引起凝血酶原时间延长。

（2）同时应用苯妥英钠、苯巴比妥等诱导肝微粒体酶的药物，可加强本品代谢，使血药浓度下降，而苯妥英钠排泄减慢。

（3）同时应用西咪替丁等抑制肝微粒体酶活性的药物，可减缓本品在肝内的代谢及其排泄，延长本品的血清半衰期，应根据血药浓度测定的结果调整剂量。

（4）本品干扰双硫化代谢，两者合用患者饮酒后可出现精神症状，故2周内应用双硫仑者不宜再用本品。

（5）本品可干扰氨基转移酶和 LDH 测定结果，可使胆固醇、甘油三酯水平下降。

【药物过量】 大剂量可致抽搐。

（三）抗利什曼原虫病药

38. 葡萄糖酸锑钠

【通用名称】 葡萄糖酸锑钠注射液

【英文名称】 Sodium Stibogluconate Injection

【药理毒理】 本品为五价锑化合物。对组织中培养生长的前鞭毛体（promastigote）无作用，但对体内寄生的无前鞭毛体则有良效，提示五价锑必须还原成三价锑才能发挥作用。其作用机制为通过抑制虫体的磷酸果糖激酶，干扰能量供应，使其失去吸附力，在肝内被白细胞、网状内皮细胞吞噬杀灭，此外还能抑制雌虫生殖系统，使卵巢、黄体退变而停止产卵。药物通过选择性细胞内胞摄入，进入巨噬细胞的吞噬体，其中存在的利什曼原虫即被消灭。

【药代动力学】 本品口服吸收差。肌注吸收良好，不与红细胞结合，其血浆浓度则远较三价锑化合物为高，但维持时间较短，较快由肾脏排出，80% 的药物于 6 小时内由尿中排出，静脉注射相同量药物后 95% 以上由尿中排出，表明该药物在体内无明显代谢及蓄积现象。但如肾功能受损，则可妨碍锑的排泄，可致中毒。少量在肝内还原成三价锑。约 12% 蓄积于血管外腔隙，给药 5 日后在该处即呈饱和状态，并由此锑剂缓慢释放。

【适应症】 用于治疗黑热病。

【用法用量】 肌内或静脉注射。

成人 一次 6 mL（含五价锑 0.6g），一日 1 次，连用 6～10 日；或总剂量按体重 90～130 mg/kg（以 50kg 为限），等分 6～10 次，每日 1 次。

① 对敏感性较差的虫株感染，可重复 1～2 个疗程，间隔 10～14 日。

② 对全身情况较差者，可每周注射 2 次，疗程 3 周或更长。

③ 对新近曾接受锑剂治疗者，可减少剂量。

儿童 按五价锑量计，小儿总剂量按体重 150～200 mg/kg，分为 6 次，每日 1 次。

【不良反应】

（1）与三价锑相仿，但较少而轻，一般病人多能耐受。有时出现恶心、呕吐、咳嗽、腹痛、腹泻现象，偶见白细胞减少。

（2）特殊反应包括肌注局部痛、肌痛和关节僵直。后期出现心电图改变（如 T 波低平或倒置、Q－T 时间延长等），为可逆性，但可能为严重心律失常的前奏。肝、肾功能异常者应加强监测。

（3）罕见休克和突然死亡。

【禁忌】 肺炎、肺结核及严重心、肝、肾疾患者禁用。

【注意事项】

（1）肝功能不全者慎用，并加强监测。

（2）治疗过程中有出血倾向，体温突然上升或粒细胞减少、呼吸加速、剧烈咳嗽、浮肿、腹水时，应暂停注射。

（3）过期药物有变成三价锑的可能，不宜使用。

【孕妇及哺乳期妇女用药】 尚不明确。

【药物相互作用】 尚不明确。

（四）抗血吸虫病药

39. 吡喹酮

【通用名称】 吡喹酮片

【英文名称】 Praziquantel Tablets

【药理毒理】 本品对血吸虫、绦虫、囊虫、华支睾吸虫、肺吸虫、姜片虫均有效。对虫体可起两种主要药理作用：

（1）虫体肌肉发生强直性收缩而产生痉挛性麻痹。血吸虫接触低浓度吡喹酮后仅 20 秒钟虫体张力即增高，药浓度达 1 mg/L 以上时，虫体瞬即强烈挛缩。虫体肌肉收缩可能与吡喹酮增加虫体细胞膜的通透性，使细胞

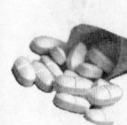

内钙离子丧失有关。

（2）虫体皮层损害与宿主免疫功能参与：吡喹酮对虫体皮层有迅速而明显的损伤作用，引起合胞体外皮肿胀，出现空泡，形成大疱，突出体表，最终表皮糜烂溃破，分泌体几乎全部消失，环肌与纵肌亦迅速先后溶解。在宿主体内，服药15分钟后即可见虫体外皮空泡变性。皮层破坏后，影响虫体吸收与排泄功能，更重要的是其体表抗原暴露，从而易遭受宿主的免疫攻击，大量嗜酸粒细胞附着皮损处并侵入，促使虫体死亡。此外，吡喹酮还能引起继发性变化，使虫体表膜去极化，皮层碱性磷酸酶活性明显降低，致使葡萄糖的摄取受抑制，内源性糖原耗竭。吡喹酮还可抑制虫体核酸与蛋白质的合成。

【适应症】 为广谱抗吸虫和绦虫药物。适用于各种血吸虫病、华支睾吸虫病、肺吸虫病、姜片虫病以及绦虫病和囊虫病。

【用法用量】

（1）治疗吸虫病。①血吸虫病：各种慢性血吸虫病采用总剂量60 mg/kg的1～2日疗法，每日量分2～3次餐间服。急性血吸虫病总剂量为120 mg/kg，每日量分2～3次服，连服4天。体重超过60kg者按60kg计算。②华支睾吸虫病：总剂量为210 mg/kg，每日3次，连服3日。③肺吸虫病：25 mg/kg，每日3次，连服3日。④姜片虫病：15 mg/kg，顿服。

（2）治疗绦虫病。①牛肉和猪肉绦虫病：10 mg/kg，清晨顿服，1小时后服用硫酸镁。②短小膜壳绦虫和阔节裂头绦虫病：25 mg/kg，顿服。

（3）治疗囊虫病。总剂量120～180 mg/kg，分3～5日服，每日量分2～3次服。

【不良反应】

（1）常见的副作用有头昏、头痛、恶心、腹痛、腹泻、乏力、四肢酸痛等，一般程度较轻，持续时间较短，不影响治疗，不需处理。

（2）少数病例出现心悸、胸闷等症状，心电图显示T波改变和期外收缩，偶见室上性心动过速、心房纤颤。

（3）少数病例可出现一过性转氨酶升高。

（4）偶可诱发精神失常或出现消化道出血。

【禁忌】 眼囊虫病患者禁用。

【注意事项】

（1）治疗寄生于组织内的寄生虫如血吸虫、肺吸虫、囊虫等，由于虫体被杀死后释放出大量的抗原物质，可引起发热、嗜酸粒细胞增多、皮疹等，偶可引起过敏性休克，必须注意观察。

（2）脑囊虫病患者需住院治疗，并辅以防治脑水肿和降低高颅压（应用地塞米松和脱水剂）或防治癫痫持续状态的治疗措施，以防发生意外。

（3）合并眼囊虫病时，须先手术摘除虫体，而后进行药物治疗。

（4）严重心、肝、肾功能不全患者及有精神病史者慎用。

（5）有明显头昏、嗜睡等神经系统反应者，治疗期间与停药后24小时内勿进行驾驶、机械操作等工作。

（6）在囊虫病驱除带绦虫时，需将隐性脑囊虫病除外，以免发生意外。

【孕妇及哺乳期妇女用药】 哺乳期妇女于服药期间，直至停药后72小时内不宜喂乳。

【药物相互作用】 尚不明确。

（五）驱肠虫药

40. 阿苯达唑

【通用名称】 阿苯达唑片

【英文名称】 Albendazole Tablets

【药理毒理】 本品为广谱驱虫药。它可阻断虫体对多种营养和葡萄糖的摄取，导致虫体糖原耗竭，致使寄生虫无法生存和繁殖。

【适应症】 用于蛔虫病、蛲虫病。

【用法用量】 口服。2岁以上儿童及成人0.4g；2岁以上儿童单纯蛲虫、单纯轻度蛔虫感染0.2g，顿服。

【不良反应】

（1）可见恶心、呕吐、腹泻、口干、乏力、发热、皮疹或头痛，停药后可自行消失。

（2）治疗蛔虫病时，偶见口吐蛔虫的现象。

【禁忌】

（1）孕妇、哺乳期妇女及2岁以下小儿禁用。

（2）严重肝、肾、心功能不全及活动性溃疡病患者禁用。

【注意事项】

（1）蛲虫病易自身重复感染，故在治疗2周后应重复治疗一次。

（2）蛋白尿、化脓性或弥漫性皮炎、各种急性传染病以及癫痫患者不宜使用本品。

（3）如服用过量或出现严重不良反应，应立即就医。

（4）对本品过敏者禁用，过敏体质者慎用。

（5）本品性状发生改变时禁止使用。

（6）请将本品放在儿童不能触及的地方。

（7）儿童必须在成人监护下使用。

（8）如正在使用其他药品，使用本品前请咨询医师或药师。

【药物相互作用】 如与其他药物同时使用可能会发生药物相互作用，详情请咨询医师或药师。

三、麻醉药

（一）局部麻醉药

41. 利多卡因

【通用名称】 盐酸利多卡因注射液

【英文名称】 Lidocaine Hydrochloride Injection

【药理毒理】 本品为酰胺类局麻药。血液吸收后或静脉给药，对中枢神经系统有明显的兴奋和抑制双相作用，且可无先驱的兴奋，血药浓度较低时，出现镇痛和嗜睡、痛阈提高；随着剂量加大，作用或毒性增强，亚中毒血药浓度时有抗惊厥作用；当血药浓度超过 5 mg/mL 可发生惊厥。本品在低剂量时，可促进心肌细胞内 K^+ 外流，降低心肌的自律性，而具有抗室性心律失常作用；在治疗剂量时，对心肌细胞的电活动、房室传导和心肌的收缩无明显影响；血药浓度进一步升高，可引起心脏传导速度减慢，房室传导阻滞，抑制心肌收缩力和使心排血量下降。

【药代动力学】 本品注射后，组织分布快而广，能透过血-脑屏障和胎盘。本品麻醉强度大、起效快、弥散力强，药物从局部消除约需 2 小时，加肾上腺素可延长其作用时间。大部分先经肝微粒酶降解为仍有局麻作用的脱乙基中间代谢物单乙基甘氨酰胺二甲苯，毒性增高，再经酰胺酶水解，经尿排出，约用量的 10% 以原型排出，少量出现在胆汁中。

【适应症】 本品为局麻药及抗心律失常药。主要用于浸润麻醉、硬膜外麻醉、表面麻醉（包括在胸腔镜检查或腹腔手术时作粘膜麻醉用）及神经传导阻滞。本品也可用于急性心肌梗死后室性早搏和室性心动过速，亦可用于洋地黄类中毒、心脏外科手术及心导管引起的室性心律失常。本品对室上性心律失常通常无效。

【用法用量】

● 麻醉用

成人

（1）表面麻醉：2%～4% 溶液一次不超过 100 mg。注射给药时一次量不超过 4.5 mg/kg（不用肾上腺素）或 7 mg/kg（用 1:200000 浓度的肾上腺素）。

（2）骶管阻滞用于分娩镇痛：用 1.0% 溶液，以 200 mg 为限。

（3）硬脊膜外阻滞：胸腰段用 1.5%～2.0% 溶液，250～300 mg。

（4）浸润麻醉或静注区域阻滞：用 0.25%～0.5% 溶液，50～300 mg。

（5）外周神经阻滞：臂丛（单侧）用 1.5% 溶液，250～300 mg；牙科用 2% 溶液，20～100 mg；肋间神经（每支）用 1% 溶液，30 mg，以 300 mg 为限；宫颈旁浸润用 0.5%～1.0% 溶液，左右侧各 100 mg；椎旁脊神经阻滞（每支）用 1.0% 溶液，以 300 mg 为限；阴部神经用 0.5%～1.0% 溶液，左右侧各 100 mg。

（6）交感神经节阻滞：颈星状神经用 1.0% 溶液，50 mg；腰麻用 1.0% 溶液，50～100 mg。

（7）一次限量，不加肾上腺为 200 mg（4 mg/kg），加肾上腺素为 300～350 mg（6 mg/kg）；静注区域阻滞，极量 4 mg/kg；治疗用静注，初量 1～2 mg/kg，极量 4 mg/kg，成人静滴每分钟以 1 mg 为限；反复多次给药，间隔时间不得短于 45 分钟。

小儿 随个体而异，一次给药总量不得超过 4.0 mg/kg，常用 0.25%～0.5% 溶液，特殊情况才用1.0%溶液。

● 抗心律失常

常用量

(1) 静脉注射：1～1.5 mg/kg（一般用50～100 mg）作首次负荷量，静注2～3分钟，必要时5分钟后重复静脉注射1～2次，但1小时之内的总量不得超过300 mg。

(2) 静脉滴注：一般以5%葡萄糖注射液配成1～4 mg/mL药液滴注或用输液泵给药。在用负荷量后可继续以1～4 mg/min速度静滴维持，或以每分钟0.015～0.03 mg/kg速度静脉滴注。老年人、心力衰竭、心源性休克、肝血流量减少、肝或肾功能障碍时应减少用量。以每分钟0.5～1 mg静滴，即可用本品0.1%溶液静脉滴注，每小时不超过100 mg。

极量 静脉注射1小时内最大负荷量4.5 mg/kg（或300 mg），最大维持量为4 mg/min。

【不良反应】

(1) 本品可作用于中枢神经系统，引起嗜睡、感觉异常、肌肉震颤、惊厥昏迷及呼吸抑制等不良反应。

(2) 可引起低血压及心动过缓。血药浓度过高可引起心房传导速度减慢、房室传导阻滞以及抑制心肌收缩力和心输出量下降。

【禁忌】

(1) 对局部麻醉药过敏者禁用。

(2) 阿－斯氏综合征（急性心源性脑缺血综合征）、预激综合征、严重心传导阻滞（包括窦房、房室及心室内传导阻滞）患者禁用于静脉注射和静脉滴注。

【注意事项】

(1) 防止误入血管，注意局麻药中毒症状的诊治。

(2) 肝肾功能障碍、肝血流量减低、充血性心力衰竭、严重心肌受损、低血容量及休克等患者慎用。

(3) 对其他局麻药过敏者，可能对本品也过敏，但利多卡因与普鲁卡因胺、奎尼丁间尚无交叉过敏反应的报道。

(4) 本品严格掌握浓度和用药总量，超量可引起惊厥及心搏骤停。

(5) 其体内代谢较普鲁卡因慢，有蓄积作用，可引起中毒而发生惊厥。

(6) 某些疾病如急性心肌梗死病人常伴有α_1-酸性蛋白及蛋白率增加，利多卡因蛋白结合也增加而降低了游离血药浓度。

(7) 用药期间应注意检查血压、监测心电图，并备有抢救设备；心电图P－R间期延长或QRS波增宽，出现其他心律失常或原有心律失常加重者应立即停药。

【孕妇及哺乳期妇女用药】 本品透过胎盘，且与胎儿蛋白结合高于成人，孕妇用药后可导致胎儿心动过缓或过速，亦可导致新生儿高铁血红蛋白血症。

【儿童用药】 新生儿用药可引起中毒，早产儿较正常儿半衰期长（3.16小时：1.8小时），故应慎用。

【老年用药】 老年人用药应根据需要及耐受程度调整剂量，超过70岁患者剂量应减半。

【药物相互作用】

(1) 与西咪替丁以及β受体阻断剂如普萘洛尔、美托洛尔、纳多洛尔合用，利多卡因经肝脏代谢受抑制，利多卡因血浓度增加，可发生心脏和神经系统不良反应，应调整利多卡因剂量，并应采用心电图监护及监测利多卡因血药浓度。

(2) 巴比妥类药物可促进利多卡因代谢，两药合用可引起心动过缓、窦性停搏。

(3) 与普鲁卡因胺合用，可产生一过性谵妄及幻觉，但不影响本品血药浓度。

(4) 异丙基肾上腺素因增加肝血流量，可使本品的总清除率升高；去甲肾上腺素因减少肝血流量，可使本品总清除率下降。

(5) 与下列药品有配伍禁忌：苯巴比妥、硫喷妥钠、硝普钠、甘露醇、两性霉素B、氨苄西林、磺胺嘧啶。

【药物过量】 超量可引起惊厥和心脏骤停。

42. 布比卡因

【通用名称】 盐酸布比卡因注射液

【英文名称】 Bupivacaine Hydrochloride Injection

【药理毒理】 为酰胺类长效局部麻醉药，其麻醉时间比盐酸利多卡因长2～3倍，弥散度与盐酸利多卡因相仿。对循环和呼吸的影响较小，对组织无刺激性，不产生高铁血红蛋白，常用量对心血管功能无影响，用量大时可致血压下降，心率减慢。对β受体有明显的阻断作用。无明显的快速耐受性。母体的药物血浓度为胎儿药物血浓度的4倍。

【适应症】 用于局部浸润麻醉、外周神经阻滞和椎管内阻滞。

【用法用量】

（1）臂丛神经阻滞：0.25%溶液，20～30 mL或0.375%，20 mL（50～75 mg）。

（2）骶管阻滞：0.25%，15～30 mL（37.5～75.0 mg），或0.5%，15～20 mL（75～100 mg）。

（3）硬脊膜外间隙阻滞时，0.25%～0.375%可以镇痛，0.5%可用于一般的腹部手术等。

（4）局部浸润：总用量一般以175～200 mg（0.25%，70～80 mL）为限，24小时内分次给药，一日极量400 mg。

（5）交感神经节阻滞的总用量为50～125 mg（0.25%，20～50 mL）。

（6）蛛网膜下腔阻滞：常用量5～15 mg，并加10%葡萄糖成高密度液或用脑脊液稀释成近似等密度液。

【不良反应】

（1）少数患者可出现头痛、恶心、呕吐、尿潴留及心率减慢等。如果出现严重副反应，可静脉注射麻黄碱或阿托品。

（2）过量或误入血管可产生严重的毒性反应，一旦发生心肌毒性几乎无复苏希望。

【禁忌】 本品过敏者禁用。

【注意事项】

（1）本品毒性较利多卡因大4倍，心脏毒性尤应注意，其引起循环衰竭和惊厥比值较小（CC/CNS = 3.7±0.5），心脏毒性症状出现较早，往往循环衰竭与惊厥同时发生，一旦心脏停搏，复苏甚为困难。

（2）局部浸润麻醉儿童用0.1%浓度。

【儿童用药】 12岁以下小儿慎用。

【药物相互作用】 与碱性药物配伍会产生沉淀失去作用。

43. 普鲁卡因

【通用名称】 盐酸普鲁卡因胺注射液

【英文名称】 Procainamide Hydrochloride Injection

【药理毒理】 本品属Ia类抗心律失常药。该药可增加心房的有效不应期，降低心房、浦肯野纤维和心室肌的传导速度，通过升高阈值而降低心房、浦肯野纤维、乳头肌和心室的兴奋性，延长不应期及抑制舒张期除极，降低自律性。对心肌收缩性的抑制作用较弱，可轻度降低心输出量。间接抗胆碱作用弱于奎尼丁，少量即可使房室传导加速，用量偏大则直接抑制房室传导。本品有直接扩血管作用，但不阻断α受体。其代谢产物N-乙酰普鲁卡因胺具有药理活性。用量＞12 μg/mL时产生毒性反应。

【适应症】 适用于危及生命的室性心律失常。

【用法用量】 静脉注射。

成人常用量 一次0.1 g，静注5分钟，必要时每隔5～10分钟重复一次，总量按体重不得超过15 mg/kg；或者10～15 mg/kg静脉滴注1小时，然后以每小时按体重1.5～2 mg/kg维持。

【不良反应】

（1）心血管：产生心脏停搏、传导阻滞

及室性心律失常。心电图出现 QRS 波增宽、P-R 及 Q-T 间期延长，诱发多型性室性心动过速（扭转型室性心动过速）或室颤，但较奎尼丁少见。快速静注可使血管扩张产生严重低血压、室颤、心脏停搏。血药浓度过高可引起心脏传导异常。

（2）胃肠道：大剂量较易引起厌食、恶心、呕吐、腹泻、口苦、肝肿大、氨基转移酶升高等。

（3）过敏反应：少数人可有荨麻疹、瘙痒、血管神经性水肿及斑丘疹。

（4）红斑狼疮样综合征：主要见于长期服药者，静脉用药少见。

（5）神经：少数人可有头晕、精神抑郁及伴幻觉的精神失常。

（6）血液：溶血性或再生不良性贫血、粒细胞减少、嗜酸性细胞增多、血小板减少及骨髓肉芽肿、血浆凝血酶原时间及部分凝血活酶时间延长。

（7）肝肾：偶可产生肉芽肿性肝炎及肾病综合征。

（8）肌肉：偶可出现进行性肌病及 Sjogren 综合征。

【禁忌】

（1）病态窦房结综合征（除非已有起搏器）。

（2）Ⅱ 或 Ⅲ 度房室传导阻滞（除非已有起搏器）。

（3）对本品过敏者。

（4）红斑狼疮（包括有既往史者）。

（5）低钾血症。

（6）重症肌无力。

【注意事项】

（1）该药并不增加室性心律失常患者的存活率。

（2）交叉过敏反应：对普鲁卡因及其他有关药物过敏者，可能对本品也过敏。

（3）老年人及肾功能受损者应酌情调整剂量。

（4）用药期间一旦心室率明显降低，应立即停药。

（5）血液透析可清除本品，故透析后可加用一剂药。

（6）用于治疗房性心动过速时需在使用地高辛的基础上应用。

（7）静脉应用易出现低血压，故静脉用药速度要慢。

（8）下列情况应慎用：

① 过敏患者，尤以对普鲁卡因及有关药过敏者；

② 支气管哮喘；

③ 肝功或肾功能障碍；

④ 低血压；

⑤ 洋地黄中毒；

⑥ 心脏收缩功能明显降低者；

（9）对诊断的干扰：

① 干扰依酚氯铵（edrophonium chloride）的诊断试验，因本品有抗胆碱作用；

② 碱性磷酸酶、胆红素、乳酸脱氢酶及门冬氨酸氨基转移酶升高；

③ 心电图 QRS 波增宽、P-R 及 Q-T 间期延长、QRS 及 T 波电压降低。

【孕妇及哺乳期妇女用药】 本品可透过胎盘屏障在胎儿体内蓄积，孕妇及乳母用时须权衡利弊。致畸胎作用不详。

【儿童用药】 小儿常用量尚未确定。可参考以下资料：按体重 3～6mg/kg，静注 5 分钟，静滴维持量为每分钟按体重 0.025～0.05mg/kg。

【老年用药】 老年患者用药应酌情减量。

【药物相互作用】

（1）与其他抗心律失常药物、抗毒蕈碱药物合用时，效应相加。

（2）与降压药合用，尤其静注本品时，降压作用可增强。

（3）与拟胆碱药合用时，本品可抑制这类药对横纹肌的效应。

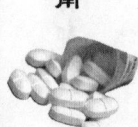

（4）与神经肌肉阻滞剂（包括去极化型和非去极化型阻滞剂）合用时，神经肌肉接头的阻滞作用增强，时效延长。

（二）全身麻醉药

44. 氯胺酮

【通用名称】 盐酸氯胺酮注射液

【英文名称】 Ketamine Hydrochloride Injection

【药理毒理】 本品主要是选择性地抑制丘脑的内侧核，阻滞脊髓至网状结构的上行传导，兴奋边缘系统，并对中枢神经和脊髓中的阿片受体有亲和力。产生麻醉作用，主要是抑制兴奋性神经递质（乙酰胆碱、L－谷氨酸）及N－甲基－D－天门冬酸受体的结果；镇痛作用主要由于阻滞脊髓至网状结构对痛觉传入的信号及与阿片受体的结合，而对脊髓丘脑传导无影响，故对内脏疼痛改善有限。静脉注射1～2 mg/kg或肌注4～6 mg/kg，分别于30秒钟及3～5分钟意识消失。麻醉后出现睁眼凝视及眼球震颤，肢体肌力增强，呈木僵状态；眼泪、唾液分泌增多，术前用抗胆碱药可避免或减少发生。对交感神经和循环有兴奋作用，表现在血压升高、心率加快、眼内压和颅内压均升高、肺动脉压及心排出量皆高。但它对心肌有直接抑制作用，在循环衰竭病人更为突出。大剂量应用时，可出现呼吸抑制和呼吸暂停。对肝肾功能无明显影响。在麻醉恢复期常有恶心、呕吐发生。可使儿茶酚胺增高、血糖上升、内分泌亢进。不影响子宫收缩，但在剖宫产时，应用本品，因血压升高而致出血量较多。

【药代动力学】 本品进入血液循环后大部分进入脑组织，然后再分布于全身组织中，肝、肺和脂肪内的药物浓度也高。本品$t_{1/2\alpha}$为2～11分钟，$t_{1/2\beta}$为2～3小时。主要在肝内进行生物转化成去甲氯胺酮，再逐步代谢成无活性的化合物经肾排出，仅有2.5%以原型随尿排出。

【适应症】 本品适用于各种表浅、短小手术麻醉、不合作小儿的诊断性检查麻醉及全身复合麻醉。

【用法用量】

（1）全麻诱导：成人按体重静注1～2 mg/kg，维持可采用连续静滴，每分钟不超过1～2 mg，即按体重10～30 μg/kg，加用苯二氮卓类药，可减少其用量。

（2）镇痛：成人先按体重静注0.2～0.75 mg/kg，2～3分钟注完，而后连续静滴，每分钟按体重5～20μg/kg。

（3）基础麻醉：临床个体间差异大，小儿肌注按体重4～5 mg/kg，必要时追加1/3～1/2量。

【不良反应】

（1）麻醉恢复期可出现幻觉、躁动不安、恶梦及谵语等，且青壮年多并严重。

（2）术中常有泪液、唾液分泌增多，血压、颅压及眼压升高。不能自控的肌肉收缩偶见。

（3）偶有呼吸抑制或暂停、喉痉挛及气管痉挛，多半是在用量较大、分泌物增多时发生。

【禁忌】 顽固、难治性高血压，严重的心血管疾病及甲亢病人禁用。

【注意事项】

（1）颅内压增高、脑出血、青光眼患者不宜单独使用。

（2）静脉注射切忌过快，否则易致一过性呼吸暂停。

（3）苏醒期间可出现恶梦幻觉，预先应用镇静药，如苯二氮卓类，可减少此反应。

（4）完全清醒后心理恢复正常需一定时间，24小时内不得驾车和操作精密性工作。

（5）失代偿的休克病人或心功能不全病人可引起血压剧降，甚至心搏骤停。

【孕妇及哺乳期妇女用药】 可使妊娠子宫的压力及收缩强度与频率增加。本品可迅速通过胎盘，可使胎儿肌张力增加。

【药物相互作用】

（1）氯胺酮与苯二氮䓬类及阿片类药物并用时，可延长作用时间并减少不良反应的发生，剂量应酌情减少。

（2）与氟烷等含卤全麻药同用时，氯胺酮的作用延长，苏醒迟延。

（3）与抗高血压药或中枢神经抑制药同用时，尤其当氯胺酮的用量偏大、静注又快时，可导致血压剧降或（和）呼吸抑制。

（4）服用甲状腺素的病人，氯胺酮有可能引起血压过高和心动过速。

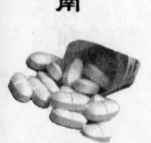

四、镇痛、解热、抗炎、抗风湿、抗痛风药

（一）镇痛药

45. 芬太尼

【通用名称】 枸橼酸芬太尼注射液

【英文名称】 Fentanyl Citrate Injection

【药理毒理】 本品为人工合成的强效麻醉性镇痛药。镇痛作用机制与吗啡相似，为阿片受体激动剂，作用强度为吗啡的60～80倍。与吗啡和哌替啶相比，本品作用迅速，维持时间短，不释放组胺，对心血管功能影响小，能抑制气管插管时的应激反应。本品对呼吸的抑制作用弱于吗啡，但静脉注射过快则易抑制呼吸。有成瘾性。纳洛酮等能拮抗本品的呼吸抑制和镇痛作用。

急性毒性 LD_{50}（mg/kg）：小鼠，皮下 62；静脉 11.2。

【药物动力学】 口服经胃肠道吸收，但临床一般采用注射给药。静脉注射1分钟即起效，4分钟达到高峰，维持30～60分钟。肌内注射时7～8分钟发生镇痛作用，可维持1～2小时。肌内注射生物利用度67%，蛋白结合率80%，消除 $t_{1/2}$ 约3.7小时。本品主要在肝脏代谢，代谢产物与约10%的原型药由肾脏排出。

【适应症】 本品为强效镇痛药，适用于麻醉前、中、后的镇静与镇痛，是目前复合全麻中常用的药物。

（1）用于麻醉前给药及诱导麻醉，并作为辅助用药与全麻及局麻药合用于各种手术。与氟哌利多（droperidol）2.5 mg 和本品 0.05 mg 的混合液，麻醉前给药，能使病人安静，对外界环境漠不关心，但仍能合作。

（2）用于手术前、后及术中等各种剧烈疼痛。

【用法用量】

（1）成人静脉注射：全麻时初量：①小手术按体重 0.001～0.002 mg/kg（以芬太尼计，下同）；②大手术按体重 0.002～0.004 mg/kg；③体外循环心脏手术时按体重 0.02～0.03 mg/kg 计算全量，维持量可每隔30～60分钟给予初量的一半或连续静滴，一般每小时按体重 0.001～0.002 mg/kg；④全麻同时吸入氧化亚氮按体重 0.001～0.002 mg/kg；⑤局麻镇痛不全，作为辅助用药按体重 0.0015～0.002 mg/kg。

（2）成人麻醉前用药或手术后镇痛：按体重肌内或静脉注射 0.0007～0.0015 mg/kg。

（3）小儿镇痛：2岁以下无规定，2～12岁按体重 0.002～0.003 mg/kg。

（4）成人手术后镇痛：硬膜外给药，初量 0.1 mg，加氯化钠注射液稀释到 8 mL，每 2～4 小时可重复，维持量每次为初量的一半。

【不良反应】

（1）一般不良反应为眩晕、视物模糊、恶心、呕吐、低血压、胆道括约肌痉挛、喉痉挛及出汗等。偶有肌肉抽搐。

（2）严重副反应为呼吸抑制、窒息、肌肉僵直及心动过缓，如不及时治疗，可发生呼吸停止、循环抑制及心脏停搏等。

（3）本品有成瘾性，但较哌替啶轻。

【禁忌】 支气管哮喘、呼吸抑制、对本品特别敏感的病人以及重症肌无力病人禁用。禁止与单胺氧化酶抑制剂（如苯乙肼、帕吉林等）合用。

【注意事项】

（1）本品为国家特殊管理的麻醉药品，务必严格遵守国家对麻醉药品的管理条例，医院和病室的储药处均应加锁，处方颜色应与其他药处方区别开。各级负责保管人员均应遵守交接班制度，不可稍有疏忽。

（2）本品务必在单胺氧化酶抑制药（如

呋喃唑酮、丙卡巴肼）停用14天以上方可给药，而且应先试用小剂量（1/4常用量），否则会发生难以预料的、严重的并发症，临床表现为多汗、肌肉僵直、血压先升高后剧降、呼吸抑制、发绀、昏迷、高热、惊厥，终致循环虚脱而死亡。

（3）心律失常，肝、肾功能不良，慢性梗阻性肺部疾患，呼吸储备力降低，脑外伤昏迷，颅内压增高，脑肿瘤等易陷入呼吸抑制的病人慎用。

（4）本品药液有一定的刺激性，不得误入气管及支气管，也不得涂敷于皮肤和粘膜。

（5）硬膜外注入本品镇痛时，一般4～10分钟起效，20分钟脑脊液的药浓度达到峰值，同时可有全身瘙痒，作用时效3.3～6.7小时，而且仍有呼吸频率减慢和潮气量减小的可能，处理应及时。

（6）本品决非静脉全麻药，虽然大量快速静脉注射能使神智消失，但病人的应激反应依然存在，常伴有术中知晓。

（7）快速推注本品可引起胸壁、腹壁肌肉僵硬而影响通气。

【孕妇及哺乳期妇女用药】 孕期用药的安全性尚难肯定，慎用。

【老年用药】 年老、体弱的病人首次剂量应适当减量，由首次剂量的效果考虑确定剂量的增加量。

【药物相互作用】

（1）本品与哌替啶因化学结构有相似之处，两药可有交叉敏感。

（2）本品与中枢抑制药，如催眠镇静药（巴比妥类、地西泮等）、抗精神病药（如吩噻嗪类）、其他麻醉性镇痛药以及全麻药等有协同作用，合用时应慎重并适当调整剂量。

（3）本品与80%氧化亚氮合用，可诱发心率减慢、心肌收缩减弱、心排血量减少，左室功能欠佳者尤其明显。

（4）肌松药的用量可因本品的使用而相应减少，肌松药能解除本品的肌肉僵直，偶有呼吸暂停，持续的时间又长，应识别这是中枢性的（系本品使用所致），还是外周性的（由于肌松药作用于神经肌接头处 N_2 受体）。

（5）中枢抑制剂如巴比妥类、安定药、麻醉剂有加强本品的作用，如联合应用，本品的剂量应减少 1/4～1/3。

46. 哌替啶

【通用名称】 盐酸哌替啶注射液

【英文名称】 Pethidine Hydrochloride Injection

【药理毒理】 本品为阿片受体激动剂，是目前最常用的人工合成强效镇痛药。其作用类似于吗啡，效力为吗啡的 1/10～1/8，与吗啡在等效剂量下可产生同样的镇痛、镇静及呼吸抑制作用，但后者维持时间较短，无吗啡的镇咳作用。与吗啡相似，本品为中枢神经系统的 μ 及 κ 受体激动剂而产生镇痛、镇静作用。肌内注射后10分钟出现镇痛作用，持续2～4小时。能短时间提高胃肠道括约肌及平滑肌的张力，减少胃肠蠕动，但引起便秘及尿潴留发生率低于吗啡。对胆道括约肌的兴奋作用使胆道压力升高，但亦较吗啡弱。本品有轻微的阿托品样作用，可引起心搏增快。

【药代动力学】 本品口服或注射给药均可吸收，口服时约有50%首先经肝脏代谢，故血药浓度较低。常用的肌内注射发挥作用较快，10分钟出现镇痛作用，持续2～4小时。血药浓度达峰时间1～2小时，可出现两个峰值。蛋白结合率40%～60%。主要经肝脏代谢成哌替啶酸、去甲哌替啶和去甲哌替啶酸水解物，然后与葡萄糖醛酸形成结合型或游离型经肾脏排出，尿液pH值酸度大时，随尿排出的原型药和去甲基衍生物有明显增加。消除 $t_{1/2\beta}$ 为3～4小时，肝功能不全时增至7小时以上。本品可通过胎盘屏障，少量经乳汁排出。代谢物去甲哌替啶有中枢兴奋作用，因此根据给药途径的不同及药物代谢的快慢情况，中毒病人可出现抑制或兴奋现象。

【适应症】 本品为强效镇痛药，适用于

各种剧痛，如创伤性疼痛、手术后疼痛、麻醉前用药，或局麻与静吸复合麻醉辅助用药等。对内脏绞痛应与阿托品配伍应用。用于分娩止痛时，须监护本品对新生儿的抑制呼吸作用。麻醉前给药、人工冬眠时，常与氯丙嗪、异丙嗪组成人工冬眠合剂应用。用于心源性哮喘，有利于肺水肿的消除。

慢性重度疼痛的晚期癌症病人不宜长期使用本品。

【用法用量】

（1）镇痛：①注射，成人肌内注射常用量：一次 25～100 mg，一日 100～400 mg；②极量：一次 150 mg，一日 600 mg。静脉注射成人一次按体重以 0.3 mg/kg 为限。

（2）分娩镇痛：阵痛开始时肌内注射，常用量：25～50 mg，每 4～6 小时按需重复；极量：一次以 50～100 mg 为限。

（3）麻醉前用药：30～60 分钟前按体重肌内注射 1.0～2.0 mg/kg。麻醉维持中，按体重 1.2 mg/kg 计算 60～90 分钟总用量，配成稀释液，成人一般以每分钟静滴 1 mg，小儿滴速相应减慢。

（4）手术后镇痛：硬膜外间隙注药，24小时总用量按体重 2.1～2.5 mg/kg 为限。

（5）晚期癌症病人解除中重度疼痛：因个体化给药，剂量可较常规为大，应逐渐增加剂量，直至疼痛缓解，但不提倡使用。

【不良反应】

（1）本品的耐受性和成瘾性程度介于吗啡与可待因之间，一般不应连续使用。

（2）治疗剂量时可出现轻度的眩晕、出汗、口干、恶心、呕吐、心动过速及直立性低血压等。

【禁忌】 室上性心动过速、颅脑损伤、颅内占位性病变、慢性阻塞性肺疾患、支气管哮喘、严重肺功能不全等禁用。严禁与单胺氧化酶抑制剂同用。

【注意事项】

（1）本品为国家特殊管理的麻醉药品，务必严格遵守国家对麻醉药品的管理条例，医院和病室的储药处均须加锁，处方颜色应与其他药处方区别开。各级负责保管人员均应遵守交接班制度，不可稍有疏忽。使用该药医生处方量每次不应超过 3 日常用量。处方留存两年备查。

（2）未明确诊断的疼痛，尽可能不用本品，以免掩盖病情贻误诊治。

（3）肝功能损伤、甲状腺功能不全者慎用。

（4）静脉注射后可出现外周血管扩张，血压下降，尤其与吩噻嗪类药物（如氯丙嗪等）以及中枢抑制药并用时。

（5）本品务必在单胺氧化酶抑制药（如呋喃唑酮、丙卡巴肼等）停用 14 天以上方可给药，而且应先试用小剂量（1/4 常用量），否则会发生难以预料的、严重的并发症，临床表现为多汗、肌肉僵直、血压先升高后剧降、呼吸抑制、紫绀、昏迷、高热、惊厥，终致循环虚脱而死亡。

（6）注意勿将药液注射到外周神经干附近，否则产生局麻或神经阻滞。

（7）不宜用于 PDA，特别不能做皮下 PDA。

【孕妇及哺乳期妇女用药】 本品能通过胎盘屏障及分泌入乳汁，因此产妇分娩镇痛时以及哺乳期间使用时剂量酌减。

【儿童用药】 小儿基础麻醉：在硫喷妥钠按体重 3～5 mg/kg 注射 10～15 min 后，追加哌替啶 1 mg/kg、加异丙嗪 0.5 mg/kg 稀释至 10 mL 缓慢静注。

【老年用药】 老年人慎用。

【药物相互作用】

（1）本品与芬太尼因化学结构有相似之处，两药可有交叉敏感。本品能促进双香豆素、茚满二酮等抗凝药物增效，并用时后者应按凝血酶原时间而酌减用量。

（2）注射液不能与氨茶碱、巴比妥类药钠盐、肝素钠、碘化物、碳酸氢钠、苯妥英钠、磺胺嘧啶、磺胺甲噁唑、甲氧西林配伍，否则发生浑浊。

【药物过量】

（1）本品逾量中毒时可出现呼吸减慢、浅表而不规则，发绀，嗜睡，进而昏迷，皮肤潮湿冰冷，肌无力，脉缓及血压下降，偶尔可先出现阿托品样中毒症状，瞳孔扩大、心动过速、兴奋、谵妄，甚至惊厥，然后转入抑制。

（2）中毒解救口服者应尽早洗胃以排出胃中毒物。人工呼吸、吸氧、给予升压药提高血压，β-肾上腺素受体阻滞药减慢心率、补充液体维持循环功能。静脉注射纳洛酮0.005～0.01 mg/kg，成人0.4 mg，亦可用烯丙吗啡作为拮抗剂。但本品中毒出现的兴奋惊厥等症状，拮抗剂可使其症状加重，此时只能用地西泮或巴比妥类药物解除。当血内本品及其代谢产物浓度过高时，血液透析能促进排泄毒物。

（二）解热、镇痛、抗炎、抗风湿药

47. 对乙酰氨基酚

47.1 对乙酰氨基酚片

【通用名称】 对乙酰氨基酚片

【英文名称】 Paracetamol Tablets

【药理毒理】 本品为乙酰苯胺类解热镇痛药。通过抑制环氧化酶，选择性抑制下丘脑体温调节中枢前列腺素的合成，导致外周血管扩张、出汗而达到解热的作用，其解热作用强度与阿司匹林相似；通过抑制前列腺素等的合成和释放，提高痛阈而起到镇痛作用，属于外周性镇痛药，作用较阿司匹林弱，仅对轻、中度疼痛有效。本品无明显抗炎作用。

【药代动力学】 本品口服后吸收迅速而完全，吸收后在体内分布均匀。口服后0.5～2小时血药浓度达峰值。血浆蛋白结合率为25%～50%。本品90%～95%在肝脏代谢，主要代谢产物为葡萄糖醛酸及硫酸结合物。主要以与葡萄糖醛酸结合的形式从肾脏排泄，24小时内约有3%以原型随尿排出。其血浆半衰期为1～3小时，肾功能不全时半衰期不受影响，但肝功能不全患者及新生儿、老年人半衰期有所延长，而小儿则有所缩短。能通过乳汁分泌。

【适应症】 解热镇痛类药，用于发热、头痛、关节痛等。

【用法用量】 口服。

成人 一次0.3～0.6 g（一次1～2片），根据需要一日3～4次，一日用量不宜超过2 g（7片）。退热治疗一般不超过3天，镇痛给药不超过10天。

儿童 按体重一次10～15 mg/kg，每4～6小时1次；12岁以下儿童每24小时不超过5次，疗程不超过5天。本品不宜长期服用。

【不良反应】 常规剂量下，对乙酰氨基酚的不良反应很少，偶尔可引起恶心、呕吐、出汗、腹痛、皮肤苍白等，少数病例可发生过敏性皮炎（皮疹、皮肤瘙痒等）、粒细胞缺乏、血小板减少、高铁血红蛋白血症、贫血、肝肾功能损害等，很少引起胃肠道出血。

【禁忌】 严重肝肾功能不全患者及对本品过敏者禁用。

【注意事项】

（1）对阿司匹林过敏者一般对本品不发生过敏反应，但有报告在因阿司匹林过敏发生哮喘的病人中，少数病人可在服用本品后发生支气管痉挛。

（2）酒精中毒、患肝病或病毒性肝炎时，本品有增加肝脏毒性的危险，应慎用。

（3）肾功能不全者长期大量使用本品，有增加肾脏毒性的危险，应慎用。

（4）因疼痛服用此药时，不得连续使用5天以上，退热治疗不得超过3天，除非另有医嘱。

（5）服用本品后出现红斑或水肿症状应立即停药。

（6）将此药放在儿童不易触及之处，万一发生过量服药现象，应立即就医。

（7）本品仅为对症治疗药，在使用本品的同时，应尽可能进行病因治疗。

（8）对诊断的干扰：

①血糖测定，应用葡萄糖氧化酶/过氧化酶法测定时可得假性低值，而用己糖激酶/6-磷酸脱氢酶法测定时则无影响；

②血清尿酸测定，应用磷钨酸法测定时可得假性高值；

③测定尿5-羟吲哚醋酸（5-HIAA），用亚硝基萘酚试剂作定性过筛试验时可得假阳性结果，定量试验不受影响；

④肝功能试验，大剂量或长期使用时，凝血酶原时间、血清胆红素、LDH、血清转氨酶均可增高。

【孕妇及哺乳期妇女用药】 本品可透过胎盘和在乳汁中分泌，故孕妇及哺乳期妇女不推荐使用。

【儿童用药】 3岁以下儿童因其肝、肾功能发育不全，应避免使用。

【老年用药】 老年患者由于肝、肾功能发生减退，本品半衰期有所延长，易发生不良反应，应慎用或适当减量使用。

【药物相互作用】

（1）在长期饮酒或应用其他肝酶诱导剂，尤其是应用巴比妥类或抗惊厥药的患者，长期或大量服用本品时，更有发生肝脏毒性的危险。

（2）本品与氯霉素合用，可延长后者的半衰期，增强其毒性。

（3）与抗凝血药合用，可增强抗凝血作用，故要调整抗凝血药的用量。

（4）长期大量与阿司匹林或其他非甾体抗炎药合用时，有明显增加肾毒性的危险。

（5）本品与抗病毒药齐多夫定（zidovudine）合用时，可增加其毒性，应避免同时应用。

【药物过量】 本品服用过量时，可很快出现恶心、呕吐、腹痛、腹泻、厌食、多汗等症状，且可持续24小时。2～4天内可出现肝功能损害，表现为肝区疼痛、肝肿大或黄疸。第4～6天可出现明显的肝功能衰竭以及凝血障碍、消化道出血、DIC、低血糖、酸中毒、心律失常、心衰或肾小管坏死。曾有报道一次服用815g可致严重肝坏死，并于数日内死亡。解救应及时洗胃或催吐，给予拮抗剂N-乙酰半胱氨酸（开始时按体重给予140mg/kg口服，然后70mg/kg每4小时1次，共17次；病情严重时可静脉给药，将药物溶于5%葡萄糖溶液200mL中静滴）或口服甲硫氨酸，对肝脏有保护作用。不得给活性炭，因它可影响解救药的吸收。拮抗剂宜尽早应用，12小时内给药疗效满意，超过24小时则疗效较差。同时还应给予其他疗法，如血液透析等。

47.2 对乙酰氨基酚颗粒

【通用名称】 对乙酰氨基酚颗粒

【英文名称】 Paracetamol Granules

【药理毒理】 同对乙酰氨基酚片。

【适应症】 用于普通感冒或流行性感冒引起的发热，也用于缓解轻至中度疼痛如头痛、关节痛、偏头痛、牙痛、肌肉痛、神经痛、痛经。

【用法用量】 口服。6～12岁儿童一次0.25g，12岁以上儿童及成人一次0.5g，若持续发热或疼痛，可间隔4～6小时重复用药一次，24小时内不超过4次。

【不良反应】 偶见皮疹、荨麻疹、药热及粒细胞减少。长期大量用药会导致肝、肾功能异常。

【禁忌】 严重肝、肾功能不全者禁用。

【注意事项】

（1）本品为对症治疗药，用于解热连续使用不超过3天，用于止痛不超过5天，症状未缓解请咨询医师或药师。

（2）对阿司匹林过敏者慎用。

（3）不能同时服用其他含有解热镇痛药

的药品（如某些复方抗感冒药）。

（4）肝、肾功能不全者慎用。

（5）孕妇及哺乳期妇女慎用。

（6）服用本品期间不得饮酒或含有酒精的饮料。

（7）对本品过敏者禁用，过敏体质者慎用。

（8）本品性状发生改变时禁止使用。

（9）请将本品放在儿童不能接触的地方。

（10）如正在使用其他药品，使用本品前请咨询医师或药师。

【药物相互作用】

（1）应用巴比妥类（如苯巴比妥）或解痉药（如颠茄）的患者，长期应用本品可致肝损害。

（2）本品与氯霉素同服，可增强后者的毒性。

（3）如与其他药物同时使用可能会发生药物相互作用，详情请咨询医师或药师。

48. 阿司匹林

【通用名称】 阿司匹林片

【英文名称】 Aspirin Tablets

【药理毒理】 本品属于非甾体抗炎药。

（1）镇痛作用：主要是通过抑制前列腺素及其他能使痛觉对机械性或化学性刺激敏感的物质（如缓激肽、组胺）的合成，属于外周性镇痛药。但不能排除中枢镇痛（可能作用于下视丘）的可能性。

（2）抗炎作用：确切的机制尚不清楚，可能由于本品作用于炎症组织，通过抑制前列腺素或其他能引起炎性反应的物质（如组胺）的合成而起抗炎作用。抑制溶酶体酶的释放及白细胞趋化性等也可能与其有关。

（3）解热作用：可能通过作用于下视丘体温调节中枢引起外周血管扩张，皮肤血流增加，出汗，使散热增加而起解热作用。此种中枢性作用可能与前列腺素在下视丘的合成受到抑制有关。

（4）抗风湿作用：本品抗风湿的机制，除解热、镇痛作用外主要在于抗炎作用。

（5）抑制血小板聚集的作用：通过抑制血小板的环氧化酶，减少前列腺素的生成而起作用。

【药代动力学】 本品吸收后，大部分在肝内水解为水杨酸。水杨酸的血浆蛋白结合率为65%～90%，水杨酸盐结合率为65%～90%。可分布于全身各组织，也能渗入关节腔和脑脊液中。水杨酸代谢成水杨尿酸及葡萄糖醛酸结合物，小部分氧化为龙胆酸。游离水杨酸及结合的代谢物从肾脏排泄。在碱性尿中排泄速度加快，还可通过乳汁排泄。

【适应症】

（1）镇痛、解热：缓解轻度或中度的疼痛，如头痛、牙痛、神经痛、肌肉痛及月经痛，也用于感冒和流感等退热。本品只能缓解症状，不能治疗引起疼痛和发热的病因，故需同时应用其他药物对病因进行治疗。

（2）抗炎、抗风湿：为治疗风湿热的常用药物。用药后可解热，使关节疼痛等症状缓解，同时使血沉下降，但不能改变风湿热的基本病理变化，也不能治疗和预防风湿性心脏损害及其他合并症。

（3）关节炎：除风湿性关节炎外，本品也用于治疗类风湿关节炎，可改善症状，但须同时进行病因治疗。此外，本品也用于骨关节炎、强直性脊柱炎、痛风性关节炎、幼年型关节炎以及其他非风湿性炎症的骨骼肌肉疼痛，也能缓解症状。但近年在这些疾病已很少应用本品。

（4）儿童皮肤粘膜淋巴结综合征（川崎病）。

【用法用量】 口服。

成人

（1）解热、镇痛：一次0.3～0.6g，一日3次，必要时可每4小时一次。

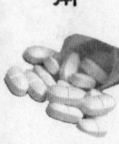

（2）抗炎、抗风湿：一日3～6g，分4次口服。

（3）手术镇痛：建议手术前开始，一次100～300mg，一日1次。

（4）胆道蛔虫病：一次1g，一日2～3次，连用2～3日；阵发性绞痛停止24小时后停用，然后进行驱虫治疗。

小儿

（1）解热、镇痛：每日按体表面积1.5g/m²，分4～6次口服，或每次按体重5～10mg/kg，或每次每岁60mg，必要时可每4～6小时一次。

（2）抗风湿：每日按体重80～100mg/kg，分3～4次服，如1～2周未获疗效，可根据血药浓度调整剂量。有些病例需增至每日130mg/kg。

（3）儿科皮肤粘膜淋巴结综合征（川崎病）：开始每日按体重80～100mg/kg，每日3～4次；退热2～3天后改为每日30mg/kg，每日3～4次；症状解除后减少剂量至每日3～5mg/kg，每日一次，连续服用两月或更久。

【不良反应】 一般用于解热镇痛的剂量很少引起不良反应。长期大量用药（治疗风湿热），尤其当药物血浓度>200μg/mL时较易出现不良反应。血药浓度愈高，不良反应愈明显。

（1）中枢神经：出现可逆性耳鸣、听力下降，多在服用一定疗程，血药浓度达200～300μg/mL后出现。

（2）过敏反应：出现于0.2%的病人，表现为哮喘、荨麻疹、血管神经性水肿或休克。多为易感者，服药后迅速出现呼吸困难，严重者可致死亡，称为阿司匹林哮喘。有的是阿司匹林过敏、哮喘和鼻息肉三联症，往往与遗传和环境因素有关。

（3）肝、肾功能损害，与剂量大小有关，尤其是剂量过大使血药浓度250μg/mL时易发生。损害均是可逆性的，停药后可恢复，但有引起肾乳头坏死的报道。

【禁忌】 下列情况应禁用：

（1）活动性溃疡病或其他原因引起的消化道出血。

（2）血友病或血小板减少症。

（3）有阿司匹林或其他非甾体抗炎药过敏史者，尤其是出现哮喘、神经血管性水肿或休克者。

【注意事项】

（1）交叉过敏反应。对本品过敏也可能对另一种非甾体抗炎药过敏。但非绝对，必须警惕交叉过敏的可能性。

（2）对诊断的干扰：

① 长期每日用量超过2.4g时，硫酸铜尿糖试验可出现假阳性，葡萄糖酶尿糖试验可出现假阴性。

② 可干扰尿酮体试验。

③ 当血药浓度超过130μg/mL时，用比色法测定血尿酸可得假性高值，但用尿酸酶法则不受影响。

④ 用荧光法测定尿5-羟吲哚醋酸（5-HIAA）时可受本品干扰。

⑤ 尿香草基杏仁酸（VMA）的测定，由于所用方法不同，结果可高可低。

⑥ 由于本品抑制血小板聚集，可使出血时间延长。剂量小到40mg/日也会影响血小板功能，但是临床上尚未见小剂量（<150mg/日）引起出血的报道。

⑦ 肝功能试验，当血药浓度>250μg/mL时，丙氨酸氨基转移酶、门冬氨酸氨基转移酶及血清碱性磷酸酶可有异常改变，剂量减小时可恢复正常。

⑧ 大剂量应用，尤其是血药浓度>300μg/mL时凝血酶原时间可延长。

⑨ 每天用量超过5g时血清胆固醇可降低。

⑩ 由于本品作用于肾小管，使钾排泄增多，可导致血钾降低。

⑪ 大剂量应用本品时，用放射免疫法测

定血清甲状腺素（T_4）及三碘甲腺原氨酸（T_3）可得较低结果。

⑫ 由于本品与酚磺酞在肾小管竞争性排泄，而使酚磺酞排泄减少（即 PSP 排泄试验）。

（3）下列情况应慎用：

① 有哮喘及其他过敏性反应时。

② 葡萄糖-6-磷酸脱氢酶缺陷者（本品偶见引起溶血性贫血）。

③ 痛风（本品可影响排尿酸药的作用，小剂量时可能引起尿酸滞留）。

④ 肝功能减退时可加重肝脏毒性反应，加重出血倾向，肝功能不全和肝硬变患者易出现肾脏不良反应。

⑤ 心功能不全或高血压患者，大量用药时可能引起心力衰竭或肺水肿。

⑥ 肾功能不全时有加重肾脏毒性的危险。

⑦ 血小板减少者。

（4）长期大量用药时应定期检查红细胞压积、肝功能及血清水杨酸含量。

【孕妇及哺乳期妇女用药】 尽量避免使用。

（1）本品易于通过胎盘。动物试验在妊娠头 3 个月应用本品可致畸胎，如脊椎裂、头颅裂、面部裂、腿部畸形，以及中枢神经系统、内脏和骨骼的发育不全。也有报道在人类应用本品后发生胎儿缺陷者。此外，在妊娠后 3 个月长期大量应用本品可使妊娠期延长，也有增加过期产综合征及产前出血的危险。在妊娠的最后 2 周应用，可增加胎儿出血或新生儿出血的危险。在妊娠晚期长期用药也有可能使胎儿动脉导管收缩或早期闭锁，导致新生儿持续性肺动脉高压及心力衰竭。曾有报道，在妊娠晚期因过量应用或滥用本品而增加了死胎或新生儿死亡的发生率（可能由于动脉导管闭锁、产前出血或体重过低）。但是应用一般治疗剂量尚未发现上述不良反应。

（2）本品可在乳汁中排泄，哺乳期妇女口服 650mg，5～8 小时后乳汁中药物浓度可达 173～483μg/mL，故长期大剂量用药时婴儿有可能产生不良反应。

【儿童用药】 对幼年型类风湿性关节炎的儿童建议初始剂量 90～130mg/（kg·日），分次服用，需要时可适当增加剂量（目标血浆水杨酸盐水平 150～300μg/mL）。高剂量时（血药浓度 >200μg/mL）的毒性反应发生率增加。

【老年用药】 老年患者由于肾功能下降，服用本品易出现毒性反应。

【药物相互作用】

（1）与其他非甾体抗炎药同用时疗效并不加强，因为本品可以降低其他非甾体抗炎药的生物利用度。本品与对乙酰氨基酚长期大量同用有引起肾脏病变（包括肾乳头坏死、肾癌或膀胱癌）的可能。

（2）与任何可引起低凝血酶原血症、血小板减少、血小板聚集功能降低或胃肠道溃疡出血的药物同用时，可有加重凝血障碍及引起出血的危险。

（3）与抗凝药（双香豆素、肝素等）、溶栓药（链激酶、尿激酶）同用，可增加出血的危险。

（4）尿碱化药（碳酸氢钠等）、抗酸药（长期大量应用）可增加本品自尿中排泄，使血药浓度下降。但当本品血药浓度已达稳定状态而停用碱性药物，又可使本品血药浓度升高到毒性水平。碳酸酐酶抑制药可使尿碱化，但可引起代谢性酸中毒，不仅能使血药浓度降低，而且使本品透入脑组织中的量增多，从而增加毒性反应。

（5）尿酸化药可减低本品排泄，使其血药浓度升高，本品血药浓度已达稳定状态的患者加用尿酸化药后可能导致本品血药浓度升高，毒性反应增加。

（6）糖皮质激素（简称激素）可增加水杨酸盐的排泄，同用时为了维持本品的血药浓度，必要时应增加本品的剂量。本品与激素长期同用，尤其是大量应用时，有增加胃肠溃疡和出血的危险性。为此，目前临床上不主张将此两种药物同时应用。

（7）胰岛素或口服降糖药物的降糖效果可因与本品同用而加强和加速。

（8）与甲氨蝶呤（MTX）同用时，可减少甲氨蝶呤与蛋白的结合，减少其从肾脏的排泄，使血药浓度升高而增加毒性反应。

（9）丙磺舒或磺吡酮（sulfinpyrazone）的排尿酸作用，可因同时应用本品而降低；当水杨酸盐的血药浓度 >50 μg/mL 时即明显降低，>100 μg/mL 时更甚。此外，丙磺舒可降低水杨酸盐自肾脏的清除率，从而使后者的血药浓度升高。

【药物过量】 过量或中毒表现：

（1）轻度，即水杨酸反应（salicylism），多见于风湿病用本品治疗者，表现为头痛、头晕、耳鸣、耳聋、恶心、呕吐、腹泻、嗜睡、精神紊乱、多汗、呼吸深快、烦渴、手足不自主运动（多见于老年人）及视力障碍等。

（2）重度，可出现血尿、抽搐、幻觉、重症精神紊乱、呼吸困难及无名热等；儿童患者精神及呼吸障碍更明显；过量时实验室检查可有脑电图异常、酸碱平衡改变（呼吸性碱中毒及代谢性酸中毒）、低血糖或高血糖、酮尿、低钠血症、低钾血症及蛋白尿。

药物过量的处理：按常规方法解救。

49. 布洛芬

【通用名称】 布洛芬片
【英文名称】 Ibuprofen Tablets
【药理毒理】

（1）药效学：本品具镇痛、抗炎、解热作用。

（2）作用机制：通过对环氧酶的抑制而减少前列腺素的合成，由此减轻因前列腺素引起的组织充血、肿胀，降低周围神经痛觉的敏感性。它通过下丘脑体温调节中心而起解热作用。

【药代动力学】 口服易吸收，与食物同服时吸收减慢，但吸收量不减少。与含铝和镁的抗酸药同服不影响吸收。血浆蛋白结合率为 99%。服药后 1.2～2.1 小时血药浓度达峰值，用量 200 mg 时，血药浓度为 22～27 μg/mL，用量 400 mg 时为 23～45 μg/mL，用量 600 mg 时为 43～57 μg/mL。一次给药后 $t_{1/2}$ 一般为 1.8～2 小时，服药 5 小时后关节液浓度与血药浓度相等，以后的 12 小时内关节液浓度高于血浆浓度。本品在肝内代谢，60%～90% 经肾由尿排出，100% 于 24 小时内排出，其中约 1% 为原型物，一部分随粪便排出。

【适应症】 本品为非甾体抗炎药，适用于：

（1）缓解类风湿关节炎、骨关节炎、脊柱关节病、痛风性关节炎、风湿性关节炎等各种慢性关节炎的急性发作期或持续性的关节肿痛症状，无病因治疗及控制病程的作用。

（2）治疗非关节性的各种软组织风湿性疼痛，如肩痛、腱鞘炎、滑囊炎、肌痛及运动后损伤性疼痛等。

（3）急性的轻、中度疼痛，如手术后、创伤后、劳损后、原发性痛经、牙痛、头痛等。

（4）对成人和儿童的发热有解热作用。

【用法用量】 口服。

成人常用量

（1）抗风湿，一次 0.4～0.6 g，一日 3～4 次，类风湿关节炎比骨关节炎用量要大些。

（2）轻或中等疼痛及痛经的止痛，一次 0.2～0.4 g，每 4～6 小时一次。成人用量最大限量一般为每天 2.4 g。

小儿常用量 每次按体重 5～10 mg/kg，一日 3 次。

【不良反应】

（1）消化道症状，包括消化不良、胃烧

灼感、胃痛、恶心、呕吐，出现于16%长期服用者，停药上述症状消失，不停药者大部分亦可耐受。少数（<1%）出现胃溃疡和消化道出血，亦有因溃疡穿孔者。

（2）神经系统症状如头痛、嗜睡、晕眩、耳鸣少见，出现在1%～3%患者。

（3）肾功能不全很少见，多发生在有潜在性肾病变者；但少数服用者可出现下肢浮肿。

（4）其他少见症状有皮疹、支气管哮喘发作、肝酶升高、白细胞减少等。

（5）用药期间如出现胃肠出血，肝、肾功能损害，视力障碍，血象异常以及过敏反应等情况，应即停药。

【禁忌】 对阿司匹林或其他非甾体类消炎药过敏者对本品可有交叉过敏反应，对阿司匹林过敏的哮喘者，本品也可引起支气管痉挛。对这类患者禁用本品。

【注意事项】

（1）用于晚期妊娠妇女可使孕期延长，引起难产及产程延长。孕妇及哺乳期妇女不宜用。

（2）对血小板聚集有抑制作用，可使出血时间延长，但停药后24小时即可消失。

（3）可使血尿素氮及血清肌酐含量升高，肌酐清除率下降。

（4）有下列情况者应慎用：

① 原有支气管哮喘者，用药后可加重。

② 心功能不全、高血压患者，用药后可致水潴留、水肿。

③ 血友病或其他出血性疾病（包括凝血障碍及血小板功能异常），用药后出血时间延长，出血倾向加重。

④ 有消化道溃疡病史者，应用本品时易出现胃肠道副作用，包括产生新的溃疡。

⑤ 肾功能不全者用药后肾脏不良反应增多，甚至导致肾功能衰竭。

⑥ 长期用药时应定期检查血象及肝、肾功能。

【孕妇及哺乳期妇女用药】 禁用。

【药物相互作用】

（1）饮酒或与其他非甾体类消炎药同用时增加胃肠道副作用，并有致溃疡的危险。长期与对乙酰氨基酚同用时可增加对肾脏的毒副作用。

（2）与阿司匹林或其他水杨酸类药物同用时，药效不增强，而胃肠道不良反应及出血倾向发生率增高。

（3）与肝素、双香豆素等抗凝药及血小板聚集抑制药同用时有增加出血的危险。

（4）与呋塞米同用时，后者的排钠和降压作用减弱。

（5）与维拉帕米、硝苯地平同用时，本品的血药浓度增高。

（6）本品可增高地高辛的血药浓度，同用时须注意调整地高辛的剂量。

（7）本品可增强抗糖尿病药（包括口服降糖药）的作用。

（8）本品与抗高血压药同用时可影响后者的降压效果。

（9）丙磺舒可降低本品的排泄，增加血药浓度，从而增加毒性，故同用时宜减少本品剂量。

（10）本品可降低甲氨蝶呤的排泄，增高其血浓度，甚至可达中毒水平，故本品不应与中或大剂量甲氨蝶呤同用。

【药物过量】 药物的不良反应与所服用的剂量呈正相关，因此，服药超量时应作紧急处理，包括催吐，洗胃，口服活性炭、抗酸药或（和）利尿药，并给予监测及其他支持方法。

50. 双氯芬酸

50.1 双氯芬酸钠片

【通用名称】 双氯芬酸钠片

【英文名称】 Diclofenac Sodium Tablets

【药理毒理】

（1）药理作用：双氯芬酸是一种衍生于苯乙酸类的非甾体消炎镇痛药，其作用机制

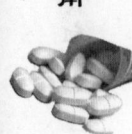

为抑制环氧化酶活性，从而阻断花生四烯酸转化前列腺素。同时，它也能促进花生四烯酸与甘油三脂（三酰甘油）结合，降低细胞内游离的花生四烯酸浓度，而间接抑制白三烯的合成。双氯芬酸是非甾体消炎药中作用较强的一种，它对前列腺素合成的抑制作用强于阿司匹林和吲哚美辛等。

（2）非临床毒理研究：给大鼠口服双氯芬酸钠每日达 2 mg/kg，长期观察，没有发现肿瘤发生率增加。一项对小鼠 2 年的研究中，每日用药 2 mg/kg，也未见到任何肿瘤易发倾向。各种突变研究没有发现双氯芬酸钠诱发基因突变。给大鼠用药每日 4 mg/kg，雌雄均未发生不育。

（3）急性毒性试验结果：大鼠经口 LD_{50} 为 150 mg/kg；小鼠经口为 390 mg/kg。

【药代动力学】 本品口服吸收快，血浆蛋白结合率为 99.5%，大约 50% 在肝脏代谢，40%~65% 从肾脏排出，35% 从胆汁、粪便排出。

【适应症】

（1）急慢性风湿性关节炎、急慢性强直性脊椎炎、骨关节炎。

（2）肩周炎、滑囊炎、肌腱炎及腱鞘炎。

（3）腰背痛、扭伤、劳损及其他软组织损伤。

（4）急性痛风。

（5）痛经或子宫附件炎、牙痛和术后疼痛。

（6）创伤后的疼痛与炎症，如扭伤、肌肉拉伤等。

（7）耳鼻喉严重的感染性疼痛和炎症（如扁桃体炎、耳炎、鼻窦炎等），应同时使用抗感染药物。

【用法用量】 口服：一日 1 次，或者一日 1~2 次，或遵医嘱，餐后服。

【不良反应】

（1）可引起头痛及腹痛、便秘、腹泻、胃烧灼感、恶心、消化不良等胃肠道反应。

（2）偶见头痛、头晕、眩晕。血清谷氨酸草酰乙酸转氨酶（GOT）、血清谷氨酸丙酮酸转氨酶（GPT）升高。

（3）少见的有肾功能下降，可导致水钠潴留，表现尿量少、面部水肿、体重骤增等；极少数可引起心律失常、耳鸣等。

（4）罕见：皮疹、胃肠道出血、消化性溃疡、呕血、黑便、胃肠道溃疡、穿孔、出血性腹泻、困睡及过敏反应如哮喘、肝炎、水肿等。

（5）有导致骨髓抑制或使之加重的可能。

【禁忌】

（1）对本品及阿司匹林或其他非甾体抗炎药有过敏反应、哮喘、荨麻疹或其他变态反应的患者。

（2）消化道溃疡患者。

【注意事项】

（1）血液系统异常、高血压、心脏病患者慎用。

（2）因本品含钠，对限制钠盐摄入量的病人应慎用。

（3）对那些有胃肠道症状或曾有胃肠溃疡病史，严重肝功能损害患者，如需应用双氯芬酸，应置于严密的医疗监护之下。

（4）心、肾功能损害者正在应用利尿剂治疗，进行大手术后恢复期患者以及由于任何原因细胞外液丢失的患者慎用。

（5）用药过程中，如出现明显不良反应，应停药。

（6）个别需要长期治疗的患者，应定期检查肝功能和血象，如发生肝功能损害时应停用。

（7）有眩晕史或其他中枢神经疾病史的患者在服用期间，应禁止驾车或操纵机器。

（8）应注意与锂制剂、地高辛、保钾利尿剂、抗凝血剂、降糖药和氨甲蝶呤等药物合用时的剂量及不良反应。

（9）体重较轻的患者应降低本品用量。

【孕妇及哺乳期妇女用药】 在妊娠期间，一般不宜使用，尤其是妊娠后3个月。哺乳期妇女不宜服用。

【儿童用药】 16岁以下的儿童不宜服用。

【老年用药】 慎用。

【药物相互作用】 双氯芬酸可增加地高辛与含锂制剂的血浆浓度，减少肾对氨甲蝶呤的排泄。因此，与这些药合用时应特别谨慎。

50.2 双氯芬酸钠缓释片

【通用名称】 双氯芬酸钠缓释片

【英文名称】 Diclofenac Sodium Sustained-release Tablets

【药理毒理】 同双氯芬酸钠片。

【药代动力学】 同双氯芬酸钠片。

【适应症】

（1）急慢性风湿病、急慢性关节炎、急慢性强直性脊椎炎、骨关节炎。

（2）肩周炎、滑囊炎、肌腱炎及腱鞘炎。

（3）腰背痛、扭伤、劳损及其他软组织损伤。

（4）急性痛风。

（5）痛经或附件炎、牙痛和术后疼痛。

（6）创伤后的疼痛与炎症，如扭伤、肌肉拉伤等。

（7）耳鼻喉严重的感染性疼痛和炎症（如扁桃体炎、耳炎、鼻窦炎等），应同时使用抗感染药物。

【规格】 （1）100mg；（2）75mg。

【用法用量】 口服：一日1次，一次1片（100mg），或者一日1～2次，一次1片（75mg），或遵医嘱。晚餐后用温开水送服，需整片吞服，不要弄碎或咀嚼。

【不良反应】同双氯芬酸纳片。

【禁忌】同双氯芬酸纳片。

【注意事项】需整片吞服不能弄碎，余同双氯芬酸钠片。

【孕妇及哺乳期妇女用药】 同双氯芬酸钠片。

【儿童用药】 同双氯芬酸纳片。

【老年用药】 慎用。

【药物相互作用】 同双氯芬酸钠片。

51. 吲哚美辛

【通用名称】 吲哚美辛栓

【英文名称】 Indomethacin Suppositories

【药理毒理】 本品为前列腺素合成抑制剂，具有抗炎、镇痛作用。局部应用，其有效成分可穿透皮肤到达炎症区域，缓解急慢性炎症反应，对因外伤或风湿病引起的炎症，本品可使炎性肿胀减轻、疼痛缓解。

【适应症】 用于小儿解热及缓解肌肉痛、关节痛。

【用法用量】 直肠给药。12岁以下儿童一次1枚，塞入肛门内，如持续发热或疼痛，间隔4～6小时可重复用药一次，24小时内不超过4枚。

【不良反应】 较常见的为头痛，其次为头晕、恶心。

【注意事项】

（1）对本品及其他解热、镇痛药过敏者禁用。

（2）当药品性状发生改变时，禁止使用。

（3）儿童必须在成人监护下使用。

（4）请将此药品及其他药品放在儿童不能接触的地方。

【药物相互作用】

（1）本品与肝素、口服抗凝药合用时，使抗凝作用加强。

（2）本品与口服降糖药合用，可加强降糖效应，须调整降糖药物的剂量。

（3）与氨苯蝶啶合用时可致肾功能减退。

（4）如在使用本品的同时，使用其他药

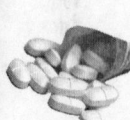

品，请向医师或药师咨询。

52. 别嘌醇

【通用名称】 别嘌醇片

【英文名称】 Allopurinol Tablets

【药理毒理】 本品是抑制尿酸合成的药物。别嘌醇及其代谢产物氧嘌呤醇均能抑制黄嘌呤氧化酶，阻止次黄嘌呤和黄嘌呤代谢为尿酸，从而减少尿酸的生成。使血和尿中的尿酸含量降低到溶解度以下水平，防止尿酸形成结晶沉积在关节及其他组织内，也有助于痛风病人组织内的尿酸结晶重新溶解。别嘌醇亦通过对次黄嘌呤-鸟嘌呤磷酸核酸转换酶的作用抑制体内新的嘌呤的合成。本品口服后24小时血尿酸浓度就开始下降，而在2~4周时下降最为明显。

急性毒性试验结果：大鼠经口 LD_{50} 为6000 mg/kg，腹腔注射 LD_{50} 为750 mg/kg；小鼠经口 LD_{50} 为700 mg/kg，腹腔注射 LD_{50} 为160 mg/kg。

【药代动力学】 本品口服后在胃肠道内吸收完全，2~6小时血药浓度可达峰值，在肝脏内代谢为有活性的氧嘌呤醇，两者都不能和血浆蛋白结合。本品的半衰期为14~28小时，与氧嘌呤醇均由肾脏排出，并用促尿酸排泄药可促进氧嘌呤醇的排泄，但肾功能不全时其排出量减少。

【适应症】

(1) 原发性和继发性高尿酸血症，尤其是尿酸生成过多而引起的高尿酸血症。

(2) 反复发作或慢性痛风者。

(3) 痛风石。

(4) 尿酸性肾结石和（或）尿酸性肾病。

(5) 有肾功能不全的高尿酸血症。

【用法用量】 口服。

成人常用量 初始剂量一次50 mg，一日1~2次，每周可递增50~100 mg，至一日200~300 mg，分2~3次服。每2周测血和尿尿酸水平，如已达正常水平，则不再增量，如仍高可再递增。但一日最大量不得大于600 mg。

儿童常用量 治疗继发性高尿酸血症：6岁以内每次50 mg，一日1~3次；6~10岁，一次100 mg，一日1~3次。剂量可酌情调整。

【不良反应】

(1) 皮疹：可呈瘙痒性丘疹或荨麻疹。如皮疹广泛而持久，及经对症处理无效，并有加重趋势时必须停药。

(2) 胃肠道反应：包括腹泻、恶心、呕吐和腹痛等。

(3) 白细胞减少，或血小板减少，或贫血，或骨髓抑制，均应考虑停药。

(4) 其他有脱发、发热、淋巴结肿大、肝毒性、间质性肾炎及过敏性血管炎等。

(5) 国外曾报道数例患者在服用本品期间发生原因未明的突然死亡。

【禁忌】 对本品过敏、严重肝肾功能不全和明显血细胞低下者禁用。

【注意事项】

(1) 本品不能控制痛风性关节炎的急性炎症症状，不能作为抗炎药使用。因为本品促使尿酸结晶重新溶解时可再次诱发并加重关节炎急性期症状。

(2) 本品必须在痛风性关节炎的急性炎症症状消失后（一般在发作后两周左右）方开始应用。

(3) 服药期间应多饮水，并使尿液呈中性或碱性以利尿酸排泄。

(4) 本品用于血尿酸和24小时尿尿酸过多，或有痛风石，或有泌尿系结石及不宜用促尿酸排出药者。

(5) 本品必须由小剂量开始，逐渐递增至有效量维持正常血尿酸和尿尿酸水平，以后逐渐减量，用最小有效量维持较长时间。

(6) 与排尿酸药合用可加强疗效。

(7) 用药前及用药期间要定期检查血尿

酸及24小时尿尿酸水平，以此作为调整药物剂量的依据。

（8）有肾、肝功能损害者及老年人应谨慎用药，并应减少一日用量。

（9）用药期间应定期检查血象及肝肾功能。

【孕妇及哺乳期妇女用药】 禁用。

【儿童用药】 儿童用药剂量应酌情调整。

【老年用药】 老年人应谨慎用药，并应减少一日用量。

【药物相互作用】

（1）饮酒、氯噻酮、依他尼酸、呋塞米、美托拉宗、吡嗪酰胺或噻嗪类利尿剂均可增加血清中尿酸含量。控制痛风和高尿酸血症时，应用本品要注意用量的调整。对高血压或肾功能差的患者，本品与噻嗪类利尿剂同用时，有发生肾功能衰竭及出现过敏的报道。

（2）本品与氨苄西林同用时，皮疹的发生率增多，尤其在高尿酸血症患者。

（3）本品与抗凝药如双香豆素、茚满二酮衍生物等同用时，抗凝药的效应可加强，应注意调整剂量。

（4）本品与硫唑嘌呤或巯嘌呤同用时，后者的用量一般要减少1/4～1/3。

（5）本品与环磷酰胺同用时，对骨髓的抑制可更明显。

（6）本品与尿酸化药同用时，可增加肾结石形成的可能。

（7）不宜与铁剂同服。

53. 秋水仙碱

【通用名称】 秋水仙碱片

【英文名称】 Colchicine Tablets

【药理毒理】 秋水仙碱通过：

（1）和中性粒细胞微管蛋白的亚单位结合而改变细胞膜功能，包括抑制中性白细胞的趋化、粘附和吞噬作用。

（2）抑制磷脂酶 A_2，减少单核细胞和中性白细胞释放前列腺素和白三烯。

（3）抑制局部细胞产生白介素-6等，从而达到控制关节局部的疼痛、肿胀及炎症反应。秋水仙碱不影响尿酸盐的生成、溶解及排泄，因而无降血尿酸作用。急性痛风性关节炎于口服后12～24小时起效，90%的患者在服药后24小时至48小时疼痛消失。

急性毒性试验结果：大鼠静脉注射 LD_{50} 为1.6 mg/kg；小鼠静脉注射 LD_{50} 为4.13 mg/kg。

【药代动力学】 口服后在胃肠道迅速吸收，血浆蛋白结合率低，仅为10%～34%，服药后0.5～2小时血药浓度达峰值。口服2 mg的血药峰值为2.2 ng/mL。在分离出的中性粒细胞内的药物浓度高于血浆浓度并可维持10天之久。本品在肝内代谢，从胆汁及肾脏（10%～20%）排出。肝病患者从肾脏排泄增加。停药后药物排泄持续约10天。

【适应症】 治疗痛风性关节炎的急性发作，预防复发性痛风性关节炎的急性发作。

【用法用量】 口服给药。

（1）急性期：成人常用量为每1～2小时服0.5～1 mg，直至关节症状缓解，或出现腹泻或呕吐，达到治疗量一般为3～5 mg，24小时内不宜超过6 mg，停服72小时后一日量为0.5～1.5 mg，分次服用，共7天。

（2）预防：一日0.5～1.0 mg，分次服用，但疗程酌定，如出现不良反应应随时停药。

【不良反应】 与剂量大小有明显相关性，口服较静脉注射安全性高。

（1）胃肠道症状：腹痛、腹泻、呕吐及食欲不振为常见的早期不良反应，发生率可达80%，严重者可造成脱水及电解质紊乱等表现。长期服用者可出现严重的出血性胃肠炎或吸收不良综合征。

（2）肌肉、周围神经病变：有近端肌无力和（或）血清肌酸磷酸激酶增高。在肌细胞受损同时可出现周围神经轴突性多神经病变，表现为麻木、刺痛和无力。肌神经病变并不多见，往往在预防痛风而长期服用者和有轻度肾功能不全者出现。

（3）骨髓抑制：出现血小板减少，中性细胞下降，甚至再生障碍性贫血，有时可危及生命。

（4）休克：表现为少尿、血尿、抽搐及意识障碍。死亡率高，多见于老年人。

（5）致畸：文献报道两例Down综合征婴儿的父亲均为因家族性地中海热而有长期服用秋水仙碱史者。

（6）其他：脱发、皮疹、发热及肝损害等。

【禁忌】 对骨髓增生低下及肾和肝功能不全者禁用。

【注意事项】

（1）如发生呕吐、腹泻等反应，应减小用量，严重者应立即停药。

（2）骨髓造血功能不全、严重心脏病、肾功能不全及胃肠道疾患者慎用。

（3）用药期间应定期检查血象及肝、肾功能。

（4）女性患者在服药期间及停药以后数周内不得妊娠。

【孕妇及哺乳期妇女用药】 本品可致畸胎，孕妇及哺乳期妇女禁用。

【老年用药】 对老年人应减少剂量。因为本品的中毒量常与其体内蓄积剂量有关，当肾排泄功能下降时容易造成积蓄中毒。本品又需经肠肝循环解毒，肝功能不良时解毒能力下降，亦易促使毒性加重。

【药物相互作用】

（1）本品可导致可逆性的维生素B_{12}吸收不良。

（2）本品可使中枢神经系统抑制药增效，拟交感神经药的反应性加强。

【药物过量】 本品是细胞有丝分裂毒素，毒性大，一旦过量缺乏解救措施，因此，须格外注意药物过量。

五、神经系统用药

（一）抗帕金森病药

54. 金刚烷胺

【通用名称】 盐酸金刚烷胺片

【英文名称】 Amantadine Hydrochloride Tablets

【药理毒理】 本品原为抗病毒药，其抗帕金森病机制主要是促进纹状体多巴胺的合成和释放，减少神经细胞对多巴胺的再摄取，并有抗乙酰胆碱作用，从而改善帕金森病患者的症状。

【药代动力学】 口服吸收快而完全，2～4小时血药浓度达峰值，每日服药者在2～3日内可达稳态浓度。本品可通过胎盘及血脑屏障，半衰期（$t_{1/2\beta}$）为11～15小时。口服后主要由肾脏排泄，90%以上以原型经肾随尿排出，部分可被动重吸收，在酸性尿中排泄率增加，少量由乳汁排泄。总清除率为（CL）16.5L/小时。老年人肾清除率下降。

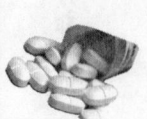

【适应症】 用于帕金森病、帕金森综合征、药物诱发的锥体外系疾患，一氧化碳中毒后帕金森综合征及老年人合并有脑动脉硬化的帕金森综合征；也用于防治A型流感病毒所引起的呼吸道感染。

【用法用量】 口服给药。

成人

（1）帕金森病、帕金森综合征，一次100mg，一日1～2次，一日最大剂量为400mg。

（2）抗病毒，一次200mg，一日1次或一次100mg，每12小时1次。

儿童

（1）1～9岁小儿按体重一次1.5～3mg/kg，8小时一次，或一次2.2～4.4mg/kg，12小时一次。

（2）9～12岁小儿，每12小时100mg。

（3）12岁及12岁以上，用量同成人。

【不良反应】 眩晕、失眠和神经质、恶心、呕吐、厌食、口干、便秘；偶见抑郁、焦虑、幻觉、精神错乱、共济失调、头痛；少见白细胞减少、中性粒细胞减少；罕见惊厥。

【禁忌】 对本品过敏者。

【注意事项】 下列情况下应在严密监护下使用：有癫痫史、精神错乱、幻觉、充血性心力衰竭、肾功能不全、外周血管性水肿或直立性低血压的患者。治疗帕金森病时不应突然停药。用药期间不宜驾驶车辆、操纵机械和高空作业。每日最后一次服药时间应在下午4时前，以避免失眠。

【孕妇及哺乳期妇女用药】

（1）本品可通过胎盘，在动物实验已发现大鼠每日用50mg/kg（为人类常用量的12倍）时，对胚胎有毒性且能致畸胎，孕妇应慎用。

（2）本品可由乳汁排泄，哺乳期妇女禁用。

【儿童用药】 新生儿和1岁以下婴儿禁用。

【老年用药】 慎用。

【药物相互作用】

（1）本品与乙醇合用，使中枢抑制作用加强。

（2）本品与其他抗帕金森病药、抗胆碱药、抗组胺药、吩噻嗪类或三环类抗抑郁药合用，可使抗胆碱反应加强。

（3）本品与中枢神经兴奋药合用，可加强中枢神经的兴奋，严重者可引起惊厥或心律失常。

【药物过量】 中毒症状：超剂量时，可见排尿困难、心律失常、低血压、躁动、精神错乱、谵妄、幻觉等，严重者可出现昏迷与惊厥，甚至死亡。

处理：视病情给予相应的对症治疗与支持疗法。

55. 苯海索

【通用名称】 盐酸苯海索片

【英文名称】 Benzhexol Hydrochloride Tablets

【药理毒理】 本品为中枢抗胆碱抗帕金森病药，作用在于选择性阻断纹状体的胆碱能神经通路，而对外周作用较小，从而有利于恢复帕金森病患者脑内多巴胺和乙酰胆碱的平衡，改善患者的帕金森病症状。

【药代动力学】 口服后吸收快而完全，可透过血脑屏障，口服1小时起效，作用持续6～12小时。服用量的56%随尿排出，肾功能不全时排泄减慢，有蓄积作用，并可从乳汁分泌。

【适应症】 用于帕金森病、帕金森综合征；也可用于药物引起的锥体外系疾患。

【用法用量】 口服。帕金森病、帕金森综合征，开始一日1～2mg，以后每3～5日增加2mg，至疗效最好而又不出现副反应为止，一般一日不超过10mg，分3～4次服用，须长期服用。极量一日20mg。药物诱发的锥体外系疾患，第一日2～4mg，分2～3次服用，以后视需要及耐受情况逐渐增加至5～10mg。

老年患者应酌情减量。

【不良反应】 常见口干、视物模糊等，偶见心动过速、恶心、呕吐、尿潴留、便秘等。长期应用可出现嗜睡、抑郁、记忆力下降、幻觉、意识混浊。

【禁忌】 青光眼、尿潴留、前列腺肥大患者。

【孕妇及哺乳期妇女用药】 慎用。

【儿童用药】 慎用。

【老年用药】 老年人长期应用容易促发青光眼。伴有动脉硬化者，对常用量的抗帕金森病药容易出现精神错乱、定向障碍、焦虑、幻觉及精神病样症状，应慎用。

【药物相互作用】

（1）本品与乙醇或其他中枢神经系统抑制药合用时，可使中枢抑制作用加强。

（2）本品与金刚烷胺、抗胆碱药、单胺氧化酶抑制药帕吉林及丙卡巴肼合用时，可加强抗胆碱作用，并可发生麻痹性肠梗阻。

（3）本品与单胺氧化酶抑制剂合用，可导致高血压。

（4）本品与制酸药或吸附性止泻剂合用时，可减弱本品的效应。

（5）本品与氯丙嗪合用时，后者代谢加快，可使其血药浓度降低。

（6）本品与强心苷类合用可使后者在胃肠道停留时间延长，吸收增加，易于中毒。

【药物过量】 中毒症状：超剂量时，可见瞳孔散大、眼压增高、心悸、心动过速、排尿困难、无力、头痛、面红、发热或腹胀；有时伴有精神错乱、谵妄、妄想、幻觉等中毒性精神病症状；严重者可出现昏迷、惊厥、循环衰竭。

处理：催吐或洗胃，采取增加排泄措施，并依病情进行相应对症治疗和支持疗法。

（二）抗重症肌无力药

56. 新斯的明

【通用名称】 溴新斯的明片

【英文名称】 Neostigmine Bromide Tablets

【药理毒理】 本品具有抗胆碱酯酶作用，且能直接激动骨骼肌运动终板上的N_2胆碱受体，故对骨骼肌的作用较强而对腺体、眼、心血管及支气管平滑肌作用较弱，对胃肠道平滑肌可促进胃收缩和增加胃酸分泌，对食道明显弛缓和扩张的病人，本品能有效地提高食道张力。本品可促进小肠、大肠，尤其是结肠的蠕动，促进内容物向下推进。

【药代动力学】 口服吸收差且不规则。口服达峰时间为1～3小时，平均血浆半衰期为0.87小时，生物利用度为1%～2%。在婴儿和儿童中消除半衰期明显较成人为短，但其治疗作用持续时间未必明显缩短。肾功能衰竭病人其半衰期明显延长。本品既可被血浆中胆碱酯酶水解，亦可在肝脏中代谢。用药量的80%可在24小时内经尿排出，其中原型药物占给药量的50%，15%以3-羟基苯-3-甲基铵的代谢物排出体外。本品血清蛋白结合率为15%～25%，但进入中枢神经系统的药物很少。

【适应症】 重症肌无力、手术后功能性肠胀气及尿潴留。

【用法用量】 口服给药。

（1）常用量：一次15 mg，一日3次，重症肌无力的患者用量视病情而定。

（2）极量：一次30 mg，一日100 mg。

【不良反应】 本品可致药疹，大剂量时可引起恶心、呕吐、腹痛、腹泻、流泪、流涎等，严重时可出现共济失调、惊厥、昏迷、语言不清、焦虑不安、恐惧甚至心脏停搏等。

【禁忌】

（1）对过敏体质者禁用。

（2）癫痫、心绞痛、室性心动过速、机械性肠梗阻或尿道梗阻及哮喘病人禁用。

【注意事项】 口服过量时，应洗胃，早期维持呼吸，并常规给予阿托品对抗之。

【孕妇及哺乳期妇女用药】 尚不明确。

【药物相互作用】

（1）本品不宜与去极化型肌松药合用。

（2）本品不宜与β受体阻断剂合用。

（3）某些能干扰肌肉传递的药物如奎尼丁，能使本品作用减弱，不宜合用。

【药物过量】 过量时可导致胆碱能危象，表现为大量出汗、大小便失禁、瞳孔缩小、睫状肌痉挛、前额疼痛、心动过缓和其他类型的心率失常，亦可见低血压、肌痉挛、肌无力、肌麻痹、胸腔紧缩感及支气管平滑肌痉挛。

（三）抗癫痫药

57. 卡马西平

【通用名称】 卡马西平片

【英文名称】 Carbamazepine Tablets

【药理毒理】 本品为抗惊厥药和抗癫痫药。卡马西平的药理作用表现为抗惊厥、抗癫痫、抗神经性疼痛、抗躁狂-抑郁症、改善某些精神疾病的症状、抗中枢性尿崩症，产生这些作用的机制可能分别为：

（1）使用-依赖性地阻滞各种可兴奋细胞膜的Na^+通道，故能明显抑制异常高频放电的发生和扩散。

（2）抑制T型钙通道。

（3）增强中枢的去甲肾上腺素能神经的活性。

（4）促进抗利尿激素（ADH）的分泌或提高效应器对ADH的敏感性。

【药代动力学】 在人体内吸收缓慢、不规则。普通片在单剂量服药后，12小时内达平均血浆值浓度，单剂量口服400 mg卡马西平后，平均峰值血浆浓度约为4.5 μg/mL。在1～2周内达稳态血浆浓度。生物利用度（F）在58%～85%之间。迅速分布至全身组织，血浆蛋白结合率约76%。主要在肝脏代谢，可诱导肝药酶活性，加速自身代谢。代谢产物10、11-环氧化卡马西平的药理活性与原型药相似，其在血浆和脑内的浓度可达原型药的50%。单次给药时$t_{1/2}$为25～65小时，儿童半衰期明显缩短。长期服用诱发自身代谢，$t_{1/2}$降为10～20小时。主要以无活性代谢物形式分别经尿和粪便排出72%和28%。本品能通过胎盘，能分泌入乳汁。

【适应症】

（1）癫痫。部分性发作：复杂部分性发作、简单部分性发作和继发性全身发作；全

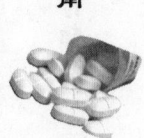

身性发作：强直、阵挛、强直阵挛发作。

（2）三叉神经痛和舌咽神经痛发作，亦用作三叉神经痛缓解后的长期预防性用药；也可用于脊髓痨和多发性硬化、糖尿病性周围性神经痛、患肢痛和外伤后神经痛以及疱疹后神经痛。

（3）预防或治疗躁狂－抑郁症；对锂、抗精神病药、抗抑郁药无效的或不能耐受的躁狂－抑郁症，可单用或与锂盐和其他抗抑郁药合用。

（4）中枢性部分性尿崩症，可单用或与氯磺丙脲或氯贝丁酯等合用。

（5）酒精癖的戒断综合征。

【用法用量】

成人

（1）抗惊厥，初始剂量每次100～200mg，每天1～2次，逐渐增加剂量直至最佳疗效。

（2）镇痛，开始一次0.1g，一日2次；第二日后每隔一日增加0.1～0.2g，直到疼痛缓解，维持量每日0.4～0.8g，分次服用；最高量每日不超过1.2g。

（3）尿崩症，单用时一日0.3～0.6g，如与其他抗利尿药合用，每日0.2～0.4g，分3次服用。

（4）抗躁狂或抗精神病，开始每日0.2～0.4g，每周逐渐增加至最大量1.6g，分3～4次服用。每日限量：12～15岁，不超过1g；15岁以上及成人不超过1.2g；有少数用至1.6g。用于止痛时每日不超过1.2g。

儿童 10～20mg/kg。维持血药浓度应在4～12μg/mL之间。

【不良反应】

（1）神经系统常见的不良反应：头晕、共济失调、嗜睡和疲劳。

（2）因刺激抗利尿激素分泌引起水的潴留和低钠血症（或水中毒），发生率为10%～15%。

（3）较少见的不良反应有变态反应、Stevens-Johnson综合征或中毒性表皮坏死溶解症、皮疹、荨麻疹、瘙痒、儿童行为障碍、严重腹泻、红斑狼疮样综合征（荨麻疹、瘙痒、皮疹、发热、咽喉痛、骨或关节痛、乏力）。

（4）罕见的不良反应有腺体病、心律失常或房室传导阻滞（老年人尤其注意）、骨髓抑制、中枢神经系统中毒（语言困难、精神不安、耳鸣、震颤、幻视）、过敏性肝炎、低钙血症、直接影响骨代谢导致骨质疏松、肾脏中毒、周围神经炎、急性尿紫质病、栓塞性脉管炎、过敏性肺炎、急性间歇性卟啉病、甲状腺功能减退。曾有一例合并无菌性脑膜炎的肌阵挛性癫痫患者，接受本品治疗后引起脑膜炎复发。偶见粒细胞减少、可逆性血小板减少、再障、中毒性肝炎。

【禁忌】 已知对卡马西平相关结构药物（如三环类抗抑郁药）过敏者；有房室传导阻滞、血清铁严重异常、骨髓抑制、严重肝功能不全等病史者。

【注意事项】

（1）与三环类抗抑郁药有交叉过敏反应。

（2）用药期间注意检查：全血细胞检查（包括血小板、网织红细胞及血清铁，应经常复查达2～3年），尿常规、肝功能、眼科检查，卡马西平血药浓度测定。

（3）一般疼痛不要用本品。

（4）糖尿病病人可能引起尿糖增加，应注意。

（5）癫痫患者不能突然撤药。

（6）已用其他抗癫痫药的病人，本品用量应逐渐递增，治疗4周后可能需要增加剂量，避免自身诱导所致血药浓度下降。

（7）下列情况应停药：肝中毒或骨髓抑制症状出现，心血管系统不良反应或皮疹出现。

（8）用于特异性疼痛综合征止痛时，如果疼痛完全缓解，应每月减量至停药。

（9）饭后服用可减少胃肠反应，漏服时应尽快补服，不可一次服双倍量，可一日内分次补足。

（10）下列情况应慎用：乙醇中毒、心脏损害、冠心病、糖尿病、青光眼、对其他药物有血液反应史者（易诱发骨髓抑制）、肝病、抗利尿激素分泌异常或其他内分泌紊乱、尿潴留、肾病。

【孕妇及哺乳期妇女用药】 本品能通过胎盘，是否致畸尚不清楚，妊娠早期需慎用；本品能分泌入乳汁，约为血药浓度60%，哺乳期妇女不宜应用。

【儿童用药】 本品可用于各年龄段儿童，具体参考"用法用量"。

【老年用药】 老年患者对本品敏感者多，常可引起认知功能障碍、激越、不安、焦虑、精神错乱、房室传导阻滞或心动过缓，也可引起再障。

【药物相互作用】
（1）与对乙酰氨基酚合用，尤其是单次超量或长期大量，肝脏中毒的危险增加，有可能使后者疗效降低。

（2）与香豆素类抗凝药合用，由于本品的肝酶的正诱导作用，使抗凝药的血浓度降低，半衰期缩短，抗凝效应减弱，应测定凝血酶原时间而调整药量。

（3）与碳酸酐酶抑制药合用，骨质疏松的危险增加。

（4）由于本品的肝酶诱导作用，与氯磺丙脲、氯贝丁酯（安妥明）、去氨加压素（desmopressin）、赖氨加压素（lypressin）、垂体后叶素、加压素等合用，可加强抗利尿作用，合用的各药都需减量。

（5）与含雌激素的避孕药、环孢素、洋地黄类（可能地高辛除外）、雌激素、左旋甲状腺素或奎尼丁合用时，由于卡马西平对肝药酶的诱导，这些药的效应都会降低，用量应作调整，改用仅含孕激素（黄体酮）的口服避孕药。与口服避孕药合用可能出现阴道大出血。

（6）与多西环素（强力霉素）合用，后者的血药浓度可能降低，必要时需要调整用量。

（7）红霉素与醋竹桃霉素（troleandomycin）以及右丙氧芬（dextropropoxyphene）可抑制卡马西平的代谢，引起后者血药浓度的升高，出现毒性反应。

（8）氟哌啶醇、洛沙平、马普替林、噻吨类或三环类抗抑郁药可增强卡马西平的代谢，引起后者血药浓度升高，出现毒性反应。

（9）锂盐可以降低卡马西平的抗利尿作用。

（10）卡马西平（与三环类抗抑郁药结构相似）与单胺氧化酶（MAO）抑制合用，可引起高热或（和）高血压危象、严重惊厥甚至死亡，两药应用至少要间隔14天。当卡马西平用作抗惊厥剂时，MAO抑制药可以改变癫痫发作的类型。若临床情况允许可停服单胺氧化酶抑制剂更长。

（11）卡马西平可以降低诺米芬辛（nomifensine）的吸收并加快其消除。

（12）苯巴比妥和苯妥英加速卡马西平的代谢，可将卡马西平的 $t_{1/2}$ 降至 9～10 小时。

【药物过量】 可出现肌肉抽动、震颤、角弓反张、反射异常、心跳加快、休克等。治疗：洗胃、给予活性炭或轻泻药、利尿等，严重中毒并有肾功能衰竭时可透析；小儿严重中毒时可换血，并需继续观察呼吸、循环、泌尿功能数日；根据临床情况，采取相应措施。

58. 丙戊酸钠

【通用名称】 丙戊酸钠片

【英文名称】 Sodium Valproate Tablets

【药理毒理】 本品为抗癫痫药。其作用机理尚未完全阐明。实验见本品能增加γ-氨基丁酸（GABA）的合成和减少GABA的

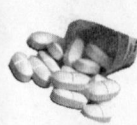

降解，从而升高抑制性神经递质GABA的浓度，降低神经元的兴奋性而抑制发作。在电生理实验中见本品可产生与苯妥英相似的抑制Na^+通道的作用。对肝脏有损害。

【药代动力学】 口服胃肠吸收迅速而完全，1～4小时血药浓度达峰值，生物利用度近100%，有效血药浓度为50～100 µg/mL。血药浓度约为50 mg/mL时血浆蛋白结合率约94%；血药浓度约为100 µg/mL时，血浆蛋白结合率为80%～85%。血药浓度超过120 µg/mL时可出现明显不良反应。随着血药浓度增高，游离部分增加，从而增加进入脑组织的梯度（脑液内的浓度为血浆中浓度的10%～20%），$t_{1/2}$为7～10小时。主要分布在细胞外液和肝、肾、肠和脑组织等。大部分由肝脏代谢，包括与葡萄糖醛酸结合和某些氧化过程，主要由肾排出，少量随粪便排出。能通过胎盘，能分泌入乳汁。

【适应症】 主要用于单纯或复杂失神发作、肌阵挛发作，大发作的单药或合并用药治疗，有时对复杂部分性发作也有一定疗效。

【用法用量】
成人 每日按体重15 mg/kg或每日600～1200 mg，分2～3次服。开始时按5～10 mg/kg，一周后递增，至能控制发作为止。当每日用量超过250 mg时应分次服用，以减少胃肠刺激。每日最大量为按体重不超过30 mg/kg或每日1.8～2.4 g。

小儿 按体重计与成人相同，也可每日20～30 mg/kg，分2～3次服用或每日15 mg/kg，按需每隔一周增加5～10 mg/kg，至有效或不能耐受为止。

【不良反应】
（1）常见不良反应表现为腹泻、消化不良、恶心、呕吐、胃肠道痉挛，可引起月经周期改变。
（2）较少见短暂的脱发、便秘、倦睡、眩晕、疲乏、头痛、共济失调、轻微震颤、异常兴奋、不安和烦躁。

（3）长期服用偶见胰腺炎及急性肝坏死。
（4）可使血小板减少引起紫癜、出血和出血时间延长，应定期检查血象。
（5）对肝功能有损害，引起血清碱性磷酸酶和氨基转移酶升高，服用2个月要检查肝功能。
（6）偶有过敏。
（7）偶有听力下降和可逆性听力损坏。

【禁忌】 有药源性黄疸个人史或家族史者、有肝病或明显肝功能损害者禁用；有血液病、肝病史、肾功能损害、器质性脑病时慎用。

【注意事项】
（1）用药期间避免饮酒，饮酒可加重镇静作用。
（2）停药应逐渐减量以防再次出现发作；取代其他抗惊厥药物时，本品应逐渐增加用量，而被取代药应逐渐减少用量。
（3）外科手术或其他急症治疗时应考虑可能遇到的时间延长，或中枢神经抑制药作用的增强。
（4）用药前和用药期间应定期作全血细胞（包括血小板）计数、肝肾功能检查。
（5）对诊断的干扰，尿酮试验可出现假阳性，甲状腺功能试验可能受影响。
（6）可使乳酸脱氢酶、丙氨酸氨基转移酶、门冬氨酸氨基转移酶轻度升高并提示无症状性肝脏中毒；血清胆红素可能升高提示潜在的严重肝脏中毒。

【孕妇及哺乳期妇女用药】 本药能通过胎盘，动物试验有致畸的报道，孕妇应权衡利弊，慎用。本品亦可分泌入乳汁，浓度为母体血药的1%～10%，哺乳期妇女应慎用。

【儿童用药】 本品可蓄积在发育的骨骼内，应注意。

【药物相互作用】
（1）饮酒可加重镇静作用。

（2）全麻药或中枢神经抑制药与丙戊酸合用，前者的临床效应可更明显。

（3）与抗凝药如华法林或肝素等，以及溶血栓药合用，出血的危险性增加。

（4）与阿司匹林或双嘧达莫合用，可由于减少血小板凝聚而延长出血时间。

（5）与苯巴比妥类合用，后者的代谢减慢，血药浓度上升，因而增加镇静作用而导致嗜睡。

（6）与扑米酮合用，也可引起血药浓度升高，导致中毒，必要时需减少扑米酮的用量。

（7）与氯硝西泮合用防止失神发作时，曾有报道少数病例反而诱发失神状态。

（8）与苯妥英合用时，因与蛋白结合的竞争可使两者的血药浓度发生改变，由于苯妥英浓度变化较大，需经常测定，但是否需要调整剂量应视临床情况与血药浓度而定。

（9）与卡马西平合用，由于肝酶的诱导而致药物代谢加速，可使二者的血药浓度和半衰期降低，故须监测血药浓度以决定是否需要调整用量。

（10）与对肝脏有毒性的药物合用时，有潜在肝脏中毒的危险；有肝病史者长期应用须经常检查肝功能。

（11）与氟哌啶醇、洛沙平（loxapine）、马普替林（maprotiline）、单胺氧化酶抑制药、吩噻嗪类、噻吨类和三环类抗抑郁药合用，可以增加中枢神经系统的抑制，降低惊厥阈和丙戊酸的效应，须及时调整用量以控制发作。

59. 苯妥英钠

59.1 苯妥英钠片

【通用名称】苯妥英钠片

【英文名称】Phenytoin Sodium Tablets

【药理毒理】本品为抗癫痫药、抗心律失常药。治疗剂量不引起镇静催眠作用。

（1）动物实验证明，本品对超强电休克、惊厥的强直相有选择性对抗作用，而对阵挛相无效或反而加剧，故其对癫痫大发作有良效，而对失神性发作无效。其抗癫痫作用机制尚未阐明，一般认为，增加细胞钠离子外流，减少钠离子内流，而使神经细胞膜稳定，提高兴奋阈，减少病灶高频放电的扩散。

（2）另外本品缩短动作电位间期及有效不应期，还可抑制钙离子内流，降低心肌自律性，抑制交感中枢，对心房、心室的异位节律点有抑制作用，提高房颤与室颤阈值。

（3）因其稳定细胞膜作用及降低突触传递作用，而具抗神经痛及骨骼肌松弛作用。

（4）本品可抑制皮肤成纤维细胞合成（或）分泌胶原酶，还可加速维生素D代谢，可引起淋巴结肿大，有抗叶酸作用，对造血系统有抑制作用，可引起过敏反应，有酶诱导作用，静脉用药可扩张周围血管。

【药代动力学】口服吸收较慢，85%～90%由小肠吸收，吸收率个体差异大，受食物影响。新生儿吸收甚差。口服生物利用度约为79%，分布于细胞内外液，细胞内可能多于细胞外，表观分布容积为0.6L/kg。血浆蛋白结合率为88%～92%，主要与白蛋白结合，在脑组织内蛋白结合可能还高。口服后4～12小时血药浓度达峰值。主要在肝脏代谢，代谢物无药理活性，其中主要为羟基苯妥英（占50%～70%），此代谢存在遗传多态性和人种差异。存在肠肝循环，主要经肾排泄，碱性尿排泄较快。$t_{1/2}$为7～42小时，长期服用苯妥英钠的患者，$t_{1/2}$可为15～95小时，甚至更长。

应用一定剂量药物后肝代谢（羟化）能力达饱和，此时即使增加很小剂量，血药浓度呈非线性急剧增加，有中毒危险，要监测血药浓度。有效血药浓度为10～20 mg/L，每日口服300 mg，7～10日可达稳态浓度。血药浓度超过20 mg/L时易产生毒性反应，出现眼球震颤；超过30 mg/L时，出现共济失调；超过 40 mg/L 时往往出现严重毒性作用。能通过胎盘，能分泌入乳汁。

【适应症】 适用于治疗全身强直-阵挛性发作、复杂部分性发作（精神运动性发作、颞叶癫痫）、单纯部分性发作（局限性发作）和癫痫持续状态。也可用于治疗三叉神经痛、隐性营养不良性大疱性表皮松解（recessive dystrophic epidermolysis bullosa）、发作性舞蹈手足徐动症、发作性控制障碍（包括发怒、焦虑和失眠的兴奋过度等的行为障碍疾患）、肌强直症及三环类抗抑郁药过量时心脏传导障碍等。本品也适用于洋地黄中毒所致的室性及室上性心律失常，对其他各种原因引起的心律失常疗效较差。

【用法用量】
● 抗癫痫

成人 每日 250～300 mg，开始时 100 mg，每日 2 次，1～3 周内增加至 250～300 mg，分 3 次口服，极量一次 300 mg，一日 500 mg。由于个体差异及饱和药动学特点，用药需个体化。应用达到控制发作和血药浓度达稳态后，可改用长效（控释）制剂，一次顿服。如发作频繁，可按体重 12～15 mg/kg，分 2～3 次服用，每 6 小时一次，第 2 日开始给予 100 mg（或按体重 1.5～2 mg/kg），每日 3 次直到调整至恰当剂量为止。

小儿 开始每日 5 mg/kg，分 2～3 次服用，按需调整，以每日不超过 250 mg 为度。维持量为 4～8 mg/kg 或按体表面积 250 mg/m^2，分 2～3 次服用，如有条件可进行血药浓度监测。

● 抗心律失常

成人 100～300 mg，一次服或分 2～3 次服用；或第 1 日 10～15 mg/kg，第 2～4 日 7.5～10 mg/kg，维持量 2～6 mg/kg。

小儿 开始按体重 5 mg/kg，分 2～3 次口服，根据病情调整每日量不超过 300 mg，维持量 4～8 mg/kg，或按体表面积 250 mg/m^2，分 2～3 次口服。

● 胶原酶合成抑制剂

成人 开始每日 2～3 mg/kg，分 2 次服用，在 2～3 周内，增加到患者能够耐受的用量，血药浓度至少达 8 μg/mL。一般每日 100～300 mg。

【不良反应】 本品副作用小，常见齿龈增生，儿童发生率高，应加强口腔卫生和按摩齿龈。长期服用后或血药浓度达 30 μg/mL 可能引起恶心、呕吐甚至胃炎，饭后服用可减轻。神经系统不良反应与剂量相关，常见眩晕、头痛，严重时可引起眼球震颤、共济失调、语言不清和意识模糊，调整剂量或停药可消失；较少见的神经系统不良反应有头晕、失眠、一过性神经质、颤搐、舞蹈症、肌张力不全、震颤、扑翼样震颤等。可影响造血系统，致粒细胞和血小板减少，罕见再障；常见巨幼红细胞性贫血，可用叶酸加维生素 B_{12} 防治。可引起过敏反应，常见皮疹伴高烧，罕见严重皮肤反应，如剥脱性皮炎、多形糜烂性红斑、系统性红斑狼疮和致死性肝坏死、淋巴系统何杰金病等。一旦出现症状立即停药并采取相应措施。小儿长期服用可加速维生素 D 代谢造成软骨病或骨质异常；孕妇服用偶致畸胎；可抑制抗利尿激素和胰岛素分泌使血糖升高，有致癌的报道。

【禁忌】 对乙内酰脲类药有过敏史或阿-斯综合征、Ⅱ～Ⅲ度房室阻滞、窦房结阻滞、窦性心动过缓等心功能损害者禁用。

【注意事项】
（1）对乙内酰脲类中一种药过敏者，对本品也过敏。

（2）有酶诱导作用，可对某些诊断产生干扰，如地塞米松试验及甲状腺功能试验及使血清碱性磷酸酶、谷丙转氨酶、血糖浓度升高。

（3）用药期间需检查血象、肝功能、血钙、口腔、脑电图、甲状腺功能并经常随访血药浓度，防止毒性反应；其妊娠期每月测定一次、产后每周测定一次血药浓度以确定是否需要调整剂量。

（4）下列情况应慎用：嗜酒，使本品的血药浓度降低；贫血，增加严重感染的危险性；心血管病（尤其老人）；糖尿病，可能升高血糖；肝肾功能损害，改变本药的代谢和排泄；甲状腺功能异常者。

【孕妇及哺乳期妇女用药】 本品能通过胎盘，可能致畸，但有认为癫痫发作控制不住致畸的危险性大于用药的危险性，应权衡利弊。凡用本品能控制发作的患者，孕期应继续服用，并保持有效血药浓度，分娩后再重新调整。产前一个月应补充维生素K，产后立即给新生儿注射维生素K减少出血危险。本品可分泌入乳汁，一般主张服用苯妥英的母亲避免母乳喂养。

【儿童用药】 小儿由于分布容积与消除半衰期随年龄而变化，因此应经常作血药浓度测定。新生儿或婴儿期对本品的药动学较特殊，临床对中毒症状评定有困难，一般不首先采用。学龄前儿童肝脏代谢强，需多次监测血药浓度以决定用药次数和用量。

【老年用药】 老年人慢性低蛋白血症的发生率高，治疗上合并用药又较多，药物彼此相互作用复杂，应用本品时须慎重，用量应偏低，并经常监测血药浓度。

【药物相互作用】

（1）长期应用对乙酰氨基酚患者应用本品可增加肝脏中毒的危险，并且疗效降低。

（2）为肝酶诱导剂，与皮质激素、洋地黄类（包括地高辛）、口服避孕药、环孢素、雌激素、左旋多巴、奎尼丁、土霉素或三环抗抑郁药合用时，可降低这些药物的效应。

（3）长期饮酒可降低本品的浓度和疗效，但服药同时大量饮酒可增加血药浓度；与氯霉素、异烟肼、保泰松、磺胺类合用可能降低本品代谢使血药浓度增加，增加本品的毒性；与抗凝剂合用，开始增加抗凝效应，持续应用则降低。

（4）与含镁、铝或碳酸钙等合用时可能降低本品的生物利用度，两者应相隔2～3小时服用。

（5）与降糖药或胰岛素合用时，因本品可使血糖升高，需调整后两者用量。

（6）原则上用多巴胺的患者，不宜用本品。

（7）本品与利多卡因或普萘洛尔合用时可能加强心脏的抑制作用。

（8）虽然本品消耗体内叶酸，但增加叶酸反而可降低本品浓度和作用。

（9）苯巴比妥或扑米酮对本品的影响变化很大，应经常监测血药浓度；与丙戊酸类合用有蛋白结合竞争作用，应经常监测血药浓度，调整本品用量。

（10）与卡马西平合用，后者血药浓度降低，如合并用大量抗精神病药或三环类抗抑郁药可能导致癫痫发作，需调整本品用量。

【药物过量】 可出现视力模糊或复视、笨拙或行走不稳和步态蹒跚、精神紊乱，严重的眩晕或嗜睡、幻觉、恶心、语言不清。治疗：无解毒药，仅对症治疗和支持疗法，催吐、洗胃、给氧、升压、辅助呼吸、血液透析。

59.2 注射用苯妥英钠

【通用名称】 注射用苯妥英钠

【英文名称】 Phenytoin Sodium for Injection

【药理毒理】 同苯妥英钠片。

【药代动力学】 肌注吸收不完全且不规则，一次量峰值仅为口服的1/3。分布于细胞内外液，细胞内可能多于细胞外，表观分布容积为0.6L/kg。血浆蛋白结合率为88%～92%，主要与白蛋白结合，在脑组织内蛋白结合可能还高。主要在肝脏代谢，代谢物无药理活性，其中主要为羟基苯妥英（占50%～70%），此代谢存在遗传多态性和人种差异。存在肠肝循环，主要经肾排泄，碱性尿排泄较快。$t_{1/2}$为7～42小时，长期服用苯妥英钠的患者，$t_{1/2}$可为15～95小时，甚至更长。

应用一定剂量药物后肝代谢（羟化）能力达饱和，此时即使增加很小剂量，血药浓度呈非线性急剧增加，有中毒危险，要监测血药浓度。有效血药浓度为 10～20 mg/L，每日口服 300 mg，7～10 日可达稳态浓度。血药浓度超过 20 mg/L 时易产生毒性反应，出现眼球震颤；超过 30 mg/L 时，出现共济失调；超过 40 mg/L 时往往出现严重毒性作用。能通过胎盘，能分泌入乳汁。

【适应症】 同苯妥英钠片。

【用法用量】 加入5%葡萄糖注射液 20～40 mL 中缓慢静脉注射。

- 抗惊厥

成人 150～250 mg，每分钟不超过 50 mg，需要时 30 分钟后可再次静注 100～150 mg，一日总量不超过 500 mg。

小儿 静注按体重 5 mg/kg 或按体表面积 250 mg/m^2，1次或分 2 次注射。

- 抗心律失常

成人 为中止心律失常以 100 mg 缓慢静注 2～3 分钟，根据需要每 10～15 分钟重复一次至心律失常中止，或出现不良反应为止，总量不超过 500 mg。

【不良反应】 同苯妥英钠片。

【禁忌】 同苯妥英钠片。

【注意事项】 本品个体差异很大，用量需个体化。其余注意事项同苯妥英钠片。

【孕妇及哺乳期妇女用药】 同苯妥英钠片。

【儿童用药】 同苯妥英钠片。

【老年用药】 同苯妥英钠片。

【药物相互作用】 同苯妥英钠片。

【药物过量】 同苯妥英钠片。

60. 苯巴比妥

60.1 苯巴比妥片

【通用名称】 苯巴比妥片

【英文名称】 Phenobarbital Tablets

【药理毒理】 本品为镇静催眠药、抗惊厥药，是长效巴比妥类的典型代表。对中枢神经的抑制作用随着剂量加大，表现为镇静、催眠、抗惊厥及抗癫痫。大剂量对心血管系统、呼吸系统有明显的抑制。过量可麻痹延髓呼吸中枢致死。体外电生理实验见苯巴比妥使神经细胞的氯离子通道开放，细胞过极化，疑似 γ-氨基丁酸（GABA）的作用。治疗浓度的苯巴比妥可降低谷氨酸的兴奋作用、加强 γ-氨基丁酸的抑制作用，抑制中枢神经系统单突触和多突触传递，抑制痫灶的高频放电及其向周围扩散。可减少胃液分泌，降低胃张力。通过诱导葡萄糖醛酸转移酶结合胆红素从而降低胆红素的浓度。可产生依赖性，包括精神依赖和身体依赖。

【药代动力学】 口服后在消化道吸收完全但较缓慢，0.5～1 小时起效，一般 2～18 小时血药浓度达到峰值。吸收后分布于体内各组织，血浆蛋白结合率约为 40%（20%～45%），表观分布容积为 0.5～0.9 L/kg，脑组织内浓度最高，骨骼肌内药量最大，并能透过胎盘。有效血药浓度为 10～40 μg/mL，超过 40 μg/mL 即可出现毒性反应。成人 $t_{1/2}$ 为 50～144 小时，小儿为 40～70 小时，肝肾功能不全时 $t_{1/2}$ 延长。48%～65% 的苯巴比妥在肝脏代谢，转化为羟基苯巴比妥。本品为肝药酶诱导剂，提高药酶活性，不但加速自身代谢，还可加速其他药物代谢。大部分与葡萄糖醛酸或硫酸盐结合，由肾脏排出，有 27%～50% 以原型从肾脏排出。可透过胎盘和分泌入乳汁。

【适应症】 主要用于治疗焦虑、失眠（用于睡眠时间短、早醒患者）、癫痫及运动障碍；是治疗癫痫大发作及局限性发作的重要药物；也可用作抗高胆红素血症药及麻醉前用药。

【用法用量】

成人 催眠：30～100 mg，晚上一次顿服。镇静：一次 15～30 mg，每日 2～3 次。

抗惊厥：每日 90～180 mg，可在晚上一次顿服，或每次 30～60 mg，每日 3 次；极量一次 250 mg，一日 500 mg。抗高胆红素血症：一次 30～60 mg，每日 3 次。

小儿　用药应个体化，镇静：每次按体重 2 mg/kg，或按体表面积 60 mg/m²，每日 2～3 次。抗惊厥：每次按体重 3～5 mg/kg。抗高胆红素血症：每次按体重 5～8 mg/kg，分次口服，3～7 天见效。

【不良反应】

（1）用于抗癫痫时最常见的不良反应为镇静，但随着疗程的持续，其镇静作用逐渐变得不明显。

（2）可能引起微妙的情感变化，出现认知和记忆的缺损。

（3）长期用药，偶见叶酸缺乏和低钙血症。

（4）罕见巨幼红细胞性贫血和骨软化。

（5）大剂量时可产生眼球震颤、共济失调和严重的呼吸抑制。

（6）用本品的患者中 1%～3% 的人出现皮肤反应，多见者为各种皮疹，严重者可出现剥脱性皮炎和多形红斑（或 Stevens-Johnson 综合征），中毒性表皮坏死极为罕见。

（7）有报道用药者出现肝炎和肝功能紊乱。

（8）长时间使用可发生药物依赖，停药后易发生停药综合征。

【禁忌】　严重肺功能不全、肝硬化、血卟啉病史、贫血、哮喘史、未控制的糖尿病、过敏等禁用。

【注意事项】

（1）对一种巴比妥过敏者，可能对本品过敏。

（2）作抗癫痫药应用时，可能需 10～30 天才能达到最大效果，需按体重计算药量，如有可能应定期测定血药浓度，以达最大疗效。

（3）肝功能不全者，用量应从小量开始。

（4）长期用药可产生精神或躯体的药物依赖性，停药需逐渐减量，以免引起撤药症状。

（5）与其他中枢抑制药合用，对中枢产生协同抑制作用，应注意。

（6）下列情况慎用：轻微脑功能障碍（MBD）症、低血压、高血压、贫血、甲状腺功能低下、肾上腺功能减退、心肝肾功能损害、高空作业、驾驶员、精细和危险工种作业者。

【孕妇及哺乳期妇女用药】　本药可通过胎盘，妊娠期长期服用，可引起依赖性及致新生儿撤药综合征；可能由于维生素 K 含量减少引起新生儿出血；妊娠晚期或分娩期应用，由于胎儿肝功能尚未成熟引起新生儿（尤其是早产儿）的呼吸抑制；可能对胎儿产生致畸作用。哺乳期应用可引起婴儿的中枢神经系统抑制。

【儿童用药】　可能引起反常的兴奋，应注意。

【老年用药】　对本药的常用量可引起兴奋神经错乱或抑郁，因此用量宜较小。

【药物相互作用】

（1）本品为肝药酶诱导剂，提高药酶活性，长期用药不但加速自身代谢，还可加速其他药物代谢。如在应用氟烷、恩氟烷、甲氧氟烷等制剂麻醉之前有长期服用巴比妥类药物者，可增加麻醉剂的代谢产物，增加肝脏毒性的危险。巴比妥类与氯胺酮（ketamine）同时应用时，特别是大剂量静脉给药，增加血压降低、呼吸抑制的危险。

（2）与口服抗凝药合用时，可降低后者的效应，这是由于肝微粒体酶的诱导，加速了抗凝药的代谢，应定期测定凝血酶原时间，从而决定是否调整抗凝药的用量。

（3）与口服避孕药或雌激素合用，可降低避孕药的可靠性，因为酶的诱导可使雌激素代谢加快。

(4) 与皮质激素、洋地黄类（包括地高辛）、土霉素或三环抗抑郁药合用时，可降低这些药物的效应，因为肝微粒体酶的诱导，可使这些药物代谢加快。

(5) 与环磷酰胺合用，理论上可增加环磷酰胺烷基化代谢产物，但临床上的意义尚未明确。

(6) 与奎尼丁合用时，由于增加奎尼丁的代谢而减弱其作用，应按需调整后者的用量。

(7) 与钙离子拮抗剂合用，可引起血压下降。

(8) 与氟哌丁醇合用治疗癫痫，可引起癫痫发作形式改变，需调整用量。

(9) 与吩噻嗪类和四环类抗抑郁药合用时可降低抽搐阈值，增加抑制作用；与布洛芬类合用，可减少或缩短半衰期而减少作用强度。

【药物过量】 15～20倍的过量药物可能引起昏迷、严重的呼吸和心血管抑制、低血压和休克继而引发肾功能衰竭、死亡。深度呼吸抑制是急性中毒的直接死亡原因。可致严重中毒，中毒致死的血药浓度为6～8 mg/100 mL。解救措施中最重要的是维持呼吸和循环功能，施行有效的人工呼吸，必要时行气管切开，并辅之以有助于维持和改善呼吸与循环的相应药物。经口服中毒者，在3～5小时内可用高锰酸钾（1:2000）溶液洗胃；用10～15 g硫酸钠溶液导泻（禁用硫酸镁）。为加速排泄可给甘露醇等渗透压利尿药，如肾功能正常可用速尿。可用碳酸氢钠、乳酸钠碱化尿液加速排泄，严重者可透析。极度过量时，大脑一切电活动消失，脑电图变为一条平线，并不一定代表临床死亡，若并不发缺氧性损害，尚有挽救的希望。

60.2 苯巴比妥注射液

【通用名称】 苯巴比妥钠注射液

【英文名称】 Sodium Phenobarbital Injection

【药理毒理】 本品对中枢神经系统有广泛抑制作用，随用量增加而产生镇静、催眠和抗惊厥效应，大剂量时产生麻醉作用，作用机制现认为主要与阻断脑干网状结构上行激活系统有关。本品还具有抗癫痫效应，其机制在于抑制中枢神经系统单突触和多突触传递，还可能与其增强中枢抑制性递质γ-氨基丁酸的功能有关。

【药代动力学】 注射后0.5～1小时起效，2～18小时血药浓度达峰值，分布于体内组织和体液中，脑组织内浓度高，其次为骨骼肌内，进入脑组织的速度较慢，能通过胎盘，血液中本品的40%与血浆蛋白结合。成人半衰期（$t_{1/2}$）为48～144小时，小儿为40～70小时，肝、肾功能不全时半衰期（$t_{1/2}$）延长。约65%在肝脏代谢，转化为羟基苯巴比妥，大部分与葡萄糖醛酸或硫酸盐结合，而后经肾随尿排出；27%～50%以原型从尿中排出，部分在肾小管重吸收，使其作用时间延长。

【适应症】 治疗癫痫，对全身性及部分性发作均有效，一般在苯妥英钠、酰胺咪嗪、丙戊酸钠无效时选用；也可用于其他疾病引起的惊厥及麻醉前给药。

【规格】 (1) 1 mL：0.1 g。 (2) 2 mL：0.2 g。

【用法用量】 肌内注射。

成人 抗惊厥与癫痫持续状态：一次100～200 mg，必要时可4～6小时重复1次。麻醉前给药：术前0.5～1小时肌内注射100～200 mg。

儿童 抗惊厥，按体重一次3～5 mg/kg。

【不良反应】 常有倦睡、眩晕、头痛、乏力、精神不振等延续效应；偶见皮疹、剥脱性皮炎、中毒性肝炎、黄疸等；也可见巨幼红细胞贫血、关节疼痛、骨软化；久用可产生耐受性与依赖性，突然停药可引起戒断症状，应逐渐减量停药。

【禁忌】 肝、肾功能不全者，呼吸功能

障碍者,卟啉病患者,对本品过敏者。

【注意事项】 用药期间避免驾驶车辆、操作机械和高空作业,以免发生意外。

【孕妇及哺乳期妇女用药】 慎用。

【老年用药】 慎用。

【药物相互作用】

(1) 本品与乙醇、全麻药、中枢性抑制药或单胺氧化酶抑制药等合用时,中枢抑制作用增强。

(2) 本品与口服抗凝药合用时,可降低后者的效应。

(3) 本品与口服避孕药或雌激素合用时,可降低避孕药的可靠性。

(4) 本品与皮质激素、洋地黄类、土霉素或三环类抗抑郁药合用时,可降低这些药的效应。

(5) 本品与苯妥英钠合用时,苯妥英钠的代谢加快,效应降低。

(6) 本品与卡马西平和琥珀酰胺类药合用时亦可使这两类药物的清除半衰期缩短而血药浓度降低。

(7) 本品与奎尼丁合用时,可增加奎尼丁的代谢而减弱其作用。

【药物过量】

(1) 中毒症状:

① 中枢神经系统:轻度中毒时,有头胀、眩晕、头痛、语言迟钝、动作不协调、嗜睡、感觉障碍、瞳孔缩小等;重度中毒可有一段兴奋期,病人可发生狂躁、谵妄、幻觉、惊厥、瞳孔散大(有时缩小)、肌肉松弛以及角膜、咽、腱反射消失,昏迷逐渐加深。

② 呼吸系统:轻度中毒时,一般呼吸正常或稍缓慢;重度中毒时,呼吸减慢、变浅、不规则,或呈潮式呼吸,严重时可引起呼吸衰竭。

③ 循环系统:皮肤发绀、湿冷、脉搏快而微弱,少尿或无尿;血压下降甚至休克。

④ 黄疸及肝功能损害。

(2) 处理:

① 急性中毒者人工呼吸、给氧等支持治疗。

② 服药5～6小时内的中毒者立即洗胃:一般可用1:5000高锰酸钾溶液,将胃内药物尽量洗出;洗胃后可留置硫酸钠溶液于胃内(成人20～30g),以促进药物排泄。

③ 应用利尿剂,加速毒物排泄,一般用20%甘露醇注射液或25%山梨醇注射液200mL静脉注射或快速滴注,3～4小时后可重复使用,但须注意水、电解质平衡。

④ 5%碳酸氢钠注射液静脉滴注以碱化尿液,加速排泄。

(四) 脑血管病用药及降颅压药

61. 尼莫地平

【通用名称】 尼莫地平片

【英文名称】 Nimodipine Tablets

【药理毒理】 尼莫地平是一种Ca^{2+}通道阻滞剂。正常情况下,平滑肌的收缩依赖于Ca^{2+}进入细胞内,引起跨膜电流的去极化。尼莫地平通过有效地阻止Ca^{2+}进入细胞内,抑制平滑肌收缩,达到解除血管痉挛之目的。动物实验证明,尼莫地平对脑动脉的作用远较全身其他部位动脉的作用强许多,并且由于它具有很高的嗜脂性特点,易透过血脑屏障。当用于蛛网膜下隙出血的治疗时,脑脊液中的浓度可达12.5 ng/mL。由此推论,临床上可用于预防蛛网膜下隙出血后的血管痉挛,然而在人体应用该药的作用机制仍不清楚;此外尚具有保护和促进记忆、促进智力恢复的作用,所以可选择性地作用于脑血管平滑肌,扩张脑血管,增加脑血流量,显著减少血管痉挛引起的缺血性脑损伤。

【适应症】 适用于各种原因的蛛网膜下隙出血后的脑血管痉挛和急性脑血管病恢复期的血液循环改善。

【用法用量】 口服给药。

(1) 缺血性脑血管病:每日30～

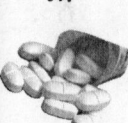

120mg，分3次服用，连服1个月。

（2）偏头痛：一次40mg，一日3次，12周为一疗程，有效率达88%，约有一半病例可基本痊愈或显效，对血管性、紧张性和丛集性以及混合型头痛等均能减轻疼痛程度，减少发作频率和持续时间，并能防止先兆症状的出现。

（3）蛛网膜下腔出血所引起的脑血管痉挛：一次40～60mg，一日3～4次，3～4周为一疗程，如需手术的患者，手术当天停药，以后可继续服用。

（4）突发性耳聋：一日40～60mg，分3次服用，5天为1疗程，一般用药3～4疗程。

（5）轻、中度高血压病：高血压病合并有上述脑血管病者，可优先选用。开始一次40mg，一日3次，一日最大剂量为240mg。

【不良反应】 大量临床实践证明，蛛网膜下隙出血者应用尼莫地平治疗时约有11.2%的病者出现不良反应。最常见的不良反应有：

（1）血压下降，血压下降的程度与药物剂量有关。

（2）肝炎。

（3）皮肤刺痛。

（4）胃肠道出血。

（5）血小板减少。

（6）偶见一过性头晕、头痛、面潮红、呕吐、胃肠不适等。

此外，口服尼莫地平以后，个别病人可发生碱性磷酸酶（ALP或AKP）、乳酸脱氢酶（LDH）的升高、血糖升高以及个别人的血小板数的升高。

【注意事项】

（1）脑水肿及颅内压增高患者须慎用。

（2）尼莫地平的代谢产物具有毒性反应，肝功能损害者应当慎用。

（3）本品可引起血压的降低。在高血压合并蛛网膜下隙出血或脑卒中患者中，应注意减少或暂时停用降血压药物，或减少本品的用药剂量。

（4）可产生假性肠梗阻，表现为腹胀、肠鸣音减弱。当出现上述症状时应当减少用药剂量和保持观察。

（5）避免与β阻断剂或其他钙拮抗剂合用。

【孕妇及哺乳期妇女用药】

（1）药物可由乳汁分泌，哺乳妇女不宜应用。

（2）动物实验提示本品具有致畸性。

【药物相互作用】

（1）与其他作用于心血管的钙离子拮抗剂联合应用时可增加其他钙离子拮抗剂的效用。

（2）当尼莫地平90mg/日与西咪替丁1000mg/日联合应用1周以上时，尼莫地平血药浓度可增加50%，这可能与肝内细胞色素P450被西咪替丁抑制、尼莫地平代谢减少有关。

62. 麦角胺咖啡因

【通用名称】 麦角胺咖啡因片

【英文名称】 Ergotamine and Caffeine Tablets

【药理毒理】 麦角胺常用其酒石酸盐，作用机理主要是通过对平滑肌的直接收缩作用，使扩张的颅外动脉收缩，或与激活动脉管壁的5-羟色胺受体有关，使脑动脉血管的过度扩张与搏动恢复正常，从而使头痛减轻。与咖啡因合用疗效比单用麦角胺好，副作用也较轻。

【适应症】 主要用于偏头痛，能减轻其症状，无预防和根治作用，只宜头痛发作时短期使用。

【用法用量】 口服一次1～2片，如无效，隔0.5～1小时后再服1～2片，每次发作一日总量不超过6片。

【不良反应】

（1）常见的有：手、趾、脸部麻木和刺痛感，脚和下肢肿胀（局部水肿），肌痛。

（2）少见或罕见的有：焦虑或精神错乱（大脑缺血）、幻视（血管痉挛）、胸痛、胃痛、气胀等。

【禁忌】 活动期溃疡病、冠心病、严重高血压、甲状腺功能亢进、闭塞性血栓性脉管炎、肝功能损害、肾功能损害以及对本药过敏者均禁用。

【注意事项】

（1）本品列为国家第二类精神药品管理的药品，务必严格遵守国家对《精神药品管理办法》的管理条例，按规定开写精神药品处方和供应、管理本类药品，防止滥用。

（2）医疗机构使用该药时，医生处方量每次不应超过 7 日常用量。处方留存两年备查。

【孕妇及哺乳期妇女用药】 麦角胺有催产作用，孕妇禁用。

【老年用药】 老年人慎用，因可增加老年病。

【药物相互作用】 本品与 β 受体阻滞剂、大环内酯类抗生素、血管收缩剂和 5-羟色胺（5HT1）激动剂等有相互作用，应重视。

63. 甘露醇

【通用名称】 甘露醇注射液

【英文名称】 Mannitol Injection

【药理毒理】 甘露醇为单糖，在体内不被代谢，经肾小球滤过后在肾小管内甚少被重吸收，起到渗透利尿作用。

（1）组织脱水作用。提高血浆渗透压，导致组织内（包括眼、脑、脑脊液等）水分进入血管内，从而减轻组织水肿，降低眼内压、颅内压和脑脊液容量及其压力。1g 甘露醇可产生渗透浓度为 5.5 mOsm，注射 100 g 甘露醇可使 2000 mL 细胞内水转移至细胞外，尿钠排泄 50 g。

（2）利尿作用。甘露醇的利尿作用机制分两个方面：

① 甘露醇增加血容量，并促进前列腺素 I_2 分泌，从而扩张肾血管，增加肾血流量包括肾髓质血流量。肾小球入球小动脉扩张，肾小球毛细血管压升高，皮质肾小球滤过率升高。

② 本药自肾小球滤过后极少（<10%）由肾小管重吸收，故可提高肾小管内液渗透浓度，减少肾小管对水及 Na^+、Cl^-、K^+、Ca^{2+}、Mg^{2+} 和其他溶质的重吸收。过去认为本药主要作用于近端小管，但经穿刺动物实验发现，应用大剂量甘露醇后，通过近端小管的水和 Na^+ 仅分别增多 10%～20% 和 4%～5%；而到达远端小管的水和 Na^+ 则分别增加 40% 和 25%，提示亨氏袢重吸收水和 Na^+ 减少在甘露醇利尿作用中占重要地位。这可能是由于肾髓质血流量增加，髓质内尿素和 Na^+ 流失增多，从而破坏了髓质渗透压梯度差。

由于输注甘露醇后肾小管液流量增加，当某些药物和毒物中毒时，这些物质在肾小管内浓度下降，对肾脏毒性减小，而且经肾脏排泄加快。

【药代动力学】 甘露醇口服吸收很少。静脉注射后迅速进入细胞外液而不进入细胞内。但当血甘露醇浓度很高或存在酸中毒时，甘露醇可通过血脑屏障，并引起颅内压反跳。利尿作用于静注后 1 小时出现，维持 3 小时。降低眼内压和颅内压作用于静注后 15 分钟内出现，达峰时间为 30～60 分钟，维持 3～8 小时。本药可由肝脏生成糖原，但由于静脉注射后迅速经肾脏排泄，故一般情况下经肝脏代谢的量很少。本药 $t_{1/2}$ 为 100 分钟，当存在急性肾功能衰竭时可延长至 6 小时。肾功能正常时，静脉注射甘露醇 100 g，3 小时内 80% 经肾脏排出。

【适应症】

（1）组织脱水药。用于治疗各种原因引起的脑水肿、降低颅内压、防止脑疝。

（2）降低眼内压。可有效降低眼内压，应用于其他降眼内压药无效时或眼内手术前准备。

（3）渗透性利尿药。用于鉴别肾前性因素或急性肾功能衰竭引起的少尿；亦可应用于预防各种原因引起的急性肾小管坏死。

（4）作为辅助性利尿措施治疗肾病综合征、肝硬化腹水，尤其是当伴有低蛋白血症时。

（5）对某些药物过量或毒物中毒（如巴比妥类药物、锂、水杨酸盐和溴化物等），本药可促进上述物质的排泄，并防止肾毒性。

（6）作为冲洗剂，应用于经尿道内作前列腺切除术。

（7）术前肠道准备。

【用法用量】

• 静脉给药

成人

（1）利尿。常用量为按体重 1～2 g/kg，一般用 20% 溶液 250 mL 静脉滴注，并调整剂量使尿量维持在每小时 30～50 mL。

（2）治疗脑水肿、颅内高压和青光眼。按体重 0.25～2 g/kg，配制为 15%～25% 浓度的溶液于 30～60 分钟内静脉滴注。当病人衰弱时，剂量应减小至 0.5 g/kg。严密随访肾功能。

（3）鉴别肾前性少尿和肾性少尿。按体重 0.2 g/kg，以 20% 浓度的溶液于 3～5 分钟内静脉滴注，如用药后 2～3 小时以后每小时尿量仍低于 30～50 mL，最多再试用一次，如仍无反应则应停药。已有心功能减退或心力衰竭者慎用或不宜使用。

（4）预防急性肾小管坏死。先给予 12.5～25 g，10 分钟内静脉滴注，若无特殊情况，再给 50 g，1 小时内静脉滴注，若尿量能维持在每小时 50 mL 以上，则可继续应用 5% 溶液静滴；若无效则立即停药。

（5）治疗药物、毒物中毒。50 g 配成 20% 浓度的溶液静滴，调整剂量使尿量维持在每小时 100～500 mL。

儿童

（1）利尿。按体重 0.25～2 g/kg 或按体表面积 60 g/m²，配成 15%～20% 浓度的溶液于 2～6 小时内静脉滴注。

（2）治疗脑水肿、颅内高压和青光眼。按体重 1～2 g/kg 或按体表面积 30～60 g/m²，以 15%～20% 浓度溶液于 30～60 分钟内静脉滴注。病人衰弱时剂量减至 0.5 g/kg。

（3）鉴别肾前性少尿和肾性少尿。按体重 0.2 g/kg 或按体表面积 6 g/m²，以 15%～25% 浓度静脉滴注 3～5 分钟，如用药后 2～3 小时尿量无明显增多，可再用 1 次，如仍无反应则不再使用。

（4）治疗药物、毒物中毒。按体重 2 g/kg 或按体表面积 60 g/m² 配成 5%～10% 浓度的溶液静脉滴注。

• 口服给药

肠道准备，术前 4～8 小时，10% 溶液 1000 mL 于 30 分钟内口服完毕。

【不良反应】

（1）水和电解质紊乱最为常见。

① 快速大量静注甘露醇可引起体内甘露醇积聚、血容量迅速大量增多（尤其是急、慢性肾功能衰竭时），导致心力衰竭（尤其有心功能损害时）、稀释性低钠血症，偶可致高钾血症。

② 不适当的过度利尿导致血容量减少，加重少尿。

③ 大量细胞内液转移至细胞外可致组织脱水，并可引起中枢神经系统症状。

（2）寒战、发热。

（3）排尿困难。

（4）血栓性静脉炎。

（5）甘露醇外渗可致组织水肿、皮肤

坏死。

（6）过敏引起皮疹、荨麻疹、呼吸困难、过敏性休克。

（7）头晕、视力模糊。

（8）高渗引起口渴。

（9）渗透性肾病（或称甘露醇肾病），主要见于大剂量快速静脉滴注时。其机理尚未完全阐明，可能与甘露醇引起肾小管液渗透压上升过高，导致肾小管上皮细胞损伤有关。病理表现为肾小管上皮细胞肿胀，空泡形成。临床上出现尿量减少，甚至急性肾功能衰竭。渗透性肾病常见于老年肾血流量减少及低钠、脱水患者。

【禁忌】

（1）已确诊为急性肾小管坏死的无尿患者，包括对试用甘露醇无反应者，因甘露醇积聚引起血容量增多，加重心脏负担。

（2）严重失水者。

（3）颅内活动性出血者，因扩容加重出血，但颅内手术时除外。

（4）急性肺水肿，或严重肺淤血。

【注意事项】

（1）除作肠道准备用，均应静脉内给药。

（2）甘露醇遇冷易结晶，故应用前应仔细检查，如有结晶，可置热水中或用力振荡待结晶完全溶解后再使用。当甘露醇浓度高于15%时，应使用有过滤器的输液器。

（3）根据病情选择合适的浓度，避免不必要地使用高浓度和大剂量。

（4）使用低浓度和含氯化钠溶液的甘露醇能降低过度脱水和电解质紊乱的发生机会。

（5）用于治疗水杨酸盐或巴比妥类药物中毒时，应合用碳酸氢钠以碱化尿液。

（6）下列情况慎用：

① 明显心肺功能损害者，因本药所致的突然血容量增多可引起充血性心力衰竭。

② 高钾血症或低钠血症。

③ 低血容量，应用后可因利尿而加重病情，或使原来低血容量情况被暂时性扩容所掩盖。

④ 严重肾功能衰竭而排泄减少使本药在体内积聚，引起血容量明显增加，加重心脏负荷，诱发或加重心力衰竭。

⑤ 对甘露醇不能耐受者。

（7）给大剂量甘露醇不出现利尿反应，可使血浆渗透浓度显著升高，故应警惕血高渗发生。

（8）随访检查：

① 血压；

② 肾功能；

③ 血电解质浓度，尤其是 Na^+ 和 K^+；

④ 尿量。

【孕妇及哺乳期妇女用药】

（1）甘露醇能透过胎盘屏障。

（2）是否能经乳汁分泌尚不清楚。

【老年用药】 老年人应用本药较易出现肾损害，且随年龄增长，发生肾损害的机会增多，因此应适当控制用量。

【药物相互作用】

（1）可增加洋地黄毒性作用，与低钾血症有关。

（2）增加利尿药及碳酸酐酶抑制剂的利尿和降眼内压作用，与这些药物合并时应调整剂量。

【药物过量】 应尽早洗胃，给予支持、对症处理，并密切随访血压、电解质和肾功能。

（五）镇静催眠药

64. 地西泮

64.1 地西泮片

【通用名称】 地西泮片

【英文名称】 Diazepam Tablets

【药理毒理】 本品为长效苯二氮卓类药。苯二氮卓类为中枢神经系统抑制药，可引起中枢神经系统不同部位的抑制，随着用量的加大，临床表现可自轻度的镇静到催眠甚至昏迷。本类药的作用部位与机制尚未完全阐明，认为可以加强或易化γ-氨基丁酸（GABA）的抑制性神经递质的作用，GABA在苯二氮䓬受体相互作用下，主要在中枢神经各个部位，起突触前和突触后的抑制作用。本类药为苯二氮䓬受体的激动剂，苯二氮䓬受体为功能性超分子（supramolecular）功能单位，又称为苯二氮䓬-GABA受体-亲氯离子复合物的组成部分。受体复合物位于神经细胞膜，调节细胞的放电，主要起氯通道的阈阀（gating）功能。GABA受体激活导致氯通道开放，使氯离子通过神经细胞膜流动，引起突触后神经元的超极化，抑制神经元的放电，这个抑制转译为降低神经元兴奋性，减少下一步去极化兴奋性递质。苯二氮䓬类增加氯通道开放的频率，可能通过增强GABA与其受体的结合或易化GABA受体与氯离子通道的联系来实现。苯二氮䓬类还作用在GABA依赖性受体。

（1）抗焦虑、镇静催眠作用。通过刺激上行性网状激活系统内的GABA受体，提高GABA在中枢神经系统的抑制，增强脑干网状结构受刺激后的皮层和边缘性觉醒反应的抑制和阻断。分子药理学研究提示，减少或拮抗GABA的合成，本类药的镇静催眠作用降低，如增加其浓度则能加强苯二氮䓬类药的催眠作用。

（2）遗忘作用。地西泮在治疗剂量时可以干扰记忆通路的建立，从而影响近事记忆。

（3）抗惊厥作用。可能由于增强突触前抑制，抑制皮质-丘脑和边缘系统的致痫灶引起癫痫活动的扩散，但不能消除病灶的异常活动。

（4）骨骼肌松弛作用。主要抑制脊髓多突触传出通路和单突触传出通路。地西泮由于具有抑制性神经递质或阻断兴奋性突触传递而抑制多突触和单突触反射。苯二氮䓬类也可能直接抑制运动神经和肌肉功能。

【药代动力学】 口服吸收快而完全，生物利用度约为76%。0.5～2小时血药浓度达峰值，4～10天血药浓度达稳态，$t_{1/2}$为20～70小时。血浆蛋白结合率高达99%。地西泮及其代谢物脂溶性高，容易穿透血脑屏障；可通过胎盘，可分泌入乳汁。本品主要在肝脏代谢，代谢产物为去甲地西泮和去甲羟地西泮等，亦有不同程度的药理活性，去甲地西泮的$t_{1/2}$可达30～100小时。本品有肠肝循环，长期用药有蓄积作用。代谢产物可滞留在血液中数天甚至数周，停药后消除较慢。地西泮主要以代谢物的游离或结合形式经肾排泄。

【适应症】
（1）主要用于抗焦虑、镇静、催眠，还可用于抗癫痫和抗惊厥。
（2）缓解炎症引起的反射性肌肉痉挛等。
（3）用于治疗惊恐症。
（4）肌紧张性头痛。
（5）可治疗家族性、老年性和特发性震颤。
（6）可用于麻醉前给药。

【用法用量】 口服给药。
成人
（1）抗焦虑：一次2.5～10 mg，一日2～4次。
（2）镇静：一次2.5～5 mg，一日3次。
（3）催眠：5～10 mg睡前服。
（4）急性酒精戒断：第一日一次10 mg，一日3～4次，以后按需要减少到一次5 mg，每日3～4次。

小儿 6个月以下不用，6个月以上，一次1～2.5 mg或按体重40～200 μg/kg或按体表面积1.17～6 mg/m²，每日3～4次，用量根据情况酌量增减。最大剂量不超过10 mg。

【不良反应】
（1）常见的不良反应：嗜睡、头昏、乏力等，大剂量可有共济失调、震颤。

（2）罕见的有皮疹、白细胞减少。

（3）个别病人发生兴奋、多语、睡眠障碍，甚至幻觉；停药后，上述症状很快消失。

（4）长期连续用药可产生依赖性和成瘾性；停药可能发生撤药症状，表现为激动或忧郁。

【禁忌】 孕妇、妊娠期妇女、新生儿禁用。

【注意事项】

（1）对苯二氮䓬类药物过敏者，可能对本药过敏。

（2）肝肾功能损害者能延长本药清除半衰期。

（3）癫痫患者突然停药可引起癫痫持续状态。

（4）严重的精神抑郁可使病情加重，甚至产生自杀倾向，应采取预防措施。

（5）避免长期大量使用而成瘾，如长期使用应逐渐减量，不宜骤停。

（6）对本类药耐受量小的患者初用量宜小。

（7）以下情况慎用：

① 严重的急性乙醇中毒，可加重中枢神经系统抑制作用。

② 重度重症肌无力，病情可能被加重。

③ 急性或隐性发生闭角型青光眼可因本品的抗胆碱能效应而使病情加重。

④ 低蛋白血症时，可导致易嗜睡、难醒。

⑤ 多动症者可有反常反应。

⑥ 严重慢性阻塞性肺部病变，可加重呼吸衰竭。

⑦ 外科或长期卧床病人，咳嗽反射可受到抑制。

⑧ 有药物滥用和成瘾史者。

【孕妇及哺乳期妇女用药】

（1）在妊娠三个月内，本药有增加胎儿致畸的危险，孕妇长期服用可成瘾，使新生儿呈现撤药症状（激动、震颤、呕吐、腹泻）；妊娠后期用药影响新生儿中枢神经活动。分娩前及分娩时用药可导致新生儿肌张力较弱，应禁用。

（2）本品可分泌入乳汁，哺乳期妇女应避免使用。

【儿童用药】 幼儿中枢神经系统对本药异常敏感，应谨慎给药。

【老年用药】 老年人对本药较敏感，用量应酌减。

【药物相互作用】

（1）与中枢抑制药合用可增加呼吸抑制作用。

（2）与易成瘾和其他可能成瘾药合用时，成瘾的危险性增加。

（3）与酒及全麻药、可乐定、镇痛药、吩噻嗪类、单胺氧化酶 A 型抑制药和三环类抗抑郁药合用时，可彼此增效，应调整用量。

（4）与抗高血压药和利尿降压药合用，可使降压作用增强。

（5）与西咪替丁、普萘洛尔合用本药清除减慢，血浆半衰期延长。

（6）与扑米酮合用由于减慢后者代谢，需调整扑米酮的用量。

（7）与左旋多巴合用时，可降低后者的疗效。

（8）与利福平合用，增加本品的消除，血药浓度降低。

（9）异烟肼抑制本品的消除，致血药浓度增高。

（10）与地高辛合用，可增加地高辛血药浓度而致中毒。

【药物过量】 出现持续的精神错乱、严重嗜睡、抖动、语言不清、蹒跚、心跳异常减慢、呼吸短促或困难、严重乏力。超量或中毒宜及早对症处理，包括催吐或洗胃以及呼吸循环方面的支持疗法，苯二氮䓬受体拮抗剂氟马西尼（flumazenil）可用于该类药物过量中毒的解救和诊断。中毒出现兴奋异常时，不能用巴比妥类药。

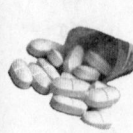

64.2 地西泮注射液

【通用名称】 地西泮注射液
【英文名称】 Diazepam Injection
【药理毒理】 同地西泮片。
【药代动力学】 肌注吸收慢而不规则，亦不完全，急需发挥疗效时应静脉注射。肌注20分钟内、静注1～3分钟起效。开始静注后迅速经血流进入中枢神经，作用快，但转移进入其他组织也快，作用消失也快。肌注0.5～1.5小时、静注0.25小时血药浓度达峰值，4～10天血药浓度达稳态，$t_{1/2}$为20～70小时，血浆蛋白结合率高达99%。本品主要在肝脏代谢，代谢产物有去甲地西泮、去甲羟地西泮等，亦有不同程度的药理活性，去甲地西泮的 $t_{1/2}$ 可达30～100小时。本品有肠肝循环，长期用药有蓄积作用。代谢产物可滞留在血液中数天甚至数周，停药后消除较慢。地西泮主要以代谢物的游离或结合形式经肾排泄。

【适应症】
（1）可用于抗癫痫和抗惊厥；静脉注射为治疗癫痫持续状态的首选药，对破伤风轻度阵发性惊厥也有效。
（2）静注可用于全麻的诱导和麻醉前给药。

【用法用量】 静脉给药。
成人常用量
（1）基础麻醉或静脉全麻：10～30mg。
（2）镇静、催眠或急性酒精戒断：开始10mg，以后按需每隔3～4小时加5～10mg。24小时总量以40～50mg为限。
（3）癫痫持续状态和严重频发性癫痫：开始静注10mg，每隔10～15分钟可按需增加甚至达最大限用量。
（4）破伤风可能需要较大剂量：静注宜缓慢，每分钟2～5mg。

小儿常用量
（1）抗癫痫、癫痫持续状态和严重频发性癫痫：出生30天～5岁，静注为宜，每2～5分钟0.2～0.5mg，最大限用量为5mg。
（2）5岁以上每2～5分钟1mg，最大限用量10mg。如需要，2～4小时后可重复治疗。
（3）重症破伤风解痉时，出生30天到5岁1～2mg，必要时3～4小时后可重复注射，5岁以上注射5～10mg。

小儿静注宜缓慢，3分钟内按体重不超过0.25mg/kg，间隔15～30分钟可重复。
新生儿慎用。

【不良反应】 同地西泮片。
【禁忌】 同地西泮片。
【注意事项】 同地西泮片。
【孕妇及哺乳期妇女用药】 同地西泮片。
【儿童用药】 同地西泮片。
【老年用药】 同地西泮片。
【药物相互作用】 同地西泮片。
【药物过量】 同地西泮片。

（六）其他

65. 胞磷胆碱

【通用名称】 胞磷胆碱钠注射液
【英文名称】 Citicoline Sodium Injection
【药理毒理】 本品为核苷衍生物，通过降低脑血管阻力，增加脑血流而促进脑物质代谢，改善脑循环。另外，可增强脑干网状结构上行激活系统的机能，增强锥体系统的机能，改善运动麻痹，故对促进大脑功能的恢复和苏醒，有一定作用。

【药代动力学】 注入本品可迅速进入血流，并有部分通过血脑屏障进入脑组织。其中胆碱部分在体内成为良好的甲基化供体，可对多种化合物有转甲基化作用，约有1%的胆碱可从尿中排出。

【适应症】 辅酶。用于急性颅脑外伤和脑手术后意识障碍。

【用法用量】 静脉滴注：一日0.25～0.5g，用5%或10%葡萄糖注射液稀释后缓缓滴注，每 5～10 日为一疗程；单纯静脉注射：每次 100～200 mg；肌内注射：一日 0.1～0.3 g，分 1～2 次注射。

【不良反应】 本品对人及动物均无明显的毒性作用，对呼吸、脉搏、血压无影响，偶有一过性血压下降、失眠、兴奋及给药后发热等，停药后即可消失。

【注意事项】 脑出血急性期不宜大剂量应用；肌注一般不采用，若用时应经常更换注射部位。

【孕妇及哺乳期妇女用药】 尚不明确。

【老年用药】 尚不明确。

【药物相互作用】 尚不明确。

66. 尼可刹米

【通用名称】 尼可刹米注射液

【英文名称】 Nikethamide Injection

【药理毒理】 本品选择性兴奋延髓呼吸中枢，也可作用于颈动脉体和主动脉体化学感受器反射性地兴奋呼吸中枢，并提高呼吸中枢对二氧化碳的敏感性，使呼吸加深加快，对血管运动中枢有微弱兴奋作用，剂量过大可引起惊厥。

【药代动力学】 吸收好，起效快，作用时间短暂，一次静脉注射只能维持作用 5～10 分钟，进入体内后迅速分布至全身，体内代谢为烟酰胺，然后再被甲基化成为 N-甲基烟酰胺经尿排出。

【适应症】 用于中枢性呼吸抑制及各种原因引起的呼吸抑制。

【用法用量】 皮下注射、肌内注射、静脉注射。

成人 一次 0.25～0.5 g，必要时 1～2 小时重复用药；极量一次 1.25 g。

小儿 6 个月以下，一次 75 mg；1 岁，一次 0.125 g；4～7 岁，一次 0.175 g。

【不良反应】 常见面部刺激症、烦躁不安、抽搐、恶心呕吐等。大剂量时可出现血压升高、心悸、出汗、面部潮红、呕吐、震颤、心律失常、惊厥，甚至昏迷。

【禁忌】 抽搐及惊厥患者。

【注意事项】 作用时间短暂，应视病情间隔给药。

【孕妇及哺乳期妇女用药】 尚不明确。

【药物相互作用】 与其他中枢兴奋药合用，有协同作用，可引起惊厥。

【药物过量】

（1）中毒症状：兴奋不安、精神错乱、恶心、呕吐、头痛、出汗、抽搐、呼吸急促，同时可出现血压升高、心悸、心律失常、呼吸麻痹而死亡。

（2）处理：

① 出现惊厥时，可注射苯二氮卓类或小剂量硫喷妥钠或苯巴比妥钠等控制；

② 静脉滴注 10% 葡萄糖注射液，促进排泄；

③ 给予对症治疗和支持疗法。

67. 洛贝林

【通用名称】 盐酸洛贝林注射液

【英文名称】 Lobeline Hydrochloride Injection

【药理毒理】 可刺激颈动脉窦和主动脉体化学感受器（均为 N_1 受体），反射性地兴奋呼吸中枢而使呼吸加快，但对呼吸中枢并无直接兴奋作用。对迷走神经中枢和血管运动中枢也同时有反射性的兴奋作用；对植物神经节先兴奋而后阻断。

【药代动力学】 静脉注射后，其作用持续时间短，一般为 20 分钟。

【适应症】 本品主要用于各种原因引起的中枢性呼吸抑制。临床上常用于新生儿窒息、一氧化碳、阿片中毒等。

【用法用量】

● 静脉给药

成人

（1）常用量：成人一次 3 mg。

（2）极量：一次 6 mg，一日 20 mg。

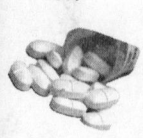

儿童

（1）小儿一次 0.3～3 mg，必要时每隔 30 分钟可重复使用。

（2）新生儿窒息可注入脐静脉 3 mg。

● 皮下或肌内注射

成人

（1）常用量：成人一次 10 mg。

（2）极量：一次 20 mg，一日 50 mg。

儿童　一次 1～3 mg。

【不良反应】　可有恶心、呕吐、呛咳、头痛、心悸等。

【注意事项】　剂量较大时，能引起心动过速、传导阻滞、呼吸抑制甚至惊厥。

【孕妇及哺乳期妇女用药】　尚不明确。

【儿童用药】　可用于婴幼儿、新生儿。

【药物相互作用】　尚不明确。

【药物过量】　剂量较大时能引起心动过速、传导阻滞、呼吸抑制甚至惊厥。

六、治疗精神障碍药

（一）抗精神病药

68. 奋乃静

68.1 奋乃静片

【通用名称】 奋乃静片

【英文名称】 Perphenazine Tablets

【药理毒理】 本品为吩噻嗪类的哌嗪衍生物，药理作用与氯丙嗪相似，抗精神病作用主要与其阻断与情绪思维有关的中脑边缘系统及中脑-皮层通路的多巴胺受体 DA_2 有关，而阻断网状结构上行激活系统的 α-肾上腺素受体，则与镇静安定作用有关。本品镇吐作用较强，镇静作用较弱。

【药代动力学】 口服后分布至全身，经胆汁排泄，部分在肠道中重吸收，半衰期 $t_{1/2}$ 为 9 小时。本品可通过脐血进入胎儿，也可从母乳中排出。本品具有高度的亲脂性与蛋白结合率。小儿与老龄者对本品的代谢与排泄均明显降低。

【适应症】
（1）对幻觉妄想、思维障碍、淡漠木僵及焦虑激动等症状有较好的疗效；用于精神分裂症或其他精神病性障碍；因镇静作用较弱，对血压的影响较小；适用于器质性精神病、老年性精神障碍及儿童攻击性行为障碍。
（2）止呕，各种原因所致的呕吐或顽固性呃逆。

【用法用量】 口服给药。
（1）治疗精神分裂症：从小剂量开始，一次 2～4mg，一日 2～3 次；以后每隔 1～2 日增加 6mg，逐渐增至常用治疗剂量一日 20～60mg；维持剂量一日 10～20mg。
（2）用于止呕：一次 2～4mg，一日 2～3 次。

【不良反应】
（1）主要有锥体外系反应，如震颤、僵直、流涎、运动迟缓、静坐不能、急性肌张力障碍等。长期大量服药可引起迟发性运动障碍。
（2）可引起血浆中泌乳素浓度增加，可能有关的症状为：溢乳、男子女性化乳房、月经失调、闭经；可出现口干、视物模糊、乏力、头晕、心动过速、便秘、出汗等。
（3）少见的不良反应有体位性低血压，粒细胞减少症与中毒性肝损害。偶见过敏性皮疹及恶性综合征。

【禁忌】 基底神经节病变、帕金森病、帕金森综合征、骨髓抑制、青光眼、昏迷、对吩噻嗪类药过敏者。

【注意事项】
（1）患有心血管疾病（如心衰、心肌梗死、传导异常）应慎用。
（2）出现迟发性运动障碍，应停用所有的抗精神病药。
（3）出现过敏性皮疹及恶性综合征应立即停药并进行相应的处理。
（4）肝、肾功能不全者应减量。
（5）癫痫患者应慎用。
（6）应定期检查肝功能与白细胞计数。
（7）用药期间不宜驾驶车辆、操作机械或高空作业。

【孕妇及哺乳期妇女用药】 孕妇慎用，哺乳期妇女使用本品期间应停止哺乳。

【儿童用药】 12 岁以下儿童用量尚未确定。

【老年用药】 按情况酌减用量，开始使用剂量要小，缓慢加量。

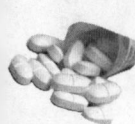

【药物相互作用】

（1）本品与乙醇或中枢神经抑制药，尤其是与吸入全麻药或巴比妥类等静脉全麻药合用时，可彼此增效。

（2）本品与苯丙胺类药合用时，由于吩噻嗪类药具有α肾上腺素受体阻断作用，后者的效应可减弱。

（3）本品与制酸药或止泻药合用，可降低口服吸收。

（4）本品与抗惊厥药合用，不能使抗惊厥药增效。

（5）本品与抗胆碱药合用，效应彼此加强。

（6）本品与肾上腺素合用，肾上腺素的α受体效应受阻，仅显示出β受体效应，可导致明显的低血压和心动过速。

（7）本品与胍乙啶类药物合用时，后者的降压效应可被抵消。

（8）本品与左旋多巴合用时，后者可抑制前者的抗震颤麻痹效应。

（9）本品与单胺氧化酶抑制药或三环类抗抑郁药合用时，两者的抗胆碱作用可相互增强并延长。

【药物过量】

（1）中毒症状：

① 中枢神经系统：有烦躁不安、失眠等兴奋症状；对有惊厥史者，尤其是儿童应特别注意，易产生四肢震颤、下颌抽动、言语不清等。

② 心血管系统：心悸、四肢发冷、血压下降、直立性低血压、持续性低血压休克，并可导致房室传导阻滞及室性过早搏动，可致心跳骤停。

（2）处理：

① 如服用大量本品，立即刺激咽部，催吐。在6小时以内用1:5000高锰酸钾液或温开水洗胃，本品易溶于水，而且能抑制胃肠蠕动，故必须反复洗胃，直至胃内回流液澄清为止。因本品镇吐作用强，故用催吐药效果不好。

② 静脉注射高渗葡萄糖注射液，促进利尿，排泄毒物，但输液不宜过多，以防心力衰竭和肺水肿。

③ 依病情给予对症治疗及支持疗法。

68.2 奋乃静注射液

【通用名称】 奋乃静注射液

【英文名称】 Perphenazine Injection

【药理毒理】 同奋乃静片。

【药代动力学】 本品可通过脐血进入胎儿，并可从母乳中排出。本品具有高度的亲脂性与蛋白结合率。小儿与老龄者对本类药物的代谢与排泄均明显降低。

【适应症】 同奋乃静片。

【规格】 1 mL：5 mg。

【用法用量】 治疗精神分裂症，肌内注射：一次5～10 mg，一日2次；或静脉注射一次5 mg，用氯化钠注射液稀释成0.5 mg/mL，注射速度每分钟不超过1 mg。待患者合作后改为口服。

【不良反应】 可引起注射局部红肿、疼痛、硬结，其余不良反应同奋乃静片。

【禁忌】 同奋乃静片。

【注意事项】 同奋乃静片。

【孕妇及哺乳期妇女用药】 同奋乃静片。

【儿童用药】 慎用。

【老年用药】 慎用。

【药物相互作用】 同奋乃静片。

【药物过量】

（1）中毒症状：同奋乃静片。

（2）处理：

（1）静脉注射高渗葡萄糖注射液，促进利尿，排泄毒物，但输液不宜过多，以防心力衰竭和肺水肿。

（2）依病情给予对症治疗及支持疗法。

69. 氯丙嗪

69.1 氯丙嗪片

【通用名称】 盐酸氯丙嗪片

【英文名称】 Chlorpromazine Hydrochloride Tablets

【药理毒理】 本品为吩噻嗪类抗精神病药，其作用机制主要与其阻断中脑边缘系统及中脑皮层通路的多巴胺受体 DA_2 有关。对多巴胺 DA_1 受体、5-羟色胺受体、M-型乙酰胆碱受体、α-肾上腺素受体均有阻断作用，作用广泛。此外，本品小剂量时可抑制延脑催吐化学感受区的多巴胺受体，大剂量时直接抑制呕吐中枢，产生强大的镇吐作用。抑制体温调节中枢，使体温降低，体温可随外环境变化而改变，其阻断外周α-肾上腺素受体作用，使血管扩张，引起血压下降，对内分泌系统也有一定影响。

【药代动力学】 口服吸收好，1~3小时达血药浓度峰值。本品有"首过"效应。血浆蛋白结合率90%以上。易透过血-脑屏障，颅内药物浓度高4~5倍。在肝脏代谢，主要以代谢物形式从尿和粪便中排出。半衰期（$t_{1/2\beta}$）为12~36小时。

【适应症】

（1）对兴奋躁动、幻觉妄想、思维障碍及行为紊乱等阳性症状有较好的疗效。用于精神分裂症、躁狂症或其他精神病性障碍。

（2）止吐，各种原因所致的呕吐或顽固性呃逆。

【规格】 （1）25 mg；（2）50 mg。

【用法用量】 口服给药。

（1）用于精神分裂症或躁狂症，从小剂量开始，一次25~50 mg，一日2~3次，每隔2~3日缓慢逐渐递增至一次25~50 mg，治疗剂量一日400~600 mg。

（2）用于其他精神病，剂量应偏小。

（3）体弱者剂量应偏小，应缓慢加量。

（4）用于止吐，一次12.5~25 mg，一日2~3次。

【不良反应】

（1）常见口干、上腹不适、食欲缺乏、乏力及嗜睡。

（2）可引起体位性低血压、心悸或心电图改变。

（3）可出现锥体外系反应，如震颤、僵直、流涎、运动迟缓、静坐不能、急性肌张力障碍。

（4）长期大量服药可引起迟发性运动障碍。

（5）可引起血浆中泌乳素浓度增加，可能有关的症状为溢乳、男子女性化乳房、月经失调、闭经。

（6）可引起中毒性肝损害或阻塞性黄疸。

（7）少见骨髓抑制。

（8）偶可引起癫痫、过敏性皮疹或剥脱性皮炎及恶性综合征。

【禁忌】 同奋乃静片。

【注意事项】

（1）用药后引起体位性低血压应卧床，血压过低可静脉滴注去甲肾上腺素，禁用肾上腺素。

（2）对晕动症引起的呕吐效果差。

（3）不适用于有意识障碍的精神异常者。

其余注意事项同奋乃静片。

【孕妇及哺乳期妇女用药】 孕妇慎用，哺乳期妇女使用本品期间停止哺乳。

【儿童用药】 6岁以下儿童慎用，6岁以上儿童酌情减量。

【老年用药】 从小剂量开始，缓慢加量，应视病情酌减用量。

【药物相互作用】

（1）本品与乙醇或其他中枢神经系统性抑制药合用时中枢抑制作用加强。

（2）本品与抗高血压药合用易致体位性低血压。

（3）本品与舒托必利合用，有发生室性

心律紊乱的危险，严重者可致尖端扭转心律失常。

（4）本品与阿托品类药物合用，不良反应加强。

（5）本品与碳酸锂合用，可引起血锂浓度增高。

（6）抗酸剂可以降低本品的吸收，苯巴比妥可加快其排泄，因而减弱其抗精神病作用。

（7）本品与单胺氧化酶抑制剂及三环类抗抑郁药合用时，两者的抗胆碱作用加强，不良反应加重。

【药物过量】

（1）中毒症状：

① 表情淡漠、烦躁不安、吵闹不停、昏睡，严重时可出现昏迷。

② 严重锥体外系反应。

③ 心血管系统：心悸、四肢发冷、血压下降、直立性低血压、持续性低血压休克，并可导致房室传导阻滞及室性早搏甚至心跳骤停。

（2）处理：同奋乃静片

69.2 氯丙嗪注射液

【通用名称】 盐酸氯丙嗪注射液

【英文名称】 Chlorpromazine Hydrochloride Injection

【药理毒理】 同氯丙嗪片。

【药代动力学】 注射给药生物利用度比口服高3～4倍，血浆蛋白结合率在90%以上，易于透过血-脑屏障，颅内药物浓度高4～5倍。在肝脏代谢，主要以代谢物形式从尿和粪便中排出。

【适应症】 同氯丙嗪片。

【规格】 （1）1 mL：10 mg。（2）1 mL：25 mg。（3）1 mL：50 mg。

【用法用量】 用于精神分裂症或躁狂症。肌内注射：一次25～50 mg，一日2次，待患者合作后改为口服；静脉滴注：从小剂量开始，25～50 mg稀释于500 mL葡萄糖氯化钠注射液中缓慢静脉滴注，一日1次，每隔1～2日缓慢增加25～50 mg，治疗剂量一日100～200 mg。不宜静脉推注。

【不良反应】 可引起注射局部红肿、疼痛、硬结。其余同氯丙嗪片。

【禁忌】 同氯丙嗪片。

【注意事项】

（1）本品颜色变深或有沉淀时禁止使用。

（2）本品不宜皮下注射。静脉注射可引起血栓性静脉炎，应稀释后缓慢注射。

（3）不适用于有意识障碍的精神异常者。

其余同氯丙嗪片。

【孕妇及哺乳期妇女用药】 同氯丙嗪片。

【儿童用药】 慎用。

【老年用药】 慎用。

【药物相互作用】 同氯丙嗪片。

【药物过量】

（1）中毒症状：同氯丙嗪片。

（2）处理：静脉注射高渗葡萄糖注射液，促进利尿，排泄毒物，但输液不宜过多，以防心力衰竭和肺水肿。依病情给予对症治疗及支持疗法。

70. 氟哌啶醇

70.1 氟哌啶醇片

【通用名称】 氟哌啶醇片

【英文名称】 Haloperidol Tablets

【药理毒理】 本品属丁酰苯类抗精神病药，抗精神病作用与其阻断脑内多巴胺受体，并可促进脑内多巴胺的转化有关，有很好的抗幻觉妄想和抗兴奋躁动作用，阻断锥体外系多巴胺的作用较强，镇吐作用亦较强，但镇静、阻断α肾上腺素受体及胆碱受体作用较弱。

【药代动力学】 口服吸收快，血浆蛋白结合率约92%，生物利用度为40%～70%，口服 3～6 小时血药浓度达峰值，半衰期 $t_{1/2}$ 为 21 小时。经肝脏代谢，单剂口服约 40% 在 5 日内随尿排出，其中 1% 为原型药物，活性代谢物为还原氟哌啶醇。大约 15% 由胆汁排出，其余由肾排出。

【适应症】 用于急、慢性各型精神分裂症、躁狂症、抽动秽语综合征。控制兴奋躁动、敌对情绪和攻击行为的效果较好。因本品心血管系不良反应较少，也可用于脑器质性精神障碍和老年性精神障碍。

【规格】 （1）2 mg；（2）4 mg。

【用法用量】

（1）治疗精神分裂症，口服：从小剂量开始，起始剂量一次 2～4 mg，一日 2～3 次；逐渐增加至常用量一日 10～40 mg，维持剂量一日 4～20 mg。

（2）治疗抽动秽语综合征，一次 1～2 mg，一日 2～3 次。

【不良反应】

（1）锥体外系反应较重且常见，急性肌张力障碍在儿童和青少年更易发生，出现明显的扭转痉挛、吞咽困难、静坐不能及类帕金森病。

（2）长期大量使用可出现迟发性运动障碍。

（3）可出现口干、视物模糊、乏力、便秘、出汗等。

（4）可引起血浆中泌乳素浓度增加，可能有关的症状为溢乳、男子女性化乳房、月经失调、闭经。

（5）少数病人可能引起抑郁反应。

（6）偶见过敏性皮疹、粒细胞减少及恶性综合征。

【禁忌】 基底神经节病变、帕金森病、帕金森综合征、严重中枢神经抑制状态者、骨髓抑制、青光眼、重症肌无力及对本品过敏者。

【注意事项】 下列情况时慎用：心脏病尤其是心绞痛、药物引起的急性中枢神经抑制、癫痫、肝功能损害、青光眼、甲亢或毒性甲状腺肿、肺功能不全、肾功能不全、尿潴留。应定期检查肝功能与白细胞计数。用药期间不宜驾驶车辆、操作机械或高空作业。

【孕妇及哺乳期妇女用药】 孕妇慎用。哺乳期妇女使用本品期间应停止哺乳。

【儿童用药】 参考成人剂量，酌情减量。

【老年用药】 应从小剂量开始，缓慢增加剂量，以避免出现锥体外系反应及迟发性运动障碍。

【药物相互作用】

（1）本品与乙醇或其他中枢神经抑制药合用，中枢抑制作用增强。

（2）本品与苯丙胺合用，可降低后者的作用。

（3）本品与巴比妥或其他抗惊厥药合用时，可改变癫痫的发作形式，但并不能使抗惊厥药增效。

（4）本品与抗高血压药物合用时，可产生严重低血压。

（5）本品与抗胆碱药物合用时，有可能使眼压增高。

（6）本品与肾上腺素合用，由于阻断了 α 受体，使 β 受体的活动占优势，可导致血压下降。

（7）本品与锂盐合用时，需注意观察神经毒性与脑损伤。

（8）本品与甲基多巴合用，可产生意识障碍、思维迟缓、定向障碍。

（9）本品与卡马西平合用可使本品的血药浓度降低，效应减弱。

（10）饮茶或咖啡可减低本品的吸收，降低疗效。

【药物过量】

（1）中毒症状：可见高热、心电图异常、白细胞减少及粒细胞缺乏。

（2）处理：本品无特效拮抗剂，发现超剂量症状时应采取对症及支持疗法。

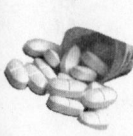

70.2 氟哌啶醇注射液

【通用名称】 氟哌啶醇注射液
【英文名称】 Haloperidol Injection
【药理毒理】 同氟哌啶醇片。
【药代动力学】 注射10～20分钟血药浓度达峰值。经肝代谢，活性代谢物为还原氟哌啶醇。大约15%由胆汁排出，其余由肾排出。
【适应症】 用于急、慢性各型精神分裂症、躁狂症。肌内注射本品可迅速控制兴奋躁动、敌对情绪和攻击行为。也可用于脑器质性精神障碍和老年性精神障碍。
【用法用量】
（1）肌内注射：常用于兴奋躁动和精神运动性兴奋，成人剂量一次5～10mg，一日2～3次，安静后改为口服。
（2）静脉滴注：10～30mg加入250～500mL葡萄糖注射液内静脉滴注。
【不良反应】 可引起注射局部红肿、疼痛、硬结，其余不良反应同氟哌啶醇片。
【禁忌】 同氟哌啶醇片。
【注意事项】 注射液颜色变深或沉淀时禁止使用。其余注意事项同氟哌啶醇片。
【孕妇及哺乳期妇女用药】 同氟哌啶醇片。
【儿童用药】 慎用。
【老年用药】 慎用，酌情减少用量。
【药物相互作用】 同氟哌啶醇片。
【药物过量】 同氟哌啶醇片。

（二）抗焦虑药

71. 艾司唑仑

【通用名称】 艾司唑仑注射液
【英文名称】 Estazolam Injection
【药理毒理】 本品为苯二氮䓬类抗焦虑药，作用机制与其选择性作用于大脑边缘系统，与中枢苯二氮䓬受体结合而促进γ-氨基丁酸的释放，促进突触传导功能有关，具有较强的镇静、催眠、抗惊厥与抗焦虑作用。

【药代动力学】 口服吸收较快，口服后3小时血药浓度达峰值，2～3天血药浓度达稳态。$t_{1/2}$为10～24小时，血浆蛋白结合率约为93%。经肝脏代谢，经肾排泄，排泄较慢。
【适应症】 用于抗惊厥及缓解手术前紧张焦虑。
【用法用量】 抗惊厥，肌内注射一次2～4mg，2小时后可重复1次。麻醉前用药，术前1小时肌内注射2mg。
【不良反应】 使用适量时不良反应少，剂量偏大时可出现嗜睡、无力、头痛、晕眩、恶心、便秘等。偶见皮疹及肝损害。
【禁忌】
（1）中枢神经系统处于抑制状态的急性酒精中毒。
（2）严重慢性阻塞性肺部病变。
（3）重症肌无力。
（4）急性闭角型青光眼。
（5）对本品过敏者。
【注意事项】 长期使用可产生耐受性和依赖性；肝肾功能不全者慎用；用药期间不宜驾驶车辆、操作机械或高空作业；长期用药后骤停可能引起惊厥等撤药反应；用药期间勿饮酒。
【孕妇及哺乳期妇女用药】 慎用。
【儿童用药】 慎用。
【老年用药】 慎用。
【药物相互作用】
（1）本品与易成瘾的和其他可能成瘾药合用时，成瘾的危险性增加。
（2）饮酒及与全麻药、可乐定、镇痛药、单胺氧化酶抑制药和三环类抗抑郁药合用时，可相互增效。
（3）本品与抗高血压药或与利尿降压药合用时，可使降压作用增强。
（4）本品与钙离子通道阻断药合用时，可使钙通道阻断剂的降压作用加强。
（5）本品与西咪替丁合用时可以抑制本

品的肝脏代谢，从而使清除减慢，血药浓度升高。

（6）本品与普萘洛尔合用时可导致癫痫发作的类型和（或）频率改变，应及时调整剂量。

（7）本品与卡马西平合用时，由于肝微粒体酶的诱导可使两者的血药浓度下降，清除半衰期缩短。

（8）本品与左旋多巴合用时，可降低后者的疗效。

（9）本品与抗真菌药酮康唑、伊曲康唑合用，可提高本品疗效并增加其毒性。

（三）抗抑郁药

72. 阿米替林

【通用名称】 盐酸阿米替林片

【英文名称】 Amitriptyline Hydrochloride Tablets

【药理毒理】 本品为三环类抗抑郁药，其作用在于抑制5-羟色胺和去甲肾上腺素的再摄取，对5-羟色胺再摄取的抑制更强，镇静和抗胆碱作用亦较强。

【药代动力学】 口服吸收好，生物利用度为31%～61%，蛋白结合率为82%～96%，半衰期 $t_{1/2}$ 为31～46小时，表观分布容积（V_d）为5～10L/kg。主要在肝脏代谢，活性代谢产物为去甲替林，自肾脏排泄，可分泌入乳汁，老年病人由于代谢和排泄能力下降，对本品敏感性增强，应减少用量。肝硬化和门脉系外科手术患者、肾衰患者需减量。

【适应症】 用于治疗各种抑郁症，本品的镇静作用较强，主要用于治疗焦虑性或激动性抑郁症。

【用法用量】 口服，成人常用量开始一次25mg，一日2～3次，然后根据病情和耐受情况逐渐增至一日150～250mg，一日3次，最高剂量一日不超过300mg，维持量一日50～150mg。

【不良反应】 治疗初期可能出现抗胆碱能反应，如多汗、口干、视物模糊、排尿困难、便秘等；中枢神经系统不良反应可出现嗜睡、震颤、眩晕；可发生体位性低血压。偶见癫痫发作、骨髓抑制及中毒性肝损害等。

【禁忌】 严重心脏病、近期有心肌梗死发作史、癫痫、青光眼、尿潴留、甲状腺机能亢进、肝功能损害、对三环类药物过敏者。

【注意事项】 肝、肾功能严重不全，前列腺肥大，老年或心血管疾患者慎用。使用期间应监测心电图。本品不得与单胺氧化酶抑制剂合用，应在停用单胺氧化酶抑制剂后14天，才能使用本品。患者有转向躁狂倾向时应立即停药。用药期间不宜驾驶车辆、操作机械或高空作业。

【孕妇及哺乳期妇女用药】 孕妇慎用。哺乳期妇女使用期间应停止哺乳。

【儿童用药】 6岁以下儿童禁用。6岁以上儿童酌情减量。

【老年用药】 从小剂量开始，视病情酌减用量。

【药物相互作用】

（1）本品与舒托必利合用，有增加室性心律失常的危险，严重可至尖端扭转心律失常。

（2）本品与乙醇或其他中枢神经系统抑制药合用，中枢神经抑制作用增强。

（3）本品与肾上腺素、去甲肾上腺素合用，易致高血压及心律紊乱失常。

（4）本品与可乐定合用，后者抗高血压作用减弱。

（5）本品与抗惊厥药合用，可降低抗惊厥药的作用。

（6）本品与氟西汀或氟伏沙明合用，可增加两者的血浆浓度，出现惊厥，不良反应增加。

（7）本品与阿托品类合用，不良反应增加。

（8）与单胺氧化酶合用，可发生高血压。

73. 多塞平

【通用名称】 盐酸多塞平注射液

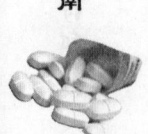

【英文名称】 Doxepin Hydrochloride Injection

【药理毒理】 本品为三环类抗抑郁药,其作用在于抑制中枢神经系统对5-羟色胺及去甲肾上腺素的再摄取,从而使突触间隙中这两种神经递质浓度增高而发挥抗抑郁作用,也具有抗焦虑和镇静作用。

【药代动力学】 口服吸收好,生物利用度为13%～45%,半衰期 $t_{1/2}$ 为8～12小时,表观分布容积(V_d)为9～33L/kg。主要在肝脏代谢,活性代谢产物为去甲基化物。代谢物自肾脏排泄,老年病人对本品的代谢和排泄能力下降。

【适应症】 用于治疗抑郁症。

【用法用量】 病情较重者肌内注射一次25～50mg,一日2次。

【不良反应】 治疗初期可能出现嗜睡与抗胆碱能反应,如多汗、口干、震颤、眩晕、视物模糊、排尿困难、便秘等。其他有皮疹、体位性低血压,偶见骨髓抑制或中毒性肝损害。可引起注射局部红肿、疼痛、硬结。

【禁忌】 严重心脏病、近期有心肌梗死发作史、癫痫、青光眼、尿潴留、甲状腺机能亢进、肝功能损害、谵妄、粒细胞减少、对三环类药物过敏者。

【注意事项】 肝、肾功能严重不全者,前列腺肥大患者,老年或心血管疾患者慎用,使用期间应监测心电图。本品不得与单胺氧化酶抑制剂合用,应在停用单胺氧化酶抑制剂后14天,才能使用本品。患者有转向躁狂倾向时应立即停药。用药期间不宜驾驶车辆、操作机械或高空作业。用药期间应定期检查血象及心、肝、肾功能。

【孕妇及哺乳期妇女用药】 慎用。

【儿童用药】 慎用。

【老年用药】 慎用。

【药物相互作用】

(1) 本品与舒托必利合用,有增加室性心律失常的危险,严重者可至尖端扭转心律失常。

(2) 本品与乙醇或其他中枢神经系统抑制药合用,中枢神经抑制作用增强。

(3) 本品与肾上腺素、去甲肾上腺素合用,易致高血压及心律失常。

(4) 本品与可乐定合用,后者抗高血压作用减弱。

(5) 本品与抗惊厥药合用,可降低抗惊厥药的作用。

(6) 本品与氟西汀或氟伏沙明合用,可增加两者的血浆浓度,出现惊厥,不良反应增加。

(7) 本品与阿托品类合用,不良反应增加。

七、心血管系统用药

（一）抗心绞痛药

74. 硝酸甘油

74.1 硝酸甘油片

【通用名称】 硝酸甘油片

【英文名称】 Nitroglycerin Tablets

【药理毒理】 主要药理作用是松弛血管平滑肌。硝酸甘油释放一氧化氮（NO），激活鸟苷酸环化酶，使平滑肌和其他组织内的环鸟苷酸（cGMP）增多，导致肌球蛋白轻链去磷酸化，调节平滑肌收缩状态，引起血管扩张。

硝酸甘油扩张动静脉血管床，以扩张静脉为主，其作用强度呈剂量相关性。外周静脉扩张，使血液潴留在外周，回心血量减少，左室舒张末压（前负荷）降低。扩张动脉使外周阻力（后负荷）降低。动静脉扩张使心肌耗氧量减少，缓解心绞痛。对心外膜冠状动脉分支也有扩张作用。

治疗剂量可降低收缩压、舒张压和平均动脉压，有效冠状动脉灌注压常能维持，但血压过度降低或心率增快使舒张期充盈时间缩短时，有效冠状动脉灌注压则降低。

使增高的中心静脉压与肺毛细血管楔嵌压、肺血管阻力与体循环血管阻力降低。心率通常稍增快，估计是血压下降的反射性作用。心脏指数可增加、降低或不变。左室充盈压和外周阻力增高伴心脏指数低的患者，心脏指数可能会有增高。相反，左室充盈压和心脏指数正常者，静脉注射用药可使心脏指数稍有降低。

【药代动力学】 舌下含服立即吸收，生物利用度80%；而口服因肝脏首过效应，生物利用度仅为8%。舌下给药2～3分钟起效，5分钟达到最大效应，血药浓度峰值为2～3 ng/mL，作用持续10～30分钟，半衰期为1～4分钟。血浆蛋白的结合率约为60%。主要在肝脏代谢，中间产物为二硝酸盐和单硝酸盐，终产物为丙三醇。两种主要活性代谢产物1,2-二硝酸甘油和1,3-二硝酸甘油与母体药物相比，作用较弱，半衰期更长。代谢后经肾脏排出。

【适应症】 用于冠心病心绞痛的治疗及预防，也可用于降低血压或治疗充血性心力衰竭。

【规格】 0.5 mg。

【用法用量】 成人 一次用0.25～0.5 mg（1片）舌下含服。每5分钟可重复1片，直至疼痛缓解。如果15分钟内总量达3片后疼痛持续存在，应立即就医。在活动或大便之前5～10分钟预防性使用，可避免诱发心绞痛。

【不良反应】

（1）头痛：可于用药后立即发生，可能为剧痛和呈持续性。

（2）偶可发生眩晕、虚弱、心悸和其他体位性低血压的表现，尤其是直立、制动的患者。

（3）治疗剂量可发生明显的低血压反应，表现为恶心、呕吐、虚弱、出汗、苍白和虚脱。

（4）晕厥、面红、药疹和剥脱性皮炎均有报告。

【禁忌】 禁用于心肌梗死早期（有严重低血压及心动过速时）、严重贫血、青光眼、颅内压增高和已知对硝酸甘油过敏的患者；还禁用于使用枸橼酸西地那非（万艾可）的患者，后者增强硝酸甘油的降压作用。

【注意事项】

（1）应使用能有效缓解急性心绞痛的最小剂量，过量可能导致耐受现象。片剂用于舌下含服，不可吞服。

（2）小剂量可能发生严重低血压，尤其在直立位时。舌下含服用药时患者应尽可能取坐位，以免因头晕而摔倒。

（3）应慎用于血容量不足或收缩压低的患者。

（4）诱发低血压时可合并反常性心动过缓和心绞痛加重。

（5）可使肥厚梗阻型心肌病引起的心绞痛恶化。

（6）可发生对血管作用和抗心绞痛作用的耐受性。

（7）如果出现视力模糊或口干，应停药。剂量过大可引起剧烈头痛。

【孕妇及哺乳期妇女用药】 尚不知是否引起胎儿损害或者影响生育能力，故仅当确有必要时方可用于孕妇。亦不知是否从人乳汁中分泌，故哺乳期妇女应谨慎。

【药物相互作用】

（1）中度或过量饮酒时，使用本药可致低血压。

（2）与降压药或血管扩张药合用可增强硝酸盐的致体位性低血压作用。

（3）阿司匹林可减少舌下含服硝酸甘油的清除，并增强其血流动力学效应。

（4）使用长效硝酸盐可降低舌下用药的治疗作用。

（5）枸橼酸西地那非（万艾可）加强有机硝酸盐的降压作用。

（6）与乙酰胆碱、组胺及拟交感胺类药合用时，疗效可能减弱。

【药物过量】 过量可引起严重低血压、心动过速、心动过缓、传导阻滞、心悸、循环衰竭导致死亡、晕厥、持续搏动性头痛、眩晕、视力障碍、颅内压增高、瘫痪和昏迷并抽搐、脸红与出汗、恶心与呕吐、腹部绞痛与腹泻、呼吸困难与高铁血红蛋白血症。因药物过量表现为口唇指甲紫绀，应抬高两腿，以利静脉血液回流。如仍不能纠正，可加用α受体激动剂如去氧肾上腺素或甲氧明（不用肾上腺素）；如血中存在变性血红蛋白，应吸入高流量氧，重症可静脉注射亚甲蓝。

74.2 硝酸甘油注射液

【通用名称】 硝酸甘油注射液

【英文名称】 Nitroglycerin Injection

【药理毒理】 同硝酸甘油片。

【药代动力学】 静脉滴注即刻起作用。主要在肝脏代谢，迅速而近乎完全，中间产物为二硝酸盐和单硝酸盐，终产物为丙三醇。两种主要活性代谢产物1，2－二硝酸甘油和1，3－二硝酸甘油与母体药物相比，作用较弱，半衰期更长。代谢后经肾脏排出。

【适应症】 用于冠心病心绞痛的治疗及预防，也可用于降低血压或治疗充血性心力衰竭。

【用法用量】 注射液：用5%葡萄糖注射液或氯化钠注射液稀释后静脉滴注，开始剂量为5μg/min，最好用输液泵恒速输入。用于降低血压或治疗心力衰竭，可每3～5分钟增加5μg/min，如在20μg/min时无效可以10μg/min递增，以后可以20μg/min递增。患者对本药的个体差异很大，静脉滴注无固定适合剂量，应根据个体的血压、心率和其他血流动力学参数来调整用量。

【不良反应】 同硝酸甘油片。

【禁忌】 同硝酸甘油片。

【注意事项】

（1）静脉滴注本品时，由于许多塑料输液器可吸附硝酸甘油，因此应采用非吸附本品的输液装置，如玻璃输液瓶等。

（2）静脉使用本品时须采用避光措施。其余注意事项同硝酸甘油片。

【孕妇及哺乳期妇女用药】 同硝酸甘油片。

【儿童用药】 儿童患者用药的安全性和效果尚不确定。

【老年用药】 尚不明确。

【药物相互作用】 同硝酸甘油片。

【药物过量】 同硝酸甘油片。

75. 硝酸异山梨酯

75.1 硝酸异山梨酯片

【通用名称】 硝酸异山梨酯片

【英文名称】 Isosorbide Dinitrate Tablets

【药理毒理】

(1) 药理学：硝酸异山梨酯（ISDN）主要药理作用是松弛血管平滑肌。ISDN在体内代谢生成单硝酸异山梨酯（ISMN），后者释放一氧化氮（NO），NO与内皮舒张因子相同，激活鸟苷酸环化酶，使平滑肌细胞内的环鸟苷酸（cGMP）增多，从而松弛血管平滑肌，使外周动脉和静脉扩张，对静脉的扩张作用更强。静脉扩张使血液潴留在外周，回心血量减少，左室舒张末压和肺毛细血管楔嵌压（前负荷）降低。动脉扩张使外周血管阻力、收缩期动脉压和平均动脉压（后负荷）降低。冠状动脉扩张，使冠脉灌注量增加。总的效应是使心肌耗氧量减少，供氧量增多，心绞痛得以缓解。

(2) 毒理学：动物实验未观察到致癌和致突变现象。

【药代动力学】 ISDN口服吸收完全，平均生物利用度（F）约25%，口服30%，舌下40%～60%，肝脏首过效应明显。血清浓度达峰时间在服药后1小时，一次用药作用持续2～4小时。吸收后的分布容积为2～4L/kg，清除率为2～4L/min，半衰期约1小时。脱硝基后生成2-单硝酸酯（15%～25%）和5-单硝酸酯（75%～85%），两者均有生物活性。5-单硝酸酯的活性更强，半衰期为5小时，在血清中脱硝后形成异山梨醇（大约37%）和右旋山梨醇（大约7%），由尿中排出，此外，25%以葡萄糖醛酸形式排出，2%以原型排出，粪便中排出<1%。5-单硝酸酯的代谢产物均无扩血管作用。

【适应症】

(1) 冠心病的长期治疗。

(2) 心绞痛的预防。

(3) 心肌梗死后持续心绞痛的治疗。

(4) 与洋地黄和/或利尿剂联合应用，治疗慢性充血性心力衰竭。

(5) 肺动脉高压的治疗。

【用法用量】 口服：预防心绞痛，一次5～10mg，一日2～3次，一日总量10～30mg。由于个体反应不同，需个体化调整剂量。舌下给药：一次5mg，缓解症状。

【不良反应】 用药初期可能会出现硝酸酯引起的血管扩张性头痛，还可能出现面部潮红、眩晕、直立性低血压和反射性心动过速；偶见血压明显降低、心动过缓和心绞痛加重；罕见虚脱及晕厥。

【禁忌】 急性循环衰竭（休克、循环性虚脱）；严重低血压（收缩压<90mmHg）、急性心肌梗死伴低充盈压（除非在有持续血流动力学监测的条件下）、肥厚梗阻型心肌病、缩窄性心包炎或心包填塞、严重贫血、青光眼、颅内压增高、原发性肺动脉高压、对硝基化合物过敏者。

【注意事项】 低充盈压的急性心急梗死、主动脉或二尖瓣狭窄、体位性低血压、颅内压增高者慎用。不应突然停止用药，以避免反跳现象。

【孕妇及哺乳期妇女用药】 动物实验中未观察到对胚胎的毒性效应，但除非确有必要方可用于孕妇。不清楚ISDN是否经乳汁分泌，故哺乳期妇女应慎用。

【儿童用药】 儿童用药的安全性及效果均不确定。

【药物相互作用】 与其他血管扩张剂、钙拮抗剂、β受体阻滞剂、降压药、三环抗抑郁药及酒精合用，可增强本类药物的降血压效应。可加强二氢麦角碱的升压作用。同时使用类固醇类抗炎药可降低本药的疗效。

【药物过量】 与血管过度扩张有关的反应有颅内压增高、眩晕、心悸、视力模糊、恶心与呕吐、晕厥、呼吸困难、出汗伴皮肤潮红或湿冷、传导阻滞与心动过缓、瘫痪、昏迷、癫痫发作或死亡，无特异的拮抗剂可对抗ISDN的血管扩张作用，用肾上腺素和其他动脉收缩剂可能弊大于利；处理方法包括抬高患者的下肢以促进静脉回流以及静脉补液。也可能发生高铁血红蛋白血症，治疗方法是静注亚甲蓝1～2mg/kg。

75.2 单硝酸异山梨酯注射液

【通用名称】 单硝酸异山梨酯注射液
【英文名称】 Isosorbide Mononitrate Injection
【药理毒理】
（1）药理学：单硝酸异山梨酯（ISMN）为二硝酸异山梨酯的主要生物活性代谢物，与其他有机硝酸酯一样，主要药理作用是松弛血管平滑肌。ISMN释放一氧化氮（NO），NO与内皮舒张因子相同，激活鸟苷酸环化酶，使平滑肌细胞内的环鸟苷酸（cGMP）增多，从而松弛血管平滑肌，使外周动脉和静脉扩张，对静脉的扩张作用更强。静脉扩张使血液潴留在外周，回心血量减少，左室舒张末压和肺毛细血管楔嵌压（前负荷）降低。动脉扩张使外周血管阻力、收缩期动脉压和平均动脉压（后负荷）降低。冠状动脉扩张，使冠脉灌注量增加。总的效应是使心肌耗氧量减少，供氧量增多，心绞痛得以缓解。

（2）毒理学：动物实验未观察到致癌和致突变现象。

【药代动力学】 静脉注射后约9分钟内分布到总体液中，分布容积为0.6～0.7L/kg。ISMN的蛋白结合率＜5%，平均清除半衰期为4～5小时。老年人、肝功能或肾功能损害及心功能不全患者的清除率与健康年轻人无区别。ISMN在血清中脱硝基后形成异山梨醇（大约37%）和右旋山梨醇（大约7%），由尿中排出，此外25%以葡萄糖醛酸形式排出，2%以原型排出，粪便中排出＜1%。ISMN的代谢产物均无扩血管作用。

【适应症】
（1）冠心病的长期治疗。
（2）心绞痛的预防。
（3）心肌梗死后持续心绞痛的治疗。
（4）与洋地黄或利尿剂联合应用，治疗慢性充血性心力衰竭。

【用法用量】 静脉给药：用5%葡萄糖注射液稀释后从1～2mg/h开始静滴，根据患者的反应调整剂量，最大剂量为8～10mg/日，用药期间须密切观察患者的心率及血压。由于个体反应不同，需个体化调整剂量。

【不良反应】 用药初期可能会出现硝酸酯引起的血管扩张性头痛，通常连续使用数日后，症状可消失。还可能出现面部潮红、眩晕、直立性低血压和反射性心动过速。偶见血压明显降低、心动过缓、心绞痛加重和晕厥。

【禁忌】 急性循环衰竭（休克、循环性虚脱）、严重低血压（收缩压＜90mmHg）、急性心肌梗死伴低充盈压（除非在有持续血流动力学监测的条件下）、肥厚型梗阻型心肌病、缩窄性心包炎或心包填塞、严重贫血、青光眼、颅内压增高、对硝基化合物过敏者。

【注意事项】 低充盈压的急性心肌梗死患者，应避免收缩压低于90mmHg。主动脉或二尖瓣狭窄、体位性低血压及肾功能不全者慎用。

【孕妇及哺乳期妇女用药】 动物实验中未观察到对胚胎的毒性效应，也不清楚ISMN是否经乳汁分泌，但由于缺少孕妇及哺乳期妇女用药的经验，故需慎用。

【儿童用药】 这类药物的研究均在成人中进行，无比较儿童与成人用药情况的资料，故不推荐用于儿童。

【老年用药】 老年患者对本类药物的敏感性可能更高，更易发生头晕等反应。

【药物相互作用】 与其他血管扩张剂、钙拮抗剂、β受体阻滞剂、抗高血压药、三环抗抑郁药及酒精合用，可强化本类药物的降血压效应。

【药物过量】 与血管过度扩张有关的反应有颅内压增高、眩晕、心悸、视力模糊、恶心与呕吐、晕厥、呼吸困难、出汗伴皮肤潮红或湿冷、传导阻滞与心动过缓、瘫痪、昏迷、癫痫发作或死亡，无特异的拮抗剂可对抗ISMN的血管扩张作用，用肾上腺素和其他动脉收缩剂可能弊大于利。处理方法包括抬高患者的下肢以促进静脉回流以及静脉补液。也可能发生高铁血红蛋白血症，治疗方法是静注亚甲蓝 1～2 mg/kg。

76. 硝苯地平

【通用名称】 硝苯地平片

【英文名称】 Nifedipine Tablets

【药理毒理】 硝苯地平为二氢吡啶类钙拮抗剂，可选择性抑制钙离子进入心肌细胞和平滑肌细胞的跨膜转运，并抑制钙离子从细胞内释放，而不改变血浆钙离子浓度。

(1) 药理作用：

① 本品能同时舒张正常供血区和缺血区的冠状动脉，拮抗自发的或麦角新碱诱发的冠状动脉痉挛，增加冠状动脉痉挛病人心肌氧的递送，解除和预防冠状动脉痉挛。

② 本品可抑制心肌收缩，降低心肌代谢，减少心肌耗氧量。

③ 本品能舒张外周阻力血管，降低外周阻力，可使收缩血压和舒张血压降低，减轻心脏后负荷。

④ 本品可延缓离体心脏的窦房结功能和房室传导；整体动物和人的电生理研究未发现本品有延缓房室传导、延长窦房结恢复时间和减慢窦房结率的作用。

(2) 致癌、致突变及生殖毒性：无致癌作用、无致突变性。大剂量应用可降低雌性鼠生殖力，可致畸，可引起流产（胎鼠药物吸收率增加、胎鼠死亡率上升、新生鼠存活率下降）。孕猴服用 2/3～2 倍于人类最大剂量，可导致小胎盘和绒毛发育不全；给大鼠 3 倍于人类最大剂量，可引起妊娠延长。对人类的生殖力影响尚不明确。

【药代动力学】 口服后吸收迅速、完全。口服后 10 分钟即可测出其血药浓度，约 30 分钟后达血药峰浓度，嚼碎服或舌下含服达峰时间提前。硝苯地平在 10～30 mg 之间，生物利用度和半衰期无显著差别。吞服、嚼碎服或舌下含服硝苯地平片，相对生物利用度基本无差异。硝苯地平与血浆蛋白高度结合，约为 90%。口服 15 分钟起效，1～2 小时作用达高峰，作用持续 4～8 小时；舌下给药 2～3 分钟起效，20 分钟达高峰。$t_{1/2}$ 呈双相，$t_{1/2\alpha}$ 2.5～3 小时，$t_{1/2\beta}$ 为 5 小时。药物在肝脏内转换为无活性的代谢产物，约 80% 经肾排泄，20% 随粪便排出。肝肾功能不全的患者，硝苯地平代谢和排泄速率降低。

【适应症】

(1) 心绞痛：变异型心绞痛、不稳定型心绞痛、慢性稳定型心绞痛。

(2) 高血压（单独或与其他降压药合用）。

【用法用量】

(1) 硝苯地平的剂量应视患者的耐受性和对心绞痛的控制情况逐渐调整。过量服用硝苯地平可导致低血压。

(2) 从小剂量开始服用，一般起始剂量为 10 mg/次，一日 3 次口服；常用的维持剂量为口服 10～20 mg/次，一日 3 次。部分有明显冠脉痉挛的患者，可用至 20～30 mg/次，一日 3～4 次。最大剂量不宜超过 120 mg/日。如果病情紧急，可嚼碎服或舌下含服 10 mg/次，根据患者对药物的反应决定再次给药。

(3) 通常调整剂量需 7～14 天。如果患者症状明显，病情紧急，剂量调整期可缩短。根据患者对药物的反应、发作的频率和舌下含化硝酸甘油的剂量，可在3天内将硝苯地平的用量从10～20 mg调至30 mg/次，一日3次。

（4）在严格监测下的住院患者，可根据心绞痛或缺血性心律失常的控制情况，每隔4～6小时增加1次，每次10 mg。

【不良反应】

（1）常见服药后出现外周水肿（外周水肿与剂量相关，服用60 mg/日时的发生率为4%，服用120 mg/日则为12.5%）、头晕、头痛、恶心、乏力和面部潮红（10%）。一过性低血压（5%）多不需要停药（一过性低血压与剂量相关，在剂量<60 mg/日时的发生率为2%，而120 mg/日的发生率为5%）。个别患者发生心绞痛，可能与低血压反应有关。还可见心悸、鼻塞、胸闷、气短、便秘、腹泻、胃肠痉挛、腹胀、骨骼肌发炎、关节僵硬、肌肉痉挛、精神紧张、颤抖、神经过敏、睡眠紊乱、视力模糊、平衡失调（2%）、晕厥（0.5%）等，减量或与其他抗心绞痛药合用则不再发生。

（2）少见贫血、白细胞减少、血小板减少、紫癜、过敏性肝炎、齿龈增生、抑郁、偏执、血药浓度峰值时瞬间失明、红斑性肢痛、抗核抗体阳性关节炎等（<0.5%）。

（3）可能产生的严重不良反应：心肌梗死和充血性心力衰竭发生率4%；肺水肿的发生率2%；心律失常和传导阻滞的发生率各小于0.5%。

（4）本品过敏者可出现过敏性肝炎、皮疹，甚至剥脱性皮炎等。

【禁忌】 对硝苯地平过敏者禁用。

【注意事项】

（1）低血压。绝大多数患者服用硝苯地平后仅有轻度低血压反应，个别患者出现严重的低血压症状。这种反应常发生在剂量调整期或加量时，特别是合用β受体阻滞剂时。在此期间需监测血压，尤其合用其他降压药时。

（2）芬太尼麻醉接受冠脉旁路血管移植术（或者其他手术）的患者，单独服用硝苯地平或与β受体阻滞剂合用可导致严重的低血压，如条件许可应至少停药36小时。

（3）心绞痛和/或心肌梗死。极少数患者，特别是严重冠脉狭窄患者，单独服用硝苯地平或与β受体阻滞剂合用可导致严重的低血压，如条件许可应至少停药36小时。

（4）外周水肿。10%的患者发生轻中度外周水肿，与动脉扩张有关。水肿多初发于下肢末端，可用利尿剂治疗。对于伴充血性心力衰竭的患者，需分辨水肿是否由于左室功能进一步恶化所致。

（5）β受体阻滞剂"反跳"症状。突然停用β受体阻滞剂而启用硝苯地平，偶可加重心绞痛，须逐步递减前者用量。

（6）充血性心力衰竭。少数接受β受体阻滞剂的患者开始服用硝苯地平后可发生心力衰竭，严重主动脉狭窄患者危险更大。

（7）对诊断的干扰。应用本品时偶可有碱性磷酸酶、肌酸磷酸激酶、乳酸脱氢酶、门冬氨酸氨基转移酶和丙氨酸氨基转移酶升高，一般无临床症状，但曾有报道胆汁淤积和黄疸；血小板聚集度降低，出血时间延长；直接Coomb试验阳性伴/不伴溶血性贫血。

（8）肝肾功能不全、正在服用β受体阻滞剂者应慎用，宜从小剂量开始，以防诱发或加重低血压，增加心绞痛、心力衰竭甚至心肌梗死的发生率。慢性肾衰患者应用本品时偶有可逆性血尿素氮和肌酐升高，与硝苯地平的关系不够明确。

（9）长期给药不宜骤停，以避免发生停药综合征而出现反跳现象。

【孕妇及哺乳期妇女用药】

（1）无详尽的临床研究资料。临床上有硝苯地平用于高血压的孕妇。

（2）硝苯地平可分泌入乳汁，哺乳妇女

应停药或停止哺乳。

【老年用药】 硝苯地平使老年人的半衰期延长，应用时注意调整剂量。

【药物相互作用】

（1）硝酸酯类。与本品合用控制心绞痛发作，有较好的耐受性。

（2）β受体阻滞剂。绝大多数患者合用本品有较好的耐受性和疗效，但个别患者可能诱发和加重低血压、心力衰竭和心绞痛。

（3）洋地黄。本品可能增加血地高辛浓度，提示在初次使用、调整剂量或停用本品时应监测地高辛的血药浓度。

（4）蛋白结合率高的药物，如双香豆素类、苯妥英钠、奎尼丁、奎宁、华法林等与本品同用时，这些药的游离浓度常发生改变。

（5）西咪替丁与本品同用时本品的血浆峰浓度增加，注意调整剂量。

【药物过量】 尚无足够的研究资料。现有文献表明，增加剂量可使外周血管过度扩张，导致或加重低血压状态。药物过量导致临床上出现低血压的患者，应及时给予心血管支持治疗，包括心肺监测、抬高下肢、注意循环血容量和尿量。若无禁忌，可用血管收缩药（去甲肾上腺素）恢复血管张力和血压。肝功能损害的患者药物清除时间延长。血液透析不能清除硝苯地平。

（二）抗心律失常药

77. 美西律

【通用名称】 盐酸美西律片

【英文名称】 Mexiletine Hydrochloride Tablets

【药理毒理】 属 I_b 类抗心律失常药，可以抑制心肌细胞钠内流，降低动作电位0相除极速度，缩短浦氏纤维的有效不应期。在心脏传导系统正常的病人中，美西律对心脏冲动的产生和传导作用不大，临床试验中未发现美西律引起Ⅱ度或Ⅲ度房室传导阻滞。美西律不延长心室除极和复极时程，因此可用于Q-T间期延长的室性心律失常。该药具有抗心律失常、抗惊厥及局部麻醉作用，对心肌的抑制作用较小。美西律的有效血药浓度为0.5～2μg/mL，中毒血药浓度与有效血药浓度相近，为2μg/mL以上。少数患者在有效血药浓度时即可出现严重不良反应。

【药代动力学】 美西律口服后在胃肠道吸收良好。生物利用度为80%～90%，急性心肌梗死者吸收较低。口服后30分钟作用开始，约持续8小时，2～3小时达到血药峰浓度。口服200 mg的血药峰值为0.3μg/mL，口服400 mg时约为1.0μg/mL。2～3小时达到血药峰浓度。在体内分布广泛，表观分布容积为5～7 L/kg，有或无心力衰竭者相似。血液红细胞内的浓度比血浆中高15%。正常人血浆清除半衰期（$t_{1/2\beta}$）为10～12小时。长期服药者为13小时，急性心肌梗死者为17小时。肝功能受损者半衰期（$t_{1/2\beta}$）也可延长。血浆蛋白结合率为50%～60%。美西律在肝脏代谢成多种产物，药理活性很小。约10%经肾排出。尿pH值一般不影响药物清除，显著异常时可以影响药物清除速度：酸性尿加快其清除速度，碱性尿减慢其清除速度。

【适应症】 主要用于慢性室性心律失常，如室性早搏、室性心动过速。

【用法用量】 口服：首次200～300 mg，必要时2小时后再服100～200 mg。一般维持量每日400～800 mg，分2～3次服。成人极量为每日1200 mg，分次口服。

【不良反应】 20%～30%患者口服发生不良反应。

（1）胃肠反应：最常见，包括恶心、呕吐等，有肝功能异常的报道，包括GOT增高。

（2）神经：为第二位常见不良反应，包括头晕、震颤（最先出现手细颤）、共济失调、眼球震颤、嗜睡、昏迷及惊厥、复视、视物模糊、精神失常、失眠。

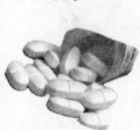

（3）心血管：窦性心动过缓及窦性停搏一般较少发生。偶见胸痛，促心律失常作用如室性心动过速，低血压及心力衰竭加剧。治疗包括停药，用阿托品、升压药、起搏器等。

（4）过敏反应：皮疹。

（5）极个别有白细胞及血小板减少。

【禁忌】 心源性休克和有Ⅱ或Ⅲ度房室传导阻滞、病窦综合征者禁用。

【注意事项】

（1）本品在危及生命的心律失常患者中有使心律失常恶化的可能。在程序刺激试验中，此种情况见于10%的患者，但不比其他抗心律失常药高。

（2）美西律可用于已安装起搏器的Ⅱ度和Ⅲ度房室传导阻滞病人，有临床试验表明在Ⅰ度房室传导阻滞的病人中应用较安全，但要慎用。

（3）美西律可引起严重心律失常，多发生于恶性心律失常患者。

（4）在低血压和严重充血性心力衰竭病人中慎用。

（5）肝功能异常者慎用。

（6）室内传导阻滞或严重窦性心动过缓者慎用。

（7）用药期间注意随访检查血压、心电图、血药浓度。

【孕妇及哺乳期妇女用药】 在怀孕大鼠、小鼠和兔中应用人体最大口服量4倍的剂量未发现致畸和影响生育的作用，但在人体没有相关报道，因此仅用于对胎儿有益的治疗。美西律在母乳内的浓度与母体血液中相同，因此建议哺乳期妇女禁用该药。

【儿童用药】 美西律在儿童中应用的安全性和有效性尚不明确。

【老年用药】 老年人用药需监测肝功能。

【药物相互作用】

（1）有临床试验报道美西律与常用的抗心绞痛、抗高血压和抗纤溶药物合用未见相互影响。

（2）美西律与奎尼丁、普萘洛尔或胺碘酮合用治疗效果更好，可用于单用一种药物无效的顽固室性心律失常，但不宜与 I_b 类药物合用。

（3）如果苯妥英钠或其他肝酶诱导剂如利福平和苯巴比妥等与美西律合用，可以降低美西律的血药浓度。

（4）有报道苯二氮卓类药物不影响美西律的血药浓度。

（5）美西律和地高辛、利尿剂和普萘洛尔合用不影响心电图 P-R、QRS 和 Q-T 间期。

（6）在急性心肌梗死早期，吗啡使本品吸收延迟并减少，可能与胃排空延迟有关。

（7）制酸药可降低口服本品时的血药浓度，但也可因尿 pH 值增高，血药浓度升高。

【药物过量】 过量时心电图可产生 P-R 间期延长及 QRS 波增宽，门冬氨酸氨基转移酶增高，偶有抗核抗体阳性。有报道服4400mg 美西律可导致死亡。药物应用过量的表现包括恶心、低血压、窦性心动过缓、感觉异常、癫痫发作、间歇性左束支传导阻滞和心跳骤停。

78. 普罗帕酮

78.1 普罗帕酮片

【通用名称】 盐酸普罗帕酮片

【英文名称】 Propafenone Hydrochloride Tablets

【药理毒理】

（1）本品属于 I_c 类（即直接作用于细胞膜）的抗心律失常药。在离体动物心肌的实验结果指出，$0.5\sim1\mu g/min$ 时可降低收缩期的去极化作用，因而延长传导，动作电位的持续时间及有效不应期也稍有延长，并可提高心肌细胞阈电位，明显减少心肌的自发兴奋性。它既作用于心房、心室（主要影响浦肯野纤维,对心肌的影响较小),也作用于兴奋的形成及传导。临床资料表明,治疗剂量(口服300mg及静注30mg)时可降低心肌的应激性,作用持久,PQ及QRS均增加,延长心房及房室结的有效不应期,它对各种类型的实验性心律失常均有对抗作用。抗心律失常作用与其膜稳定作用及竞争性β阻断作用有关。它尚有微弱的钙拮抗作用(比维拉帕米弱100倍),尚有轻度的抑制心肌作用,增加末期舒张压,减少搏出量,其作用均与用药的剂量成正比。

它还有轻度的降压和减慢心率作用。

(2)离体实验表明普罗帕酮能松弛冠状动脉及支气管平滑肌。

(3)它具有与普鲁卡因相似的局部麻醉作用。

(4)大鼠口服180~360mg/(kg·天)(成人推荐用药最大剂量的12~24倍),6个月后发生肾功能异常,肾小管和间质可见炎症和非炎症性反应。长期给予大鼠19倍成人推荐最大用量时可发现肝脂肪变性。

【药代动力学】 口服后自胃肠道吸收良好,服后2~3小时抗心律失常作用达峰效,作用可持续8小时以上,其生物利用度呈剂量依赖性,如100mg普罗帕酮生物利用度为3.4%,而300mg的生物利用度为10.6%。本品与血浆蛋白结合率高,达93%,剂量增加,生物利用度还会提高。肝功能下降也会增加药物的生物利用度,严重肝功能损害时普罗帕酮的清除减慢。普罗帕酮的药代动力学曲线为非线性。该药半衰期为3.5~4小时。本品经肾脏排泄,主要为代谢产物,小部分(<1%)为原型物。不能经过透析排出。

【适应症】 用于阵发性室性心动过速及室上性心动过速(包括伴预激综合征者)。

【规格】 (1)50mg;(2)100mg;(3)150mg。

【用法用量】 口服:1次100~200mg,一日3~4次。治疗量:一日300~900mg,分4~6次服用。维持量:一日300~600mg,分2~4次服用。由于其局部麻醉作用,宜在饭后与饮料或食物同时吞服,不得嚼碎。

【不良反应】

(1)不良反应较少,主要为口干、舌唇麻木,可能是由于其局部麻醉作用所致。此外,早期的不良反应还有头痛、头晕、(眼)闪耀,其后可出现胃肠道功能障碍如恶心、呕吐、便秘等,也有可能出现房室阻断症状。有两例在连续服用两周后出现胆汁郁积性肝损伤的报道,停药后2~4周各酶的活性均恢复正常。据认为这一病理变化属于过敏反应及个体因素性。

(2)在试用过程中未见肺、肝及造血系统的损害,有少数病人出现上述口干、头痛、眩晕、胃肠道不适等轻微反应,一般都在停药后或减量后症状消失。有报道个别病人出现房室传导阻滞、Q-T间期延长、P-R间期轻度延长、QRS时间延长等。

【禁忌】 无起搏器保护的窦房结功能障碍、严重房室传导阻滞、双束支传导阻滞患者,以及严重充血性心力衰竭、心源性休克、严重低血压及对该药过敏者禁用。

【注意事项】

(1)心肌严重损害者慎用。

(2)严重的心动过缓,肝、肾功能不全,明显低血压患者慎用。

(3)如出现窦房性或房室性传导高度阻滞时,可静注乳酸钠、阿托品、异丙肾上腺素或间羟肾上腺素等解救。

【孕妇及哺乳期妇女用药】 在孕妇中应用的安全性和有效性尚不确定,因此仅用于药物作用对胎儿有利的情况下。尚不知该药是否存在于母乳,建议哺乳期妇女停用。

【儿童用药】 该药在儿童中使用的安全性和有效性尚不清楚。

【老年用药】 该药在老年患者中应用并无与年龄相关的副作用增加现象。但老年患者用药后可能出现血压下降，而且老年患者易发生肝、肾功能损害，因此要谨慎应用。老年患者的有效药物剂量较正常低。

【药物相互作用】 与奎尼丁合用可以减慢代谢过程；与局麻药合用增加中枢神经系统副作用的发生；普罗帕酮可以增加血清地高辛浓度，并呈剂量依赖型；与普萘洛尔、美托洛尔合用可以显著增加其血浆浓度和清除半衰期，而对普罗帕酮没有影响；与华法令合用时可增加华法令血药浓度和凝血酶原时间；与西咪替丁合用可使普罗帕酮血药稳态水平提高，但对其电生理参数没有影响。

【药物过量】 药物过量摄入后3小时症状最明显，包括低血压、嗜睡、心动过缓、房内和室内传导阻滞，偶尔发生抽搐或严重室性心律失常。

78.2 普罗帕酮注射液

【通用名称】 盐酸普罗帕酮注射液

【英文名称】 Propafenone Hydrochloride Injection

【药理毒理】 同普罗帕酮片。

【药代动力学】 本品与血浆蛋白结合率高达93%，剂量增加，生物利用度还会提高。肝功能下降也会增加药物的生物利用度，严重肝功能损害时普罗帕酮的清除减慢。普罗帕酮的药代动力学曲线为非线性。该药半衰期为3.5～4小时。本品经肾脏排泄，主要为代谢产物，小部分（<1%）为原型物。不能经过透析排出。

【适应症】 用于阵发性室性心动过速、阵发性室上性心动过速及预激综合征伴室上性心动过速、心房扑动或心房颤动的预防，也可用于各种早搏的治疗。

【用法用量】 静脉注射：成人常用量为11.5 mg/kg或以70 mg加5%葡萄糖液稀释，于10分钟内缓慢注射，必要时10～20分钟重复一次，总量不超过210 mg。静注起效后改为静滴，滴速为0.5～1.0 mg/min或口服维持。

【不良反应】 同普罗帕酮片。

【禁忌】 同普罗帕酮片。

【注意事项】 同普罗帕酮片。

【孕妇及哺乳期妇女用药】 同普罗帕酮片。

【儿童用药】 同普罗帕酮片。

【老年用药】 同普罗帕酮片。

【药物相互作用】 同普罗帕酮片。

【药物过量】 同普罗帕酮片。

79. 普鲁卡因胺

【通用名称】 盐酸普鲁卡因胺注射液

【英文名称】 Procainamide Hydrochloride Injection

【药理毒理】 本品属 I_a 类抗心律失常药。该药可增加心房的有效不应期，降低心房、浦肯野纤维和心室肌的传导速度，通过升高阈值而降低心房、浦肯野纤维、乳头肌和心室的兴奋性，延长不应期及抑制舒张期除极，降低自律性。对心肌收缩性的抑制作用较弱，可轻度降低心输出量。间接抗胆碱作用弱于奎尼丁，小量即可使房室传导加速，用量偏大则直接抑制房室传导。本品有直接扩血管作用，但不阻断 α 受体。其代谢产物N-乙酰普鲁卡因胺具有药理活性。用量 >12 μg/mL时产生毒性反应。

【药代动力学】 本品吸收较快而完全，广泛分布于全身，75%集中在血液丰富的组织内。表观分布容积为1.75～2.5 L/kg。蛋白结合率为15%～20%。半衰期为2～3小时，因乙酰化速度而异，心、肾功能衰竭者可延长。约25%经肝脏代谢成N-乙酰普鲁卡因胺。乙酰化速度受遗传因素影响，中国大多数人为快乙酰化型，乙酰化快者血中乙酰化代谢物可较原型药的浓度高2～3倍。饮酒可增加原型药的乙酰化，因此原药总的清除增加，血及尿中N-乙酰普鲁卡因胺与原药比值也增加。N-乙酰普鲁卡因胺的 $t_{1/2}$ 约为6小时。肾功能障碍者体内蓄积量可超过原药；血液透析可清除原药及N-乙酰普鲁卡因胺。

静注后即刻起效。有效血药浓度为2～10μg/mL，中毒血药浓度12μg/mL以上。该药30%～60%以原型经肾排出，N-乙酰普鲁卡因胺主要经肾清除，原药的6%～52%以乙酰化形从肾清除。

【适应症】 适用于危及生命的室性心律失常。

【用法用量】 静脉注射。

成人 一次0.1g，静注5分钟，必要时每隔5～10分钟重复一次，总量按体重不得超过10～15 mg/kg；或者10～15 mg/kg静脉滴注1小时，然后以每小时按体重1.5～2 mg/kg维持。

【不良反应】

（1）心血管：产生心脏停搏、传导阻滞及室性心律失常。心电图出现QRS波增宽、P-R及Q-T间期延长，诱发多型性室性心动过速（扭转型室性心动过速）或室颤，但较奎尼丁少见。快速静注可使血管扩张产生严重低血压、室颤、心脏停搏。血药浓度过高可引起心脏传导异常。

（2）胃肠道：大剂量较易引起厌食、恶心、呕吐、腹泻、口苦、肝肿大、氨基转移酶升高等。

（3）过敏反应：少数人可有荨麻疹、瘙痒、血管神经性水肿及斑丘疹。

（4）红斑狼疮样综合征：主要见于长期服药者，静脉用药少见。

（5）神经：少数人可有头晕、精神抑郁及伴幻觉的精神失常。

（6）血液：溶血性或再生不良性贫血、粒细胞减少、嗜酸性细胞增多、血小板减少及骨髓肉芽肿、血浆凝血酶原时间及部分凝血活酶时间延长。

（7）肝肾：偶可产生肉芽肿性肝炎及肾病综合征。

（8）肌肉：偶可出现进行性肌病及Sjogren综合征。

【禁忌】

（1）病态窦房结综合征（除非已有起搏器）。

（2）Ⅱ或Ⅲ度房室传导阻滞（除非已有起搏器）。

（3）对本品过敏者。

（4）红斑狼疮（包括有既往史者）。

（5）低钾血症。

（6）重症肌无力。

【注意事项】

（1）该药并不增加室性心律失常患者的存活率。

（2）交叉过敏反应：对普鲁卡因及其他有关药物过敏者，可能对本品也过敏。

（3）老年人及肾功能受损者应酌情调整剂量。

（4）用药期间一旦心室率明显降低，应立即停药。

① 血液透析可清除本品，故透析后可加用一剂药。

② 用于治疗房性心动过速时需在使用地高辛的基础上应用。

③ 静脉应用易出现低血压，故静脉用药速度要慢。

（5）下列情况应慎用：

① 过敏患者，尤其是对普鲁卡因及有关药过敏者；

② 支气管哮喘；

③ 肝功能或肾功能障碍；

④ 低血压；

⑤ 洋地黄中毒；

⑥ 心脏收缩功能明显降低者。

（6）对诊断的干扰：

① 干扰依酚氯铵（edrophonium chloride）的诊断试验，因本品有抗胆碱作用；

② 碱性磷酸酶、胆红素、乳酸脱氢酶及门冬氨酸氨基转移酶升高；

③ 心电图QRS波增宽、P-R及Q-T

间期延长、QRS及T波电压降低。

（7）血液透析可清除本品。

【孕妇及哺乳期妇女用药】 本品可透过胎盘屏障在胎儿体内蓄积，孕妇及乳母用时须权衡利弊。致畸胎作用不详。

【儿童用药】 小儿常用量尚未确定。可参考以下资料：按体重 $3\sim6$ mg/kg，静注 5 分钟，静滴维持量为每分钟按体重 $0.025\sim0.05$ mg/kg。

【老年用药】 老年患者用药应酌情减量。

【药物相互作用】

（1）与其他抗心律失常药物、抗毒蕈碱药物合用时，效应相加。

（2）与降压药合用，尤其静注本品时，降压作用可增强。

（3）与拟胆碱药合用时，本品可抑制这类药对横纹肌的效应。

（4）与神经肌肉阻滞剂（包括去极化型和非去极化型阻滞剂）合用时，神经肌肉接头的阻滞作用增强，时效延长。

80. 普萘洛尔

【通用名称】 盐酸普萘洛尔片

【英文名称】 Propranolol Hydrochloride Tablets

【药理毒理】

（1）药理作用：

① 普萘洛尔为非选择性竞争抑制肾上腺素 β 受体阻滞剂。阻断心脏上的 $β_1$、$β_2$ 受体，拮抗交感神经兴奋和儿茶酚胺作用，降低心脏的收缩力与收缩速度，同时抑制血管平滑肌收缩，降低心肌耗氧量，使缺血心肌的氧供需关系在低水平上恢复平衡，可用于治疗心绞痛。

② 抑制心脏起搏点电位的肾上腺素能兴奋，用于治疗心律失常。本品亦可通过中枢、肾上腺素能神经元阻滞，抑制肾素释放以及心排出量降低等作用，用于治疗高血压。

③ 竞争性拮抗异丙肾上腺素和去甲肾上腺素的作用，阻断 $β_2$ 受体，降低血浆肾素活性。可致支气管痉挛。抑制胰岛素分泌，使血糖升高，掩盖低血糖症状，延迟低血糖的恢复。

④ 有明显的抗血小板聚集作用，这主要与药物的膜稳定作用及抑制血小板膜 Ca^{2+} 转运有关。

（2）致癌、致突变和生殖毒性：在 18 个月内，大鼠或小鼠每日给药 150 mg/kg，为期 18 个月，无明显毒性反应，无与药物相关的致癌作用。生殖实验未见与普萘洛尔作用有关的生殖能力损伤。当给予动物 10 倍于人用剂量时，显示本品有胚胎毒性。

【药代动力学】 本品口服后胃肠道吸收较完全，广泛地在肝内代谢，生物利用度约 30%。药后 $1\sim1.5$ 小时达血药浓度峰值，消除半衰期为 $2\sim3$ 小时，血浆蛋白结合率为 $90\%\sim95\%$。个体血药浓度存在明显差异，表观分布容积为 (3.9 ± 6.0) L/kg。经肾脏排泄，主要为代谢产物，小部分（<1%）为母药。不能经透析排出。

【适应症】

（1）作为二级预防，降低心肌梗死死亡率。

（2）高血压（单独或与其他抗高血压药合用）。

（3）劳力型心绞痛。

（4）控制室上性快速心律失常、室性心律失常，特别是与儿茶酚胺有关或洋地黄引起的心律失常。可用于洋地黄疗效不佳的房扑、房颤心室率的控制，也可用于顽固性期前收缩，改善患者的症状。

（5）减低肥厚型心肌病流出道压差，减轻心绞痛、心悸与昏厥等症状。

（6）配合 α 受体阻滞剂用于嗜铬细胞瘤病人控制心动过速。

（7）用于控制甲状腺机能亢进症的心率过快，也可用于治疗甲状腺危象。

【用法用量】
(1) 高血压：口服，初始剂量10 mg，每日3～4次，可单独使用或与利尿剂合用。剂量应逐渐增加，日最大剂量200 mg。

(2) 心绞痛：开始时5～10 mg，每日3～4次；每3日可增加10～20 mg，可渐增至每日200 mg，分次服。

(3) 心律失常：每日10～30 mg，日服3～4次，饭前、睡前服用。

(4) 心肌梗死：每日30～240 mg，日服2～3次。

(5) 肥厚型心肌病：10～20 mg，每日3～4次。按需要及耐受程度调整剂量。

(6) 嗜铬细胞瘤：10～20 mg，每日3～4次。术前用3天，一般应先用α受体阻滞剂，待药效稳定后加用普萘洛尔。

【不良反应】 应用本品可出现眩晕、神志模糊（尤见于老年人）、精神抑郁、反应迟钝等中枢神经系统不良反应；头昏（低血压所致）；心率过慢（<50次/分钟）；较少见的有支气管痉挛及呼吸困难、充血性心力衰竭；更少见的有发热和咽痛（粒细胞缺乏）、皮疹（过敏反应）、出血倾向（血小板减少）；不良反应持续存在时，须格外警惕雷诺氏征样四肢冰冷、腹泻、倦怠、眼口或皮肤干燥、恶心、指（趾）麻木、异常疲乏等。

【禁忌】
(1) 支气管哮喘。
(2) 心源性休克。
(3) 心脏传导阻滞（Ⅱ～Ⅲ度房室传导阻滞）。
(4) 重度或急性心力衰竭。
(5) 窦性心动过缓。

【注意事项】
(1) 本品口服可空腹或与食物共进，后者可延缓肝内代谢，提高生物利用度。

(2) β受体阻滞剂的耐受量个体差异大，用量必须个体化。首次用本品时需从小剂量开始，逐渐增加剂量并密切观察反应以免发生意外。

(3) 注意本品血药浓度不能完全预示药理效应，故还应根据心率及血压等临床征象指导临床用药。

(4) 冠心病患者使用本品不宜骤停，否则可出现心绞痛、心肌梗死或室性心动过速。

(5) 甲亢病人用本品也不可骤停，否则使甲亢症状加重。

(6) 长期用本品者撤药须逐渐递减剂量，至少经过3天，一般为2周。

(7) 少数病人长期应用本品可出现心力衰竭，倘若出现，可用洋地黄苷类和（或）利尿剂纠正，并逐渐递减剂量，最后停用。

(8) 本品可引起糖尿病患者血糖降低，但非糖尿病患者无降糖作用。故糖尿病患者应定期检查血糖。

(9) 服用本品期间应定期检查血常规、血压、心功能、肝肾功能等。

(10) 对诊断的干扰：服用本品时，测定血尿素氮、脂蛋白、肌酐、钾、甘油三酯、尿酸等都有可能提高，而血糖降低。但糖尿病患者有时血糖会增高。肾功能不全者本品的代谢产物可蓄积于血中，干扰测定血清胆红质的重氮反应，出现假阳性。

(11) 下列情况慎用本品：过敏史、充血性心力衰竭、糖尿病、肺气肿或非过敏性支气管哮喘、肝功能不全、甲状腺功能低下、雷诺综合征或其他周围血管疾病、肾功能衰退等。

【孕妇及哺乳期妇女用药】 本品可通过胎盘进入胎儿体内，有报道妊娠高血压者用后可导致宫内胎儿发育迟缓，分娩时无力造成难产，新生儿可产生低血压、低血糖、呼吸抑制及心率减慢，尽管有报道对母亲及胎儿均无影响，但必须慎用，不宜作为孕妇第一线治疗用药。本品可少量从乳汁中分泌，故哺乳期妇女慎用。

【儿童用药】 尚未确定，一般按体重每

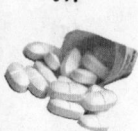

日 0.5～1.0 mg/kg，分次口服。根据体重计算儿童用量，本品血药浓度治疗范围与成人相似。但是按体表面积计算的儿童剂量，本品血药浓度治疗范围高于成人。有报道认为，先天愚型患者服用本品时，血药浓度升高，从而提高生物利用度。

【老年用药】 因老年患者对药物代谢与排泄能力低，使用本品时应适当调节剂量。

【药物相互作用】

（1）与抗高血压药物相互作用：本品与利血平合用，可导致体位性低血压、心动过缓、头晕、晕厥。与单胺氧化酶抑制剂合用，可致极度低血压。

（2）与洋地黄合用，可发生房室传导阻滞而使心率减慢，需严密观察。

（3）与钙拮抗剂合用，特别是静脉注射维拉帕米，要十分警惕本品对心肌和传导系统的抑制。

（4）与肾上腺素、苯福林或拟交感胺类合用，可引起显著高血压、心率过慢，也可出现房室传导阻滞。

（5）与异丙肾上腺素或黄嘌呤合用，可使后者疗效减弱。

（6）与氟哌啶醇合用，可导致低血压及心脏停搏。

（7）与氢氧化铝凝胶合用可降低普萘洛尔的肠吸收。

（8）酒精可减缓本品吸收速率。

（9）与苯妥英钠、苯巴比妥和利福平合用可加速本品清除。

（10）与氯丙嗪合用可增加两者的血药浓度。

（11）与安替比林、茶碱类和利多卡因合用可降低本品清除率。

（12）与甲状腺素合用导致 t_3 浓度的降低。

（13）与西咪替丁合用可降低本品肝代谢，延缓消除，增加普萘洛尔血药浓度。

（14）可影响血糖水平，故与降糖药同用时，需调整后者的剂量。

【药物过量】 一般情况下，如药物过量应尽快排空胃内容物，预防吸入性肺炎。心动过缓时给予阿托品，慎用异丙肾上腺素；必要时安装心脏起搏器。室性早搏给予利多卡因或苯妥英钠。心力衰竭时服用洋地黄或利尿剂。低血压时给予升压药，例如去甲肾上腺素或肾上腺素。支气管哮喘给予肾上腺素或氨茶碱。透析无法排出本药。

81. 阿替洛尔

【通用名称】 阿替洛尔片

【英文名称】 Atenolol Tablets

【药理毒理】 为选择性 β_1 肾上腺素受体阻滞剂，不具有膜稳定作用和内源性拟交感活性。但不抑制异丙肾上腺素的支气管扩张作用。其降血压与减少心肌耗氧量的机制与普萘洛尔相同。大规模临床试验证实，阿替洛尔可减少急性心肌梗死 0～7 天的死亡率。治疗剂量对心肌收缩力无明显抑制。

【药代动力学】 口服吸收很快，但不完全，口服吸收 50%，于 2～4 小时达峰浓度，口服后作用持续时间较长，可达 24 小时，广泛分布于各组织，小量可通过血-脑脊液屏障。健康人的分布容积为 50～75 L。血药半衰期为 6～7 小时，主要以原型自尿排出，肾功能受损时半衰期延长，可在体内蓄积，血液透析时可予清除。本品脂溶性低，对脑部组织的渗透很低，而血浆蛋白结合率极低（6%～16%）。

【适应症】 主要用于治疗高血压、心绞痛、心肌梗死，也可用于心律失常、甲状腺机能亢进、嗜铬细胞瘤。

【用法用量】 口服。

成人常用量 开始每次 6.25～12.5 mg，一日 2 次，按需要及耐受量渐增至 50～200 mg。

肾功能损害时，肌酐清除率小于 15 mL/(min·1.73m²) 者，每日 25 mg；15～35

mL/（min·1.73m²）者，每日最多50mg。

【不良反应】 在心肌梗死病人中，最常见的不良反应为低血压和心动过缓；其他反应可有头晕、四肢冰冷、疲劳、乏力、肠胃不适、精神抑郁、脱发、血小板减少症、牛皮癣样皮肤反应、牛皮癣恶化、皮疹及干眼等。罕见引起敏感病人的心脏传导阻滞。

【禁忌】
（1）Ⅱ和Ⅲ度心脏传导阻滞。
（2）心源性休克者。
（3）病窦综合征及严重窦性心动过缓。

【注意事项】
（1）本品的临床效应与血药浓度可不完全平行，剂量调节以临床效应为准。
（2）肾功能损害时剂量须减少。
（3）有心力衰竭症状的患者用本品时，应与洋地黄或利尿药合用，如心力衰竭症状仍存在，应逐渐减量使用。
（4）本品的停药过程至少3天，常可达2周，如有撤药症状，如心绞痛发作，则暂时再给药，待稳定后渐停用。
（5）与饮食共进不影响其生物利用度。
（6）本品可改变因血糖降低而引起的心动过速。
（7）患有慢性阻塞性肺部疾病的高血压病人慎用。
（8）本药可使末梢动脉血循环失调，病人可能对用于治疗过敏反应常规剂量的肾上腺素无反应。

【孕妇及哺乳期妇女用药】 本品可通过胎盘屏障并出现在脐带血液中，缺头3个月使用本药的研究，不排除胎儿受损的可能。妊娠妇女较长时间服用本药，与胎儿宫内生长迟缓有关。本药在乳汁中有明显的聚集作用，哺乳期妇女服用时应谨慎小心。

【儿童用药】 用于儿童应从小剂量（0.25～0.5mg/kg）开始，每日2次。注意监测心率、血压。

【老年用药】 所需剂量可以减少，尤其是肾功能衰退的患者。

【药物相互作用】 与其他抗高血压药物及利尿剂并用，能加强其降压效果。Ⅰ类抗心律失常药、维拉帕米、麻醉剂要特别谨慎。β受体阻滞剂会加剧停用可乐定引起的高血压反跳，如两药联合使用，本药应在停用可乐定前几天停用，如果用本药取代可乐定，应在停止服用可乐定数天后才开始β受体阻滞剂的疗程。

【药物过量】 严重的心动过缓可静脉注射阿托品1～2mg，如有必要可随后静脉注射大剂量胰高血糖素10mg，可根据反应重复或随后静脉滴注胰高血糖素1～10mg/h，若无预期效果，或没有胰高血糖素供应，可采用β受体激动剂。

82. 美托洛尔

82.1 酒石酸美托洛尔片

【通用名称】 酒石酸美托洛尔片
【英文名称】 Metoprolol Tartrate Tablets
【药理毒理】
（1）药理：本药属于2A类即无部分激动活性的$β_1$受体阻断药（心脏选择性β受体阻药）。它对$β_1$受体有选择性阻断作用，无PAA（部分激动活性），无膜稳定作用。其阻断β受体的作用约与普萘洛尔（PP）相等，对$β_1$受体的选择性稍逊于阿替洛尔。美托洛尔对心脏的作用如减慢心率、抑制心收缩力、降低自律性和延缓房室传导时间等与普萘洛尔、阿替洛尔（AT）相似，其降低运动试验时升高的血压和心率的作用也与PP、AT相似。其对血管和支气管平滑肌的收缩作用较PP为弱，因此对呼吸道的影响也较小，但仍强于AT。美托洛尔也能降低血浆肾素活性。

（2）毒理：本品无致突变作用；对胎儿无影响。大鼠服用本品800mg/日，共2年未发现良性及恶性赘生物。

【药代动力学】 口服吸收迅速完全，吸收率大于90%，但肝脏代谢率达95%，首过效应为25%～60%，故生物利用度（F）仅为40%～75%。食物可增加口服本品的血药浓度达空腹时的一倍。口服血浆浓度高峰时间一般在1.5小时，最大作用时间为1～2小时。血压的降低与血药浓度不平行，而心率的降低则与血药浓度呈直线关系。血浆蛋白结合率约12%，可透过血脑屏障和胎盘，美托洛尔口服 200 mg/日，脑中浓度为1.5μg/g。也可从乳汁分泌。主要在肝脏中被代谢为羟基美托洛尔，其在体内的代谢受遗传因素的影响。快代谢型者的半衰期（$t_{1/2}$）为3～4小时；慢代谢型者的半衰期（$t_{1/2}$）可达7.55小时。血浆高峰浓度的个体差异可达20倍。肾功能不全时无明显改变。在肝内代谢，经肾排泄，尿内以代谢物为主，仅少量（<5%）为原型物。不能经透析排出。

【适应症】 用于治疗高血压、心绞痛、心肌梗死、肥厚型心肌病、主动脉夹层、心律失常、甲状腺机能亢进、心脏神经官能症等。近年来尚用于心力衰竭的治疗，此时应在有经验的医师指导下使用。

【用法用量】
（1）治疗高血压100～200 mg/次，一日2次，在血液动力学稳定后立即使用。

（2）急性心肌梗死主张在早期，即最初的几小时内使用，因为即刻使用在未能溶栓的患者中可减小梗死范围、降低短期（15天）死亡率（此作用在用药后24小时即出现）。在已经溶栓的患者中可降低再梗死率与再缺血率，若在2小时内用药还可以降低死亡率。一般用法：可先静脉注射美托洛尔2.5～5 mg/次（2分钟内），每5分钟一次，共3次10～15 mg。之后15分钟开始口服25～50mg，每6～12小时一次，共24～48小时，然后口服50～100 mg/次，一日2次。

不稳定性心绞痛也主张早期使用，用法与用量可参照急性心肌梗死。急性心肌梗死发生心房纤颤时若无禁忌证可静脉使用美托洛尔，其方法同上。心肌梗死后若无禁忌证应长期使用，因为已经证明这样做可以降低心性死亡率，包括猝死。一般 50～100 mg/次，一日2次。

在治疗高血压、心绞痛、心律失常、肥厚型心肌病、甲状腺机能亢进等症时一般25～50 mg/次，一日2～3次，或100 mg/次，一日2次。

（3）心力衰竭：应在使用洋地黄和/或利尿剂等抗心衰的治疗基础上使用本药。起初6.25 mg/次，一日2～3次，以后视临床情况每数日至一周增加6.25～12.5 mg/次，一日2～3次，最大剂量可用至50～100 mg/次，一日2次。最大剂量不应超过300 mg/日。

【不良反应】
（1）心血管系统：心率减慢、传导阻滞、血压降低、心衰加重、外周血管痉挛导致的四肢冰冷或脉搏不能触及、雷诺现象。

（2）因脂溶性及较易透入中枢神经系统，故该系统的不良反应较多。疲乏和眩晕10%，抑郁占5%，其他有头痛、多梦、失眠等。偶见幻觉。

（3）消化系统：恶心、胃痛、便秘<1%、腹泻占5%，但不严重，很少影响用药。

（4）其他：气急、关节痛、瘙痒、腹膜后腔纤维变性、耳聋、眼痛等。

【禁忌】 低血压、显著心动过缓（心率<45/min）、心源性休克、重度或急性心力衰竭、末梢循环灌注不良、Ⅱ度或Ⅲ度房室传导阻滞、病态窦房结综合征、严重的周围血管疾病。

【注意事项】
（1）普萘洛尔能延缓使用胰岛素后血糖水平的恢复，但选择性$β_1$受体阻滞剂的这一不良反应较小。须注意用胰岛素的糖尿病患者在加用β受体阻滞剂时，其β受体阻滞作用往往会掩盖低血糖的症状如心悸等，从而延误低血糖的及时发现。但在治疗过程中选择性β₁受体阻断剂干扰糖代谢或掩盖低血糖的危险性要小于非选择性β受体阻断剂。

（2）长期使用本品时如欲中断治疗，须逐渐减少剂量，一般于7～10天内撤除，至少也要经过3天。尤其是冠心病患者骤然停药可致病情恶化，出现心绞痛、心肌梗死或室性心动过速。

（3）大手术之前是否停用β受体阻滞剂意见尚不一致，β受体阻滞后心脏对反射性交感兴奋的反应降低使全麻和手术的危险性增加，但可用多巴酚丁胺或异丙基肾上腺素逆转。尽管如此，对于要进行全身麻醉的患者最好停止使用本药，如有可能应在麻醉前48小时停用。

（4）用于嗜铬细胞瘤时应先行使用α受体阻断药。

（5）低血压、心脏或肝脏功能不全时慎用。

（6）慢性阻塞性肺部疾病与支气管哮喘患者应慎用美托洛尔，如需使用以小剂量为宜，且剂量一般应小于同等效力的阿替洛尔。对支气管、哮喘的患者应同时加用β₂受体激动剂，剂量可按美托洛尔的使用剂量调整。

（7）对心脏功能失代偿的患者应在使用洋地黄和（或）利尿剂治疗的基础上使用美托洛尔，具体用法参见"用法用量"。

（8）不宜与维拉帕米同时使用，以免引起心动过缓、低血压和心脏停搏。

（9）在治疗Ⅰ型糖尿病（IDDM）患者时须小心观察。

【孕妇及哺乳期妇女用药】 妊娠期使用β受体阻滞剂可引起各种胎儿问题，包括胎儿发育迟缓。β受体阻滞剂对胎儿和新生儿可产生不利影响，尤其是心动过缓，因此在妊娠或分娩期间不宜使用。

【药物相互作用】 与西咪替丁合用或预先使用奎尼丁均可增加美托洛尔的血浆浓度；与利血平合用可增强本品作用，需注意低血压与心动过速。

【药物过量】 过量可导致显著的低血压和心动过缓，这时可以先静脉注射1～2mg阿托品，之后再给予间羟胺或去甲肾上腺素。

若静脉注射β受体阻滞剂导致严重副反应如房室传导阻滞，严重心动过缓或低血压时，可以通过β受体激动剂异丙肾上腺素1～5μg/min迅速纠正。

82.2 酒石酸美托洛尔注射液

【通用名称】 酒石酸美托洛尔注射液
【英文名称】 Metoprolol Tartrate Injection
【药理毒理】 美托洛尔是一种β₁受体选择性的阻滞剂，这意味着美托洛尔影响心脏的β₁受体所需的剂量低于其影响外周血管和支气管部位的β₂受体所需剂量。但是美托洛尔剂量增大时，其对β₁受体的选择性会降低。

美托洛尔无β受体激动作用，几乎没有膜稳定作用。β受体阻滞剂有负性变力和负性变时作用。美托洛尔的治疗减弱了儿茶酚胺的作用，使生理及心理负荷减轻，从而降低了心率、心排出量和血压。在伴有肾上腺分泌的肾上腺素增加的应激情况下，美托洛尔不会妨碍正常的生理性血管扩张。治疗剂量的美托洛尔对支气管肌肉系统的收缩作用弱于非选择性的β受体阻滞剂。这使美托洛尔有可能与β₂受体激动剂合用于治疗伴有支气管哮喘或其他慢性阻塞性肺病的患者。与非选择性的β受体阻滞剂相比，美托洛尔对胰岛素释放和糖类代谢的影响较小，因此也可用于糖尿病患者。美托洛尔对低血糖时的心血管反应（如心动过速）的影响程度较轻，且血糖水平恢复至正常的速度也比非选择性的β受体阻滞剂快。

急性心肌梗死时，美托洛尔静脉治疗能缓解胸痛、减少心房颤动和心房扑动的发生率。早期治疗（在症状出现后24小时之内）有助于限制心肌梗死的面积和进展。治疗开始得越早，得益越大。对阵发性室上性心动过速、心房颤动和心房扑动的患者，美托洛尔可降低心室率。

【药代动力学】 美托洛尔在肝脏中代谢，已经检出的三种主要代谢产物均无临床意义的β阻滞效应。血浆半衰期为3～5小时。美托洛尔剂量的5%以原型经肾脏排出，其余均以代谢产物的形式排出。

患者因素：美托洛尔的排出速率几乎不受肾功能的影响，因此在肾功能损害的患者中，没有必要调整剂量。肝硬化患者所用的美托洛尔剂量通常与肝功能正常者相同，只有在肝功能极度严重损害时（例如门静脉分流术后的患者），才需要考虑减小剂量。

美托洛尔的药代动力学不受年龄的影响。

【适应症】 室上性快速型心律失常。预防和治疗确诊或可疑急性心肌梗死患者的心肌缺血、快速性心律失常和胸痛。

【规格】 5mL：5mg。

【用法用量】 静脉应用倍他乐克，应该在有经验的医师指导下进行；同时，应仔细监测患者的血压和心电图，并备有复苏抢救设施。

室上性快速型心律失常：开始时以1～2mg/min的速度静脉给药，用量可达5mg（5mL）；如病情需要，可间隔5分钟重复注射，总剂量10～15mg（静脉注射后4～6小时，心律失常已经控制，用口服制剂维持，一日2～3次，每次剂量不超过50mg）。

（2）预防和治疗确诊或可疑急性心肌梗死患者的心肌缺血、快速性心律失常和胸痛：立即静脉给药5mg（5mL）。这一剂量可在间隔2分钟后重复给予，直到最大剂量15mg（15mL）。有下列情况的患者不能立即静脉给药：心率<70次/min，收缩压<110mmHg，或Ⅰ度房室传导阻滞。进一步的治疗方案（口服用药）参见倍他乐克片剂的有关说明书。如果治疗必须中断，则应尽可能逐渐减量，经过至少1～2周后停药，否则可能有加重心绞痛和增加心肌梗死的危险性。外科手术前拟停用倍他乐克的患者，至少应在手术前24小时就停用；特殊病例如甲状腺功能亢进或嗜铬细胞瘤患者可以例外。

（3）药物配伍倍他乐克注射液1mg/mL，最大剂量可用至40mg，可加入1000mL下列静脉注射剂中滴注：0.9%氯化钠，10%葡萄糖，5%葡萄糖，林格注射液，林格-葡萄糖液和乙酸化林格液。注射液稀释后应在12小时内使用。倍他乐克不应加入右旋糖酐70血浆代用品中滴注。

【不良反应】 不良反应的发生率约为10%，通常与剂量有关。

（1）常见：

① （>1/100）一般不良反应：疲劳、头痛、头晕。

② 循环系统：肢端发冷、心动过缓。

③ 胃肠系统：腹痛、恶心、呕吐、腹泻和便秘。

（2）少见：

① 一般不良反应：胸痛、体重增加。

② 循环系统：心力衰竭暂时恶化。

③ 中枢神经系统：睡眠障碍、感觉异常。

④ 呼吸系统：气短，有支气管哮喘或哮喘症状者可发生支气管痉挛。

（3）罕见：

① （<1/1000）一般不良反应：多汗、脱发、味觉改变、可逆性性欲减退。

② 血液系统：血小板减少。

③ 循环系统：房室传导时间延长、心律失常、水肿、晕厥。

④ 中枢神经系统：梦魇、抑郁、记忆力损害、精神错乱、神经质、焦虑、幻觉。

⑤ 皮肤：皮肤过敏反应、银屑病加重、光过敏、肝转氨酶升高。

⑥ 眼：视觉损害。

⑦ 耳：耳鸣。

虽然有报道发现个别患者发生肌肉疼痛性痉挛、口干、结膜炎、鼻炎和注意力下降，但无法断定这些异常与美托洛尔之间有任何明确的关系。在个别患者中，静脉使用本品能引起有临床意义的血压下降。

【禁忌】 失代偿性心功能不全、心源性休克、病态窦房结综合征、Ⅱ度或Ⅲ度房室传导阻滞、有临床意义的心动过缓者禁用。治疗室上性快速型心律失常时，收缩压小于110 mmHg 的患者不宜采用倍他乐克静脉给药。

【注意事项】

（1）治疗怀疑的或确诊的急性心肌梗死时，如果患者的呼吸困难或冷汗现象有任何加重，不应再给予第二或第三次剂量。在下列情况下应特别小心：间歇性跛行、肾功能严重损害、伴有代谢性酸中毒的严重急性病变以及与洋地黄联合使用。

（2）未得到适当治疗的无症状或有症状性心功能不全患者，不应使用倍他乐克。变异型心绞痛患者可因α受体调节的冠状血管收缩而导致心绞痛发作的次数和严重程度增加，因此不应使用非选择性的β受体阻滞剂；使用选择性的$β_1$受体阻滞剂时，也应小心。

（3）支气管哮喘或其他慢性阻塞性肺病的患者，必须给予适量的$β_2$受体激动剂。

（4）嗜铬细胞瘤患者若使用倍他乐克，应考虑同时给予α受体阻滞剂治疗。

【孕妇及哺乳期妇女用药】

（1）β受体阻滞剂可引起胎儿或新生儿的心动过缓，因此在妊娠最后3个月以及分娩前后，使用β受体阻滞剂时应考虑到上述危险性。

（2）美托洛尔可进入乳汁，但在治疗剂量下不大可能会危及婴儿。

【儿童用药】 本品在儿科患者的安全性、有效性尚未确立。

【老年用药】 老年患者无需调整剂量。

【药物相互作用】

（1）倍他乐克应避免与下列药物合并使用：

① 巴比妥类药物：巴比妥类药物（对戊巴比妥做了研究）可通过酶诱导作用使美托洛尔的代谢略微增加。

② 普罗帕酮：4例已经使用美托洛尔的患者，在给予普罗帕酮后，美托洛尔的血浆浓度增高2～5倍，其中2例发生与美托洛尔有关的不良反应。这种相互作用在8例健康志愿者中得到证实。对于这种相互作用的可能的解释是，普罗帕酮与奎尼丁相似，可通过细胞色素 P450 2D6 途径而抑制美托洛尔的代谢。由于普罗帕酮也具有β受体阻滞效应，其与美托洛尔的联合使用很难控制。

③ 维拉帕米：维拉帕米与β受体阻滞剂合用时（阿替洛尔、普萘洛尔和吲哚洛尔已有报道），有可能引起心动过缓和血压下降。1例患者在合并使用噻吗洛尔滴眼剂和维拉帕米时，发生明显的心动过缓。钙离子拮抗剂和β受体阻滞剂对于房室传导和窦房结功能有相加的抑制作用。

（2）倍他乐克与下列药物合并使用时可能需要调整剂量：

① 胺碘酮：1例报道显示，同时使用胺碘酮和美托洛尔，有可能发生明显的窦性心动过缓。胺碘酮的半衰期很长（约50天），这意味着在胺碘酮治疗停止后较长的一段时间内，使用美托洛尔仍能发生两药的相互作用。

② Ⅰ类抗心律失常药物：Ⅰ类抗心律失常药物与β受体阻滞剂有相加的负性肌力作用，故在左心室功能受损的患者中，有可能引起严重的血流动力学不良反应。病态窦房结综合征和病理性房室传导阻滞的患者，也应避免同时使用美托洛尔和Ⅰ类抗心律失常药物。丙吡胺和美托洛尔之间的相互作用已有明确的记录。

③ 非甾体类抗炎抗风湿药（NSAID）：已发现 NSAID 抗炎镇痛药可抵消β受体阻滞剂的抗高血压作用。在这方面，经过研究的药物主要是吲哚美辛。β受体阻滞剂很可能

不与舒林酸发生相互作用。在一项双氯芬酸的研究中，未发现β受体阻滞剂与双氯芬酸有相互作用。

④ 可乐定：β受体阻滞剂有可能加重可乐定突然停用时所发生的反跳性高血压。

⑤ 地尔硫䓬：钙离子拮抗剂和β受体阻滞剂对于房室传导和窦房结功能有相加的抑制作用。已经有β受体阻滞剂与地尔硫䓬合并使用时发生明显心动过缓的病例报道。

⑥ 肾上腺素：一些报道显示，接受非选择性β受体阻滞剂（包括吲哚洛尔和普萘洛尔）治疗的患者，在给予肾上腺素后发生明显的高血压和心动过缓。这些临床观察资料已经在对健康志愿者的研究中得到证实。局部麻醉药中的肾上腺素或许也有可能引起血管内给药时所发生的这种反应。根据推测，使用选择性β受体阻滞剂时，发生这种反应的危险性较低。

⑦ 苯丙醇胺：苯丙醇胺50 mg单剂给药有可能使健康志愿者的舒张期血压升高到病理水平。普萘洛尔通常能拮抗这种由苯丙醇胺引起的血压增高。但在接受大剂量苯丙醇胺治疗的患者中，β受体阻滞剂可反常地引起高血压反应。某些病例在单独使用苯丙醇胺治疗的过程中，也有发生高血压反应的报道。

⑧ 奎尼丁：奎尼丁在所谓的"快速羟化者"（90%的瑞典人）中可抑制美托洛尔的代谢，使后者的血浆浓度显著升高、β受体阻滞作用增强。其他经由同一酶解途径（细胞色素P4502D6）进行代谢的β受体阻滞剂，也可能会与奎尼丁发生同样的相互作用。

⑨ 利福平：利福平可促进美托洛尔的代谢，导致后者的血药浓度降低。

（3）与下列药物相互作用的临床意义尚未确定：

① 胰岛素：当无法动员肝糖原（例如营养不良或禁食）时，普萘洛尔可增强胰岛素的低血糖效应。其他β受体阻滞剂可能也会引起这种作用，但是选择性β_1受体阻滞剂的这种作用较弱。在β受体阻滞剂治疗期间，警示低血糖的主观征象也可能被掩盖。

② 磺酰脲：同胰岛素。

③ 硝苯地平：在心功能受损的患者中，硝苯地平和β受体阻滞剂有可能促发低血压和心力衰竭。在健康志愿者中，则未观察到硝苯地平与普萘洛尔、美托洛尔或阿替洛尔之间存在有相互作用。

④ 吸入麻醉：早年的经验显示，合并使用普萘洛尔和气体麻醉有时会发生血压降低，需要用阿托品治疗。因此过去通常在气体麻醉前24小时停用短效的β受体阻滞剂。但是新近的经验提示，在认识上述危险性的同时，还应考虑到停用β受体阻滞剂后很可能会发生更大的危险，即麻醉时儿茶酚胺所引起的心律失常。突然停用β受体阻滞剂的另一个危险是可能会使心脏病发作。因此，当今的麻醉学专家的意见是，麻醉前不应停用β受体阻滞剂。使用极大剂量β受体阻滞剂的患者，麻醉前应分阶段逐渐减小剂量。

⑤ 麦角胺：麦角生物碱类和β受体阻滞剂对外周组织的血流灌注可能有协同的不利作用。据报道，有2例患者在麦角胺与β受体阻滞剂（普萘洛尔及氧烯洛尔）合用于治疗偏头痛时发生严重外周缺血。

⑥ 肼屈嗪：正在接受美托洛尔治疗的患者，在给予肼屈嗪后可抑制美托洛尔的代谢，使后者的血浆浓度升高。

⑦ 氟西汀：1例报道称氟西汀可抑制美托洛尔的代谢，使后者的作用增强。这可能是由于氟西汀抑制了能催化美托洛尔及其他亲脂性β受体阻滞剂代谢的细胞色素P4502D6。

【药物过量】

（1）毒性：美托洛尔7.5g引起成人致死性中毒。1例5岁儿童误服100 mg经洗胃后无任何症状。12岁儿童给予450 mg引起中度中毒；成人给予1.4g引起中度中毒，给予

2.5g 引起重度中毒，给予 7.5g 引起极重度中毒。

（2）症状：心血管系统症状最为重要，但某些病例，特别是儿童和年轻患者，可能以中枢神经系统症状和呼吸抑制为主要表现。主要的中毒症状有心动过缓、Ⅰ～Ⅲ度房室传导阻滞、心搏停止、外周循环灌注不良、心功能不全、心源性休克、呼吸抑制和窒息。其他症状包括疲乏、精神错乱、神志丧失、频细震颤、出汗、感觉异常、支气管痉挛、恶心、呕吐、低血糖（儿童特别容易发生）或高糖血症、高钾血症以及一过性肌无力综合征。

（3）治疗：诊断明确者，给予洗胃和活性炭，并严密观察病情变化。为减少迷走神经刺激的危险，洗胃前应先静脉注射阿托品（成人 0.25～0.5mg，儿童 10～20μg/kg）。有指征时，进行气管内插管和呼吸支持治疗。适当补充血容量，输注葡萄糖，监测心电图。阿托品 1.0～2.0mg 静脉注射，必要时可重复注射（主要控制迷走神经症状）。对心肌功能抑制的患者，可滴注多巴胺或多巴酚丁胺，葡乳醛酸钙（9mg/mL）10～20mL。另一种替代方法是胰高血糖素 50～150μg/kg，1 分钟内静脉注射，继以静脉滴注。部分患者加用肾上腺素有效。QRS 波增宽和心律失常的患者，可输注氯化钠或碳酸氢钠。可能需要安装心脏起搏器。对心搏骤停的患者，有时需要长达数小时的复苏抢救。治疗支气管痉挛时，可使用特布他林（注射或吸入）。此外，进行对症治疗。

83. 胺碘酮

83.1 胺碘酮片

【通用名称】 盐酸胺碘酮片

【英文名称】 Amiodarone Hydrochloride Tablets

【药理毒理】 本品属Ⅲ类抗心律失常药。主要电生理效应是延长各部心肌组织的动作电位及有效不应期，有利于消除折返激动。同时具有轻度非竞争性的 α 及 β 肾上腺素受体阻滞和轻度Ⅰ及Ⅳ类抗心律失常药性质。降低窦房结自律性。对静息膜电位及动作电位高度无影响。对房室旁路前向传导的抑制大于逆向。由于复极过度延长，口服后心电图有 Q-T 间期延长及 T 波改变，可以减慢心率 15%～20%，使 P-R 和 Q-T 间期延长 10% 左右。对冠状动脉及周围血管有直接扩张作用。可影响甲状腺素代谢。本品特点为半衰期长，故服药次数少，治疗指数大，抗心律失常谱广。

【药代动力学】 口服吸收迟缓且不规则。生物利用度约为 50%，表观分布容积约为 60L/kg，主要分布于脂肪组织及含脂肪丰富的器官，其次为心、肾、肺、肝及淋巴结，最低的是脑、甲状腺及肌肉。在血浆中 62.1% 与白蛋白结合，33.5% 可能与 β 脂蛋白结合。主要在肝内代谢消除，代谢产物为去乙基胺碘酮。单次口服 800mg 时半衰期为 4.6 小时（组织中摄取），长期服药半衰期 ($t_{1/2\beta}$) 为 13～30 天。终末血浆清除半衰期可达 40～55 天。停药后半年仍可测出血药浓度。口服后 3～7 小时血药浓度达峰值。约 1 个月可达稳态血药浓度，稳态血药浓度为 0.92～3.75μg/mL。4～5 天作用开始，5～7 天达最大作用，有时可在 1～3 周才出现。停药后作用可持续 8～10 天，偶可持续 45 天。原药在尿中未能测到，尿中排碘量占总含碘量的 5%，其余的碘经肝肠循环从粪便中排出。血液透析不能清除本品。

【适应症】 口服适用于危及生命的阵发室性心动过速及室颤的预防，也可用于其他药物无效的阵发性室上性心动过速、阵发心房扑动、心房颤动，包括合并预激综合征者及持续心房颤动、心房扑动电转复后的维持治疗。可用于持续房颤、房扑时室率的控制。除有明确指征外，一般不宜用于治疗房性、室性早搏。

【规格】 0.2g。

【用法用量】 口服。

成人 治疗室上性心律失常，每日0.4～0.6g，分2～3次服，1～2周后根据需要改为每日0.2～0.4g维持，部分病人可减至0.2g，每周5天或更小剂量维持。治疗严重室性心律失常，每日0.6～1.2g，分3次服，1～2周后根据需要逐渐改为每日0.2～0.4g维持。

【不良反应】

（1）心血管：较其他抗心律失常药对心血管的不良反应要少。

① 窦性心动过缓、窦性停搏或窦房阻滞，阿托品不能对抗此反应。

② 房室传导阻滞。

③ 偶有Q-T间期延长伴扭转性室性心动过速；主要见于低血钾和并用其他延长Q-T的药物时。

④ 以上不良反应主要见于长期大剂量和伴有低血钾时，发生此种情况均应停药，可用升压药、异丙肾上腺素、碳酸氢钠（或乳酸钠）或起搏器治疗；注意纠正电解质紊乱；扭转性室性心动过速发展成室颤时可用直流电转复。由于本品半衰期长，故治疗不良反应需持续5～10天。

（2）甲状腺：

① 甲状腺机能亢进，可发生在用药期间或停药后，除突眼征以外可出现典型的甲亢征象，也可出现新的心律失常，化验T_3、T_4均增高，TSH下降。发病率约2%，停药数周至数月可完全消失，少数需用抗甲状腺药、普萘洛尔或肾上腺皮质激素治疗。

② 甲状腺机能低下，发生率为1%～4%，老年人较多见，可出现典型的甲状腺机能低下征象，化验TSH增高，停药后数月可消退，但粘液性水肿可遗留不消，必要时可用甲状腺素治疗。

（3）胃肠道：便秘，少数人有恶心、呕吐、食欲下降，负荷量时明显。

（4）眼部：服药3个月以上者在角膜中基底层下1/3有黄棕色色素沉着，与疗程及剂量有关，儿童发生较少。这种沉着物偶可影响视力，但无永久性损害。少数人可有光晕，极少因眼部副作用停药。

（5）神经系统：不多见，与剂量及疗程有关，可出现震颤、共济失调、近端肌无力、锥体外体征，服药1年以上者可有周围神经病，经减药或停药后渐消退。

（6）皮肤：光敏感与疗程及剂量有关，皮肤石板蓝样色素沉着，停药后经较长时间（1～2年）才渐退。其他过敏性皮疹，停药后消退较快。

（7）肝脏：肝炎或脂肪浸润，氨基转移酶增高，与疗程及剂量有关。

（8）肺脏：肺部不良反应多发生在长期大量服药者（一日0.8～1.2g）。主要产生过敏性肺炎，肺间质或肺泡纤维性肺炎，肺泡及间质有泡沫样巨噬细胞及Ⅱ型肺细胞增生，并有纤维化，小支气管腔闭塞。临床表现有气短、干咳及胸痛等，限制性肺功能改变，血沉增快及血液白细胞增高，严重者可致死。需停药并用肾上腺皮质激素治疗。

（9）其他：偶可发生低血钙及血清肌酐升高。

【禁忌】

（1）严重窦房结功能异常者禁用。

（2）Ⅱ或Ⅲ度房室传导阻滞者禁用。

（3）心动过缓引起晕厥者禁用。

（4）各种原因引起肺间质纤维化者禁用。

（5）对本品过敏者禁用。

【注意事项】

（1）过敏反应，对碘过敏者对本品可能过敏。

（2）对诊断的干扰：

① 心电图变化：例如P-R及Q-T间期延长，服药后多数患者有T波降低伴增宽及双向，出现u波，此并非停药指征。

② 极少数有 AST、ALT 及碱性磷酸酶增高。

③ 甲状腺功能变化，本品抑制周围 T_4 转化为 T_3，导致 T_4 及 rT_3 增高和血清 T_3 轻度下降，甲状腺功能检查通常不正常，但临床并无甲状腺功能障碍。甲状腺功能检查不正常可持续至停药后数周或数月。

（3）下列情况应慎用：

① 窦性心动过缓。

② Q-T 延长综合征。

③ 低血压。

④ 肝功能不全。

⑤ 肺功能不全。

⑥ 严重充血性心力衰竭。

（4）多数不良反应与剂量有关，故需长期服药者尽可能用最小有效维持量，并应定期随诊，用药期间应注意随访检查：

① 血压。

② 心电图，口服时应特别注意 Q-T 间期。

③ 肝功能。

④ 甲状腺功能，包括 T_3、T_4 及促甲状腺激素，每 3～6 个月 1 次。

⑤ 肺功能、胸部 X 射线片或胸部 CT 扫描，一般每 6～12 个月 1 次。

⑥ 眼科检查。

（5）本品口服作用的发生及消除均缓慢，临床应用根据病情而异。对危及生命的心律失常宜用短期较大负荷量，必要时静脉负荷。而对于非致命性心律失常，应用小量缓慢负荷。

（6）本品半衰期长，故停药后换用其他抗心律失常药时应注意相互作用。

【孕妇及哺乳期妇女用药】 本品可以通过胎盘进入胎儿体内，大鼠实验已证实胺碘酮对胎儿有毒性作用，临床上有孕妇服用胺碘酮引起胎儿先天性甲状腺肿、甲亢和甲低的报道。新生儿血中原药及代谢产物为母体血浓度的 25%。已知碘也可通过胎盘，故孕妇使用时应权衡利弊。本品及代谢物可从乳汁中分泌，服用本品者不宜哺乳。

【儿童用药】 儿童中应用胺碘酮的安全性和有效性尚不明确。

【老年用药】 老年人口服胺碘酮需严密监测心电图、肺功能。

【药物相互作用】

（1）增加华法林的抗凝作用，该作用可自加用本品后 4～6 天，持续至停药后数周或数月。合用时应密切监测凝血酶原时间，调整抗凝药的剂量。

（2）增强其他抗心律失常药对心脏的作用。本品可增高血浆中奎尼丁、普鲁卡因胺、氟卡尼及苯妥英的浓度。与 I_a 类药合用可加重 Q-T 间期延长，极少数可致扭转型室速，故应特别小心。从加用本品起，原抗心律失常药应减少 30%～50% 剂量，并逐渐停药，如必须合用则通常推荐剂量减少一半。

（3）与 β 受体阻滞剂或钙通道阻滞剂合用可加重窦性心动过缓、窦性停搏及房室传导阻滞。如果发生则本品或前两类药应减量。

（4）增加血清地高辛浓度，亦可能增高其他洋地黄制剂的浓度达中毒水平，当开始用本品时洋地黄类药应停药或减少 50%，如合用应仔细监测其血清中药浓度。本品有加强洋地黄类药对窦房结及房室结的抑制作用。

（5）与排钾利尿药合用，可增加低血钾所致的心律失常。

（6）增加日光敏感性药物作用。

（7）可抑制甲状腺摄取 $[^{123}I]$、$[^{133}I]$ 及 $[^{99m}Tc]$。

【药物过量】 有报道服用 3～8g 胺碘酮致过量中毒的，但没有死亡和后遗症报道。动物实验证实胺碘酮的 LD_{50} 较高（>3000 mg/kg）。发生药物过量中毒时，需立即监测心电和血压，严重心动过缓者可用 β 受体激动剂或临时起搏器。低血压状态引起机体灌注不良者应用正性肌力药和/或升压药。

83.2 盐酸胺碘酮注射液

【通用名称】 盐酸胺碘酮注射液

【英文名称】 Amiodarone Hydrochloride Injection

【药理毒理】 同胺碘酮片。

【药代动力学】 同胺碘酮片。

【适应症】 适用于利多卡因无效的室性心动过速和急诊控制房颤、房扑的心室率。

【用法用量】 静脉滴注：负荷量按体重3mg/kg，然后以1～1.5mg/min维持，6小时后减至0.5～1mg/min，一日总量1200mg。以后逐渐减量，静脉滴注胺碘酮最好不超过3～4天。

【不良反应】

（1）心血管系统：较其他抗心律失常药对心血管的不良反应要少。主要包括：

① 窦性心动过缓、一过性窦性停搏或窦房阻滞，阿托品不能对抗此反应。

② 房室传导阻滞。

③ 偶有Q-T间期延长伴扭转性室性心动过速。

④ 促心律失常作用，特别是长期大剂量和伴有低钾血症时易发生。

⑤ 静注时产生低血压。

以上情况均应停药，可用升压药、异丙肾上腺素、碳酸氢钠（或乳酸钠）或起搏器治疗；注意纠正电解质紊乱；扭转性室性心动过速发展成室颤时可用直流电转复。由于本品半衰期长，故治疗不良反应需持续5～10天。

（2）甲状腺：

① 甲状腺机能亢进，可发生在停药后，除突眼症以外可出现典型的甲亢征象，也可出现新的心律失常，化验T_3、T_4均增高，化验促甲状腺激素（TSH）下降。发病率约2%，停药数周至数月可完全消失，少数需用抗甲状腺药、普萘洛尔或肾上腺皮质激素治疗。

② 甲状腺机能低下，发生率为1%～4%，老年人较多见，可出现典型的甲状腺机能低下征象，TSH下降，停药后数月可消退，但粘液性水肿可遗留不消，必要时可用甲状腺素治疗。

（3）胃肠道：便秘，少数人有恶心、呕吐、食欲下降，负荷量时明显。

（4）神经系统：不多见，与剂量及疗程有关，可出现震颤、共济失调、近端肌无力、锥体外体征。

（5）皮肤：光敏感与疗程及剂量有关，皮肤石板蓝样色素沉着，停药后经较长时间（1～2年）才渐退。其他过敏性皮疹，停药后消退较快。

（6）肝脏：肝炎或脂肪浸润、氨基转移酶增高，与疗程及剂量有关。

（7）肺脏：肺部不良反应多发生在长期大量服药者（一日0.8～1.2g）。主要产生过敏性肺炎，致纤维化性肺泡炎。病变表现肺泡及间质有泡沫样巨噬细胞及Ⅱ型肺细胞增生，并有纤维化，小支气管腔闭塞。临床表现有胸闷、气短、干咳及胸痛等，严重者可致死。实验室检查可显示限制性肺通气功能障碍，血沉增快及血液白细胞增高。肺部发生上述病症者停药并用肾上腺皮质激素治疗。

（8）其他：偶可发生低血钙及血清肌酐升高。静脉用药时局部刺激产生静脉炎，宜用氯化钠注射液或注射用水稀释，或采用中心静脉用药。

【禁忌】 同胺碘酮片。

【注意事项】

（1）交叉过敏反应：对碘过敏者对本品可能过敏。

（2）下列情况应慎用：

① 窦性心动过缓。

② Q-T间期延长综合征。

③ 低血压。

④ 肝功能不全。

⑤ 肺功能不全。

⑥ 严重充血性心力衰竭。

（3）对诊断的干扰：

① 心电图变化：例如P-R及Q-T间

期延长，用药后患者可能有 T 波减低伴增宽及双向出现 u 波，此并非停药指征。

② 极少数有天门冬氨酸氨基转移酶、丙氨酸氨基转移酶及碱性磷酸酶增高。

③ 甲状腺功能变化，本品抑制周围 T_4 转化为 T_3，导致 T_4 及 rT_3 增高和血清 T_3 轻度下降，甲状腺功能检查通常不正常，但临床并无甲状腺功能障碍。甲状腺功能检查不正常可持续至停药后数周或数月。

（4）用药期间需监测血压及心电图；应注意随访检查：肝功能、甲状腺功能（包括 T_3、T_4 及促甲状腺激素，每 3~6 个月 1 次）、肺功能和胸部 X 片（每 6~12 个月 1 次）及作眼科检查。

（5）本品半衰期长，故停药后换用其他抗心律失常药时应注意相互作用。

【孕妇及哺乳期妇女用药】

（1）本品可以通过胎盘进入胎儿体内。新生儿血中原药及代谢产物为母体血浓度的 25%。已知碘也可通过胎盘，故孕妇使用时应权衡利弊。

（2）本品及代谢物可从乳汁中分泌，使用本品者不宜哺乳。

【药物相互作用】 同胺碘酮片。

84. 维拉帕米

84.1 维拉帕米片

【通用名称】 盐酸维拉帕米片

【英文名称】 Verapamil Hydrochloride Tablets

【药理毒理】（1）药理作用：

① 盐酸维拉帕米为钙离子拮抗剂。通过调节心肌传导细胞、心肌收缩细胞以及动脉血管平滑肌细胞细胞膜上的钙离子内流，发挥其药理学作用，但不改变血清钙浓度。

② 盐酸维拉帕米扩张心脏正常部位和缺血部位的冠状动脉主干和小动脉，拮抗自发的或麦角新碱诱发的冠状动脉痉挛，增加了冠状动脉痉挛病人心肌氧的递送，解除和预防冠状动脉痉挛；维拉帕米减少总外周阻力，降低心肌耗氧量。可用于治疗变异型心绞痛和不稳定型心绞痛。

③ 维拉帕米减少钙离子内流，延长房室结的有效不应期，减慢传导，可降低慢性心房颤动和心房扑动病人的心室率；减少阵发性室上性心动过速发作的频率。通常维拉帕米不影响正常的窦性心率，但可导致病窦综合征病人窦性停搏或窦房阻滞；维拉帕米不改变正常心房的动作电位或室内传导时间，但它降低被抑制的心房纤维去极化的振幅、速度以及传导的速度，可能缩短附加旁路通道的前向有效不应期，加速房室旁路合并心房扑动或心房颤动病人的心室率，甚至会诱发心室颤动。

④ 维拉帕米通过降低体循环的血管阻力产生降低血压作用，一般不引起体位性低血压或反射性心动过速。

⑤ 维拉帕米减轻后负荷，抑制心肌收缩，可改善左室舒张功能。在心肌等长或动力性运动中，维拉帕米不改变心室功能正常病人的心脏收缩功能。器质性心脏疾病的病人，维拉帕米的负性肌力作用可被降低后负荷的作用抵消，心脏指数无下降。但在严重左室功能不全的病人（例如肺楔压大于 20 mmHg 或射血分数小于 30%），或服用 β 受体阻滞剂或其他心肌抑制药物的病人，可能出现心功能恶化。

⑥ 动物实验提示维拉帕米的局部麻醉作用是普鲁卡因等摩尔的 1.6 倍。在人体该作用及剂量尚不清楚。

（2）致癌、致突变和生殖毒性：维拉帕米无致癌性。艾姆斯试验证实维拉帕米无致突变性。Beagle 狗长期服用维拉帕米 ≥30 mg/（kg·日），导致透镜状和/或缝线状改变，≥62.5 mg/（kg·日）时引起明显的白内障症状。人类尚未有因服用维拉帕米而促使白内障形成的报道。雌性鼠未见损害生殖力。对人类的生殖力影响尚不明确。

【药代动力学】 维拉帕米口服后90%以上被吸收。经门静脉有首过效应。生物利用度仅为20%～35%。血浆蛋白结合率约为90%。单剂口服后1～2小时内达峰浓度，作用持续6～8小时。平均半衰期为2.8～7.4小时，在增量期可能延长。长期口服（间隔6小时给药至少10次）半衰期增加至4.5～12.0小时。老年病人的清除半衰期可能延长。

健康人口服维拉帕米后大部分在肝脏代谢。尿中可检测到13种代谢产物，除去甲维拉帕米外，所有代谢产物都是微量的。去甲维拉帕米的心血管活性是维拉帕米的20%，可达到与维拉帕米基本相同的稳态血药浓度。口服维拉帕米后5天内大约70%以代谢物由尿中排泄，16%或更多由粪便清除，3%～4%以原型由尿排出。维拉帕米在肝功能不全的病人代谢延迟，清除半衰期延长至14～16小时，表观分布容积增加，血浆清除率降低至肝功能正常人的30%。

【性状】 本品为糖衣片，除去糖衣后显白色。

【适应症】
(1) 心绞痛：变异型心绞痛、不稳定性心绞痛、慢性稳定性心绞痛。
(2) 心律失常：与地高辛合用控制慢性心房颤动和/或心房扑动时的心室率，预防阵发性室上性心动过速的反复发作。
(3) 原发性高血压。

【规格】 40mg。

【用法用量】
(1) 口服给药：通过调整剂量达到个体化治疗。安全有效的剂量为不超过480mg/日。
① 心绞痛：一般剂量为维拉帕米80～120mg/次，一日3次。肝功能不全者及老年人的安全剂量为40mg/次，一日3次。约在给药后8小时根据疗效和安全评估决定是否增量。
② 心律失常：慢性心房颤动服用洋地黄治疗的病人，每日总量为240～320mg，一日分3次或4次。预防阵发性室上性心动过速（未服用洋地黄的病人）成人的每日总量为240～480mg，一日3次或4次。年龄1～5岁：每日4～8mg/kg，一日分3次；或每隔8小时40～80mg。超过5岁：每隔6～8小时80mg。
③ 原发性高血压：一般起始剂量为80mg，一日3次。使用剂量可达每日360～480mg。对低剂量即有反应的老年人或体型瘦小者，应考虑起始剂量为40mg，一日3次。

【不良反应】 以推荐的单剂量和每日总量为起始剂量并逐渐向上调整剂量用药，严重不良反应少见。

发生率在1%～10%的不良反应：便秘（7.3%）；眩晕、轻度头痛（3.5%）；恶心（2.7%）；低血压（2.5%）；头痛（2.2%）；外周水肿（2.1%）；充血性心力衰竭（1.8%）；窦性心动过缓，Ⅰ度、Ⅱ度或Ⅲ度房室阻滞；皮疹（1.2%）；乏力；心悸；转氨酶升高，伴或不伴碱性磷酸酶和胆红素的升高，这种升高有时是一过性的，甚至继续使用维拉帕米仍可消失。

发生率<1%的不良反应：低血压、心动过速、潮红、溢乳、牙龈增生、非梗阻性麻痹性肠梗阻等。

【禁忌】
(1) 严重左心室功能不全。
(2) 低血压（收缩压小于90mmHg）或心源性休克。
(3) 病窦综合征（已安装并行使功能的心脏起搏器病人除外）。
(4) Ⅱ或Ⅲ度房室阻滞（已安装并行使功能的心脏起搏器病人除外）。
(5) 心房扑动或心房颤动病人合并房室旁路通道。
(6) 已知对盐酸维拉帕米过敏的病人。

【注意事项】
(1) 心力衰竭：维拉帕米的负性肌力作

用可因其减轻后负荷（降低循环血管阻力）而代偿，净效应不损害心室功能。但是严重左心室功能不全（肺楔压大于20 mmHg或射血分数小于30%），中、重度心力衰竭的病人、已接受β受体阻滞剂治疗的任何程度的心室功能障碍的病人，避免使用维拉帕米。必须使用维拉帕米的轻度心功能不全的病人，治疗之前需已有洋地黄类或利尿剂控制临床症状。

（2）预激综合征：维拉帕米会加速房室旁路前向传导。房室旁路通道合并心房扑动或心房颤动病人静脉用维拉帕米治疗，会通过加速房室旁路的前向传导，引起心室率加快，甚至诱发心室颤动。虽然口服维拉帕米未见上述报道，但这种病人接受口服维拉帕米可能有危险，因此禁止使用。

（3）传导阻滞：维拉帕米可能导致房室结和窦房结传导阻滞，与血浆浓度增高相关，尤其是在治疗早期的增量期。引起Ⅰ度房室阻滞、一过性窦性心动过缓，有时伴有结性逸搏。高度房室传导阻滞不常见（0.8%）。当出现显著的Ⅰ度房室传导阻滞或逐渐发展成Ⅱ或Ⅲ度房室传导阻滞时，需要减量或停药。

（4）肝功能损害：因维拉帕米在肝内广泛代谢，肝功能损害的病人慎用维拉帕米。严重肝功能不全时维拉帕米的清除半衰期延长至14～16小时，该类病人只需服用正常剂量的30%。

（5）肾功能损害：肾功能损害的病人慎用维拉帕米。血液透析不能清除维拉帕米。

（6）神经肌肉传导减弱：有报道维拉帕米减弱肌肉萎缩病人的神经肌肉传导，该类病人可能需要减量。

（7）血清钙：维拉帕米不改变血清钙浓度，但也有高于正常范围的血钙水平可能影响维拉帕米疗效的报道。

（8）因维拉帕米可引起转氨酶增高，为慎重起见，接受维拉帕米治疗的患者应定期监测肝功能。

【孕妇及哺乳期妇女用药】 维拉帕米可通过胎盘。仅用于明确需要且利大于对胎儿的危害的孕妇。维拉帕米可分泌入乳汁，服用维拉帕米期间应中断哺乳。

【儿童用药】 18岁以下儿童的安全性和疗效尚未确定。

【老年用药】 老年病人的清除半衰期可能延长，并且必须考虑到老年人发生肝或肾功能不全更为常见。一般地，老年人应用较低的起始剂量。

【药物相互作用】

（1）环磷酰胺、长春新碱、甲基苄肼、强的松、长春碱酰胺、阿霉素、顺铂等细胞毒性药物减少维拉帕米的吸收。

（2）苯巴比妥、乙内酰脲、维生素D、苯磺唑酮和雷米封通过增加肝脏代谢降低维拉帕米的血浆浓度。

（3）西咪替丁可能提高维拉帕米的生物利用度。

（4）维拉帕米抑制乙醇的消除，导致血中乙醇浓度增加，可能延长酒精的毒性作用。

（5）少数病例报道维拉帕米和阿司匹林合用，出血时间较单独使用阿司匹林时延长。

（6）与β受体阻滞剂联合使用，可增强对房室传导的抑制作用。

（7）长期服用维拉帕米，使地高辛血药浓度增加50%～75%。维拉帕米明显影响肝硬化病人地高辛的药代动力学，使地高辛的总清除率和肾外清除率分别减少27%和29%。因此服用维拉帕米时，须减少地高辛和洋地黄的剂量。

（8）与血管扩张剂、血管紧张素转换酶抑制剂、利尿剂等抗高血压药合用时，降压作用叠加，应适当监测联合降压治疗的病人。

（9）与胺碘酮合用可能增加心脏毒性。

（10）肥厚性心肌病主动脉瓣下狭窄的病人，最好避免联合用药。

（11）维拉帕米与氟卡胺合用，可使负

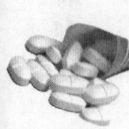

性肌力作用叠加，房室传导延长。

（12）维拉帕米可增加卡马西平、环孢素、阿霉素、茶碱的血药浓度。

（13）有报道维拉帕米增加病人对锂的敏感性（神经毒性）。

（14）动物实验提示吸入性麻醉剂与维拉帕米同时使用时，需仔细调整两药剂量，避免过度抑制心脏。

（15）避免维拉帕米与丙吡胺同时使用。

【药物过量】 服用维拉帕米过量的主要表现为低血压和心动过缓（如房室分离、高度房室传导阻滞、心脏停搏）、精神错乱、昏迷、恶心、呕吐、肾功能不全、代谢性酸中毒和高血糖等。

对症治疗包括应用阿托品、异丙肾上腺素和心脏起搏治疗及静脉输液、血管收缩剂、钙溶液（如10%的氯化钙溶液）、正性肌力药等。血液透析不能清除维拉帕米。

84.2 维拉帕米注射液

【通用名称】 盐酸维拉帕米注射液

【英文名称】 Verapamil Hydrochloride Injection

【药理毒理】 同维拉帕米片。

【药代动力学】 血浆蛋白结合率约为90%。平均半衰期为2.8～7.4小时，在增量期可能延长。老年病人的清除半衰期可能延长。尿中可检测到13种代谢产物；除去甲维拉帕米外，所有代谢产物都是微量的。去甲维拉帕米的心血管活性是维拉帕米的20%，可达到与维拉帕米基本相同的稳态血药浓度。维拉帕米在肝功能不全的病人代谢延迟，清除半衰期延长至14～16小时，表观分布容积增加，血浆清除率降低至肝功能正常人的30%。

【适应症】

（1）心绞痛：变异型心绞痛、不稳定性心绞痛、慢性稳定性心绞痛。

（2）心律失常：与地高辛合用控制慢性心房颤动和/或心房扑动时的心室率，预防阵发性室上性心动过速的反复发作。

（3）原发性高血压。

【用法用量】 同维拉帕米片。

【不良反应】 同维拉帕米片。

【禁忌】 同维拉帕米片。

【注意事项】 同维拉帕米片。

【孕妇及哺乳期妇女用药】 同维拉帕米片。

【儿童用药】 同维拉帕米片。

【老年用药】 同维拉帕米片。

【药物相互作用】 同维拉帕米片。

【药物过量】 同维拉帕米片。

（三）抗心力衰竭药

85. 地高辛

85.1 地高辛片

【通用名称】 地高辛片

【英文名称】 Digoxin Tablets

【药理毒理】

（1）治疗剂量时：

① 正性肌力作用：本品选择性地与心肌细胞膜 Na^+-K^+-ATP 酶结合而抑制该酶活性，使心肌细胞膜内外 Na^+-K^+ 主动偶联转运受损，心肌细胞内 Na^+ 浓度升高，从而使肌膜上 Na^+、Ca^{2+} 交换趋于活跃，使细胞浆内 Ca^{2+} 增多，肌浆网内 Ca^{2+} 储量亦增多，心肌兴奋时，有较多的 Ca^{2+} 释放；心肌细胞内 Ca^{2+} 浓度增高，激动心肌收缩蛋白从而增加心肌收缩力。

② 负性频率作用：由于其正性肌力作用，使衰竭心脏心输出量增加，血流动力学状态改善，消除交感神经张力的反射性增高，并增强迷走神经张力，因而减慢心率。此外，小剂量时提高窦房结对迷走神经冲动的敏感性，可增强其减慢心率作用。大剂量（通常接近中毒量）则可直接抑制窦房结、房室结和希氏束而呈现窦性心动过缓和不同程度的房室传导阻滞。

③ 心脏电生理作用：通过对心肌电活动

的直接作用和对迷走神经的间接作用，降低窦房结自律性；提高浦肯野氏纤维自律性；减慢房室结传导速度，延长其有效不应期，导致房室结隐匿性传导增加，可减慢心房纤颤或心房扑动的心室率；由于本药缩短心房有效不应期，当用于房性心动过速和房扑时，可能导致心房率的加速和心房扑动转为心房纤颤；缩短浦肯野氏纤维有效不应期。

④地高辛直接增强迷走神经的活性，可作用于多个部位，如敏化窦弓及心内压力感受器、兴奋迷走中枢而增强迷走神经传出冲动、增强心肌对乙酰胆碱的敏感性等。地高辛的迷走效应是其减慢心率和治疗室上性心律失常的主要依据。

（2）中毒量时：地高辛则增强交感神经的活性，包括激活交感神经中枢及外周的作用。同时重度抑制 Na^+-K^+-ATP 酶，使胞内 Na^+、Ca^{2+} 大量增加，K^+ 明显减少而引起各种心律失常。

【药代动力学】

（1）本品为由毛花洋地黄提纯制得的强心甙，其特点是排泄较快而蓄积性较小。口服主要经小肠上部吸收，吸收不完全，也不规则，口服吸收率约75%。生物利用度：片剂为60%～80%，口服起效时间0.5～2小时，血浆浓度达峰时间为2～3小时，获最大效应时间为4～6小时。地高辛消除半衰期平均为36小时。

（2）分布：吸收后广泛分布到各组织，部分经胆道吸收入血，形成肝-肠循环。血浆蛋白结合率低，为20%～25%，表观分布容积为6～10L/kg。

（3）代谢与排泄：地高辛在体内转化代谢很少，主要以原型由肾排除，尿中排出量为用量的50%～70%。

【适应症】

（1）用于高血压、瓣膜性心脏病、先天性心脏病等急性和慢性心功能不全。尤其适用于伴有快速心室率的心房颤动的心功能不全；对于肺源性心脏病、心肌严重缺血、活动性心肌炎及心外因素如严重贫血、甲状腺功能低下及维生素 B_1 缺乏症的心功能不全疗效差。

（2）用于控制伴有快速心室率的心房颤动、心房扑动患者的心室率及室上性心动过速。

【用法用量】 口服给药。

成人 常用0.125～0.5mg，每日一次，7天可达稳态血药浓度；若达快速负荷量，可每6～8小时给药0.25mg，总剂量0.75～1.25mg/日；维持量：每日一次，0.125～0.5mg。

小儿 按下列本品总量分3次或每6～8小时给予。

（1）早产儿：0.02～0.03mg/kg。

（2）1个月以下新生儿：0.03～0.04mg/kg。

（3）1个月～2岁：0.05～0.06mg/kg。

（4）2～5岁：0.03～0.04mg/kg。

（5）5～10岁：0.02～0.035/kg。

（6）10岁或10岁以上：照成人常用量。

小儿维持量：为总量的1/5～1/3，分2次，每12小时1次或每日1次。对小婴幼儿（尤其是早产儿）需仔细滴定剂量和密切监测血药浓度和心电图。近年通过研究证明，地高辛逐日给予一定剂量，经6～7天能在体内达到稳定的浓度而发挥全效作用，因此，病情不急而又易中毒者，可逐日按5.5mg/kg给药，也能获得满意的治疗效果，并能减少中毒发生率。

【不良反应】

（1）常见的不良反应：促心律失常作用，胃纳不佳或恶心、呕吐（刺激延髓中枢），下腹痛，异常的无力、软弱。

（2）少见的反应：视力模糊或"色视"，如黄视、绿视，腹泻，中枢神经系统反应如精神抑郁或错乱。

（3）罕见的反应：嗜睡、头痛及皮疹、

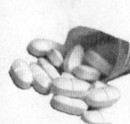

荨麻疹（过敏反应）。

（4）在洋地黄的中毒表现中，促心律失常最重要，最常见者为室性早搏，约占促心律失常不良反应的33%。其次为房室传导阻滞，阵发性或加速性交界性心动过速，阵发性房性心动过速伴房室传导阻滞，室性心动过速、窦性停搏、心室颤动等。儿童中心律失常比其他反应多见，但室性心律失常比成人少见。新生儿可有P-R间期延长。

【禁忌】 与钙注射剂合用，任何洋地黄类制剂中毒，室性心动过速、心室颤动，梗阻性肥厚型心肌病（若伴收缩功能不全或心房颤动仍可考虑），预激综合征伴心房颤动或扑动。

【注意事项】
（1）不宜与酸、碱类配伍。
（2）慎用：低钾血症、不完全性房室传导阻滞、高钙血症、甲状腺功能低下、缺血性心脏病、心肌梗死、心肌炎、肾功能损害。
（3）用药期间应注意随访检查：血压、心率及心律；心电图；心功能监测；电解质，尤其是钾、钙、镁；肾功能；疑有洋地黄中毒时，应作地高辛血药浓度测定。过量时，由于蓄积性小，一般于停药后1~2天中毒表现可以消退。
（4）应用时注意监测地高辛血药浓度。
（5）应用本品剂量应个体化。

【孕妇及哺乳期妇女用药】 本品可通过胎盘，故妊娠后期母体用量可能增加，分娩后6周须减量。本品可排入乳汁，哺乳期妇女应用须权衡利弊。

【儿童用药】 新生儿对本品的耐受性不定，其肾清除减少；早产儿与未成熟儿对本品敏感，按其不成熟程度而减小剂量。1个月以上婴儿比成人用量略大。

【老年用药】 老年人肝肾功能不全，表观分布容积减小或电解质平衡失调者，对本品耐受性低，必须减少剂量。

【药物相互作用】
（1）与两性霉素B、皮质激素或失钾利尿剂如布美他尼（bumetanide，制品为丁尿胺）、依他尼酸（ethacrynic acid，利尿酸）等同用时，可引起低血钾而致洋地黄中毒。
（2）与制酸药（尤其是三硅酸镁）或止泻吸附药如白陶土、果胶、考来烯胺（colestyramine，消胆胺）和其他阴离子交换树脂、柳氮磺吡啶（sulfasalazine）或新霉素、对氨水杨酸同用时，可抑制洋地黄强心甙吸收而导致强心甙作用减弱。
（3）与抗心律失常药、钙盐注射剂、可卡因、泮库溴胺（pancuronium bromide，潘可龙，巴活郎）、萝芙木碱、琥珀胆碱（司可林，scoline；suxamethonium chloride）或拟肾上腺素类药同用时，可因作用相加而导致心律失常。
（4）有严重或完全性房室传导阻滞且伴正常血钾患者应用洋地黄时不应同时应用钾盐，但噻嗪类利尿剂与本品同用时，常须给予钾盐，以防止低钾血症。
（5）β受体阻滞剂与本品同用，有导致房室传导阻滞发生严重心动过缓的可能，应重视。但并不排除β受体阻滞剂用于洋地黄不能控制心室率的室上性快速心律失常。
（6）与奎尼丁同用，可使本品血药浓度提高约一倍，提高程度与奎尼丁用量相关，甚至可达到中毒浓度，即使停用地高辛，其血药浓度仍继续上升，这是奎尼丁从组织结合处置换出地高辛，减少其分布容积之故。两药合用时应酌情减少地高辛用量1/2~1/3。
（7）与维拉帕米、地尔硫卓、胺碘酮合用，由于降低肾及全身对地高辛的清除率而提高其血药浓度，可引起严重心动过缓。
（8）螺内酯可延长本品半衰期，需调整剂量，或在给药间期，随访监测本品的血药浓度。
（9）血管紧张素转换酶抑制剂及其受体

拮抗剂可使本品血药浓度增高。

（10）依酚氯胺（edrophonium chloride；tensilon，腾喜龙）与本品合用可致明显心动过缓。

（11）吲哚美辛（indometacin，消炎痛）可减少本品的肾清除，使本品半衰期延长，有中毒危险，需监测血药浓度及心电图。

（12）与肝素同用，由于本品可能部分抵消肝素的抗凝作用，需调整肝素用量。

（13）洋地黄化时静脉用硫酸镁应极其谨慎，尤其是同时静注钙盐时，可发生心脏传导阻滞。

（14）红霉素由于改变胃肠道菌群，可增加本品在胃肠道的吸收。

（15）甲氧氯普胺（metoclopramide；maxolon，灭吐灵）因促进肠道运动而减少地高辛的生物利用度约25%。普鲁本辛因抑制肠道蠕动而提高地高辛生物利用度约25%。

【药物过量】

（1）若地高辛血药浓度>2.0 ng/mL，应警惕地高辛药物过量或毒性反应。

（2）患者在2～3周之前服用过任何洋地黄制剂，宜小剂量给药，以免中毒。

（3）强心苷剂量计算应按标准体重，因脂肪组织不摄取强心苷。

（4）推荐剂量只是平均剂量，必须按照患者需要调整每次剂量。

（5）肝功能不全者，应选用不以肝脏代谢为主的洋地黄制剂。

（6）肾功能不全者，不宜选用主要经肾脏排泄的洋地黄制剂。

（7）应用洋地黄患者对电复律极为敏感，应高度警惕。

（8）透析不能从体内迅速去除本品。

（9）在本品引起严重或完全性房室传导阻滞时，不宜补钾。

（10）肾功能不全、老年及虚弱者在常用剂量及血药浓度时就可有中毒反应。婴幼儿尤其是早产儿和发育不全儿，要在血药浓度及心电监测下调整剂量。

（11）当患者由强心苷注射液改为本品时，为补偿药物间药动学差别，需要调整剂量。

（12）应静脉给药，因为肌内注射有明显局部反应，且作用慢、生物利用度差。

（13）本品过量及毒性反应的处理：轻度中毒者，停用本品及利尿治疗，如有低钾血症而肾功能尚好，可给以钾盐。发生促心律失常者可用：

① 氯化钾静脉滴注，对消除异位心律往往有效。

② 苯妥英钠，该药能与强心苷竞争性争夺 Na^+-K^+-ATP 酶，因而有解毒效应。成人用100～200 mg加注射用水20 mL缓慢静注，如情况不紧急，亦可口服，每次0.1 mg，每日3～4次。

③ 利多卡因，对消除室性心律失常有效，成人用50～100 mg加入葡萄糖注射液中静脉注射，必要时可重复。

④ 阿托品，对缓慢性心律失常者可用。成人用0.5～2 mg皮下或静脉注射。

⑤ 心动过缓或完全房室传导阻滞有发生阿-斯综合征的可能时，可植入临时起搏器。应用异丙肾上腺素，可以提高缓慢的心率。

⑥ 依地酸钙钠（calcium disodium edetate），以其与钙螯合的作用，也可用于治疗洋地黄所致的心律失常。

⑦ 对可能有生命危险的洋地黄中毒可经膜滤器静脉给予地高辛免疫Fab片段，每40 mg地高辛免疫Fab片段，大约结合0.6 mg地高辛或洋地黄毒苷。

85.2 地高辛注射液

【通用名称】 地高辛注射液

【英文名称】 Digoxin Injection

【药理毒理】 治疗剂量时：同地高辛片"药理毒理"①～③。

【药代动力学】

（1）静脉注射起效时间为5～30分钟，

达峰时间为 1～4 小时，持续时间 6 小时。注射给药易致不良反应，故仅适用于严重心衰需要立即治疗的病人。

（2）吸收后广泛分布到各组织，部分经胆道吸收入血，形成肝-肠循环。血浆蛋白结合率低，为 20%～25%，表观分布容积为 6～10L/kg。

（3）代谢与排泄：地高辛在体内转化代谢很少，主要以原型由肾排除，尿中排出量为用量的 50%～70%；地高辛消除半衰期平均为 36 小时。

【适应症】
（1）用于急性和慢性心功能不全。
（2）用于控制伴有快速心室率的心房颤动、心房扑动患者的心室率及室上性心动过速。

【规格】 2mL：0.5mg。

【用法用量】 静脉给药。

成人 静脉注射，0.25～0.5mg，用 5% 葡萄糖注射液稀释后缓慢注射，以后可用 0.25mg，每隔 4～6 小时按需注射，但每日总量不超过 1mg；不能口服者需静脉注射；维持量：0.125～0.5mg，每日一次。

小儿 静脉注射，按下列剂量分 3 次或每 6～8 小时给予。

（1）早产新生儿按体重：0.015～0.025mg/kg。
（2）足月新生儿按体重：0.02～0.03mg/kg。
（3）1 个月～2 岁按体重：0.04～0.05mg/kg。
（4）2～5 岁按体重：0.025～0.035mg/kg。
（5）5～10 岁按体重：0.015～0.03mg/kg。
（6）10 岁或 10 岁以上：照成人常用量。

小儿维持量：洋地黄化后 24 小时内开始。早产新生儿为洋地黄化总量的 20%～30%；分 2～3 次等份给予；足月新生儿、婴儿和 10 岁以下小儿，为洋地黄化总量的 25%～35%，分 2～3 次等份给予；10 岁或 10 岁以上，为洋地黄化总量的 25%～35%，每日 1 次。在小婴幼儿（尤其是早产儿）需仔细滴定剂量和密切监测血药浓度和心电图。

【不良反应】 同地高辛片。
【禁忌】 同地高辛片。
【注意事项】 同地高辛片。
【孕妇及哺乳期妇女用药】 同地高辛片。
【儿童用药】 同地高辛片。
【老年用药】 同地高辛片。
【药物相互作用】 同地高辛片。
【药物过量】 同地高辛片。

86. 去乙酰毛花苷

【通用名称】 去乙酰毛花苷注射液
【英文名称】 Deslanoside Injection
【药理毒理】 治疗剂量时：

（1）正性肌力作用：本品选择性地与心肌细胞膜 Na^+-K^+-ATP 酶结合而抑制该酶活性，使心肌细胞膜内外 Na^+-K^+ 主动偶联转运受损，心肌细胞内 Na^+ 浓度升高，从而使肌膜上 Na^+-Ca^{2+} 交换趋于活跃，使细胞浆内 Ca^{2+} 增多，肌浆网内 Ca^{2+} 储量亦增多，心肌兴奋时，有较多的 Ca^{2+} 释放；心肌细胞内 Ca^{2+} 浓度增高，激动心肌收缩蛋白从而增加心肌收缩力。

（2）负性频率作用：由于其正性肌力作用，使衰竭心脏心输出量增加，血流动力学状态改善，消除交感神经张力的反射性增高，并增强迷走神经张力，因而减慢心率、延缓房室传导。此外，小剂量时提高窦房结对迷走神经冲动的敏感性，可增强其减慢心率作用。由于其负性频率作用，使舒张期相对延长，有利于增加心肌血供；大剂量（通常接近中毒量）则可直接抑制窦房结、房室结和希氏束而呈现窦性心动过缓和不同程度的房室传导阻滞。

(3)心脏电生理作用：通过对心肌电活动的直接作用和对迷走神经的间接作用，降低窦房结自律性；提高浦肯野氏纤维自律性；减慢房室结传导速度，延长其有效不应期，导致房室结隐匿性传导增加，可减慢心房纤颤或心房扑动的心室率；由于本药缩短心房有效不应期，当用于房性心动过速和房扑时，可能导致心房率的加速和心房扑动转为心房纤颤；缩短浦肯野氏纤维有效不应期。

【药代动力学】 去乙酰毛花苷是天然存在于毛花洋地黄中的强心苷，在提取过程中，可经水解失去葡萄糖和乙酸而成地高辛，为一种速效强心苷，其作用较洋地黄、地高辛快，但比毒毛化苷K稍慢。静脉注射可迅速分布到各组织，10～30分钟起效，1～3小时作用达高峰，作用持续时间为2～5小时。蛋白结合率低，为25%。半衰期为33～36小时。3～6日作用完全消失在体内转化为地高辛，经肾脏排泄。由于排泄较快，蓄积性较小。

【适应症】
（1）主要用于心力衰竭。由于其作用较快，适用于急性心功能不全或慢性心功能不全急性加重的患者。
（2）亦可用于控制伴快速心室率的心房颤动、心房扑动患者的心室率。
（3）终止室上性心动过速起效慢，已少用。

【用法用量】 静脉注射。
成人 用5%葡萄糖注射液稀释后缓慢注射，首剂0.4～0.6 mg，以后每2～4小时可再给0.2～0.4 mg，总量1～1.6 mg。
小儿 按下列剂量分2～3次间隔3～4小时给予：早产儿和足月新生儿或肾功能减退、心肌炎患儿，肌内或静脉注射按体重0.022 mg/kg；2周～3岁，按体重0.025 mg/kg。
本品静脉注射获满意疗效后，可改用地高辛常用维持量以保持疗效。

【不良反应】 同地高辛片。

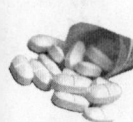

【禁忌】 下列情况禁用：
（1）预激综合征伴心房颤动或扑动。
（2）任何强心苷制剂中毒。
（3）室性心动过速、心室颤动。
（4）梗阻性肥厚型心肌病（若伴收缩功能不全或心房颤动仍可考虑）。

【注意事项】
（1）过量时，由于蓄积性小，一般于停药后1～2天中毒表现可以消退。
（2）以下情况慎用：
① 低钾血症。
② 不完全性房室传导阻滞。
③ 高钙血症。
④ 甲状腺功能低下。
⑤ 缺血性心脏病。
⑥ 急性心肌梗死早期（AMI）。
⑦ 心肌炎活动期。
⑧ 肾功能损害。
（3）用药期间应注意随访检查：
① 血压、心率及心律。
② 心电图。
③ 心功能监测。
④ 电解质，尤其是钾、钙、镁。
⑤ 肾功能。
⑥ 疑有洋地黄中毒时，应作地高辛血药浓度测定。

【孕妇及哺乳期妇女用药】 同地高辛片。

【儿童用药】 同地高辛片。

【老年用药】 同地高辛片。

【药物相互作用】
（1）禁止与钙注射剂合用。
（2）不宜与酸、碱类配伍。
其他药物相互作用同地高辛片。

【药物过量】
肝功能不良时应减量，同时服用苯妥英钠、苯巴比妥、保泰松、利福平会使血中洋地黄毒苷浓度降低50%。
其余同地高辛片。

（四）抗高血压药

87. 卡托普利

【通用名称】 卡托普利片

【英文名称】 Captopril Tablets

【药理毒理】 本品为竞争性血管紧张素转换酶抑制剂，使血管紧张素Ⅰ不能转化为血管紧张素Ⅱ，从而降低外周血管阻力，并通过抑制醛固酮分泌，减少水钠潴留。本品还可通过干扰缓激肽的降解扩张外周血管。对心力衰竭患者，本品也可降低肺毛细血管楔压及肺血管阻力，增加心输出量及运动耐受时间。

【药代动力学】 本品口服后吸收迅速，吸收率在75%以上。口服后15分钟起效，1～1.5小时达血药峰浓度，持续6～12小时。血循环中本品的25%～30%与蛋白结合。半衰期短于3小时，肾功能损害时会产生药物潴留。降压作用为进行性，约数周达最大治疗作用。在肝内代谢为二硫化物等。本品经肾脏排泄，40%～50%以原型排出，其余为代谢物，可在血液透析时被清除。本品不能通过血脑屏障。本品可通过乳汁分泌，可以通过胎盘。

【适应症】 高血压，心力衰竭。

【用法用量】 视病情或个体差异而定。本品宜在医师指导或监护下服用，给药剂量须遵循个体化原则，按疗效而予以调整。

成人

（1）高血压，口服一次12.5 mg，每日2～3次，按需要1～2周内增至50 mg，每日2～3次，疗效仍不满意时可加用其他降压药。

（2）心力衰竭，开始一次口服12.5 mg，每日2～3次，必要时逐渐增至50 mg，每日2～3次，若需进一步加量，宜观察疗效2周后再考虑；对近期大量服用利尿剂，处于低钠/低血容量，而血压正常或偏低的患者，初始剂量宜用6.25 mg，每日3次，以后通过测试逐步增加至常用量。

小儿 降压与治疗心力衰竭，均开始按体重0.3 mg/kg，每日3次，必要时，每隔8～24小时增加0.3 mg/kg，求得最低有效量。

【不良反应】

（1）较常见的有：

① 皮疹，可能伴有瘙痒和发热，常发生于治疗4周内，呈斑丘疹或荨麻疹，减量、停药或给抗组胺药后消失，7%～10%伴嗜酸性细胞增多或抗核抗体阳性。

② 心悸、心动过速、胸痛。

③ 咳嗽。

④ 味觉迟钝。

（2）较少见的有：

① 蛋白尿，常发生于治疗开始8个月内，其中1/4出现肾病综合征，但蛋白尿在6个月内渐减少，疗程不受影响。

② 眩晕、头痛、昏厥，由低血压引起，尤其在缺钠或血容量不足时发生。

③ 血管性水肿，见于面部及手脚。

④ 心率快而不齐。

⑤ 面部潮红或苍白。

（3）少见的有：白细胞与粒细胞减少，有发热、寒战，白细胞减少与剂量相关，治疗开始后3～12周出现，以10～30天最显著，停药后持续2周。

伴有肾衰者应加强警惕，同服别嘌呤醇可增加此种危险。

【禁忌】 对本品或其他血管紧张素转换酶抑制剂过敏者禁用。

【注意事项】

（1）胃中食物可使本品吸收减少30%～40%，故宜在餐前1小时服药。

（2）本品可使血尿素氮、肌酐浓度增高，常为暂时性，在有肾病或长期严重高血压而血压迅速下降后易出现，偶有血清肝脏酶增高；可能增高血钾，与保钾利尿剂合用时尤应注意检查血钾。

（3）下列情况慎用本品：

① 自身免疫性疾病如严重系统性红斑狼疮，此时白细胞或粒细胞减少的机会增多。
② 骨髓抑制。
③ 脑动脉或冠状动脉供血不足，可因血压降低而缺血加剧。
④ 血钾过高。
⑤ 肾功能障碍而致血钾增高，白细胞及粒细胞减少，并使本品潴留。
⑥ 主动脉瓣狭窄，此时可能使冠状动脉灌注减少。
⑦ 严格饮食限制钠盐或进行透析者，此时首剂本品可能发生突然而严重的低血压。

（4）用本品期间随访检查：
① 白细胞计数及分类计数，最初 3 个月每 2 周一次，此后定期检查，有感染迹象时随即检查。
② 尿蛋白检查每月一次。

（5）肾功能差者应采用小剂量或减少给药次数，缓慢递增；若须同时用利尿药，建议用呋塞米而不用噻嗪类，血尿素氮和肌酐增高时，将本品减量或同时停用利尿剂。

（6）用本品时蛋白尿若渐增多，暂停本品或减少用量。

（7）用本品时若白细胞计数过低，暂停用本品，可以恢复。

（8）用本品时出现血管神经水肿，应停用本品，迅速皮下注射 1∶1000 肾上腺素 0.3～0.5mL。

（9）本品可引起尿丙酮检查假阳性。

【孕妇及哺乳期妇女用药】
（1）本品能通过胎盘。
（2）本品可排入乳汁，其浓度约为母体血药浓度的 1%，故哺乳妇女应用必须权衡利弊。
（3）孕妇吸收 ACEI 可影响胎儿发育，甚至引起胎儿死亡，孕妇禁用。

【儿童用药】 曾有报道本品用于婴儿可引起血压过度与持久降低伴少尿与抽搐，故应用本品仅限于其他降压治疗无效者。

【老年用药】 老年人对降压作用较敏感，应用本品须酌减剂量。

【药物相互作用】
（1）与利尿药同用使降压作用增强，但应避免引起严重低血压，故原用利尿药者宜停药或减量。本品开始用小剂量，逐渐调整剂量。
（2）与其他扩血管药同用可能致低血压，如拟合用，应从小剂量开始。
（3）与潴钾药物如螺内酯、氨苯蝶啶、阿米洛利同用可能引起血钾过高。
（4）与内源性前列腺素合成抑制剂如吲哚美辛同用，将使本品降压作用减弱。
（5）与其他降压药合用，降压作用加强；与影响交感神经活性的药物（神经节阻滞剂或肾上腺能神经阻滞剂）以及 β 受体阻滞剂合用都会引起降压作用加强，应予警惕。
（6）与锂剂联合，可能使血清锂水平升高而出现毒性。

【药物过量】 逾量可致低血压，应立即停药，并扩容以纠正，对成人还可用血液透析清除。

88. 依那普利

【通用名称】 马来酸依那普利片
【英文名称】 Enalapril Maleate Tablets
【药理毒理】 本品为血管紧张素转换酶抑制剂。口服后在体内水解成依那普利拉（enalaprilat），后者强烈抑制血管紧张素转换酶，降低血管紧张素Ⅱ含量，造成全身血管舒张，引起降压。对Ⅱ肾型高血压、Ⅰ肾型高血压及自发性高血压大鼠模型均有明显降压作用。

【药代动力学】 依那普利是前体药物，其乙酯部分在肝内被迅速水解，转化成它的有效代谢物——依那普利拉而发挥降压作用。口服依那普利约 68% 被吸收，本品与食物同服，不影响它的生物利用度，服药后 1 小时，依那普利血浆浓度可达峰值。服药后 3.5～

4.5小时，依那普利拉血浆浓度可达峰值，半衰期为11小时。肝功能异常者依那普利转变成依那普利拉的速度延缓。依那普利给药20分钟后广泛分布于全身，肝、肾、胃和小肠药物浓度最高，大脑中浓度最低。一日口服2次，两天后，依那普利拉与血管紧张素转换酶结合达到稳态，最终半衰期延长为30～35小时，依那普利拉主要由肾脏排泄。严重肾功能不全病人（肌酐清除率低于30 mL/min）可出现药物蓄积，本药能用血液透析法清除。

【适应症】 用于治疗原发性高血压。

【用法用量】 口服。开始剂量为一日5～10mg，分1～2次服，肾功能严重受损病人（肌酐清除率低于30 mL/min）为一日2.5mg。根据血压水平，可逐渐增加剂量，一般有效剂量为一日10～20mg，一日最大剂量一般不宜超过40mg，本品可与其他降压药特别是利尿剂合用，降压作用明显增强，但不宜与潴钾利尿剂合用。

【不良反应】 可有头昏、头痛、嗜睡、口干、疲劳、上腹不适、恶心、心悸、胸闷、咳嗽、面红、皮疹和蛋白尿等，必要时减量。如出现白细胞减少，需停药。

【禁忌】 对本品过敏者或双侧性肾动脉狭窄患者忌用。肾功能严重受损者慎用。

【注意事项】
（1）个别病人，尤其是应用利尿剂或血容量减少者，可能会引起血压过度下降，故首次剂量宜从2.5mg开始。
（2）定期作白细胞计数和肾功能测定。

【孕妇及哺乳期妇女用药】 孕妇及哺乳期妇女慎用。

【儿童用药】 儿童慎用。

【药物相互作用】 尚不明确。

89. 硝普钠

【通用名称】 注射用硝普钠

【英文名称】 Sodium Nitroprusside for Injection

【药理毒理】 据文献报道，本品为一种速效和短时作用的血管扩张药。通过血管内皮细胞产生NO，对动脉和静脉平滑肌均有直接扩张作用，但不影响子宫、十二指肠或心肌的收缩。血管扩张使周围血管阻力减低，因而有降压作用。血管扩张使心脏前、后负荷均降低，心排血量改善，故对心力衰竭有益。后负荷降低可减少瓣膜关闭不全时主动脉和左心室的阻抗而减轻返流。

【药代动力学】 据文献报道，静滴后立即达血药浓度峰值，其水平随剂量而定。本品由红细胞代谢为氰化物，在肝脏内氰化物代谢为硫氰酸盐，代谢物无扩张血管活性；氰化物也可参与维生素B_{12}的代谢。本品给药后几乎立即起作用并达到作用高峰，静滴停止后维持1～10分钟。本品经肾排泄。肾功能正常者半衰期为7天（由硫氰酸盐测定），肾功能不良或血钠过低时延长。

【适应症】
（1）用于高血压急症，如高血压危象、高血压脑病、恶性高血压、嗜铬细胞瘤手术前后阵发性高血压等的紧急降压，也可用于外科麻醉期间进行控制性降压。
（2）用于急性心力衰竭，包括急性肺水肿；亦用于急性心肌梗死或瓣膜（二尖瓣或主动脉瓣）关闭不全时的急性心力衰竭。

【用法用量】 用前将本品50 mg（1支）溶解于 5 mL 5%葡萄糖溶液中，再稀释于250～1000 mL 5%葡萄糖溶液中，在避光输液瓶中静脉滴注。

成人 静脉滴注，开始每分钟按体重0.5 μg/kg。根据治疗反应以每分钟0.5 μg/kg递增，逐渐调整剂量。常用剂量为每分钟按体重3 μg/kg，极量为每分钟按体重10 μg/kg。总量为按体重3.5 mg/kg。

小儿 静脉滴注，每分钟按体重1.4 μg/kg，按效应逐渐调整用量。

【不良反应】 短期应用适量不致发生不

良反应。

（1）本品毒性反应来自其代谢产物氰化物和硫氰酸盐，氰化物是中间代谢物，硫氰酸盐为最终代谢产物，如氰化物不能正常转换为硫氰酸盐，则造成氰化物血浓度升高，此时硫氰酸盐血浓度虽正常也可发生中毒。

（2）麻醉中控制降压时突然停用本品，尤其血药浓度较高时而突然停药，可能发生反跳性血压升高。

（3）以下三种情况出现不良反应：

① 血压降低过快过剧，出现眩晕、大汗、头痛、肌肉颤搐、神经紧张或焦虑、烦躁、胃痛、反射性心动过速或心律不齐，症状的发生与静脉给药速度有关，与总量关系不大。减量给药或停止给药可好转。

② 硫氰酸盐中毒或超量时，可出现运动失调、视力模糊、谵妄、眩晕、头痛、意识丧失、恶心、呕吐、耳鸣、气短。停止给药可好转。

③ 氰化物中毒或超量时，可出现反射消失、昏迷、心音遥远、低血压、脉搏消失、皮肤粉红色、呼吸浅、瞳孔散大。应停止给药并对症治疗（参看"药物过量"）。

④ 皮肤：光敏感与疗程及剂量有关，皮肤石板蓝样色素沉着，停药后经较长时间（1～2年）才渐退。其他过敏性皮疹，停药后消退较快。

【禁忌】 代偿性高血压如动静脉分流或主动脉缩窄时，禁用本品。

【注意事项】

（1）本品对光敏感，溶液稳定性较差，滴注溶液应新鲜配制并迅速将输液瓶用黑纸或铝箔包裹避光。新配溶液为淡棕色，如变为暗棕色、橙色或蓝色，应弃去。溶液的保存与应用不应超过24小时。溶液内不宜加入其他药品。

（2）配制溶液只可静脉慢速点滴，切不可直接推注。最好使用微量输液泵，这样可以精确控制给药速度，从而减少不良反应发生率。

（3）对诊断的干扰：用本品时血二氧化碳分压［P_{CO_2}］、pH值、碳酸氢盐浓度可能降低；血浆氰化物、硫氰酸盐浓度可能因本品代谢后产生而增高，本品超量时动脉血乳酸盐浓度可增高，提示代谢性酸中毒。

（4）下列情况慎用：

① 脑血管或冠状动脉供血不足时，对低血压的耐受性降低。

② 麻醉中控制性降压时，如有贫血或低血容量应先予纠正再给药。

③ 脑病或其他颅内压增高时，扩张脑血管可进一步增高颅内压。

④ 肝、肾功能损害时，本品可能加重肝、肾损害。

⑤ 甲状腺功能过低时，本品的代谢产物硫氰酸盐可抑制碘的摄取和结合，因而可能加重病情。

⑥ 肺功能不全时，本品可能加重低氧血症。

⑦ 维生素 B_{12} 缺乏时使用本品，可能使病情加重。

（5）应用本品过程中，应经常测血压，最好在监护室内进行；肾功能不全而本品应用超过48～72小时者，每天须测定血浆中氰化物或硫氰酸盐，保持硫氰酸盐不超过100μg/mL，氰化物不超过3μmol/mL，急性心肌梗死患者使用本品时须测定肺动脉舒张压或嵌压。

（6）药液有局部刺激性，谨防外渗，推荐自中心静脉给药。

（7）少壮男性患者麻醉期间用本品作控制性降压时，需要用大量，甚至接近极量。

（8）如静滴已达每分钟10μg/kg，经10分钟而降压仍不满意，应考虑停用本品，改用或加用其他降压药。

（9）左心衰竭时应用本品可恢复心脏的泵血功能，但伴有低血压时，须同时加用心肌正性肌力药如多巴胺或多巴酚丁胺。

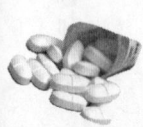

（10）用本品过程中，偶可出现明显耐药性，此应视为氰化物中毒的先兆征象，此时减慢滴速，即可消失。

【孕妇及哺乳期妇女用药】 本品对孕妇和乳母的影响尚缺乏人体研究。

【儿童用药】 未在儿科人群中进行过年龄与本品效应之间关系的研究，但文献中尚未见有儿科特殊问题的报道。

【老年用药】 老年人用本品须注意增龄时肾功能减退对本品排泄的影响，老年人对降压反应也比较敏感，故用量宜酌减。

【药物相互作用】
（1）与其他降压药同用可使血压剧降。
（2）与多巴酚丁胺同用，可使心排血量增多而肺毛细血管嵌压降低。
（3）与拟交感胺类同用，本品的降压作用减弱。
（4）要避免与磷酸二酯酶V抑制剂同用，因会增强本品降压作用。

【药物过量】 血压过低时减慢滴速或暂停本品即可纠正。如有氰化物中毒征象，吸入亚硝酸异戊酯或静滴亚硝酸钠或硫代硫酸钠均有助于将氰化物转为硫氰酸盐而降低氰化物血药浓度。

90. 硫酸镁

【通用名称】 硫酸镁注射液

【英文名称】 Magnesium Sulfate Injection

【药理毒理】 镁离子可抑制中枢神经的活动，抑制运动神经－肌肉接头乙酰胆碱的释放，阻断神经肌肉连接处的传导，降低或解除肌肉收缩作用，同时对血管平滑肌有舒张作用，使痉挛的外周血管扩张，降低血压，因而对子痫有预防和治疗作用，对子宫平滑肌收缩也有抑制作用，可用于治疗早产。

【药代动力学】 肌内注射后20分钟起效，静脉注射几乎立即起作用。作用持续30分钟，治疗先兆子痫和子痫有效血镁浓度为2～3.5 mmol/L，治疗早产的有效血镁浓度为2.1～2.9 mmol/L，个体差异较大。肌注和静脉注射，药物均由肾脏排出，排出的速度与血镁浓度和肾小球滤过率相关。

【适应症】 可作为抗惊厥药；常用于妊娠高血压，降低血压，治疗先兆子痫和子痫；也用于治疗早产。

【用法用量】
（1）治疗中重度妊娠高血压征、先兆子痫和子痫：首次剂量为2.5～4g，用25%葡萄糖注射液20mL稀释后，5分钟内缓慢静脉注射，以后每小时1～2g静脉滴注维持。24小时总量为30g，监测膝腱反射、呼吸次数和尿量。

（2）治疗早产与治疗妊娠高血压：首次负荷为4g，用25%葡萄糖注射液20mL稀释后5分钟内缓慢静脉注射；以后用25%硫酸镁注射液60mL，加于5%葡萄糖注射液1000mL中静脉滴注，速度为每小时2g，直到宫缩停止后2小时，以后口服β肾上腺受体激动药维持。

（3）治疗小儿惊厥：肌注或静脉用药，每次0.1～0.15g/kg，以5%～10%葡萄糖注射液将本品稀释成1%溶液，静脉滴注，或稀释成5%溶液，缓慢静注。25%溶液可作深层肌注。一般儿科仅用肌注或静脉用药，安全。

【不良反应】
（1）静脉注射硫酸镁常引起潮红、出汗、口干等症状，快速静脉注射时可引起恶心、呕吐、心慌、头晕，个别出现眼球震颤，减慢注射速度症状可消失。

（2）肾功能不全，用药剂量大，可发生血镁积聚，血镁浓度达5 mmol/L时，可出现肌肉兴奋性受抑制，感觉反应迟钝，膝腱反射消失，呼吸开始受抑制，血镁浓度达6 mmol/L时可发生呼吸停止和心律失常，心脏传导阻滞，浓度进一步升高，可使心跳停止。

（3）连续使用硫酸镁可引起便秘，部分

病人可出现麻痹性肠梗阻，停药后好转。

（4）极少数血钙降低，再现低钙血症。

（5）镁离子可自由透过胎盘，造成新生儿高血镁症，表现为肌张力低，吸吮力差，不活跃，哭声不响亮等，少数有呼吸抑制现象。

（6）少数孕妇出现肺水肿。

【注意事项】

（1）应用硫酸镁注射液前须查肾功能，如肾功能不全应慎用，用药量应减少。

（2）有心肌损害、心脏传导阻滞时应慎用或不用。

（3）每次用药前和用药过程中，定时做膝腱反射检查，测定呼吸次数，观察排尿量；抽血查血镁浓度若出现膝腱反射明显减弱或消失，或呼吸次数每分钟少于14～16次，每小时尿量少于25mL或24小时少于600mL，应及时停药。

（4）用药过程中突然出现胸闷、胸痛、呼吸急促，应及时听诊，必要时胸部X线摄片，以便及早发现肺水肿。

（5）如出现急性镁中毒现象，可用钙剂静注解救，常用的为10%葡萄糖酸钙注射液10mL缓慢注射。

（6）保胎治疗时，不宜与肾上腺素β受体激动药如利托君（ritodrine）同时使用，否则容易引起心血管的不良反应。

【孕妇及哺乳期妇女用药】 孕妇慎用，哺乳期妇女禁用。

【老年用药】 老年患者尤其年龄在60岁以上者慎用本品。

【药物相互作用】 与硫酸镁配伍禁忌的药物有硫酸多粘菌素B、硫酸链霉素、葡萄糖酸钙、盐酸多巴酚丁胺、盐酸普鲁卡因、四环素、青霉素和萘夫西林（乙氧萘青霉素）。

【药物过量】 药物过量，急性镁中毒时可引起呼吸抑制，可很快达到致死的呼吸麻痹，此时应即刻停药，进行人工呼吸，并缓慢注射钙剂解救。

91. 尼群地平

【通用名称】 尼群地平片

【英文名称】 Nitrendipine Tablets

【药理毒理】

（1）本品为二氢吡啶类钙通道阻滞剂。

（2）本品抑制血管平滑肌和心肌的跨膜钙离子内流，但以血管作用为主，故其血管选择性较强。

（3）本品引起冠状动脉、肾小动脉等全身血管的扩张，产生降压作用。致癌、致突变和生殖毒性大鼠口服同类药物硝苯地平两年未见有致癌作用。体内致突变研究结果阴性。

【药代动力学】 本品口服吸收良好，但存在明显的首过效应。蛋白结合率98%。早期研究报道 $t_{1/2}$ 为2小时，近期研究由于使用了更敏感的测定设备，报道 $t_{1/2}$ 在10～22小时。本品口服后约1.5小时血药浓度达峰值。口服后30分钟收缩压开始下降，60分钟后舒张压开始下降，降压作用在1～2小时最大，持续6～8小时。本品在肝内广泛代谢，其代谢产物70%经肾排泄，8%随粪便排出。肝病患者血药浓度和消除半衰期增加。

【适应症】 高血压。

【用法用量】 成人常用量 开始一次口服10mg，每日1次，以后可根据情况调整为20mg，每日2次。

【不良反应】 较少见的有头痛、面部潮红；少见的有头晕、恶心、低血压、足踝部水肿、心绞痛发作、一过性低血压；本品过敏者可出现过敏性肝炎、皮疹，甚至剥脱性皮炎等。

【禁忌】 对本品过敏及严重主动脉瓣狭窄的患者禁用。

【注意事项】

（1）少数病例可能出现血碱性磷酸酶增高。

（2）肝功能不全时血药浓度可增高，肾功能不全时对药代动力学影响小，以上情况慎用本品。

（3）绝大多数患者服用此药后仅有可以耐受的轻度低血压反应，但个别患者可出现严重的体循环低血压症状。这种反应常发生在初期调整药量期间或者增加药物用量的时候，特别是合用β受体阻滞剂时。故服用本品期间须定期测量血压。

（4）已经证明极少数的患者，特别是那些有严重冠状动脉狭窄的患者，在服用此药或者增加剂量期间，心绞痛或心肌梗死的发生率增加，其机制尚不明了。故服用本品期间须定期作心电图。

（5）少数接受β受体阻滞剂的患者在开始服用此药后可发生心力衰竭，有主动脉狭窄的患者这种危险性更大。

【孕妇及哺乳期妇女用药】 本品在孕妇中应用的研究尚不充分，已有的临床应用尚未发生问题，但应注意不良反应。

【老年用药】 老年人应用血药浓度较高，但半衰期未延长，故宜适当减少剂量；正在服用β受体阻滞剂者应慎重加用本品。合用宜从小剂量开始，以防诱发或加重体循环低血压，增加心绞痛、心力衰竭，甚至心肌梗死的发生。推荐老年患者初始剂量为每日 10 mg。

【药物相互作用】

（1）β受体阻滞剂：绝大多数患者合用此药可加强降压作用，并可减轻本品降压后发生的心动过速；然而，个别患者有可能诱发和加重体循环低血压、心力衰竭和心绞痛。

（2）血管紧张素转换酶抑制剂：合用耐受性较好，降压作用加强。

（3）长效硝酸盐类：合用有较好的耐受性，但尚缺乏评价这种合用控制心绞痛的有效性文献。

（4）洋地黄：部分研究提示服用此药，能够增加合用的地高辛血浆浓度（平均增加 45%）。部分研究认为不增加地高辛血浆浓度和毒性。提示我们在初次使用、调整剂量或停用尼群地平时应监测地高辛的血药浓度，以防地高辛过量或不足。

（5）双香豆类抗凝药：尚无报告表明合用尼群地平能够增加香豆类抗凝药物的凝血酶原时间。目前，还不能肯定它们之间的相互作用。

（6）西咪替丁：由于西咪替丁可介导抑制肝脏细胞色素 P450 酶，使尼群地平的首过效应发生改变，建议对正在服用西咪替丁治疗的患者合用尼群地平时，注意药物剂量的调整。

92. 吲达帕胺

92.1 吲达帕胺片

【通用名称】 吲达帕胺片

【英文名称】 Indapamide Tablets

【药理毒理】 一种磺胺类利尿剂，通过抑制远端肾小管皮质稀释段的再吸收水与电解质而发挥作用。降压作用未明，其利尿作用不能解释降压作用，因降压作用出现的剂量远小于利尿作用的剂量，可能的机制包括以下几个方面：调节血管平滑肌细胞的钙内流；刺激前列腺素 PGE_2 和前列腺素 PGI_2 的合成；减低血管对血管加压胺的超敏感性，从而抑制血管收缩。本品降压时对心排血量、心率及心律影响小或无。长期用本品很少影响肾小球滤过率或肾血流量。本药不影响血脂及碳水化合物的代谢。

【药代动力学】 口服吸收快而完全，生物利用度达 93%，不受食物影响。血浆结合力为 71%～79%，也与血管平滑肌的弹性蛋白结合。口服后 1～2 小时血药浓度达高峰。口服单剂后约 24 小时达高峰降压作用；多次给药 8～12 周达高峰作用，作用维持 8 周。半衰期为 14～18 小时。在肝内代谢，产生 19 种代谢产物。约 70% 经肾排泄，其中 7% 为原型；23% 经胃肠道排出。肾功能衰竭者的药代动力学参数没有改变。

【适应症】 用于治疗高血压。

【用法用量】 口服：成人常用量，一次 2.5mg，每日 1 次。

【不良反应】 比较轻而短暂，呈剂量相关。

（1）较少见的有：腹泻、头痛、食欲减低、失眠、反胃、直立性低血压。

（2）少见的有：皮疹、瘙痒等过敏反应；低血钠、低血钾、低氯性碱中毒。

【禁忌】 对磺胺过敏者、严重肾功能不全、肝性脑病或严重肝功能不全、低钾血症。

【注意事项】

（1）为减少电解质平衡失调出现的可能，宜用较小的有效剂量，并应定期监测血钾、钠、钙及尿酸等，注意维持水与电解质平衡，尤其是老年人等高危人群，注意及时补钾。

（2）作利尿用时，最好每晨给药一次，以免夜间起床排尿。

（3）无尿或严重肾功能不全，可导致氮质血症。

（4）糖尿病时可使糖耐量更差。

（5）痛风或高尿酸血症，此时血尿酸可进一步增高。

（6）肝功能不全，利尿后可促发肝昏迷。

（7）交感神经切除术后，降压作用会加强。

（8）应用本品而需做手术时，不必停本品，但须告知麻醉医师。

【孕妇及哺乳期妇女用药】 对妊娠的影响尚缺乏人体研究，动物研究未发现问题。本品是否排入乳汁未详，但人体应用未发生问题。

【老年用药】 老年人对降压作用与电解质改变较敏感，且常有肾功能变化，应用本品须加注意。

【药物相互作用】

（1）本品与肾上腺皮质激素同用时利尿利钠作用减弱。

（2）本品与胺碘酮同用时由于血钾低而易致心律失常。

（3）本品与口服抗凝药同用时抗凝效应减弱。

（4）本品与非甾体抗炎镇痛药同用时本品的利钠作用减弱。

（5）本品与多巴胺同用时利尿作用增强。

（6）本品与其他种类降压药同用时降压作用增强。

（7）本品与拟交感药同用时降压作用减弱。

（8）本品与锂剂合用时可增加血锂浓度并出现过量的征象。

（9）与大剂量水杨酸盐合用时，已脱水的患者可能发生急性肾功能衰竭。

（10）与二甲双胍合用易出现乳酸酸中毒。

【药物过量】 计量达 40mg 即为治疗量的 16 倍时未发现任何毒性作用。急性中毒的首要症状是水和电解质紊乱（低血压和低血钾症），临床上可能出现的症状包括恶心、呕吐、低血压、痉挛、易瞌睡、意识不清、多尿或少尿甚至无尿（低血容量所致）。采取的措施首先是快速消除所摄入的药物，可采用洗胃和/或服用活性炭的方法，然后在专科中心纠正水和电解质紊乱直至正常。

92.2 吲达帕胺缓释片

【通用名称】 吲达帕胺缓释片

【英文名称】 Indapamide Sustained-Release Tablets

【药理毒理】

（1）作用于肾皮质稀释段的利尿效应（心血管系统）。

（2）吲达帕胺为一种氨苯磺胺的衍生物，具有吲哚环结构，药理学上与噻嗪类利尿剂相关，通过抑制肾皮质稀释段对钠的重吸收达到利尿效果。此药增加尿钠和尿氯的排出，并在较小程度上增加钾和镁的排出，由此导致尿量增加，而发挥抗高血压作用。

（3）Ⅱ期和Ⅲ期研究表明，应用本品单药治疗的抗高血压疗效可持续24小时。出现这种疗效时，所用剂量仅具有轻度利尿作用。

（4）本药的抗高血压作用与其改善动脉的顺应性、降低小动脉和整个外周循环阻力有关。

（5）吲达帕胺可以逆转高血压引起的左心室肥厚。

（6）超过一定剂量，噻嗪及其相关利尿剂的疗效并不进一步提高，而副作用却不断增加。如果治疗无效，不应增加药物剂量。

（7）短期、中期和长期应用吲达帕胺治疗高血压病人时，发现吲达帕胺：

① 不影响脂类代谢：如甘油三脂、LDL-胆固醇和HDL-胆固醇。

② 不影响碳水化合物代谢，即使用于治疗糖尿病性高血压患者也是如此。

（8）临床前安全性资料：给不同种属的动物口饲大剂量药物（治疗量的40～8000倍），结果显示可以加强吲达帕胺的利尿作用。

（9）急性毒性试验通过静脉或腹腔内注射吲达帕胺，显示引起的主要症状与吲达帕胺的药理作用有关，表现为呼吸徐缓和外周血管扩张。

（10）吲达帕胺致突变及致癌试验均为阴性。

【药代动力学】 本品将吲达帕胺以缓释剂量包含在基质中，该基质作为活性成分的支持物使药物缓慢释放出来。

（1）吸收：释放的吲达帕胺成分能够迅速并且完全地被胃肠道吸收。进食可轻度加快此药的吸收，但对药物吸收量并无影响。一次服药后12小时，血药浓度达峰值。重复给药可以减少两次用药间的血药浓度的变化。吸收存在个体间的差异。

（2）分布：吲达帕胺与血浆蛋白的结合率为79%。血浆消除的半衰期为14～24小时（平均18小时）。用药7天之后血药浓度达稳态。重复给药不引起药物蓄积。

（3）代谢：主要以非活性代谢物的形式经尿液（达给药剂量的70%）和粪便（22%）排泄。

（4）危险人群：肾衰病人的药代动力学参数无变化。

【适应症】 原发性高血压。

【规格】 1.5 mg。

【用法用量】 口服给药。

（1）每24小时服1片，最好早晨服用。

（2）药片用水整片吞服且不要嚼碎。

（3）加大剂量并不能提高吲达帕胺的抗高血压疗效，只能增加利尿作用。

【不良反应】 大部分临床和实验室的不良反应为剂量依赖性。噻嗪和相关利尿剂包括吲达帕胺可能引起下述情况：

（1）对血液及淋巴循环系统的影响：罕见，包括血小板减少症、白细胞减少症、粒细胞缺乏症、再生障碍性贫血、溶血性贫血。

（2）对神经系统的影响：少见，包括头晕、疲劳、头痛、感觉异常。

（3）对心脏的影响：罕见，包括心律失常、低血压。

（4）对胃肠道的影响：少见，包括恶心、便秘、口干；罕见胰腺炎。

（5）对肝胆的影响：肝功能衰竭的病人可能引发肝性脑病（参考"禁忌"及"注意事项"）；罕见肝功能改变。

（6）对皮肤及组织的影响：过敏反应，主要是皮肤过敏（一般出现斑丘疹，少数出现紫癜），易见于以往过敏及哮喘的病人；可能会使已有的急性系统性红斑狼疮病情加重。

（7）实验室参数：

① 在临床试验中，观察到有低钾血症的

发生：治疗 4～6 周后，有 10% 的病人出现血钾浓度小于 3.4 mmol/L，4% 的病人出现血钾浓度小于 3.2 mmol/L。经过 12 周治疗，病人平均血钾浓度降低 0.23 mmol/L。

② 低钾血症伴随的钾丢失在某些高危人群中尤其严重（参考"注意事项"）。

③ 低钠血症伴低血容量将引起脱水和体位性低血压。伴发的氯离子丢失会导致继发性代偿性代谢性碱中毒。该反应发生的几率很低，程度亦轻。

④ 在治疗期间，血浆中尿酸及血糖增加，这些利尿药在用于患有痛风和糖尿病的病人时必须进行非常仔细的评估。

⑤ 罕见：高钙血症。

【禁忌】同吲达帕胺片。

【注意事项】

（1）警告：当肝功能受损时，噻嗪及其相关类利尿剂可能引起肝性脑病。如果发生此病，应立即停止应用利尿剂。

（2）由于此药中含有乳糖，因此禁用于先天性半乳糖血症、葡萄糖和半乳糖吸收障碍症或乳糖酶缺乏的患者。

（3）水和电解质平衡。

（4）血钠：治疗前必须测定血钠，此后应进行规律的监测。任何利尿剂治疗都可能导致低血钠，有时会产生严重的后果。血钠降低起初可以无症状，因此规律地监测血钠是十分必要的；对年老和肝硬化的病人，监测的次数应更频繁（见"不良反应"及"药物过量"）。

（5）血钾：钾丢失引起的低钾血症是噻嗪及其相关利尿剂的主要危险。在某些高危人群中，例如老年人、营养不良和/或多种药物治疗者以及具有水肿、腹水的肝硬化病人、冠心病和心力衰竭病人，必须预防低血钾的发生（<3.4 mmol/L）。在这些情况下，低血钾可以增加洋地黄类药物对心脏的毒性，增加心律失常的危险。

心电图中长 Q-T 间期的患者，无论是先天性还是医源性的，用此药都有一定危险。低钾血症和心动过缓都是严重心律失常（尤其有致命危险的扭转性室速）的诱发因素。在所有上述病例中，必须更多地进行血钾监测。在治疗开始后的 1 周内，应进行首次血钾测定。测定出低血钾后，应进行相应的纠正。

（6）血钙：噻嗪及其相关利尿剂可能减少尿中钙的排泄，引起短暂轻微的血钙升高。明显的高钙血症可能由于先前未被发现的甲状旁腺机能亢进所致。检查甲状旁腺功能之前，应停止治疗。

（7）血糖：在糖尿病患者中，对血糖的监测十分重要，尤其当存在低钾血症时。

（8）尿酸：在高尿酸血症的病人中，痛风发作的几率可能增加，应注意检测血液中尿酸含量。

（9）肾脏功能和利尿剂：只有当肾脏功能正常或轻度受损（成年人血肌酐低于 25 mg/L，即 220 μmol/L）时，噻嗪及其相关利尿剂才能够完全发挥作用。对老年人，必须依据年龄、体重和性别对血肌酐值进行调整，调整幅度可依据 Cockroft's 公式：

Clcr =（140 - 年龄）× 体重/（0.814 × 血肌酐）

式中，年龄以"年"计算；体重单位为千克；血肌酐以 μmol/L 表示。此公式适用于老年男性，对女性患者，公式所得结果还应乘以 0.85。

在利尿剂治疗初期，由于引起水钠丢失而造成的低血容量使肾小球滤过减少，这可能导致血中的尿素和肌酐增加。这种短暂的功能性肾功能不全，对肾功能正常者没有影响；但对于肾功能不全者，可使肾功能进一步恶化。

（10）运动员：此药含有的活性成分可能造成兴奋剂检测呈阳性反应，运动员对此应予以注意。运动员慎用。

（11）对驾驶机动车和操作机器能力的

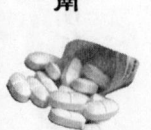

影响：本品不会影响警觉，但某些病人可能会发生与血压降低相关的个体反应，特别是在治疗开始时，以及联合应用其他抗高血压药物时，因此，可以造成有关人员驾驶机动车和操作机器的能力下降。

【孕妇及哺乳期妇女用药】
（1）利尿药能引起胎盘缺血，造成胎儿营养不良。一般原则为妊娠妇女应避免使用噻嗪和相关利尿剂，绝不能用其治疗妊娠性生理水肿。

（2）因为药物可能进入乳汁，哺乳期妇女应避免服用本品。

【儿童用药】 缺乏儿科患者应用本品的研究资料。

【老年用药】 参见"注意事项"。

【药物相互作用】
● 不适当的联合用药
锂：在无钠饮食时（尿中锂的排出减少），吲达帕胺增加血锂浓度并导致锂盐过量的表现。然而如果同时应用利尿剂，应当严格监测血锂水平，并且调整用药量。

● 联合使用时需要注意的药物
引起扭转性室速的药物：
（1）Ia类抗心律失常药，如奎尼丁、二氢奎尼丁、双异丙吡胺。
（2）Ⅲ类抗心律失常药，如胺碘酮、索他洛尔、多非利特、伊布利特。
（3）一些抗精神失常药：
① 吩噻嗪类（氯丙嗪、氰美马嗪、左美丙嗪、硫利达嗪、三氟拉嗪）；
② 苯甲酰胺类（氨磺必利、舒必利、舒托必利、硫必利）；
③ 丁酰苯类（氟哌利多、氟哌啶醇）；
④ 其他类：苄普地尔、西沙必利、二苯马尼、静脉用红霉素、卤泛群、咪唑斯汀、喷他脒、司帕沙星、莫西沙星、静脉用长春胺。

联合应用此类药物将增加室性心律失常的危险性，尤其是引起扭转性室速（低钾血症是一个危险因素）。在联合用药之前，应监测低钾血症，必要时应纠正。应进行临床体征、血浆电解质水平和心电图的监测。一旦出现低钾血症，应选择不导致扭转性室速的药物。

非甾体类抗炎药（全身性）：包括选择性COX-2抑制剂及高剂量的水杨酸盐（每日大于3g），可能会降低吲达帕胺抗高血压的作用；脱水病人存在急性肾功能衰竭的危险性（肾小球滤过率降低）。在治疗前给病人补充水分，并监测其肾功能。

血管紧张素转换酶（ACE）抑制剂：在先前存在缺钠的情况下（特别见于肾动脉狭窄时），吲达帕胺与血管紧张素转换酶抑制剂合用，存在引起突发低血压和/或急性肾衰的危险性。

对原发性高血压，先前应用利尿剂治疗可能导致缺钠，必须注意：

（1）在应用血管紧张素转换酶抑制剂前3天停用利尿剂，必要时可重新开始应用排钾利尿剂。

（2）在给予血管紧张素转换酶抑制剂时，采用低起始剂量，逐渐增加剂量。

对充血性心衰病人，血管紧张素转换酶抑制剂的起始量应很小，可在减少排钾利尿剂的剂量后开始给药。

对于所有病人，在应用血管紧张素转换酶抑制剂的第1周时都要监测肾脏功能（血肌酐）。

其他降低血钾的化合物：二性霉素B（静注）、糖皮质激素和盐皮质激素（口服）、替可克肽、刺激性泻药，会增加低钾血症的危险性（协同作用）。

在应用洋地黄类药物时，要特别注意监测血钾，必要时加以纠正。

● 应用非刺激性泻药
（1）巴氯芬：加强降血压作用。应给病人补液，并在治疗开始时监测肾脏功能。

（2）洋地黄类药物：低钾血症易于诱发

洋地黄类药物的毒性作用。应注意监测血钾、心电图，必要时重新调整治疗。

● 须加考虑的联合用药

（1）保钾利尿剂（阿米洛利、安体舒通、氨苯蝶啶）：这种联合用药对某些病人有益，但不能排除低钾血症或高钾血症的可能性，特别是对于肾衰和糖尿病患者，更易出现高钾血症。需要监测血钾、心电图，必要时重新调整治疗。

（2）二甲双胍：利尿剂（特别是髓袢利尿剂）所诱发的功能性肾功能不全，能够增加二甲双胍引起的乳酸性酸中毒的危险。

血肌酐水平在男性超过 15 mg/L（135 μmol/L）、在女性超过 12 mg/L（110 μmol/L）时，不要应用二甲双胍。

（3）碘造影剂：在利尿剂造成的脱水情况下，碘造影剂增加急性肾衰的危险性，特别是应用大剂量时。在给予碘化合物前，必须先进行补液治疗。

（4）丙咪嗪抗抑郁药（三环类抗抑郁药）、精神安定药：具有抗高血压作用，增加直立性低血压的危险性（协同作用）。

（5）钙盐：尿中排钙减少导致高血钙的危险。

（6）环孢菌素：在不增加循环中环孢菌素水平，甚至在没有水/钠缺失的情况下，仍存在血肌酐升高的危险性。

（7）皮质激素、替可克肽（全身性）：降低吲达帕胺抗高血压疗效（由于皮质激素造成的水/钠潴留）。

【药物过量】

（1）吲达帕胺的剂量达 40 mg，即相当于治疗量的 27 倍时，没有任何毒性反应。

（2）急性中毒主要表现为水和电解质紊乱（低钠血症和低钾血症）。临床症状可能为恶心、呕吐、低血压、痛性痉挛、眩晕、嗜睡、思维混乱、多尿或少尿甚至无尿（低血容量所致）。

（3）在专门的医疗中心采用的最初处理方法为：通过洗胃和/或服用活性炭，尽快清除摄入的药物。此后，应补充水和电解质，恢复水和电解质的平衡。

93. 酚妥拉明

【通用名称】 注射用甲磺酸酚妥拉明

【英文名称】 Phentolamine Mesylate for Injection

【药理毒理】 甲磺酸酚妥拉明注射剂是短效的非选择性 β 受体阻滞剂，能拮抗血液循环中肾上腺素和去甲肾上腺素的作用，使血管扩张而降低周围血管阻力；拮抗儿茶酚胺效应，用于诊治嗜铬细胞瘤，但对正常人或原发性高血压患者的血压影响甚小；能降低外周血管阻力，使心脏后负荷降低，左心室舒张末压和肺动脉压下降，心搏出量增加，可用于治疗心力衰竭。

长期的试验表明，甲磺酸酚妥拉明注射剂没有明显的致癌、致突变和生殖毒性。妊娠的大鼠口服相当于人类常用剂量 24～30 倍的药物，仅表现为胎鼠轻度发育和骨骼成熟迟缓；口服相当于人类常用剂量 60 倍的药物，大鼠出现着床率降低。兔子服用相当于人类常用剂量 20 倍的药物时，未发现影响胚胎或胎兔的发育。在对大鼠、小鼠和兔子的试验中，未发现甲磺酸酚妥拉明注射剂有致畸或胚胎毒性。

【药代动力学】 肌内注射 20 分钟血药浓度达峰值，持续 30～45 分钟；静脉注射 2 分钟血药浓度达峰值，作用持续 15～30 分钟。静脉注射的半衰期（$t_{1/2}$）约 19 分钟。静脉注射后，一次给药量的 13% 以原型自尿排出。

【适应症】

（1）嗜铬细胞瘤的治疗和术前准备。

（2）嗜铬细胞瘤的诊断。（酚妥拉明试验）

（3）预防和治疗因静脉注射去甲肾上腺素外溢而引起的皮肤坏死。

(4) 心力衰竭时减轻心脏负荷。

【用法用量】

成人

(1) 酚妥拉明试验：静脉注射 5 mg，也可先注入 2.5 mg，若反应阴性，再给 5 mg，如此则假阳性的结果可以减少，也减少血压巨降的危险性。

(2) 防止皮肤坏死：在每 1000 mL 含去甲肾上腺素溶液中加入本品 10 mg 静脉滴注，作为预防之用。已发生去甲肾上腺素外溢，用本品 5～10 mg 加 10 mL 氯化钠注射液作局部浸润，此法在外溢后 12 小时内有效。

(3) 嗜铬细胞瘤手术：术前 1～2 小时静脉注射 5 mg，术时静脉注射 5 mg 或滴注 0.5～1 mg/min，以防肿瘤手术时肾上腺素大量释出。

(4) 心力衰竭时减轻心脏负荷：静脉滴注 0.17～0.4 mg/min。

儿童

(1) 酚妥拉明试验：静脉注射一次 1 mg，亦可按体重 0.1 mg/kg 或按体表面积 3 mg/m^2，或肌内注射 3 mg。

(2) 嗜铬细胞瘤手术：术前 1～2 小时肌内或静脉注射 1 mg，亦可按体重 0.1 mg/kg 或按体表面积 3 mg/m^2，必要时可重复；术时静脉注射 1 mg，亦可按体重 0.1 mg/kg 或按体表面积 3 mg/m^2。

【不良反应】 较常见的有体位性低血压、心动过速、心律失常、鼻塞、恶心、呕吐等，晕倒和乏力较少见；突然胸痛（心肌梗死）、神志模糊、头痛、共济失调、言语含糊等极少见，这些都可能是心、脑血管痉挛或阻塞的表现。

【禁忌】

(1) 严重动脉硬化。

(2) 严重肾功能不全。

(3) 胃炎或胃溃疡。

(4) 对本品过敏者。

【注意事项】

(1) 有报道指出，使用本品可出现心肌梗死、脑血管痉挛和脑血管疾病，特别是在低血压时。

(2) 进行酚妥拉明试验时，在给药前、静脉注射给药后至 3 分钟内每 30 秒钟、以后 7 分钟内每分钟测一次血压，或在肌内注射后 30～45 分钟内每 5 分钟测一次血压。试验时应平卧于安静和略暗的室内，静脉注射速度应快，一旦静脉穿刺对血压的影响过去，即予注入。表现为阵发性高血压或分泌儿茶酚胺不太多的嗜铬细胞瘤的患者，可能出现假阴性；尿毒症或使用了降压药、巴比妥类、鸦片类镇痛药、镇静药都可造成酚妥拉明试验假阳性，故试验前 24 小时应停用；用降压药者必须待血压回升至治疗前水平方可给药。逾期发生低血压时，可静脉内滴注去甲肾上腺素，但不宜用肾上腺素，以免血压进一步降低。

(3) 心绞痛、心肌梗死、冠状动脉供血不足患者慎用，存在心力衰竭时可考虑使用。

【孕妇及哺乳期妇女用药】 本品尚缺乏对妊娠妇女的研究，只有在必须使用时，确定对胎儿利大于弊后，方可在妊娠期使用。

尚不知本品是否经乳汁分泌，但为慎重起见，哺乳期妇女要选择停药或者停止哺乳。

【儿童用药】 尚不明确。

【老年用药】 尚不明确。但老年人对其降压作用敏感，易诱发低温，肾功能较差，应用本品时需慎重。

【药物相互作用】

(1) 与拟交感胺类药物合用，使后者的周围血管收缩作用抵消或减弱。

(2) 与胍乙啶合用，体位性低血压或心动过速的发生率增高。

(3) 与二氮嗪合用，使二氮嗪抑制胰岛素释放的作用受抑制。

94. 复方利血平

【通用名称】 复方利血平片

【英文名称】 Compound Reserpine Tablets

【成分】 本品为复方制剂，其组成为每片含利血平 0.032 mg、氢氯噻嗪 3.1 mg、维生素 B_6 1.0 mg、混旋泛酸钙 1.0 mg、三硅酸镁 30 mg、氯化钾 30 mg、维生素 B_1 1.0 mg、硫酸双肼屈嗪 4.2 mg、盐酸异丙嗪 2.1 mg、辅料适量。

【药理毒理】 利血平为肾上腺素能神经阻滞药，可妨碍肾上腺素能神经末梢内介质的储存，将囊泡中具有升压作用的介质耗竭；硫酸双肼屈嗪为血管扩张药，可松弛小动脉平滑肌，降低外周阻力；氢噻嗪则为利尿降压药。三药联合应用有显著的协同作用，促进血压下降。交感神经抑制药利血平、扩血管药硫酸双肼屈嗪和利尿降压药氢噻嗪联合应用，具有协同作用，提高了疗效，减少了剂量，从而降低了各药的不良反应；同时，氢氯噻嗪能增加利血平和硫酸双肼屈嗪的降压作用，还能降低它们的水钠潴留的副作用。

【适应症】 适用于早期和中期高血压病。

【用法用量】 口服。一次 1～2 片，一日 3 次。

【不良反应】 常见的有鼻塞、胃酸分泌增多及大便次数增多等副交感占优势现象以及乏力、体重增加等。

【注意事项】 胃及十二指肠溃疡患者忌用；用药期间出现明显抑郁症状，应即减量或停药。

【孕妇及哺乳期妇女用药】 尚不明确。

【药物相互作用】 利血平化患者，加用洋地黄可能突发心跳停止或心率失常，宜加注意。

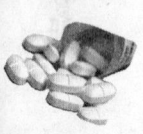

95. 复方利血平氨苯蝶啶

【通用名称】 复方利血平氨苯蝶啶片

【英文名称】 Compound Hypoensive Tablets

【成分】 本品为复方制剂，每片含氢氯噻嗪 12.5 mg、氨苯蝶啶 12.5 mg、硫酸双肼屈嗪 12.5 mg 与利血平 0.1 mg。

【说明】 属于利尿剂。如果运动员尿样中含有利尿剂，并同时含有其他外源性禁用物质（即使该物质浓度可能低于允许浓度上限）时，治疗用药豁免无效。

【药理毒理】 文献报道，氢氯噻嗪和氨苯蝶啶为利尿药，可减少水钠潴留，使血容量降低，循环血量减少，起到降压作用。同时由于排钠能使血管壁钠离子浓度降低，使血管对儿茶酚胺类药及血管紧张素的反应性减弱。因此能增加基础降压药的降压效果，起到协同作用。

氢氯噻嗪与氨苯蝶啶合用能增强利尿作用，各自剂量减少，并互相拮抗副作用。氢氯噻嗪作用于远曲小管及髓袢升支皮质部，抑制钠离子的重吸收，使大量钠离子到达远曲肾小管和集合管，而起利尿作用。氨苯蝶啶为保钾型利尿药，有较弱的利尿作用，并可缓解氢氯噻嗪引起的低钾血症。

硫酸双肼屈嗪和利血平是降压药，扩张细小动脉而使血压下降。利血平能使交感神经节后纤维末梢储存的传导介质去甲肾上腺素减少乃至耗竭，产生抑制去甲肾上腺素能神经作用，血压下降。这两种药物合用，降压效果有协同作用。

【药代动力学】 未进行该项实验且无可靠参考文献。

【适应症】 用于治疗轻、中度高血压，对重度高血压需与其他降压药合用。

【用法用量】 口服。常用量：一次 1 片，一日 1 次。维持量：一次 1 片，2～3 日 1 次。

【不良反应】 偶引起恶心、头胀、乏力、鼻塞、嗜睡等，减少用量或停药后即可消失。

【禁忌】

（1）对本品过敏者禁用。

（2）活动性溃疡、溃疡性结肠炎、抑郁症、严重肾功能障碍者禁用。

【注意事项】 下列情况慎用：
（1）胃与十二指肠溃疡患者。
（2）高尿酸血症或有痛风病史者。
（3）心律失常和有心肌梗死病史患者。
（4）运动员慎用。
【孕妇及哺乳期妇女用药】 禁用。
【儿童用药】 尚无用于儿童的资料。
【老年用药】 老年患者的肾功能有一定程度的生理性减退，应在医生指导下减量应用。
【药物相互作用】 未进行该项实验且无可靠参考文献。
【药物过量】 过量可引起明显低血压，应停药，尽早洗胃，给予支持、对症处理，并密切注意血压、电解质和肾功能的变化情况。

（五）抗休克药

96. 肾上腺素

【通用名称】 盐酸肾上腺素注射液
【英文名称】 Adrenaline Hydrochloride Injection
【药理毒理】 兼有α受体和β受体激动作用。α受体激动引起皮肤、粘膜、内脏血管收缩。β受体激动引起冠状血管扩张，骨骼肌及心肌兴奋，心率增快，支气管平滑肌、胃肠道平滑肌松弛。对血压的影响与剂量有关，常用剂量使收缩压上升而舒张压不升或略降，大剂量使收缩压、舒张压均升高。
【药代动力学】 肾上腺素在体内的代谢途径与异丙肾上腺素相同。口服后有明显的首过效应，在血中被肾上腺素神经末梢摄取，另一部分迅速在肠粘膜及肝中被儿茶酚-氧位-甲基转移酶（COMT）和单胺氧化酶（MAO）灭活，转化为无效代谢物，不能达到有效血浓度。皮下注射由于局部血管收缩使之吸收缓慢，肌内注射吸收较皮下注射为快。皮下注射6～15分钟起效，作用维持1～2小时，肌注作用维持80分钟左右。仅少量原型药物由尿排出。本药可通过胎盘，不易透过血-脑脊液屏障。

【适应症】 主要适用于因支气管痉挛所致严重呼吸困难，可迅速缓解药物等引起的过敏性休克，亦可用于延长浸润麻醉用药的作用时间。各种原因引起的心脏骤停进行心肺复苏的主要抢救用药。

【用法用量】 常用量：皮下注射，0.25～1mg/次；极量：皮下注射，1mg/次。

（1）抢救过敏性休克：如青霉素等引起的过敏性休克。由于本品具有兴奋心肌、升高血压、松弛支气管等作用，故可缓解过敏性休克的心跳微弱、血压下降、呼吸困难等症状。皮下注射或肌注0.5～1mg，也可用0.1～0.5mg缓慢静注（以0.9%氯化钠注射液稀释到10mL），如疗效不好，可改用4～8mg静滴（溶于5%葡萄糖液500～1000mL）。

（2）抢救心脏骤停：可用于麻醉和手术中的意外、药物中毒或心脏传导阻滞等原因引起的心脏骤停，以0.25～0.5mg用10mL生理盐水稀释后静脉滴注（或心内注射），同时进行心脏按压、人工呼吸、纠正酸中毒。对电击引起的心脏骤停，亦可用本品配合电除颤仪或利多卡因等进行抢救。

（3）治疗支气管哮喘：效果迅速但不持久。皮下注射0.25～0.5mg，3～5分钟见效，但仅能维持1小时。必要时每4小时可重复注射一次。

（4）与局麻药合用：加少量[1:（20万～50万）]于局麻药中（如普鲁卡因），在混合药液中，本品浓度为2～5μg/mL，总量不超过0.3mg，可减少局麻药的吸收而延长其药效，并减少其毒副作用，亦可减少手术部位的出血。

（5）制止鼻粘膜和齿龈出血：将浸有（1:20000）～（1:1000）溶液的纱布填塞出血处。

（6）治疗荨麻疹、枯草热、血清反应

等：皮下注射 1:1000 溶液 0.2～0.5 mL，必要时再以上述剂量注射一次。

【不良反应】

(1) 心悸、头痛、血压升高、震颤、无力、眩晕、呕吐、四肢发凉。

(2) 有时可有心律失常，严重者可由于心室颤动而致死。

(3) 用药局部可有水肿、充血、炎症。

【注意事项】

(1) 下列情况慎用：器质性脑病、心血管病、青光眼、帕金森氏病、噻嗪类引起的循环虚脱及低血压、精神神经疾病。

(2) 用量过大或皮下注射时误入血管后，可引起血压突然上升而导致脑溢血。

(3) 每次局麻使用剂量不可超过 300μg，否则可引起心悸、头痛、血压升高等。

(4) 与其他拟交感药有交叉过敏反应。

(5) 可透过胎盘。

(6) 抗过敏休克时，须补充血容量。

【禁忌】 高血压、器质性心脏病、冠状动脉疾病、糖尿病、甲状腺功能亢进、洋地黄中毒、外伤性及出血性休克、心源性哮喘等患者禁用。

【孕妇及哺乳期妇女用药】 必须应用本品时应慎用。

【儿童用药】 必须应用本品时应慎用。

【老年用药】 老年人对拟交感神经药敏感，必须应用本品时宜慎重。

【药物相互作用】

(1) α受体阻滞剂以及各种血管扩张药可对抗本品的加压作用。

(2) 与全麻药合用，易产生心律失常，直至室颤。用于指、趾部局麻时，药液中不宜加用本品，以免肢端供血不足而坏死。

(3) 与洋地黄、三环类抗抑郁药合用，可致心律失常。

(4) 与麦角制剂合用，可致严重高血压和组织缺血。

(5) 与利血平、胍乙啶合用，可致高血压和心动过速。

(6) 与β受体阻滞剂合用，两者的β受体效应互相抵消，可出现血压异常升高、心动过缓和支气管收缩。

(7) 与其他拟交感胺类药物合用，心血管作用加剧，易出现副作用。

(8) 与硝酸酯类合用，本品的升压作用被抵消，硝酸酯类的抗心绞痛作用减弱。

97. 去甲肾上腺素

【通用名称】 重酒石酸去甲肾上腺素注射液

【英文名称】 Noradrenaline Bitartrate Injection

【药理毒理】 本品为肾上腺素受体激动药。是强烈的α受体激动药，同时也激动β受体。通过α受体激动，可引起血管极度收缩，使血压升高，冠状动脉血流增加；通过β受体的激动，使心肌收缩加强，心排出量增加。用量按每分钟 0.4mg/kg 时，β受体激动为主；用较大剂量时，以α受体激动为主。

【药代动力学】 皮下注射后吸收差，且易发生局部组织坏死。临床上一般采用静脉滴注，静脉给药后起效迅速，停止滴注后作用时效维持 1～2 分钟，主要在肝内代谢成无活性的代谢产物。经肾排泄，仅微量以原型排泄。

【适应症】 用于治疗急性心肌梗死、体外循环等引起的低血压；对血容量不足所致的休克、低血压或嗜铬细胞瘤切除术后的低血压，本品作为急救时补充血容量的辅助治疗，以使血压回升，暂时维持脑与冠状动脉灌注，直到补充血容量治疗发生作用；也可用于椎管内阻滞时的低血压及心跳骤停复苏后血压维持。

【用法用量】 用 5% 葡萄糖注射液或葡萄糖氯化钠注射液稀释后静滴。

成人 开始以 8～12μg/min 速度滴注，调整滴速以使血压升到理想水平；维持量为

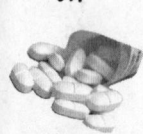

2～4μg/min。在必要时可按医嘱超越上述剂量，但需注意保持或补足血容量。

小儿　开始按体重以 0.02～0.1μg/(kg·min)速度滴注，按需要调节滴速。

【不良反应】

（1）药液外漏可引起局部组织坏死。

（2）本品强烈的血管收缩可以使重要脏器官血流减少，肾血流锐减后尿量减少，组织供血不足导致缺氧和酸中毒；持久或大量使用时，可使回心血流量减少，外周血管阻力升高，心排血量减少，后果严重。

（3）应重视的反应包括静脉输注时沿静脉径路皮肤发白，注射局部皮肤破溃、皮肤紫绀、发红，严重眩晕，上述反应虽属少见，但后果严重。

（4）个别病人因过敏而有皮疹、面部水肿。

（5）在缺氧、电解质平衡失调、器质性心脏病病人中或逾量时，可出现心律失常；血压升高后可出现反射性心率减慢。

（6）以下反应如持续出现应注意：焦虑不安、眩晕、头痛、皮肤苍白、心悸、失眠等。

（7）逾量时可出现严重头痛及高血压、心率缓慢、呕吐、抽搐。

【禁忌】　禁止与含卤素的麻醉剂和其他儿茶酚胺类药合并使用，可卡因中毒及心动过速患者禁用。

【注意事项】　缺氧、高血压、动脉硬化、甲状腺功能亢进症、糖尿病、闭塞性血管炎、血栓病患者慎用。用药过程中必须监测动脉压、中心静脉压、尿量、心电图。

【孕妇及哺乳期妇女用药】　孕妇应权衡利弊慎用。本品易通过胎盘，使子宫血液收缩，血流减少导致胎儿缺氧。哺乳期用药，尚未发现问题。

【儿童用药】　小儿应选粗大静脉注射并需更换注射部位，在应用中至今未发现特殊问题。

【老年用药】　老年人长期或大量使用，可使心排血量减低。

【药物相互作用】

（1）与全麻药如氯仿、环丙烷、氟烷等同用，可使心肌对拟交感胺类药反应更敏感，容易发生室性心律失常，不宜同用，必须同用时应减量给药。

（2）与β受体阻滞剂同用，各自的疗效降低，β受体阻滞后α受体作用突出，可发生高血压，心动过缓。

（3）与降压药同用可抵消或减弱降压药的作用，与甲基多巴同用还可使本品加压作用增强。

（4）与洋地黄类同用，易致心律失常，需严密注意心电监测。

（5）与其他拟交感胺类同用，心血管作用增强。

（6）与麦角制剂如麦角胺、麦角新碱或缩宫素同用，促使血管收缩作用加强，引起严重高血压，心动过缓。

（7）与三环类抗抑郁药合用，由于抑制组织吸收本品或增强肾上腺素受体的敏感性，可加强本品的心血管作用，引起心律失常、心动过速、高血压或高热，如必须合用，则开始本品用量需小，并监测心血管作用。

（8）与甲状腺激素同用，使二者的作用均加强。

（9）与妥拉唑林同用可引起血压下降，继以血压过度反跳上升，故妥拉唑林逾量时不宜用本品。

【药物过量】　持久或大量使用时，可使回心血流量减少，外周血管阻力升高，心排血量减少，后果严重，应即停药。适当补充液体及电解质，血压过高给予α受体阻滞剂，如酚妥拉明 5～10mg 静脉注射。

98. 异丙肾上腺素

【通用名称】　盐酸异丙肾上腺素注射液

【英文名称】　Isoprenaline Hydrochloride

Injection

【药理毒理】 本品为β受体激动剂，对β₁和β₂受体均有强大的激动作用，对α受体几乎无作用。主要作用如下：

（1）作用于心脏β₁受体，使心收缩力增强，心率加快，传导加速，心输出量和心肌耗氧量增加。

（2）作用于血管平滑肌β₂受体，使骨骼肌血管明显舒张，肾、肠系膜血管及冠脉亦不同程度舒张，血管总外周阻力降低。其心血管作用导致收缩压升高，舒张压降低，脉压差变大。

（3）作用于支气管平滑肌β₂受体，使支气管平滑肌松弛。

（4）促进糖原和脂肪分解，增加组织耗氧量。

【药代动力学】 静注后，作用维持不到1小时。$t_{1/2\beta}$根据注射的快慢为1分钟至数分钟。静注后40%～50%以原型排出。

【适应症】

（1）治疗心源性或感染性休克。

（2）治疗完全性房室传导阻滞、心搏骤停。

【用法用量】

（1）救治心脏骤停，心腔内注射0.5～1 mg。

（2）Ⅲ度房室传导阻滞，心率每分钟不及40次时，可以本品0.5～1 mg加在5%葡萄糖注射液200～300 mL内缓慢静滴。

【不良反应】 常见的不良反应有：口咽发干、心悸不安；少见的不良反应有：头晕、目眩、面潮红、恶心、心率增速、震颤、多汗、乏力等。

【禁忌】 心绞痛、心肌梗死、甲状腺功能亢进及嗜铬细胞瘤患者禁用。

【注意事项】

（1）心律失常并伴有心动过速；心血管疾患，包括心绞痛、冠状动脉供血不足；糖尿病；高血压；甲状腺功能亢进；洋地黄中毒所致的心动过速慎用。

（2）遇有胸痛及心律失常应及早重视。

（3）交叉过敏：病人对其他肾上腺能激动药过敏者，对本品也常过敏。

【孕妇及哺乳期妇女用药】 美国FDA妊娠危险性分类为C类。

【药物相互作用】

（1）与其他拟肾上腺素药物合用可增效，但不良反应也增多。

（2）并用普萘洛尔时本品的作用受到拮抗。

【药物过量】 对有明显缺氧的哮喘患者，用量过大，易引起心律失常，甚至可致室性心动过速及心室颤动。

99. 间羟胺

【通用名称】 重酒石酸间羟胺注射液

【英文名称】 Metaraminol Bitartrate Injection

【药理毒理】 本品主要作用于α受体，直接兴奋α受体，较去甲肾上腺素作用弱但较持久，对心血管的作用与去甲肾上腺素相似。能收缩血管，持续地升高收缩压和舒张压，也可增强心肌收缩力，正常人心输出量变化不大，但能使休克患者的心输出量增加。对心率的兴奋不很显著，很少引起心律失常，无中枢神经兴奋作用。由于其升压作用可靠，维持时间较长，较少引起心悸或尿量减少等反应。连续给药时，因本品间接在肾上腺素神经囊泡中取代递质，可使递质减少，内在效应减弱，故不能突然停药，以免发生低血压反跳。

【药代动力学】 本品的人体药代动力学参数尚缺乏研究。肌注10分钟或皮下注射5～20分钟后血压升高，持续约1小时；静注1～2分钟起效，持续约20分钟。不被单胺氧化酶破坏，作用较久。主要在肝内代谢，代谢物多经胆汁和尿排出。

【适应症】
（1）防治椎管内阻滞麻醉时发生的急性低血压。
（2）用于出血、药物过敏、手术并发症及脑外伤或脑肿瘤合并休克而发生的低血压的辅助性对症治疗。
（3）用于心源性休克或败血症所致的低血压。

【用法用量】
成人
（1）肌内或皮下注射：2～10 mg/次（以间羟胺计），由于最大效应不是立即显现，在重复用药前对初始量效应至少应观察10分钟。
（2）静脉注射：初量 0.5～5 mg，继而静滴，用于重症休克。
（3）静脉滴注：将间羟胺 15～100 mg 加入 5% 葡萄糖液或氯化钠注射液 500 mL 中滴注，调节滴速以维持合适的血压。
成人极量一次 100 mg（0.3～0.4 mg/min）。

小儿
（1）肌内或皮下注射：按 0.1 mg/kg，用于严重休克。
（2）静脉滴注：按体重 0.4 mg/kg 或按体表面积 12 mg/m²，用氯化钠注射液稀释至每 25 mL 中含间羟胺 1 mg 的溶液，滴速以维持合适的血压水平为度。
（3）配制后应于 24 小时内用完，滴注液中不得加入其他难溶于酸性溶液配伍禁忌的药物。

【不良反应】
（1）心律失常，发生率随用量及病人的敏感性而异。
（2）升压反应过快过猛可致急性肺水肿、心律失常、心跳停顿。
（3）过量的表现为抽搐、严重高血压、严重心律失常，此时应立即停药观察，血压过高者可用 5～10 mg 酚妥拉明静脉注射，必要时可重复。
（4）静脉滴注时药液外溢，可引起局部血管严重收缩，导致组织坏死糜烂或红肿硬结形成脓肿。
（5）长期使用骤然停药时可能发生低血压。

【注意事项】
（1）甲状腺功能亢进、高血压、冠心病、充血性心力衰竭、糖尿病患者和疟疾病史者慎用。
（2）血容量不足者应先纠正后再用本品。
（3）本品有蓄积作用，如用药后血压上升不明显，须观察 10 分钟以上再决定是否增加剂量，以免贸然增量致使血压上升过高。
（4）给药时应选用较粗大静脉注射，并避免药液外溢。
（5）短期内连续应用，出现快速耐受性，作用会逐渐减弱。

【孕妇及哺乳期妇女用药】 尚不明确。

【药物相互作用】
（1）与环丙烷、氟烷或其他卤化烃类麻醉药合用，易致心律失常。
（2）与单胺氧化酶抑制剂并用，使升压作用增强，引起严重高血压。
（3）与洋地黄或其他拟肾上腺素药并用，可致异位心律。
（4）不宜与碱性药物共同滴注，因可引起本品分解。

【药物过量】 药物过量，血压过高者可静注酚妥拉明 5～10 mg。

100. 多巴胺

【通用名称】 盐酸多巴胺注射液

【英文名称】 Dopamine Hydrochloride Injection

【药理毒理】 激动交感神经系统肾上腺素受体和位于肾、肠系膜、冠状动脉、脑动脉的多巴胺受体其效应为剂量依赖性。

(1) 小剂量时（每分钟按体重0.5～2μg/kg，主要作用于多巴胺受体，使肾及肠系膜血管扩张，肾血流量及肾小球滤过率增加，尿量及钠排泄量增加。

(2) 小到中等剂量（每分钟按体重2～10μg/kg），能直接激动 β_1 受体及间接促使去甲肾上腺素自储藏部位释放，对心肌产生正性应力作用，使心肌收缩力及心搏量增加，最终使心排血量增加、收缩压升高、脉压可能增大，舒张压无变化或有轻度升高，外周总阻力常无改变，冠脉血流及耗氧改善。

(3) 大剂量时（每分钟按体重大于10μg/kg），激动 α 受体，导致周围血管阻力增加，肾血管收缩，肾血流量及尿量反而减少。由于心排血量及周围血管阻力增加，致使收缩压及舒张压均增高。

① 对心脏 β_1 受体激动，增加心肌收缩力作用强得多。

② 由于增加肾和肠系膜的血流量，可防止由这些器官缺血所致的休克恶性发展。在相同地增加心肌收缩力情况下，致心律失常和增加心肌耗氧的作用较弱。总之，多巴胺对于伴有心肌收缩力减弱、尿量减少而血容量已为补足的休克患者尤为适用。

【药代动力学】 口服无效，静脉滴入后在体内分布广泛，不易通过血-脑脊液屏障。静注5分钟内起效，持续5～10分钟，作用时间的长短与用量不相关。在体内很快通过单胺氧化酶及儿茶酚-氧位-甲基转移酶（COMT）的作用，在肝、肾及血浆中降解成无活性的化合物。一次用量的25%左右，在肾上腺神经末梢代谢成去甲基肾上腺素。半衰期约为2分钟。经肾排泄，约80%在24小时内排出，尿液内以代谢物为主，极小部分为原型。

【适应症】 适用于心肌梗死、创伤、内毒素败血症、心脏手术、肾功能衰竭、充血性心力衰竭等引起的休克综合征；补充血容量后休克仍不能纠正者，尤其有少尿及周围血管阻力正常或较低的休克。由于本品可增加心排血量，也用于洋地黄和利尿剂无效的心功能不全。

【用法用量】
(1) 成人常用量：静脉注射，开始时按体重1～5μg/(kg·min)，10分钟内以1～4μg/(kg·min)速度递增，以达到最大疗效。

(2) 慢性顽固性心力衰竭：静滴开始时，按体重0.5～2μg/(kg·min)逐渐递增。多数病人按1～3μg/(kg·min)给予即可生效。

(3) 闭塞性血管病变：静滴开始时按1μg/(kg·min)，逐渐增至5～10μg/(kg·min)，直到20μg/(kg·min)，以达到最满意效应。

(4) 危重病例：先按5μg/(kg·min)滴注，然后以5～10μg/(kg·min)递增至20～50μg/(kg·min)，以达到满意效应；或本品20mg加入5%葡萄糖注射液200～300mL中静滴，开始时按75～100μg/(kg·min)滴入，以后根据血压情况，可加快速度和加大浓度，但最大剂量不超过500μg/min。

【不良反应】 常见的有胸痛、呼吸困难、心悸、心律失常（尤其用大剂量）、全身软弱无力感，心跳缓慢、头痛、恶心、呕吐者少见。长期应用大剂量或小剂量用于外周血管病患者，出现的反应有手足疼痛或手足发凉；外周血管长时期收缩，可能导致局部坏死或坏疽；过量时可出现血压升高，此时应停药，必要时给予α受体阻滞剂。

【注意事项】
(1) 交叉过敏反应：对其他拟交感胺类药高度敏感的病人，可能对本品也异常敏感。

(2) 对人体研究尚不充分，动物实验未见有致畸。给妊娠鼠有导致新生仔鼠存活率降低，而且存活者潜在形成白内障的报道。孕妇应用时必须权衡利弊。

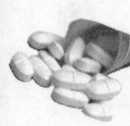

（3）本品是否排入乳汁未确定，但在哺乳期妇女应用未发生问题。

（4）本品在小儿应用未有充分研究。

（5）本品在老年人应用未有充分研究，但未见报告发生问题。

（6）下列情况应慎用：

① 嗜铬细胞瘤患者不宜使用。

② 闭塞性血管病（或有既往史者），包括动脉栓塞、动脉粥样硬化、血栓闭塞性脉管炎、冻伤（如冻疮）、糖尿病性动脉内膜炎、雷诺氏病等慎用。

③ 对肢端循环不良的病人，须严密监测，注意坏死及坏疽的可能性。

④ 频繁的室性心律失常时应用本品也须谨慎。

（7）在滴注本品时须进行血压、心排血量、心电图及尿量的监测。

（8）给药说明：

① 应用多巴胺治疗前必须先纠正低血容量。

② 在滴注前必须稀释，稀释液的浓度取决于剂量及个体需要的液量，若不需要扩容，可用0.8 mg/mL 溶液，如有液体潴留，可用1.6～3.2 mg/mL 溶液。中、小剂量对周围血管阻力无作用，用于处理低心排血量引起的低血压；较大剂量则用于提高周围血管阻力以纠正低血压。

③ 选用粗大的静脉作静注或静滴，以防药液外溢，及产生组织坏死；如确已发生液体外溢，可用5～10mg酚妥拉明稀释溶液在注射部位作浸润。

④ 静滴时应控制滴速，滴注的速度和时间需根据血压、心率、尿量、外周血管灌流情况、异位搏动出现与否等而定，可能时应做心排血量测定。

⑤ 休克纠正时即减慢滴速。

⑥ 遇有血管过度收缩引起舒张压不成比例升高和脉压减小、尿量减少、心率增快或出现心律失常，滴速必须减慢或暂停滴注。

⑦ 如在滴注多巴胺时血压继续下降或经调整剂量仍持续低血压，应停用多巴胺，改用更强的血管收缩药。

⑧ 突然停药可产生严重低血压，故停用时应逐渐递减。

【孕妇及哺乳期妇女用药】 尚不明确。

【药物相互作用】

（1）与硝普钠、异丙肾上腺素、多巴酚丁胺合用，注意心排血量的改变，比单用本品时反应不同。

（2）大剂量多巴胺与α受体阻滞剂如酚苄明、酚妥拉明、妥拉唑林（tolazoline）等同用，后者的扩血管效应可被本品的外周血管的收缩作用拮抗。

（3）与全麻药（尤其是环丙烷或卤代碳氢化合物）合用，由于后者可使心肌对多巴胺异常敏感，引起室性心律失常。

（4）与β受体阻滞剂同用，可拮抗多巴胺对心脏的$β_1$受体作用。

（5）与硝酸酯类同用，可减弱硝酸酯的抗心绞痛及多巴胺的升压效应。

（6）与利尿药同用，一方面由于本品作用于多巴胺受体扩张肾血管，使肾血流量增加，可增加利尿作用；另一方面本品自身还有直接的利尿作用。

（7）与胍乙啶同用时，可加强多巴胺的加压效应，使胍乙啶的降压作用减弱，导致高血压及心律失常。

（8）与三环类抗抑郁药同时应用，可能增加多巴胺的心血管作用，引起心律失常、心动过速、高血压。

（9）与单胺氧化酶抑制剂同用，可延长及加强多巴胺的效应；已知本品是通过单胺氧化酶代谢，在给多巴胺前2～3周曾接受单胺氧化酶抑制剂的病人，初量至少减到常用剂量的1/10。

（10）与苯妥英钠同时静注可产生低血压与心动过缓。在用多巴胺时，如必须用苯妥英钠抗惊厥治疗时，则须考虑两药交替使用。

101. 多巴酚丁胺

【通用名称】 盐酸多巴酚丁胺注射液

【英文名称】 Dobutamine Hydrochloride Injection

【药理毒理】

（1）对心肌产生正性肌力作用，主要作用于 β_1 受体，对 β_2 及 α 受体作用相对较小。

（2）能直接激动心脏 β_1 受体以增强心肌收缩和增加搏出量，使心排血量增加。

（3）可降低外周血管阻力（后负荷减少），但收缩压和脉压一般保持不变，或仅因心排血量增加而有所增加。

（4）能降低心室充盈压，促进房室结传导。

（5）心肌收缩力有所增强，冠状动脉血流及心肌耗氧量常增加。

（6）由于心排血量增加，肾血流量及尿量常增加。

（7）本品与多巴胺不同，多巴酚丁胺并不间接通过内源性去甲肾上腺素的释放，而是直接作用于心脏。

【药代动力学】 口服无效，静脉注入 1～2 分钟内起效，如缓慢滴注可延长到 10 分钟，一般静注后 10 分钟作用达高峰，持续数分钟。表观分布容积为 0.2 L/kg，清除率为 244L/小时，半衰期约为 2 分钟，在肝脏代谢成无活性的化合物。代谢物主要经肾脏排出。

【适应症】 用于器质性心脏病时心肌收缩力下降引起的心力衰竭，包括心脏直视手术后所致的低排血量综合征，作为短期支持治疗。

【用法用量】 静脉给药。

成人 将多巴酚丁胺加于 5% 葡萄糖液或 0.9% 氯化钠注射液中稀释后，以滴速 2.5～10μg/（kg·min）给予，在 15μg/（kg·min）以下的剂量时，心率和外周血管阻力基本无变化；偶用 >15 μg/（kg·min），但需注意过大剂量仍然有可能加速心率并产生心律失常。

【不良反应】 可有心悸、恶心、头痛、胸痛、气短等，如出现收缩压增加（多数增高 1.33～2.67kPa（10～20mmHg），少数升高 6.67kPa（50 mmHg）或更多），心率增快（多数在原来基础上增加 5～10 次/min，少数可增加 30 次以上）与剂量有关，应减量或暂停用药。

【注意事项】

（1）交叉过敏反应：对其他拟交感药过敏，可能对本品也敏感。

（2）对妊娠的影响：在人体应用未发生问题。

（3）本品是否排入乳汁未定，但应用未发生问题。

（4）梗阻性肥厚型心肌病不宜使用，以免加重梗阻。

（5）下列情况应慎用：

① 心房颤动，多巴酚丁胺能加快房室传导，心室率加速，如须用本品，应先给予洋地黄类药。

② 高血压可能加重。

③ 严重的机械梗阻，如重度主动脉瓣狭窄，多巴酚丁胺可能无效。

④ 低血容量时应用本品可加重，故用前须先加以纠正。

⑤ 室性心律失常可能加重。

⑥ 心肌梗死后，使用大量本品可能使心肌耗氧量增加而加重缺血。

⑦ 用药期间应定时或连续监测心电图、血压、心排血量，必要或可能时监测肺楔嵌压。

【孕妇及哺乳期妇女用药】 尚不明确。

【儿童用药】 本品在小儿中应用缺乏研究。

【老年用药】 本品在老年人中研究尚未进行，但应用预期不受限制。

【药物相互作用】
（1）与全麻药尤其是环丙烷、氟烷等同用，室性心律失常发生的可能性增加。

（2）与β受体阻滞剂同用，可拮抗本品对β_1受体的作用，导致α受体作用占优势，外周血管的总阻力加大。

（3）与硝普钠同用，可导致心排血量微增，肺楔嵌压略降。

（4）本品不得与碳酸氢钠等碱性药物混合使用。

（六）调脂及抗动脉粥样硬化药

102. 辛伐他汀

【通用名称】 辛伐他汀片

【英文名称】 Simvastatin Tablets

【药理毒理】 本品本身无活性，口服吸收后的水解产物在体内竞争性地抑制胆固醇合成过程中的限速酶羟甲戊二酰辅酶A还原酶，使胆固醇的合成减少，也使低密度脂蛋白受体合成增加，主要作用部位在肝脏，结果使血胆固醇和低密度脂蛋白胆固醇水平降低，中度降低血清甘油三酯水平和增高血高密度脂蛋白水平。由此对动脉粥样硬化和冠心病的防治产生作用。

在小鼠，给3～4倍人用剂量可以致癌，但在人类大规模长期临床试验中未见肿瘤发生增加。已有的研究未发现本品有致突变作用。

【药代动力学】 本品口服吸收良好，吸收后肝内的浓度高于其他组织，在肝内经广泛首关代谢，水解为代谢产物，以β-羟酸为主的三种代谢产物有活性。本品及β-羟酸代谢物的蛋白结合率高达95%，达峰时间为1.3～2.4小时，$t_{1/2\beta}$为3小时。60%从粪便排出，13%从尿排出。治疗2周可见疗效，4～6周达高峰，长期治疗后停药，作用持续4～6周。

【适应症】
（1）高脂血症：

① 对于原发性高胆固醇血症、杂合子家族性高胆固醇血症或混合性高胆固醇血症的患者，当饮食控制及其他非药物治疗不理想时，辛伐他汀可用于降低升高的总胆固醇、低密度脂蛋白胆固醇、载脂蛋白B和甘油三酯。且辛伐他汀升高高密度脂蛋白胆固醇，从而降低低密度脂蛋白与高密度脂蛋白的比率，以及总胆固醇与高密度脂蛋白的比率。

② 对于纯合子家族性高胆固醇血症患者，当饮食控制及非饮食疗法不理想时，辛伐他汀可用于降低升高的总胆固醇、低密度脂蛋白胆固醇和载脂蛋白B。

（2）冠心病：

① 减少死亡的危险性。

② 减少冠心病死亡及非致死性心肌梗死的危险性。

③ 减少脑卒中和短暂性脑缺血的危险性。

④ 减少心肌血管再通手术（冠状动脉搭桥术及经皮气囊冠状动脉成形术）的危险性。

⑤ 延缓动脉粥样硬化的进展，包括新病灶及全堵塞的发生。

【用法用量】 口服，如需要可掰开服用。

（1）高胆固醇血症：一般始服剂量为每日10 mg，晚间顿服。对于胆固醇水平轻至中度升高的患者，始服剂量为每日5 mg。若需调整剂量则应间隔4周以上，最大剂量为每日40 mg，晚间顿服。当低密度脂蛋白胆固醇水平降至75 mg/dL（1.94 mmol/L）或总胆固醇水平降至140 mg/dL（3.6 mmol/L）以下时，应减低辛伐他汀的服用剂量。

（2）纯合子家族性高胆固醇血症：根据对照临床研究结果，对纯合子家族性高胆固醇血症病人，建议辛伐他汀40 mg/日，晚间顿服，或80 mg/日分早晨20 mg、午间20 mg和晚间40 mg三次服用。辛伐他汀应与其他降脂疗法联合应用（如低密度脂蛋白提取法），当无法使用这些方法时，也可单独应用辛伐他汀。

(3) 冠心病：冠心病患者可以每天晚上服用 20 mg 作为起始剂量，如需要剂量调整，可参考以上说明（高胆固醇血症用法与用量）。

(4) 协同治疗：辛伐他汀单独应用或与胆酸螯合剂协同应用时均有效。对于已同时服用免疫抑制剂类药物的患者，辛伐他汀的推荐剂量为每日 10 mg。

(5) 肾功能不全：由于辛伐他汀由肾脏排泄不明显，故中度肾功能不全病人不必调整剂量；对于严重肾功能不全的患者（肌酐清除率小于 30 mL/min），如使用剂量超过每日 10 mg 时应慎重考虑，并小心使用。

【不良反应】 辛伐他汀一般耐受性良好，大部分不良反应轻微且为一过性。在临床对照试验中只有少于 2% 的病人因辛伐他汀的不良反应而中途停药。在已有对照组的临床试验中，不良反应（分为可能、可疑或肯定）与药物有关的发生率大于或等于 1% 的有：腹痛、便秘、胃肠胀气。发生率在 0.5%～0.9% 的不良反应有疲乏、无力、头痛。发现肌病的报告很罕见。

下列不良反应的报道曾出现在无对照组临床试验或上市后的应用中，如恶心、腹泻、皮疹、消化不良、瘙痒、脱发、晕眩、肌肉痉挛、肌痛、胰腺炎、感觉异常、外周神经病变、呕吐和贫血、横纹肌溶解和肝炎/黄疸罕有发生。包括下列一项或多项特征的明显的过敏反应综合征罕有报道，如血管神经性水肿、狼疮样综合征、风湿性多发性肌痛、脉管炎、血小板减少症、嗜酸性粒细胞增多、血沉（ESR）增高、关节炎、关节痛、荨麻疹、光敏感性、发热、潮红、呼吸困难以及不适。

实验室检查发现：血清氨基转移酶显著和持续性升高的情况罕有报道。肝功能检查异常为轻微或一过性。来源于骨骼肌部分的血清磷酸肌酸激酶（CK）升高的情况也有报告。

【禁忌】
(1) 对任何成分过敏者。
(2) 活动性肝炎或无法解释的持续血清氨基转移酶升高者。
(3) 与四氢萘酚类钙通道阻滞剂米贝地尔合用。

【注意事项】
(1) 病人接受辛伐他汀治疗以前应接受标准胆固醇饮食并在治疗过程中继续使用。

(2) 肝脏反应。本药应慎用在大量饮酒和/或有肝病历史的病人。有活动性肝病或无法解释的氨基转移酶升高者应禁用辛伐他汀。在临床实验中，有少数服用辛伐他汀的患者有显著的血清氨基转移酶持续升高（超过正常值 3 倍以上）的现象；停药后，氨基转移酶可回复至治疗前水平；但无黄疸或其他有关的临床症状或体征，亦无过敏现象。建议在治疗前对于氨基转移酶有升高现象的患者应加强检查并多加留意。如果病人的氨基转移酶有继续升高的表现，特别是氨基转移酶升高超过正常值 3 倍以上并保持持续，则应停药。与其他降脂药相同，应用辛伐他汀治疗的患者氨基转移酶中等程度升高（低于正常值 3 倍的情况）亦有报道。这些变化通常在应用辛伐他汀治疗后不久即有出现，但一般为一过性且不伴随任何症状，所以不必停药。

(3) 肌肉反应。应用辛伐他汀治疗的患者普遍有肌酸激酶（CK，来自骨骼肌）轻微的一过性升高，但这些并无任何临床意义。对于有弥漫性的肌痛、肌软弱或/和显著的肌酸激酶（CK）升高（大于正常值 10 倍以上）的情况应考虑为肌病，因此应要求病人若发现有不可解释的上述肌病征象应立即告诉医生。若发现肌酸激酶（CK）显著上升或诊断或怀疑肌痛，应立即停止辛伐他汀的治疗。对于有急性或严重的条件暗示的肌病及有因横纹肌溶解而导致二次急性肾衰竭倾向的病人应停止甲基羟戊二酰辅酶A（HMG-CoA）还原酶抑制剂的治疗。

（4）眼科检查。即使在没有任何药物治疗时，随着年龄增长晶状体混浊的发病率亦会增加，长期临床研究资料显示，辛伐他汀对人体晶状体无不良作用。

（5）纯合子型家庭性高胆固醇血症。由于纯合子型家族性高胆固醇血症的患者低密度脂蛋白（LDL）受体完全缺乏的缘故，辛伐他汀对此类病人的治疗效果不大理想。

（6）高三酰甘油血症。辛伐他汀只有中等程度降低三酰甘油的效果，而不适合治疗以三酰甘油升高为主的异常情况（如Ⅰ、Ⅳ及Ⅴ型高脂血症）。

（7）对酒精饮用量过大和/或有既往肝脏病史的患者，应谨慎使用本品。

【孕妇及哺乳期妇女用药】

（1）尚无孕妇用辛伐他汀的资料。妊娠期妇女禁用辛伐他汀。因为动脉粥样硬化是慢性过程，所以妊娠期停用降脂药对治疗原发性高胆固醇血症的远期效果影响甚少。而且胆固醇及其生物合成途径的其他产物是胎儿发育的必需成分，包括类固醇和细胞膜的合成。因为甲基羟戊二酰辅酶A（HMG-CoA）还原酶抑制剂如辛伐他汀能降低胆固醇的合成，而且也可以降低胆固醇生物合成通路的其他产物。所以孕妇服用辛伐他汀可能有损于胎儿。在育龄妇女中，辛伐他汀只能用于那些怀孕可能性很小的妇女。若妇女在服药过程中怀孕，则应停用辛伐他汀并告知对胎儿可能造成的损害。

（2）目前还不了解辛伐他汀及其代谢产物是否经人乳分泌，因为许多药物经人乳分泌且有潜在的严重副作用，故服用辛伐他汀的妇女不宜给予母乳。

【儿童用药】 儿童用药的安全性和有效性尚未确定。辛伐他汀目前不推荐给儿童服用。

【老年用药】 在老年患者（大于65岁）应用辛伐他汀的对照临床试验中，其对于降低总胆固醇和低密度脂蛋白（LDL）胆固醇的效果与其他人群的结果相同，而不良反应和试验室检查异常的出现频率亦无明显增多。

【药物相互作用】

（1）当辛伐他汀与其他在治疗剂量下对细胞色素P450 3A4有明显抑制作用的药物（如环孢霉素、米贝地尔、伊曲康唑、酮康唑、红霉素、克拉霉素和奈法唑酮）或纤维酸类衍生物或烟酸合用时，导致横纹肌溶解的危险性增高。

（2）本品与甲基羟戊二酰辅酶A（HMG-CoA）还原酶抑制剂合并用药会增加肌病的发生率和严重程度，这些药物包括吉非贝齐和其他贝特类，以及降脂剂量的烟酸（≥1g/日）。此外，血浆中高水平的甲基羟戊二酰辅酶A（HMG-CoA）还原酶抑制剂的活性增高也会增加肌病的危险。辛伐他汀和其他甲基羟戊二酰辅酶A（HMG-CoA）还原酶抑制剂由细胞色素P450的同功酶3A4所代谢。数种在治疗剂量对此代谢途径有明显抑制作用的药物能增高甲基羟戊二酰辅酶A（HMG-CoA）还原酶抑制剂的血药水平，并因而增加肌病的危险。这些药物包括环孢菌素、四氢萘酚类、钙通道阻滞剂米贝地尔、伊曲康唑、酮康唑及其他抗真菌唑类、大环内酯类抗生素红霉素和克拉霉素，以及抗抑郁药奈法唑酮。

（3）香豆类衍生物：临床研究曾发现辛伐他汀能中度提高香豆类抗凝剂的抗凝效果，故成人早期应用抗凝血治疗及并用辛伐他汀时应多次检查凝血酶原时间，借此确定凝血酶原时间没有显著改变。当服用香豆类衍生物的病人，已有一个稳定的凝血酶原时间后，仍推荐在固定的期间内继续作凝血酶原时间的监测。如果辛伐他汀的剂量有变动，应同样执行以上的程序。在未服用抗凝血剂的病人中，辛伐他汀治疗从未有报道对出血或凝血酶原时间有影响。

八、呼吸系统用药

（一）祛痰药

103. 溴己新

【通用名称】 盐酸溴己新片
【英文名称】 Bromhexine Hydrochloride Tablets
【药理毒理】 本品直接作用于支气管腺体，能使粘液分泌细胞的溶酶体释出，从而使粘液中的粘多糖解聚，降低粘液的粘稠度；还能引起呼吸道分泌粘性低的小分子粘蛋白，使痰液变稀，易于咳出。
【药代动力学】 口服1小时生效，维持6～8小时，连服3～5天才达到本品的最佳效应。绝大部分的代谢物随尿液排出，粪便仅排除极少部分。
【适应症】 本品主要用于慢性支气管炎、哮喘等引起的粘痰不易咳出的患者。
【用法用量】 口服。成人，一次1～2片，一日3次。
【不良反应】 偶有恶心、胃部不适；可能使血清转氨酶暂时升高。
【注意事项】
（1）本品对胃肠道粘膜有刺激性，胃炎或胃溃疡患者慎用。
（2）肝功能不全患者应在医师指导下使用。
（3）对本品过敏者禁用，过敏体质者慎用。
（4）本品性状发生改变时禁止使用。
（5）请将本品放在儿童不能接触的地方。
（6）儿童必须在成人监护下使用。
（7）如正在使用其他药品，使用本品前请咨询医师或药师。

【药物相互作用】
（1）本品可增加四环素与阿莫西林的疗效。
（2）如与其他药物同时使用可能会发生药物相互作用，详情请咨询医师或药师。

104. 氨溴索

104.1 氨溴索胶囊

【通用名称】 盐酸氨溴索胶囊
【英文名称】 Ambroxol Hydrochloride Capsules
【药理毒理】 氨溴索为溴己新在体内的代谢产物，具有粘痰溶解作用，可使痰中的多粘纤维断裂从而稀释痰液，并通过抑制糖蛋白的合成而降低痰粘度，使痰便于排出。
【药代动力学】 盐酸氨溴索经口服后迅速被吸收，约1小时血药浓度达峰值，并从血液向组织迅速分布，以肺、肝、肾分布较多，主要经过肝代谢，血清半衰期（$t_{1/2}$）约7小时，主要从尿中排泄，血浆蛋白结合率为90%。
【用法用量】 口服：一次30～60 mg，一日3次。餐后服。
【适应症】 用于稀化粘痰。
【不良反应】 偶见皮疹，少有胃肠道服药后不适，偶有胃痛或腹泻。
【禁忌】 对本品过敏者禁用。
【注意事项】 本品不能与pH值大于6.3的其他溶液混合，因为pH值增加会导致产生氨溴索游离碱沉淀。
【孕妇及哺乳期妇女用药】 妊娠初期的头3个月内慎用。
【药物相互作用】 本品可增加阿莫西林及阿莫西林/克拉维酸等药物在肺部的分布浓

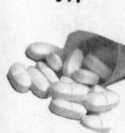

度。故本品同上述任何一个药物联合用于治疗肺部感染时，均可提高其抗菌疗效。

104.2 氨溴索口服液

【通用名称】 盐酸氨溴索口服溶液

【英文名称】 Ambroxol Hydrochloride Oral Solution

【药理毒理】 本品为粘液溶解剂，能增加呼吸道粘膜浆液腺的分泌，减少粘液腺分泌，从而降低痰液粘度，促进肺表面活性物质的分泌，增加支气管纤毛运动，使痰液易于咳出。

【适应症】 适用于痰液粘稠不易咳出者。

【规格】 0.6%。

【用法用量】 本品最好在进餐时间服用。

成人及 12 岁以上的儿童 每次 10 mL，一日 2 次。

12 岁以下的儿童

6～12 岁儿童：每次 5 mL，一日 2～3 次；

2～6 岁儿童：每次 2.5 mL，一日 3 次；

1～2 岁儿童：每次 2.5 mL，一日 2 次。

【不良反应】 偶见皮疹、恶心、胃部不适、食欲缺乏、腹痛、腹泻。

【注意事项】

（1）孕妇、哺乳期妇女慎用。

（2）儿童用药请咨询医师或药师。

（3）应避免与中枢性镇咳药（如右美沙芬等）同时使用，以免稀化的痰液堵塞气道。

（4）本品为一种粘液调节剂，仅对咯痰症状有一定作用，在使用时应注意咳嗽、咯痰的原因，如使用 7 日后未见好转，应及时就医。

（5）如服用过量或发生严重不良反应时应立即就医。

（6）对本品过敏者禁用，过敏体质者慎用。

（7）本品性状发生改变时禁止使用。

（8）请将本品放在儿童不能接触的地方。

（9）儿童必须在成人监护下使用。

（10）如正在使用其他药品，使用本品前请咨询医师或药师。

【药物相互作用】

（1）本品与抗生素（阿莫西林、头孢呋新、红霉素、强力霉素）同时服用，可导致抗生素在肺组织中浓度升高。

（2）如与其他药物同时使用可能发生药物相互作用，详情请咨询医师或药师。

（二）镇咳药

105. 喷托维林

【通用名称】 枸橼酸喷托维林片

【英文名称】 Pentoxyverine Citrate Tablets

【药理毒理】 本品为非成瘾性镇咳药，镇咳作用强度只有可待因的 1/3。具有中枢和外周性镇咳药，除对延髓的呼吸中枢有直接抑制作用外，还有微弱的阿托品作用。吸收后可轻度抑制支气管内感受器，减弱咳嗽反射，并可使痉挛的支气管平滑肌松弛，减低气道阻力。

【适应症】 适用于各种原因引起的干咳。

【用法用量】 口服给药。

成人 一次 25 mg，一日 3～4 次。

小儿 5 岁以上一次 6.25～12.5 mg，一日 2～3 次。

【不良反应】 偶有便秘，或有轻度头痛、头晕、口干、恶心和腹泻。

【注意事项】

（1）青光眼和心功能不全者慎用。

（2）痰量多者宜与祛痰药并用。

【孕妇及哺乳期妇女用药】 尚不明确。

106. 复方甘草

106.1 复方甘草片

【通用名称】 复方甘草片

【英文名称】 Compound Liquorice Tablets

【成分】 本品为复方制剂,每片含甘草浸膏粉112.5 mg、阿片粉4 mg、樟脑2 mg、八角茴香油2 mg、苯甲酸钠2 mg。

【药理毒理】 甘草浸膏粉为保护性镇咳祛痰剂;阿片粉有较强镇咳作用;樟脑及八角茴香油能刺激支气管粘膜,反射性地增加腺体分泌,稀释痰液,使痰易于咳出;苯甲酸钠为防腐剂。上述成分组成复方制剂,有镇咳祛痰的协同作用。

【药代动力学】 未进行该项实验且无可靠参考文献。

【适应症】 用于镇咳祛痰。

【用法用量】 口服或含化,成人一次3～4片,一日3次。

【不良反应】 有轻微的恶心、呕吐反应。

【禁忌】 对本品成分过敏者禁用。

【注意事项】
(1) 本品不宜长期服用。
(2) 胃炎及胃溃疡患者慎用。
(3) 运动员慎用。

【孕妇及哺乳期妇女用药】 孕妇及哺乳期妇女慎用。

【儿童用药】 未进行该项实验且无可靠参考文献。

【老年用药】 未进行该项实验且无可靠参考文献。

【药物相互作用】 服用本品时注意避免同时服用强力镇咳药。

【药物过量】 未进行该项实验且无可靠参考文献。

106.2 复方甘草口服溶液

【通用名称】 复方甘草口服溶液

【英文名称】 Compound Glycyrrhiza Oral Solution

【成分】 本品为复方制剂,每10 mL中含甘草流浸膏1.2 mL、复方樟脑酊1.8 mL、甘油1.2 mL、愈创木酚甘油醚0.05 g、浓氨溶液适量。

【药理毒理】 本品中甘草流浸膏为保护性祛痰剂;复方樟脑酊为镇咳药;愈创木酚甘油醚为祛痰止咳剂,并有一定的防腐作用。甘油、浓氨溶液为辅料,可保持制剂稳定,防止沉淀生成及析出。

【适应症】 用于上呼吸道感染、支气管炎和感冒时所产生的咳嗽及咳痰不爽。

【用法用量】 口服,一次5～10 mL,一日3次,服时振摇。

【不良反应】 有轻微的恶心、呕吐反应。

【禁忌】
(1) 孕妇及哺乳期妇女禁用。
(2) 对本品过敏者禁用。

【注意事项】
(1) 本品服用1周,症状未缓解,请咨询医师。
(2) 慢性阻塞性肺疾病(COPD)合并呼吸功能不全者慎用。
(3) 胃炎及溃疡患者慎用。
(4) 如服用过量或发生严重不良反应时应立即就医。

【孕妇及哺乳期妇女用药】 孕妇及哺乳期妇女禁用。

【儿童用药】
(1) 儿童用量请咨询医师或药师。
(2) 儿童必须在成人监护下使用。

【药物相互作用】
(1) 服用本品时注意避免同时服用强力镇咳药。
(2) 如正在服用其他药品,使用本品前请咨询医师或药师。

【药物过量】 甘草有弱皮质激素样作用,长期、大剂量应用,可能会有引起水钠潴留和低血钾的假性醛固酮增多、高血压和心脏损害的危险性。

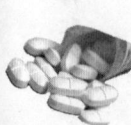

（三）平喘药

107. 沙丁胺醇

【通用名称】 沙丁胺醇气雾剂

【英文名称】 Salbutamol Aerosol

【药理毒理】 本品为选择性 β_2 受体激动剂，能选择性激动支气管平滑肌的 β_2 受体，有较强的支气管扩张作用。气雾吸入时对心脏的兴奋作用比异丙肾上腺素小。

【药代动力学】 吸入本品 200 μg，血药浓度峰值为 2.95 和 3.57 mmol/L；吸入 400 μg 则为 1.41 和 5.69 mmol/L。峰浓度出现于吸入后的 3～4 小时，平均半衰期为 4.6 小时，48 小时从尿排出 77.5%～96.8%，代谢物和原型物各半。

【性状】 本品在耐压容器中的药液为无色或微黄色的澄清液体（由厂家根据具体剂型决定），倒置，揿压阀门，药液即呈雾粒喷出。

【适应症】 用于预防和治疗支气管哮喘或喘息型支气管炎等伴有支气管痉挛（喘鸣）的呼吸道疾病。

【规格】 每瓶总重量 14g，内含沙丁胺醇 28 mg。

【用法用量】 一般作为临时用药，有哮喘发作预兆或哮喘发作时，喷雾吸入。每次吸入 100～200μg，即 1～2 喷，必要时可每隔 4～8 小时吸入一次，但 24 小时内最多不宜超过 8 喷。

【不良反应】 少数病例可见肌肉震颤、外周血管舒张及代偿性心率加速、头痛、不安、过敏反应。

【禁忌】 对其他 β_2 激动剂、酒精和氟利昂过敏者禁用。

【注意事项】

（1）高血压、冠心病、糖尿病、甲状腺机能亢进等患者应慎用。

（2）长期使用可形成耐药性，不仅疗效降低，且有加重哮喘的危险，因此对经常使用本品者，应同时使用吸入或全身皮质类固醇治疗。若病人症状较重，需要每天多次吸入本品者，应同时监测最大呼气流速，并应到医院就诊，请专业医师指导治疗和用药。

【孕妇及哺乳期妇女用药】 孕妇及哺乳期妇女，应在医生指导下使用。

【儿童用药】 在医生指导下使用。

【药物相互作用】

（1）同时应用其他肾上腺素受体激动剂者，其作用可增加，不良反应也可能加重。

（2）并用茶碱类药时，可增加松弛支气管平滑肌的作用，也可能增加不良反应。

【药物过量】 逾量中毒的早期表现：胸痛，头晕，持续、严重的头痛，严重高血压，持续恶心、呕吐、心悸，情绪烦躁不安等。

反复过量使用偶可引起支气管痉挛，如有发生，应立即停用并在医生指导下调整治疗方案。

108. 氨茶碱

108.1 氨茶碱片

【通用名称】 氨茶碱片

【英文名称】 Aminophylline Tablets

【药理毒理】 本品为茶碱与乙二胺复盐，其药理作用主要来自茶碱，乙二胺使其水溶性增强。本品对呼吸道平滑肌有直接松弛作用。其作用机理比较复杂，过去认为通过抑制磷酸二酯酶，使细胞内 cAMP 含量提高所致。近来实验认为茶碱的支气管扩张作用部分是由于内源性肾上腺素与去甲肾上腺素释放的结果，此外，茶碱是嘌呤受体阻滞剂，能对抗腺嘌呤等对呼吸道的收缩作用。茶碱能增强膈肌收缩力，尤其在膈肌收缩无力时作用更显著，因此有益于改善呼吸功能。

【药代动力学】 口服本品能迅速被吸

收。在体内氨茶碱释放出茶碱，后者的蛋白结合率为60%。新生儿（6个月内）：$t_{1/2}>24$小时；小儿（6个月以上）：$t_{1/2}=(3.7±1.1)$小时；成人（不吸烟并无哮喘者）：$t_{1/2}=(8.7±2.2)$小时，吸烟者（一日吸1~2包）：$t_{1/2}=4~5$小时。空腹状态下口服本品，在2小时血药浓度达峰值。本品的大部分以代谢产物形式通过肾排出，10%以原型排出。

【适应症】 适用于支气管哮喘、喘息型支气管炎、阻塞性肺气肿等缓解喘息症状；也可用于心源性肺水肿引起的哮喘。

【用法用量】 口服。

成人 常用量：一次0.1~0.2g，一日0.3~0.6g；极量：一次0.5g，一日1g。

小儿 常用量：每次按体重3~5mg/kg，一日3次。

【不良反应】 茶碱的毒性常出现在血清浓度为15~20μg/mL，特别是在治疗开始，早期多见的有恶心、呕吐、易激动、失眠等；当血清浓度超过20μg/mL，可出现心动过速、心律失常；血清浓度超过40μg/mL，可发生发热、失水、惊厥等症状，严重的甚至呼吸、心跳停止致死。

【禁忌】 对本品过敏的患者，活动性消化溃疡和未经控制的惊厥性疾病患者禁用。

【注意事项】

（1）本品不适用于哮喘持续状态或急性支气管痉挛发作的患者。

（2）应定期监测血清茶碱浓度，以保证最大的疗效而不发生血药浓度过高的危险。

（3）肾功能或肝功能不全的患者、年龄超过55岁特别是男性和伴发慢性肺部疾病的患者、任何原因引起的心力衰竭患者、持续发热患者、使用某些药物的患者及茶碱清除率减低者，在停用合用药物后，血清茶碱浓度的维持时间往往显著延长，应酌情调整用药剂量或延长用药间隔时间。

（4）茶碱制剂可致心律失常或使原有的心律失常恶化；患者心率或节律的任何改变均应进行监测和研究。

（5）低氧血症、高血压或者消化道溃疡病史的患者慎用本品。

【孕妇及哺乳期妇女用药】 本品可通过胎盘屏障，也能分泌入乳汁，随乳汁排出，孕妇、产妇及哺乳期妇女慎用。

【儿童用药】 新生儿血浆清除率可降低，血清浓度增加，应慎用。

【老年用药】 老年人因血浆清除率降低，潜在毒性增加，55岁以上患者慎用。

【药物相互作用】

（1）地尔硫䓬、维拉帕米可干扰茶碱在肝内的代谢，与本品合用，增加本品血药浓度和毒性。

（2）西咪替丁可降低本品肝清除率，合用时可增加茶碱的血清浓度或毒性。

（3）某些抗菌药物，如大环内酯类的红霉素、罗红霉素、克拉霉素、氟喹诺酮类的依诺沙星、环丙沙星、氧氟沙星、左氧氟沙星、克林霉素、林可霉素等可降低茶碱清除率，增高其血药浓度，尤以红霉素和依诺沙星为著，当茶碱与上述药物伍用时，应适当减量。

（4）苯巴比妥、苯妥英、利福平可诱导肝药酶，加快茶碱的肝清除率；茶碱也干扰苯妥英的吸收，两者血浆中浓度均下降，合用时应调整剂量。

（5）与锂盐合用，可使锂从肾排泄增加，影响锂盐的作用。

（6）与美西律合用，可降低茶碱清除率，增加血浆中茶碱浓度，需调整剂量。

（7）与咖啡因或其他黄嘌呤类药并用，可增加其作用和毒性。

108.2 氨茶碱缓释片

【通用名称】 氨茶碱缓释片

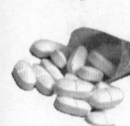

【英文名称】 Aminophylline Sustained Release Tablets

【药理毒理】 同氨茶碱片。

【药代动力学】 同氨茶碱片。

【适应症】 同氨茶碱片。

【用法用量】 口服。

成人常用量 一次0.1g（1片）～0.2g（2片），一日0.3g（3片）～0.6g（6片）；极量：一次0.5g，一日1g。

小儿常用量 每次按体重3～5mg/kg，一日3次。

【不良反应】 同氨茶碱片。

【禁忌】 同氨茶碱片。

【注意事项】 同氨茶碱片。

【孕妇及哺乳期妇女用药】 同氨茶碱片。

【儿童用药】 同氨茶碱片。

【老年用药】 同氨茶碱片。

【药物相互作用】 同氨茶碱片。

108.3 氨茶碱注射液

【通用名称】 氨茶碱注射液

【英文名称】 Aminophylline Injection

【药理毒理】 同氨茶碱片。

【药代动力学】 同氨茶碱片。

【适应症】 同氨茶碱片。

【用法用量】

成人常用量 静脉注射：一次0.125～0.25g，一日0.5～1g，每次0.125～0.25g用50%葡萄糖注射液稀释至20～40mL，注射时间不得短于10分钟。静脉滴注：一次0.25～0.5g，一日0.5～1g，以5%～10%葡萄糖注射液稀释后缓慢滴注。

注射给药极量：一次0.5g，一日1g。

小儿常用量 静脉注射：一次按体重2～4mg/kg，以5%～25%葡萄糖注射液稀释后缓慢注射。

【不良反应】 同氨茶碱片。

【禁忌】 同氨茶碱片。

【注意事项】 同氨茶碱片。

【孕妇及哺乳期妇女用药】 同氨茶碱片。

【儿童用药】 同氨茶碱片。

【老年用药】 同氨茶碱片。

【药物相互作用】 同氨茶碱片。

109. 茶碱

109.1 茶碱控释胶囊

【通用名称】 茶碱控释胶囊

【英文名称】 Theophylline Controlled-release Capsules

【药理毒理】 茶碱可直接松弛支气管平滑肌，对处于收缩痉挛状态的支气管作用尤为明显，并可抑制肥大细胞和嗜碱性粒细胞释放组胺，具有抗炎作用。能加强膈肌收缩力，降低易疲劳性，从而改善慢性阻塞性肺病（COPD）患者膈肌收缩力。茶碱还有增强心肌收缩和轻微的利尿作用。

【药代动力学】 口服后在消化道内缓慢释放茶碱，吸收完全，能分布到全身各部分，还能通过胎盘。每12小时口服一次，血药浓度保持平稳状态，血药水平有较大个体差异。茶碱主要在肝脏中代谢，大多数以代谢产物从肾脏排泄。

【适应症】 缓解喘息症状，适用于支气管哮喘、喘息性支气管炎、阻塞性肺气肿等，也可用于心脏性哮喘。

【用法用量】 吞服整个胶囊，或将胶囊中小丸倒在半食匙温水或流体食物中吞服。

成人 一次0.2～0.3g，每12小时1次。

儿童 一次0.1～0.2g，每12小时1次：

（1）1～9岁：一次0.1g。

（2）9～12岁：一次0.2g。

（3）12～16岁：一次0.2g。

【不良反应】 不良反应与个体对茶碱清除速率的快慢有关：毒性常出现在当药物血清浓度为 15～20μg/mL 时。当少数病人茶碱血药浓度超过 20μg/mL 时，常见头痛、恶心、呕吐和失眠；较少见的有消化不良、震颤和眩晕；多为轻至中度，重度罕见。当血药浓度超过 40μg/mL 时，可发生发热、失水、惊厥等，严重者甚至呼吸、心跳停止。

【禁忌】 对茶碱不能耐受的病人禁用，未治愈的潜在癫痫患者及急性心肌梗死伴有血压降低者禁用。

【注意事项】
（1）茶碱控释胶囊不可咀嚼服用，不应超过医生处方剂量。
（2）本品不适用于哮喘发作状态或急性支气管痉挛发作的患者。
（3）茶碱可致心律失常可使原有的心律失常恶化，对患者心律异常或心律有任何显著变化者均应进行监测和研究。
（4）有消化性溃疡、肝肾功能不全、肝病、任何原因引起的心力衰竭、持续高烧及使用某些药物的患者，有低氧血症、高血压患者应慎用。并注意监测血清茶碱浓度。

【孕妇及哺乳期妇女用药】 孕妇和哺乳期妇女尽量避免使用茶碱制剂。

【儿童用药】 小儿的药物消除率较高，达到有效的血药浓度需用较大剂量，用药时应监测其血药浓度。

【老年用药】 老年患者对茶碱的消除率可能会有不同，因此需检测血药浓度维持在 7.5～12.5 mg/mL。

【药物相互作用】
（1）茶碱与麻黄碱合用可使毒性增强，与其他拟交感胺类支气管扩张药合用亦可使毒性增强。
（2）茶碱与别嘌呤醇（大剂量）、西咪替丁及口服避孕药合用可使茶碱血清浓度增高。
（3）茶碱与利福平、苯巴比妥、氨鲁米特、戊巴比妥及异丙肾上腺素（静注）合用可使茶碱血清浓度降低；茶碱与苯妥英钠合用时，二者血药浓度均降低。
（4）对于需用茶碱的患者，最好避免使用非选择性 β 受体阻滞剂，因它们的药理作用相互拮抗。
（5）与克林霉素、林可霉素及某些大环内酯类（红霉素、罗红霉素、克拉霉素）、喹诺酮类抗菌药（依诺沙星、环丙沙星）合用时，可降低本品在肝脏的代谢，血药浓度升高，甚至出现毒性，应在给药前调整本品的用量。
（6）与锂盐合用时，可加速肾脏对锂的排出，后者疗效因而降低。
（7）吸烟者茶碱的肝代谢加强，需增加用药剂量。

【药物过量】 应立即紧急处理，处理原则主要采取支持疗法和对症疗法。

109.2　茶碱缓释片

【通用名称】　茶碱缓释片
【英文名称】　Theophylline Sustained-Release Tablets

【药理毒理】 本品对呼吸道平滑肌有直接松弛作用。其作用机理比较复杂，过去认为通过抑制磷酸二酯酶，使细胞内 cAMP 含量提高所致。近来实验认为茶碱的支气管扩张作用部分是由于内源性肾上腺素与去甲肾上腺素释放的结果，此外，茶碱是嘌呤受体阻滞剂，能对抗腺嘌呤等对呼吸道的收缩作用。茶碱能增强膈肌收缩力，尤其在膈肌收缩无力时作用更显著，因此有益于改善呼吸功能。

【药代动力学】 口服易被吸收，血药浓度达峰时间为 4～7 小时，每日口服一次，体内茶碱血药浓度可维持在治疗范围内（5～20μg/mL）达 12 小时，血药浓度相对较平稳。蛋白结合率约60%。新生儿（6 个月内）：$t_{1/2} > 24$ 小时；小儿（6 个月以上）：$t_{1/2} = (3.7 \pm 1.1)$ 小时。成人（不吸烟并无

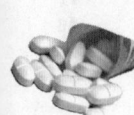

哮喘者）：$t_{1/2}$ =（8.7±2.2）小时；吸烟者（一日吸 1～2 包）：$t_{1/2}$ = 4～5 小时。本品主要在肝脏代谢，由尿排出，其中约 10% 为原型物。

【适应症】 同氨茶碱片。

【用法用量】 口服。本品不可压碎或咀嚼。成人或 12 岁以上儿童，起始剂量为 0.1～0.2g（1～2 片），一日 2 次，早、晚用 100 mL 温开水送服。剂量视病情和疗效调整，但日量不超过 0.9g（9 片），分 2 次服用。

【不良反应】 同氨茶碱片。

【禁忌】 同氨茶碱片。

【注意事项】 同氨茶碱片。

【孕妇及哺乳期妇女用药】 同氨茶碱片。

【儿童用药】 新生儿血浆清除率可降低，血清浓度增加，应慎用。12 岁以下儿童服用本品的安全性、有效性尚不确定。12 岁以上儿童使用时请遵医嘱。

【老年用药】 同氨茶碱片。

【药物相互作用】 同氨茶碱片。

九、消化系统用药

（一）抗酸药及抗溃疡病药

110. 复方氢氧化铝

【通用名称】 复方氢氧化铝片

【英文名称】 Compound Aluminium Hydroxide Tablets

【成分】 本品为复方制剂，每片含主要成分氢氧化铝 0.245 g、三硅酸镁 0.105 g、颠茄流浸膏 0.0026 mL。

【药理毒理】 本品为抗酸药氢氧化铝、三硅酸镁与解痉药颠茄流浸膏组成的复方，前两者可中和过多的胃酸，后者既能抑制胃液分泌，解除胃平滑肌痉挛，又可使胃排空延缓。

【适应症】 用于缓解胃酸过多引起的胃痛、胃灼热感（烧心）、反酸，也可用于慢性胃炎。

【用法用量】 口服。成人一次 2～4 片，一日 3 次。饭前半小时或胃痛发作时嚼碎后服。

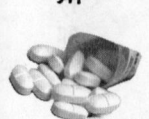

【不良反应】
（1）长期大剂量服用，可致严重便秘，粪结块引起肠梗阻。
（2）老年人长期服用，可致骨质疏松。
（3）肾功能不全患者服用后，可能引起血铝升高。

【禁忌】 阑尾炎、急腹症患者禁用。

【注意事项】
（1）本品连续使用不得超过 7 天，症状未缓解，请咨询医师或药师。
（2）妊娠期头 3 个月、肾功能不全者、长期便秘者慎用。
（3）因本品能妨碍磷的吸收，故不宜长期大剂量使用。低磷血症（如吸收不良综合征）患者慎用。
（4）前列腺肥大、青光眼、高血压、心脏病、胃肠道阻塞性疾患、甲状腺功能亢进、溃疡性结肠炎等患者慎用。
（5）儿童用量请咨询医师或药师。
（6）如服用过量或出现严重不良反应，应立即就医。
（7）对本品过敏者禁用，过敏体质者慎用。
（8）本品性状发生改变时禁止使用。
（9）请将本品放在儿童不能接触的地方。
（10）儿童必须在成人监护下使用。
（11）如正在使用其他药品，使用本品前请咨询医师或药师。

【药物相互作用】
（1）服药后一小时内应避免服用其他药物，因氢氧化铝可与其他药物结合而降低吸收，影响疗效。
（2）本品与肠溶片同服，可使肠溶片加快溶解，不应同用。
（3）如与其他药物同时使用可能会发生药物相互作用，详情请咨询医师或药师。

111. 雷尼替丁

111.1 雷尼替丁胶囊

【通用名称】 盐酸雷尼替丁胶囊

【英文名称】 Ranitidine Hydrochloride Capsules

【药理毒理】
（1）药理：雷尼替丁具有竞争性阻滞组胺与 H_2 受体结合的作用。抑制胃酸作用，以摩尔计为西咪替丁的 5～12 倍。因此为强效的 H_2 受体阻滞剂。

（2）毒理：小鼠口服的 LD_{50} 1440～1750 mg/kg。连续口服5周的每天最大无毒剂量，大鼠（雄）为 500 mg/kg，大鼠（雌）为 250 mg/kg，犬为 40 mg/kg。连续 26 周的每天最大无毒剂量，大鼠为 100 mg/kg，犬为 40 mg/kg。小鼠口服 100～200 mg/kg 达 114 周，大鼠口服 100～2000 mg/kg 达 129 周，均未见致癌作用。

【药代动力学】 口服后自胃肠道吸收迅速，生物利用度（F）约为 50%，血药浓度达峰时间（t_{max}）为 1～2 小时，血浆蛋白结合率为 15%±3%，有效血浓度为 100 ng/mL，在体内分布广泛，表观分布容积（V_d）为 1.1～1.9 L/kg，且可通过血-脑脊液屏障，脑脊液药物浓度为血浓度的 1/30～1/20。30% 经肝脏代谢，其代谢产物有 N-氧化物、S-氧化物和去甲基谢物，50% 以原型自肾随尿排出。半衰期（$t_{1/2\beta}$）为 2～3 小时，与西咪替丁相似，肾功能不全时，半衰期相应延长。本品可经胎盘转运，乳汁内药物浓度高于血浆。

【适应症】 用于治疗十二指肠溃疡、胃溃疡、反流性食管炎、卓-艾（Zollinger-Ellison）综合征及其他高胃酸分泌疾病。

【用法用量】 口服给药。
（1）一次 150 mg（一次 1 粒），一日 2 次，或一次 300 mg（一次 2 粒），睡前 1 次。
（2）维持治疗：一次 150 mg（一次 1 粒），每晚 1 次。
（3）严重肾病患者，雷尼替丁的半衰期延长，剂量应减少，一次 75 mg（一次半粒），一日 2 次。
（4）治疗卓-艾（Zollinger-Ellison）综合征，宜用大剂量，一日 600～1200 mg（一日 4～8 粒）。

【不良反应】
（1）常见的有恶心、皮疹、便秘、乏力、头痛、头晕等。
（2）与西咪替丁相比，损伤肾功能、性腺功能和中枢神经的不良作用较轻。
（3）少数患者服药后引起轻度肝功能损伤，停药后症状即消失，肝功能也恢复正常。曾怀疑可能是药物过敏反应，与药物的用量无关。
（4）长期服用因可持续降低胃液酸度，而利于细菌在胃内繁殖，从而使食物内硝酸盐还原为亚硝酸盐，形成 N-亚硝基化合物。

【禁忌】 对本品过敏者禁用。

【注意事项】
（1）疑为癌性溃疡者，使用前应先明确诊断，以免延误治疗。
（2）对肝脏有一定毒性，但停药后即可恢复。
（3）肝功能不全者及老年患者，偶见服药后出现定向力障碍、嗜睡、焦虑等精神状态。
（4）肝、肾功能不全患者慎用。
（5）男性乳房女性化少见，其发病率随年龄的增加而升高。
（6）可降低维生素 B_{12} 的吸收，长期使用，可致 B_{12} 缺乏。
（7）对本品过敏者禁用。

【孕妇及哺乳期妇女用药】 禁用。

【儿童用药】 8 岁以下小儿禁用。

【老年用药】 老年人的肝肾功能降低，为保证用药安全，剂量应进行调整。

【药物相互作用】
（1）与华法林、利多卡因、地西泮、普萘洛尔等经肝代谢的药物合用时，雷尼替丁的血药浓度不会升高而出现毒副反应。
（2）与抗凝血药、抗癫痫药伍用时，要比西咪替丁安全。
（3）与普鲁卡因胺并用，可使普鲁卡因胺的清除率降低。
（4）可减少肝脏血流量，因而与普萘洛尔、利多卡因等代谢受肝血流量影响大的药物伍用时，可延缓这些药物的作用。

111.2 雷尼替丁注射液

【通用名称】 盐酸雷尼替丁注射液

【英文名称】 Ranitidine Hydrochloride Injection

【药理毒理】 本品为 H_2 受体拮抗剂，以呋喃环取代了西咪替丁的咪唑环，对 H_2 受体具有更高的选择性，能显著抑制正常人和溃疡病人的基础和夜间胃酸分泌，以及五肽胃泌素、组胺和进餐引起的胃酸分泌，其抑制胃酸作用较西咪替丁强 5～12 倍。静注本品可使胃酸分泌降低 90%，对胃蛋白酶原的分泌有一定的抑制作用。对实验性胃粘膜损伤和急性溃疡有保护作用。对胃泌素和性激素的分泌无影响。

【药代动力学】 本品一次给药后作用时间可持续 12 小时。在体内分布广泛，且可通过血脑屏障。30% 经肝代谢，50% 以原型随尿排出，$t_{1/2\beta}$ 为 2～3 小时。肾清除率为 489～512 mL/min，肾功能不全时降低，$t_{1/2\beta}$ 延长，剂量应减半。对肝脏微粒体药酶抑制作用不明显，很少影响其他药物代谢。

【适应症】 抑酸药。主要用于：

（1）消化性溃疡出血、弥漫性胃粘膜病变出血、吻合口溃疡出血、胃手术后预防再出血等。

（2）应激状态时并发的急性胃粘膜损害和阿司匹林引起的急性胃粘膜损伤，亦常用于预防重症疾病（如脑出血、严重创伤等）应激状态下应激性溃疡大出血的发生。

（3）全身麻醉或大手术后以及衰弱昏迷患者防止胃酸反流合并吸入性肺炎。

【用法用量】
成人
（1）上消化道出血：每次 50 mg，稀释后缓慢静滴（1～2 小时），或缓慢静脉推注（超过 10 分钟），或肌注 50 mg，以上方法可每日 2 次或每 6～8 小时给药 1 次。

（2）术前给药：全身麻醉或大手术前 60～90 分钟缓慢静注 50～100 mg，或 5% 葡萄糖注射液 200 mL 稀释后缓慢静脉滴注 1～2 小时。

小儿 静注：每次 1～2 mg/kg，每 8～12 小时一次；静滴：每次 2～4 mg/kg，24 小时连续滴注。

【不良反应】
（1）常见的有恶心、皮疹、便秘、腹泻、乏力、头痛、眩晕等，一般较轻微，继续用药过程中可缓解。

（2）部分病人于静脉注射后出现面热感、胃刺痛等，10 余分钟后自行消失；静注局部可有瘙痒，发红，1 小时后可消失。

（3）偶见静脉注射后出现心动过缓。

（4）与西咪替丁相比，损伤肾功能、性腺功能和中枢神经的不良作用较轻。

（5）少数患者用药后引起白细胞或血小板减少，停药后症状可自行消失。

（6）本品可引起轻度肝功能损伤，ALT 可逆性升高，停药后症状即消失，肝功能也恢复正常。可能是药物过敏反应，与药物的用量无关。

（7）偶有发热、男性乳房发育、肾炎等。

【禁忌】 有过敏史者禁用。

【注意事项】
（1）本品可掩盖胃癌症状，用药前首先要排除癌性溃疡。

（2）严重肝、肾功能不全患者慎用，必须使用时应减少剂量和进行血药浓度监测。

（3）肝功能不全者偶见服药后出现定向力障碍、嗜睡、焦虑等精神状态。

（4）血清肌酐及转氨酶可轻度升高，容易干扰诊断，治疗后期可恢复到原来水平。

（5）长期使用可持续降低胃液酸度，有利于细菌在胃内繁殖，从而使食物内硝酸盐还原为亚硝酸盐，形成 N-亚硝基化合物。

（6）男性乳房女性化少见，发生率随年龄的增加而升高。

【孕妇及哺乳期妇女用药】 妊娠和哺乳期妇女除非必要时才用。

【儿童用药】 8 岁以下儿童禁用。

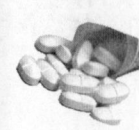

【老年用药】 老年患者偶见服药后出现定向力障碍、嗜睡、焦虑等精神状态。

【药物相互作用】

（1）本品能减少肝血流量，当与某些经肝代谢、受肝血流影响较大的药物伍用时，如华法林、利多卡因、环孢素、地西泮、普萘洛尔（心得安）等，可增加上述药物的血浓度，延长其作用时间和强度，有可能增加某些药物的毒性，值得注意。

（2）与抗凝药或抗癫痫药伍用时，要比西咪替丁安全。

（3）与华法林合用可以降低或增加凝血酶原时间。

112. 法莫替丁

112.1 法莫替丁片

【通用名称】 法莫替丁片

【英文名称】 Famotidine Tablets

【药理毒理】 本品为组胺 H_2 受体阻滞药。对胃酸分泌具有明显的抑制作用，也可抑制胃蛋白酶的分泌，对动物实验性溃疡有一定保护作用。服药后约1小时起效，作用可维持12小时以上。

【药代动力学】 国内健康志愿者口服后吸收迅速，约2小时血浓度达高峰，半衰期约3小时。文献报道，大鼠口服或静注 ^{14}C-法莫替丁后，放射性在消化道、肝、肾、颚下腺及胰腺中较高。80%原型物从尿中排出，对肝药酶的抑制作用较轻微。

【适应症】 适用于消化性溃疡（胃、十二指肠溃疡）、急性胃粘膜病变、返流性食管炎以及胃泌素瘤。

【用法用量】 口服，一次20mg（一次1片），一日2次，早、晚餐后或睡前服。4～6周为一疗程。溃疡愈合后的维持量减半。

【不良反应】 少数患者可有口干、头晕、失眠、便秘、腹泻、皮疹、面部潮红、白细胞减少。偶有轻度一过性转氨酶增高等。

【禁忌】 对本品过敏者、严重肾功能不全者禁用。

【注意事项】 应排除胃癌后才能使用。肝肾功能不全者慎用。

【孕妇及哺乳期妇女用药】 孕妇、哺乳期妇女禁用。

【儿童用药】 婴幼儿慎用。

【药物相互作用】 本品不与肝脏细胞色素 P450 酶作用，故不影响茶碱、苯妥英、华法林及地西泮等药物的代谢，也不影响普鲁卡因胺等的体内分布。但丙磺舒会抑制法莫替丁从肾小管的排泄。

112.2 法莫替丁注射液

【通用名称】 法莫替丁注射液

【英文名称】 Famotidine Injection

【药理毒理】 同法莫替丁片。

【药代动力学】 同法莫替丁片。

【适应症】 同法莫替丁片。

【用法用量】 同法莫替丁片。

【不良反应】 同法莫替丁片。

【禁忌】 同法莫替丁片。

【注意事项】 同法莫替丁片。

【孕妇及哺乳期妇女用药】 同法莫替丁片。

【儿童用药】 同法莫替丁片。

【药物相互作用】 同法莫替丁片。

113. 奥美拉唑

【通用名称】 奥美拉唑胶囊

【英文名称】 Omeprazole Capsules

【药理毒理】 质子泵抑制剂。本品为脂溶性弱碱性药物，易浓集于酸性环境中，因此口服后可特异地分布于胃粘膜壁细胞的分泌小管中，并在此高酸环境下转化为亚磺酰胺的活性形式，然后通过二硫键与壁细胞分泌膜中的 H^+，K^+-ATP酶（又称质子泵）的巯基呈不可逆性的结合，生成亚磺酰胺与质子泵的复合物，从而抑制该酶活性，阻断胃酸分泌的最后步骤，因此本品对各种原因引起的胃酸分泌具有强而持久的抑制作用。

【药代动力学】 口服本品后，经小肠吸收，1小时内起效，0.5～3.5小时血药浓度达峰值，作用持续24小时以上，可分布到肝、肾、胃、十二指肠、甲状腺等组织，且易透过胎盘。通常单剂量生物利用度约35%，多剂量生物利用度增至约60%，血浆蛋白结合率95%～96%，血浆半衰期为0.5～1小时，慢性肝病患者为3小时。本品在体内经肝脏微粒体细胞色素P450氧化酶系统代谢，代谢物约80%经尿排泄，其余由胆汁分泌后从粪便排泄。

【适应症】 适用于胃溃疡、十二指肠溃疡、应激性溃疡、反流性食管炎和卓-艾综合征（胃泌素瘤）。

【用法用量】 口服，不可咀嚼。

（1）消化性溃疡：一次20 mg（一次1片），一日1～2次。每日晨起吞服或早晚各一次，胃溃疡疗程通常为4～8周，十二指肠溃疡疗程通常为2～4周。

（2）反流性食管炎：一次20～60 mg（一次1～3片），一日1～2次。晨起吞服或早晚各一次，疗程通常为4～8周。

（3）卓-艾综合征：一次60 mg（一次3粒），一日1次，以后每日总剂量可根据病情调整为20～120 mg（1～6粒），若一日总剂量需超过80 mg（4粒）时，应分为2次服用。

【不良反应】 本品耐受性良好，常见不良反应有腹泻、头痛、恶心、腹痛、胃肠胀气及便秘，偶见血清氨基转移酶（ALT，AST）增高、皮疹、眩晕、嗜睡、失眠等，这些不良反应通常是轻微的，可自动消失，与剂量无关。长期治疗未见严重的不良反应，但在有些病例中可发生胃粘膜细胞增生和萎缩性胃炎。

【禁忌】 对本品过敏者、严重肾功能不全者及婴幼儿禁用。

【注意事项】

（1）治疗胃溃疡时，应首先排除溃疡型胃癌的可能，因用本品治疗可减轻其症状，从而延误治疗。

（2）肝肾功能不全者慎用。

（3）本品为肠溶胶囊，服用时注意不要嚼碎，以免药物在胃内过早释放而影响疗效。

【孕妇及哺乳期妇女用药】 虽然动物实验表明，本品无胎儿毒性或致畸作用，但对孕妇一般不用，对哺乳期妇女也应慎用。

【儿童用药】 尚无儿童用药经验，婴幼儿禁用。

【药物相互作用】 本品可延缓经肝脏代谢的药物在体内的消除，如安定、苯妥英钠、华法林、硝苯啶等，当本品和上述药物一起使用时，应减少后者的用量。

114. 枸橼酸铋钾

【通用名称】 枸橼酸铋钾片

【英文名称】 Bismuth Potassium Citrate Tablets

【药理毒理】 本品为胃粘膜保护剂。在胃酸条件下产生沉淀，形成弥散性的保护层覆盖于溃疡面上，促进溃疡粘膜再生和溃疡愈合。本品还具有降低胃蛋白酶的活性、增加粘蛋白分泌、促进粘膜释放PGE_2等作用。

【药代动力学】 在胃中形成不溶性沉淀，仅有少量铋被吸收，与分子量5万以上的蛋白质结合而转运，铋主要分布在肝、肾组织中，通过肾脏从尿中排泄。

【适应症】

（1）用于胃、十二指肠溃疡及慢性胃炎。

（2）与抗生素联用，根除胃幽门螺杆菌。

【用法用量】 口服。成人一次0.3 g，一日4次，前3次于三餐前半小时、第4次于晚餐后两小时服用；或一日2次，早晚各服0.6 g。连续服28日为一个疗程。如再继续服用，应遵医嘱。

【不良反应】 无明显不良反应。服药期

间舌苔及大便呈灰黑色，停药后即自行消失。

【禁忌】 严重肾功能不全者禁用。

【注意事项】 服药时不得同时食用高蛋白饮食（如牛奶等）。

【孕妇及哺乳期妇女用药】 孕妇禁用。

【药物相互作用】 不得与抗酸药同时服用。

（二）助消化药

115. 乳酶生

【通用名称】 乳酶生片

【英文名称】 Lactasin Tablets

年龄（岁）	体重（kg）	一次用量（片）	一日次数
1～3	10～15	1～2	1日3次，饭前服
4～6	16～21	2～3	1日3次，饭前服
7～9	22～27	2～4	1日3次，饭前服
10～12	28～32	3～4	1日3次，饭前服

【注意事项】

（1）本品为活菌制剂，不应置于高温处。

（2）对本品过敏者禁用，过敏体质者慎用。

（3）本品性状发生改变时禁止使用。

（4）请将本品放在儿童不能接触的地方。

（5）儿童必须在成人监护下使用。

（6）如正在使用其他药品，使用本药品前请咨询医师或药师。

【药物相互作用】

（1）制酸药、磺胺类或抗生素与本品合用时，可减弱其疗效，故应分开服用（间隔3小时）。

（2）铋剂、鞣酸、活性炭、酊剂等能抑制、吸附或杀灭活肠球菌，故不能合用。

（3）如与其他药物同时使用可能会发生药物相互作用，详情请咨询医师或药师。

【药理毒理】 本品为活肠球菌的干燥制剂，在肠内分解糖类生成乳酸，使肠内酸度增高，从而抑制腐败菌的生长繁殖，并防止肠内发酵，减少产气，因而有促进消化和止泻作用。

【适应症】 用于消化不良、腹胀及小儿饮食失调所引起的腹泻、绿便等。

【用法用量】 口服。

12岁以上儿童及成人 一次2～6片，一日3次，饭前服。

12岁以下儿童 用量见下表：

（三）胃肠解痉药及胃动力药

116. 颠茄

116.1 颠茄片

【通用名称】 颠茄片

【英文名称】 Belladonna Tablets

【药理毒理】 本品能解除胃肠道平滑肌痉挛，抑制腺体分泌。

【适应症】 用于缓解胃肠道痉挛性疼痛。

【用法用量】 口服。成人一次1片（每片含颠茄浸膏10 mg），疼痛时服。必要时4小时后可重复1次。

【不良反应】

（1）较常见的有：口干、便秘、出汗减少、口鼻咽喉及皮肤干燥、视力模糊、排尿困难（老人）。

（2）少见的情况有：眼睛痛、眼压升高、过敏性皮疹及疱疹。

【禁忌】

（1）前列腺肥大、青光眼患者禁用。

（2）哺乳期妇女禁用。

【注意事项】

（1）服用本品后如症状未缓解或消失，请咨询医师或药师。

（2）儿童、老人应在医师指导下使用。

（3）孕妇及高血压、心脏病、返流性食管炎、胃肠道阻塞性疾患、甲状腺机能亢进、溃疡性结肠炎患者慎用。

（4）如服用过量或出现严重不良反应，应立即就医。

（5）对本品过敏者禁用，过敏体质者慎用。

（6）本品性状发生改变时禁止使用。

（7）请将本品放在儿童不能接触的地方。

（8）儿童必须在成人监护下使用。

（9）如正在使用其他药品，使用本品前请咨询医师或药师。

【药物相互作用】

（1）本品与尿碱化药（碳酸氢钠）、碳酸酐酶抑制药（乙酰唑胺）同用时，本品的排泄延迟，疗效和毒性都可因此而加强。

（2）本品与金刚烷胺、美克洛嗪、吩噻嗪类药（氯丙嗪、奋乃静）、阿托品类药、普鲁卡因胺、三环类抗抑郁药等同用时，本品的不良反应可加剧。

（3）本品与抗酸药、吸附性止泻药等同用时，本品的吸收减少，疗效减弱。必须同用时可间隔一小时以上。

（4）本品可减弱甲氧氯普胺、多潘立酮的作用。

（5）如与其他药物同时使用可能会发生药物相互作用，详情请咨询医师或药师。

116.2　颠茄酊

【通用名称】　颠茄酊

【英文名称】　Belladonna Tincture

【药理毒理】

（1）抗 M 胆碱作用：能抑制乙酰胆碱的蕈碱样作用，主要是抑制节后胆碱能神经支配的自主性效应器部位乙酰胆碱的活动，无胆碱能神经供应但受乙酰胆碱支配的平滑肌的活动也被抑制。节后胆碱能神经支配的胆碱受体位于平滑肌、心肌、窦房结和房室结，以及外分泌腺等处。较大量的颠茄也能减少胃肠道的运动和分泌，降低输尿管和膀胱的张力，对胆总管和胆囊仅略为松弛。

（2）止呕吐，主要在于能降低迷路中受体的应激性，以及抑制前庭与小脑间神经通道的传导。

（3）抗晕眩，作用机制不详，可能作用于大脑皮层或在皮层外围的球囊筛区和椭囊筛区。

【药代动力学】　口服自胃肠道吸收迅速。代谢主要由肝细胞水解酶分解。峰值作用时间为 1～2 小时，作用持续时间 4 小时，经肾排泄。

【适应症】　抗胆碱药，解除平滑肌痉挛，抑制腺体分泌。用于胃及十二指肠溃疡，胃肠道、肾、胆绞痛等。

【用法用量】　口服，常用量：一次 0.3～1 mL，一日 1～3 mL；极量：一次 1.5 mL，一日 4.5 mL。

【不良反应】

（1）较常见的有：便秘、出汗减少、口鼻咽喉及皮肤干燥、视力模糊、排尿困难（尤其老年人）。

（2）少见的情况有：眼睛痛、眼压升高、过敏性皮疹或疱疹。

（3）用药逾量表现：视力模糊或视野改变、动作笨拙不稳、神志不清、抽搐、眩晕、昏睡不醒、严重口鼻或咽部发干、发热、婴幼儿多见；幻觉、谵妄，多见于老年人；呼吸短促及呼吸困难（呼吸抑制）、言语不清、易激动、神经质、坐立不安等反应，儿童多见；心跳异常加快、皮肤特别温热、干燥、发红，儿童多见。

【注意事项】

（1）对阿托品或其他颠茄生物碱不耐受，对颠茄也可不耐受。

（2）幼儿及儿童对颠茄的阿托品样毒性反应极为敏感。痉挛性麻痹与脑损害的幼儿及儿童，对颠茄的反应增强，应用时要严密观察。环境温度较高时，可有体温急骤升高的危险，原因是汗腺分泌活动受抑制，多见于婴幼儿。脸红反应则系皮下血管扩张所致。

（3）老年病患者应用一般常用量即可出现烦躁、震颤、昏睡或谵妄等症状。老年人特别容易发生抗毒蕈碱样不良反应，如便秘、口干和尿潴留（尤其是男性）。也易诱发未经诊断的青光眼。一经发现，应即停药。

（4）遇有下述一些疾病应慎用：

① 脑损害，尤其是儿童，颠茄的中枢神经作用可加强。

② 心脏病特别是心律失常、充血性心力衰竭、冠心病、二尖瓣狭窄等。

③ 先天愚型，可出现瞳孔散大及心率加快。

④ 反流性食管炎，食管与胃的运动减弱，下食管括约肌松弛，可使胃排空延迟，从而促成胃潴留，并增加胃-食管的反流。

⑤ 胃肠道阻塞性疾患，如贲门失弛缓症和幽门梗阻等，可因肌运动和张力的削弱而引起梗阻及胃潴留。

⑥ 青光眼（闭角型或潜在型），颠茄可诱发闭角型青光眼的急性发作，20岁以上患者青光眼潜在有诱发的危险。

⑦ 急性出血伴有心血管功能不全者，心率加速可能不利。

⑧ 肝功能中度损害可减少减慢颠茄的代谢。

⑨ 膈疝合并反流性食管炎，颠茄可使症状加重。

⑩ 高血压可因用药而加重。

⑪ 甲状腺机能亢进，心动过速更甚。

⑫ 老年衰弱患者肠道松弛无力，或已有麻痹性肠梗阻先兆，有导致完全性肠梗阻的危险。

⑬ 肺部疾患，特别是婴幼儿及衰弱患者，支气管分泌减少，痰浓缩后有支气管栓子形成。

⑭ 重症肌无力者，乙酰胆碱的生理作用被抑制后的病情可加重。

⑮ 植物神经疾病等患者，尿潴留和睫状肌麻痹可加重。

⑯ 前列腺肥大、非阻塞性（膀胱张力减低）及尿路阻塞性疾病，可能导致完全性尿潴留。

⑰ 中度肾功能损害，颠茄排泄减少而发生不良反应。

⑱ 小儿痉挛性麻痹，对颠茄的效应可增加。

⑲ 可加重心动过速。

⑳ 溃疡性结肠炎，用药量大时肠蠕动度降低，可导致麻痹性肠梗阻，且可诱发及加重中毒性巨结肠症。

【药物相互作用】

（1）与尿碱化药伍用时，包括碳酸酐酶抑制药等，颠茄排泄延迟，疗效毒性都可因此而加强。

（2）与金刚烷胺、美克洛嗪、吩噻嗪类药、其他抗胆碱药、扑米酮、普鲁卡因胺、三环类抗抑郁药等伍用时，颠茄的毒副反应可加剧。

（3）与制酸药、吸附性止泻药等伍用时，颠茄吸收减少，疗效削弱，二者服用的时间应隔开1小时以上。

（4）与可待因或美沙酮等伍用时可发生严重便秘，导致麻痹性肠梗阻或（和）尿潴留。

（5）与甲氧氯普胺伍用时，其促进胃肠运动的作用可被颠茄所拮抗。

（6）与单胺氧化酶（MAO）抑制剂，包括呋喃唑酮、丙卡巴肼等伍用时，颠茄在肝脏的解毒被阻断，因而加强了其抗 M 胆碱作用的不良反应，另外，这种抑制剂本身也有抗 M 胆碱作用。

117. 山莨菪碱

117.1 消旋山莨菪碱片

【通用名称】 消旋山莨菪碱片

【英文名称】 Racanisodamine Tablets

【药理毒理】 具有外周抗 M 胆碱受体作用，能解除乙酰胆碱所致平滑肌痉挛。对胃肠道平滑肌有松弛作用，并抑制其蠕动，作用较阿托品稍弱，其抑制消化道腺体分泌作用为阿托品的 1/10。抑制唾液腺分泌及扩瞳作用较弱，为阿托品的 1/20～1/10。能解除微血管痉挛，改善微循环。因不易通过血－脑脊液屏障，故中枢作用亦弱于阿托品。

【药代动力学】 口服吸收较差，大鼠口服 24 小时后大部分留在胃肠道，尿中量少。人口服后尿中药量约为用药量的 2%，近 90% 的药出现于大便中。长期应用无蓄积作用。

【适应症】 抗胆碱药，临床主要用于解除平滑肌痉挛、胃肠绞痛、胆道痉挛以及有机磷中毒等。

【规格】 （1）5 mg；（2）10 mg。

【用法用量】 口服给药。

成人 每次 5～10 mg，每日 3 次。

小儿 按体重每次 0.1～0.2 mg/kg，每日 3 次。

【不良反应】 常见的有：口干、面红、视物模糊等；少见的有：心跳加快、排尿困难。上述症状多在 1～3 小时内消失。用量过大时可出现阿托品样中毒症状。

【禁忌】 颅内压增高、脑出血急性期、青光眼、幽门梗阻、肠梗阻及前列腺肥大者禁用。

【注意事项】

（1）反流性食管炎、重症溃疡性结肠炎患者慎用。

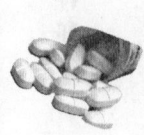

（2）急腹症诊断未明确时，不宜轻易使用。

（3）夏季用药时，因其闭汗作用，可使体温升高。

【孕妇及哺乳期妇女用药】 尚不明确。

【儿童用药】 婴幼儿慎用。

【老年用药】 年老体虚者慎用；老年男性多患有前列腺肥大，用药后易致前列腺充血导致尿潴留发生。

【药物相互作用】

（1）与金刚烷胺、吩噻嗪类药、三环类抗抑郁药、扑米酮、普鲁卡因胺及其他抗胆碱药合用，可使不良反应增加。

（2）与单胺氧化酶制剂（包括呋喃唑酮和甲基苄肼）合用，可加强抗毒蕈碱的副作用。

（3）能减弱胃肠运动和延迟胃排空，对一些药物产生影响，如红霉素在胃内停留过久降低疗效，对乙酰氨基酚吸收延迟，地高辛、呋喃妥因等药物的吸收增加。

【药物过量】 剂量过大可出现阿托品样中毒症状，可用 1% 毛果芸香碱解救，每次 0.25～0.5 mL，皮下注射，每 15 分钟一次，直至症状缓解。

117.2 盐酸消旋山莨菪碱注射液

【通用名称】 盐酸消旋山莨菪碱注射液

【英文名称】 Racanisodamine Hydrochloride Injection

【药理毒理】 同消旋山莨菪碱片。

【药代动力学】 大鼠静脉注射后 15 分钟，肾中浓度最高，30 分钟胰中浓度高，肾、心、肺、脾、肝次之，脑、血浆中浓度低。静脉注射后 1～2 分钟起效，很快自肾排出，$t_{1/2\beta}$ 约 40 分钟。长期应用无蓄积作用。

【适应症】 抗 M 胆碱药，主要用于解除平滑肌痉挛、胃肠绞痛、胆道痉挛以及急性微循环障碍及有机磷中毒等。

【用法用量】

（1）常用量：成人每次肌注 5～10 mg，

小儿按体重 0.1～0.2 mg/kg，每日 1～2 次。

（2）抗休克及有机磷中毒：静注，成人每次 10～40 mg，小儿按体重每次 0.3～2 mg/kg，必要时每隔 10～30 分钟重复给药，也可增加剂量。病情好转后应逐渐延长给药间隔，至停药。

【不良反应】 同消旋山莨菪碱片。

【禁忌】 同消旋山莨菪碱片。

【注意事项】

（1）急腹症诊断未明确时，不宜轻易使用。

（2）夏季用药时，因其闭汗作用，可使体温升高。

（3）静滴过程中若出现排尿困难，对于成人可肌注新斯的明 0.5～1.0 mg 或氢溴酸加兰他敏 2.5～5 mg，对于小儿可肌注新斯的明 0.01～0.02 mg/kg，以解除症状。

【孕妇及哺乳期妇女用药】 尚不明确。

【儿童用药】 婴幼儿慎用。

【老年用药】 同消旋山莨菪碱片。

【药物相互作用】 同消旋山莨菪碱片。

【药物过量】 同消旋山莨菪碱片。

118. 阿托品

118.1 阿托品片

【通用名称】 硫酸阿托品片

【英文名称】 Atropine Sulfate Tablets

【药理毒理】 抑制受体节后胆碱能神经支配的平滑肌与腺体活动，并根据本品剂量大小，有刺激或抑制中枢神经系统作用。解毒系在 M 胆碱受体部位拮抗胆碱酯酶抑制剂的作用，如增加气管、支气管系粘液腺与唾液腺的分泌，支气管平滑肌挛缩，以及植物神经节受刺激后的亢进。此外，阿托品能兴奋或抑制中枢神经系统，具有一定的剂量依赖性。对心脏、肠和支气管平滑肌作用比其他颠茄生物碱更强且持久。

【药代动力学】 本品易从胃肠道及其他粘膜吸收。也可从眼或少量从皮肤吸收。口服 1 小时后即达峰效应，$t_{1/2}$ 为 3.7～4.3 小时。血浆蛋白结合率为 14%～22%，分布容积为 1.7 L/kg，可迅速分布于全身组织，可透过血脑屏障，也能通过胎盘。一次剂量的一半经肝代谢，其余半数以原型经肾排出。在包括乳汁在内的各种分泌物中都有微量出现。

【适应症】

（1）各种内脏绞痛，如胃肠绞痛及膀胱刺激症状。对胆绞痛、肾绞痛的疗效较差。

（2）迷走神经过度兴奋所致的窦房阻滞、房室阻滞等缓慢型心律失常，也可用于继发于窦房结功能低下而出现的室性异位节。

（3）解救有机磷酸酯类中毒。

【用法用量】 口服。常用量：0.3～0.6 mg，3 次/日；极量：每次 1 mg，3 mg/日。

【不良反应】 不同剂量所致的不良反应大致如下：0.5 mg，轻微心率减慢，略有口干及少汗；1 mg，口干、心率加速、瞳孔轻度扩大；2 mg，心悸、显著口干、瞳孔扩大，有时出现视物模糊；5 mg，上述症状加重，并有语言不清、烦躁不安、皮肤干燥发热、小便困难、肠蠕动减少；10 mg 以上，上述症状更重，脉速而弱，中枢兴奋现象严重，呼吸加快加深，出现谵妄、幻觉、惊厥等；严重中毒时可由中枢兴奋转入抑制，产生昏迷和呼吸麻痹等。最低致死剂量成人为 80～130 mg，儿童为 10 mg。发烧、速脉、腹泻和老年人慎用。

【禁忌】 青光眼及前列腺肥大者、高热者禁用。

【注意事项】

（1）对其他颠茄生物碱不耐受者，对本品也不耐受。

（2）孕妇静脉注射阿托品可使胎儿心动过速。

（3）本品可分泌入乳汁，并有抑制分泌乳汁作用。

(4) 婴幼儿对本品的毒性反应极敏感，特别是痉挛性麻痹与脑损伤的小儿，反应更强，环境温度较高时，因闭汗有体温急骤升高的危险，应用时要严密观察。

(5) 老年人容易发生抗M胆碱样副作用，如排尿困难、便秘、口干（特别是男性），也易诱发未经诊断的青光眼，一经发现，应即停药。本品对老年人尤易致汗液分泌减少，影响散热，故夏天慎用。

(6) 下列情况应慎用：
① 脑损害，尤其是儿童；
② 心脏病，特别是心律失常、充血性心力衰竭、冠心病、二尖瓣狭窄等；
③ 反流性食管炎、食管与胃的运动减弱、下食管括约肌松弛，可使胃排空延迟，从而促成胃潴留，并增加胃-食管的反流；
④ 青光眼患者禁用，20岁以上患者存在潜隐性青光眼时，有诱发的危险；
⑤ 溃疡性结肠炎，用量大时肠能动度降低，可导致麻痹性肠梗阻，并可诱发加重中毒性巨结肠症；
⑥ 前列腺肥大引起的尿路感染（膀胱张力减低）及尿路阻塞性疾病，可导致完全性尿潴留。

(7) 对诊断的干扰：酚磺酞试验时可减少酚磺酞的排出量。

【孕妇及哺乳期妇女用药】 有关本品对孕妇的安全性尚不明确，孕妇使用需考虑用药的利弊。本品可分泌至乳汁，并有抑制乳汁分泌的作用，哺乳期妇女慎用。

【儿童用药】 口服：每次0.01～0.02 mg/kg，每日3次。

【老年用药】 老年患者尤其年龄在60岁以上者慎用本品。

【药物相互作用】

(1) 与尿碱化药包括含镁或钙的制酸药、碳酸酐酶抑制药、碳酸氢钠、枸橼酸盐等伍用时，阿托品排泄延迟，作用时间和（或）毒性增加。

(2) 与金刚烷胺、吩噻嗪类药、其他抗胆碱药、扑米酮、普鲁卡因胺、三环类抗抑郁药伍用，阿托品的毒副反应可加剧。

(3) 与单胺氧化酶抑制剂（包括呋喃唑酮、丙卡巴肼等）伍用时，可加强抗M胆碱作用的副作用。

(4) 与甲氧氯普胺并用时，后者的促进肠胃运动作用可被拮抗。

【药物过量】 口服每次极量1mg，超过上述用量，会引起中毒。最低致死量成人为80～130mg。用药过量表现为动作笨拙不稳、神志不清、抽搐、呼吸困难、心跳异常加快等。

118.2 硫酸阿托品注射液

【通用名称】 硫酸阿托品注射液
【英文名称】 Atropine Sulfate Injection
【药理毒理】 本品为典型的M胆碱受体阻滞剂。除一般的抗M胆碱作用解除胃肠平滑肌痉挛、抑制腺体分泌、扩大瞳孔、升高眼压、视力调节麻痹、心率加快、支气管扩张等外，大剂量时能作用于血管平滑肌，扩张血管、解除痉挛性收缩、改善微循环。对心脏、肠和支气管平滑肌作用比其他颠茄生物碱更强且持久。

【药代动力学】 肌注后15～20分钟血药浓度达峰值，口服为1～2小时，作用一般持续4～6小时，扩瞳时效更长。$t_{1/2}$为3.7～4.3小时。主要通过肝细胞酶的水解代谢，13%～50%在12小时内以原型随尿排出。

【适应症】

(1) 各种内脏绞痛，如胃肠绞痛及膀胱刺激症状。对胆绞痛、肾绞痛的疗效较差。

(2) 全身麻醉前给药、严重盗汗和流涎症。

(3) 迷走神经过度兴奋所致的窦房阻滞、房室阻滞等缓慢型心律失常，也可用于继发于窦房结功能低下而出现的室性异位节。

(4) 抗休克。

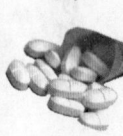

(5) 解救有机磷酸酯类中毒。

【用法用量】 皮下、肌内或静脉注射。

(1) 常用量：

① 成人常用量：每次 0.3～0.5mg，一日 0.5～3mg；极量：一次 2mg。

② 儿童皮下注射：每次 0.01～0.02mg/kg，每日 2～3 次。静脉注射：用于治疗阿-斯综合征，每次 0.03～0.05mg/kg，必要时 15 分钟重复 1 次，直至面色潮红、循环好转、血压回升、延长间隔时间至血压稳定。

(2) 抗心律失常：成人静脉注射 0.5～1mg，按需可 1～2 小时一次，最大量为 2mg。

(3) 解毒：

① 用于锑剂引起的阿-斯综合征，静脉注射 1～2mg，15～30 分钟后再注射 1mg，如患者无发作，按需每 3～4 小时皮下或肌内注射 1mg。

② 用于有机磷中毒时，肌注或静注 1～2mg（严重有机磷中毒时可加大 5～10 倍），每 10～20 分钟重复，直到青紫消失，继续用药至病情稳定，然后用维持量，有时需 2～3 天。

(4) 抗休克改善循环：成人一般按体重 0.02～0.05mg/kg，用 50% 葡萄糖注射液稀释后静注或用葡萄糖水稀释后静滴。

(5) 麻醉前用药：

① 成人术前 0.5～1 小时，肌注 0.5mg。

② 小儿皮下注射用量为：体重 3kg 以下者为 0.1mg，7～9kg 为 0.2mg，12～16kg 为 0.3mg，20～27kg 为 0.4mg，32kg 以上为 0.5mg。

【不良反应】 同阿托品片。

【禁忌】 同阿托品片。

【注意事项】 同阿托品片。

【孕妇及哺乳期妇女用药】 同阿托品片。

【儿童用药】 儿童脑部对本品敏感，尤其发热时，易引起中枢障碍，慎用。

【老年用药】 老年患者尤其年龄在 60 岁以上者，腺体分泌易受影响，慎用本品。

【药物相互作用】 同阿托品片。

【药物过量】 静脉每次极量 2mg，超过上述用量，会引起中毒。

119. 多潘立酮

【通用名称】 多潘立酮片

【英文名称】 Domperidone Tablets

【药理毒理】 本品为外周多巴胺受体阻滞药，直接作用于胃肠壁，可增加食管下部括约肌张力，防止胃-食管返流，增强胃蠕动，促进胃排空，协调胃与十二指肠运动，抑制恶心、呕吐，并能有效地防止胆汁返流，不影响胃液分泌。本品不易通过血-脑脊液屏障，对脑内多巴胺受体无抑制作用，因此，无锥体外系等神经、精神不良反应。

【药代动力学】 口服后吸收迅速，15～30 分钟可达峰值血药浓度。分布以胃肠局部药物浓度最高，血浆次之，脑内几乎没有。本品几乎全部在肝内代谢，半衰期（$t_{1/2}$）为 7 小时，通过尿液排泄总量为 31.23%，原型药占 0.4%；粪便排泄总量 65.7%，原型药占 10%。

【适应症】

(1) 缓解由胃排空延缓、胃肠道返流、食管炎引起的消化不良症状如：上腹部胀闷感、腹胀、上腹疼痛、嗳气、肠胃胀气、口中带有或不带有返流胃内容物的胃烧灼感。

(2) 治疗功能性、器质性、感染性、饮食性、放射性治疗或化疗所引起的恶心、呕吐。

【用法用量】 口服。

成人 一日 3～4 次，一次 10mg，必要时剂量可加倍或遵医嘱。

儿童 一日 3～4 次，每次按体重 0.3mg/kg，本品应在饭前 15～30 分钟服用。

【不良反应】

(1) 偶见瞬时性、轻度腹部痉挛。

(2) 有时血清泌乳素水平会升高，但停药后即可恢复正常。该作用与其他许多药物出现的情况相似。

【孕妇及哺乳期妇女用药】 孕妇慎用。

【儿童用药】 1岁以下儿童由于其血-脑脊液屏障发育不完善，故不能排除对1岁以下婴儿产生中枢副作用的可能性。

【药物相互作用】 抗胆碱能药品可能会对抗本品的抗消化不良作用，故二者不宜合用。

120. 甲氧氯普胺

120.1 甲氧氯普胺片

【通用名称】 甲氧氯普胺片

【英文名称】 Metoclopramide Tablets

【药理毒理】 本品为多巴胺第2（D2）受体拮抗剂，同时还具有5-羟色胺第4（5-HT4）受体激动效应，对5-HT3受体有轻度抑制作用。可作用于延髓催吐化学感受区（CTZ）中多巴胺受体而提高CTZ的阈值，具有强大的中枢性镇吐作用。本品亦能阻断下丘脑多巴胺受体，抑制催乳素抑制因子，促进泌乳素的分泌，故有一定的催乳作用。对中枢其他部位的抑制作用较微，有较弱的安定作用，较少引起催眠作用。对于胃肠道的作用主要在上消化道，促进胃及上部肠段的运动；提高静息状态胃肠道括约肌的张力，增加下食管括约肌的张力和收缩的幅度，使食管下端压力增加，阻滞胃-食管反流，加强胃和食管蠕动，并增强对食管内容物的廓清能力，促进胃的排空；促进幽门、十二指肠及上部空肠的松弛，形成胃窦、胃体与上部小肠间的功能协调。这些作用也可增强本品的镇吐效应。本品对小肠和结肠的传送作用尚不确定。

【药代动力学】 易自胃肠道吸收，进入血液循环后，13%～22%迅速与血浆蛋白（主要为白蛋白）结合。经肝脏代谢。$t_{1/2}$一般为4～6小时，根据用量大小有别。口服30～60分钟后开始作用，持续时间一般为1～2小时。经肾脏排泄，口服量约有85%以原型及葡萄糖醛酸结合物随尿排出。

【适应症】 镇吐药。主要用于：

(1) 各种病因所致恶心、呕吐、嗳气、消化不良、胃部胀满、胃酸过多等症状的对症治疗。

(2) 反流性食管炎、胆汁反流性胃炎、功能性胃滞留、胃下垂等。

(3) 残胃排空延迟症、迷走神经切除后胃排空延缓。

(4) 糖尿病性胃轻瘫、尿毒症、硬皮病等胶原疾患所致胃排空障碍。

【用法用量】 口服给药。

成人常用量

(1) 每次5～10 mg，每日3次。用于糖尿病性胃排空功能障碍患者，于症状出现前30分钟口服10 mg；或于餐前及睡前服5～10 mg，每日4次。

(2) 成人总剂量每日不得超过0.5 mg/kg。

小儿常用量

(1) 5～14岁每次用2.5～5 mg，每日3次，餐前30分钟服用，宜短期服用。

(2) 小儿总剂量每日不得超过0.1 mg/kg。

【不良反应】

(1) 较常见的不良反应为：昏睡、烦躁不安、疲怠无力。

(2) 少见的反应有：乳腺肿痛、恶心、便秘、皮疹、腹泻、睡眠障碍、眩晕、严重口渴、头痛、容易激动。

(3) 用药期间出现乳汁增多，是由于催乳素的刺激所致。

(4) 大剂量长期应用可能因阻断多巴胺受体，使胆碱能受体相对亢进而导致锥体外系反应（特别是年轻人），可出现肌震颤、发音困难、共济失调等。

【禁忌】

(1) 下列情况禁用：

① 对普鲁卡因或普鲁卡因胺过敏者。

② 癫痫发作的频率与严重性均可因用药而增加。

③ 胃肠道出血、机械性肠梗阻或穿孔，可因用药使胃肠道的动力增加，病情加重。

④ 嗜铬细胞瘤可因用药出现高血压危象。

⑤ 不可用于因行化疗和放疗而呕吐的乳癌患者。

(2) 下列情况慎用：

① 肝功能衰竭时，丧失了与蛋白结合的能力。

② 肾衰，即重症慢性肾功能衰竭使锥体外系反应危险性增加，用量应减少。

【注意事项】

(1) 醛固酮与血清催乳素浓度可因甲氧氯普胺的使用而升高。

(2) 严重肾功能不全患者剂量至少须减少60%，这类患者容易出现锥体外系症状。

(3) 因本品可降低西咪替丁的口服生物利用度，若两药必须合用，间隔时间至少要1小时。

(4) 本品遇光变成黄色或黄棕色后，毒性增高。

【孕妇及哺乳期妇女用药】 有潜在致畸作用，孕妇不宜应用；哺乳期少乳者可短期用之于催乳。

【儿童用药】 小儿不宜长期应用。

【老年用药】 老年人不能长期大量应用，否则容易出现锥体外系症状。

【药物相互作用】

(1) 与对乙酰氨基酚、左旋多巴、锂化物、四环素、氨苄青霉素、乙醇和安定等同用时，胃内排空增快，使后者在小肠内吸收增加。

(2) 与乙醇或中枢抑制药等同用，镇静作用均增强。

(3) 与抗胆碱能药物和麻醉止痛药物合用有拮抗作用。

(4) 与抗毒蕈碱麻醉性镇静药并用，甲氧氯普胺对胃肠道的能动性效能可被抵消。

(5) 由于其可释放儿茶酚胺，正在使用单胺氧化酶抑制剂的高血压病人，使用时应注意监控。

(6) 与扑热息痛、四环素、左旋多巴、乙醇、环孢霉素合用时，可增加其在小肠内的吸收。

(7) 与阿扑吗啡并用，后者的中枢性与周围性效应均可被抑制。

(8) 与西咪替丁、慢溶型剂型地高辛同用，后者的胃肠道吸收减少，如间隔2小时服用可以减少这种影响；本品还可增加地高辛从胆汁中的排出，从而改变其血浓度。

(9) 与能导致锥体外系反应的药物，如吩噻嗪类药等合用，锥体外系反应发生率与严重性均可有所增加。

【药物过量】

(1) 用药过量症状：深昏睡状态，神志不清；肌肉痉挛，如颈部及背部肌肉痉挛、拖曳步态、头部及面部抽搐样动作，以及双手颤抖摆动等锥体外系症状。

(2) 药物过量时，使用抗胆碱药物、治疗帕金森病药物或抗组胺药，可有助于锥体外系反应的制止。

120.2 甲氧氯普胺注射液

【通用名称】 盐酸甲氧氯普胺注射液

【英文名称】 Metoclopramide Dihydrochloride Injection

【药理毒理】 同甲氧氯普胺片。

【药代动力学】 进入血液循环后，13%～22%迅速与血浆蛋白（主要为白蛋白）结合。经肝脏代谢。$t_{1/2\beta}$一般为4～6小时，根据用量大小有别。作用开始时间：肌注10～15分钟，静注1～3分钟。持续时间一般为1～2小时。主要以游离型、结合型或代谢产物经肾脏排泄，也可自乳汁排出。

【适应症】 镇吐药。

(1) 用于化疗、放疗、手术、颅脑损伤、脑外伤后遗症、海空作业以及药物引起的呕吐。

（2）用于急性胃肠炎、胆道胰腺、尿毒症等各种疾患之恶心、呕吐症状的对症治疗。

（3）用于诊断性十二指肠插管前用，有助于顺利插管；胃肠钡剂 X 线检查，可减轻恶心、呕吐反应，促进钡剂通过。

【规格】 1 mL：10 mg。

【用法用量】 肌内或静脉注射。

成人 一次 10～20 mg，一日剂量不超过 0.5 mg/kg。

小儿 6 岁以下每次 0.1 mg/kg，6～14 岁一次 2.5～5 mg。

肾功能不全者 剂量减半。

【不良反应】 注射给药可引起直立性低血压。其余不良反应同甲氧氯普胺片。

【禁忌】 同甲氧氯普胺片。

【注意事项】

（1）对晕动病所致呕吐无效。

（2）静脉注射甲氧氯普胺须慢，1～2 分钟注完，快速给药可出现躁动不安，随即进入昏睡状态。

其余不良反应同甲氧氯普胺片。

【孕妇及哺乳期妇女用药】 同甲氧氯普胺片。

【儿童用药】 同甲氧氯普胺片。

【老年用药】 同甲氧氯普胺片。

【药物相互作用】 同甲氧氯普胺片。

【药物过量】 同甲氧氯普胺片。

（四）泻药及止泻药

121. 开塞露

【通用名称】 开塞露（含山梨醇）

【英文名称】 Enema Sorbitol

【药理毒理】 本品能润滑并刺激肠壁，软化大便，使易于排出。

【适应症】 用于便秘。

【用法用量】 将容器顶端刺破或剪开，涂以油脂少许，缓慢插入肛门，然后将药液挤入直肠内，成人一次 1 支（每支 20 mL，含主要成分山梨醇 42.7%～47.3%），儿童一次 0.5 支。

【注意事项】

（1）刺破或剪开后的注药导管的开口应光滑，以免擦伤肛门或直肠。

（2）对本品过敏者禁用，过敏体质者慎用。

（3）本品性状发生改变时禁止使用。

（4）请将本品放在儿童不能接触的地方。

（5）儿童必须在成人监护下使用。

（6）如正在使用其他药品，使用本药品前请咨询医师或药师。

【药物相互作用】 如与其他药物同时使用可能会发生药物相互作用，详情请咨询医师或药师。

122. 酚酞

【通用名称】 酚酞片

【英文名称】 Phenolphthalein Tablets

【药理毒理】 主要作用于结肠，口服后在小肠碱性肠液的作用下慢慢分解，形成可溶性钠盐，从而刺激肠壁内神经丛，直接作用于肠平滑肌，使肠蠕动增加，同时又能抑制肠道内水分的吸收，使水和电解质在结肠蓄积，产生缓泻作用。其作用缓和，很少引起肠道痉挛。

【药代动力学】 口服后约有 15% 被吸收，吸收的药物主要以葡萄糖醛酸化物形式经尿或随粪便排出，部分还通过胆汁排泄至肠腔，在肠中被再吸收，形成肠-肝循环，延长作用时间。用药后 4～8 小时排出软便，一次给药排除需 3～4 天。本品也从乳汁分泌。

【适应症】 用于治疗习惯性、顽固性便秘。

【用法用量】 口服，成人一次 50～200 mg，2～5 岁儿童每次 15～20 mg，6 岁以上儿童每次 25～50 mg。用量根据患者情况而

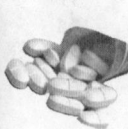

增减，睡前服。

【不良反应】 由酚酞引起的过敏反应临床上罕见，偶能引起皮炎、药疹、瘙痒、灼痛及肠炎、出血倾向等。

【禁忌】 阑尾炎、直肠出血未明确诊断、充血性心力衰竭、高血压、粪块阻塞、肠梗阻禁用。

【注意事项】

（1）酚酞可干扰酚磺酞排泄试验（PSP），使尿色变成品红色或橘红色，同时酚磺酞排泄加快。

（2）长期应用可使血糖升高、血钾降低。

（3）长期应用可引起对药物的依赖性。

【孕妇及哺乳期妇女用药】 孕妇慎用，哺乳期妇女禁用。

【儿童用药】 幼儿慎用，婴儿禁用。

【药物相互作用】 本品如与碳酸氢钠及氧化镁等碱性药并用，能引起粪便变色。

123. 蒙脱石

【通用名称】 蒙脱石散

【英文名称】 Montmorillonite Powder

【药理毒理】 本品具有层纹状结构及非均匀性电荷分布，对消化道内的病毒、病菌及其产生的毒素有固定、抑制作用；对消化道粘膜有覆盖能力，并通过与粘液糖蛋白相互结合，从质和量两方面修复，提高粘膜屏障对攻击因子的防御功能。

【药代动力学】 本品不进入血液循环系统，并连同所固定的攻击因子随消化道自身蠕动排出体外。本品不影响 X 光检查，不改变大便颜色，不改变正常的肠蠕动。

【适应症】 成人及儿童急、慢性腹泻；用于食道、胃、十二指肠疾病引起的相关疼痛症状的辅助治疗，但本品不作解痉剂使用。

【用法用量】 将本品倒入 50 mL 温水中，摇匀后服用。

成人 一次1袋，一日3次。

儿童 1岁以下，每日1袋（3g）；1～2岁，每日1～2袋；2岁以上，每日2～3袋，均分3次服用，或遵医嘱。

急性腹泻服用本品治疗时，首次剂量加倍。

【不良反应】 偶见便秘，大便干结。

【注意事项】 治疗急性腹泻，应注意纠正脱水。

【孕妇及哺乳期妇女用药】 孕妇及哺乳期妇女可安全服用本品。

【儿童用药】 儿童可安全服用本品，但需注意过量服用易引起便秘。

【老年用药】 老年人可安全服用本品。

【药物相互作用】 如需服用其他药物，建议与本品间隔一段时间。

【药物过量】 过量服用，易致便秘。

（五）肝胆疾病用药

124. 熊去氧胆酸

【通用名称】 熊去氧胆酸片

【英文名称】 Ursodeoxycholic Acid Tablets

【药理毒理】 本品可增加胆汁酸的分泌，同时导致胆汁酸成分的变化，使本品在胆汁中的含量增加。本品还能显著降低人胆汁中胆固醇及胆固醇酯的摩尔浓度和胆固醇的饱和指数，从而有利于结石中胆固醇逐渐溶解。

【药代动力学】 熊去氧胆酸系弱酸，当发生微胶粒聚集时，其 pKa 值约为 6.0。口服后主要由回肠吸收。通过肝脏时被摄取 5%～60%，明显低于鹅去氧胆酸（UDCA），仅少量药物进入体循环。口服后1小时和3小时分别出现两个血药浓度峰值。UDCA 的作用不取决于血药浓度而与胆汁中的药物浓度有关。$t_{1/2\beta}$ 为 3.5～5.8 天。UDCA 在肝脏与甘氨酸或牛黄酸迅速结合，从胆汁排入小肠，参加肝循环。小肠内结合的 UDCA 一部分水解回复为游离型，另一部分在细菌作用下转变为石胆酸,后者进而被硫酸盐化,从而降低其潜在的肝脏毒性。

【适应症】 本品用于胆固醇型胆结石,形成胆汁缺乏性脂肪泻,也可用于预防药物性结石形成及治疗脂肪痢(回肠切除术后)。

【用法用量】 成人口服:每日 8～10 mg/kg,早、晚进餐时分次给予。疗程最短为 6 个月,6 个月后超声波检查及胆囊造影无改善者可停药;如结石已有部分溶解则继续服药直至结石完全溶解。

【不良反应】 本品的毒性和副作用比鹅去氧胆酸小,一般不引起腹泻,其他偶见的不良反应有便秘、过敏、头痛、头晕、胰腺炎和心动过速等。

【禁忌】 胆道完全梗阻和严重肝功能减退者禁用。

【注意事项】
(1) 长期使用本品可增加外周血小板的数量。
(2) 如治疗胆固醇结石中出现反复胆绞痛发作,症状无改善甚至加重,或出现明显结石钙化时,则宜中止治疗,并进行外科手术。
(3) 本品不能溶解胆色素结石、混合结石及不透 X 线的结石。

【孕妇及哺乳期妇女用药】 本品 FDA 分类属 B 类药物,孕妇及哺乳期妇女慎用。

【老年用药】 老年患者慎用。

【药物相互作用】
(1) 避孕药可增加胆汁饱和度,用本品治疗时应尽量采取其他节育措施以免影响疗效。
(2) 考来烯胺(cholestyramine,消胆胺)、考来替泊(colestipol,降胆宁)和含铝制酸剂都能与 CDCA 结合,减少其吸收,不宜同用。

【药物过量】 若服用过量,立即以不少于 1L 的考来烯胺或活性炭(每 100mL 水中 2 g)洗胃,再口服氢氧化铝悬液 50mL。

125. 联苯双酯

125.1 联苯双酯片

【通用名称】 联苯双酯片
【英文名称】 Bifendate Tablets
【药理毒理】 本品为合成五味子丙素时的中间体。小鼠口服本品 150～200 mg/kg,可减轻四氯化碳所致的肝脏损害和谷丙转氨酶(ALT)升高。对四氯化碳所致的肝脏微粒体脂质过氧化、四氯化碳代谢转化为一氧化碳有抑制作用,并降低四氯化碳代谢过程中还原辅酶Ⅱ及氧的消耗,从而保护肝细胞生物膜的结构和功能。本品亦可降低泼尼松诱导的肝脏 ALT 升高,能促进部分肝切除小鼠的肝脏再生。本品的降酶作用并非直接抑制血清及肝脏 ALT 活性,也不加速血液中 ALT 的失活,可能是肝组织损害减轻的反映。本品对细胞色素 P450 酶活性有明显诱导作用,从而加强对四氯化碳及某些致癌物的解毒能力。对部分肝炎病人有改善蛋白代谢作用,使白蛋白升高,球蛋白降低。对 HbsAg 及 HbeAg 无阴转作用,也不能使肿大的肝脾缩小。

【药代动力学】 本品口服吸收约 30%,肝脏首关作用使其迅速被代谢转化。24 小时内约 70% 自粪便排出。

【适应症】 用于慢性迁延型肝炎伴有丙氨酸氨基转移酶(ALT)升高异常者;也可用于化学药物引起的 ALT 升高。

【规格】 25 mg。

【用法用量】 口服。一次 25～50 mg(1～2 片),一日 3 次。

【不良反应】 个别病例服用后可出现轻度恶心,偶有皮疹发生。

【禁忌】
(1) 对本品过敏者禁用。
(2) 肝硬化者禁用。

【注意事项】
(1) 少数病人用药过程中 ALT 可回升,加大剂量可使之降低。停药后部分患者 ALT

反跳，但继续服药仍有效。

（2）个别患者于服药过程中可出现黄疸及病情恶化，应停药。

【孕妇及哺乳期妇女用药】 孕妇及哺乳期妇女禁用。

【儿童用药】 儿童用药剂量酌减。

【老年用药】 老年患者慎用本品。

【药物相互作用】 尚不明确。

【药物过量】 尚不明确。

125.2 联苯双酯滴丸

【通用名称】 联苯双酯滴丸

【英文名称】 Bifendate Pills

【药理毒理】 同联苯双酯片。

【药代动力学】 本品口服吸收约30%，肝脏首关作用下迅速被代谢转化。24小时内70%左右自粪便排出。滴丸剂的生物利用度为片剂的1.25～2.37倍。

【适应症】 临床用于慢性迁延型肝炎伴ALT升高者，也可用于化学毒物、药物引起的ALT升高。

【用法用量】 口服。

成人 滴丸剂，5粒（1.5mg）/次，每日3次；必要时6～10粒/次，每日3次，连用3月，ALT正常后改为5粒/次，每日3次，连服3月。

儿童 0.5mg/kg，每日3次，连用3～6个月。

【不良反应】 个别病例可出现口干、轻度恶心，偶有皮疹发生，一般加用抗变态反应药物后即可消失。

【禁忌】 肝硬化者禁用；慢性活动性肝炎者慎用。

【注意事项】 同联苯双酯片。

【不良反应】 口服不良反应较少，偶有恶心、呕吐、皮疹和药热，停药后消失。

【禁忌】 溶血性贫血患者及葡萄糖-6-磷酸脱氢酶缺乏患者禁用。

【孕妇及哺乳期妇女用药】 孕妇及哺乳期妇女禁用。

【儿童用药】 儿童用药剂量酌减。

【老年用药】 老年患者慎用本品。

【药物相互作用】 合用肌苷，可减少本品的降酶反跳现象。

（六）其他

126. 小檗碱

【通用名称】 盐酸小檗碱片

【英文名称】 Berberine Hydrochloride Tablets

【药理毒理】 本品对细菌只有微弱的抑菌作用，但对痢疾杆菌、大肠杆菌引起的肠道感染有效。

【药代动力学】 药物分布广，在心、骨、肝、肺等组织中较多。在组织中滞留的时间短暂，24小时后仅剩微量，绝大部分药物在体内代谢清除，48小时内以原型排出仅占给药量的5%以下。

【适应症】 用于肠道感染，如胃肠炎。

【用法用量】 口服。

成人 一次1～3片（0.1g/片），一日3次。

儿童 用量见下表：

年龄（岁）	体重（kg）	一次用量（片）	一日次数
1～3	10～14	0.5～1	3
4～6	16～20	1～1.5	
7～9	22～26	1.5～2	
10～12	28～32	2～2.5	

【注意事项】

（1）妊娠期头3个月慎用。

（2）如服用过量或出现严重不良反应，应立即就医。

（3）对本品过敏者禁用，过敏体质者慎用。

（4）本品性状发生改变时禁止使用。

（5）请将本品放在儿童不能接触的地方。

（6）儿童必须在成人监护下使用。

（7）如正在使用其他药品，使用本品前请咨询医师或药师。

【药物相互作用】

（1）含鞣质的中药与本品合用后，由于鞣质是生物碱沉淀剂，二者结合，生成难溶性鞣酸盐沉淀，降低疗效。

（2）如与其他药物同时使用可能会发生药物相互作用，详情请咨询医师或药师。

十、泌尿系统用药

（一）利尿药

127. 呋塞米

127.1 呋塞米片

【通用名称】 呋塞米片

【英文名称】 Furosemide Tablets

【药理毒理】 本品为强效利尿剂，其作用机制如下：

（1）对水和电解质排泄的作用。能增加水、钠、氯、钾、钙、镁、磷等的排泄。与噻嗪类利尿药不同，呋塞米等袢利尿药存在明显的剂量-效应关系。随着剂量加大，利尿效果明显增强，且药物剂量范围较大。本类药物主要通过抑制肾小管髓袢厚壁段对氯化钠的主动重吸收，结果管腔液 Na^+、Cl^- 浓度升高，而髓质间液 Na^+、Cl^- 浓度降低，使渗透压梯度差降低，肾小管浓缩功能下降，从而导致水、Na^+、Cl^- 排泄增多。由于 Na^+ 重吸收减少，远端小管 Na^+ 浓度升高，促进 Na^+-K^+ 和 Na^+-H^+ 交换增加，K^+ 和 H^+ 排出增多。至于呋塞米抑制肾小管髓袢厚壁段重吸收 Cl^- 的机制，过去曾认为该部位存在氯泵，目前研究表明该部位基底膜外侧存在与 Na^+-K^+-ATP 酶有关的 Na^+、Cl^- 配对转运系统，呋塞米通过抑制该系统功能而减少 Na^+、Cl^- 的重吸收。另外，呋塞米可能尚能抑制近端小管和远端小管对 Na^+、Cl^- 的重吸收，促进远端小管分泌 K^+。呋塞米通过抑制亨氏袢对 Ca^{2+}、Mg^{2+} 的重吸收而增加 Ca^{2+}、Mg^{2+} 排泄。短期用药能增加尿酸排泄，而长期用药则可引起高尿酸血症。

（2）对血流动力学的影响。呋塞米能抑制前列腺素分解酶的活性，使前列腺素 E2 含量升高，从而具有扩张血管作用。扩张肾血管，降低肾血管阻力，使肾血流量尤其是肾皮质深部血流量增加，在呋塞米的利尿作用中具有重要意义，也是其用于预防急性肾功能衰竭的理论基础。另外，与其他利尿药不同，袢利尿药在肾小管液流量增加的同时肾小球滤过率不下降，可能与流经致密斑的氯减少，从而减弱或阻断了球-管平衡有关。呋塞米能扩张肺部容量静脉，降低肺毛细血管通透性，加上其利尿作用，使回心血量减少，左心室舒张末期压力降低，有助于急性左心衰竭的治疗。由于呋塞米可降低肺毛细血管通透性，为其治疗成人呼吸窘迫综合征提供了理论依据。

【药代动力学】 口服吸收率为60%～70%，进食能减慢吸收，但不影响吸收率及其疗效。终末期肾脏病患者的口服吸收率降至43%～46%。充血性心力衰竭和肾病综合征等水肿性疾病时，由于肠壁水肿，口服吸收率也下降，故在上述情况应肠外途径用药。主要分布于细胞外液，分布容积平均为体重的11.4%，血浆蛋白结合率为91%～97%，几乎均与白蛋白结合。本药能通过胎盘屏障，并可泌入乳汁中。口服和静脉用药后作用开始时间分别为30～60分钟和5分钟，达峰时间为1～2小时和0.33～1小时。作用持续时间分别为6～8小时和2小时。$t_{1/2\beta}$ 存在较大的个体差异，正常人为30～60分钟，无尿患者延长至75～155分钟，肝肾功能同时严重受损者延长至11～20小时。新生儿由于肝肾廓清能力较差，$t_{1/2\beta}$ 延长至4～8小时。88%以原型经肾脏排泄，12%经肝脏代谢由胆汁排泄。肾功能受损者经肝脏代谢增多。本药不被透析清除。

【适应症】

（1）水肿性疾病。包括充血性心力衰竭、肝硬化、肾脏疾病（肾炎、肾病及各种原因所致的急、慢性肾功能衰竭），尤其是应用其他利尿药效果不佳时，应用本类药物仍可能有效。与其他药物合用治疗急性肺水肿和急性脑水肿等。

（2）高血压。一般不作为治疗原发性高血压的首选药物，但当噻嗪类药物疗效不佳，尤其当伴有肾功能不全或出现高血压危象时，本类药物尤为适用。

（3）预防急性肾功能衰竭。用于各种原因导致肾脏血流灌注不足，例如失水、休克、中毒、麻醉意外以及循环功能不全等，在纠正血容量不足的同时及时应用，可减少急性肾小管坏死的机会。

（4）高钾血症及高钙血症。

（5）稀释性低钠血症。尤其是当血钠浓度低于 120mmol/L 时。

（6）抗利尿激素分泌过多症（SIADH）。

（7）急性药物毒物中毒，如巴比妥类药物中毒等。

【用法用量】口服给药。

成人

（1）治疗水肿性疾病：起始剂量为 20～40mg，每日 1 次，必要时 6～8 小时后追加 20～40mg，直至出现满意利尿效果。最大剂量虽可达每日 600mg，但一般应控制在 100mg 以内，分 2～3 次服用。以防过度利尿和不良反应发生。部分患者剂量可减少至 20～40mg，隔日 1 次，或每周中连续服药 2～4 日，每日 20～40mg。

（2）治疗高血压：起始每日 40～80mg，分 2 次服用，并酌情调整剂量。

（3）治疗高钙血症：每日 80～120mg，分 1～3 次服。

儿童

治疗水肿性疾病，起始按体重 2mg/kg，必要时每 4～6 小时追加 1～2mg/kg。新生儿应延长用药间隔。

【不良反应】

（1）常见者。与水、电解质紊乱有关，尤其是大剂量或长期应用时，如体位性低血压、休克、低钾血症、低氯血症、低氯性碱中毒、低钠血症、低钙血症以及与此有关的口渴、乏力、肌肉酸痛、心律失常等。

（2）少见者。有过敏反应（包括皮疹、间质性肾炎，甚至心脏骤停）、视觉模糊、黄视症、光敏感、头晕、头痛、纳差、恶心、呕吐、腹痛、腹泻、胰腺炎、肌肉强直等，骨髓抑制导致粒细胞减少，血小板减少性紫癜和再生障碍性贫血，肝功能损害，指（趾）感觉异常，高糖血症，尿糖阳性，原有糖尿病加重，高尿酸血症。耳鸣、听力障碍多见于大剂量静脉快速注射时（每分钟剂量大于 4～15mg），多为暂时性，少数为不可逆性，尤其当与其他有耳毒性的药物同时应用时。在高钙血症时，可引起肾结石。尚有报道本药可加重特发性水肿。

【注意事项】

（1）交叉过敏。对磺胺药和噻嗪类利尿药过敏者，对本药亦可能过敏。

（2）对诊断的干扰：可致血糖升高、尿糖阳性，尤其是糖尿病或糖尿病前期患者，过度脱水可使血尿酸和尿素氮水平暂时性升高。血 Na^+、Cl^-、K^+、Ca^{2+} 和 Mg^{2+} 浓度下降。

（3）下列情况慎用：

① 无尿或严重肾功能损害者，后者因需加大剂量，故药间隔时间应延长，以免出现耳毒性等副作用；

② 糖尿病；

③ 高尿酸血症或有痛风病史者；

④ 严重肝功能损害者，因水、电解质紊乱可诱发肝昏迷；

⑤ 急性心肌梗死，过度利尿可促发休克；

⑥ 胰腺炎或有此病史者；

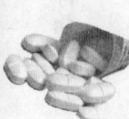

⑦ 有低钾血症倾向者，尤其是应用洋地黄类药物或有室性心律失常者；

⑧ 红斑狼疮，本药可加重病情或诱发活动；

⑨ 前列腺肥大。

（4）随访检查：

① 血电解质，尤其是合用洋地黄类药物或皮质激素类药物、肝肾功能损害者；

② 血压，尤其是用于降压，大剂量应用或用于老年人；

③ 肾功能；

④ 肝功能；

⑤ 血糖；

⑥ 血尿酸；

⑦ 酸碱平衡情况；

⑧ 听力。

（5）药物剂量应从最小有效剂量开始，然后根据利尿反应调整剂量，以减少水、电解质紊乱等副作用的发生。

（6）存在低钾血症或低钾血症倾向时，应注意补充钾盐。

（7）与降压药合用时，后者剂量应酌情调整。

（8）少尿或无尿患者应用最大剂量后24小时仍无效时应停药。

【孕妇及哺乳期妇女用药】

（1）本药可通过胎盘屏障，孕妇尤其是妊娠前3个月应尽量避免应用。对妊娠高血压综合征无预防作用。动物实验表明本品可致胎仔肾盂积水，流产和胎仔死亡率升高。

（2）本药可经乳汁分泌，哺乳期妇女应慎用。

【儿童用药】 本药在新生儿的半衰期明显延长，故新生儿用药间隔应延长。

【老年用药】 老年人应用本药时发生低血压、电解质紊乱，血栓形成和肾功能损害的机会增多。

【药物相互作用】

（1）肾上腺糖、盐皮质激素，促肾上腺皮质激素及雌激素能降低本药的利尿作用，并增加电解质紊乱尤其是低钾血症的发生机会。

（2）非甾体类消炎镇痛药能降低本药的利尿作用，肾损害机会也增加，这与前者抑制前列腺素合成，减少肾血流量有关。

（3）与拟交感神经药物及抗惊厥药物合用，利尿作用减弱。

（4）与氯贝丁酯（安妥明）合用，两药的作用均增强，并可出现肌肉酸痛、强直。

（5）与多巴胺合用，利尿作用加强。

（6）饮酒及含酒精制剂和可引起血压下降的药物能增强本药的利尿和降压作用；与巴比妥类药物、麻醉药合用，易引起体位性低血压。

（7）本药可使尿酸排泄减少，血尿酸升高，故与治疗痛风的药物合用时，后者的剂量应作适当调整。

（8）降低降血糖药的疗效。

（9）降低抗凝药物和抗纤溶药物的作用，主要是利尿后血容量下降，致血中凝血因子浓度升高，以及利尿使肝血液供应改善、肝脏合成凝血因子增多有关。

（10）本药加强非去极化肌松药的作用，与血钾下降有关。

（11）与两性霉素、头孢菌素、氨基糖苷类等抗生素合用，肾毒性和耳毒性增加，尤其是原有肾损害时。

（12）与抗组胺药物合用时耳毒性增加，易出现耳鸣、头晕、眩晕。

（13）与锂合用肾毒性明显增加，应尽量避免。

（14）服用水合氯醛后静注本药可致出汗、面色潮红和血压升高，此与甲状腺素由结合状态转为游离状态，导致分解代谢加强有关。

（15）与碳酸氢钠合用发生低氯性碱中毒机会增加。

127.2 呋塞米注射液

【通用名称】 呋塞米注射液

【英文名称】 Furosemide Injection

【药理毒理】 本品为强效利尿剂，其作用机制同呋塞米片。

【药代动力学】 静脉用药后作用开始时间为 5 分钟，达峰时间为 0.33 小时。作用持续时间为 2 小时。$t_{1/2\beta}$ 存在较大的个体差异，正常人为 30～60 分钟，无尿患者延长至 75～155 分钟，肝肾功能同时严重受损者延长至 11～20 小时。新生儿由于肝肾廓清能力较差，$t_{1/2\beta}$ 延长至 4～8 小时。与血浆蛋白结合率约 95%，并能通过胎盘屏障与泌入乳汁中，88% 以原型经肾脏排泄，12% 经肝脏代谢由胆汁排泄。肾功能受损者经肝脏代谢增多。本药不被透析清除。

【适应症】 同呋塞米片。

【用法用量】 静脉给药。

成人

（1）治疗水肿性疾病：紧急情况或不能口服者，可静脉注射，开始 20～40 mg，必要时每 2 小时追加剂量，直至出现满意疗效。维持用药阶段可分次给药。治疗急性左心衰竭时，起始 40 mg 静脉注射，必要时每小时追加 80 mg，直至出现满意疗效。治疗急性肾功能衰竭时，可用 200～400 mg 加于氯化钠注射液 100 mL 内静脉滴注，滴注速度每分钟不超过 4 mg。有效者可按原剂量重复应用或酌情调整剂量，每日总剂量不超过 1 g。利尿效果差时不宜再增加剂量，以免出现肾毒性，对急性肾衰功能恢复不利。治疗慢性肾功能不全时，一般每日剂量 40～120 mg。

（2）治疗高血压危象时：起始 40～80 mg 静注，伴急性左心衰竭或急性肾功能衰竭时，可酌情增加剂量。

（3）治疗高钙血症时：可静脉注射，一次 20～80 mg。

儿童

治疗水肿性疾病，起始按 1 mg/kg 静脉注射，必要时每隔 2 小时追加 1 mg/kg。最大剂量可达每日 6 mg/kg。新生儿应延长用药间隔。

【不良反应】 同呋塞米片。

【注意事项】

（1）肠道外用药宜静脉给药，不主张肌内注射。常规剂量静脉注射时间应超过 1～2 分钟，大剂量静脉注射时每分钟不超过 4 mg。静脉用药剂量的 1/2 时即可达到同样疗效。

（2）本药为钠盐注射液，碱性较高，故静脉注射时宜用氯化钠注射液稀释，而不宜用葡萄糖注射液稀释。

（3）其他注意事项同呋塞米片。

【孕妇及哺乳期妇女用药】 同呋塞米片。

【儿童用药】 本药在新生儿的半衰期明显延长，故新生儿用药间隔应延长。

【老年用药】 老年人应用本药时发生低血压、电解质紊乱，血栓形成和肾功能损害的机会增多，应慎用。

【药物相互作用】 同呋塞米片。

128. 氢氯噻嗪

【通用名称】 氢氯噻嗪片

【英文名称】 Hydrochlorothiazide Tablets

【药理毒理】

（1）对水、电解质排泄的影响。

① 利尿作用。尿钠、钾、氯、磷和镁等离子排泄增加，而对尿钙排泄减少。本类药物作用机制主要抑制远端小管前段和近端小管（作用较轻）对氯化钠的重吸收，从而增加远端小管和集合管的 Na^+-K^+ 交换，K^+ 分泌增多。其作用机制尚未完全明了。本类药物都能不同程度地抑制碳酸酐酶活性，故能解释其对近端小管的作用。本类药还能抑制磷酸二酯酶活性，减少肾小管对脂肪酸的摄取和线粒体氧耗，从而抑制肾小管对 Na^+、Cl^- 的主动重吸收。

② 降压作用。除利尿排钠作用外，可能还有肾外作用机制参与降压，可能增加胃肠道对 Na^+ 的排泄。

（2）对肾血流动力学和肾小球滤过功能的影响。由于肾小管对水、Na^+重吸收减少，肾小管内压力升高，以及流经远端小管的水和Na^+增多，刺激致密斑通过管－球反射，使肾内肾素、血管紧张素分泌增加，引起肾血管收缩，肾血流量下降，肾小球入球和出球小动脉收缩，肾小球滤过率也下降。肾血流量和肾小球滤过率下降，以及对亨氏袢无作用，是本类药物利尿作用远不如袢利尿药的主要原因。

【药代动力学】 口服吸收迅速但不完全，进食能增加吸收量，可能与药物在小肠的滞留时间延长有关。本药部分与血浆蛋白结合，另一部分进入红细胞内。口服2小时起作用，达峰时间为4小时，作用持续时间为6～12小时。$t_{1/2}$为15小时，肾功能受损者延长。本药吸收后消除相开始阶段血药浓度下降较快，以后血药浓度下降明显减慢，可能是由于后阶段药物进入红细胞内有关。主要以原型由尿排泄。

【适应症】
（1）水肿性疾病。排泄体内过多的钠和水，减少细胞外液容量，消除水肿。常见的包括充血性心力衰竭、肝硬化腹水、肾病综合征、急慢性肾炎水肿、慢性肾功能衰竭早期、肾上腺皮质激素和雌激素治疗所致的钠、水潴留。
（2）高血压。可单独或与其他降压药联合应用，主要用于治疗原发性高血压。
（3）中枢性或肾性尿崩症。
（4）肾石症。主要用于预防含钙盐成分形成的结石。

【用法用量】 口服给药。
成人
（1）治疗水肿性疾病，每次25～50 mg，每日1～2次，或隔日治疗，或每周连服3～5日。
（2）治疗高血压，每日25～100 mg，分1～2次服用，并按降压效果调整剂量。

小儿
（1）每日按体重1～2 mg/kg或按体表面积30～60 mg/m²，分1～2次服用，并按疗效调整剂量。
（2）小于6个月的婴儿剂量可达每日3 mg/kg。

【不良反应】 大多不良反应与剂量和疗程有关。
（1）水、电解质紊乱所致的副作用较为常见。低钾血症较易发生与噻嗪类利尿药排钾作用有关，长期缺钾可损伤肾小管，严重失钾可引起肾小管上皮的空泡变化，以及引起严重快速性心率失常等异位心率。低氯性碱中毒或低氯、低钾性碱中毒，噻嗪类特别是氢氯噻嗪常明显增加氯化物的排泄。此外低钠血症亦不罕见，导致中枢神经系统症状及加重肾损害。脱水造成血容量和肾血流量减少亦可引起肾小球虑过率降低。上述水、电解质紊乱的临床常见反应有口干、烦渴、肌肉痉挛、恶心、呕吐和极度疲乏无力等。
（2）高糖血症。本药可使糖耐量降低，血糖升高，此可能与抑制胰岛素释放有关。
（3）高尿酸血症。干扰肾小管排泄尿酸，少数可诱发痛风发作。由于通常无关节疼痛，故高尿酸血症易被忽视。
（4）过敏反应，如皮疹、荨麻疹等，但较为少见。
（5）血白细胞减少或缺乏症、血小板减少性紫癜等亦少见。
（6）其他，如胆囊炎、胰腺炎、性功能减退、光敏感、色觉障碍等，但较罕见。

【注意事项】
（1）交叉过敏：与磺胺类药物、呋塞米、布美他尼、碳酸酐酶抑制剂有交叉反应。
（2）对诊断的干扰：可致糖耐量降低、血糖、尿糖、血胆红素、血钙、血尿酸、血胆固醇、甘油三酯、低密度脂蛋白浓度升高，血镁、钾、钠及尿钙降低。
（3）下列情况慎用：

①无尿或严重肾功能减退者,因本类药效果差,应用大剂量时可致药物蓄积,毒性增加;

②糖尿病;

③高尿酸血症或有痛风病史者;

④严重肝功能损害者,水、电解质紊乱可诱发肝昏迷;

⑤高钙血症;

⑥低钠血症;

⑦红斑狼疮,可加重病情或诱发活动;

⑧胰腺炎;

⑨交感神经切除者(降压作用加强);

⑩有黄疸的婴儿。

(4)随访检查:

①血电解质;②血糖;③血尿酸;④血肌酐、尿素氮;⑤血压。

(5)应从最小有效剂量开始用药,以减少副作用的发生,减少反射性肾素和醛固酮分泌。

(6)有低钾血症倾向的患者,应酌情补钾或与保钾利尿药合用。

【孕妇及哺乳期妇女用药】

(1)能通过胎盘屏障,故孕妇使用应慎重。对高血压综合征无预防作用。

(2)哺乳期妇女不宜服用。

【儿童用药】 慎用于有黄疸的婴儿,因本类药可使血胆红素升高。

【老年用药】 老年人应用本类药物较易发生低血压、电解质紊乱和肾功能损害。

【药物相互作用】

(1)肾上腺皮质激素、促肾上腺皮质激素、雌激素、两性霉素B(静脉用药),能降低本药的利尿作用,增加发生电解质紊乱的机会,尤其是低钾血症。

(2)非甾体类消炎镇痛药尤其是吲哚美辛,能降低本药的利尿作用,与前者抑制前列腺素合成有关。

(3)与拟交感胺类药物合用,利尿作用减弱。

(4)考来烯胺(消胆胺)能减少胃肠道对本药的吸收,故应在口服考来烯胺1小时前或4小时后服用本药。

(5)与多巴胺合用,利尿作用加强。

(6)与降压药合用时,利尿降压作用均加强。

(7)与抗痛风药合用时,后者应调整剂量。

(8)使抗凝药作用减弱,主要是由于利尿后机体血浆容量下降,血中凝血因子水平升高,加上利尿使肝脏血液供应改善,合成凝血因子增多。

(9)降低降糖药的作用。

(10)洋地黄类药物、胺碘酮等与本药合用时,应慎防因低钾血症引起的副作用。

(11)与锂制剂合用,因本药可减少肾脏对锂的清除,增加锂的肾毒性。

(12)乌洛托品与本药合用,其转化为甲醛受抑制,疗效下降。

(13)增强非去极化肌松药的作用,与血钾下降有关。

(14)与碳酸氢钠合用,发生低氯性碱中毒机会增加。

【药物过量】 应尽早洗胃,给予支持、对症处理,并密切随访血压、电解质和肾功能。

129. 螺内酯

【通用名称】 螺内酯片

【英文名称】 Spironolactone Tablets

【药理毒理】 本药结构与醛固酮相似,为醛固酮的竞争性抑制剂。作用于远曲小管和集合管,阻断Na^+-K^+和Na^+-H^+交换,结果Na^+、Cl^-和水排泄增多,K^+、Mg^{2+}和H^+排泄减少,对Ca^{2+}和P^{3-}的作用不定。由于本药仅作用于远曲小管和集合管,对肾小管其他各段无作用,故利尿作用较弱。另外,本药对肾小管以外的醛固酮靶器官也有作用。

【药代动力学】 本药口服吸收较好,生

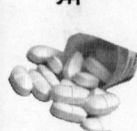

物利用度大于90%，血浆蛋白结合率在90%以上，进入体内后80%由肝脏迅速代谢为有活性的坎利酮（canrenone），口服1日左右起效，2～3日达高峰，停药后作用仍可维持2～3日。依服药方式不同 $t_{1/2}$ 有所差异，每日服药1～2次时平均19小时（13～24小时），每日服药4次时缩短为12.5小时（9～16小时）。无活性代谢产物从肾脏和胆道排泄，约有10%以原型从肾脏排泄。

【适应症】

（1）水肿性疾病。与其他利尿药合用，治疗充血性水肿、肝硬化腹水、肾性水肿等水肿性疾病，其目的在于纠正上述疾病时伴发的继发性醛固酮分泌增多，并对抗其他利尿药的排钾作用。也用于特发性水肿的治疗。

（2）高血压。作为治疗高血压的辅助药物。

（3）原发性醛固酮增多症。螺内酯可用于此病的诊断和治疗。

（4）低钾血症的预防。与噻嗪类利尿药合用，增强利尿效应和预防低钾血症。

【用法】

成人

① 治疗水肿性疾病，每日40～120mg，分2～4次服用，至少连服5日。以后酌情调整剂量。

② 治疗高血压，开始每日40～80mg，分次服用，至少2周，以后酌情调整剂量，不宜与血管紧张素转换酶抑制剂合用，以免增加发生高钾血症的机会。

③ 治疗原发性醛固酮增多症，手术前患者每日用量100～400mg，分2～4次服用。不宜手术的患者，则选用较小剂量维持。

④ 诊断原发性醛固酮增多症。长期试验，每日400mg，分2～4次，连续3～4周。短期试验，每日400mg，分2～4次服用，连续4日。老年人对本药较敏感，开始用量宜偏小。

小儿

治疗水肿性疾病，开始每日按体重1～3mg/kg或按体表面积30～90mg/m²，单次或分2～4次服用，连服5日后酌情调整剂量。最大剂量为每日3～9mg/kg或90～270mg/m²。

【不良反应】

（1）常见的有：①高钾血症，最为常见，尤其是单独用药、进食高钾饮食、与钾剂或含钾药物如青霉素钾等以及存在肾功能损害、少尿、无尿时；即使与噻嗪类利尿药合用，高钾血症的发生率仍可达8.6%～26%，且常以心律失常为首发表现，故用药期间必须密切随访血钾和心电图。②胃肠道反应，如恶心、呕吐、胃痉挛和腹泻；尚有报道可致消化性溃疡。

（2）少见的有：①低钠血症，单独应用时少见，与其他利尿药合用时发生率增高；②抗雄激素样作用或对其他内分泌系统的影响，长期服用本药在男性可致男性乳房发育、阳痿、性功能低下，在女性可致乳房胀痛、声音变粗、毛发增多、月经失调、性机能下降；③中枢神经系统表现，长期或大剂量服用本药可发生行走不协调、头痛等。

（3）罕见的有：①过敏反应，出现皮疹甚至呼吸困难；②暂时性血浆肌酐、尿素氮升高，主要与过度利尿、有效血容量不足、引起肾小球滤过率下降有关；③轻度高氯性酸中毒；④肿瘤，有报道5例患者长期服用本药和氢氯噻嗪发生乳腺癌。

【禁忌】 高钾血症患者禁用。

【注意事项】

（1）下列情况慎用：

①无尿；②肾功能不全；③肝功能不全，因本药引起电解质紊乱可诱发肝昏迷；④低钠血症；⑤酸中毒，一方面酸中毒可加重或促发本药所致的高钾血症，另一方面本药可加重酸中毒；⑥乳房增大或月经失调者。

（2）给药应个体化，从最小有效剂量开

始使用，以减少电解质紊乱等副作用的发生。如每日服药一次，应于早晨服药，以免夜间排尿次数增多。

（3）用药前应了解患者血钾浓度，但在某些情况血钾浓度并不能代表机体内总钾量，如酸中毒时钾从细胞内转移至细胞外而易出现高钾血症，酸中毒纠正后血钾即可下降。

（4）本药起作用较慢，而维持时间较长，故首日剂量可增加至常规剂量的2～3倍，以后酌情调整剂量。与其他利尿药合用时，可先于其他利尿药2～3日服用。在已应用其他利尿药再加用本药时，其他利尿药剂量在最初2～3日可减量50%，以后酌情调整剂量。在停药时，本药应先于其他利尿药2～3日停药。

（5）用药期间如出现高钾血症，应立即停药。

（6）应于进食时或餐后服药，以减少胃肠道反应，并可能提高本药的生物利用度。

（7）对诊断的干扰：

① 使荧光法测定血浆皮质醇浓度升高，故取血前4～7日应停用本药或改用其他测定方法。

② 使下列测定值升高：血浆肌酐和尿素氮（尤其是原有肾功能损害时）、血浆肾素、血清镁、钾；尿钙排泄可能增多，而尿钠排泄减少。

【孕妇及哺乳期妇女用药】 本药可通过胎盘，但对胎儿的影响尚不清楚。孕妇应在医师指导下用药，且用药时间应尽量短。

【老年用药】 老年人用药较易发生高钾血症和利尿过度。

【药物相互作用】

（1）肾上腺皮质激素尤其是具有较强盐皮质激素作用者，促肾上腺皮质激素能减弱本药的利尿作用，而拮抗本药的潴钾作用。

（2）雌激素能引起水钠潴留，从而减弱本药的利尿作用。

（3）非甾体类消炎镇痛药，尤其是吲哚美辛，能降低本药的利尿作用，且合用时肾毒性增加。

（4）拟交感神经药物降低本药的降压作用。

（5）多巴胺加强本药的利尿作用。

（6）与引起血压下降的药物合用，利尿和降压效果均加强。

（7）与下列药物合用时，发生高钾血症的机会增加，如含钾药物、库存血（含钾30mmol/L，如库存10日以上含钾高达65mmol/L）、血管紧张素转换酶抑制剂、血管紧张素Ⅱ受体拮抗剂和环孢素A等。

（8）与葡萄糖胰岛素液、碱剂、钠型降钾交换树脂合用，发生高钾血症的机会减少。

（9）本药使地高辛半衰期延长。

（10）与氯化铵合用易发生代谢性酸中毒。

（11）与肾毒性药物合用，肾毒性增加。

（12）甘珀酸钠、甘草类制剂具有醛固酮样作用，可降低本药的利尿作用。

130. 氨苯蝶啶

【通用名称】 氨苯蝶啶片

【英文名称】 Triamterene Tablets

【药理毒理】 本药直接抑制肾脏远端小管和集合管的 Na^+-K^+ 交换，从而使 Na^+、Cl^-、水排泄增多，而 K^+ 排泄减少。

【药代动力学】 口服后30%～70%迅速吸收，血浆蛋白结合率为40%～70%。单剂口服后2～4小时起作用，达峰时间为6小时，作用持续时间7～9小时。$t_{1/2}$ 为1.5～2小时，无尿者每日给药1～2次时延长至10小时，每日给药4次时延长至9～16小时（平均12.5小时）。吸收后大部分迅速由肝脏代谢，经肾脏排泄，少数经胆汁排泄。

【适应症】 主要治疗水肿性疾病，包括充血性心力衰竭、肝硬化腹水、肾病综合征等，以及肾上腺糖皮质激素治疗过程中发生的水钠潴留，主要目的在于纠正上述情况时的继发性醛固酮分泌增多，并拮抗其他利尿药的排钾作用。也可用于治疗特发性水肿。

【用法用量】 口服给药。

（1）成人常用量。开始每日25～100 mg，分2次服用，与其他利尿药合用时，剂量可减少。维持阶段可改为隔日疗法。最大剂量不超过每日300 mg。

（2）小儿常用量。开始每日按体重2～4 mg/kg或按体表面积120 mg/m^2，分2次服，每日或隔日疗法。以后酌情调整剂量。最大剂量不超过每日6 mg/kg或300 mg/m^2。

【不良反应】

（1）常见的主要是高钾血症。

（2）少见的有：

①胃肠道反应，如恶心、呕吐、胃痉挛和腹泻等；②低钠血症；③头晕、头痛；④光敏感。

（3）罕见的有：

①过敏，如皮疹、呼吸困难；

②血液系统损害，如粒细胞减少症甚至粒细胞缺乏症、血小板减少性紫癜、巨红细胞性贫血（干扰叶酸代谢）；

③肾结石，有报道长期服用本药者肾结石的发生率为1/1500。其机理可能是由于本药及其代谢产物在尿中浓度过饱和，析出结晶并与蛋白基质结合，从而形成肾结石。

【禁忌】 高钾血症时禁用。

【注意事项】

（1）下列情况慎用：

①无尿；②肾功能不全；③糖尿病；④肝功能不全；⑤低钠血症；⑥酸中毒；⑦高尿酸血症或有痛风病史者；⑧肾结石或有此病史者。

（2）对诊断的干扰：

①干扰荧光法测定血奎尼丁浓度的结果；

②使下列测定值升高：血糖（尤其是糖尿病）、血肌酐和尿素氮（尤其是有肾功能损害时）、血浆肾素、血钾、血镁、血尿酸及尿尿酸排泄量；使血钠下降。

（3）给药应个体化，从最小有效剂量开始使用，以减少电解质紊乱等副作用。如每日给药一次，应于早晨给药，以免夜间排尿次数增多。

（4）用药前应了解血钾浓度。但在某些情况下血钾浓度并不能真正反应体内钾潴量，如酸中毒时钾从细胞内转移至细胞外而易出现高钾血症，酸中毒纠正后血钾浓度即可下降。

（5）服药期间如发生高钾血症，应立即停药，并作相应处理。

（6）应于进食时或餐后服药，以减少胃肠道反应，并可能提高本药的生物利用度。

【孕妇及哺乳期妇女用药】

（1）动物实验显示本药能透过胎盘，但在人类的情况尚不清楚。

（2）在母牛的实验显示本药可由乳汁分泌，在人类的情况不清楚。

【老年用药】 老年人应用本药较易发生高钾血症和肾损害。

【药物相互作用】

（1）肾上腺皮质激素尤其是具有较强盐皮质激素作用者，促肾上腺皮质激素能减弱本药的利尿作用，而拮抗本药的潴钾作用。

（2）雌激素能引起水钠潴留，从而减弱本药的利尿作用。

（3）非甾体类消炎镇痛药，尤其是吲哚美辛，能降低本药的利尿作用，且合用时肾毒性增加。

（4）拟交感神经药物降低本药的降压作用。

（5）多巴胺加强本药的利尿作用。

（6）与引起血压下降的药物合用，利尿和降压效果均加强。

（7）与下列药物合用时，发生高钾血症的机会增加，如含钾药物、库存血（含钾30 mmol/L，库存10日以上含钾高达65 mmol/L）、血管紧张素转换酶抑制剂，血管紧张素Ⅱ受体拮抗剂和环孢素A等。

（8）与葡萄糖胰岛素液、碱剂、钠型降钾交换树脂合用，发生高钾血症的机会减少。

（9）本药使地高辛半衰期延长。

（10）与氯化铵合用易发生代谢性酸中毒。

（11）与肾毒性药物合用，肾毒性增加。

（12）甘珀酸钠、甘草类制剂具有醛固酮样作用，可降低本药的利尿作用。

（13）因可使血尿酸升高，与噻嗪类和袢利尿剂合用时可使血尿酸进一步升高，故应与治疗痛风的药物合用。

（14）可使血糖升高，与降糖药合用时，后者剂量应适当加大。

（二）良性前列腺增生用药

131. 特拉唑嗪

【通用名称】 盐酸特拉唑嗪片

【英文名称】 Terazosin Hydrochloride Tablets

【药理毒理】 本品为选择性 α_1 受体阻滞剂，能降低外周血管阻力，对收缩压和舒张压都有降低作用；具有松弛膀胱和前列腺平滑肌的作用，可缓解良性前列腺肥大而引起的排尿困难症状。

【药代动力学】 盐酸特拉唑嗪口服吸收好，服药后1小时血浆浓度达到峰值，其血浆蛋白结合率为90%～94%，消除半衰期为12小时。本品药物原型自尿中排出约占口服剂量的10%，粪便中排出约占20%，代谢产物自尿中排出约40%，自粪便中排出约60%，本品的药代动力学参数与肾功能无关，食物对生物利用度无影响。

【适应症】

（1）用于治疗高血压，可单独使用或与其他抗高血压药同时使用。

（2）用于改善良性前列腺增生症患者的排尿症状，如：尿频、尿急、尿线变细、排尿困难、夜尿增多、排尿不尽感等。

【用法用量】 口服给药。

高血压患者：一日1次，首次睡前服用。开始剂量1mg，剂量逐渐增加直到出现满意疗效。常用剂量为一日1～10mg，最大剂量为一日20mg，停药后需重新开始治疗者，亦必须从1mg开始渐增剂量。

良性前列腺增生患者：一日1次，每次2mg，每晚睡前服用。

【不良反应】 本品主要不良反应有：头痛、头晕、无力、心悸、恶心、体位性低血压等。这些反应通常轻微，继续治疗可自行消失，必要时可减量。

【禁忌】 对本品过敏者禁用。

【注意事项】 孕妇及哺乳期妇女慎用。病人在开始治疗及增加剂量时应避免可导致头晕或乏力的突然性姿势变化或行动。

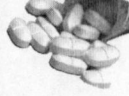

十一、血液系统用药

（一）抗贫血药

132. 硫酸亚铁

132.1 硫酸亚铁片

【通用名称】 硫酸亚铁片

【英文名称】 Ferrous Sulfate Tablets

【药理作用】 铁是红细胞中血红蛋白的组成元素。缺铁时，红细胞合成血红蛋白量减少，致使红细胞体积变小，携氧能力下降，形成缺铁性贫血，口服本品可补充铁元素，纠正缺铁性贫血。

【适应症】 用于各种原因（如慢性失血、营养不良、妊娠、儿童发育期等）引起的缺铁性贫血。

【规格】 0.3g（以铁计60mg）。

【用法用量】 口服。

成人：预防用，一次1片，一日1次；治疗用，一次1片，一日3次。饭后服。

【不良反应】

（1）可见胃肠道不良反应，如恶心、呕吐、上腹疼痛、便秘。

（2）本品可减少肠蠕动，引起便秘，并排黑便。

【禁忌】

（1）肝肾功能严重损害，尤其是伴有未经治疗的尿路感染者禁用。

（2）铁负荷过高、血色病或含铁血黄素沉着症患者禁用。

（3）非缺铁性贫血（如地中海贫血）患者禁用。

【注意事项】

（1）用于日常补铁时，应采用预防量。

（2）治疗剂量不得长期使用，应在医师确诊为缺铁性贫血后使用，且治疗期间应定期检查血象和血清铁水平。

（3）酒精中毒、肝炎、急性感染、肠道炎症、胰腺炎等患者慎用，胃与十二指肠溃疡、溃疡性肠炎患者慎用。

（4）本品不应与浓茶同服。

（5）本品宜在饭后或饭时服用，以减轻胃部刺激。

（6）如服用过量或出现严重不良反应，应立即就医。

（7）对本品过敏者禁用，过敏体质者慎用。

（8）本品性状发生改变时禁止使用。

（9）请将本品放在儿童不能接触的地方。

（10）如正在使用其他药品，使用本品前请咨询医师或药师。

【药物相互作用】

（1）维生素C与本品同服，有利于吸收。

（2）本品与磷酸盐类、四环素类及鞣酸等同服，可妨碍铁的吸收。

（3）本品可减少左旋多巴、卡比多巴、甲基多巴及喹诺酮类药物的吸收。

（4）如与其他药物同时使用可能会发生药物相互作用，详情请咨询医师或药师。

132.2 硫酸亚铁缓释片

【通用名称】 硫酸亚铁缓释片

【英文名称】 Ferrous Sulfate Sustained - Release Tablets

【药理作用】 同硫酸亚铁片

【适应症】 用于缺铁性贫血。

【规格】 每片0.45g（相当于铁90mg）。

【用法用量】 口服。成人一次1片，一日2次。

【不良反应】 同硫酸亚铁片。
【禁忌】 同硫酸亚铁片。
【注意事项】
（1）不得长期使用，应在医师确诊为缺铁性贫血后使用，且治疗期间应定期检查血象和血清铁水平。
（2）儿童用量请咨询医师或药师。
（3）其他注意事项同硫酸亚铁片。
【药物相互作用】 同硫酸亚铁片。

133. 右旋糖酐铁

【通用名称】 右旋糖酐铁注射液
【英文名称】 Iron Dextran Injection
【药理毒理】 抗贫血药。铁为血红蛋白及肌红蛋白的主要组成成分。血红蛋白为红细胞中主要携氧者。肌红蛋白是肌肉细胞储存氧的部位，以助肌肉运动时供氧需要。与三羧循环有关的大多数酶均含铁，或仅在铁存在时才能发挥作用。所以对缺铁患者积极补充铁剂后，除血红蛋白合成加速外，与组织缺铁和含铁酶活性降低的有关症状如生长迟缓、行动异常、体力不足、粘膜组织变化以及皮肤指甲病变均能逐渐得以纠正。
【药代动力学】 本品由于分子较大，须由淋巴管吸收再转入血液，所以注射后血浓度提高较慢，约24～48小时血药浓度达高峰。铁吸收后与转铁蛋白结合在血中循环，以供造红细胞之用，也可以铁蛋白或含铁血黄素形式累积在肝、脾、骨髓及其他网状内皮组织。铁在人体中每日排泄极微量，见于尿、粪、汗液、脱落的肠粘膜细胞及酶内，丧失总量为0.5～1.0 mg。
【适应症】 用于治疗缺铁性贫血。
【用法用量】 深部肌内注射一次50～100 mg（Fe），1～3日1次。小儿体重超过6 kg者，一次25 mg（Fe），1日1次。小儿体重6 kg以下者，一次12.5 mg（Fe），1日1次。
【不良反应】 本品注射后，可产生局部疼痛及色素沉着。
【禁忌】 无。
【注意事项】
（1）适于不能耐受口服铁剂的缺铁性贫血患者，或需迅速纠正缺铁患者。
（2）注射本品后血红蛋白未见逐步升高者应立即停药。
（3）严重肝、肾功能不全者禁用。
【孕妇及哺乳期妇女用药】 尚不明确。
【药物相互作用】 尚不明确。

134. 维生素 B_{12} 注射液

【通用名称】 维生素 B_{12} 注射液
【英文名称】 Vitamin B_{12} Injection
【药理毒理】 本品为抗贫血药。维生素 B_{12} 参与体内甲基转换及叶酸代谢，促进5-甲基四氢叶酸转变为四氢叶酸。缺乏时，导致DNA合成障碍，影响红细胞的成熟。本品还促使甲基丙二酸转变为琥珀酸，参与三羧酸循环。此作用关系到神经髓鞘脂类的合成及维持有髓神经纤维功能完整，维生素 B_{12} 缺乏症的神经损害可能与此有关。
【药代动力学】 肌注后吸收迅速而完全，约1小时血药浓度达峰值；体内分布较广，但主要储存于肝脏，成人总贮量为4～5 mg；大部分在8小时经肾脏排泄，剂量愈大，排泄愈多。
【适应症】 主要用于巨幼细胞性贫血，也可用于神经炎的辅助治疗。
【用法用量】 肌注。成人，1日0.025～0.1 mg 或隔日0.05～0.2 mg。用于神经炎时，用量可酌增。
【不良反应】 肌注偶可引起皮疹、瘙痒、腹泻及过敏性哮喘，但发生率低，极个别有过敏性休克。
【注意事项】
（1）可致过敏反应，甚至过敏性休克，不宜滥用。
（2）有条件时，用药过程中应监测血中

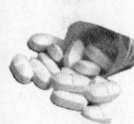

维生素 B_{12} 浓度。

(3) 痛风患者使用本品可能发生高尿酸血症。

【儿童用药】 肌注 $25 \sim 100 \mu g$/次，每日或隔日 1 次。避免同一部位反复给药，且对新生儿、早产儿、婴儿、幼儿要特别小心。

【药物相互作用】 氨基水杨酸可减弱本品的作用。

135. 叶酸

【通用名称】 叶酸片

【英文名称】 Folic Acid Tablets

【药理毒理】 叶酸系由蝶啶、对氨基苯甲酸及谷氨酸的残基组成的水溶性 B 族维生素，为机体细胞生长和繁殖必须物质。存在于肝、肾、酵母及绿叶菜蔬如豆类、菠菜、番茄、胡萝卜等内，现已能人工合成。叶酸经二氢叶酸还原酶及维生素 B_{12} 的作用，形成四氢叶酸（THFA），后者与多种一碳单位（包括 CH_3、CH_2、CHO 等）结合成四氢叶酸类辅酶，传递一碳单位，参与体内很多重要反应及核酸和氨基酸的合成。THFA 在丝氨酸转羟基酶的作用下，形成 $N-5,10-$ 甲烯基四氢叶酸，能促使尿嘧啶核苷酸（dUMP）形成胸腺嘧啶核苷酸（dTMP），后者可参与细胞的 DNA 合成，促进细胞的分裂与成熟。在 DNA 合成过程中，脱氧尿苷酸转变为脱氧胸苷酸，其间所需的甲基由亚甲基四氢叶酸提供。叶酸缺乏时，DNA 合成减慢，但 RNA 合成不受影响，结果在骨髓中生成细胞体积较大而细胞核发育较幼稚的血细胞，尤以红细胞最为明显，及时补充可有治疗效应。

【药代动力学】 口服后主要以还原型式在空肠近端吸收，$5 \sim 20$ 分钟即出现于血中，1 小时后达高峰，其 $t_{1/2\beta}$ 约为 0.7 小时。贫血患者吸收速度较正常人快。叶酸由门静脉进入肝脏，以 $N-5-$ 甲基四氢叶酸的形式储存于肝脏中和分布到其他组织器官，在肝脏中储存量约为全身总量的 $1/3 \sim 1/2$。治疗量的叶酸约 90% 自尿中排泄，大剂量注射后 2 小时，即有 20% ～ 30% 出现于尿中。

【适应症】

(1) 各种原因引起的叶酸缺乏及叶酸缺乏所致的巨幼红细胞贫血。

(2) 妊娠期、哺乳期妇女预防给药。

(3) 慢性溶血性贫血所致的叶酸缺乏。

【用法用量】 口服给药。

成人

(1) 一次 $5 \sim 10$ mg，一日 $15 \sim 30$ mg，直至血象恢复正常。

(2) 妊娠期、哺乳妇女预防用药：一次 0.4 mg，一日一次。

儿童

一次 5 mg，一日 3 次（或一日 $5 \sim 15$ mg，分 3 次）。

【不良反应】 不良反应较少，罕见过敏反应。长期用药可以出现畏食、恶心、腹胀等胃肠症状。大量服用叶酸时，可使尿呈黄色。

【禁忌】 维生素 B_{12} 缺乏引起的巨幼细胞贫血不能单用叶酸治疗。

【注意事项】

(1) 静脉注射较易致不良反应，故不宜采用；肌内注射时，不宜与维生素 B_1、维生素 B_2、维生素 C 同管注射。

(2) 口服大剂量叶酸，可以影响微量元素锌的吸收。

(3) 诊断明确后再用药。若为试验性治疗，应用生理量（一日 0.5 mg）口服。

(4) 营养性巨幼红细胞性贫血常合并缺铁，应同时补充铁，并补充蛋白质及其他 B 族维生素。

(5) 恶性贫血及疑有维生素 B_{12} 缺乏的病人，不单独用叶酸，因这样会加重维生素 B_{12} 的负担和神经系统症状。

(6) 一般不用维持治疗，除非是吸收不良的病人。

【孕妇及哺乳期妇女用药】 可应用

本品。

【药物相互作用】

（1）大剂量叶酸能拮抗苯巴比妥、苯妥英钠和扑米酮的抗癫痫作用，可使癫痫发作的临界值明显降低，并使敏感患者的发作次数增多。

（2）口服大剂量叶酸，可以影响微量元素锌的吸收。

【药物过量】 癫痫病人应用的叶酸剂量不应当超过1mg，主张不超过400μg为宜，以免影响病情。

（二）抗血小板药

136. 阿司匹林

【通用名称】 阿司匹林肠溶片

【英文名称】 Aspirin Enteric – coated Tablets

【药理毒理】 阿司匹林使血小板的环氧合酶（即前列腺素合成酶）乙酰化，从而减少血栓素A2（TXA2）的生成，对TXA2诱导的血小板聚集产生不可逆的抑制作用；对ADP或肾上腺素诱导的Ⅱ相聚集也有阻抑作用；并可抑制低浓度胶原、凝血酶、抗原–抗体复合物、某些病毒和细菌所致的血小板聚集和释放反应及自发性聚集，由此预防血栓的形成。高浓度时，阿司匹林也能抑制血管壁中PG合成酶，减少前列环素（PGI2）的合成，而PGI2是TXA2的生理对抗剂，它的合成减少可能促成血栓形成。

【药代动力学】 阿司匹林口服后主要在小肠上部吸收，3.5小时左右血药浓度达峰值，吸收后迅速被水解为水杨酸，因此阿司匹林血浆浓度低，血浆半衰期为0.38小时，平均驻留时间为3.9小时。水解后以水杨酸盐的形式迅速分布至全身组织，也可进入关节腔及脑脊液，并可通过胎盘。水杨酸与血浆蛋白结合率高，可达80%～90%，水杨酸经肝脏代谢，代谢物主要为水杨尿酸及葡萄糖醛酸结合物，小部分为龙胆酸。本品大部分以结合的代谢物，小部分以游离的水杨酸从肾脏排出。尿液pH值对排泄速度有影响，在碱性尿中排泄速度加快。

【适应症】

抑制下述情况时的血小板粘附和聚集：

① 不稳定性心绞痛（冠状动脉血流障碍所致的心脏疼痛）；

② 急性心肌梗塞；

③ 预防心肌梗塞复发；

④ 动脉血管的手术后（动脉外科手术或介入手术后），如主动脉冠状动脉静脉搭桥术（ACVB），PTCA；

⑤ 预防大脑一过性的血流减少（TIA：短暂性脑缺血发作）和已出现早期症状（如面部或手臂肌肉一过性瘫痪或一过性失明）后预防脑梗塞。

说明：该药不宜用作止痛剂。

【用法用量】 本品宜在饭后用温水送服，不可空腹服用。本品为肠溶片，必须整片吞服，除了在治疗急性心肌梗塞时，为了能快速发挥药效，第一片药应捣碎或嚼碎后服用。主动脉冠状动脉静脉搭桥术后，开始使用拜阿司匹灵（阿司匹林肠溶片）最佳时间为术后24小时。

服药剂量和次数：

① 不稳定性心绞痛（冠状动脉血流障碍所致的心脏疼痛）时，每天阿司匹林的剂量为75～300mg，建议每日阿司匹林的剂量为100mg（相当于每天1片拜阿司匹灵（阿司匹林肠溶片））；

② 急性心肌梗塞时，每天阿司匹林的剂量为100～160mg，建议每日剂量为100mg（相当于每天1片拜阿司匹灵（阿司匹林肠溶片））；

③ 预防心肌梗塞复发时，建议每天的阿司匹林的剂量为300mg（相当于每天3片拜阿司匹灵（阿司匹林肠溶片））；

④ 动脉血管手术后（动脉外科手术或介入手术后，如主动脉冠状动脉静脉搭桥术，

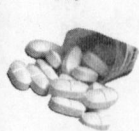

PTCA)，每天阿司匹林的剂量为100～300mg，建议每天用量为100mg（相当于每天1片拜阿司匹灵（阿司匹林肠溶片））；

⑤ 预防大脑一过性的血流减少和已出现早期症状后预防脑梗塞，每天阿司匹林的剂量为30～300mg，建议每天用量为100mg（相当于每天1片拜阿司匹灵（阿司匹林肠溶片））。

拜阿司匹灵（阿司匹林肠溶片）应长期使用，使用期限请遵医嘱。

【不良反应】 常见的副作用为胃肠道反应，如腹痛和胃肠道轻微出血，偶尔出现恶心、呕吐和腹泻。胃出血和胃溃疡以及主要在哮喘患者出现的过敏反应（呼吸困难和皮肤反应）极少见。有报道个别病例出现肝肾功能障碍、低血糖以及特别严重的皮肤病变（多形性渗出性红斑）。小剂量阿司匹林能减少尿酸的排泄，对易感者可引起痛风发作。极少数病例在长期服用拜阿司匹灵（阿司匹林肠溶片）后由于胃肠道隐匿性出血导致贫血，出现黑便（严重胃出血的症状）。出现眩晕和耳鸣时（特别是儿童和老人）可能为严重的中毒症状。如果出现以上没有列举的不良反应时，请及时告知医生或药剂师。

一旦出现不良反应，应立即停药并通知医生，以使医生能判断不良反应的程度并采取必要的措施。

【禁忌】
以下情况禁用拜阿司匹灵（阿司匹林肠溶片）：
① 对阿司匹林和含水杨酸的物质过敏；
② 胃十二指肠溃疡；
③ 出血倾向（出血体质）。

【注意事项】
（1）患哮喘、花粉性鼻炎、鼻息肉或慢性呼吸道感染（特别是过敏性症状）患者和对所有类型的镇痛药、抗炎药和抗风湿药过敏者，使用拜阿司匹灵（阿司匹林肠溶片）有引起哮喘发作的危险（即镇痛药不耐受/镇痛药诱发的哮喘）。在用药前应咨询医生。对其他物质有过敏反应如皮肤反应、瘙痒、风疹的患者同样也应在用药前咨询医生。

（2）手术前服用拜阿司匹灵（阿司匹林肠溶片）请通知医生。

（3）长期大剂量服用拜阿司匹灵（阿司匹林肠溶片）应在医生的指导下进行。

（4）下列情况应咨询医师，慎用本品：
① 对其他镇痛剂、抗炎药或抗风湿药过敏，或存在其他过敏反应；
② 同时使用抗凝药物（如香豆素衍生物、肝素，低剂量肝素治疗例外）；
③ 支气管哮喘；
④ 慢性或复发性胃或十二指肠病变；
⑤ 肾损害；
⑥ 严重的肝功能障碍。

（5）少服或忘服拜阿司匹灵（阿司匹林肠溶片）后，下次服药时不要服用双倍的量，而应继续按规定和医生的处剂服用。

【孕妇及哺乳期妇女用药】 如果在服用拜阿司匹灵（阿司匹林肠溶片）期间怀孕，请通知医生。孕妇孕早期及孕中期应慎用本品。因本品在分娩时可增加母亲和新生儿发生并发症的危险，故妊娠最后3个月的妇女禁用本品。

阿司匹林和它的降解产物能少量地进入母乳，哺乳期妇女应慎用。服用大剂量时（每天超过150mg）应中止哺乳。

【儿童用药】 儿童和青少年服用拜阿司匹灵（阿司匹林肠溶片）可能会发生少见的但危及生命的Reye综合征。

【老年用药】 老年患者若肾功能下降服用本品易出现不良反应，因此肾功能下降的老年患者应慎用本品。

【药物相互作用】
（1）拜阿司匹灵（阿司匹林肠溶片）增强以下药物的作用：
① 抗凝血药（如香豆素衍生物、肝素）；
② 同时使用含可的松或可的松类似物的

药物或同时饮酒时引起的胃肠道出血危险;

③某些降血糖药(磺酰脲类);

④氨甲喋呤;

⑤地高辛、巴比妥类、锂;

⑥某些镇痛药、抗炎药和抗风湿药(非甾体类抗炎镇痛药)以及一般抗风湿药;

⑦某些抗生素(磺胺和磺胺复合物如磺胺甲噁唑/甲氧苄啶);

⑧三碘甲状腺氨酸。

(2) 拜阿司匹灵(阿司匹林肠溶片)减弱以下药物的作用:

①某些利尿药(醛固酮拮抗剂如安体舒通和坎利酸,髓袢利尿药如呋塞米);

②降压药;

③促尿酸排泄的抗痛风药(如丙磺舒、苯磺唑酮)。

拜阿司匹灵(阿司匹林肠溶片)和以上药物合用时应在医生的指导下进行,此情况也适用于近期曾服用的药物。

(3) 服药时请不要饮酒。

【药物过量】 过量或中毒表现,即水杨酸反应(salicylism):

(1) 轻度:表现为头痛、头晕、耳鸣、耳聋、恶心、呕吐、腹泻、嗜睡、精神紊乱、多汗、呼吸急促、烦渴、手足不自主运动(多见于老年人)及视力障碍等。

(2) 重度:可出现血尿、抽搐、幻觉、重症精神紊乱、呼吸困难及无名热等;儿童患者精神及呼吸障碍更明显;过量时实验室检查可有脑电图异常、酸碱平衡紊乱(呼吸性碱中毒及代谢性酸中毒)、低血糖或高血糖、酮尿、低钠血症、低钾血症及蛋白尿。怀疑拜阿司匹灵(阿司匹林肠溶片)服用过量时应立即告诉医生,医生可根据中毒症状的程度采取必要措施。

137. 双嘧达莫

【通用名称】 双嘧达莫片

【英文名称】 Dipyridamole Tablets

【药理毒理】

(1) 具有抗血栓形成作用。双嘧达莫抑制血小板聚集,高浓度(50 mg/mL)可抑制血小板释放。作用机制可能为:

①抑制血小板、上皮细胞和红细胞摄取腺苷,治疗浓度(0.5~1.9 mg/dL)时该抑制作用成剂量依赖性。局部腺苷浓度增高,作用于血小板的A2受体,刺激腺苷酸环化酶,使血小板内环磷酸腺苷(cAMP)增多。通过这一途径,血小板活化因子(PAF)、胶原和二磷酸腺苷(ADP)等刺激引起的血小板聚集受到抑制。

②抑制各种组织中的磷酸二酯酶(PDE)。在治疗浓度时会抑制环磷酸鸟苷磷酸二酯酶(cGMP - PDE),对cAMP - PDE的抑制作用弱,因而强化内皮舒张因子(EDRF)引起的cGMP浓度增高。

③抑制血栓烷素A2(TXA2)形成,TXA2是血小板活性的强力激动剂。

④增强内源性PGI_2的作用。

(2) 双嘧达莫对血管有扩张作用。犬经十二指肠给予双嘧达莫0.5~4.0 mg/kg产生剂量相关性体循环和冠状血管阻力降低,体循环血压降低和冠脉血流增加。给药后24分钟起效,作用持续约3小时。

(3) 在人观察到相同的血流动力学效应。但急性静脉给药可使狭窄冠脉远端局部心肌灌注减少。在小鼠111周和大鼠128~142周口服试验中,8、25和75 mg/kg(1、3.1和9.4倍于人每日最大推荐剂量)双嘧达莫未产生明显致癌效应。致突变试验的结果为阴性。大鼠生殖试验使用60倍于人每日最大推荐剂量双嘧达莫,未显示生殖受损的证据。但在115倍于人每日最大推荐剂量时,黄体数量明显减少,活胎种植减少。小鼠、大鼠和兔试验未显示双嘧达莫损害胎儿的证据。

小鼠口服LD50为2150 mg/kg;单次口服致死量在大鼠为6000 mg/kg,在犬为350

mg/kg。

【药代动力学】 口服吸收迅速，平均达峰浓度时间约75分钟，血浆半衰期为2～3小时。与血浆蛋白结合率高。在肝内代谢，与葡萄糖醛酸结合，从胆汁排泄。

【适应症】 主要用于抗血小板聚集，用于预防血栓形成。

【用法用量】 口服。一次25～50 mg，一日3次，饭前服。或遵医嘱。

【不良反应】 治疗剂量时不良反应轻而短暂，长期服用最初的副作用多消失。常见的不良反应有头晕、头痛、呕吐、腹泻、脸红、皮疹和瘙痒，罕见心绞痛和肝功能不全。不良反应持续或不能耐受者少见，停药后可消除。

上市后的经验报告中，罕见不良反应有喉头水肿、疲劳、不适、肌痛、关节炎、恶心、消化不良、感觉异常、肝炎、秃头、胆石症、心悸和心动过速。

【禁忌】 过敏患者禁用。

【注意事项】 本品与抗凝剂、抗血小板聚集剂及溶栓剂合用时应注意出血倾向。

【儿童用药】 12岁以下儿童用药的安全性和效果未确定。

【药物相互作用】
（1）与阿司匹林有协同作用。与阿司匹林合用时，剂量应减至一日100～200 mg。
（2）本品与双香豆素抗凝药同用时出血并不增多或增剧。

【药物过量】 如果发生低血压，必要时可用升压药。急性中毒症状在啮齿动物有共济失调、运动减少和腹泻，在狗中有呕吐、共济失调和抑郁。双嘧达莫与血浆蛋白高度结合，透析可能无益。

（三）促凝血药

138. 凝血酶

【通用名称】 凝血酶冻干粉

【英文名称】 Lyophilizing Thrombin Powder

【药理毒理】 促使纤维蛋白原转化为纤维蛋白，应用于创口，使血液凝固而止血。

【适应症】 用于手术中不易结扎的小血管止血、消化道出血及外伤出血等。

【用法用量】
（1）局部止血。用灭菌氯化钠注射液溶解成50～200U/mL的溶液喷雾或用本品干粉喷洒于创面。
（2）消化道止血用生理盐水或温开水（不超37℃）溶解成10～100U/mL的溶液，口服或局部灌注，也可根据出血部位及程度增减浓度、次数。

【不良反应】
（1）偶可致过敏反应，应及时停药。
（2）外科止血中应用本品曾有致低热反应的报道。

【禁忌】 对本品有过敏史者禁用。

【注意事项】
（1）本品严禁注射。如误入血管可导致血栓形成、局部坏死危及生命。
（2）本品必须直接与创面接触，才能起止血作用。
（3）本品应新鲜配制使用。

【孕妇及哺乳期妇女用药】 孕妇只在具有明显指征、病情必需时才能使用。

【药物相互作用】
（1）本品遇酸、碱、重金属发生反应而降效。
（2）为提高上消化道出血的止血效果，宜先服一定量制酸剂中和胃酸后口服本品，或同时静脉给予抑酸剂。
（3）本品还可用磷酸盐缓冲液（pH=7.6）或冷牛奶溶解。如用阿拉伯胶、明胶、果糖胶、蜂蜜等配制成乳胶状溶液，可提高凝血酶的止血效果，并可适当减少本品用量。

139. 维生素 K_1

【通用名称】 维生素 K_1 注射液

【英文名称】 Vitamin K_1 Injection

【药理毒理】 本品为维生素类药。维生素 K 是肝脏合成因子 Ⅱ、Ⅶ、Ⅸ、Ⅹ 所必需的物质。维生素 K 缺乏可引起这些凝血因子合成障碍或异常，临床可见出血倾向和凝血酶原时间延长。

【药代动力学】 肌内注射 1～2 小时起效，3～6 小时止血效果明显，12～14 小时后凝血酶原时间恢复正常。本品在肝内代谢，经肾脏和胆汁排出。

【适应症】 用于维生素 K 缺乏引起的出血，如梗阻性黄疸、胆瘘、慢性腹泻等所致出血，香豆素类、水杨酸钠等所致的低凝血酶原血症，新生儿出血以及长期应用广谱抗生素所致的体内维生素 K 缺乏。

【用法用量】

（1）低凝血酶原血症：肌内或深部皮下注射，每次 10 mg，每日 1～2 次，24 小时内总量不超过 40 mg。

（2）预防新生儿出血：可于分娩前 12～24 小时给母亲肌注或缓慢静注 2～5 mg。也可在新生儿出生后肌内或皮下注射 0.5～1 mg，8 小时后可重复。

（3）本品用于重症患者静注时，给药速度不应超过 1 mg/min。

【不良反应】 偶见过敏反应。静注过快，超过 5 mg/min，可引起面部潮红、出汗、支气管痉挛、心动过速、低血压等，曾有快速静脉注射致死的报道。肌注可引起局部红肿和疼痛。新生儿应用本品后可能出现高胆红素血症、黄疸和溶血性贫血。

【禁忌】 严重肝脏疾患或肝功能不良者禁用。

【注意事项】

（1）有肝功能损伤的患者，本品的疗效不明显，盲目加量可加重肝损伤。

（2）本品对肝素引起的出血倾向无效，外伤出血无必要使用本品。

（3）本品用于静脉注射宜缓慢，给药速度不应超过 1 mg/min。

（4）本品应避免冻结，如有油滴析出或分层则不宜使用，但可在避光条件下加热至 70～80℃，振摇使其自然冷却，如澄清度正常则仍可继续使用。

【孕妇及哺乳期妇女用药】 本品可通过胎盘，故对临产孕妇应尽量避免使用。

【儿童用药】 新生儿出血症：肌内或皮下注射，每次 1 mg，8 小时后可重复给药。

【药物相互作用】 本品与苯妥英钠混合 2 小时后可出现颗粒沉淀，与维生素 C、维生素 B_{12}、右旋糖酐混合易出现混浊。与双香豆素类口服抗凝剂合用，作用相互抵消。水杨酸类、磺胺、奎宁、奎尼丁等也影响维生素 K_1 的效果。

【药物过量】 药物大剂量或超剂量可加重肝损害。

140. 氨甲苯酸

【通用名称】 氨甲苯酸注射液

【英文名称】 Aminomethylbenzoic Acid for Injection

【药理毒理】

本品为促凝血药。血循环中存在各种纤溶酶（原）的天然拮抗物，如抗纤溶酶素等。正常情况下，血液中抗纤溶物质活性比纤溶物质活性高很多倍，所以不致发生纤溶性出血。但这些拮抗物不能阻滞已吸附在纤维蛋白网上的激活物（如尿激酶等）所激活而形成纤溶酶。纤溶酶是一种肽链内切酶，在中性环境中能裂解纤维蛋白（原）的精氨酸和赖氨酸肽链，形成纤维蛋白降解产物，并引起凝血块溶解出血。纤溶酶原通过其分子结构中的赖氨酸结合部位而特异性地吸附在纤维蛋白上，赖氨酸则可竞争性地阻抑这种吸附作用，减少纤溶酶原的吸附率，从而减少纤溶酶原的激活程度，以减少出血。本品的立体构型与赖氨酸（1,5－二氨基己酸）相似，能竞争性阻抑纤溶酶原吸附在纤维蛋白网上，从而防止其激活，保护纤维蛋白不被纤溶酶降解而达到止血作用。

【药代动力学】 口服后胃肠道吸收率为 $69\% \pm 2\%$。体内分布浓度依次为肾＞肝＞心＞脾＞肺＞血液。服药后 3 小时血药浓度即达峰值，口服按体重 7.5 mg/kg，峰值一般为 $4 \sim 5\mu g/mL$。口服 8 小时血药浓度已降到很低水平；静注后有效血药浓度可维持 $3 \sim 5$ 小时。服药 24 小时，$36\% \pm 5\%$ 以原型随尿排出，静注排出 $63\% \pm 17\%$，其余为乙酰化衍生物。

【适应症】 本品主要用于因原发性纤维蛋白溶解过度所引起的出血，包括急性和慢性、局限性或全身性的高纤溶出血，后者常见于癌肿、白血病、妇产科意外、严重肝病出血等。

【用法用量】 静脉注射或滴注，一次 $0.1 \sim 0.3$ g，一日不超过 0.6g。或遵医嘱。

【不良反应】 本品与 6－氨基己酸相比，抗纤溶活性强 5 倍，不良反应极少见。长期应用未见血栓形成，偶有头昏、头痛、瞳部不适。有心肌梗死倾向者应慎用。

【禁忌】 对本品中的任何成分过敏者禁用。

【注意事项】
（1）应用本品患者要监护血栓形成并发症的可能性。对于有血栓形成倾向者（如急性心肌梗死）宜慎用。
（2）本品一般不单独用于弥散性血管内凝血所致的继发性纤溶性出血，以防进一步血栓形成，影响脏器功能，特别是急性肾功能衰竭。如有必要，应在肝素化的基础上才应用本品。
（3）如与其他凝血因子（如因子Ⅸ）等合用，应警惕血栓形成。一般认为在凝血因子使用后 8 小时再用本品较为妥善。
（4）由于本品可导致继发肾盂和输尿管凝血块阻塞，血友病或肾盂实质病变发生大量血尿时要慎用。
（5）宫内死胎所致低纤维蛋白原血症出血，肝素治疗较本品为安全。
（6）慢性肾功能不全时用量酌减，给药后尿液浓度常较高。治疗前列腺手术出血时，用量也应减少。
（7）使用本品期间，如出现任何不良事件和/或不良反应，请咨询医生。
（8）同时使用其他药品，请告知医生。
（9）请放置于儿童不能够触及的地方。

【孕妇及哺乳期妇女用药】 尚不明确。

【儿童用药】 尚缺乏本品儿童用药的安全性和有效性研究资料。

【老年用药】 尚缺乏本品老年患者用药的安全性研究资料。

【药物相互作用】
（1）与青霉素或尿激酶等溶栓剂有配伍禁忌。
（2）口服避孕药、雌激素或凝血酶原复合物浓缩剂与本品合用，有增加血栓形成的危险。

（四）抗凝血药及溶栓药

141. 肝素

【通用名称】 肝素钠注射液
【英文名称】 Heparin Sodium Injection
【药理毒理】 由于本品具有带强负电荷的理化特性，能干扰血凝过程的许多环节，在体内外都有抗凝血作用。其作用机制比较复杂，主要通过与抗凝血酶Ⅲ（AT－Ⅲ）结合，而增强后者对活化的Ⅱ、Ⅸ、Ⅹ、Ⅺ和Ⅻ凝血因子的抑制作用。其后果涉及阻止血小板凝集和破坏，妨碍凝血激活酶的形成；阻止凝血酶原变为凝血酶；抑制凝血酶，从而妨碍纤维蛋白原变成纤维蛋白。

【药代动力学】 本品口服不吸收，皮下、肌内或静脉注射吸收良好。但 80% 肝素与血浆白蛋白相结合，部分被血细胞吸附，部分可弥散到血管外组织间隙。由于分子量较大，不能通过胸膜、腹膜和胎盘组织。本品主要在网状内皮系统代谢，肾脏排泄，其中少量以原型排出。静注后其排泄取决于给药剂量。当1次给予100、400或800 U/kg时，$t_{1/2}$分别为1小时、2.5小时和5小时。慢性肝肾功能不全及过度肥胖者，代谢排泄延迟，有蓄积可能；本品起效时间与给药方式有关，静注即刻发挥最大抗凝效应，但个体差异较大，皮下注射因吸收个体差异较大，故总体持续时间明显延长。血浆内肝素浓度不受透析的影响。

【适应症】 用于防治血栓形成或栓塞性疾病（如心肌梗死、血栓性静脉炎、肺栓塞等），各种原因引起的弥漫性血管内凝血（DIC），也用于血液透析、体外循环、导管术、微血管手术等操作中及某些血液标本或器械的抗凝处理。

【用法用量】
皮下注射：
（1）深部皮下注射：首次5000～10000单位，以后每8小时8000～10000单位或每12小时15000～20000单位；每24小时总量约30000～40000单位，一般均能达到满意的效果。

（2）预防性治疗：高危血栓形成病人，大多是用于腹部手术之后，以防止深部静脉血栓。在外科手术前2小时先给5000单位肝素皮下注射，但麻醉方式应避免硬膜外麻醉，然后每隔8～12小时给5000单位，共约7日。

静脉给药：
（1）静脉注射：首次5000～10000单位，之后，或按体重每4小时100U/kg，用氯化钠注射液稀释后应用。
（2）静脉滴注：每日20000～40000单位，加至氯化钠注射液1000 mL中持续滴注。滴注前可先静脉注射5000单位作为初始剂量。

【不良反应】 毒性较低，主要不良反应是用药过多可致自发性出血，故每次注射前应测定凝血时间。如注射后引起严重出血，可静注硫酸鱼精蛋白进行急救（1 mg硫酸鱼精蛋白可中和150单位肝素）。

偶可引起过敏反应及血小板减少，常发生在用药初5～9天，故开始治疗1个月内应定期监测血小板计数。偶见一次性脱发和腹泻。尚可引起骨质疏松和自发性骨折。肝功能不良者长期使用可引起抗凝血酶-Ⅲ耗竭而形成血栓倾向。

【禁忌】 对肝素过敏、有自发出血倾向者、血液凝固迟缓者（如血友病、紫癜、血小板减少）、溃疡病、创伤、产后出血者及严重肝功能不全者禁用。

【注意事项】 用药期间应定时测定凝血时间。

【孕妇及哺乳期妇女用药】 妊娠后期和产后用药，有增加母体出血危险，须慎用。

【儿童用药】
（1）静脉注射。按体重一次注入50U/kg，以后每4小时给予50～100单位。
（2）静脉滴注。按体重注入50U/kg，以后按体表面积24小时给予每日20000U/m^2，加入氯化钠注射液中缓慢滴注。

【老年用药】 60岁以上老年人，尤其是老年妇女对该药较敏感，用药期间容易出血，应减量并加强用药随访。

【药物相互作用】
（1）本品与下列药物合用，可加重出血危险：
① 香豆素及其衍生物，可导致严重的因子Ⅸ缺乏而致出血；
② 阿司匹林及非甾体消炎镇痛药，包括甲芬那酸、水杨酸等均能抑制血小板功能，并能诱发胃肠道溃疡出血；
③ 双嘧达莫、右旋糖酐等可能抑制血小板功能；
④ 肾上腺皮质激素、促肾上腺皮质激素

等易诱发胃肠道溃疡出血；

⑤ 其他尚有利尿酸、组织纤溶酶原激活物（t-PA）、尿激酶、链激酶等。

（2）肝素并用碳酸氢钠、乳酸钠等纠正酸中毒的药物可促进肝素的抗凝作用。

（3）肝素与透明质酸酶混合注射，既能减轻肌注痛，又可促进肝素吸收。但肝素可抑制透明质酸酶活性，故两者应临时配伍使用，药物混合后不宜久置。

（4）肝素可与胰岛素受体作用，从而改变胰岛素的结合和作用。已有肝素致低血糖的报道。

（5）下列药物与本品有配伍禁忌：卡那霉素、阿米卡星、柔红霉素、乳糖酸红霉素、硫酸庆大霉素、氢化考的松琥珀酸钠、多粘菌素B、阿霉素、妥布霉素、万古霉素、头孢孟多、头孢氧哌唑、头孢噻吩钠、氯喹、氯丙嗪、异丙嗪、麻醉性镇痛药。

（6）甲巯咪唑、丙硫氧嘧啶与本品有协同作用。

【药物过量】 本品过量可致自发性出血倾向。肝素过量时可用1%的硫酸鱼精蛋白溶液缓慢滴注，如此可中和肝素作用。每1mg鱼精蛋白可中和100单位的肝素钠。

（五）血容量扩充剂

142. 右旋糖酐（40，70）

【通用名称】 右旋糖酐40氯化钠注射液

【英文名称】 Dextran 40 Sodium Chloride Injection

【药理毒理】 本品为血容量扩充剂，静注后能提高血浆胶体渗透压，吸收血管外水分进入体循环而增加血容量，升高和维持血压。其扩充血容量作用比右旋糖酐70弱且短暂，但改善微循环的作用比右旋糖酐70强。它可使已经聚集的红细胞和血小板解聚，降低血液粘滞性，改善微循环，防止血栓形成。此外，还具有渗透性利尿作用。

本品具有强抗原性。鉴于正常肠道中有产生本品的细菌，因此，即使初次注射本品，部分病人也有过敏反应发生。主要为皮肤、粘膜过敏反应。

【药代动力学】 本品在体内停留时间较短，静注后立即开始从血液中通过肾脏排出体外，用药1小时内经肾脏排出50%，24小时排出70%，少部分进入胃肠道，从粪便中排出。体内存留部分经缓慢氧化代谢，$t_{1/2\beta}$约为3小时。

【适应症】

（1）休克。用于失血、创伤、烧伤等各种原因引起的休克和中毒性休克。

（2）预防手术后静脉血栓形成。用于肢体再植和血管外科手术等预防术后血栓形成。

（3）血管栓塞性疾病。用于心绞痛、脑血栓形成、脑供血不足、血栓闭塞性脉管炎等。

（4）体外循环时，代替部分血液，预充人工心肺机，既节省血液又可改善循环。

【用法用量】 静脉滴注，用量视病情而定，成人常用量一次250～500mL，24小时内不超过1000～1500mL。婴儿用量为5mL/kg，儿童用量为10mL/kg。

休克病例：用量可较大，速度可快，滴注速度为20～40mL/min，第一天最大剂量可用至20mL/kg，在使用前必须纠正脱水。

预防术后血栓形成：术中或术后给予500mL，通常术后第一、二日500mL/日，以2～4小时的速度静滴；高危患者，疗程可用至10天。

血管栓塞性疾病：应缓慢静滴，一般每次250～500mL，每日或隔日一次，7～10次为1疗程。

【不良反应】

（1）过敏反应：少数患者可出现过敏反应，表现为皮肤瘙痒、荨麻疹、恶心、呕吐、哮喘，重者口唇发绀、虚脱、血压剧降、支气管痉挛；个别患者甚至出现过敏性休克，直至死亡。过敏反应的发生率约0.03%～4.7%。过敏体质者用前应做皮试。

（2）偶见发热、寒颤、淋巴结肿大、关节炎等。

（3）出血倾向：可引起凝血障碍，使出血时间延长，该反应常与剂量有关。

【禁忌】

（1）充血性心力衰竭及其他血容量过多的患者禁用。

（2）严重血小板减少，凝血障碍等出血患者禁用。

（3）心、肝、肾功能不良者慎用，少尿或无尿者禁用。

（4）活动性肺结核患者慎用。

（5）有过敏史者慎用。

【注意事项】

（1）首次输用本品，开始几毫升应缓慢静滴，并在注射开始后严密观察5～10分钟，出现所有不正常征象（寒颤、皮疹）都应马上停药。

（2）对严重的肾功能不全、尿量减少病人，因本品可从肾脏快速排泄，增加尿粘度，可能导致少尿或肾功能衰竭，因此，本品禁用于少尿病人。一旦使用中出现少尿或无尿应停用。

（3）避免用量过大，尤其是老年人、动脉粥样硬化或补液不足者。

（4）重度休克时，如大量输注右旋糖酐，应同时给予一定数量的全血，以维持血液携氧功能。如未同时输血，由于血液在短时间内过度稀释，则携氧功能降低，组织供氧不足，而且影响血液凝固，出现低蛋白血症。

（5）某些手术创面渗血较多的患者，不应过多使用本品，以免增加渗血。

（6）伴有急性脉管炎者，不宜使用本品，以免炎症扩散。

（7）对于脱水病人，应同时纠正水电解质紊乱情况。

（8）每日用量不宜超过1500 mL，否则易引起出血倾向和低蛋白血症。

（9）本品不应与维生素C、维生素B_{12}、维生素K、双嘧达莫及促皮质素、氢化可的松、琥珀酸钠在同一溶液中混合给药。

（10）本品能吸附于细胞表面，与红细胞形成假凝集，对血型鉴定和血交叉配血试验结果有一定干扰。输血患者的血型检查、交叉配血试验应在使用右旋糖酐前进行，以确保输血安全。

【孕妇及哺乳期妇女用药】 不可在分娩时与止痛药或硬膜外麻醉一起作为预防或治疗之用。因产妇对右旋糖酐有过敏或发生类过敏性反应时可导致子宫张力过高使胎儿缺氧，有致死性危险或造成婴儿神经系统严重的后果。

【药物相互作用】

（1）肝素合用时，由于有协同作用而增加出血可能。

（2）与庆大霉素、巴龙霉素合用会增加肾毒性。

【药物过量】 本品过量可出现低蛋白血症、出血倾向等。

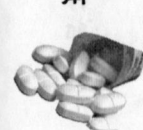

十二、激素及影响内分泌药

（一）下丘脑垂体激素及其类似物

143. 绒促性素

【通用名称】 注射用绒促性素

【英文名称】 Chorionic Gonadotrophin for Injection

【药理毒理】 本品为促进腺激素药。对女性能促进和维持黄体功能，使黄体合成孕激素。可促进卵泡生成和成熟，并可模拟生理性的促黄体生成素的高峰而促发排卵。对男性能使垂体功能不足者的睾丸产生雄激素，促使睾丸下降和男性第二性征的发育。

【药代动力学】 $t_{1/2}$为双相，分加紧为11小时和23小时，血药浓度达峰时约12小时，120小时后降至稳定的低浓度，给药32～36小时内发生排卵。24小时内10%～12%的原型经肾随尿排出。

【适应症】
（1）青春期前隐睾症的诊断和治疗。
（2）垂体功能低下所致的男性不育，可与尿促性素合用。长期促性腺激素功能低下者，还应辅以睾酮治疗。
（3）垂体促性腺激素不足所致的女性无排卵性不孕症，常在氯米芬治疗无效后，联合应用本品与绝经后促性腺激素合用以促进排卵。
（4）用于体外受精以获取多个卵母细胞，需与绝经后促性腺激素联合应用。
（5）女性黄体功能不全的治疗。
（6）功能性子宫出血、妊娠早期先兆流产、习惯性流产。

【用法用量】
成人
（1）男性促性腺激素功能不足所致性腺功能低下，肌内注射1000～4000单位，每周2～3次，持续数周至数月。为促发精子生成，治疗需持续6个月或更长，若精子数少于500万/mL，应合并应用尿促性素12个月左右。
（2）促排卵，为女性无排卵性不孕或体外受精，与绝经后促性素末次给药后一天或氯米芬末次给药后5～7天肌内注射，一次5000～10000单位，连续治疗3～6周期，如无效应停药。
（3）黄体功能不全，于经期15～17天排卵之日起隔日注射，一次1500单位，连用5次，剂量可根据患者的反应作调整。妊娠后，须维持原剂量直至7～10孕周。
（4）功能性子宫出血，1000～3000单位肌内注射。习惯性流产、妊娠先兆流产1000～5000单位，肌内注射。

小儿
（1）发育性迟缓者睾丸功能测定，肌内注射2000单位，每日一次，连续3日。
（2）青春期前隐睾症，肌注1000～5000单位，每周2～3次，出现良好效应后即停用。总注射次数不多于10次。

【不良反应】
（1）用于促排卵时，较多见者为诱发卵巢囊肿或轻到中度的卵巢肿大，伴轻度胃胀、胃痛、盆腔痛，一般可在2～3周内消退；少见者为严重的卵巢过度刺激综合征，由于血管通透性显著提高而致体液在胸腔、腹腔和心包腔内迅速大量积聚引起多种并发症，如血容量降低、电解质紊乱、血液浓缩、腹腔出血、血栓形成等。临床表现为腹部或盆腔部剧烈疼痛、消化不良、浮肿、尿量减少、恶心、呕吐或腹泻、气促、下肢肿胀等。往往发生在排卵后7～10天或治疗结束后，反应严重可危及生命。

（2）用于治疗隐睾症时偶可发生男性性早熟，表现为痤疮、阴茎或睾丸增大、阴毛生长增多、身高生长过快。

（3）较少见的不良反应有：乳房肿大、头痛、易激动、精神抑郁、易疲劳。

（4）偶有注射局部疼痛、过敏性皮疹。

（5）用本品促排卵可增加多胎率或新生儿发育不成熟、早产等。

【禁忌】 怀疑有垂体增生或肿瘤，前列腺癌或其他与雄激素有关的肿瘤患者禁用（有促进作用）。性早熟者、诊断未明的阴道流血、子宫肌瘤、卵巢囊肿或卵巢肿大、血栓性静脉炎、对性腺刺激激素有过敏史患者都禁用。

【注意事项】
（1）有下列情况应慎用：前列腺肥大、哮喘、癫痫、心脏病、偏头痛、肾功能损害等。

（2）发现卵巢过度刺激综合征及卵巢肿大、胸水、腹水等合并症时应停药或征求医生意见。

（3）使用前应向患者说明有多胎妊娠的可能性，使用中询问不良反应和定期进行有关的临床检查。

（4）对妊娠试验可出现伪阳性，应在用药10天后进行检查。

（5）高血压患者慎用。

（6）本品应用前临时配制。

【孕妇及哺乳期妇女用药】 应慎用。

【儿童用药】 应注意可能引起性早熟、骨端早期闭锁。

【老年用药】 老年患者应考虑潜在诱发与雄激素有关的肿瘤的可能性，并由于生理机能低下而减量。

【药物相互作用】 与脑下垂体促性腺激素合并用药时（如HMG），可能使不良反应增加，应慎用。

（二）肾上腺皮质激素类药

144. 氢化可的松

144.1 氢化可的松片

【通用名称】 氢化可的松片

【英文名称】 Hydrocortisone Tablets

【药理毒理】 肾上腺皮质激素类药物。超生理量的糖皮质激素具有抗炎、抗过敏和抑制免疫等多种药理作用。

（1）抗炎作用：糖皮质激素减轻和防止组织对炎症的反应，从而减轻炎症的表现。

（2）免疫抑制作用：防止或抑制细胞中介的免疫反应、延迟性的过敏反应，并减轻原发免疫反应的扩展。

（3）抗毒、抗休克作用：糖皮质激素能对抗细菌内毒素对机体的刺激反应，减轻细胞损伤，发挥保护机体的作用。

【药代动力学】 本品可自消化道迅速吸收，约1小时血药浓度达峰值，其生物 $t_{1/2}$ 约为100分钟，血中90%以上的氢化可的松与血浆蛋白相结合。大多数代谢产物结合成葡萄糖醛酸酯，极少量以原型经尿排泄。

【适应症】 主要用于肾上腺皮质功能减退症的替代治疗及先天性肾上腺皮质功能增生症的治疗，也可用于类风湿性关节炎、风湿性发热、痛风、支气管哮喘、过敏性疾病，并可用于严重感染和抗休克治疗等。

【规格】 ①10 mg；②20 mg。

【用法用量】 口服：治疗成人肾上腺皮质功能减退症，每日剂量20～30 mg，清晨服2/3，午餐后服1/3。有应激情况时，应适当加量，可增至每日80 mg，分次服用。小儿的治疗剂量为按体表面积每日20～25 mg/m²，分3次，每小时服一次。

【不良反应】 糖皮质激素在应用生理剂量替代治疗时无明显不良反应，不良反应多发生在应用药理剂量时，而且与疗程、剂量、用法及给药途径等有密切关系。常见不良反应有以下几类：

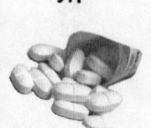

（1）长程使用可引起以下副作用：医源性库欣综合征面容和体态、体重增加、下肢浮肿、紫纹、易出血倾向、创口愈合不良、痤疮、月经紊乱、肱或股骨头缺血性坏死、骨质疏松及骨折（包括脊椎压缩性骨折、长骨病理性骨折）、肌无力、肌萎缩、低血钾综合征、胃肠道刺激（恶心、呕吐）、胰腺炎、消化性溃疡或穿孔，儿童生长受到抑制，青光眼、白内障、良性颅内压升高综合征、糖耐量减退和糖尿病加重。

（2）患者可出现精神症状：欣快感、激动、谵妄、不安、定向力障碍，也可表现为抑制。精神症状由易发生与患慢性消耗性疾病的人及以往有过精神不正常者。

（3）并发感染为肾上腺皮质激素的主要不良反应。以真菌、结核菌、葡萄球菌、变形杆菌、绿脓杆菌和各种疱疹病毒为主。

（4）糖皮质激素停药综合征。有时患者在停药后出现头晕、昏厥倾向、腹痛或背痛、低热、食欲减退、恶心、呕吐、肌肉或关节疼痛、头疼、乏力、软弱，经仔细检查如能排除肾上腺皮质功能减退和原来疾病的复燃，则可考虑为对糖皮质激素的依赖综合征。

【禁忌】 对本品及其他甾体激素过敏者禁用。下列疾病患者一般不宜使用，特殊情况应权衡利弊使用，但应注意病情恶化可能：严重的精神病（过去或现在）和癫痫，活动性消化性溃疡病，新近胃肠吻合手术，骨折，创伤修复期，角膜溃疡，肾上腺皮质机能亢进症，高血压，糖尿病，孕妇，抗菌药物不能控制的感染如水痘、麻疹、霉菌感染，较重的骨质疏松等。肾上腺皮质功能低减症及先天性肾上腺皮质功能增生症患者在妊娠合并糖尿病等情况时都仍然要用。

【注意事项】
（1）诱发感染：肾上腺皮质激素功能减退患者易发生感染。在激素作用下，原来已被控制的感染可活动起来，最常见者为结核感染复发。在某些感染时应用激素可减轻组织的破坏、减少渗出、减轻感染中毒症状，但必须同时使用有效的抗生素治疗，密切观察病情变化，在短期用药后，应迅速减量、停药。

（2）对诊断的干扰：

① 糖皮质激素可使血糖、血胆固醇和血脂肪酸、血钠水平升高，使血钙、血钾下降。

② 对外周血象的影响为淋巴细胞、真核细胞及嗜酸、嗜碱细胞数下降，多核白细胞和血小板增加，后者也可下降。

③ 长期大剂量服用糖皮质激素可使皮肤试验结果呈假阴性，如结核菌素试验、组织胞浆菌素试验和过敏反应皮试等。

④ 还可使甲状腺131I摄取率下降，减弱促甲状腺激素（TSH）对TSH释放素（TRH）刺激的反应，使TRH兴奋实验结果呈假阳性。干扰促黄体生成素释放素（LHRH）兴奋试验的结果。

⑤ 使同位素脑和骨显像减弱或稀疏。

（3）下列情况应慎用：心脏病或急性心力衰竭、糖尿病、憩室炎、情绪不稳定和有精神病倾向、全身性真菌感染、青光眼、肝功能损害、眼单纯性疱疹、高脂蛋白血症、高血压、甲减（此时糖皮质激素作用增强）、重症肌无力、骨质疏松、胃溃疡、胃炎或食管炎、肾功能损害或结石、结核病等。

（4）随访检查：长期应用糖皮质激素者，应定期检查以下项目：

① 血糖、尿糖或糖耐量试验，尤其是糖尿病或糖尿病倾向者。

② 小儿应定期检测生长和发育情况。

③ 眼科检查，注意白内障、青光眼或眼部感染的发生。

④ 血清电解质和大便隐血。

⑤ 高血压和骨质疏松的检查，尤以老年人为主。

【孕妇及哺乳期妇女用药】

（1）妊娠期用药：糖皮质激素可通过胎盘影响胚胎生长发育。动物实验研究证实孕期给药可增加胚胎腭裂、胎盘功能不全、自发性流产和子宫内生长发育迟缓的发生率。人类使用药理剂量的糖皮质激素可增加胎盘功能不全、新生儿体重减少或死胎的发生率。

（2）哺乳期用药：由于糖皮质激素可由乳汁中排泄，对婴儿造成不良影响，如生长受抑制、肾上腺皮质功能抑制等。孕妇及哺乳期妇女在权衡利弊情况下，尽可能避免使用。

【儿童用药】 小儿如长期使用肾上腺皮质激素，须十分慎重。

【老年用药】 老年患者用糖皮质激素易发生高血压、糖尿病。老年患者尤其是更年期后的女性应用糖皮质激素易加重骨质疏松。

【药物相互作用】

（1）非甾体消炎镇痛药可加强其致溃疡作用。

（2）可增强对乙酰氨基酚的肝毒性。

（3）与两性霉素B或碳酸酐酶抑制剂合用，可加重低钾血症，长期与碳酸酐酶抑制剂合用，易发生低血钙和骨质疏松。

（4）与蛋白质同化激素合用，可增加水肿的发生率，使痤疮加重。

（5）与抗胆碱能药（如阿托品）长期合用，可致眼压增高。

（6）三环类抗抑郁药可使其引起的精神症状加重。

（7）与降糖药如胰岛素合用时，因可使糖尿病患者血糖升高，应适当调整降糖药剂量。

（8）甲状腺激素可使其代谢清除率增加，故甲状腺激素或抗甲状腺药与其合用，应适当调整后者的剂量。

（9）与避孕药或雌激素制剂合用，可加强其治疗作用和不良反应。

（10）与强心苷合用，可增加洋地黄毒性及心律紊乱的发生。

（11）与排钾利尿药合用，可致严重低血钾，并由于水钠潴留而减弱利尿药的排钠

利尿效应。

（12）与麻黄碱合用，可增强其代谢清除。

（13）与免疫抑制剂合用，可增加感染的危险性，并可能诱发淋巴瘤或其他淋巴细胞增生性疾病。

（14）可增加异烟肼在肝脏代谢和排泄，降低异烟肼的血药浓度和疗效。

（15）可促进美西律在体内代谢，降低血药浓度。

（16）与水杨酸盐合用，可减少血浆水杨酸盐的浓度。

（17）与生长激素合用，可抑制后者的促生长作用。

【药物过量】 可引起类肾上腺皮质功能亢进综合征。

144.2 氢化可的松注射液

【通用名称】 氢化可的松注射液

【英文名称】 Hydrocortisone Injection

【药理毒理】 同氢化可的松片

【药代动力学】 本品不溶于水，制成溶液稀释后，可用于静脉注射，其生物 $t_{1/2}$ 约为100分钟，血中90%以上的氢化可的松与血浆蛋白相结合。大多数代谢产物结合成葡萄糖醛酸酯，极少量以原型经尿排泄。

【适应症】 用于抢救危重病人，如中毒性感染（结核性脑膜炎、胸膜炎、关节炎、腱鞘炎、急慢性扭伤、肌腱劳损）、过敏性休克、严重的肾上腺皮质功能减退症、结缔组织病、严重的支气管哮喘等过敏性疾病，并可用于预防和治疗移植物急性排斥反应。

【用法用量】 静脉滴注：一次50～100 mg，用生理氯化钠注射液或5%葡萄糖注射液500 mL混合均匀后静滴。用于治疗成人肾上腺皮质功能减退及垂体前叶功能减退危象、严重过敏反应、哮喘持续状态、休克，每次游离型100 mg或氢化可的松琥珀酸钠135 mg静脉滴注，可用至每日300 mg，疗程不超过3～5日。

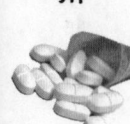

【不良反应】 同氢化可的松片。

【禁忌】 对本品及其他甾体激素过敏者禁用。特殊情况应权衡利弊使用,但应注意病情恶化的可能。下列疾病患者一般不宜使用:严重的精神病(过去或现在)和癫痫,活动性消化性溃疡病,新近胃肠吻合手术,骨折,创伤修复期,角膜溃疡,肾上腺皮质机能亢进症,高血压,糖尿病,孕妇,抗菌药物不能控制的感染如水痘、麻疹、霉菌感染,较重的骨质疏松等。

【注意事项】 同氢化可的松片。

【孕妇及哺乳期妇女用药】 同氢化可的松片。

【儿童用药】 小儿如长期使用肾上腺皮质激素,须十分慎重。

【老年用药】 同氢化可的松片。

【药物相互作用】 同氢化可的松片。

【药物过量】 可引起类肾上腺皮质功能亢进综合征。

145. 泼尼松

【通用名称】 醋酸泼尼松片

【英文名称】 Prednisone Acetate Tablets

【药理毒理】 肾上腺皮质激素类药,具有抗炎、抗过敏、抗风湿、免疫抑制作用,作用机理为:

(1) 抗炎作用:本产品可减轻和防止组织对炎症的反应,从而减轻炎症的表现。激素抑制炎症细胞,包括巨噬细胞和白细胞在炎症部位的集聚,并抑制吞噬作用、溶酶酶的释放以及炎症化学中介物的合成和释放。

(2) 免疫抑制作用:包括防止或抑制细胞介导的免疫反应,延迟性的过敏反应,减少T淋巴细胞、单核细胞、嗜酸性细胞的数目,降低免疫球蛋白与细胞表面受体的结合能力,并抑制白介素的合成与释放,从而降低T淋巴细胞向淋巴母细胞转化,并减轻原发免疫反应的扩展。可降低免疫复合物通过基底膜,并能减少补体成分及免疫球蛋白的浓度。

【药代动力学】 本品须在肝内将11位酮基还原为11位羟基后才显药理活性,生理半衰期为60分钟。体内分布以肝中含量最高,依次为血浆、脑脊液、胸水、腹水、肾,在血中本品大部分与血浆蛋白结合,游离型和结合型的代谢物自尿中排出,部分以原型排出,小部分可经乳汁排出。

【适应症】 主要用于过敏性与自身免疫性炎症性疾病。适用于结缔组织病、系统性红斑狼疮、重症多肌炎、严重的支气管哮喘、皮肌炎、血管炎等过敏性疾病、急性白血病、恶性淋巴瘤,以及适用于其他肾上腺皮质激素类药物的病症等。

【用法用量】

(1) 口服一般一次 5～10 mg(1～2 片),一日 10～60 mg(2～12 片)。

(2) 对于系统性红斑狼疮、胃病综合征、溃疡性结肠炎、自身免疫性溶血性贫血等自身免疫性疾病,可给每日 40～60 mg,病情稳定后逐渐减量。

(3) 对药物性皮炎、荨麻疹、支气管哮喘等过敏性疾病,可给泼尼松每日 20～40 mg,症状减轻后减量,每隔 1～2 日减少 5mg。

(4) 防止器官移植排异反应,一般在术前 1～2 天开始每日口服 100 mg,术后一周改为每日 60 mg,以后逐渐减量。

(5) 治疗急性白血病、恶性肿瘤,每日口服 60～80 mg,症状缓解后减量。

【不良反应】 本品较大剂量易引起糖尿病、消化道溃疡和类柯兴综合征症状,对下丘脑-垂体-肾上腺轴抑制作用较强。并发感染为主要的不良反应。

【禁忌】 高血压、血栓症、胃与十二指肠溃疡、精神病、电解质代谢异常、心肌梗死、内脏手术、青光眼等患者一般不宜使用,特殊情况下权衡利弊,注意病情恶化的可能。对本品及肾上腺皮质激素类药物有过敏史患者禁用,真菌和病毒感染者禁用。

【注意事项】
（1）结核病、急性细菌性或病毒性感染患者应用时，必须给予适当的抗感染治疗。
（2）长期服药后，停药时应逐渐减量。
（3）糖尿病、骨质疏松症、肝硬化、肾功能不良、甲状腺功能低下者慎用。
（4）对有细菌、真菌、病毒感染者，应在应用足量敏感抗生素的同时谨慎使用。

【孕妇及哺乳期妇女用药】 妊娠期妇女使用可增加胎盘功能不全、新生儿体重减少或死胎的发生率，动物试验有致畸作用，应权衡利弊使用。乳母接受大剂量给药，则不应哺乳，防止药物经乳汁排泄，造成婴儿生长抑制、肾上腺功能抑制等不良反应。

【儿童用药】 小儿如长期使用肾上腺皮质激素，须十分慎重，因激素可抑制患儿的生长和发育，如确有必要长期使用，应采用短效（如可的松）或中效制剂（如泼尼松），避免使用长效制剂（如地塞米松）。口服中效制剂隔日疗法可减轻对生长的抑制作用。儿童或少年患者长程使用糖皮质激素必须密切观察，患儿发生骨质疏松症、股骨头缺血性坏死、青光眼、白内障等危险性增加。儿童使用激素的剂量除了一般的按年龄和体重而定外，更应该按疾病的严重程度和患儿对治疗的反应而定。对于有肾上腺皮质功能减退患儿的治疗，其激素的用量应根据体表面积而定，如果按体重而定则易发生过量，尤其是婴幼儿和矮小或肥胖的患儿。

【老年用药】 用糖皮质激素易产生高血压，老年患者尤其是更年期后的女性使用易发生骨质疏松。

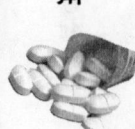

【药物相互作用】
（1）非甾体消炎镇痛药可加强其致溃疡作用。
（2）可增强对乙酰氨基酚的肝毒性。
（3）与两性霉素B或碳酸酐酶抑制剂合用，可加重低钾血症，长期与碳酸酐酶抑制剂合用，易发生低血钙和骨质疏松。
（4）与蛋白质同化激素合用，可增加水肿的发生率，使痤疮加重。
（5）与抗胆碱能药（如阿托品）长期合用，可致眼压增高。
（6）三环类抗抑郁药可使其引起的精神症状加重。
（7）与降糖药如胰岛素合用时，因可使糖尿病患者血糖升高，应适当调整降糖药剂量。
（8）甲状腺激素可使其代谢清除率增加，故甲状腺激素或抗甲状腺药与其合用，应适当调整后者的剂量。
（9）与避孕药或雌激素制剂合用，可加强其治疗作用和不良反应。
（10）与强心苷合用，可增加洋地黄毒性及心律紊乱的发生。
（11）与排钾利尿药合用，可致严重低钾血，并由于水钠潴留而减弱利尿药的排钠利尿效应。
（12）与麻黄碱合用，可增强其代谢清除。
（13）与免疫抑制剂合用，可增加感染的危险性，并可能诱发淋巴瘤或其他淋巴细胞增生性疾病。
（14）可增加异烟肼在肝脏代谢和排泄，降低异烟肼的血药浓度和疗效。
（15）可促进美西律在体内代谢，降低血药浓度。
（16）与水杨酸盐合用，可减少血浆水杨酸盐的浓度。
（17）与生长激素合用，可抑制后者的促生长作用。

146. 地塞米松

146.1 地塞米松片

【通用名称】 地塞米松片
【英文名称】 Dexamethasone Tablets
【药理毒理】 本品抗炎、抗过敏、抗休克作用比泼尼松更显著，而对水钠潴留和促进排钾作用很轻，对垂体-肾上腺轴抑制作用较强。

（1）抗炎作用：本产品可减轻和防止组织对炎症的反应，从而减轻炎症的表现。激素抑制炎症细胞，包括巨噬细胞和白细胞在炎症部位的集聚，并抑制吞噬作用、溶酶体酶的释放以及炎症化学中介物的合成和释放。可以减轻和防止组织对炎症的反应，从而减轻炎症的表现。

（2）免疫抑制作用：包括防止或抑制细胞介导的免疫反应，延迟性的过敏反应，减少T淋巴细胞、单核细胞、嗜酸性细胞的数目，降低免疫球蛋白与细胞表面受体的结合能力，并抑制白介素的合成与释放，从而降低T淋巴细胞向淋巴母细胞转化，并减轻原发免疫反应的扩展。可降低免疫复合物通过基底膜，并能减少补体成分及免疫球蛋白的浓度。

【药代动力学】 本品极易自消化道吸收，其血浆半衰期（$t_{1/2}$）为190分钟，组织半衰期（$t_{1/2}$）为3日。血浆蛋白结合率较其他皮质激素类药物为低。

【适应症】 肾上腺皮质激素类药。主要适用于过敏性与自身免疫性炎症性疾病，如结缔组织病、严重的支气管哮喘、皮炎等过敏性疾病、溃疡性结肠炎、急性白血病、恶性淋巴瘤等。本药还用于某些肾上腺皮质疾病的诊断——地塞米松抑制试验。

【规格】 0.75 mg。

【用法用量】 口服。成人开始剂量为一次0.75～3 mg（1～4片），一日2～4次。维持量视病情而定，约一日0.75 mg（1片）。

【不良反应】 本品较大剂量易引起糖尿病、骨质疏松、消化道溃疡和类库欣综合征症状，对下丘脑-垂体-肾上腺轴抑制作用较强。并发感染为主要的不良反应。

【禁忌】

（1）对本品及肾上腺皮质激素类药物有过敏史者禁用。

（2）高血压、血栓症、胃与十二指肠溃疡、精神病、电解质代谢异常、心肌梗死、内脏手术、青光眼等患者一般不宜使用。特殊情况下权衡利弊使用，但应注意病情恶化的可能。

【注意事项】

（1）结核病、急性细菌性或病毒性感染患者慎用，如确有必要应用时，必须给予适当的抗结核、抗感染治疗。

（2）长期服药后，停药前应逐渐减量。

（3）糖尿病、骨质疏松症、肝硬化、肾功能不全、甲状腺功能减退症的患者慎用。

【孕妇及哺乳期妇女用药】

（1）妊娠期妇女使用可增加胎盘功能不全、新生儿体重减少或死胎的发生率，动物试验有致畸作用，应权衡利弊使用。

（2）乳母接受大剂量给药，则不应哺乳，防止药物经乳汁排泄，造成婴儿生长抑制、肾上腺皮质功能抑制等不良反应。

【儿童用药】 小儿如使用肾上腺皮质激素，须十分慎重，因激素可抑制患儿的生长和发育，如确有必要长期使用时，应使用短效或中效制剂，避免使用长效地塞米松制剂。并观察颅内压的变化。

【老年用药】 易产生高血压；老年患者，尤其是更年期后的女性使用易发生骨质疏松。

【药物相互作用】

（1）与巴比妥类、苯妥英、利福平同服，本品代谢促进作用减弱。

（2）与水杨酸类药合用，可降低水杨酸盐的血药浓度。

（3）可减弱抗凝血剂、口服降糖药作用，应调整剂量。

（4）与利尿剂（保钾利尿剂除外）合用可引起低钾血症，应注意用量。

146.2 醋酸地塞米松注射液

【通用名称】 地塞米松磷酸钠注射液

【英文名称】 Dexamethasone Sodium Phosphate Injection

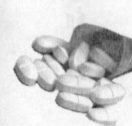

【药理毒理】 肾上腺皮质激素类药。具有抗炎、抗过敏、抗风湿、免疫抑制作用，其作用机理同地塞米松片。

【药代动力学】 肌注本品于1小时达血药峰浓度。本品血浆蛋白结合率较其他皮质激素类药物低。

【适应症】 主要用于过敏性与自身免疫性炎症性疾病。多用于结缔组织病、活动性风湿病、类风湿性关节炎、红斑狼疮、严重支气管哮喘、严重皮炎、溃疡性结肠炎、急性白血病等，也用于某些严重感染及中毒、恶性淋巴瘤的综合治疗。

【规格】 （1）1mL:1mg；（2）1mL:2mg；（3）1mL:5mg。

【用法用量】 静脉给药。

（1）一般剂量：静脉注射每次2～20mg；静脉滴注时，应以5%葡萄糖注射液稀释，可2～6小时重复给药至病情稳定，但大剂量连续给药一般不超过72小时。

（2）脑肿瘤：

① 用于缓解恶性肿瘤所致的脑水肿，首剂静脉推注10mg，随后每6小时肌内注射4mg，一般12～24小时患者可有所好转，2～4天后逐渐减量，5～7天停药。

② 对不宜手术的脑肿瘤，首剂可静脉推注50mg，以后每2小时重复给予8mg，数天后再减至每天2mg，分2～3次静脉给予。

（3）鞘内注射：每次5mg，间隔1～3周注射一次。

（4）关节腔内注射：一般每次0.8～4mg，按关节腔大小而定。

【不良反应】 糖皮质激素在应用生理剂量替代治疗时无明显不良反应，不良反应多发生在应用药理剂量时，而且与疗程、剂量、用药种类、用法及给药途径等有密切关系。常见不良反应有以下几类：

（1）长程使用可引起以下副作用：医源性库欣综合征面容和体态、体重增加、下肢浮肿、紫纹、易出血倾向、创口愈合不良、痤疮、月经紊乱、肱或股骨头缺血性坏死、骨质疏松及骨折（包括脊椎压缩性骨折、长骨病理性骨折）、肌无力、肌萎缩、低血钾综合征、胃肠道刺激（恶心、呕吐）、胰腺炎、消化性溃疡或穿孔、儿童生长受到抑制、青光眼、白内障、良性颅内压升高综合征、糖耐量减退和糖尿病加重。

（2）患者可出现精神症状：欣快感、激动、谵妄、不安、定向力障碍，也可表现为抑制。精神症状由易发生与患慢性消耗性疾病的人及以往有过精神不正常者。

（3）并发感染为肾上腺皮质激素的主要不良反应。以真菌、结核菌、葡萄球菌、变形杆菌、绿脓杆菌和各种疱疹病毒为主。

（4）糖皮质激素停药综合征。有时患者在停药后出现头晕、昏厥倾向、腹痛或背痛、低热、食欲减退、恶心、呕吐、肌肉或关节疼痛、头疼、乏力、软弱，经仔细检查如能排除肾上腺皮质功能减退和原来疾病的复燃，则可考虑为对糖皮质激素的依赖综合征。

【禁忌】 对本品及肾上腺皮质激素类药物有过敏史患者禁用，特殊情况下权衡利弊使用，注意病情恶化的可能；高血压、血栓症、胃与十二指肠溃疡、精神病、电解质代谢异常、心肌梗死、内脏手术、青光眼等患者一般不宜使用。

【注意事项】 同地塞米松片。

【孕妇及哺乳期妇女用药】 同地塞米松片。

【儿童用药】 同地塞米松片。

【老年用药】 同地塞米松片。

【药物相互作用】

（1）与巴比妥类、苯妥英、利福平同服，本品代谢促进作用减弱。

（2）与水杨酸类药合用，增加其毒性。

（3）可减弱抗凝血剂、口服降糖药作用，应调整剂量。

【药物过量】 可引起类肾上腺皮质功能亢进综合征。

（三）胰岛素及口服降血糖药

147. 胰岛素

147.1 正规胰岛素

【通用名称】 正规胰岛素注射液

【英文名称】 Regular Insulin Injection

【药理毒理】 本品为降血糖药。胰岛素的主要药效为降血糖，同时影响蛋白质和脂肪代谢，包括以下方面的作用：

（1）抑制肝糖原分解及糖原异生作用，减少肝输出葡萄糖。

（2）促使肝摄取葡萄糖及肝糖原的合成。

（3）促使肌肉和脂肪组织摄取葡萄糖和氨基酸，促使蛋白质和脂肪的合成和储存。

（4）促使肝生成极低密度脂蛋白并激活脂蛋白脂酶，促使极低密度脂蛋白的分解。

（5）抑制脂肪及肌肉中脂肪和蛋白质的分解，抑制酮体的生成并促进周围组织对酮体的利用。

【药代动力学】 口服易被胃肠道消化酶破坏。皮下给药吸收迅速，皮下注射后0.5～1小时开始生效，2～4小时作用达高峰，维持时间5～7小时；静脉注射10～30分钟起效，15～30分钟达高峰，持续时间0.5～1小时。静注的胰岛素在血液循环中半衰期为5～10分钟，皮下注射后半衰期为2小时。皮下注射后吸收很不规则，不同注射部位胰岛素的吸收可有差别，腹壁吸收最快，上臂外侧比股前外侧吸收快；不同病人吸收差异很大，即使同一病人，不同时间也可能不同。胰岛素吸收到血液循环后，只有5%与血浆蛋白结合，但可与胰岛素抗体相结合，后者使胰岛素作用时间延长。主要在肾与肝中代谢，少量由尿排出。

【适应症】

（1）Ⅰ型糖尿病。

（2）Ⅱ型糖尿病有严重感染、外伤、大手术等严重应激情况，以及合并心、脑血管并发症、肾脏或视网膜病变等。

（3）糖尿病酮症酸中毒，高血糖非酮症性高渗性昏迷。

（4）长病程Ⅱ型糖尿病血浆胰岛素水平确实较低，经合理饮食、体力活动和口服降糖药治疗控制不满意者，Ⅱ型糖尿病具有口服降糖药禁忌时，如妊娠、哺乳等。

（5）成年或老年糖尿病病人发病急、体重显著减轻伴明显消瘦。

（6）妊娠糖尿病。

（7）继发于严重胰腺疾病的糖尿病。

（8）对严重营养不良、消瘦、顽固性妊娠呕吐、肝硬变初期可同时静脉滴注葡萄糖和小剂量胰岛素，以促进组织利用葡萄糖。

【用法用量】

（1）皮下注射。一般每日3次，餐前15～30分钟注射，必要时睡前小剂量加注一次。剂量根据病情、血糖、尿糖由小剂量（视体重等因素每次2～4单位）开始，逐步调整。Ⅰ型糖尿病患者每日胰岛素需用总量多介于每公斤体重0.5～1单位，根据血糖监测结果调整。Ⅱ型糖尿病患者每日需用总量变化较大，在无急性并发症情况下，敏感者每日仅需5～10单位，一般约20单位，肥胖、对胰岛素敏感性较差者需要量可明显增加。在有急性并发症（感染、创伤、手术等）情况下，对Ⅰ型及Ⅱ型糖尿病患者，应每4～6小时注射一次，剂量根据病情变化及血糖监测结果调整。

（2）静脉注射。主要用于糖尿病酮症酸中毒、高血糖高渗性昏迷的治疗。可静脉持续滴入每小时成人4～6单位，小儿按每小时体重0.1U/kg，根据血糖变化调整剂量；也可首次静注10单位加肌内注射4～6单位，根据血糖变化调整。病情较重者，可先静脉注射10单位，继之以静脉滴注，当血糖下降到13.9mmol/L（250 mg/mL）以下时，胰岛素剂量及注射频率随之减少。在用胰岛素的同时，还应补液纠正电解质紊乱及酸中毒并注意机体对热量的需要。不能进食的糖尿病患者，在静脉输含葡萄糖液的同时应滴注胰岛素。

【不良反应】

（1）过敏反应，注射部位红肿、瘙痒、荨麻疹、血管神经性水肿。

（2）低血糖反应，出汗、心悸、乏力，重者出现意识障碍、共济失调、心动过速甚至昏迷。

（3）胰岛素抵抗，日剂量需超过200单位以上。

（4）注射部位脂肪萎缩、脂肪增生。

（5）眼屈光失调。

【禁忌】 对胰岛素过敏患者禁用。

【注意事项】

（1）低血糖反应，严重者低血糖昏迷，有严重肝、肾病变等患者应密切观察血糖。

（2）病人伴有下列情况，胰岛素需要量减少：肝功能不正常，甲状腺功能减退，恶心呕吐，肾功能不正常，肾小球滤过率每分钟 10～50 mL，胰岛素的剂量减少到 95%～75%；肾小球滤过率减少到每分钟 10 mL 以下，胰岛素剂量减少到 50%。

（3）病人伴有下列情况，胰岛素需要量增加：高热、甲状腺功能亢进、肢端肥大症、糖尿病酮症酸中毒、严重感染或外伤、重大手术等。

（4）用药期间应定期检查血糖、尿常规、肝肾功能、视力、眼底视网膜血管、血压及心电图等，以了解病情及糖尿病并发症情况。

【孕妇及哺乳期妇女用药】 糖尿病孕妇在妊娠期间对胰岛素需要量增加，分娩后需要量减少；如妊娠中发现的糖尿病为妊娠糖尿病，分娩后应终止胰岛素治疗；随访其血糖，再根据有无糖尿病决定治疗。

【儿童用药】 儿童易产生低血糖，血糖波动幅度较大，调整剂量为 0.5～1 单位，逐步增加或减少；青春期少年适当增加剂量，青春期后再逐渐减少。

【老年用药】 老年人易发生低血糖，需特别注意饮食、体力活动的适量。

【药物相互作用】

（1）糖皮质类固醇、促肾上腺皮质激素、胰升血糖素、雌激素、口服避孕药、肾上腺素、苯妥英钠、噻嗪类利尿剂、甲状腺素等可不同程度地升高血糖浓度，同用时应调整这些药或胰岛素的剂量。

（2）口服降糖药与胰岛素有协同降血糖作用。

（3）抗凝血药、水杨酸盐、磺胺类药及抗肿瘤药甲氨蝶呤等可与胰岛素竞争和血浆蛋白结合，从而使血液中游离胰岛素水平增高。非甾体消炎镇痛药可增强胰岛素降血糖作用。

（4）β受体阻滞剂如普萘洛尔可阻止肾上腺素升高血糖的反应，干扰肌体调节血糖功能，与胰岛素同用可增加低血糖的危险，而且可掩盖低血糖的症状，延长低血糖时间。合用时应注意调整胰岛素剂量。

（5）中等量至大量的酒精可增强胰岛素引起的低血糖的作用，可引起严重、持续的低血糖，在空腹或肝糖原贮备较少的情况下更易发生。

（6）氯喹、奎尼丁、奎宁等可延缓胰岛素的降解，在血中胰岛素浓度升高从而加强其降血糖作用。

（7）升血糖药物如某些钙通道阻滞剂、可乐定、丹那唑、二氮嗪、生长激素、肝素、H_2 受体拮抗剂、大麻、吗啡、尼古丁、磺吡酮等可改变糖代谢，使血糖升高，因此胰岛素同上述药物合用时应适当加量。

（8）血管紧张素酶抑制剂、溴隐亭、氯贝特、酮康唑、锂、甲苯咪唑、吡多辛、茶碱等可通过不同方式直接或间接致血糖降低，胰岛素与上述药物合用时应适当减量。

（9）奥曲肽可抑制生长激素、胰高血糖素及胰岛素的分泌，并使胃排空延迟及胃肠

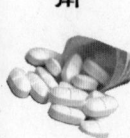

道蠕动减缓，引起食物吸收延迟，从而降低餐后高血糖，在开始用奥曲肽时，胰岛素应适当减量，以后再根据血糖调整。

（10）吸烟：可通过释放儿茶酚胺而拮抗胰岛素的降血糖作用，吸烟还能减少皮肤对胰岛素的吸收，所以正在使用胰岛素治疗的吸烟患者突然戒烟时，应观察血糖变化，考虑是否需适当减少胰岛素用量。

【药物过量】 对糖尿病患者，如用量过大或未按规定进食，均可引起血糖过低甚至产生低血糖性昏迷，有先兆症状时应口服葡萄糖、进食糕饼或糖水，如病人失去知觉，应肌肉、皮下或静脉注射胰高血糖素，神志清醒后，口服糖类物质。对胰高血糖素无反应者，须静注葡萄糖溶液。

147.2 中性胰岛素

【通用名称】 中性胰岛素注射液

【英文名称】 Neutral Insulin Injection

【药理毒理】 同正规胰岛素。

【药代动力学】 口服易被胃肠道消化酶破坏。皮下给药吸收迅速，皮下注射后0.5～1小时开始生效，2～4小时作用达高峰，维持时间5～7小时；静脉注射10～30分钟起效，15～30分钟达高峰，持续时间0.5～1小时。静注的胰岛素在血液循环中半衰期为5～10分钟，皮下注射后半衰期为2小时。皮下注射后吸收很不规则，不同注射部位胰岛素的吸收可有差别，腹壁吸收最快，上臂外侧比股前外侧吸收快；不同病人吸收差异很大，即使同一病人，不同时间也可能不同。胰岛素吸收到血液循环后，只有5%与血浆蛋白结合，但可与胰岛素抗体相结合，后者使胰岛素作用时间延长。主要在肾与肝中代谢，少量由尿排出。

【适应症】 ①Ⅰ型糖尿病；②Ⅱ型糖尿病有严重感染、外伤、大手术等严重应激情况，以及合并心、脑血管并发症、肾脏或视网膜病变等；③糖尿病酮症酸中毒，高血糖非酮症性高渗性昏迷；④长病程Ⅱ型糖尿病血浆胰岛素水平确实较低，经合理饮食、体力活动和口服降糖药治疗控制不满意者，Ⅱ型糖尿病具有口服降糖药禁忌时，如妊娠、哺乳等；⑤成年或老年糖尿病病人发病急、体重显著减轻伴明显消瘦；⑥妊娠糖尿病；⑦继发于严重胰腺疾病的糖尿病；⑧对严重营养不良、消瘦、顽固性妊娠呕吐、肝硬变初期可同时静脉滴注葡萄糖和小剂量胰岛素，以促进组织利用葡萄糖。

【用法用量】

（1）皮下注射。一般每日3次，餐前15～30分钟注射，必要时睡前小剂量加注一次。剂量根据病情、血糖、尿糖由小剂量（视体重等因素每次2～4单位）开始，逐步调整。Ⅰ型糖尿病患者每日胰岛素需用总量多介于每公斤体重0.5～1单位，根据血糖监测结果调整。Ⅱ型糖尿病患者每日需用总量变化较大，在无急性并发症情况下，敏感者每日仅需5～10单位，一般约20单位；肥胖、对胰岛素敏感性较差者需要量可明显增加。在有急性并发症（感染、创伤、手术等）情况下，对Ⅰ型及Ⅱ型糖尿病患者，应每4～6小时注射一次，剂量根据病情变化及血糖监测结果调整。

（2）静脉注射，主要用于糖尿病酮症酸中毒、高血糖高渗性昏迷的治疗。可静脉持续滴入每小时成人4～6单位，小儿按每小时体重0.1U/kg，根据血糖变化调整剂量；也可首次静注10单位加肌内注射4～6单位，根据血糖变化调整。病情较重者，可先静脉注射10单位，继之以静脉滴注，当血糖下降到13.9 mmol/L（250 mg/mL）以下时，胰岛素剂量及注射频率随之减少。在用胰岛素的同时，还应补液纠正电解质紊乱及酸中毒并注意机体对热量的需要。不能进食的糖尿病患者，在静脉输含葡萄糖液的同时应滴注胰岛素。

【不良反应】 同正规胰岛素。

【禁忌】 对胰岛素过敏患者禁用。

【注意事项】 同正规胰岛素。

【孕妇及哺乳期妇女用药】 糖尿病孕妇在妊娠期间对胰岛素需要量增加，分娩后需要量减少；如妊娠中发现的糖尿病为妊娠糖尿病，分娩后应终止胰岛素治疗；随访其血糖，再根据有无糖尿病决定治疗。

【儿童用药】 儿童易产生低血糖，血糖波动幅度较大，调整剂量为0.5～1单位，逐步增加或减少；青春期少年适当增加剂量，青春期后再逐渐减少。

【老年用药】 尚不明确。

【药物相互作用】 同正规胰岛素。

【药物过量】 同正规胰岛素。

147.3 低精蛋白锌胰岛素

【通用名称】 低精蛋白锌胰岛素注射液

【英文名称】 Isophane Insulin Injection

【药理毒理】 同正规胰岛素。

【药代动力学】 皮下注射后2～4小时开始生效，8～12小时达高峰，持续时间达18～24小时，介于胰岛素和精蛋白锌胰岛素之间。

【适应症】 用于治疗中、轻度糖尿病患者，重症须与正规胰岛素合用，有利于减少每日胰岛素注射次数，控制夜间高血糖。

【用法用量】 皮下注射，每日早餐前半小时注射1次，一般由小剂量开始，用量视病情而定。如每日用量超过40单位者，应分2次注射。

【不良反应】

（1）低血糖反应：为胰岛素使用不当所致，胰岛素过量、注射胰岛素后未及时进餐或进行较剧烈的体力活动（肌肉摄取葡萄糖增加）时，易发生低血糖反应。低血糖反应的早期症状为无力、饥饿、眼花、出冷汗、皮肤苍白、心悸、兴奋、手抖、神经过敏、头痛、颤抖等类似交感神经兴奋的症状；进一步发展为抑郁、注意力不集中、嗜睡、缺乏判断和自制力、健忘，也可有偏瘫、共济失调、心动过速、复视、感觉异常，严重者可惊厥和昏迷。

（2）过敏反应：过敏反应可为全身性及局部性的过敏，局部性过敏表现为注射部位出现红斑、丘疹、硬结，一般发生在注射胰岛素后几小时或数天。全身性过敏反应在注射胰岛素后立即发生，全身出现荨麻疹，可伴有或不伴有血管神经性水肿、呼吸道症状（如哮喘、呼吸困难）以及极为少见的低血压、休克甚至死亡。因而，首次注射本品时，应密切注意病人对本品的敏感程度，防止过敏反应。

（3）注射部位脂肪萎缩：多见于年轻妇女，多为胰岛素制剂不纯所引起的脂肪溶解反应。

（4）注射部位的脂肪增生：为胰岛素所致的脂肪生成反应，于不同部位轮流注射可减少此种反应。

【禁忌】 低血糖症、胰岛细胞瘤。

【注意事项】

（1）用药过量或注射后未按规定时间进食，表现为饥饿感、心悸、心动过速、出汗、震颤，甚至惊厥及昏迷等低血糖反应。可口服糖水，昏迷者应静注高渗葡萄糖液直至清醒。本品引起低血糖反应常发生于皮下注射后8～12小时，初次用药尤需注意。

（2）可因制剂不纯而引起过敏反应，如荨麻疹与紫癜。偶可引起过敏性，其处理方法同胰岛素。

（3）因作用缓慢，不能用于抢救糖尿病昏迷。

（4）产生抗体而发生耐药性时，则需要换制剂。

（5）本品静置后分为两层，皮下注射前必须摇匀。注射用器消毒时不要用碱性物质。

【孕妇及哺乳期妇女用药】 孕妇，特别在妊娠中期及后期，对胰岛素需要量增加。在分娩后对胰岛素需要量迅速减少。如果是妊娠糖尿病，产后血糖即可正常，应停用胰岛素。

【儿童用药】 青春期前儿童对胰岛素敏感性较青春期少年高，因此较易发生低血糖，须适当减少胰岛素用量，青春期少年须适当增加胰岛素用量（为20%～50%），青春期过后再逐渐减少。

【老年用药】 老年人易发生低血糖，须特别注意，应注意饮食、适当的体力活动与胰岛素量的配合。

【药物相互作用】

（1）糖皮质类固醇、促肾上腺皮质激素、胰高血糖素、雌激素、口服避孕药、甲状腺素、肾上腺素、噻嗪类利尿剂、二氮嗪、$β_2$受体激动剂、H_2受体阻滞剂、钙通道阻滞剂、可乐定、苯妥英钠等可升高血糖浓度，合用时应调整这些药或胰岛素的剂量。

（2）口服降糖药与胰岛素有协同降血糖作用。

（3）抗凝血药、水杨酸盐、磺胺类药及抗肿瘤药甲氨蝶呤等可与胰岛素竞争和血浆蛋白结合，从而使血液中游离胰岛素水平增高。非甾体消炎镇痛药可增强胰岛素降血糖作用。

（4）β受体阻滞剂如普萘洛尔可阻止肾上腺素升高血糖的反应，干扰机体调节血糖功能，与胰岛素合用可增加低血糖的危险，并可掩盖某些低血糖症状，延长低血糖时间。合用时应注意调整胰岛素剂量。

（5）氯喹、奎尼丁、奎宁等可延缓胰岛素的降解，使血中胰岛素浓度升高从而加强其降血糖作用。

（6）血管紧张素转换酶抑制剂、溴隐亭、氯贝特、酮康唑、锂、甲苯咪唑、吡多辛、茶碱等可通过不同方式直接或间接影响致血糖降低，胰岛素同上述药物合用时应适当减量。

（7）奥曲肽可抑制生长激素、胰高糖素及胰岛素的分泌，并使胃排空延迟及胃肠道蠕动减缓，引起食物吸收延迟，从而降低餐后高血糖，在开始用奥曲肽时，胰岛素应适当减量，以后再根据血糖调整。

【药物过量】 过量低精蛋白锌胰岛素注射液可引起低血糖反应，严重者可导致昏迷，低血糖的早期症状包括出汗、心跳加速、神经过敏或震颤。应立即服用糖或含有糖分的食物消除症状。昏迷病人可注射胰高血糖素或静脉注射葡萄糖，以帮助病人恢复知觉，然后口服糖或葡萄糖。若低血糖反应频繁发生或导致昏迷，可能需要减少剂量。若严重低血糖未能及时治疗，会导致暂时或永久的脑部损害，以致死亡。

147.4 精蛋白锌胰岛素

【通用名称】 精蛋白锌胰岛素注射液

【英文名称】 Protamine Zinc Insulin Injection

【药理毒理】 同正规胰岛素。

【药代动力学】 本品皮下注射吸收缓慢而均匀，注射后3～4小时开始生效，12～24小时达高峰，药效持续时间可达24～36小时。吸收进入血浆的胰岛素主要分布于细胞外液，主要在肝、肾和骨骼肌中降解。其中，肝脏代谢50%左右。胰岛素及其降解产物主要经肾小球滤过而排泄。肾小管对胰岛素的重吸收功能及肾功能严重受损明显影响胰岛素的消除。

【适应症】 用于治疗中、轻度糖尿病患者，重症须与正规胰岛素合用，有利于减少每日胰岛素注射次数，控制夜间高血糖。

【用法用量】 本品于早餐前30～60分钟皮下注射，起始治疗每天一次，每次4～8单位，按血糖、尿糖变化调整维持剂量。有时需于晚餐前再注射一次，剂量根据病情而定，一般每日总量10～20单位。使用前须滚动药瓶，使胰岛素混匀，但不要用力摇动以免产生气泡。与正规胰岛素合用：开始时正规胰岛素与本品混合用的剂量比例为（2～3）:1，剂量根据病情而调整。本品与正规胰岛素混合将有部分正规胰岛素转为长效胰岛素，使用时应先抽取正规胰岛素，后抽取本品。剂量调整：胰岛素用量应随患者的运动量或饮食状态的改变而调整。

【不良反应】 同低精蛋白锌胰岛素。

【禁忌】 低血糖症、胰岛细胞瘤。

【注意事项】

（1）本品作用缓慢，不能用于抢救糖尿病酮症酸中毒、高糖高渗性昏迷患者。

（2）不能用于静脉注射。

（3）中等量至大量的酒精可增强胰岛素引起的低血糖的作用，可引起严重、持续的低血糖，在空腹或肝糖原贮备较少的情况下更易发生。在给药期间患者应忌酒。

（4）吸烟：吸烟可通过释放儿茶酚胺而拮抗胰岛素的降血糖作用，因此正在使用胰岛素的吸烟的糖尿病患者突然戒烟时须适当减少胰岛素的用量。

（5）用药期间应定期检查尿糖、尿常规、血糖、糖化血红蛋白、肾功能、视力、眼底视网膜血管、血压及心电图等，以了解病情及糖尿病并发症情况。

（6）出现低血糖症状后，应及时补糖，特别要防止夜间低血糖。

【孕妇及哺乳期妇女用药】 孕妇，特别在妊娠中期及后期，对胰岛素需要量增加。在分娩后对胰岛素需要量迅速减少。如果是妊娠糖尿病，产后血糖即可正常，应停用胰岛素。

【儿童用药】 青春期前儿童对胰岛素敏感性较青春期少年高，因此较易发生低血糖，须适当减少胰岛素用量，青春期少年须适当增加胰岛素用量（为20%～50%），青春期过后再逐渐减少。

【老年用药】 老年人易发生低血糖，须特别注意，应注意饮食、适当的体力活动与胰岛素量的配合。

【药物相互作用】 同低精蛋白锌胰岛素。

【药物过量】 同低精蛋白锌胰岛素。

148. 二甲双胍

【通用名称】 盐酸二甲双胍片

【英文名称】 Metformin Hydrochloride Tablets

【药理毒理】

本品为降血糖药。本品可降低Ⅱ型糖尿病患者空腹及餐后高血糖，糖化血红蛋白（HbAlc）可下降1%～2%，本品降血糖的机制可能是：

（1）增加周围组织对胰岛素的敏感性，增加胰岛素介导的葡萄糖利用。

（2）增加非胰岛素依赖的组织对葡萄糖的利用，如脑、血细胞、肾髓质、肠道、皮肤等。

（3）抑制肝糖原异生作用，降低肝糖输出。

（4）抑制肠壁细胞摄取葡萄糖。

（5）抑制胆固醇的生物合成和储存，降低血甘油三酯、总胆固醇水平。

与胰岛素作用不同，本品无促进脂肪合成作用，对正常人无明显降血糖作用，对Ⅱ型糖尿病单独应用时一般不引起低血糖。

【药代动力学】 二甲双胍主要由小肠吸收，吸收半衰期为0.9～2.6小时，生物利用度为50%～60%。口服二甲双胍0.5g后2小时，其血浆浓度达峰值，近2mg/mL。胃肠道壁内集聚较高水平二甲双胍，为血浆浓度的10～100倍。肾、肝和唾液内含量约为血浆浓度的2倍多，二甲双胍结构稳定，不与血浆蛋白结合，以原型随尿液排出，清除迅速，血浆半衰期为1.7～4.5小时，12小时内90%被清除。本品一部分可由肾小管分泌，故肾清除率大于肾小球滤过率，由于本品主要以原型由肾脏排泄，故在肾功能减退时用本品可在体内大量积聚，引起高乳酸血症或乳酸性酸中毒。

【适应症】 用于单纯饮食控制不满意的Ⅱ型糖尿病病人，尤其是肥胖和伴高胰岛素血症者，用本药不但有降血糖作用，还可能有减轻体重和高胰岛素血症的效果。对某些磺酰脲类疗效差的患者可奏效，如与磺酰脲类、小肠糖苷酶抑制剂或噻唑烷二酮类降糖药合用，较分别单用的效果更好。亦可用于胰岛素治疗的患者，以减少胰岛素用量。

【用法用量】 口服。成人开始一次0.25g，一日2～3次，以后根据疗效逐渐加量，一般每日量1～1.5g，最多每日不超过2g。餐中或餐后即刻服用，可减轻胃肠道反应。

【不良反应】

（1）常见的有：恶心、呕吐、腹泻、口中有金属味。

（2）有时有乏力、疲倦、头晕、皮疹。

（3）乳酸性酸中毒虽然发生率很低，但应予注意。临床表现为呕吐、腹痛、过度换气、神志障碍，血液中乳酸浓度增加而不能用尿毒症、酮症酸中毒或水杨酸中毒解释。

（4）可减少肠道吸收维生素 B_{12}，使血红蛋白减少，产生巨红细胞贫血，也可引起吸收不良。

【禁忌】

下列情况应禁用：

（1）Ⅱ型糖尿病伴有酮症酸中毒、肝及肾功能不全（血清肌酐超过 1.5 mg/dL）、肺功能不全、心力衰竭、急性心肌梗死、严重感染和外伤、重大手术以及临床有低血压和缺氧情况。

（2）糖尿病合并严重的慢性并发症（如糖尿病肾病、糖尿病眼底病变）。

（3）静脉肾盂造影或动脉造影前。

（4）酗酒者。

（5）严重心、肺病患者。

（6）维生素 B_{12}、叶酸和铁缺乏的患者。

（7）全身情况较差的患者（如营养不良、脱水）。

【注意事项】

（1）Ⅰ型糖尿病不应单独应用本品（可与胰岛素合用）。

（2）用药期间经常检查空腹血糖、尿糖及尿酮体，定期测血肌酐、血乳酸浓度。

（3）既往有乳酸性酸中毒史者慎用。

【孕妇及哺乳期妇女用药】 妊娠及哺乳期妇女禁用。

【老年用药】 70岁以上患者可出现乳酸性酸中毒，宜慎用。

【药物相互作用】

（1）与胰岛素合用，降血糖作用加强，应调整剂量。

（2）本品可加强抗凝药（如华法林等）的抗凝血作用，可致出血倾向。

（3）西咪替丁可增加本品的生物利用度，减少肾脏清除率，故应减少本品剂量。

149. 格列本脲

【通用名称】 格列本脲片

【英文名称】 Glibenclamide Tablets

【药理毒理】 本品为降血糖药。

（1）刺激胰腺胰岛 B 细胞分泌胰岛素，先决条件是胰岛 B 细胞还有一定的合成和分泌胰岛素的功能。

（2）通过增加门静脉胰岛素水平或对肝脏直接作用，抑制肝糖原分解和糖原异生作用，使肝生成和输出葡萄糖减少。

（3）也可能增加胰外组织对胰岛素的敏感性和糖的利用（可能主要通过受体后作用），因此，总的作用是降低空腹血糖和餐后血糖。

【药代动力学】 口服吸收快，蛋白结合率很高，为95%，口服后2～5小时血药浓度达峰值，持续作用24小时。半衰期为10小时。在肝内代谢，由肝和肾排出各约50%。

【适应症】 适用于单用饮食控制疗效不满意的轻、中度Ⅱ型糖尿病，病人胰岛 B 细胞有一定的分泌胰岛素功能，并且无严重的并发症。

【用法用量】 口服，开始 2.5 mg，早餐前或早餐及午餐前各一次，轻症者1.25 mg，一日3次，三餐前服，7日后递增每日2.5 mg。一般用量为每日5～10 mg，最大用量每日不超过15 mg。

【不良反应】

（1）可有腹泻、恶心、呕吐、头痛、胃痛或不适。

（2）较少见的有皮疹。

（3）少见而严重的有黄疸、肝功能损害、骨髓抑制、粒细胞减少（表现为咽痛、发热、感染）、血小板减少症（表现为出血、紫癜）等。

【禁忌】

下列情况应禁用：①Ⅰ型糖尿病人；②Ⅱ型糖尿病人伴有酮症酸中毒、昏迷、严重烧伤、感染、外伤和重大手术等应激情况；③肝、肾功能不全者；④对磺胺药过敏者；⑤白细胞减少的病人。

【注意事项】

（1）下列情况应慎用：体质虚弱、高热、恶心和呕吐、甲状腺功能亢进、老年人。

（2）用药期间应定期测血糖、尿糖、尿酮体、尿蛋白和肝、肾功能，并进行眼科检查等。

【孕妇及哺乳期妇女用药】

（1）动物试验和临床观察证明磺酰脲类降血糖药物可造成死胎和胎儿畸形，孕妇不宜服用。

（2）本类药物可由乳汁排出，乳母不宜服用，以免婴儿发生低血糖。

【老年用药】老年病人及有肾功能不全者对本类药的代谢和排泄能力下降，本品降血糖作用相对较强，不宜用本品，可用其他作用时间较短的磺酰脲类降糖药。

【药物相互作用】

（1）与酒精同服时，可以引起腹部绞痛、恶心、呕吐、头痛、面部潮红和低血糖。

（2）与β受体阻滞剂合用，可增加低血糖的危险，而且可掩盖低血糖的症状，如脉率增快、血压升高；小量用选择性β受体阻滞剂如阿替洛尔（atenolol）和美托洛尔（metoprolol）造成此种情况的可能性较小。

（3）氯霉素、胍乙啶、胰岛素、单胺氧化酶抑制剂、保泰松、羟保泰松、丙磺舒、水杨酸盐、磺胺类与本品同时用，可加强降血糖作用。

（4）肾上腺皮质激素、肾上腺素、苯妥英钠、噻嗪类利尿剂、甲状腺素可增加血糖水平，与本类药同用时，可能需增加本类药的用量。

（5）香豆素类抗凝剂与本类药同用时，最初彼此血浆浓度皆升高，但以后彼此血浆浓度皆降低，故需要调整两者的用量。

150. 格列吡嗪

【通用名称】格列吡嗪片

【英文名称】Glipizide Tablets

【药理毒理】本品为第二代磺酰脲类抗糖尿病药。对大多数Ⅱ型糖尿病患者有效，可使空腹及餐后血糖降低，糖化血红蛋白（HbAlc）下降1%～2%。此类药主要作用为刺激胰岛B细胞分泌胰岛素，但先决条件是胰岛B细胞还有一定的合成和分泌胰岛素的功能。其机制是与B细胞膜上的磺酰脲受体特异性结合，从而使K^+通道关闭，引起膜电位改变，Ca^{2+}通道开启，胞液内Ca^{2+}升高，促使胰岛素分泌。此外还有胰外效应，包括改善外周组织（如肝脏、肌肉、脂肪）的胰岛素抵抗状态。

【药代动力学】口服后通过小肠吸收，30分钟见效。达峰时间1～2小时，$t_{1/2}$为3～7小时，维持降血糖长达10小时以上。药物在体内代谢成无活性物质。第一日排泄服用药量的97%，三天内全部由肾脏排出体外。

【适应症】适用于经饮食控制及体育锻炼2～3个月疗效不满意的轻、中度Ⅱ型糖尿病患者，这类糖尿病患者的胰岛B细胞需有一定的分泌胰岛素功能，且无急性并发症

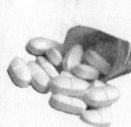

（如感染、创伤、酮症酸中毒、高渗性昏迷等），不合并妊娠，无严重的慢性并发症。

【用法用量】

口服。剂量因人而异，一般推荐剂量2.5～20mg/日，早餐前30分钟服用。日剂量超过15mg，宜在早、中、晚分三次餐前服用。

单用饮食疗法失败者：起始剂量一日2.5～5mg，以后根据血糖和尿糖情况增减剂量，每次增减2.5～5.0mg。日剂量超过15mg，分2～3次餐前服用。

已使用其他口服磺酰脲类降糖药者：停用其他磺酰脲药3天，复查血糖后开始服用本品。从5mg起逐渐加大剂量，直至产生理想的疗效。最大日剂量不超过30mg。

【不良反应】

（1）较常见的为胃肠道症状（如恶心、上腹胀满）、头痛等，减少剂量即可缓解。

（2）个别患者可出现皮肤过敏。

（3）偶见低血糖，尤其是年老体弱者、活动过度者、不规则进食、饮酒或肝功能损害者。

（4）亦偶见造血系统可逆性变化的报道。

【禁忌】

（1）对磺胺药过敏者。

（2）已明确诊断的Ⅰ型糖尿病患者。

（3）Ⅱ型糖尿病患者伴有酮症酸中毒、昏迷、严重烧伤、感染、外伤和重大手术等应激情况。

（4）肝、肾功能不全者。

（5）白细胞减少的病人。

【注意事项】

（1）病人用药时应遵医嘱，注意饮食控制和用药时间。

（2）下列情况应慎用：体质虚弱、高热、恶心和呕吐、有肾上腺皮质功能减退或垂体前叶功能减退症者。

（3）用药期间应定期测血糖、尿糖、尿酮体、尿蛋白和肝、肾功能、血象，并进行眼科检查。

（4）避免饮酒，以免引起类戒断反应。

【孕妇及哺乳期妇女用药】

（1）动物实验和临床观察证明磺酰脲类降血糖药物可造成死胎和胎儿畸形，故孕妇禁用。

（2）本类药物可由乳汁排出，乳母不宜用，以免婴儿发生低血糖。

【老年用药】　从小剂量开始，逐渐调整剂量。

【药物相互作用】

（1）本药与双香豆素类、单胺氧化酶抑制剂、保泰松、磺胺类药、氯霉素、环磷酰胺、丙磺舒、水杨酸类药合用可增加其降血糖作用。

（2）与肾上腺素、肾上腺皮质激素、口服避孕药、噻嗪类利尿剂合并使用时，可降低其降血糖作用。

（3）与β受体阻断药并用时应谨慎。

（4）缩短本品在胃肠道滞留时间的胃肠道疾病，可影响本品的药代动力学和药效。

（四）甲状腺激素及抗甲状腺药

151. 甲状腺片

【通用名称】　甲状腺片

【英文名称】　Thyroid Tablets

【药理毒理】　本品为甲状腺激素药。本品主要成分甲状腺激素包括甲状腺素（T_4）和三碘甲状腺原氨酸（T_3）两种。有促进分解代谢（升热作用）和合成代谢的作用，对人体正常代谢及生长发育有重要影响，对婴幼儿中枢神经的发育甚为重要。甲状腺激素的基本作用是诱导新生蛋白质包括特殊酶系的合成，调节蛋白质、碳水化合物和脂肪三大物质，以及水、盐和维生素的代谢。由于甲状腺激素诱导细胞膜 Na^+-K^+ 泵的合成并增强其活力，使能量代谢增强。甲状腺激素（主要是 T_3）与核内特异性受体相结合，后者发生构型变化，形成二聚体，激活的受体与DNA上特异的序列、甲状腺激素应答元件相结合，从而调控基因（甲状腺激素的靶基因）的转录和表达，促进新的蛋白质（主要为酶）的合成。

【适应症】 用于各种原因引起的甲状腺功能减退症。

【用法用量】

（1）成人常用量。口服，开始为每日10～20mg，逐渐增加，维持量一般为每日40～120mg，少数病人需每日160mg。

（2）婴儿及儿童完全替代量。1岁以内8～15mg；1～2岁20～45mg；2～7岁45～60mg；7岁以上60～120mg。开始剂量应为完全替代剂量的1/3，逐渐加量。由于本品 T_3、T_4 的含量及两者比例不恒定，在治疗中应根据临床症状及 T_3、T_4、TSH 检查调整剂量。

【不良反应】 甲状腺片如用量适当无任何不良反应。使用过量则引起心动过速、心悸、心绞痛、心律失常、头痛、神经质、兴奋、不安、失眠、骨骼肌痉挛、肌无力、震颤、出汗、潮红、怕热、腹泻、呕吐、体重减轻等类似甲状腺功能亢进症的症状。减量或停药可使所有症状消失。

【禁忌】 心绞痛、冠心病和快速型心律失常者禁用。

【注意事项】

（1）动脉硬化、心功能不全、糖尿病、高血压患者慎用。

（2）对病程长、病情重的甲状腺功能减退症或粘液性水肿患者使用本类药应谨慎小心，开始用小剂量，以后缓慢增加直至生理替代剂量。

（3）伴有垂体前叶功能减退症或肾上腺皮质功能不全患者应先服用糖皮质类固醇激素，待肾上腺皮质功能恢复正常后再用本类药。

【孕妇及哺乳期妇女用药】 可引起胎儿及婴儿甲状腺功能紊乱，应慎用。

【老年用药】 老年患者对甲状腺激素较敏感，超过60岁者甲状腺激素替代需要量比年轻人约低25%，而且老年患者心血管功能较差，应慎用。

【药物相互作用】

（1）糖尿病患者服用甲状腺激素应视血糖水平适当增加胰岛素或降糖药剂量。

（2）甲状腺激素与抗凝剂如双香豆素合用时，后者的抗凝作用增强，可能引起出血；应根据凝血酶原时间调整抗凝药剂量。

（3）本类药与三环类抗抑郁药合用时，两类药的作用及毒副作用均有所增强，应注意调整剂量。

（4）服用雌激素或避孕药者，因血液中甲状腺素结合球蛋白水平增加，合用时甲状腺激素剂量应适当调整。

（5）考来烯胺（cholestyramine）或考来替泊（cholestipol）可以减弱甲状腺激素的作用，两类药配伍用时，应间隔4～5小时服用，并定期测定甲状腺功能。

（6）β肾上腺素受体阻滞剂可减少外周组织 T_4 向 T_3 的转化，合用时应注意。

【药物过量】 如发现过量所致的不良反应，应立即停药。

152. 甲巯咪唑

【通用名称】 甲巯咪唑片

【英文名称】 Thiamazole Tablets

【药理毒理】 本品为抗甲状腺药物。其作用机制是抑制甲状腺内过氧化物酶，从而阻碍集聚到甲状腺内碘化物的氧化及酪氨酸的偶联，阻碍甲状腺素（T_4）和三碘甲状腺原氨酸（T_3）的合成。动物实验观察到可抑制B淋巴细胞合成抗体，降低血循环中甲状腺刺激性抗体的水平，使抑制性T细胞功能恢复正常。

【药代动力学】 本品口服后由胃肠道迅速吸收，吸收率为70%～80%，广泛分布于全身，但浓集于甲状腺，在血液中不和蛋白质结合，$t_{1/2}$ 约3小时，其生物学效应能持续相当长时间。甲巯咪唑及代谢物75%～80%经尿排泄，易通过胎盘并能经乳汁分泌。

【适应症】

抗甲状腺药物。适用于各种类型的甲状腺功能亢进症，尤其适用于：

① 病情较轻，甲状腺轻至中度肿大患者；
② 青少年及儿童、老年患者；
③ 甲状腺手术后复发，又不适于用放射性^{131}I治疗者；
④ 手术前准备；
⑤ 作为^{131}I放疗的辅助治疗。

【用法用量】

（1）成人常用量。开始剂量一般为一日30mg（6片），可按病情轻重调节为15～40mg（3～8片），一日最大量60mg（12片），分次口服；病情控制后，逐渐减量，每日维持量按病情需要介于5～15mg（1～3片），疗程一般18～24个月。

（2）小儿常用量。开始时剂量为每天按体重0.4mg/kg，分次口服。维持量约减半，按病情决定。

【不良反应】 较多见皮疹或皮肤瘙痒及白细胞减少；较少见严重的粒细胞缺乏症；可能出现再生障碍性贫血；还可能致味觉减退、恶心、呕吐、上腹部不适、关节痛、头晕头痛、脉管炎、红斑狼疮样综合征。罕致肝炎、间质性肺炎、肾炎和累及肾脏的血管炎，少见致血小板减少、凝血酶原减少或因子Ⅶ减少。

【禁忌】 哺乳期妇女禁用。

【注意事项】

（1）服药期间宜定期检查血象。

（2）孕妇，肝功能异常、外周血白细胞数偏低者应慎用。

（3）对诊断的干扰：甲硫咪唑可使凝血酶原时间延长，并使血清碱性磷酸酶、门冬氨酸氨基转移酶（AST）和丙氨酸氨基转移酶（ALT）增高，还可能引起血胆红素及血乳酸脱氢酶升高。

【孕妇及哺乳期妇女用药】 哺乳期妇女禁用，孕妇慎用。

【儿童用药】 小儿应根据病情调节用量，开始时剂量为每天按体重0.4mg/kg，分次口服。维持量按病情决定。用药过程中酌情应加用甲状腺片，避免出现甲状腺功能减低。

【老年用药】 老年人尤其肾功能减退者，用药量应减少。如发现甲状腺功能减低，应及时减量或加用甲状腺片。

【药物相互作用】

（1）与抗凝药合用，可增强抗凝作用。

（2）高碘食物或药物的摄入可使甲亢病情加重，使抗甲状腺药需要量增加或用药时间延长。故在服用本品前避免服用碘剂。

（3）磺胺类、对氨基水杨酸、保泰松、巴比妥类、酚妥拉明、妥拉唑林、维生素B_{12}、磺酰脲类等都有抑制甲状腺功能和甲状腺肿大的作用，故合用本品须注意。

【药物过量】 如发现甲状腺功能减退，应及时减量或加用甲状腺片。

153. 丙硫氧嘧啶

【通用名称】 丙硫氧嘧啶片

【英文名称】 Propylthiouracil Tablets

【药理毒理】 抗甲状腺药物。其作用机理是抑制甲状腺内过氧化物酶，从而阻止甲状腺内酪氨酸碘化及碘化酪氨酸的缩合，从而抑制甲状腺素的合成。同时，在外周组织中抑制T_4变为T_3，使血清中活性较强的T_3含量较快降低。

【药代动力学】 口服易吸收，分布于全身，服后20～30分钟达甲状腺。60%在肝内代谢。$t_{1/2}$为2小时。本品可通过胎盘和乳汁排出。

【适应症】

用于各种类型的甲状腺功能亢进症，尤其适用于：

（1）病情较轻，甲状腺轻至中度肿大患者；

（2）青少年及儿童、老年患者；

（3）甲状腺手术后复发，又不适于放射

性 ^{131}I 治疗者；

（4）手术前准备；

（5）作为 ^{131}I 放疗的辅助治疗。

【用法用量】

（1）成人。用于治疗成人甲状腺功能亢进症，开始剂量一般为每天 300mg，视病情轻重介于 150～400mg，分次口服，一日最大量 600mg。病情控制后逐渐减量，维持量每天 50～150mg，视病情调整。

（2）小儿。开始剂量每日按体重 4mg/kg，分次口服，维持量酌减。

【不良反应】 常见有头痛、眩晕，关节痛，唾液腺和淋巴结肿大以及胃肠道反应；也有皮疹、药热等过敏反应，有的皮疹可发展为剥落性皮炎。个别病人可致黄疸和中毒性肝炎。最严重的不良反应为粒细胞缺乏症，故用药期间应定期检查血象，白细胞数低于 $4×10^9$/L 或中性粒细胞低于 $1.5×10^9$/L 时，应按医嘱停用或调整用药。

【禁忌】 严重肝功能损害、白细胞严重缺乏、对硫脲类药物过敏者禁用。

【注意事项】

（1）应定期检查血象及肝功能。

（2）对诊断的干扰：可使凝血酶原时间延长，AST、ALT、ALP、Bil 升高。

（3）外周血白细胞偏低、肝功能异常患者慎用。

【孕妇及哺乳期妇女用药】 孕妇慎用，哺乳期妇女禁用。

【儿童用药】 小儿用药过程中，应避免出现甲状腺功能减退。

【老年用药】 老年人尤其肾功能减退者，用药量应减少。如发现甲状腺功能减退时，应加用甲状腺片。

【药物相互作用】 本品与口服抗凝药合用可致后者疗效增加。磺胺类、对氨基水杨酸、保泰松、巴比妥类、酚妥拉明、妥拉唑林、维生素 B_{12}、磺酰脲类等都有抑制甲状腺功能和致甲状腺肿大的作用，故合用本品需注意。此外，高碘食物或药物的摄入可使甲亢病情加重，使抗甲状腺药需要量增加或用药时间延长，故在服用本品前应避免服用碘剂。

【药物过量】 如发生甲状腺功能减退时，应及时减量或加用甲状腺片。

（五）雄激素及同化激素

154. 丙酸睾酮

【通用名称】 丙酸睾酮注射液

【英文名称】 Testosterone Propionate Injection

【药理毒理】 雄激素类药。本品为睾酮的丙酸酯。作用与睾酮、甲睾酮相同，但肌注作用时间较持久。能促进男性器官及副性征的发育、成熟。大剂量时有对抗雌激素作用，抑制子宫内膜生长及卵巢、垂体功能。还有促进蛋白质合成及骨质形成等作用。雄激素作用于蛋白同化作用之比为 1:1。

【药代动力学】 本品 98% 与血浆蛋白结合，大部分在肝内代谢转化成活性较弱的雄酮及无活性的 5β-雄酮，并与葡萄糖醛酸或硫酸结合，由尿排出。

【适应症】

（1）原发性或继发性男性性功能低减。

（2）男性青春期发育迟缓。

（3）绝经期后女性晚期乳腺癌的姑息性治疗。

【用法用量】

（1）成人常用量。深部肌内注射：

① 男性性腺功能低下激素替代治疗：一次 25～50mg，每周 2～3 次。

② 绝经后女性晚期乳腺癌：一次 50～100mg，每周 3 次。

③ 功能性子宫出血：配合黄体酮使用，每次 25～50mg，每日 1 次，共 3～4 次。

（2）儿童常用量。男性青春发育延缓：一次 12.5～25mg，每周 2～3 次，疗程不超过 4～6 个月。

【不良反应】

（1）注射部位可出现疼痛、硬结、感染

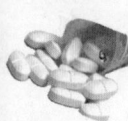

及荨麻疹。

（2）大剂量可致女性男性化，男性睾丸萎缩，精子减少。

（3）浮肿、黄疸、肝功能异常。

（4）皮疹。

【禁忌】 有过敏反应者应立即停药。肝、肾功能不全，孕妇及前列腺癌患者禁用。

【注意事项】

（1）用于乳腺癌治疗时，治疗3个月内应有效果；若病情发展，应立即停药。

（2）应作深部肌内注射，不能静注。

（3）一般不与其他睾酮制剂换用，因它们的作用时间不同。

（4）男性应定期检查前列腺。

【孕妇及哺乳期妇女用药】 孕妇禁用。

【儿童用药】 儿童长期应用，可严重影响生长发育，慎用。

【老年用药】 慎用。

【药物相互作用】 与口服抗凝药合用，可增强口服抗凝药的作用，甚至可引起出血；与胰岛素合用，对蛋白同化作用协同。

155. 甲睾酮

【通用名称】 甲睾酮片

【英文名称】 Methyltestosterone Tablets

【药理毒理】 甲睾酮为人工合成的雄激素。甲睾酮片能促进男性器官及副性征的发育、成熟；对抗雌激素，抑制子宫内膜生长及垂体性腺功能；促进蛋白质合成及骨质形成；刺激骨髓造血功能，使红细胞和血状红蛋白增加。雄激素作用于蛋白同化作用之比为1:1。

【药代动力学】 本品经胃肠道和口腔粘膜吸收，口服10mg后1～2小时血药浓度达高峰，$t_{1/2}$为2.5～3.5小时，在体内代谢较睾酮慢。舌下含用的疗效比口服高2倍。由于口服经肝脏代谢失活，故以舌下含服为宜，剂量可减半。其代谢产物（多数为结合型）和给药剂量的5%～10%以原型从尿排出。

【适应症】

（1）原发性或继发性男性性功能低减。

（2）绝经期后女性晚期乳腺癌的姑息性治疗。

【用法用量】

成人

（1）男性性腺功能低下者激素替代治疗：口服或舌下含服，一次5mg，一日2次。

（2）绝经妇女晚期乳腺癌姑息性治疗：口服或舌下含服，一次25mg，一日1～4次；如果治疗有反应，2～4周后，用量可减至一日2次，每次25mg，口服或舌下含服。

【不良反应】

（1）长期大剂量应用易致胆汁郁积性肝炎，出现黄疸、肝功能异常。舌下给药可致口腔炎，表现为疼痛、流涎等症状。

（2）女性：可能引起痤疮、多毛、声音变粗、闭经、月经紊乱，应停药。

（3）男性：睾丸萎缩、精子生成减少、精液减少，应停药。

（4）电解质：水钠潴留。

【禁忌】 孕妇、前列腺癌患者及对本品过敏者禁用。

【注意事项】 心、肝、肾功能不良者，前列腺肥大、高血压患者慎用。

【孕妇及哺乳期妇女用药】 孕妇禁用。

【儿童用药】 儿童长期应用，可严重影响生长发育。

【药物相互作用】 与巴比妥类药合用，可增加其肝内代谢，使作用减弱。本品可减少甲状腺结合蛋白，使甲状腺激素作用增强。

（六）雌激素及孕激素

156. 黄体酮

【通用名称】 黄体酮注射液

【英文名称】 Progesterone Injection

【药理毒理】 本品为孕激素类药，具有孕激素的一般作用。在月经周期后期能使子宫内膜分泌期改变，为孕卵着床提供有利条件，在受精卵植入后胎盘形成期，可减少妊妊子宫的兴奋性，使胎儿能安全生长。在与雌激素共同作用时，可促使乳房发育，为产乳做准备。本品可通过对下丘脑的负反馈，抑制垂体前叶促黄体生成激素的释放，使卵泡不能发育成熟，抑制卵巢的排卵过程。

【药代动力学】 油注射液肌内注射后迅速吸收。在肝内代谢，约12%代谢为孕烷二醇，代谢物与葡萄糖醛酸结合随尿排出。注射100mg，6～8小时血药浓度达峰值，以后逐渐下降，可持续48小时，72小时消失。

【适应症】 用于月经失调，如闭经和功能性子宫出血、黄体功能不足、先兆流产和习惯性流产（因黄体不足引起者）、经前期紧张综合征的治疗。

【用法用量】 肌内注射。
（1）先兆流产，一般10～20mg，用至疼痛及出血停止。
（2）习惯性流产史者，自妊娠开始，一次10～20mg，每周2～3次。
（3）功能性子宫出血，用于撤退性出血血色素低于7mg时，一日10mg，连用5天，或一日20mg连续3～4天。
（4）闭经，在预计月经前8～10天，每日肌注10mg，共5天；或每日肌注20mg 3～4天。
（5）经前期紧张综合征，在预计月经前12天注射10～20mg，连续10天。

【不良反应】 偶见恶心、头晕及头痛、倦怠感、寻麻疹、乳房肿胀，长期连续应用可月经减少或闭经、肝功能异常、浮肿、体重增加等。

【禁忌】 严重肝损伤患者禁用（使症状恶化）。

【注意事项】
（1）肾病、心脏病水肿、高血压的患者慎用。
（2）经前期紧张综合征是否存在黄体酮缺乏尚无定论，故使用黄体酮治疗还有争议。
（3）对早期流产以外的患者投药前应进行全面检查，确定属于黄体功能不全再使用。

157. 甲羟孕酮

【通用名称】 醋酸甲羟孕酮片
【英文名称】 Medroxyprogesterone Acetate Tablets

【药理毒理】 孕激素类药，作用于子宫内膜，能促进子宫内膜的增殖分泌，通过对下丘脑的负反馈，抑制垂体前叶促黄体生成激素的释放，抑制卵巢的排卵过程。抗癌作用可能与抗雌激素作用有关。

【药代动力学】 口服在胃肠道吸收，在肝内降解。肌内注射后2～3天血药浓度达到峰值。血药峰值越高，药物清除越快。肌注150mg后6～9个月血中才检不出药物，血中醋酸甲羟孕酮水平超过0.1mg/mL时，黄体生成素（LH）和雌二醇均受到抑制而抑制排卵。

【适应症】 可用于月经不调、功能性子宫出血及子宫内膜异位症等。还可用于晚期乳腺癌、子宫内膜癌。

【用法用量】 口服给药。
（1）功能性闭经：一日4～8mg，连服5～10日。
（2）子宫内膜癌：一次100mg，一日3次，或500mg，每日1～2次，作为肌内注射后的维持量。

【不良反应】 个别妇女有不规则出血。治疗肿瘤时，治疗剂量大可出现类柯兴氏征。长期应用肝功能异常。

【禁忌】 肝、肾功能不全者，脑梗死、心肌梗死、血栓性静脉炎等血栓病史患者，未确诊的性器官出血，尿路出血对本品过敏史禁用。

【注意事项】 心脏病、癫痫、抑郁症、糖尿病、偏头痛、哮喘慎用。

【孕妇及哺乳期妇女用药】 禁用。
【儿童用药】 慎用。
【药物相互作用】 本品与化疗药物合并使用，可增强其抗癌作用效果。与肾上腺皮质激素合用可促进血栓症。

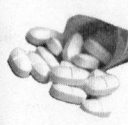

十三、抗变态反应药

158. 氯苯那敏

【通用名称】 马来酸氯苯那敏片

【英文名称】 Chlorphenamine Maleate Tablets

【药理毒理】 作为组织胺 H_1 受体拮抗剂，本品能对抗过敏反应所致的毛细血管扩张，降低毛细血管的通透性，缓解支气管平滑肌收缩所致的喘息，本品抗组胺作用较持久，也具有明显的中枢抑制作用，能增加麻醉药、镇痛药、催眠药和局麻药的作用。本品主要在肝脏代谢。

【适应症】 本品适用于皮肤过敏症：荨麻疹、湿疹、皮炎、药疹、皮肤瘙痒症、神经性皮炎、虫咬症、日光性皮炎。也可用于过敏性鼻炎、血管舒缩性鼻炎、药物及食物过敏。

【用法用量】 口服。成人一次 1 片（每片 4 mg），一日 3 次。

【不良反应】 主要不良反应为嗜睡、口渴、多尿、咽喉痛、困倦、虚弱感、心悸、皮肤淤斑、出血倾向。

【注意事项】
（1）老年患者应在医师指导下使用。
（2）服药期间不得驾驶机动车、船，从事高空作业、机械作业及操作精密仪器。
（3）儿童剂量请向医师或药师咨询。
（4）新生儿、早产儿不宜使用。
（5）孕妇及哺乳期妇女慎用。
（6）膀胱颈梗阻、幽门十二指肠梗阻、甲状腺功能亢进、青光眼、消化性溃疡、高血压和前列腺肥大者慎用。
（7）如服用过量或出现严重不良反应，应立即就医。
（8）对本品过敏者禁用，过敏体质者慎用。
（9）本品性状发生改变时禁止使用。
（10）请将本品放在儿童不能接触的地方。
（11）儿童必须在成人监护下使用。
（12）如正在使用其他药品，使用本品前请咨询医师或药师。

【药物相互作用】
（1）本品不应与含抗组胺药（如苯海拉明等）的复方抗感冒药同服。
（2）本品不应与含抗胆碱药（如颠茄制剂、阿托品等）的药品同服。
（3）与解热镇痛药物配伍，可增强其镇痛和缓解感冒症状的作用。
（4）与中枢镇静药、催眠药、安定药或乙醇并用，可增加对中枢神经的抑制作用。
（5）本品可增强抗抑郁药的作用，不宜同用。
（6）如与其他药物同时使用可能会发生药物相互作用，详情请咨询医师或药师。

159. 苯海拉明

159.1 盐酸苯海拉明片

【通用名称】 盐酸苯海拉明片

【英文名称】 Diphenhydramine Hydrochloride Tablets

【药理毒理】 本品为乙醇胺的衍生物，可与组织中释放出来的组胺竞争效应细胞上的 H_1 受体，从而阻止过敏反应的发作，解除组胺的致痉和充血等作用。另外，本品也有较强的镇吐作用。

【药代动力学】 口服吸收快而完全，血浆蛋白结合率为 98%，1～4 小时血药浓度达峰值，$t_{1/2}$ 为 4～7 小时，本药可透过血脑屏障进入中枢。口服后 15～60 分钟起效，一次给药后可维持 3～6 小时。

【适应症】 用于皮肤粘膜的过敏，如荨麻疹、过敏性鼻炎、皮肤瘙痒症、药疹，对虫咬症和接触性皮炎也有效。亦可用于预防和治疗晕动病。

【用法用量】 口服。成人一次 1 片，一日 2～3 次。用于防治晕动病时，宜在旅行前 1～2 小时，最少 30 分钟前服用。

【不良反应】
（1）常见头晕、头昏、恶心、呕吐、食欲缺乏以及嗜睡。
（2）偶见皮疹、粒细胞减少。

【禁忌】
（1）对其他乙醇胺类药物高度过敏者禁用。
（2）新生儿、早产儿禁用。
（3）重症肌无力者、闭角型青光眼、前列腺肥大患者禁用。

【注意事项】
（1）幽门十二指肠梗阻、消化性溃疡所致的幽门狭窄、膀胱颈狭窄、甲状腺功能亢进、心血管病、高血压、下呼吸道感染（如支气管炎、气管炎、肺炎）及哮喘患者不宜使用本品。
（2）服药期间不得驾驶机动车、船，从事高空作业、机械作业及操作精密仪器。
（3）老年人、孕妇及哺乳期妇女慎用。
（4）肾功能障碍患者，本品在体内半衰期延长，因此，应在医师指导下使用。
（5）如服用过量或出现严重不良反应，应立即就医。
（6）对本品过敏者禁用，过敏体质者慎用。
（7）本品性状发生改变时禁止使用。
（8）请将本品放在儿童不能接触的地方。
（9）如正在使用其他药品，使用本品前请咨询医师或药师。

【药物相互作用】
（1）本品可短暂影响巴比妥类药的吸收。
（2）与对氨基水杨酸钠同用，可降低后者血药浓度。
（3）可增强中枢抑制药的作用。
（4）如与其他药物同时使用可能会发生药物相互作用，详情请咨询医师或药师。

159.2 盐酸苯海拉明注射液

【通用名称】 盐酸苯海拉明注射液
【英文名称】 Diphenhydramine Hydrochloride Injection
【药理毒理】 为乙醇胺的衍生物，抗组胺效应不及异丙嗪，作用持续时间也较短，镇静作用两药一致，有局麻、镇吐和抗 M 胆碱样作用。
（1）抗组胺作用，可与组织中释放出来的组胺竞争效应细胞上的 H_1 受体，从而制止过敏反应。
（2）对中枢神经活动的抑制引起镇静催眠作用。
（3）加强镇咳药的作用。
（4）有抗眩晕、抗震颤麻痹作用。

【药代动力学】 注射给药，吸收快而完全，血浆蛋白结合率为 98%，广泛分布于体内各组织，并可透过血脑屏障与胎盘。

【适应症】 主要用于：急性重症过敏反应，可减轻输血或血浆所致的过敏反应；手术后药物引起的恶心呕吐；帕金森病和锥体外系症状；牙科局麻，当病人对常用的局麻药高度过敏时，1% 苯海拉明液可作为牙科局麻药；其他过敏反应病，不宜口服用药者。

【规格】 1 mL：20 mg。

【用法用量】 深部肌内注射，一次 20 mg，一日 1～2 次。

【不良反应】
（1）常见的有：中枢神经抑制作用、共济失调、恶心、呕吐、食欲不振等。
（2）少见的有：气急、胸闷、咳嗽、肌

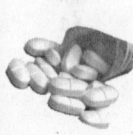

张力障碍等。有报道给药后可发生牙关紧闭并伴喉痉挛。

（3）偶可引起皮疹、粒细胞减少、贫血及心率紊乱。

【禁忌】 重症肌无力、闭角型青光眼、前列腺肥大者禁用。对本品及赋形剂过敏者禁用。新生儿、早产儿禁用。

【注意事项】

（1）幽门十二指肠梗阻、消化性溃疡所致幽门狭窄、膀胱颈狭窄、甲状腺功能亢进、心血管病、高血压以及下呼吸道感染（包括哮喘）者不宜用本品。

（2）对其他乙醇胺类高度过敏者，对本品也可能过敏。

（3）应用本药后避免驾驶车辆、高空作业或操作机器。

（4）肾功能衰竭时，给药的间隔时间应延长。

（5）本品的镇吐作用可给某些疾病的诊断造成困难。

【孕妇及哺乳期妇女用药】

（1）妊娠期使用本品，有使婴儿腭裂、腹股沟疝和泌尿生殖器官畸形发生率增多的可能，孕妇应慎用。

（2）本品有少量可从乳汁排出，哺乳期妇女不宜使用。

【老年用药】 可发生反应迟钝、头晕等。

【药物相互作用】

（1）本品可短暂影响巴比妥类药和磺胺醋酰钠等的吸收。

（2）和对氨基水杨酸钠同用可降低后者的血药浓度。

（3）可增强中枢神经抑制药的作用。

【药物过量】 婴儿与儿童用药过量可致激动、幻觉、抽搐，甚至死亡；成人用药过量可致发热、震颤、呼吸困难、低血压。解救时务必使病人保持安静，特别是小儿应防止躁动，必要时可静注地西泮（安定）控制抽搐。低血压时可使用血管收缩药，其他治疗包括给氧和静脉输液等支持疗法。

160. 赛庚啶

【通用名称】 盐酸赛庚啶片

【英文名称】 Cyproheptadine Hydrochloride Tablets

【药理毒理】 本品可与组织中释放出来的组胺竞争效应细胞上的 H_1 受体，从而阻止过敏反应的发作，解除组胺的致痉和充血作用。

【适应症】 用于过敏性疾病，如荨麻疹、丘疹性荨麻疹、湿疹、皮肤瘙痒。

【用法用量】 口服。成人一次 1～2 片，一日 2～3 次。

【不良反应】 嗜睡、口干、乏力、头晕、恶心等。

【禁忌】

（1）孕妇、哺乳期妇女禁用。

（2）青光眼、尿潴留和幽门梗阻患者禁用。

【注意事项】

（1）服药期间不得驾驶机动车、船，从事高空作业、机械作业及操作精密仪器。

（2）服用本品期间不得饮酒或含有酒精的饮料。

（3）老年人及 2 岁以下小儿慎用。

（4）儿童用量请咨询医师或药师。

（5）如服用过量或出现严重不良反应，应立即就医。

（6）对本品过敏者禁用，过敏体质者慎用。

（7）本品性状发生改变时禁止使用。

（8）请将本品放在儿童不能接触的地方。

（9）儿童必须在成人监护下使用。

（10）如正在使用其他药品，使用本品前请咨询医师或药师。

【药物相互作用】

（1）不宜与乙醇合用，可增加其镇静作用。

（2）不宜与中枢神经系统抑制药合用。

（3）与吩噻嗪药物（如氯丙嗪等）合用可增加室性心律失常的危险性，严重者可致尖端扭转型心律失常。

（4）如与其他药物同时使用可能会发生药物相互作用，详情请咨询医师或药师。

161. 异丙嗪

【通用名称】 盐酸异丙嗪注射液

【曾用名称】 非那根

【英文名称】 Promethazine Hydrochloride Injection

【药理毒理】 异丙嗪是吩噻嗪类抗组胺药，也可用于镇吐、抗晕动以及镇静催眠。

（1）抗组胺作用：与组织释放的组胺竞争 H_1 受体，能拮抗组胺对胃肠道、气管、支气管或细支气管平滑肌的收缩或挛缩，解除组胺对支气管平滑肌的致痉和充血作用。

（2）止吐作用：可能与抑制了延髓的催吐化学感受区有关。

（3）抗晕动症：可能通过中枢性抗胆碱性能，作用于前庭和呕吐中枢及中脑髓质感受器，主要是阻断前庭核区胆碱能突触迷路冲动的兴奋。

（4）镇静催眠作用：可能由于间接降低了脑干网状上行激活系统的应激性。

【药代动力学】 注射给药后吸收快而完全，血浆蛋白质结合率高。肌注给药后起效时间为20分钟，静注后为3～5分钟，抗组胺作用一般持续时间为6～12小时，镇静作用可持续2～8小时。主要在肝内代谢，无活性代谢产物经尿排出，经粪便排出量少。

【适应症】

（1）皮肤粘膜的过敏：适用于长期的、季节性的过敏性鼻炎，血管运动性鼻炎，过敏性结膜炎，荨麻疹，血管神经性水肿，对血液或血浆制品的过敏反应，皮肤划痕症。

（2）晕动病：防治晕车、晕船、晕飞机。

（3）用于麻醉和手术前后的辅助治疗，包括镇静、催眠、镇痛、止吐。

（4）用于防治放射病性或药源性恶心、呕吐。

【用法用量】

肌内注射：

成人

（1）抗过敏，一次 25 mg，必要时 2 小时后重复；严重过敏时可用肌注 25～50 mg，最高量不得超过 100 mg。

（2）在特殊紧急情况下，可用灭菌注射用水稀释至0.25%，缓慢静脉注射。

（3）止吐，12.5～25 mg，必要时每 4 小时重复一次。

（4）镇静催眠，一次 25～50 mg。

小儿

（1）抗过敏，每次按体重 0.125 mg/kg 或按体表面积 3.75 mg/m²，每 4～6 小时一次。

（2）抗眩晕，睡前可按需给予，按体重 0.25～0.5 mg/kg 或按体表面积 7.5～15 mg/m²；或一次 6.25～12.5 mg，每日 3 次。

（3）止吐，每次按体重 0.25～0.5 mg/kg 或按体表面积 7.5～15 mg/m²，必要时每 4～6 小时重复；或每次 12.5～25 mg，必要时每 4～6 小时重复。

（4）镇静催眠，必要时每次按体重 0.5～1 mg/kg 或每次 12.5～25 mg。

【不良反应】 异丙嗪属吩噻嗪类衍生物，小剂量时无明显副作用，但大量和长时间应用时可出现吩噻嗪类常见的副作用。

（1）较常见的有嗜睡；较少见的有视力模糊或色盲（轻度），头晕目眩、口鼻咽干燥、耳鸣、皮疹、胃痛或胃部不适感、反应迟钝（儿童多见）、晕倒感（低血压）、恶心或呕吐（进行外科手术和/或并用其他药物时），甚至出现黄疸。

（2）增加皮肤对光的敏感性，多恶梦，易兴奋，易激动，幻觉，中毒性谵妄；儿童易发生锥体外系反应。上述反应发生率不高。

（3）心血管的不良反应很少见，可见血压增高，偶见血压轻度降低。白细胞减少、粒细胞减少症及再生不良性贫血则属少见。

【注意事项】

（1）已知对吩噻嗪类药高度过敏的人，也对本品过敏。

（2）下列情况应慎用：急性哮喘，膀胱颈部梗阻，骨髓抑制，心血管疾病，昏迷，闭角型青光眼，肝功能不全，高血压，胃溃疡，前列腺肥大症状明显者，幽门或十二指肠梗阻，呼吸系统疾病（尤其是儿童服用本品后痰液粘稠，影响排痰，并可抑制咳嗽反射），癫痫患者（注射给药时可增加抽搐的严重程度），黄疸，各种肝病以及肾功能衰竭，Reye综合征（异丙嗪所致的锥体外系症状易与Reye综合征混淆）。应用异丙嗪时，应特别注意有无肠梗阻，或药物的逾量、中毒等问题，因其症状体征可被异丙嗪的镇吐作用所掩盖。

【孕妇及哺乳期妇女用药】

（1）孕妇使用本药后，可诱发婴儿的黄疸和锥体外系症状。因此，孕妇在临产前1～2周应停用此药。

（2）哺乳期妇女应用本品时需权衡利弊。

【儿童用药】 一般的抗组胺药对婴儿特别是新生儿和早产儿有较大的危险性；小于3个月的婴儿体内药物代谢酶不足，不宜应用本品。此外还有可能引起肾功能不全。新生儿或早产儿、患急性病或脱水的小儿以及患急性感染的儿童，注射异丙嗪后易发生肌张力障碍。

【老年用药】 老年人用本药易发生头晕、滞呆、精神错乱、低血压。还易发生锥体外系症状，特别是帕金森氏病、不能静坐（akathisia）和持续性运动障碍，用量大或胃肠道外给药时更易发生。

【药物相互作用】

（1）对诊断的干扰：葡萄糖耐量试验中可显示葡萄糖耐量增加。可干扰尿妊娠免疫试验，结果呈假阳性或假阴性。

（2）乙醇或其他中枢神经抑制剂，特别是麻醉药、巴比妥类、单胺氧化酶抑制剂或三环类抗抑郁药与本品同用时，可增加异丙嗪或（和）这些药物的效应，用量要另行调整。

（3）抗胆碱类药物，尤其是阿托品类和异丙嗪同用时，后者的抗毒蕈碱样效应增加。

（4）溴苄铵、胍乙啶等降压药与异丙嗪同时用时，前者的降压效应增强。肾上腺素与异丙嗪同用时肾上腺素的α作用可被阻断，使β作用占优势。

（5）顺铂、巴龙霉素及其他氨基糖苷类抗生素、水杨酸制剂和万古霉素等耳毒性药与异丙嗪同用时，其耳毒性症状可被掩盖。

（6）不宜与氨茶碱混合注射。

十四、免疫系统用药

162. 雷公藤多苷

【通用名称】 雷公藤多苷片
【英文名称】 Glucoside Tripterygium Tablets
【功能主治】
祛风解毒、除湿消肿、舒筋通络。有抗炎及抑制细胞免疫和体液免疫等作用。用于风湿热瘀，毒邪阻滞所致的类风湿性关节炎，肾病综合征，白塞氏三联症，麻风反应，自身免疫性肝炎等。
【用法用量】
口服。按体重每 1 kg 每日 1～1.5 mg，分 3 次饭后服用，或遵医嘱。
【注意事项】
（1）服药期间可引起月经紊乱、精子活力及数目减少、白细胞和血小板减少，停药后可恢复。
（2）有严重心血管病和老年患者慎用。
【药物相互作用】 尚无资料。

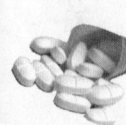

163. 硫唑嘌呤

【通用名称】 硫唑嘌呤片
【英文名称】 Azathioprine Tablets
【药理毒理】
在体内几乎全部转变成 6-巯基嘌呤而起作用。由于其转变过程较慢，因而发挥作用缓慢。它能抑制 Friend 白血病，抑制病毒对小鼠的感染，使脾脏肿大得到抑制，使脾脏及血浆内病毒滴度下降。大鼠腹腔注射本品达 4～5 个月时出现体重下降、严重贫血和网织细胞增加。家兔于妊娠早期给予本药，可引起畸胎，主要是肢体发育受到影响。可通过对 RNA 代谢的干扰而具有免疫抑制作用。
若小剂量长期存在于培养基中，可抑制致敏的淋巴细胞在体外的杀伤细胞作用。
【药代动力学】 硫唑嘌呤的肠吸收较 6-巯基嘌呤为佳，口服吸收良好，进入体内后很快被分解为 6-巯基嘌呤，然后再分解代谢而生成多种氧化的和甲基化的衍生物，随尿排出体外，24 小时尿中排泄量为 50%～60%，48 小时内大便排出 12%，血中浓度低，服药后 1 小时达最高浓度，3～4 小时血中浓度降低一半，用药后 2～4 天方有明显疗效。
【适应症】
（1）急慢性白血病，对慢性粒细胞型白血病近期疗效较好、作用快，但缓解期短。
（2）后天性溶血性贫血，特发性血小板减少性紫癜，系统性红斑狼疮。
（3）慢性类风湿性关节炎，慢性活动性肝炎（与自体免疫有关的肝炎），原发性胆汁性肝硬变。
（4）甲状腺机能亢进，重症肌无力。
（5）其他：慢性非特异性溃疡性结肠炎、节段性肠炎、多发性神经根炎、狼疮性肾炎、增殖性肾炎、Wegener 氏肉芽肿等。
【用法用量】
（1）口服每日 1.5～4 mg/kg，一日 1 次或分次口服。
（2）异体移植，每日 2～5 mg/kg，一日 1 次或分次口服。
（3）白血病，每日 1.5～3 mg/kg，一日 1 次或分次口服。
【不良反应】 与巯嘌呤相似但毒性稍轻，可致骨髓抑制、肝功能损害、畸胎，亦可发生皮疹，偶见肌萎缩。
【禁忌】 已知对本品高度过敏的患者禁用。

【注意事项】 致肝功能损害，故肝功能差者忌用；亦可发生皮疹，偶致肌肉萎缩，用药期间严格检查血象。

【孕妇及哺乳期妇女用药】 可致畸胎，孕妇忌用。

【药物相互作用】 别嘌呤醇可抑制巯基嘌呤（后者是硫唑嘌呤的活性代谢物）代谢成无活性产物，结果使巯基嘌呤的毒性增加，当二者必须同时服用时，硫唑嘌呤的剂量应该大大地减低，硫唑嘌呤可降低6-巯嘌呤的灭活率，6-巯嘌呤的灭活通过以下方式进行：酶的S-甲基化、与酶无关的氧化、或是被黄嘌呤氧化酶转变成硫尿酸盐等。硫唑嘌呤能与巯基化合物如谷胱甘肽起反应，在组织中缓缓释出6-巯嘌呤而起到前体药物的作用。

十五、维生素、矿物质类药

（一）维生素

164. 维生素 B_1

【通用名称】 维生素 B_1 注射液

【英文名称】 Vitamin B_1 Injection

【药理毒理】 本品为维生素类药。在体内与焦磷酸结合成辅酸酶。参与糖代谢中丙酮酸和 α-酮戊二酸的氧化脱羧反应，为糖类代谢所必需物。缺乏时，氧化受阻形成丙酮酸，乳酸堆积，并影响机体能量供应。其症状主要表现在神经和心血管系统，出现感觉神经和运动神经均受影响的多发性周围神经炎，表现为感觉异常、神经痛、四肢无力，以及肌肉酸痛和萎缩等症状。心血管方面由于血中丙酮和乳酸增多，使小动脉扩张，舒张压下降，心肌代谢失调，故易出现心悸、急促、胸闷、心脏肥大、肝肺充血和周围水肿等心脏功能不全的症状。消化道方面表现为食欲下降导致衰弱和体重下降等。

【药代动力学】 肌注吸收迅速，在体内广泛分布各组织中，体内无蓄积，肝内代谢，经肾排泄，$t_{1/2}$ 为 35 分钟。

【适应症】 用于缺乏维生素 B_1 的脚气病或 Wernicke 脑病的治疗。亦可用于维生素 B_1 缺乏引起的周围神经炎、消化不良等的辅助治疗。

【用法用量】 肌内注射。成人重型脚气病，一次 50～100mg，每日 3 次，症状改善后改口服；小儿重型脚气病，每日 10～25mg，症状改善后改口服。

【不良反应】 剂量肌内注射时，需注意过敏反应，表现为吞咽困难、皮肤瘙痒、面、唇、眼睑浮肿、喘鸣等。

【注意事项】

(1) 注射时偶见过敏反应，个别可发生过敏性休克，故除急需补充的情况外，很少采用注射，且应在注射前，用其 10 倍稀释液 0.1mL 做皮试，以防止过敏反应。不宜静注。

(2) 大剂量应用时，测定血清茶碱浓度可受干扰；测定尿酸浓度可呈假性增高；尿胆原可呈假阳性。

【孕妇及哺乳期妇女用药】 尚不明确。

【儿童用药】 尚不明确。

【老年用药】 尚不明确。

【药物相互作用】 本品在碱性溶液中易分解，与碱性药物如碳酸氢钠、枸橼酸钠配伍易引起变质。

165. 维生素 B_2

【通用名称】 维生素 B_2 注射液

【英文名称】 Vitamin B_2 Injection

【药理毒理】 本品为维生素类药。维生素 B_2 是体内黄酶类辅基的组成部分（黄酶在生物氧化还原中发挥递氢作用），当缺乏时可影响机体的生物氧化，使代谢发生障碍，其病变多表现为口、眼、外生殖器部位的炎症。

【药代动力学】 本品在体内分布于各组织，血浆蛋白结合率中等。在肝内代谢，经肾排泄。

【适应症】 口角炎、唇炎、舌炎、眼结膜炎和阴囊炎等。

【用法用量】 成人每日的需要量为 2～3mg。治疗口角炎、舌炎、阴囊炎时，皮下注射或肌注一次 5～10mg，每日 1 次，连用数周。

【不良反应】 推荐剂量未见不良反应。

【禁忌】 尚不明确。

【注意事项】 使用本品后，尿呈黄绿

色；可使荧光法测定尿中儿茶酚胺浓度结果呈假性增高，尿胆原呈假阳性。

【孕妇及哺乳期妇女用药】 尚不明确。

【药物相互作用】 尚不明确。

166. 维生素 B_6

【通用名称】 注射用维生素 B_6

【英文名称】 Vitamin B_6 Injection

【药理毒理】
本品为维生素类药。维生素 B_6 在红细胞内转化为磷酸吡哆醛，作为辅酶对蛋白质、碳水化合物、脂类的各种代谢功能起作用，同时还参与色氨酸转化成烟酸或 5-羟色胺。

【适应症】
（1）适用于维生素 B_6 缺乏的预防和治疗，防治异烟肼中毒；也可用于妊娠、放射病及抗癌药所致的呕吐，脂溢性皮炎等。

（2）全胃肠道外营养及因摄入不足所致营养不良、进行性体重下降时维生素 B_6 的补充。

（3）下列情况对维生素 B_6 需要量增加：妊娠及哺乳期、甲状腺功能亢进、烧伤、长期慢性感染、发热、先天性代谢障碍病（胱硫醚尿症、高草酸盐症、高胱氨酸尿症、黄嘌呤酸尿症）、充血性心力衰竭、长期血液透析、吸收不良综合征伴肝胆系统疾病（如酒精中毒伴肝硬化）、肠道疾病（乳糜泻、热带口炎性肠炎、局限性肠炎、持续腹泻）、胃切除术后。

（4）新生儿遗传性维生素 B_6 依赖综合征。

【用法用量】 临用前用注射用水溶解后静脉注射，1 次 50～100 mg，一日 1 次。用于环丝氨酸中毒的解毒时，每日 300 mg 或 300 mg 以上。用于异烟肼中毒解毒时，每 1g 异烟肼给 1g 维生素 B_6 静注。或遵医嘱。

【不良反应】 维生素 B_6 在肾功能正常时几乎不产生毒性。罕见过敏反应。若每天应用 200 mg，持续 30 天以上，可致依赖综合征。

【禁忌】 对本品任何成分过敏者禁用。

【注意事项】
（1）维生素 B_6 对下列情况未能证实确实疗效，如痤疮及其他皮肤病、酒精中毒、哮喘、肾结石、精神病、偏头痛、经前期紧张、刺激乳汁分泌、食欲不振。不宜应用大剂量维生素 B_6 治疗未经证实有效的疾病。

（2）维生素 B_6 影响左旋多巴治疗帕金森病的疗效，但对卡比多巴的疗效无影响。

（3）对诊断的干扰：尿胆原试验呈假阳性。

（4）使用本品期间，如出现任何不良事件和/或不良反应，请咨询医生。

（5）同时使用其他药品，请告知医生。

（6）请放置于儿童不能触及的地方。

【孕妇及哺乳期妇女用药】
孕妇接受大量维生素 B_6，可致新生儿维生素 B_6 依赖综合征。乳母摄入正常需要量对婴儿无不良影响。

【儿童用药】 参见其他项下内容，或遵医嘱。

【老年用药】 参见其他项下内容，或遵医嘱。

【药物相互作用】
（1）氯霉素、环丝氨酸、乙硫异烟胺、盐酸肼酞嗪、免疫抑制剂包括肾上腺皮质激素、环磷酰胺、环孢素、异烟肼、青霉胺等药物，可拮抗维生素 B_6 或增加维生素 B_6 经肾排泄，可引起贫血或周围神经炎。

（2）服用雌激素时应增加维生素 B_6 用量。

（3）左旋多巴与小剂量维生素 B_6（每日 5 mg）合用，即可拮抗左旋多巴的抗震颤作用。

167. 维生素 C

【通用名称】 注射用维生素 C

【英文名称】 Vitamin C Injection

【药理毒理】

本品为维生素类药。维生素 C 参与氨基酸代谢、神经递质的合成、胶原蛋白和组织细胞间质的合成,可降低毛细血管的通透性,加速血液的凝固,刺激凝血功能,促进铁在肠内吸收,促使血脂下降,增加对感染的抵抗力,参与解毒功能,且有抗组胺的作用及阻止致癌物质(亚硝胺)生成的作用。

【适应症】

(1) 防治坏血病,也可用于各种急慢性传染性疾病及紫癜等辅助治疗,大剂量静脉注射用于克山症、心源性休克时抢救。

(2) 慢性铁中毒的治疗:维生素 C 促进去铁胺对铁的螯合,使铁排出加速。

(3) 特发性高铁血红蛋白2血症的治疗。

(4) 下列情况对维生素 C 的需要量增加:

① 病人接受慢性血液透析、胃肠道疾病(长期腹泻、胃或回肠切除术后)、结核病、癌症、溃疡病、甲状腺功能亢进、发热、感染、创伤、烧伤、手术等。

② 因严格控制或选择饮食,接受肠道外营养的病人;因营养不良、体重骤降,以及在妊娠期和哺乳期的病人。

③ 应用巴比妥类、四环素类、水杨酸类,或以维生素 C 作为泌尿系统酸化药时。

【用法用量】 肌内或静脉注射,成人每次 100~250 mg,每日 1~3 次;小儿每日 100~300 mg,分次注射。救治克山病可用大剂量,需遵医嘱。

【不良反应】

(1) 长期应用每日 2~3g 可引起停药后坏血病。

(2) 长期应用大量维生素 C 偶可引起尿酸盐、半胱氨酸盐或草酸盐结石。

(3) 快速静脉注射可引起头晕、晕厥。

(4) 大量应用(每日用量1g以上)可引起腹泻、皮肤红而亮、头痛、尿频(每日用量 600 mg 以上时)、恶心呕吐、胃痉挛。

【注意事项】

(1) 维生素 C 对下列情况的作用未被证实:预防或治疗癌症、牙龈炎、化脓、出血、血尿、视网膜出血、抑郁症、龋齿、贫血、痤疮、不育症、衰老、动脉硬化、溃疡病、结核、痢疾、胶原性疾病、骨折、皮肤溃疡、枯草热、药物中毒、血管栓塞、感冒等。

(2) 对诊断的干扰。大量服用将影响以下诊断性试验的结果:

① 大便隐血可致假阳性;

② 能干扰血清乳酸脱氢酶和血清氨基转移酶浓度的自动分析结果;

③ 尿糖(硫酸铜法)、葡萄糖(氧化酶法)均可致假阳性;

④ 尿中草酸盐、尿酸盐和半胱氨酸等浓度增高;

⑤ 血清胆红素浓度下降;

⑥ 尿 pH 值下降。

(3) 下列情况应慎用:

① 半胱氨酸尿症;

② 痛风;

③ 高草酸盐尿症;

④ 草酸盐沉积症;

⑤ 尿酸盐性肾结石;

⑥ 糖尿病(因维生素 C 可能干扰血糖定量);

⑦ 葡萄糖-6-磷酸脱氢酶缺乏症;

⑧ 血友病;

⑨ 铁粒幼细胞性贫血或地中海贫血;

⑩ 镰形红细胞贫血。

(4) 长期大量服用突然停药,有可能出现坏血病症状,故宜逐渐减量停药。

【孕妇及哺乳期妇女用药】 本品可通过胎盘、分泌入乳汁。孕妇大剂量服用时,还可产生婴儿坏血病。

【儿童用药】 推荐膳食每日摄入量(RDA,1980):4~6岁小儿 45 mg,7 岁以上按成人计 60 mg;未经证实有效时,不宜应用大于10倍上述剂量。

【药物相互作用】

（1）大剂量维生素C可干扰抗凝药的抗凝效果。

（2）与巴比妥或扑米酮等合用，可促使维生素C的排泄增加。

（3）纤维素磷酸钠可促使维生素C代谢为草酸盐。

（4）长期或大量应用维生素C时，能干扰双硫仑对乙醇的作用。

（5）水杨酸类能增加维生素C的排泄。

（6）不宜与碱性药物（如氨茶碱、碳酸氢钠、谷氨酸钠等）、核黄素、三氯叔丁醇、铜、铁离子（微量）的溶液配伍，以免影响疗效。

（7）与维生素K_3配伍，因后者有氧化性，可产生氧化还原反应，使两者疗效减弱或消失。

（8）本品禁忌与氨茶碱、博来霉素、头孢唑林、头孢匹啉、结合雌激素、右旋糖酐、多沙普仑、红霉素、甲氧霉素、青霉素G、维生素K、华法林、重碳酸钠配伍。

168. 维生素D_2

168.1 维生素D_2胶丸

【通用名称】 维生素D_2胶丸

【英文名称】 Vitamin D_2 Soft Capsules

【药理毒理】 本品为维生素类药。维生素D_2促进小肠粘膜刷状缘对钙的吸收及肾小管重吸收磷，提高血钙、血磷浓度，协同甲状旁腺激素、降钙素，促进旧骨释放磷酸钙，维持及调节血浆钙、磷正常浓度。维生素D_2促使钙沉着于新骨形成部位，使枸橼酸盐在骨中沉积，促进骨钙化及成骨细胞功能和骨样组织成熟。维生素D_2摄入后，在细胞微粒体中受25-羟化酶系统催化生成骨化二醇（$25-OHD_3$），经肾近曲小管细胞1-羟化酶系统催化，生成具有生物活性的骨化三醇$[1,25-(OH)_2D_3]$。

【适应症】

（1）用于维生素D缺乏症的预防与治疗。如绝对素食者、肠外营养病人、胰腺功能不全伴吸收不良综合征、肝胆疾病（肝功能损害、肝硬化、阻塞性黄疸）、小肠疾病（脂性腹泻、局限性肠炎、长期腹泻）、胃切除等。

（2）用于慢性低钙血症、低磷血症、佝偻病及伴有慢性肾功能不全的骨软化症、家族性低磷血症及甲状旁腺功能低下（术后、特发性或假性甲状旁腺功能低下）的治疗。

（3）用于治疗急、慢性及潜在手术后手足搐搦症及特发性手足搐搦症。

【用法用量】

（1）预防维生素D缺乏症。成人：口服每日$0.01 \sim 0.02$ mg（400～800单位）；早产儿、双胎或人工喂养婴儿：每日饮食摄入维生素D含量不足0.0025 mg（100单位）时，需于出生后1～3周起每日口服维生素D $0.0125 \sim 0.025$ mg（500～1000单位）；用母乳喂养的婴儿每日0.01 mg（400单位）。

（2）维生素D缺乏。成人：口服每日$0.025 \sim 0.05$ mg（1000～2000单位），以后减至每日0.01 mg（400单位）；儿童：$0.025 \sim 0.1$ mg（1000～4000单位），以后减至每日0.01 mg（400单位）。

（3）维生素D依赖性佝偻病。成人：口服每日$0.25 \sim 1.5$ mg（1万～6万单位）最高量每日12.5 mg（50万单位）。小儿：$0.075 \sim 0.25$ mg（3000～10000单位），最高量每日1.25 mg（5万单位）。

（4）骨软化症（长期应用抗惊厥药引起）。成人：口服每日$0.025 \sim 0.1$ mg（1000～4000单位）；小儿：每日0.025 mg（1000单位）。

（5）家族性低磷血症。成人：口服每日$1.25 \sim 2.5$ mg（5万～10万单位）。

（6）甲状旁腺功能低下。成人：口服每日$1.25 \sim 3.75$ mg（5万～15万单位）。小儿：每日1.25～5mg（5万～20万单位）。

（7）肾功能不全。成人：口服每日1～2.5mg（4万～10万单位）。

（8）肾性骨萎缩。成人：开始剂量每日0.5mg（2万单位），维持量每日0.25～0.75mg（1万～3万单位）；小儿：每日0.1～1mg（4000～40000单位）。

【不良反应】

（1）便秘、腹泻、持续性头痛、食欲减退、口内有金属味、恶心呕吐、口渴、疲乏、无力。

（2）骨痛、尿混浊、惊厥、高血压、眼对光刺激敏感度增加、心律失常、偶有精神异常、皮肤瘙痒、肌痛、严重腹痛（有时误诊为胰腺炎）、夜间多尿、体重下降。

【禁忌】 高血钙症、维生素D增多症、高磷血症伴肾性佝偻病患者禁用。

【注意事项】

（1）治疗低钙血症前，应先控制血清磷的浓度，并定期复查血钙等有关指标；除非遵医嘱，避免同时应用钙、磷和维生素D制剂。血液透析时可用碳酸铝或氢氧化铝凝胶控制血磷浓度，维生素D_2疗程中磷的吸收增多，铝制剂的用量可以酌增。

（2）由于个体差异，维生素D_2用量应依据临床反应作调整。

（3）对诊断的干扰：维生素D_2可促使血清磷酸酶浓度降低，血清钙、胆固醇、磷酸盐和镁的浓度可能升高，尿液内钙和磷酸盐的浓度亦增高。

（4）下列情况应慎用：动脉硬化、心功能不全、高胆固醇血症、高磷血症；对维生素D高度敏感及肾功能不全；非肾脏病用维生素D_2治疗时，如患者对维生素D_2异常敏感，也可产生肾脏毒性。

（5）疗程中应注意检查：血清尿素氮、肌酐和肌酐清除率、血清碱性磷酸酶、血磷、24小时尿钙、尿钙与肌酐的比值、血钙（用治疗量维生素D_2时应定期作监测，维持血钙浓度2.00～2.50mmol/L），以及骨X线检查等。

【孕妇及哺乳期妇女用药】 高钙血症孕妇可伴有对维生素D_2敏感，应注意剂量调整。

【儿童用药】 婴儿对维生素D_2敏感性个体间差异大，用量应慎重决定，血清钙和磷浓度的乘积［Ca］×［P］（mg/dL）不得大于58。

【药物相互作用】

（1）制酸药中的镁剂与维生素D同用，特别对慢性肾功能衰竭病人可引起高镁血症。

（2）巴比妥、苯妥英钠、抗惊厥药、扑米酮等可降低维生素D_2的效应，长期服用抗惊厥药时应补给维生素D以防骨软化症。

（3）降钙素与维生素D同用可抵消前者对高钙血症的疗效。

（4）大剂量钙剂或利尿药与常用量维生素D同用，有发生高钙血症的危险。

（5）考来烯胺、考来替泊、矿物油、硫糖铝等均能减少小肠对维生素D的吸收。

（6）洋地黄类与维生素D_2同用时应谨慎，因维生素D_2引起高钙血症，容易诱发心律失常。

（7）大量的含磷药物与维生素D同用，可诱发高磷血症。

168.2 维生素D_2注射液

【通用名称】 维生素D_2注射液

【英文名称】 Vitamin D_2 Injection

【药理毒理】 同维生素D_2胶丸。

【药代动力学】 维生素D_2的代谢、活化，首先通过肝脏，其次为肾脏。维生素D_2的半衰期（$t_{1/2\beta}$）为19～48小时，在脂肪组织内可长期储存。治疗效应持续10～14天。

【适应症】 同维生素D_2胶丸。

【规格】 1mL：5mg（20万单位）；1mL：10mg（40万单位）。

【用法用量】 肌内注射：一次7.5～15mg（30万～60万单位），病情严重者可

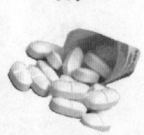

于 2～4 周后重复注射 1 次。

【不良反应】 同维生素 D_2 胶丸。

【禁忌】 高钙血症、维生素 D 增多症、高磷血症伴肾性佝偻病。

【注意事项】 同维生素 D_2 胶丸。

【孕妇及哺乳期妇女用药】 同维生素 D_2 胶丸。

【儿童用药】 同维生素 D_2 胶丸。

【药物相互作用】 同维生素 D_2 胶丸。

【药物过量】

（1）短期内摄入超量或长期服用大量维生素 D_2，可导致严重中毒反应。

（2）维生素 D_2 中毒引起的高钙血症，可引起全身性血管钙化、肾钙质沉淀及其他软组织钙化，而致高血压及肾功能衰竭，上述不良反应多发生于高钙血症和伴有高磷血症时，儿童可致生长停滞，屡见于长期应用维生素 D_2 每日 1800 单位后。中毒剂量可因个体差异而不同，但每日应用 5 万单位超过 6 个月后，对正常人亦可致毒性反应。维生素 D_2 中毒可因肾、心血管功能衰竭而致死。

（3）治疗维生素 D_2 过量，除停用外，应给以低钙饮食，大量饮水，保持尿液酸性，同时进行对症和支持治疗，如高钙血症危象时需静脉注射氯化钠溶液，增加尿钙排出，必要时应用利尿药、皮质激素或降钙素，甚至做血液透析，并应避免暴晒阳光，直至血钙浓度降至正常时才改变治疗方案。

（二）矿物质

169. 葡萄糖酸钙

169.1 葡萄糖酸钙片

【通用名称】 葡萄糖酸钙片

【英文名称】 Calcium Gluconate Tablets

【药理作用】 本品参与骨骼的形成与骨折后骨组织的再建以及肌肉收缩、神经传递、凝血机制并降低毛细血管的渗透性等。

【适应症】 用于预防和治疗钙缺乏症，如骨质疏松、手足抽搐症、骨发育不全、佝偻病以及儿童、妊娠和哺乳期妇女、绝经期妇女、老年人钙的补充。

【规格】 0.5g（相当于钙 45mg）。

【用法用量】 口服。一次 1～4 片，一日 3 次。

【不良反应】 偶见便秘。

【禁忌】 高钙血症、高钙尿症、含钙肾结石或有肾结石病史患者禁用。

【注意事项】

（1）心肾功能不全者慎用。

（2）对本品过敏者禁用，过敏体质者慎用。

（3）本品性状发生改变时禁止使用。

（4）请将本品放在儿童不能接触的地方。

（5）儿童必须在成人监护下使用。

（6）如正在使用其他药品，使用本品前请咨询医师或药师。

【药物相互作用】

（1）本品不宜与洋地黄类药物合用。

（2）大量饮用含酒精和咖啡因的饮料以及大量吸烟，均会抑制钙剂的吸收。

（3）大量进食富含纤维素的食物能抑制钙的吸收，因钙与纤维素结合成不易吸收的化合物。

（4）本品与苯妥英钠及四环素类同用，二者吸收减少。

（5）维生素 D、避孕药、雌激素能增加钙的吸收。

（6）含铝的抗酸药与本品同服时，铝的吸收增多。

（7）本品与噻嗪类利尿药合用时，易发生高钙血症（因增加肾小管对钙的重吸收）。

（8）本品与含钾药物合用时，应注意心律失常的发生。

（9）如与其他药物同时使用可能会发生药物相互作用，详情请咨询医师或药师。

169.2 葡萄糖酸钙注射液

【通用名称】 葡萄糖酸钙注射液

【英文名称】 Calcium Gluconate Injection

【药理毒理】 本品为钙补充剂。钙可以维持神经肌肉的正常兴奋性，促进神经末梢分泌乙酰胆碱。血清钙降低时可出现神经肌肉兴奋性升高，发生抽搐；血钙过高则兴奋性降低，出现软弱无力等。钙离子能改善细胞膜的通透性，增加毛细血管的致密性，使渗出减少，起抗过敏作用。钙离子能促进骨骼与牙齿的钙化形成，高浓度钙离子与镁离子之间存在竞争性拮抗作用，可用于镁中毒的解救；钙离子可与氟化物生成不溶性氟化钙，用于氟中毒的解救。

【药代动力学】 血浆中约45%钙与血浆蛋白结合，正常人血清钙浓度为2.25～2.50mmol/L（9～11 mg/100 mL），甲状旁腺素、降钙素、维生素D的活性代谢物维持血钙含量的稳定性。钙主要自粪便排出（约80%），部分（20%～30%）自尿排出。维生素D可促进钙的吸收。钙可分泌入汗液、胆汁、唾液、乳汁、尿、粪等。

【适应症】
（1）治疗钙缺乏，急性血钙过低、碱中毒及甲状旁腺功能低下所致的手足搐搦症。
（2）过敏性疾患。
（3）镁中毒时的解救。
（4）氟中毒时的解救。
（5）心脏复苏时应用（如高血钾或低血钙，或钙通道阻滞引起的心功能异常的解救）。

【用法用量】 静脉给药：用10%葡萄糖注射液稀释后缓慢注射，每分钟不超过5 mL。
成人
（1）低钙血症，一次1 g，需要时可重复。
（2）高镁血症，一次1～2 g；用于氟中毒解救，静脉注射本品1 g，1 小时后重复，如有搐搦可静注本品3 g。
（3）如有皮肤组织氟化物损伤，每平方厘米受损面积应用10%葡萄糖酸钙50 mg。

小儿
低钙血症，按体重25 mg/kg（6.8 mg钙）缓慢静注。但因刺激性较大，本品一般情况下不用于小儿。

【不良反应】 静脉注射可有全身发热，静注过快可产生心律失常，甚至心跳停止、呕吐、恶心。可致高钙血症，早期可表现便秘、倦睡、持续头痛、食欲不振、口中有金属味、异常口干等，晚期征象表现为精神错乱、高血压、眼和皮肤对光敏感、恶心、呕吐、心律失常等。

【注意事项】
（1）静脉注射时如漏出血管外，可致注射部位皮肤发红、皮疹和疼痛，并可随后出现脱皮和组织坏死。若发现药液漏出血管外，应立即停止注射，并用氯化钠注射液作局部冲洗注射，局部给予氢化可的松、1%利多卡因和透明质酸，并抬高局部肢体及热敷。
（2）对诊断的干扰：可使血清淀粉酶增高，血清H-羟基皮质醇浓度短暂升高。长期或大量应用本品，血清磷酸盐浓度降低。
（3）不宜用于肾功能不全患者与呼吸性酸中毒患者。
（4）应用强心苷期间禁止静注本品。

【孕妇及哺乳期妇女用药】 尚不明确。

【药物相互作用】
（1）禁与氧化剂、枸橼酸盐、可溶性碳酸盐、磷酸盐及硫酸盐配伍。
（2）与噻嗪类利尿药同用，可增加肾脏对钙的重吸收而致高钙血症。

（三）肠外营养药

170. 复方氨基酸18AA

【通用名称】 复方氨基酸注射液（18AA）

【英文名称】 Compound Amino Acid Injection（18AA）

【成分】 本品为复方制剂，由18种氨基酸与山梨醇配制而成的灭菌水溶液。包括：丙氨酸，脯氨酸，酪氨酸，亮氨酸，门冬氨

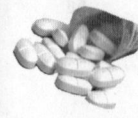

酸，丝氨酸，异亮氨酸，精氨酸，赖氨酸，色氨酸，山梨醇，苏氨酸，亚硫酸氢钠，组氨酸，缬氨酸，胱氨酸，甘氨酸，谷氨酸，甲硫氨酸，苯丙氨酸。

【药理毒理】 氨基酸输液在能量供给充足的情况下，可进入组织细胞，参与蛋白质的合成代谢，获得正氮平衡，并生成酶类、激素、抗体、结构蛋白，促进组织愈合，恢复正常生理功能。

【适应症】 氨基酸类药。用于蛋白质摄入不足、吸收障碍等氨基酸不能满足机体代谢需要的患者。亦用于改善手术后病人的营养状况。

【用法用量】 ①5%，静脉滴注，一次250～500 mL；②12%，静脉缓慢滴注，一次250 mL，滴速每分钟20～30滴。

【不良反应】 本品可致疹样过敏反应，一旦发生应停止用药。偶有恶心、呕吐、胸闷、心悸、发冷、发热或头痛等。

【禁忌】 严重肝肾功能不全、严重尿毒症患者和对氨基酸有代谢障碍的病人禁用。严重酸中毒、充血型心力衰竭患者慎用。

【注意事项】
（1）应严格控制滴注速度。
（2）本品是盐酸盐，大量输入可能导致酸碱失衡。大量应用或并用电解质输液时，应注意电解质与酸碱平衡。
（3）用前必须详细检查药液，如发现瓶身有破裂、漏气、变色、发霉、沉淀、变质等异常现象时绝对不应使用。
（4）遇冷可能出现结晶，可将药液加热到60℃，缓慢摇动使结晶完全溶解后再用。
（5）开瓶药液一次用完，剩余药液不宜储存再用。

【孕妇及哺乳期妇女用药】 尚不明确。
【药物相互作用】 尚不明确。

十六、调节水、电解质及酸碱平衡药

（一）水、电解质平衡调节药

171. 口服补液盐

【通用名称】 口服补液盐 I

【英文名称】 Oral Rehydration Salts I

【成分】 本品为复方制剂，每大包含主要成分葡萄糖 11g、氯化钠 1.75g，每小包含主要成分氯化钾 0.75g、碳酸氢钠 1.25g。

【药理毒理】 钠离子、钾离子是维持体内恒定的渗透压所必需，而恒定的渗透压，则为维持生命所必需，体内的钠和钾如丢失过多，则会出现低钠综合征或低钾综合征。急性腹泻、暑天高温、劳动大量出汗均可导致上述症候。本品可以补充钠、钾及体液，调节水及电解质的平衡。

【适应症】 治疗和预防急、慢性腹泻造成的轻度脱水。

【用法用量】 临用时，将一袋（大、小各一包）溶于 500mL 温水中，一般每日服用 3000mL，直至腹泻停止。

【不良反应】 胃肠道不良反应可见恶心、刺激感，多因未按规定溶解本品，由于浓度过高而引起。

【禁忌】 下列情况禁用：少尿或无尿、严重腹泻或呕吐、葡萄糖吸收障碍、肠梗阻、肠麻痹及肠穿孔。

【注意事项】
（1）脑、肾、心功能不全及高钾血症患者慎用。
（2）腹泻停止后应立即停用。
（3）儿童用量请咨询医师或药师。
（4）如服用过量或出现严重不良反应，应立即就医。
（5）对本品过敏者禁用，过敏体质者慎用。
（6）本品性状发生改变时禁止使用。
（7）请将本品放在儿童不能接触的地方。
（8）儿童必须在成人监护下使用。
（9）如正在使用其他药品，使用本品前请咨询医师或药师。

【药物相互作用】 如与其他药物同时使用可能会发生药物相互作用，详情请咨询医师或药师。

172. 氯化钠

【通用名称】 氯化钠注射液

【英文名称】 Sodium Chloride Injection

【药理毒理】 氯化钠是一种电解质补充药物。钠和氯是机体重要的电解质，主要存在于细胞外液，对维持正常的血液和细胞外液的容量和渗透压起着非常重要的作用。正常血清钠浓度为 135～145mmol/L，占血浆阳离子的 92%、总渗透压的 90%，故血浆钠量对渗透压起着决定性作用。正常血清氯浓度为 98～106mmol/L，人体中钠、氯离子主要通过下丘脑、垂体后叶和肾脏进行调节，维持体液容量和渗透压的稳定。

【药代动力学】 氯化钠静脉注射后直接进入血液循环，在体内广泛分布，但主要存在于细胞外液。钠离子、氯离子均可被肾小球滤过，并部分被肾小管重吸收。由肾脏随尿排泄，仅少部分经汗排出。

【适应症】 各种原因所致的失水，包括低渗性、等渗性和高渗性失水；高渗性非酮症糖尿病昏迷，应用等渗或低渗氯化钠可纠正失水和高渗状态；低氯性代谢性碱中毒；外用生理盐水冲洗眼部、洗涤伤口等；还用

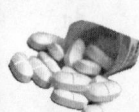

于产科的水囊引产。

【用法用量】

（1）高渗性失水。高渗性失水时患者脑细胞和脑脊液渗透浓度升高，若治疗使血浆和细胞外液钠浓度和渗透浓度过快下降，可致脑水肿。故一般认为，在治疗开始的48小时内，血浆钠浓度每小时下降不超过0.5 mmol/L。

若患者存在休克，应先予氯化钠注射液，并酌情补充胶体，待休克纠正，血钠＞155 mmol/L，血浆渗透浓度＞350 mOsm/L，可予0.6%低渗氯化钠注射液。待血浆渗透浓度＜330 mOsm/L，改用0.9%氯化钠注射液。补液总量根据下列公式计算，作为参考：

所需补液量(L) = [血钠浓度(mmol/L) - 142]×0.6×体重（kg）

一般第一日补给半量，余量在以后2～3日内补给，并根据心肺肾功能酌情调节。

（2）等渗性失水。原则给予等渗溶液，如0.9%氯化钠注射液或复方氯化钠注射液，但上述溶液氯浓度明显高于血浆，单独大量使用可致高氯血症，故可将0.9%氯化钠注射液和1.25%碳酸氢钠或1.86%（1/6M）乳酸钠以7∶3的比例配制后补给。后者氯浓度为107 mmol/L，并可纠正代谢性酸中毒。补给量可按体重或红细胞压积计算，作为参考。

① 按体重计算：补液量（L）=[体重下降(kg)×142]/154；

② 按红细胞压积计算：补液量（L）=[实际红细胞压积 - 正常红细胞压积×体重(kg)×0.2]/正常红细胞压积。正常红细胞压积男性为48%、女性为42%。

（3）低渗性失水。严重低渗性失水时，脑细胞内溶质减少以维持细胞容积。若治疗使血浆和细胞外液钠浓度和渗透浓度迅速回升，可致脑细胞损伤。一般认为，当血钠低于120 mmol/L时，治疗使血钠上升速度每小时0.5 mmol/L，不超过每小时1.5 mmol/L。

当血钠低于120 mmol/L时或出现中枢神经系统症状时，可给予3%～5%氯化钠注射液缓解滴注。一般要求在6小时内将血钠浓度提高至120 mmol/L以上。补钠量（mmol/L）=[142 - 实际血钠浓度（mmol/L）]×体重（kg）×0.2。待血钠回升至120～125 mmol/L以上，可改用等渗溶液或等渗溶液中酌情加入高渗葡萄糖注射液或10%氯化钠注射液。

（4）低氯性碱中毒给予0.9%氯化钠注射液或复方氯化钠注射液（林格氏液）500～1000 mL，以后根据碱中毒情况决定用量。

（5）外用，用生理氯化钠溶液洗涤伤口、冲洗眼部。

【不良反应】

（1）输液过多、过快，可致水钠潴留，引起水肿、血压升高、心率加快、胸闷、呼吸困难，甚至急性左心衰竭。

（2）过多、过快给予低渗氯化钠可致溶血、脑水肿等。

【注意事项】

（1）下列情况慎用：

① 水肿性疾病，如肾病综合征、肝硬化、腹水、充血性心力衰竭、急性左心衰竭、脑水肿及特发性水肿等；

② 急性肾功能衰竭少尿期，慢性肾功能衰竭尿量减少而对利尿药反应不佳者；

③ 高血压；

④ 低钾血症。

（2）根据临床需要，检查血清中钠、钾、氯离子浓度；血液中酸碱浓度平衡指标、肾功能及血压和心肺功能。

【孕妇及哺乳期妇女用药】 妊娠高血压综合征禁用。

【儿童用药】 补液量和速度应严格控制。

【老年用药】 补液量和速度应严格控制。

【药物相互作用】 作为药物溶剂或稀释剂时，应注意药物之间的配伍禁忌。

【药物过量】 可致高钠血症和低钾血症，并能引起碳酸氢盐丢失。

173. 葡萄糖氯化钠

【通用名称】 葡萄糖氯化钠注射液

【英文名称】 Glucose and Sodium Chloride Injection

【药理毒理】 葡萄糖是人体主要的热量来源之一。钠和氯是机体内重要的电解质，主要存在于细胞外液，对维持人体正常的血液和细胞外液的容量和渗透压起着非常重要的作用。

【药代动力学】 葡萄糖进入体内后，正常人体每分钟利用能力为 6 mg/kg。

【适应症】 补充热能和体液。用于各种原因引起的进食不足或大量体液丢失。

【用法用量】 应同时考虑葡萄糖和氯化钠的用法用量。

（1）葡萄糖的用法用量：

① 补充热能。患者因某些原因进食减少或不能进食时，一般可予 10%～25% 葡萄糖注射液静脉滴注，并同时补充体液。葡萄糖用量根据所需热能计算。

② 全静脉营养疗法。葡萄糖是此疗法最重要的能量供给物质。在非蛋白质热能中，葡萄糖与脂肪供给热量之比为 2∶1。具体用量依临床热量需要量决定。根据补液量的需要，葡萄糖可配成 25%～50% 不同浓度，必要时加胰岛素，每 5～10g 葡萄糖加正规胰岛素 1 单位。由于本品常应用高渗溶液，对静脉刺激性较大，并需输注脂肪乳剂，故一般选用较深部的大静脉，如锁骨下静脉、颈内静脉等。

③ 低血糖症。重者可先予 50% 葡萄糖注射液 20～40 mL 静脉注射。

④ 饥饿性酮症。严重者应用 5%～25% 葡萄糖注射液静脉滴注，每日 100g 葡萄糖可基本控制病情。

⑤ 失水：等渗性失水给予 5% 葡萄糖注射液静脉滴注。

⑥ 高钾血症。应用 10%～25% 注射液，每 2～4g 葡萄糖加 1 单位正规胰岛素输注，可降低血清钾浓度。但此疗法仅使细胞外钾离子进入细胞内，体内总钾含量不变。如不采取排钾措施，仍有再次出现高钾血症的可能。

⑦ 组织脱水。高渗溶液（一般采用 50% 葡萄糖注射液）快速静脉注射 20～50 mL，但作用短暂。临床上应注意防止高血糖，目前少用。用于调节腹膜透析液渗透压时，50% 葡萄糖注射液 20 mL 即 10g 葡萄糖可使 1L 腹膜透析液渗透压提高 55 mOsm/kg（H_2O）。亦即透析液中葡萄糖浓度每升高 1%，渗透压提高 55 mOsm/kg（H_2O）。

（2）氯化钠的用法用量：

① 高渗性失水。高渗性失水时患者脑细胞和脑脊液渗透浓度升高，若治疗使血浆和细胞外液钠浓度和渗透浓度过快下降，可致脑水肿。故一般认为，在治疗开始的 48 小时内，血浆钠浓度每小时下降不超过 0.5 mmol/L。若患者存在休克，应先予氯化钠注射液，并酌情补充胶体，待休克纠正，血钠＞155 mmol/L，血浆渗透浓度＞350 mOsm/L，可予 0.6% 低渗氯化钠注射液。待血浆渗透浓度＜330 mOsm/L，改用 0.9% 氯化钠注射液。补液总量根据下列公式计算，作为参考：

所需补液量（L）=［血钠浓度（mmol/L）－142］×0.6×体重（kg）/正常血钠浓度（mmol/L）

一般第一日补给半量，余量在以后 2～3 日内补给，并根据心肺肾功能酌情调节。

② 等渗性失水。原则给予等渗溶液，如 0.9% 氯化钠注射液或复方氯化钠注射液，但上述溶液氯浓度明显高于血浆，单独大量使用可致高氯血症，故可将 0.9% 氯化钠注射液和 1.25% 碳酸氢钠或 1.86%（1/6M）乳酸钠以 7∶3 的比例配制后补给。后者氯浓度为 107 mmol/L，并可纠正代谢性酸中毒。补给量可按体重或红细胞压积计算，作为参考。

a. 按体重计算：补液量（L）=（体重下

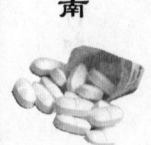

降(kg)×142)/154；

b. 按红细胞压积计算：补液量（L）=（实际红细胞压积－正常红细胞压积×体重（kg）×0.2)/正常红细胞压积。正常红细胞压积男性为48%、女性为42%。

③ 低渗性失水。严重低渗性失水时，脑细胞内溶质减少以维持细胞容积。若治疗使血浆和细胞外液钠浓度和渗透浓度迅速回升，可致脑细胞损伤。一般认为，当血钠低于120 mmol/L时，治疗使血钠上升速度在每小时0.5 mmol/L，不超过每小时1.5 mmol/L。

当血钠低于120 mmol/L时或出现中枢神经系统症状时，可给予3%～5%氯化钠注射液缓慢滴注。一般要求在6小时内将血钠浓度提高至120 mmol/L以上。

补钠量（mmol/L）=［142－实际血钠浓度（mmol/L）］×体重(kg)×0.2。

待血钠回升至120～125mmol/L以上，可改用等渗溶液或等渗溶液中酌情加入高渗葡萄糖注射液或10%氯化钠注射液。

④ 碱中毒。给予0.9%氯化钠注射液或复方氯化钠注射液（林格氏液）500～1000 mL，以后根据碱中毒情况决定用量。

【不良反应】

（1）输注过多、过快，可致水钠潴留，引起水肿、血压升高、心率加快、胸闷、呼吸困难，甚至急性左心衰竭。

（2）不适当地给予高渗氯化钠可致高钠血症。

（3）过多、过快给予低渗氯化钠可致溶血、脑水肿等。

（4）静脉炎：发生于高渗葡萄糖注射液滴注时。改用大静脉滴注，静脉炎发生率下降。

（5）高浓度溶液注射若外渗可致局部肿痛。

（6）反应性低血糖：合并使用胰岛素过量，原有低血糖倾向及全静脉营养疗法突然停止时易发生。

（7）高血糖非酮症昏迷：多见于糖尿病、应激状态、使用大剂量糖皮质激素、尿毒症腹膜透析患者腹膜内给予高渗葡萄糖溶液及全静脉营养疗法时。

（8）电解质紊乱：长期单纯补给葡萄糖时易出现低钾、低钠及低磷血症。

【禁忌】

① 脑、肾、心脏功能不全者；

② 血浆蛋白过低者；

③ 糖尿病及酮症酸中毒未控制患者；

④ 高渗性脱水患者；

⑤ 高血糖非酮症高渗状态。

【注意事项】

（1）下列情况慎用：

① 水肿性疾病，如肾病综合征、肝硬化、腹水、充血性心力衰竭、急性左心衰竭、脑水肿及特发性水肿等；

② 急性肾衰竭少尿期，慢性肾衰竭尿量减少而对利尿药反应不佳者；

③ 高血压；

④ 低钾血症；

⑤ 老年人和小儿补液量和速度应严格控制。

（2）随访检查：

① 血清钠、钾、氯浓度；

② 血液酸碱平衡指标；

③ 肾功能；

④ 血压和心肺功能。

（3）分娩时注射过多葡萄糖可刺激胎儿胰岛素分泌，发生产后婴儿低血糖。

（4）下列情况慎用：

① 周期性麻痹、低钾血症患者；

② 应激状态或应用糖皮质激素时容易诱发高血糖；

③ 水肿及严重心、肾功能不全，肝硬化腹水者易致水潴留，应控制输液量；心功能不全者尤应控制滴速。

【孕妇及哺乳期妇女用药】 无特殊注意。

【儿童用药】 补液量和速度应严格控制。

【老年用药】 补液量和速度应严格控制。

【药物过量】 可致高钠血症和低钾血

症，并能引起碳酸氢盐丢失。

174. 复方氯化钠

【通用名称】 复方氯化钠注射液

【英文名称】 Compound Sodium Chloride Injection

【成分】 本品为复方制剂，内含氯化钠0.85%、氯化钾0.03%、氯化钙0.033%。

【药理毒理】 复方氯化钠是一种体液补充及调节水和电解质平衡的药物。内含注射用水、Na^+和Cl^-离子及少量的K^+、Ca^{2+}离子。Na^+和Cl^-是机体重要的电解质，主要存在于细胞外液，对维持人体正常的血液和细胞外液的容量和渗透压起着非常重要的作用。正常血Na^+浓度为135～145mmol/L，占血浆阳离子的92%，总渗透压的90%，故血浆Na^+量对渗透压起着决定性作用。正常血清Cl^-浓度为98～106mmol/L。人体主要通过下丘脑、垂体后叶和肾脏进行调节，维持体液容量和渗透压的稳定。复方氯化钠除上述作用外，还可补充少量钾离子和钙离子。

【药代动力学】 静脉注射后Cl^-、Na^+主要由肾脏排泄。

【适应症】

(1) 各种原因所致的失水，包括低渗性、等渗性和高渗性失水。

(2) 高渗性非酮症昏迷，应用等渗或低渗氯化钠可纠正失水和高渗状态。

(3) 低氯性代谢性碱中毒。

患者因某种原因不能进食或进食减少而需补充每日生理需要量时，一般可给予氯化钠注射液或复方氯化钠注射液等。因本品含钾量极少，低钾血症须根据需要另行补充。

【用法用量】 治疗失水时，应根据其失水程度、类型等，决定补液量、种类、途径和速度。

(1) 高渗性失水。高渗性失水时患者脑细胞和脑脊液渗透浓度升高，若治疗使血浆和细胞外液钠浓度和渗透浓度过快下降，可致脑水肿。故一般认为，在治疗开始的48小时内，血浆钠浓度每小时下降不超过0.5mmol/L。

若患者存在休克，应先予氯化钠注射液，并酌情补充胶体，待休克纠正，血Na^+ > 155mmol/L，血浆渗透浓度 > 350 mOsm/L，可予0.6%低渗氯化钠注射液。待血浆渗透浓度 < 330 mOsm/L，改用0.9%氯化钠注射液。补液总量根据下列公式计算，作为参考：

所需补液量（L）=［血钠浓度（mmol/L）-142］/正常血钠浓度（mmol/L）×0.6×体重（kg）

一般第一日补给半量，余量在以后2～3日内补给，并根据心肺肾功能酌情调节。

(2) 等渗性失水。原则给予等渗溶液，如0.9%氯化钠注射液或复方氯化钠注射液，但上述溶液Cl^-浓度明显高于血浆，单独大量使用可致高氯血症，故可将0.9%氯化钠注射液和1.25%碳酸氢钠或1.86%（1/6M）乳酸钠以7:3的比例配制后补给。后者Cl^-浓度为107mmol/L，并可纠正代谢性酸中毒。补液量可按体重或红细胞压积计算，作为参考。

① 按体重计算 补液量（L）=（体重下降（kg）×142）/154；

② 按红细胞压积计算 补液量（L）=（实际红细胞压积-正常红细胞压积×体重（kg）×0.2）/正常红细胞压积。正常红细胞压积男性为48%、女性为42%。

(3) 低渗性失水。严重低渗性失水时，脑细胞内溶质减少以维持细胞容积。若治疗使血浆和细胞外液Na^+浓度和渗透浓度迅速回升，可致脑细胞损伤。一般认为，当血Na^+低于120 mmol/L时，治疗使血Na^+上升速度在每小时0.5 mmol/L，不超过每小时1.5 mmol/L。

当血Na^+低于120 mmol/L时或出现中枢神经系统症状时，可给予3%～5%氯化钠注射液缓慢滴注。一般要求在6小时内将血Na^+浓度提高至120 mmol/L以上。补钠量（mmol/L）=［142-实际血Na^+浓度（mmol/L）］×体重（kg）×0.2。待血Na^+回升至120～125 mmol/L以上，可改用等渗溶液或等渗溶液中酌情加入高渗葡萄糖注射液或10%氯化钠注射液。

（4）低氯性碱中毒。给予0.9%氯化钠注射液或复方氯化钠注射液（林格液）500～1000mL，以后根据碱中毒情况决定用量。

【不良反应】
（1）输注过多、过快，可致水钠潴留，引起水肿、血压升高、心率加快、胸闷、呼吸困难，甚至急性左心衰竭。

（2）不适当地给予高渗氯化钠可致高钠血症。

（3）过多、过快给予低渗氯化钠可致溶血、脑水肿等。

【注意事项】
（1）下列情况慎用：
① 水肿性疾病，如肾病综合征、肝硬化、腹水、充血性心力衰竭、急性左心衰竭、脑水肿及特发性水肿等；
② 急性肾功能衰竭少尿期，慢性肾功能衰竭尿量减少而对利尿药反应不佳者；
③ 高血压；
④ 低钾血症。
（2）随访检查：
① 血清Na^+、K^+、Cl^-浓度；
② 血液酸碱平衡指标；
③ 肾功能；
④ 血压和心肺功能。

【儿童用药】 补液量和速度应严格控制。

【老年用药】 补液量和速度应严格控制。

【药物过量】 可致高钠血症，并能引起碳酸氢盐丢失。

175. 氯化钾

175.1 氯化钾片

【通用名称】 氯化钾片

【英文名称】 Potassium Chloride Tablets

【药理毒理】 氯化钾是一种电解质补充药物。钾是细胞内的主要阳离子，是维持细胞内渗透压的重要成分。在细胞内浓度为150～160 mmol/L，在细胞外液浓度较低，仅为3.5～5.0 mmol/L。机体主要依靠细胞膜上的Na^+、K^+及ATP酶来维持细胞内外的K^+、Na^+浓度差。体内的酸碱平衡状态对钾的代谢有影响，如酸中毒时H^+进入细胞内，为了维持细胞内外的电位差，K^+释放到细胞外，引起或加重高钾血症。正常的细胞内外钾离子浓度及浓度差与细胞的某些功能有着密切的关系，钾参与酸碱平衡的调节，糖、蛋白质的合成以及二磷酸腺苷转化为三磷酸苷需要一定量的钾参与；钾参与神经及其支配器官间、神经元间的兴奋过程，并参与神经末梢递质（乙酰胆碱）的形成；心脏内钾的含量可影响其活动，低钾时心脏兴奋性增高，临床血钾过低的患者以心律失常为主；钾是维持骨骼肌正常张力所必需的离子。钾离子不足则表现为肌无力、抽搐。

【药代动力学】 氯化钾口服后可迅速被胃肠道吸收。钾90%从肾脏排泄，10%随粪便排出。

【适应症】
（1）治疗低钾血症。各种原因引起的低钾血症，如进食不足、呕吐、严重腹泻，应用排钾性利尿药、低钾性家族周期性麻痹、长期应用糖皮质激素和补充高渗葡萄糖等。

（2）预防低钾血症。当患者存在失钾情况，尤其是如果发生低钾血症对患者危害较大时（如使用洋地黄药物的患者），需预防性补充钾盐，如进食很少、严重或慢性腹泻、长期服用肾上腺皮质激素、失钾性肾病、Bartter综合征等。

（3）洋地黄中毒引起频发性、多源性早搏或快速心律失常。

【规格】 （1）0.25g；（2）0.5g。

【用法用量】 口服钾盐用于治疗轻型低钾血症或预防性用药。常规剂量成人每次0.5～1g（6.7～13.4mmol），每日2～4次，饭后服用，并按病情调整剂量。一般成人每日最大剂量为6g（80mmol）。

【不良反应】

(1) 口服可有胃肠道刺激症状，如恶心、呕吐、咽部不适、胸痛（食道刺激），腹痛、腹泻，甚至消化性溃疡及出血。空腹、剂量较大及原有胃肠道疾病者更易发生。

(2) 原有肾功能损害时应注意发生高钾血症。

【禁忌】

(1) 高钾血症患者。

(2) 急性肾功能不全、慢性肾功能不全者。

【注意事项】

(1) 下列情况慎用：

① 急性脱水，因严重时可致尿量减少，尿 K^+ 排泄减少；

② 家族性周期性麻痹、低钾性麻痹应给予补钾，但需鉴别高钾性或正常性周期麻痹；

③ 慢性或严重腹泻可致低钾血症，但同时可致脱水和低钠血症，引起肾前性少尿；

④ 传导阻滞性心律失常，尤其应用洋地黄类药物时；

⑤ 大面积烧伤、肌肉创伤、严重感染、大手术后24小时和严重溶血，上述情况本身可引起高血钾症；

⑥ 肾上腺性异常综合征伴盐皮质激素分泌不足；

⑦ 接受留钾利尿剂的病人。

(2) 用药期间需作以下随访检查：

① 血钾；② 心电图；③ 血镁、钠、钙；④ 酸碱平衡指标；⑤ 肾功能和尿量。

(3) 服用普通片剂及糖衣片时，对胃肠道有强烈的刺激作用，所以最好溶解成溶液后服用。

【老年用药】 老年人肾脏清除 K^+ 功能下降，应用钾盐时较易发生高钾血症。

【药物相互作用】

(1) 肾上腺糖皮质激素尤其是具有较明显盐皮质激素作用者、肾上腺盐皮质激素和促肾上腺皮质激素（ACTH），因能促进尿钾排泄，合用时降低钾盐疗效。

(2) 抗胆碱药物能加重口服钾盐尤其是氯化钾的胃肠道刺激作用。

(3) 非甾体类抗炎镇痛药加重口服钾盐的胃肠道反应。

(4) 合用库存血（库存10日以下含钾30mmol/L，库存10日以上含钾65mmol/L）、含钾药物和保钾利尿剂时，发生高钾血症的机会增多，尤其是有肾功能损害者。

(5) 血管紧张素转换酶抑制剂和环孢素A能抑制醛固酮分泌，尿钾排泄减少，故合用时易发生高钾血症。

(6) 肝素能抑制醛固酮的合成，尿钾排泄减少，合用时易发生高钾血症。另外，肝素可使胃肠道出血机会增多。

(7) 缓释型钾盐能抑制肠道对维生素 B_{12} 的吸收。

【药物过量】 引起高钾血症。

175.2　氯化钾缓释片

【通用名称】 氯化钾缓释片

【英文名称】 Potassium Chloride Sustained-Release Tablets

【药理毒理】 钾是细胞内的主要阳离子，其浓度为 $150\sim160$ mmol/L；而细胞外的主要阳离子是钠离子，钾浓度仅为 $3.5\sim5$ mmol/L。机体主要依靠细胞膜上的 Na^+-K^+-ATP 酶来维持细胞内的 K^+、Na^+ 浓度差。体内的酸碱平衡状态对钾代谢有影响，如酸中毒时 H^+ 进入细胞内，为了维持细胞的电位差，K^+ 释出到细胞外，引起或加重高钾血症。而代谢紊乱也会影响酸碱平衡。正常的细胞内外钾离子浓度及浓度差与细胞的某些重要功能有着密切的关系，包括维持碳水化合物代谢、糖原储存、蛋白质代谢，细胞内渗透压和酸碱平衡，心肌兴奋性和传导性；维持骨骼肌正常张力和神经冲动传导，以及可使肠道、子宫和支气管平滑肌张力上升等。

【适应症】 同氯化钾片。

【规格】 0.5g。

【用法用量】 成人每次 $0.5\sim1$ g，每日 $2\sim4$ 次，饭后服用，并按病情需要调整剂

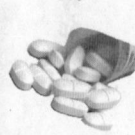

量。一般成人每日最大剂量为6g,对口服片剂出现胃肠道反应者可改用口服溶液,稀释于冷开水或饮料中内服。

【不良反应】

(1) 口服偶可有胃肠道刺激症状,如恶心、呕吐、咽部不适、胸痛（食道刺激）、腹痛、腹泻,甚至消化性溃疡及出血。空腹、剂量较大及原有胃肠道疾病者更易发生。

(2) 高钾血症。应用过量、或原有肾功能损害时易发生,表现为软弱、乏力、手足口唇麻木、不明原因的焦虑、意识模糊、呼吸困难、心率减慢、心律失常、传导阻滞、甚至心脏骤停。心电图表现为高而尖的T波、并逐渐出现P-R间期延长。P波消失、QRS波变宽、出现正弦波。一旦出现高钾血症,应立即处理。

① 立即停止补钾,避免应用含钾饮食、药物及保钾利尿药。

② 静脉输注高浓度葡萄糖注射液和胰岛素,以促进K^+进入细胞,10%～25%葡萄糖注射液每小时300～500mL。每20g葡萄糖加正规胰岛素10单位。

③ 若存在代谢性酸中毒,应立即使用5%碳酸氢钠注射液,无酸中毒者可使用11.2%乳酸钠注射液,特别是QRS波增宽者。

④ 应用钙剂对抗K^+的心脏毒性。当心电图提示P波缺乏、QRS波变宽、心律失常,而不应用洋地黄类药物时,可给予10%葡萄糖酸钙注射液10mL,静脉注射2分钟,必要时间隔2分钟重复使用。

⑤ 口服降钾树脂以阻滞肠道K^+的吸收,促进肠道排K^+。

⑥ 伴有肾功能衰竭的严重高钾血症,可行血液透析或腹膜透析,而以血透清除K^+效果好、速度快。

⑦ 应用袢利尿药,必要时同时补充生理盐水。

【禁忌】 高钾血症,尿量很少和尿闭患者。

【注意事项】 本品应吞服,不得咬碎。下列情况慎用:

(1) 代谢性酸中毒伴有少尿时。

(2) 肾上腺皮质功能减弱者。

(3) 急慢性肾功能衰竭。

(4) 急性脱水,因严重时可致尿量减少,尿K^+排泄减少。

(5) 家族性周期性麻痹、低钾性麻痹应予补钾,但须鉴别高钾性或正常血钾性周期性麻痹。

(6) 慢性或严重腹泻可致低钾血症,但同时可致脱水和低钠血症,引起肾前性少尿。

(7) 胃肠道梗阻、慢性胃炎、溃疡病、食道狭窄、憩室、肠张力缺乏以及溃疡性肠炎者,不宜口服补钾,因此时钾对胃肠道的刺激增加,可加重病情。

(8) 传导阻滞性心律失常,尤其是应用洋地黄类药物时。

(9) 大面积烧伤、肌肉创伤、严重感染、大手术后24小时内和严重溶血,上述情况本身可引起高钾血症。

(10) 先天性肾上腺皮质增生伴盐皮质激素分泌不足。

(11) 用药期间需做以下随访检查:

①血钾;②心电图;③血镁、钠、钙;④酸碱平衡指标;⑤肾功能和尿量。

【孕妇及哺乳期妇女用药】 尚不明确。

【老年用药】 老年人肾脏清除K^+能力下降,应用钾盐时较易发生高钾血症。用药期间应随访检查血钾。

【药物相互作用】 同氯化钾片。

【药物过量】 见不良反应的高钾血症。

175.3 氯化钾颗粒

【通用名称】 氯化钾颗粒

【英文名称】 Potassium Chloride Granules

【药理毒理】 钾是细胞内的主要阳离子,其浓度为150～160mmol/L,而细胞外的主要阳离子是钠离子,钾浓度仅为3.5～5.0mmol/L。机体主要依靠细胞膜上的Na^+-K^+-ATP酶来维持细胞内外的K^+、Na^+浓度差。体内的酸碱平衡状态对钾代谢有影响,

如酸中毒时 H^+ 进入细胞内，为了维持细胞内外的电位差，K^+ 释出到细胞外，引起或加重高钾血症。而代谢紊乱也会影响酸碱平衡，正常的细胞内外钾离子浓度及浓度差与细胞的某些功能有着密切的关系，如碳水化合物代谢、糖原储存和蛋白质代谢、神经、肌肉包括心肌的兴奋性和传导性等。

【药代动力学】 氯化钾口服后可迅速被胃肠道吸收，约吸收给药量90%。体内主要分布于细胞外液，细胞内液除离子状态外，一部分与蛋白质结合，另一部分与糖及磷酸结合，钾 90% 由肾脏排泄，10% 由粪便排出。

【适应症】 同氯化钾片。

【规格】 1.6g（相当于钾 0.524g）。

【用法用量】 口服钾盐用于治疗轻型低钾血症或预防性用药。常规剂量成人每次 0.5～1g（6.7～13.4 mmol），用温开水溶解后饭后服用，每日 1～3 次，并按病情调整剂量。一般成人每日最大剂量为 6g（80 mmol）。

【不良反应】 同氯化钾片。

【禁忌】 高钾血症禁用。

【注意事项】 同氯化钾片。

【孕妇及哺乳期妇女用药】 无特殊注意。

【老年用药】 老年人肾脏清除 K^+ 功能下降，应用钾盐时较易发生高钾血症。

【药物相互作用】 同氯化钾片。

【药物过量】 引起高钾血症。

175.4 氯化钾注射液

【通用名称】 氯化钾注射液

【英文名称】 Potassium Chloride Injection

【药理毒理】 同氯化钾颗粒。

【药代动力学】 钾 90% 由肾脏排泄，10% 由肠道排泄。

【适应症】 同氯化钾片。

【用法用量】 用于严重低钾血症或不能口服者。一般用法将 10% 氯化钾注射液 10～15 mL 加入 5% 葡萄糖注射液 500 mL 中滴注（忌直接静脉滴注与推注）。补钾剂量、浓度和速度根据临床病情和血钾浓度及心电图缺钾图形改善而定。钾浓度不超过 3.4 g/L（45 mmol/L），补钾速度不超过 0.75 g/h（10 mmol/h），每日补钾量为 3～4.5g（40～60 mmol）。在体内缺钾引起严重快速室性异位心律失常时，如尖端扭转型心室性心动过速、短阵、反复发作多行性室性心动过速、心室扑动等威胁生命的严重心率失常时，钾盐浓度要高（0.5%，甚至 1%），滴速要快［1.5 g/h（20 mmol/h）］，补钾量可达每日 10g 或以上。如病情危急，补钾浓度和速度可超过上述规定。但需严密动态观察血钾及心电图等，防止高钾血症发生。

小儿剂量每日按体重 0.22 g/kg（3 mmol/kg）或按体表面积 $3g/m^2$ 计算。

【不良反应】
(1) 静脉滴注浓度较高、速度较快或静脉较细时，易刺激静脉内膜引起疼痛。
(2) 滴注速度较快或原有肾功能损害时，应注意发生高钾血症。一旦出现高钾血症，应紧急处理。

【禁忌】 同氯化钾片。

【注意事项】
(1) 老年人肾脏清除钾功能下降，应用钾盐时较易发生高钾血症。
(2) 下列情况慎用：
① 代谢性酸中毒伴有少尿时；
② 肾上腺皮质功能减弱者；
③ 急慢性肾功能衰竭；
④ 急性脱水，因严重时可致尿量减少，尿 K^+ 排泄减少；
⑤ 家族性周期性麻痹、低钾性麻痹应给予补钾，但需鉴别高钾性或正常血钾性周期性麻痹；
⑥ 慢性或严重腹泻可致低钾血症，但同时可致脱水和低钠血症，引起肾前性少尿；
⑦ 胃肠道梗阻、慢性胃炎、溃疡病、食道狭窄、憩室、肠张力缺乏、溃疡性肠炎者，不宜口服补钾，因此时钾对胃肠道的刺激增加，可加重病情；
⑧ 传导阻滞性心律失常，尤其当应用洋

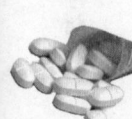

地黄类药物时；

⑨ 大面积烧伤、肌肉创伤、严重感染、大手术后24小时和严重溶血，上述情况本身可引起高钾血症；

⑩ 肾上腺性异常综合征伴盐皮质激素分泌不足。

（3）高钾血症时禁用。

（4）用药期间需作以下随访检查：

①血钾；②心电图；③血镁、钠、钙；④酸碱平衡指标；⑤肾功能和尿量。

【孕妇及哺乳期妇女用药】 无特殊发现。

【老年用药】 老年人肾脏清除K^+功能下降，应用钾盐时较易发生高钾血症。

【药物相互作用】

（1）肾上腺糖皮质激素类药尤其是具有较明显盐皮质激素作用者、肾上腺盐皮质激素和促肾上腺皮质激素（ACTH），因能促进尿钾排泄，与本品合用时降低钾盐疗效。

（2）抗胆碱药物能加重口服钾盐尤其是氯化钾的胃肠道刺激作用。

（3）非甾体类抗炎镇痛药加重口服钾盐的胃肠道反应。

（4）与库存血（库存10日以下含钾30 mmol/L，库存10日以上含钾65 mmol/L）、含钾药物和保钾利尿药合用时，发生高钾血症的机会增多，尤其是有肾损害者。

（5）血管紧张素转换酶抑制剂和环孢菌素A能抑制醛固酮分泌，尿钾排泄减少，故合用时易发生高钾血症。

（6）肝素能抑制醛固酮的合成，尿钾排泄减少，合用时易发生高钾血症。另外，肝素可使胃肠道出血机会增多。

【药物过量】 引起高钾血症。

（二）酸碱平衡调节药

176. 乳酸钠林格

【通用名称】 乳酸钠林格注射液

【英文名称】 Sodium Lactate Ringer's Injection

【成分】 本品为复方制剂，其组分为：乳酸钠、氯化钠、氯化钾、氯化钙。

【药理毒理】 人体在正常情况下血液中也有少量乳酸，主要自葡萄糖或糖原酵解生成，来自肌肉、皮肤、脑及细胞等，乳酸生成后或再被转化为糖原或丙酮酸，或进入三羧酸循环被分解为水及二氧化碳，因此乳酸钠的终末代谢产物为碳酸氢钠，可纠正代谢性酸中毒。高钾血症伴酸中毒时，乳酸钠可纠正酸中毒并使钾离子自血及细胞外液进入细胞内。降解乳酸的主要脏器为肝及肾脏，当体内乳酸代谢失常或发生障碍时，疗效不佳。

【药代动力学】 乳酸钠的pH值为6.5～7.5，口服后很快被吸收，在1～2小时内经肝脏氧化，代谢转变为碳酸氢钠，但一般以静脉注射为常用，用乳酸钠替代醋酸钠作腹膜透析液的缓冲剂可减少腹膜刺激，对心肌抑制和周围血管阻力影响也可有所减少。

【适应症】 调节体液、电解质及酸碱平衡药。用于代谢性酸中毒或有代谢性酸中毒的脱水病例。

【用法用量】 静脉滴注：成人一次500～1000 mL，按年龄体重及症状不同可适当增减。给药速度：成人每小时300～500 mL。

【不良反应】

（1）有低钙血症者（如尿毒症），在纠正酸中毒后易出现手足发麻、疼痛、搐搦、呼吸困难等症状，常因血钙离子浓度降低所致。

（2）心率加速、胸闷、气急等肺水肿、心力衰竭表现。

（3）血压升高。

（4）体重增加、水肿。

（5）逾量时出现碱中毒。

（6）血钾浓度下降，有时出现低钾血症表现。

【注意事项】

（1）下列情况应慎用：

① 糖尿病患者服用双胍类药物（尤其是

降糖灵），阻碍着肝脏对乳酸的利用，易引起乳酸中毒；

② 水肿患者伴有钠潴留倾向时；

③ 高血压患者可增高血压；

④ 心功能不全；

⑤ 肝功能不全时乳酸降解速度减慢，以致延缓酸中毒的纠正速度；

⑥ 缺氧及休克，组织血供不足及缺氧时乳酸氧化成丙酮酸进入三羧酸循环代谢速度减慢，以致延缓酸中毒的纠正速度；

⑦ 酗酒、水杨酸中毒、Ⅰ型糖原沉积病时有发生乳酸性酸中毒倾向，不宜再用乳酸钠纠正酸碱平衡；

⑧ 糖尿病酮症酸中毒时乙酰醋酸、β-羟丁酸及乳酸均升高，且常可伴有循环不良或脏器血供不足，乳酸降解速度减慢；

⑨ 肾功能不全，容易出现水、钠潴留，增加心血管负荷。

（2）下列情况应禁用：

① 心力衰竭及急性肺水肿；

② 脑水肿；

③ 乳酸性酸中毒已显著时；

④ 重症肝功能不全；

⑤ 严重肾功能衰竭有少尿或无尿。

（3）用药时应做下列检查及观察：

① 血 pH 值及/或二氧化碳结合力；

② 血清钠、钾、钙、氯浓度测定；

③ 肾功能测定，包括血肌肝、尿素氮等；

④ 血压；

⑤ 心肺功能状态，如浮肿、气急、紫绀、肺部罗音、颈静脉充盈，肝-颈静脉反流等，按需作静脉压或中心静脉压测定；

⑥ 肝功能不全表现黄疸、神志改变、腹水等，应用于乳酸钠前后及过程中，经常随时进行观察。

【孕妇及哺乳期妇女用药】 孕妇有妊娠中毒症者可能加剧水肿、增高血压。

【儿童用药】 按年龄、体重及病情计算用量。

【老年用药】 老年患者常有隐匿性心肾功能不全，应慎用。

【药物相互作用】 与其他药物合用时，注意药物（如大环内酯类抗生素、生物碱、磺胺类）因 pH 值及离子强度变化而产生配伍禁忌。由于本品含有钙离子，与含有枸橼酸钠的血液混合时会产生沉淀。

【药物过量】 过量时可能形成水肿或体内离子失去平衡。

177. 碳酸氢钠

177.1 碳酸氢钠片

【通用名称】 碳酸氢钠片

【英文名称】 Sodium Bicarbonate Tablets

【药理毒理】 本品为抗酸剂，口服后可迅速中和胃酸，解除胃酸过多或烧心症状，但作用较弱，持续时间较短。

【适应症】 用于缓解胃酸过多引起的胃痛、胃灼热感（烧心）、反酸。

【用法用量】 口服。一次 1～2 片，每日 3 次。

【不良反应】 中和胃酸时所产生的二氧化碳可能引起嗳气、继发性胃酸分泌增加。

【注意事项】

（1）本品连续使用不得超过 7 天，症状未缓解或消失请咨询医师或药师。

（2）6 岁以下小儿不推荐使用。

（3）阑尾炎或有类似症状而未确诊者及消化道出血原因不明者不宜使用。

（4）儿童用量请咨询医师或药师。

（5）如服用过量或出现严重不良反应，应立即就医。

（6）对本品过敏者禁用，过敏体质者慎用。

（7）本品性状发生改变时禁止使用。

（8）请将本品放在儿童不能接触的地方。

（9）儿童必须在成人监护下使用。

（10）如正在使用其他药品，使用本品

前请咨询医师或药师。

【药物相互作用】

（1）本品可加速酸性药物的排泄（如阿司匹林）。

（2）本品可降低胃蛋白酶、维生素 E 的疗效。

（3）如与其他药物同时使用可能会发生药物相互作用，详情请咨询医师或药师。

177.2 碳酸氢钠注射液

【通用名称】 碳酸氢钠注射液

【英文名称】 Sodium Bicarbonate Injection

【药理毒理】

（1）治疗代谢性酸中毒，本品使血浆内 HCO_3^- 浓度升高，中和氢离子，从而纠正酸中毒。

（2）碱化尿液，由于尿液中 HCO_3^- 浓度增加后 pH 值升高，使尿酸、磺胺类药物与血红蛋白等不易在尿中形成结晶或聚集。

（3）制酸，口服能迅速中和或缓冲胃酸，而不直接影响胃酸分泌。因而胃内 pH 值迅速升高缓解高胃酸引起的症状。

【药代动力学】 本品经静脉滴注后直接进入血液循环。血中碳酸氢钠经肾小球滤过，进入尿液排出。部分碳酸氢根离子与尿液中氢离子结合生成碳酸，再分解成二氧化碳和水。前者可弥散进入肾小管细胞，与细胞内水结合生成碳酸，解离后的碳酸氢根离子被重吸收进入血循环。血中碳酸氢根离子与血中氢离子结合生成碳酸，进而分解成二氧化碳和水，前者经肺呼出。

【适应症】

（1）治疗代谢性酸中毒。治疗轻至中度代谢性酸中毒，以口服为宜。重度代谢性酸中毒则应静脉滴注，如严重肾脏病、循环衰竭、心肺复苏、体外循环及严重的原发性乳酸性酸中毒、糖尿病、酮症酸中毒等。

（2）碱化尿液。用于尿酸性肾结石的预防，减少磺胺类药物的肾毒性，及急性溶血防止血红蛋白沉积在肾小管。

（3）作为制酸药，治疗胃酸过多引起的症状。

（4）静脉滴注对某些药物中毒有非特异性的治疗作用，如巴比妥类、水杨酸类药物及甲醇等中毒。但本品禁用于吞食强酸中毒时的洗胃，因本品与强酸反应产生大量二氧化碳，导致急性胃扩张甚至胃破裂。

【规格】 ①10mL：0.5g；②100mL：5g；③250mL：12.5g。

【用法用量】

（1）代谢性酸中毒，静脉滴注，所需剂量按下式计算：

① 补碱量（mmol）＝（－2.3－实际测得的 BE 值）×0.25×体重（kg），或补碱量（mmol）＝正常的 CO_2CP－实际测得的 CO_2CP（mmol）×0.25×体重（kg）。

② 除非体内丢失碳酸氢盐，一般先给计算剂量的 1/3～1/2，4～8 小时内滴注完毕。心肺复苏抢救时，首次 1mmol/kg，以后根据血气分析结果调整用量（每 1g 碳酸氢钠相当于 12mmol 碳酸氢根）。

（2）静脉用药还应注意下列问题：

① 静脉应用的浓度范围为 1.5%（等渗）至 8.4%；

② 应从小剂量开始，根据血中 pH 值、碳酸氢根浓度变化决定追加剂量；

③ 短时间大量静脉输注可致严重碱中毒、低钾血症、低钙血症。当用量超过每分钟 10mL 高渗溶液时可导致高钠血症、脑脊液压力下降甚至颅内出血，在新生儿及 2 岁以下小儿更易发生。故以 5% 溶液输注时，速度不能超过每分钟 8mmol Na^+。但在心肺复苏时因存在致命的酸中毒，应快速静脉输注。

（3）碱化尿液。成人：静脉滴注，2～5mmol/kg，4～8 小时内滴注完毕。小儿：口服，每日按体重 1～10mmol/kg。

【不良反应】

（1）大量注射时可出现心律失常、肌肉痉挛、疼痛、异常疲倦虚弱等，主要由于代谢性碱中毒引起低钾血症所致。

（2）剂量偏大或存在肾功能不全时，可出现水肿、精神症状、肌肉疼痛或抽搐、呼吸减慢、口内异味、异常疲倦虚弱等。主要由代谢性碱中毒所致。

（3）长期应用时可引起尿频、尿急、持续性头痛、食欲减退、恶心呕吐、异常疲倦虚弱等。

【注意事项】

（1）对诊断的干扰：对胃酸分泌试验或血、尿pH值测定结果有明显影响。

（2）下列情况慎用：

① 少尿或无尿，因能增加钠负荷；

② 钠潴留并有水肿时，如肝硬化、充血性心力衰竭、肾功能不全、妊娠高血压综合征；

③ 原发性高血压，因钠负荷增加可能加重病情。

（3）下列情况不作静脉内用药：

① 代谢性或呼吸性碱中毒；

② 因呕吐或持续胃肠负压吸引导致大量氯丢失，而极有可能发生代谢性碱中毒；

③ 低钙血症时，因本品引起碱中毒可加重低钙血症表现。

【孕妇及哺乳期妇女用药】

（1）长期或大量应用可致代谢性碱中毒，并且钠负荷过高引起水肿等，孕妇应慎用。

（2）本品可经乳汁分泌，但对婴儿的影响尚无有关资料。

【儿童用药】 治疗酸中毒，参考成人剂量。心肺复苏抢救时，首次静注按体重1mmol/kg，以后根据血气分析结果调整用量。

【药物相互作用】

（1）合用肾上腺皮质激素（尤其是具有较强盐皮质激素作用者）、促肾上腺皮质激素、雄激素时，易发生高钠血症和水肿。

（2）与苯丙胺、奎尼丁合用，后两者经肾排泄减少，易出现毒性作用。

（3）与抗凝药如华法林和M胆碱酯酶药等合用，后者吸收减少。

（4）与含钙药物、乳及乳制品合用，可致乳-碱综合征。

（5）与西咪替丁、雷尼替丁等H_2受体拮抗剂合用，后者的吸收减少。

（6）与排钾利尿药合用，增加发生低氯性碱中毒的危险性。

（7）本品可使尿液碱化，影响肾对麻黄碱的排泄，故合用时麻黄碱剂量应减小。

（8）钠负荷增加使肾脏排泄锂增多，故与锂制剂合用时，锂制剂的用量应酌情调整。

（9）碱化尿液能抑制乌洛托品转化成甲醛，从而抑制后者治疗作用，故不主张两药合用。

（10）本品碱化尿液可增加肾脏对水杨酸制剂的排泄。

（三）其他

178. 葡萄糖

【通用名称】 葡萄糖注射液

【英文名称】 Glucose Injection

【药理毒理】 葡萄糖是人体主要的热量来源之一，每1g葡萄糖可产生16.7kJ（4cal）热能，故被用来补充热量，治疗低糖血症。当葡萄糖和胰岛素一起静脉滴注，糖原的合成需钾离子参与，从而钾离子进入细胞内，血钾浓度下降，故被用来治疗高钾血症。高渗葡萄糖注射液快速静脉推注有组织脱水作用，可用作组织脱水剂。另外，葡萄糖是维持和调节腹膜透析液渗透压的主要物质。

【药代动力学】 静脉注射葡萄糖直接进入血液循环。葡萄糖在体内完全氧化生成CO_2和水，经肺和肾排出体外，同时产生能量。也可转化成糖原和脂肪储存。一般正常人体每分钟利用葡萄糖的能力为6mg/kg。

【适应症】

（1）补充能量和体液：用于各种原因引起的进食不足或大量体液丢失（如呕吐、腹泻等），全静脉内营养，饥饿性酮症。

（2）低糖血症。

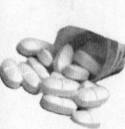

(3) 高钾血症。
(4) 高渗溶液用作组织脱水剂。
(5) 配制腹膜透析液。
(6) 药物稀释剂。
(7) 静脉法葡萄糖耐量试验。
(8) 供配制GIK（极化液）用。

【用法用量】
（1）补充热能。患者因某些原因进食减少或不能进食时，一般可予25%葡萄糖注射液静脉注射，并同时补充体液。葡萄糖用量根据所需热能计算。

（2）全静脉营养疗法。葡萄糖是此疗法最重要的能量供给物质。在非蛋白质热能中，葡萄糖与脂肪供给热量之比为2:1。具体用量依据临床热量需要而定。根据补液量的需要，葡萄糖可配制为25%～50%的不同浓度，必要时加入胰岛素，每5～10g葡萄糖加入正规胰岛素1单位。由于正常应用高渗葡萄糖溶液，对静脉刺激性较大，并需输注脂肪乳剂，故一般选用大静脉滴注。

（3）低糖血症，重者可先予50%葡萄糖注射液20～40mL静脉推注。

（4）饥饿性酮症，严重者应用5%～25%葡萄糖注射液静脉滴注，每日100g葡萄糖可基本控制病情。

（5）失水，等渗性失水给予5%葡萄糖注射液静脉滴注。

（6）高钾血症，应用10%～25%注射液，每2～4g葡萄糖加1单位正规胰岛素输注，可降低血清钾浓度。但此疗法仅使细胞外钾离子进入细胞内，体内总钾含量不变。如不采取排钾措施，仍有再次出现高钾血症的可能。

（7）组织脱水，高渗溶液（一般采用50%葡萄糖注射液）快速静脉注射20～50mL，但作用短暂。临床上应注意防止高血糖，目前少用。用于调节腹膜透析液渗透压时，50%葡萄糖注射液20mL，即10g葡萄糖可使1L腹膜透析液渗透压提高55mOsm/kg（H_2O）。

【不良反应】

（1）静脉炎，发生于高渗葡萄糖注射液滴注时。如用大静脉滴注，静脉炎发生率下降。

（2）高浓度葡萄糖注射液外渗可致局部肿痛。

（3）反应性低血糖：合并使用胰岛素过量，原有低血糖倾向及全静脉营养疗法突然停止时易发生。

（4）高血糖非酮症昏迷：多见于糖尿病、应激状态、使用大量的糖皮质激素、尿毒症腹膜透析患者腹腔内给予高渗葡萄糖溶液及全营养疗法时。

（5）电解质紊乱，长期单纯补给葡萄糖时易出现低钾、低钠及低磷血症。

（6）原有心功能不全者。

（7）高钾血症，Ⅰ型糖尿病患者应用高浓度葡萄糖时偶有发生。

【禁忌】
（1）糖尿病酮症酸中毒未控制者。
（2）高血糖非酮症性高渗状态。

【注意事项】
（1）分娩时注意过多葡萄糖可刺激胎儿胰岛素分泌，发生产后婴儿低血糖。
（2）下列情况慎用：
① 胃大部分切除患者作口服糖耐量试验时易出现倾倒综合征及低血糖反应，应改为静脉葡萄糖试验；
② 周期性麻痹、低钾血症患者；
③ 应激状态或应用糖皮质激素时容易诱发高血糖；
④ 水肿及严重心、肾功能不全，肝硬化腹水者，易致水潴留，应控制输液量；心功能不全者尤应控制滴速。

【孕妇及哺乳期妇女用药】 分娩时注射过多葡萄糖，可刺激胎儿胰岛素分泌，发生产后婴儿低血糖。

【儿童用药】 补液过快、过多，可致心悸、心律失常，甚至急性左心衰竭。

【老年用药】 补液过快、过多，可致心悸、心律失常，甚至急性左心衰竭。

十七、解毒药

（一）氰化物中毒解毒药

179. 硫代硫酸钠

【通用名称】 硫代硫酸钠注射液

【英文名称】 Sodium Thiosulfate Injection

【药理毒理】 本品所供给的硫，通过体内硫转移酶，将硫与体内游离的或已与高铁血红蛋白结合的 CN^- 相结合，使变为毒性很小的硫氰酸盐，随尿排出而解毒。

【药代动力学】 本品不易由消化道吸收。静脉注射迅速分布到各组织的细胞外液，$t_{1/2}$ 为 15～20 分钟，而后由尿排泄。

【适应症】 主要用于氰化物中毒，也可用于砷、汞、铅、铋、碘等中毒。

【用法用量】 成人常用量：氰化物中毒，缓慢静脉注射 12.5～25g，必要时可在 1 小时后重复半量或全量。洗胃：口服中毒用 5% 溶液洗胃，并保留本品适量于胃中。

【不良反应】 本品静注后除有暂时性渗透压改变外，尚未见其他不良反应。

【禁忌】 尚不明确。

【注意事项】
（1）静脉一次量容积较大，应注意一般的静注反应。
（2）本品与亚硝酸钠从不同解毒机制治疗氰化物中毒，应先后作静脉注射，不能混合后同时静注。本品继亚硝酸钠静注后，立即由原针头注射本品；口服中毒者，须用 5% 溶液洗胃，并保留适量于胃中。

【儿童用药】静注：每次 250～500 mg/kg，1 次/日。

【药物相互作用】 尚不明确。

（二）有机磷酸酯类中毒解毒药

180. 氯解磷定

【通用名称】 氯解磷定注射液

【英文名称】 Pralidoxime Chloride Injection

【药理毒理】 本品是肟类化合物，其季铵基团能趋向于有机磷杀虫剂结合的已失去活力的磷酰化胆碱酯酶的阳离子部位，它的亲核性基团可直接与胆碱酯酶的磷酸化基团结合而后共同脱离胆碱酯酶，使胆碱酯酶恢复原态，重新呈现活力，被有机磷杀虫剂抑制超过 36 小时已"老化"的胆碱酯酶的复活作用效果甚差。对慢性有机磷杀虫药中毒抑制的胆碱酯酶无复活作用。本品对有机磷杀虫剂引起的烟碱样症状作用明显，而对毒蕈碱样症状作用较弱，对中枢神经系统症状作用不明显。本品肟含量为 79.5%，而碘解磷定仅 51.9%；故本品 1g 的药效相当于碘解磷定 1.5g。本品水溶性（640 mg/mL，25℃），稳定性好，局部吸收完全，可供肌内注射。报告 43 例有机磷杀虫剂中毒患者，血胆碱酯酶平均活力为正常值的 50% 左右。肌内注射本品 0.5～1g 后，临床中毒症状大都在 30 分钟～1 小时内消失，血胆碱酯酶活力恢复到正常值的 70% 以上。

【药代动力学】 肌内或静脉注射本品，血中浓度很快增高，高峰维持 2～3 小时，以后逐渐下降。肌内注射本品 7.5 mg/kg 或 10 mg/kg，可达血浆有效治疗浓度 4μg/mL。$t_{1/2}$ 为 77 分钟，很快以原型和其代谢产物由尿排出。

【适应症】 对急性有机磷杀虫剂抑制的胆碱酯酶活力有不同程度的复活作用，用于

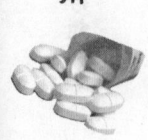

解救多种有机磷酸酯类杀虫剂的中毒。但对马拉硫磷、敌百虫、敌敌畏、乐果、甲氟磷（dimefox）、丙胺氟磷（mipafox）和八甲磷（schradan）等的中毒效果较差；对氨基甲酸酯杀虫剂所抑制的胆碱酯酶无复活作用。

【用法用量】 一般中毒，肌内注射或静脉缓慢注射 0.5～1g；严重中毒 1～1.5g。以后根据临床病情和血胆碱酯酶水平，每 1.5～2 小时可重复 1～3 次。静脉滴注方法和用药天数可参见碘解磷定。

（1）成人常用量。肌内注射或静脉缓慢注射 0.5～1g，视病情需要可重复注射。

（2）小儿常用量。按体重 20 mg/kg，用法参见成人。

【不良反应】 注射后可引起恶心、呕吐、心率增快、心电图出现暂时性 S－T 段压低和 Q－T 时间延长。注射速度过快会引起眩晕、视力模糊、复视、动作不协调。剂量过大可抑制胆碱酯酶、抑制呼吸和引起癫痫样发作。

【注意事项】

（1）有机磷杀虫剂中毒患者越早应用本品越好。皮肤吸收引起中毒的患者，应用本品的同时要脱去被污染的衣服，并用肥皂清洗头发和皮肤。眼部用 2.5% 碳酸氢钠溶液和生理氯化钠溶液冲洗。口服中毒患者用 2.5% 碳酸氢钠溶液彻底洗胃。由于有机磷杀虫剂可在下消化道吸收，因此口服患者应用本品至少要维持 48～72 小时，以防引起延迟吸收后加重中毒，甚至致死。昏迷患者要保持呼吸道通畅，呼吸抑制应立即进行人工呼吸。

（2）用药过程中要随时测定血胆碱酯酶（活力）作为用药监护指标。要求血胆碱酯酶（活力）维持在 50%～60% 以上。急性中毒患者的血胆碱酯酶水平与临床症状有关，因此密切观察临床表现亦可及时重复应用本品。

【老年用药】 老年人的心、肾潜在代偿功能减退，应适当减少用量和减慢静脉注射速度。

【药物相互作用】

（1）本品是胆碱酯酶复活剂，可间接减少乙酰胆碱的积蓄，对骨骼肌神经肌肉接头处作用明显。而阿托品有直接拮抗积聚乙酰胆碱的作用，对植物神经的作用较强，二药联合应用临床效果显著。本品有增强阿托品的生物效应，故在二药同时应用时要减少阿托品剂量。阿托品首次剂量一般中毒为 2～4mg，每 10 分钟一次，严重中毒为 4～6mg，每 5～10 分钟，肌内或静脉注射，直到出现阿托品化。阿托品化要维持 48 小时，以后逐渐减少阿托品剂量或延长注射时间。

（2）本品在碱性溶液中易分解，禁与碱性药物配伍。

（三）亚硝酸盐中毒解毒药

181. 亚甲蓝

【通用名称】 亚甲蓝注射液

【英文名称】 Methylthioninium Chloride Injection

【药理毒理】 亚甲蓝本身是氧化剂，根据其在体内的不同浓度，对血红蛋白有两种不同的作用。低浓度时 6－磷酸－葡萄糖脱氢过程中的氢离子经还原型三磷酸吡啶核苷传递给亚甲蓝，使其转变为还原型的白色亚甲蓝；白色亚甲蓝又将氢离子传递给带三价铁的高铁血红蛋白，使其还原为带二价铁的正常血红蛋白，而白色亚甲蓝又被氧化为亚甲蓝。亚甲蓝的还原－氧化过程可反复进行。高浓度时，亚甲蓝不能被完全还原为白色亚甲蓝，因而起氧化作用，将正常血红蛋白氧化为高铁血红蛋白。由于高铁血红蛋白易与 CN^- 结合形成氰化高铁血红蛋白，但数分钟后二者又离解，故仅能暂时抑制 CN^- 对组织中毒的毒性。

【药代动力学】 亚甲蓝静注后作用迅速，基本不经过代谢即随尿排出，口服在胃肠道的pH值条件下可被吸收。并在组织内迅速还原为白色亚甲蓝。在6天内74%由尿排出，其中22%为原型，其余为白色亚甲蓝，且部分可能被甲基化。少量亚甲蓝通过胆汁由粪便排出。

【适应症】 本品对化学物亚硝酸盐、硝酸盐、苯胺、硝基苯、三硝基甲苯、苯醌、苯肼等和含有或产生芳香胺的药物（乙酰苯胺、对乙酰氨基酚、非那西丁、苯佐卡因等）引起的高铁血红蛋白血症有效。对先天性还原型二磷酸吡啶核苷高铁血红蛋白还原酶缺乏引起的高铁血红蛋白血症效果较差。对异常血红蛋白M伴有高铁血红蛋白血症无效。对急性氰化物中毒能暂时延迟其毒性。

【用法用量】 静脉注射。亚硝酸盐中毒，一次按体重1～2 mg/kg；氰化物中毒，一次按体重5～10 mg/kg，最大剂量为20 mg/kg。

【不良反应】 本品静脉注射过速，可引起头晕、恶心、呕吐、胸闷、腹痛，剂量过大，除上述症状加剧外，还出现头痛、血压降低、心率增快伴心率失常、大汗淋漓和意识障碍。用药后尿呈蓝色，排尿时可有尿道口刺痛。

【注意事项】
（1）本品不能皮下、肌内或鞘内注射，前者引起坏死，后者引起瘫痪。6-磷酸-葡萄糖脱氢酶缺乏患者和小儿应用本品剂量过大可引起溶血。对肾功能不全患者应慎用。
（2）本品为1%溶液，应用时需用25%葡萄糖注射液40 mL稀释，静脉缓慢注射（10分钟注射完毕）。对化学物和药物引起的高铁血红蛋白血症，若30～60分钟皮肤粘膜紫绀不消退，可重复用药。先天性还原型二磷酸吡啶核苷高铁血红蛋白还原酶缺陷引起的高铁血红蛋白血症，每日口服300 mg和大剂量维生素C。

【儿童用药】
（1）氰化物中毒：每次10 mg/kg，加5%葡萄糖注射液20～40 mL，缓慢静注。至口周发绀消失，再给硫代硫酸钠。
（2）硝酸、亚硝酸盐中毒：每次1～2 mg/kg，缓慢静注（5～10分钟以上）。

【药物过量】 静脉注射量过大（500 mg）时，可致头痛、头晕、心前区痛、出汗、神志不清、T波低平或倒置。

（四）阿片类中毒解毒药

182. 纳洛酮

【通用名称】 盐酸纳洛酮注射液

【英文名称】 Naloxone Hydrochloride Injection

【药理毒理】 本品为纯粹的阿片受体拮抗药，本身无内在活性。但能竞争性拮抗各类阿片受体，对μ受体有很强的亲和力。纳洛酮生效迅速，拮抗作用强。纳洛酮同时逆转阿片激动剂所有作用，包括镇痛。另外其还具有与拮抗阿片受体不相关的回苏作用，可迅速逆转阿片镇痛药引起的呼吸抑制，可引起高度兴奋，使心血管功能亢进。本品尚有抗休克作用。不产生吗啡样的依赖性、戒断症状和呼吸抑制。

急性毒性 LD50（mg/kg）：小鼠，口服565。

【药代动力学】 本品静注后1～3分钟即产生最大效应，持续45分钟；肌注后5～10分钟产生最大效应，持续2.5～3小时。本品吸收迅速，易透过血脑屏障，代谢很快，人血浆 $t_{1/2\beta}$ 为30～78分钟，主要在肝内生物转化，产物随尿排出。

【适应症】 本品是目前临床应用最广的阿片受体拮抗药。主要用于以下几方面：
（1）解救麻醉性镇痛药急性中毒，拮抗这类药的呼吸抑制，并使病人苏醒。
（2）拮抗麻醉性镇痛药的残余作用。新生儿受其母体中麻醉性镇痛药影响而致呼吸抑制，可用本品拮抗。
（3）解救急性乙醇中毒，可使患者

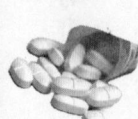

清醒。

（4）对疑为麻醉性镇痛药成瘾者，有诊断价值。

（5）促醒作用，可能通过胆碱能作用而激活生理性觉醒系统使病人清醒，用于全麻催醒及抗休克和某些昏迷病人。

【用法用量】

（1）常用剂量：纳洛酮 5μg/kg，待 15 分钟后再肌注 10μg/kg。或先给负荷量：1.5～3.5μg/kg，以 3μg/(kg·h) 维持。

（2）脱瘾治疗时可肌注或静注：每次 0.4～0.8 mg。在用美沙酮戒除过程中，可试用小剂量美沙酮（每天 5～10 mg），每半小时给纳洛酮 1.2 mg，为时数小时（3～6 小时），然后换用纳洛酮，每周使用 3 次即可达到戒除目的。

【不良反应】 本品不良反应少见，偶可出现嗜睡、恶心、呕吐、心动过速、高血压和烦躁不安。

【注意事项】

（1）应用纳洛酮拮抗大剂量麻醉镇痛药后，由于痛觉恢复，可产生高度兴奋。表现为血压升高，心率增快，心律失常，甚至肺水肿和心室颤动。

（2）由于此药作用持续时间短，用药起作用后，一旦其作用消失，可使患者再度陷入昏睡和呼吸抑制。用药需注意维持药效。

（3）心功能不全和高血压患者慎用。

【孕妇及哺乳期妇女用药】 尚不明确。

【药物相互作用】 尚不明确。

（五）鼠药解毒药

183. 乙酰胺

【通用名称】 乙酰胺注射液

【英文名称】 Acetamide Injection

【药理毒理】 本品解毒机理可能是由于其化学结构和氟乙酰胺相似，故能争夺某些酶（如酰胺酶），使之不产生氟乙酸，从而消除氟乙酸对机体三羧循环的毒性作用。具有延长中毒潜伏期，减轻发病症状或阻止发病作用。对不能排除氟乙酰胺中毒的患者，可在严密观察下，试用乙酰胺以免延误治疗。

【适应症】 适用于氟乙酰胺、氟醋酸钠及甘氟中毒。

【用法用量】 肌注：每次 2.5～5 g，每日 2～4 次，或每日按体重 0.1～0.3 g/kg，分 2～4 次注射，一般连续注射 5～7 日。危重病例一次可给予 5～10 g。

【不良反应】 注射可引起局部疼痛。大量应用可能引起血尿，必要时停药并加用糖皮质激素使血尿减轻。

【禁忌】 尚不明确。

【注意事项】

（1）注射时可加入盐酸普鲁卡因 20～40 mg 混合使用，以减轻疼痛。

（2）氟乙酰中毒病人，包括可疑中毒者，均应及时给予本品，尤其早期应给予足量。

（3）与解痉药、半胱氨酸合用，效果较好。

【药物相互作用】 尚不明确。

十八、生物制品

184. 破伤风抗毒素

【通用名称】破伤风抗毒素血清

【英文名称】Tetanus Antitoxin

【药理毒理】本品含特异性抗体，具有中和破伤风毒素的作用，可用于破伤风梭菌感染的预防和治疗。

【适应症】用于预防和治疗破伤风。已出现破伤风或可疑症状时，应在进行外科处理及其他疗法的同时，及时使用抗毒素治疗。开放性外伤（特别是创口深、污染严重者）有感染破伤风的危险时，应及时进行预防。凡已接受过破伤风类毒素免疫注射者，应在受伤后再注射1针类毒素加强免疫，不必注射抗毒素；未接受过类毒素免疫或免疫史不清者，须注射抗毒素预防，但也应同时开始类毒素预防注射，以获得持久免疫。

【用法用量】

• 用法：

皮下注射应在上臂三角肌附着处。同时注射类毒素时，注射部位须分开。肌内注射应在上臂三角肌中部或臀大肌外上部。只有经过皮下或肌内注射未发生反应者方可作静脉注射。静脉注射应缓慢，开始每分钟不超过1mL，以后每分钟不宜超过4mL。一次静脉注射不应超过40mL，儿童每1kg体重不应超过0.8mL，亦可将抗毒素加入葡萄糖注射液、氯化钠注射液等输液中静脉点滴。静脉注射前将安瓿在温水中加热至接近体温，注射中发生异常反应，应立即停止。

• 用量：

（1）预防：1次皮下或肌内注射1500～3000IU，儿童与成人用量相同；伤势严重者可增加用量1～2倍。经5～6日，如破伤风感染危险未消除，应重复注射。

（2）治疗：第1次肌内或静脉注射50 000～200 000IU，儿童与成人用量相同；以后视病情决定注射剂量与间隔时间，同时还可以将适量的抗毒素注射于伤口周围的组织中。初生儿破伤风，24小时内分次肌内或静脉注射20 000～100 000IU。

【不良反应】

（1）过敏休克：可在注射中或注射后数分钟至数十分钟内突然发生。患者突然表现沉郁或烦躁、脸色苍白或潮红、胸闷或气喘、出冷汗、恶心或腹痛、脉搏细速、血压下降、重者昏迷虚脱，如不及时抢救可能迅速死亡。轻者注射肾上腺素后即可缓解；重者需输液输氧，使用升压药维持血压，并使用抗过敏药物及肾上腺皮质激素等进行抢救。

（2）血清病：主要症状为荨麻疹、发热、淋巴结肿大、局部浮肿，偶有蛋白尿、呕吐、关节痛，注射部位可出现红斑、瘙痒及水肿。一般系在注射后7～14天发病，称为延缓型。亦有在注射后2～4天发病，称为加速型。对血清病应对症疗法，可使用钙剂或抗组织胺药物，一般数日至十数日即可痊愈。

【禁忌】过敏试验为阳性反应者慎用，详见脱敏注射法。

【注意事项】

（1）该品为液体制品。制品混浊，有摇不散的沉淀、异物或安瓿有裂纹、标签不清、过期失效者均不能使用。安瓿打开后应一次用完。

（2）每次注射须保存详细记录，包括姓名、性别、年龄、住址、注射次数、上次注射后的反应情况、本次过敏试验结果及注射后反应情况、所用抗毒素的生产单位名称及批号等。

（3）注射用具及注射部位应严格消毒。注射器宜专用，如不能专用，用后应彻底洗净处理，最好干烤或高压蒸汽灭菌。同时注射类毒素时，注射器须分开。

（4）使用抗毒素须特别注意防止过敏反应。注射前必须先做过敏试验并详细询问既往过敏史。凡本人及其直系亲属曾有支气管哮喘、枯草热、湿疹或血管神经性水肿等病史，或对某种物质过敏，或本人过去曾注射马血清制剂者，均须特别提防过敏反应的发生。

① 过敏试验：用氯化钠注射液将抗毒素稀释10倍（0.1 mL抗毒素加0.9 mL氯化钠注射液），在前掌侧皮内注射0.05 mL，观察30分钟。注射部位无明显反应者，即为阴性，可在严密观察下直接注射抗毒素。如注射部位出现皮丘增大、红肿、浸润，特别是形似伪足或有痒感者，为阳性反应，必须用脱敏法进行注射。如注射局部反应特别严重或伴有全身症状，如荨麻疹、鼻咽刺痒、喷嚏等，则为强阳性反应，应避免使用抗毒素。如必须使用时，则应采用脱敏注射，并做好抢救准备，一旦发生过敏休克，立即抢救。无过敏史者或过敏反应阴性者，也并非没有发生过敏休克的可能。为慎重起见，可先注射小量于皮下进行试验，观察30分钟，无异常反应，再将全量注于皮下或肌内。

② 脱敏注射法：在一般情况下，可用氯化钠注射液将抗毒素稀释10倍，分小量数次作皮下注射，每次注射后观察30分钟。第1次可注射10倍稀释的抗毒素0.2 mL，观察无紫绀、气喘或显著呼吸短促、脉搏加速时，即可注射第2次0.4 mL，如仍无反应则可注射第3次0.8 mL，如仍无反应即可将安瓿中未稀释的抗毒素全量作皮下或肌内注射。有过敏史或过敏试验强阳性者，应将第1次注射量和以后的递增量适当减少，分多次注射，以免发生剧烈反应。

（5）门诊病人注射抗毒素后，须观察30分钟后方可离开。

【孕妇及哺乳期妇女用药】 尚不清楚。

185. 抗狂犬病血清

【通用名称】 抗狂犬病血清
【英文名称】 Rabies Antisera
【药理毒理】 本品具有特异性中和狂犬病毒的作用，可用于狂犬病的预防。
【适应症】 用于配合狂犬病疫苗对被疯动物严重咬伤如头、脸、颈部或多部位咬伤者进行预防注射。被疯动物咬伤后注射愈早愈好。咬后48小时内注射本品，可减少发病率。对已有狂犬病症状的患者，注射本品无效。

【用法用量】
· 用法：
受伤部位应先进行处理。若伤口曾用其他化学药品处理过时，应冲洗干净。先在受伤部位进行浸润注射，余下的血清进行肌内注射（头部咬伤可注射于颈背部肌肉）。

· 用量：
注射量均按体重计算，每1kg体重注射40IU（特别严重时可酌情增至80～100IU），在1～2日内分次注射，注射完毕后开始注射狂犬病疫苗。亦可同时注射狂犬病疫苗。

【不良反应】
（1）过敏休克：可在注射中或注射后数分钟至数十分钟内突然发生。患者突然表现沉郁或烦躁、脸色苍白或潮红、胸闷或气喘、出冷汗、恶心或腹痛、脉搏细速、血压下降，重者虚脱，如不及时抢救可能迅速死亡。轻者注射肾上腺素后即可缓解；重者需输液输氧，使用升压药维持血压，并使用抗过敏药物及肾上腺皮质激素等进行抢救。

（2）血清病：主要症状为荨麻疹、发热、淋巴结肿大、局部浮肿，偶有蛋白尿、呕吐、关节痛，注射部位可出现红斑、瘙痒及水肿。一般系在注射后7～14天发病，称为延缓型。

亦有在注射后2～4天发病，称为加速型。对血清病应对症疗法，可使用钙剂或抗组织胺药物，一般数日至十数日即可痊愈。

【禁忌】 过敏试验为阳性反应者慎用，详见脱敏注射法。

【注意事项】

（1）制品混浊，有摇不散的沉淀、异物或安瓿有裂纹、标签不清、过期失效者均不能使用。安瓿打开后应一次用完。

（2）每次注射须保存详细记录，包括姓名、性别、年龄、住址、注射次数、上次注射后的反应情况、本次过敏试验结果及注射后反应情况、所用抗血清的生产单位名称及批号等。

（3）使用抗血清须特别注意防止过敏反应。注射前必须做过敏试验并详细询问既往过敏史。凡本人及直系亲属曾有支气管哮喘、枯草热、湿疹或血管神经性水肿等病史，或对某种物质过敏，或本人过去曾注射马血清制剂者，均须特别提防过敏反应的发生。

① 过敏试验：用氯化钠注射液将抗血清稀释10倍（0.1 mL抗血清加0.9 mL氯化钠注射液），在前掌侧皮内注射0.05 mL，观察30分钟。注射部位无明显反应者，即为阴性，可在严密观察下直接注射抗血清。如注射部位出现皮丘增大、红肿、浸润，特别是形似伪足或有痒感者，为阳性反应，必须用脱敏进行注射。如注射局部反应特别严重或伴有全身症状，如荨麻疹、鼻咽刺痒、喷嚏等，为强阳性反应，则应采用脱敏注射，并做好抢救准备，一旦发生过敏休克，立即抢救。无过敏史者或过敏反应阴性者，也并非没有发生过敏休克的可能。为慎重起见，可先注射小量于皮下进行试验，观察30分钟，无异常反应，再将全量注射于皮下或肌内。

② 脱敏注射法：在一般情况下，可用氯化钠注射液将抗血清稀释10倍，分小量数次作皮下注射，每次注射后观察20～30分钟。第1次可注射1 mL，观察无紫绀、气喘或显著呼吸短促、脉搏加速时，即可注射第2次2 mL，如注射量达到4 mL仍无反应，可缓慢地将全量注入。

（4）门诊病人注射抗毒素后，须观察30分钟后方可离开。

【孕妇及哺乳期妇女用药】 尚不清楚。

【药物相互作用】 尚不清楚。

186. 抗蛇毒血清

【通用名称】 抗蛇毒血清

【英文名称】 Snake Antivenins

【药理毒理】 本品含有特异性抗体，具有中和相应蛇毒的作用。

【适应症】 用于蛇咬伤者的治疗，其中蝮蛇毒血清，对竹叶青蛇和烙铁头蛇咬伤亦有疗效。咬伤后，应迅速注射本品，愈早愈好。

【用法用量】

• 用法：

通常采用静脉注射，也可作肌内或皮下注射，一次完成。

• 用量：

一般蝮蛇咬伤注射抗蝮蛇毒血清6 000IU，五步蛇咬伤注射抗五步蛇毒血清8 000IU，银环蛇或眼镜蛇咬伤注射抗银环蛇毒血清10 000IU或抗眼镜蛇毒血清2 000IU。以上剂量约可中和一条相应蛇的排毒量。视病情可酌情增减。注射前必须做过敏试验，阴性者才可全量注射。

① 过敏试验方法：取0.1 mL抗血清加1.9 mL生理氯化钠注射液，即20倍稀释。在前臂掌侧皮内注射0.1 mL，经20～30分钟，注射皮丘在2 cm以内，且皮丘周围无红晕及蜘蛛足者为阴性，可在严密观察下直接注射。若注射部位出现皮丘增大、红肿、浸润，特别是形似伪足或有痒感者，为阳性反应。若阳性可疑者，预先注射扑尔敏10 mg（儿童根据体重酌减），15分钟后再注射本品；若阳性者应采用脱敏注射法。

② 脱敏注射液法：取氯化钠注射液将抗血清稀释20倍。分数次做皮下注射，每次观察10～20分钟，第1次注射0.4mL。如无反应，可酌情增量注射。注射观察3次以上，无异常反应者，即可做静脉、肌内或皮下注射。注射前将制品在37℃水浴加温数分钟。注射时速度应慢，开始每分钟不超过1mL以后亦不宜超过4mL。注射时，如有异常反应，应立即停止注射。

【不良反应】

（1）过敏休克：可在注射中或注射后数分钟至数十分钟内突然发生。患者突然表现沉郁或烦躁、脸色苍白或潮红、胸闷或气喘、出冷汗、恶心或腹痛、脉搏细速、血压下降、重者昏迷虚脱，如不及时抢救可能迅速死亡。轻者注射肾上腺素后即可缓解；重者需输液输氧，使用升压药维持血压，并使用抗过敏药物及肾上腺皮质激素等进行抢救。

（2）血清病：主要症状为荨麻疹、发热、淋巴结肿大、局部浮肿，偶有蛋白尿、呕吐、关节痛，注射部位可出现红斑、瘙痒及水肿。一般系在注射后7～14天发病，称为延缓型。亦有在注射后2～4天发病，称为加速型。对血清病应对症疗法，可使用钙剂或抗组织胺药物，一般数日至十数日即可痊愈。

【禁忌】 过敏试验为阳性反应者慎用。

【注意事项】

（1）本品为液体制品。制品混浊，有摇不散的沉淀、异物，或安瓿有裂纹、标签不清者均不能使用。安瓿打开后应一次用完。

（2）每次注射须保存详细记录，包括姓名、性别、年龄、住址、注射次数、上次注射后的反应情况、本次过敏试验结果及注射后反应情况、所用抗血清的生产单位名称及批号等。

（3）注射用具及注射部位应严格消毒。注射器宜专用，如不能专用，用后应彻底洗净处理，最好干烤或高压蒸汽灭菌。同时注射类毒素时，注射器须分开。

（4）使用抗血清须特别注意防止过敏反应。注射前必须先做过敏试验并详细询问既往过敏史。凡本人及其直系亲属曾有支气管哮喘、枯草热、湿疹或血管神经性水肿等病史，或对某种物质过敏，或本人过去曾注射马血清制剂者，均须特别提防过敏反应的发生。遇有血清过敏反应，用抗过敏治疗，即肌内注射扑尔敏。必要时，应用地塞米松5mg加入25%（或50%）葡萄糖注射液20mL中静脉注射或氢化可的松琥珀酸钠135mg或氢化可的松100mg加入25%（或50%）葡萄糖注射液40mL中静脉注射，亦可静脉滴注。

（5）对蛇咬伤者，应同时注射破伤风抗毒素1500～3000IU。

（6）门诊病人注射抗血清后，需观察至少30分钟方可离开。

187. 国家免疫规划用疫苗

187.1 卡介苗

【通用名称】 结核活菌苗，冻干皮内注射用卡介苗BCG、B.C.G. Vaccine

【英文名称】 Bacillus Calmette–Guerin Vaccine

【药理毒理】

（1）结核菌是细胞内寄生菌，因此人体抗结核的特异性免疫主要是细胞免疫。接种卡介苗是用无毒卡介菌（结核菌）人工接种进行初次感染，经过巨噬细胞的加工处理，将其抗原信息传递给免疫活性细胞，使T细胞分化增殖，形成致敏淋巴细胞，当机体再遇到结核菌感染时，巨噬细胞和致敏淋巴细胞迅速被激活，执行免疫功能，引起特异性免疫反应。释放淋巴因子是致敏淋巴细胞免疫功能之一，其中趋化因子（MCF）能吸引巨噬细胞及中性多核白细胞，使其趋向抗原物质与致敏淋巴细胞相互作用的部位移动，巨噬细胞抑制因子（MIF）能抑制进入炎症区的巨噬细胞和中性多核白细胞的移动，使它们停留在炎症或病原体聚集的部位，利于发挥作用。MIF 可使巨噬细胞发生粘着，并使吞噬反应显著增加。巨噬细胞激活因子（MAF）主要作用是增加巨噬细胞的吞噬与消化能力，并加强巨噬细胞对抗原进行处理的能力，从而提高抗原的免疫原性作用。因此在结核菌侵犯的部位，出现巨噬细胞的凝聚，大量吞噬结核菌。在分枝杆菌生长抑制因子的作用下，还能抑制细胞内的结核菌生长，及至消化，最后消灭，形成结核的特异性免疫。在卡介苗进入机体后，引起特异性免疫反应的同时，还产生了比较广泛的非特异性免疫作用，这与T细胞产生的淋巴因子、T细胞本身的直接杀伤作用及体液免疫因素相互作用有关。临床上应用于：出生3个月以内的婴儿及用 5IU PPD（PPD 为结核菌素纯蛋白衍化物）或 5IU 稀释旧结核菌素（OT）试验阴性的儿童（PPD 或结核菌素试验阴性后 48～72 小时，局部硬结在 5mm 以下者为阴性），皮内接种以预防结核病。

（2）现用于治疗恶性黑色素瘤，或在肺癌、急性白血病、恶性淋巴瘤根治性手术或化疗后作为辅助治疗，均有一定疗效。

（3）死卡介苗还用于预防小儿感冒、治疗小儿哮喘性支气管炎以及防治成人慢性气管炎。

【药代动力学】 接种后 4～8 周才产生免疫力，免疫可维持 3～4 年。

【适应症】 预防结核病，接种对象为出生 3 个月以内的婴儿或用旧结核菌素试验阴性的儿童。

【不良反应】 接种 2 周左右出现局部红肿、浸润、化脓，并形成小溃疡，严重者宜采取适当治疗处理。接种中偶可发生下列反应：

（1）淋巴结炎症：接种后 1～2 个月，颈部、腋下、锁骨上下等淋巴结肿大（大于 1.0cm）。反应过强者，淋巴结肿大明显，可形成脓疡或破溃，或在接种处有小脓疤。皮内注射者反应往往较划痕法者强，另外旧结核菌素试验呈阳性者，接种后也可产生较强反应。

（2）类狼疮反应：与结核菌菌株剩余毒力有关。

（3）疤痕：因丰富的肉芽组织形成疤痕突起，有时呈疤痕瘤，多见于不作 OT 试验而直接皮上划痕接种者。

【药物相互作用】

（1）免疫抑制剂（如环孢霉素、来氟米特、西罗莫司、他克莫司等）：免疫抑制剂将导致免疫力降低，施以活菌免疫接种后将导致严重甚至致命的感染。

（2）糖皮质激素：按常规，大剂量糖皮质激素（每日用量超过 10 mg 强的松或等量的其他糖皮质激素，连续 2 周以上）致免疫力抑制患者，不应接受减毒疫苗免疫。大量类固醇所致的免疫抑制会产生对减毒疫苗的不完全应答反应。但糖皮质激素低-中剂量、短期（小于 14 天）全身使用、局部使用，或低-中剂量、短效糖皮质激素长期替代治疗及关节内、囊内、跟腱糖皮质激素注射不应视为疫苗接种的禁忌。替代疗法中类固醇剂量，诸如治疗阿迪森病，对免疫无抑制作用。

（3）茶碱：卡介苗接种能显著提高茶碱平均血浆半衰期。大多数患者会经历一个短暂和轻微的血浆茶碱水平上升期。

【用法用量】 上臂三角肌外侧皮内注射 0.1 mL。儿童皮内注射。

【给药说明】

（1）本菌苗严禁皮下或肌内注射。

（2）卡介苗接种时不可使用同一注射器，避免肝炎传染率增高。安瓿有裂纹或过期失效者不可使用。

（3）与其他疫苗同时使用时应不在同侧注射。

（4）本菌苗接种后还要和结核病人隔离 2 个月，以免在这期间受到传染。2～3 个月后再做结核菌素试验，阳性的表示接种成功，阴性的应再补种。以后每 3～4 年复种一次，复种前也应先做结核菌素试验。

（5）对化疗后免疫力降低患者施以活菌免疫接种将导致严重甚至致命的感染。化疗停止及接受活疫苗接种之间的间隔期至少为3个月。

（6）若注射后出现疤痕，在处理时切忌手术切除，可采用局部封闭疗法，将醋酸氢化可的松 12.5 mg、异烟肼 100～300 mg、0.5% 普鲁卡因溶液适量，充分混合后用消毒注射器将混合液作局部注射，每周2次，连续10次后，停2周，再继续注射，直至疤痕疙瘩变平为止。

（7）接种后2周左右局部可出现红肿浸润，若随后化脓、形成小溃疡，可用1%龙胆紫涂抹以防感染，一般8～12周结痂；如遇局部淋巴结肿大可用热敷处理；如已软化形成脓疱，可用灭菌注射器抽脓；如已穿孔可用10%磺胺软膏或20%对氨基柳酸软膏处理。

（8）使用时制品应注意避光，活菌苗用时不得日光暴晒。

（9）皮内免疫注射时切不可注射到皮下，否则会引起严重深部脓肿，长期不愈。注射剂量过高可致接种处脓肿或淋巴结炎，应遵循推荐剂量。

（10）接种对象必须详细登记姓名、性别、年龄、住址、菌苗批号及亚批号、制造单位和接种日期。

（11）制备本品者应戴手套、口罩，穿隔离衣。盛装过疫苗的容器、注射器及其他物品不得用作其他注射，以防产生化脓反应。丢弃前应消毒处理。

（12）冻干注射剂菌苗稀释方法：用灭菌的 1 mL 注射器将随制品附带的稀释液按要求量精确吸至冻干卡介苗安瓿中，放置1分钟后摇动安瓿使之溶化，用注射器来回抽取数次，使之充分混匀。每支安瓿自稀释时起，必须在半小时内用完，以防污染。

【注意事项】 患有结核病、急性传染病、心肾脑等疾病、极度营养不良、湿疹及其他皮肤病、HIV 感染者不予接种。使用前须先做结核菌素皮试，呈阴性者方可接种。

【禁忌】
（1）结核病、急性传染病、肾炎、心脏病、免疫缺陷症、湿疹或皮肤病患者。

（2）急性疾病、烧伤患者、疾病恢复期（疾病结束及健康恢复之间）、近期接种天花疫苗、泌尿道感染患者。（国外资料）

（3）由于使用下列药物或治疗而致免疫应答抑制：烷化剂、抗代谢药、放射治疗、类固醇。（国外资料）

（4）由于下列疾病导致免疫应答降低：全身恶性肿瘤、HIV 感染、γ干扰素受体缺陷、白血病、淋巴瘤。（国外资料）

（5）由感染性疾病导致的发热或未知病因的发热不得使用卡介苗。（国外资料）

（6）免疫力降低的婴儿或儿童慎用。（国外资料）。

（7）结核菌素反应强阳性的患者慎用。

（8）哮喘患者。免疫原性物质可引起哮喘发作或过敏反应。

187.2 重组乙肝疫苗

【通用名称】 重组（酵母）乙型肝炎疫苗

【英文名称】 Recombinant Hepatitis B Vaccine

【适应症】 本疫苗适用于乙型肝炎易感者，尤其下列人员：① 新生儿，特别是 HBsAg、HBeAg 双阳性母亲所生的新生儿。② 从事医疗工作的医护人员及接触血液的实验人员。接种本疫苗后，可刺激机体产生抗乙型肝炎病毒的免疫力，用于预防乙型肝炎。

【用法用量】 ① 本疫苗注射前要充分摇匀。② 注射部位为上臂三角肌肌内。③ 新生儿在出生后24小时内注射第1针，1个月及6个月后注射第2、3针；其他人群免疫程序为 0、1、6 个月。免疫剂量每人次均为 10 μg/0.5 mL。

【禁忌】 患有发烧、急性或慢性严重疾病者及对酵母成分过敏者。

【不良反应】 本品引起的不良反应较少,少数人可能有中、低度发烧或注射局部微痛,24小时内即自行消失。

【注意事项】
(1) 用前摇匀。
(2) 玻璃瓶破裂,有摇不散块状物时不能使用。
(3) 应备有肾上腺素,以防偶有过敏反应发生时使用。

187.3 口服脊髓灰质炎疫苗

【通用名称】 口服脊髓灰质炎疫苗
【英文名称】 Oval Poliovirus Vaccine
【药理毒理】 本疫苗口服免疫后,可刺激机体产生抗脊髓灰质炎病毒免疫力。
【适应症】 用于预防脊髓灰质炎。
【用法用量】 首次免疫从2月龄开始,第一年连续口服3次,每次间隔4~6周,4岁再加强免疫1次;其他年龄组在需要时也可以服用。
【不良反应】 口服后一般无副反应,个别人有发烧、恶心、呕吐、腹泻和皮疹,一般不需特殊处理,必要时可对症治疗。
【禁忌】 发烧,患急性传染病,免疫缺陷症,接受免疫抑制剂治疗者及孕妇忌服。
【注意事项】
(1) 本品只供口服,不能注射。
(2) 本品是活疫苗,切勿加在热开水或热的食物内服用。

187.4 吸附白百破联合疫苗

【通用名称】 吸附百日咳、白喉、破伤风联合疫苗
【英文名称】 DPT Vaccine
【适应症】 本疫苗接种后,可使机体产生体液免疫应答。用于预防百日咳、白喉、破伤风。
【用法用量】 3个月~6周岁儿童。
(1) 臀部外上方1/4处或上臂外侧三角肌附着处皮肤消毒后肌内注射。
(2) 自3月龄开始免疫,至12月龄完成3针免疫,每针间隔4~6周,18~24月龄注射第4针。每次注射剂量为0.5 mL。

【禁忌】
(1) 有癫痫、神经系统疾患及抽风史者禁用。
(2) 急性传染病(包括恢复期)及发热者,暂缓注射。

【不良反应】 注射本品后局部可有红肿、疼痛、发痒,或有低热、疲倦、头痛等,一般不需处理即行消退。如有严重反应及时诊治。

【注意事项】
(1) 使用时充分摇匀,如出现摇不散的凝块,有异物,安瓿有裂纹,制品曾经冻结,标签不清和过期失效者不可使用。
(2) 注射后局部可能有硬结,可逐步吸收。注射第2针时应更换另侧部位。
(3) 应备肾上腺素,供偶有发生休克时急救用。
(4) 注射第1针后出现高热、惊厥等异常情况者,不再注射第2针。

187.5 麻疹减毒活疫苗

【通用名称】 麻疹减毒活疫苗
【英文名称】 Measles Vaccine, Live
【适应症】 本疫苗免疫接种后,可刺激机体产生抗麻疹病毒的免疫力。用于预防麻疹。
【用法用量】 按瓶签标示量加灭菌注射用水,待完全溶解摇匀后使用。上臂外侧三角肌附着处皮肤用75%酒精消毒,待干后皮下注射0.2 mL(可增至0.5 mL)。
【不良反应】 注射后一般无局部反应。在6~10天内,少数儿童可能出现一过性发热反应以及散在皮疹,一般不超过2天可自行缓解,不需特殊处理,必要时可对症治疗。
【禁忌】 患严重疾病,急性或慢性感染、发热或对鸡蛋有过敏史者不得接种。
【注意事项】
(1) 启开安瓿(或小瓶)和注射时,切勿使消毒剂接触疫苗。

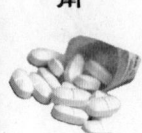

(2) 安瓿有裂纹、标签不清或溶解后不清晰者均不可使用。

(3) 安瓿开封后，疫苗应在1小时内用完。

(4) 注射过免疫球蛋白者，应间隔1个月以后方可接种本疫苗。

187.6 甲肝疫苗

【通用名称】 甲肝减毒活疫苗

【英文名称】 Live Attenuated HAV

【药理毒理】 将甲肝病毒株接种入二倍体细胞，经培养、收获病毒液而制成。接种本疫苗后可刺激机体产生抗甲型肝炎病毒的免疫力。

【适应症】 所有1岁以上的甲肝易感者。

【用法用量】 接种方法：上臂外侧三角肌附着处皮下注射。每次人用剂量为1 mL，所含活病毒量应不低于6.5 LgCCID50。

【不良反应】 注射疫苗后少数可能出现局部疼痛、红肿，一般72小时内自行缓解。偶有皮疹出现，不需特殊处理，必要时可对症治疗。

【禁忌】

（1）身体不适，腋温超过37.5℃者；

（2）急性传染病或其他严重疾病者；

（3）免疫缺陷或接受免疫抑制剂者；

（4）过敏体质者。

【注意事项】

（1）本品是减毒活疫苗，启开安瓿和注射时切勿使消毒剂接触疫苗；

（2）安瓿有裂纹、标签不清或溶解后不清晰、有异物者均不可使用；

（3）安瓿开封后，疫苗应在1小时内用完；

（4）注射丙种球蛋白者，应间隔1个月以上方可接种本疫苗。

187.7 乙脑疫苗

【通用名称】 流行性乙型脑炎疫苗

【英文名称】 Japanese Encephalitis Vaccine

【药理毒理】 接种本疫苗后，可刺激机体产生抗乙型脑炎病毒的免疫力。

【适应症】 用于预防流行性乙型脑炎。

【用法用量】 8月龄以上健康儿童及由非疫区进入疫区的儿童和成人。三角肌皮下注射，第1年2次，相隔7～10日；第2年开始，每年注射1次。1～6岁每次0.5 mL，7～14岁每次1 mL，15岁以上每次2 mL。在流行区6个月至1岁幼儿也需注射，每次0.25 mL。

【不良反应】 少数儿童可能出现一过性发热反应，一般不超过2天，可自行缓解。偶有散在皮疹出现，一般不需特殊处理，必要时可对症治疗。

【禁忌】

（1）发热，患急性传染病、中耳炎、活动性结核或心脏、肾脏及肝脏等疾病者。

（2）体质衰弱、有过敏史或癫痫史者。

（3）先天性免疫缺陷者，近期或正在进行免疫抑制剂治疗者。

（4）妊娠期妇女。

（5）庆大霉素过敏者。

【注意事项】

（1）注射疫苗过程中，切勿使消毒剂接触疫苗。

（2）疫苗复溶后有摇不散的块状物、复溶前疫苗变红、疫苗瓶有裂纹或瓶塞松动者，均不得使用。

（3）疫苗复溶后立即使用完。

（4）本品为减毒活疫苗，不推荐在该疾病流行季节使用。

187.8 麻腮风联合减毒活疫苗

【通用名称】 麻腮风联合减毒活疫苗

【英文名称】 Measles Mumps and Rubilla Vaccine, Live

【药理毒理】 对279例年龄在11月龄至7岁且三种病毒血清均阴性的儿童进行临床研究，表明M-M-RⅡ免疫原性很高且普遍耐受性良好。在这些研究中，易感人群单次接种疫苗后可引起95%的麻疹红细胞凝聚抑制（HI）抗体产生，96%的腮腺炎中性抗体产生及99%的风疹HI抗体产生。然而，有1%～5%接种者初次接种后血清阳转失败。

【适应症】 M-M-RⅡ疫苗适用于年龄在12个月或以上的个体，能够同时对麻疹、腮腺炎和风疹产生免疫。12月龄或以上首次接种疫苗的婴儿，应在4～6岁或11～12岁时再次接种。再次接种可使首次接种未产生免疫应答的儿童产生血清阳转。

【用法用量】 0.5 mL，皮下注射到手臂外上部。

【不良反应】 注射部位出现短时间的烧痛或刺痛。偶见发烧，出疹通常很少，接种后5～12天也可能出现全身性皮疹，罕见局部红肿、变硬和触痛，不适，腮腺炎，恶心、呕吐、腹泻，局部淋巴结病，血小板减少症、紫癜，过敏反应，关节痛和/或关节炎，肌痛，皮肤多形性红斑，视神经炎（包括眼球后神经炎、视神经乳头炎、视网膜炎），结膜炎和眼肌麻痹，中耳炎，神经性耳聋，睾丸炎。儿童可出现惊厥或癫痫、头痛、头晕、感觉异常、多发性神经炎、急性感染性多神经炎，运动失调。罕见亚急性硬化性全脑炎（SSPE），在这些病例中，有些可能是由于在出生后的第一年得过未确诊的麻疹感染或接受过麻疹疫苗，因接种麻疹疫苗后而产生的SSPE，大约为百万分之一，这远远低于自然感染麻疹后所产生的SSPE。

【禁忌】 妊娠妇女，对本疫苗任何成分和/或鸡蛋（活麻疹疫苗和腮腺炎疫苗是通过鸡胚细胞培养而产生的）过敏者，发热性疾患患者，活动性、未治疗的结核病患者，接受免疫抑制治疗的病人。血恶液质、白血病、淋巴瘤或其他影响骨髓或淋巴系统的恶性肿瘤患者。免疫缺陷患者，包括艾滋病病人、由人类免疫缺陷病毒引起临床多发感染的病人、细胞免疫缺陷的病人，如血内丙种球蛋白过少和异常的病人，家族中有先天性或遗传性免疫缺陷史者，只有证实了具有免疫能力后才能接种疫苗。

【注意事项】

（1）地方卫生部门可建议，在麻疹暴发时对6～12月龄的婴儿进行免疫接种，此类人群可能对疫苗的成分不产生免疫应答。腮腺炎和风疹疫苗的安全性和有效性对于12月龄以内的婴儿尚未确定。年龄越小，血清阳转率越低。这些婴儿应在15月龄时第二次接种M-M-RⅡ疫苗，并在4～6岁或11～12岁再次进行免疫接种。有证据表明，曾自然感染过麻疹的母亲所生的婴儿以及1岁以内接种过疫苗的婴儿，当再次接受疫苗接种后，可能不能产生持久性抗体水平。由于再次免疫可能出现免疫应答失败，所以应对早期免疫保护的优越性进行权衡。15月龄以内的婴儿因有从母体循环来的残余麻疹抗体存在，可能对疫苗中的麻疹成分不产生应答，所以婴儿越小，血清阳转率可能越低。对于难以实施免疫计划的地处遥远、偏僻的人群，以及年龄在15个月以内自然麻疹感染高发的人群，早期免疫接种是必要的。在上述情况下，对于年龄在12个月以内接种过疫苗的婴儿，其抗体水平未达到保护水平者，应在15月龄时再次接种。

（2）妊娠妇女接种后是否会引起胎儿受害或影响生殖能力尚不清楚，所以，妊娠妇女不应接种此疫苗，而且接种了此疫苗的妇女在3个月内应避免怀孕。母乳是否能分泌出麻疹或腮腺炎病毒尚不清楚。近来研究表明：哺乳妇女接种活性减毒风疹疫苗后，母乳中可分泌出这种病毒，并能传播给吃奶的婴儿，血清学证实这些婴儿已发生风疹感染，但不表现出严重的症状，临床典型的表现为温和的获得性风疹感染，所以哺乳妇女慎用本疫苗。

十九、诊断用药

188. 泛影葡胺

【通用名称】 泛影葡胺注射液

【英文名称】 Meglumine Diatrizoate Injection

【药理毒理】

(1) 药理学：泛影葡胺注射液中产生对比效果的物质是一种泛影酸盐，其中牢固结合的碘可吸收 X 射线。

(2) 毒理学。

① 全身毒性：在急性毒性研究结果的基础上，未发现使用泛影葡胺注射液有急性中毒的危险。每日重复静脉给药的全身耐受性动物实验研究，没有发现不利于人体通常仅一次诊断性使用的任何结果。

② 潜在的基因毒性、致癌性：基因毒性的研究未发现泛影酸盐在体内或体外有致突变作用。根据上述研究结果，并且考虑到泛影酸盐的代谢稳定性和泛影葡胺注射液的一次性诊断使用，认为泛影葡胺注射液对人体没有致癌的危险。

③ 局部耐受性和接触致敏的可能性：局部耐受性研究未表明泛影葡胺注射液对人体的血管、粘膜或浆膜有局部不良反应。泛影葡胺注射液意外注入血管旁或进入其他组织可能发生轻至中度的局部不耐受反应。

【药代动力学】

(1) 分布：血管内使用泛影酸后，可快速分布于细胞外间隙，不渗入红细胞，并且不能通过正常的血脑屏障，血浆蛋白结合的量小于 10%。

(2) 清除：泛影酸经肾小球滤过，以化学原型的形式清除，半衰期为 1～2 小时。

(3) 用于患者时的特点：在肾功能受损的患者，泛影酸盐也能经肝脏异位清除，但清除率明显降低。

【适应症】

(1) 静脉和逆行性尿路造影、脑、胸、腹及四肢血管造影、静脉造影及 CT。

(2) 泛影葡胺注射液还可用于关节腔造影、瘘管造影、子宫输卵管造影、内窥镜逆行性胰胆管造影（ERCP）、涎管造影及其他检查。

(3) 泛影葡胺注射液不宜用于选择性冠状动脉造影。

【用法用量】

• 一般资料

(1) 饮食建议。腹部血管造影和尿路造影时，如肠内无排泄物和气体干扰，可提高诊断效果。患者在检查前两天起，应禁食产气食品，特别是豌豆、黄豆、扁豆、沙拉、水果、黑面包和新鲜面包以及所有未烹煮过的蔬菜。检查前一天，患者应于下午 6 时后禁食，当晚宜服轻泻剂。但新生儿、婴幼儿和幼儿在检查前禁忌长时间禁食和使用泻药。

(2) 水化。对比剂使用前后必须给予充足的水分，尤其对于多发性骨髓瘤、伴肾病的糖尿病、多尿症、少尿症、高尿酸血症的患者，以及新生儿、婴幼儿、幼儿和老年患者。检查前，必须纠正水和电解质平衡紊乱。

(3) 新生儿（< 1 个月）和婴幼儿（1 个月～2 岁）。小婴儿（年龄<1 岁），特别是新生儿很容易发生电解质失衡和血液动力学改变。应注意所给对比剂的剂量和检查过程的技术操作及患者的状况。

(4) 焦虑。过度兴奋、焦虑和疼痛可以增加发生不良反应的危险或加重与对比剂有关的反应。可给予这些患者镇静剂。

(5) 使用前加热。使用前加热至体温的

对比剂能被更好的耐受,并且由于降低了粘滞度而使注射更容易。仅在检查当日将所需瓶数的对比剂用恒温箱加热至37℃。如果避光保存,较长时间加热不会造成其化学纯度的改变,但不应超过3个月。

(6) 预试验。

① 不推荐使用小剂量对比剂做过敏试验,因为这没有预测价值。此外,过敏试验本身偶尔也会引起严重和甚至致命的过敏反应。

② 血管内使用的剂量对比剂应尽可能在患者仰卧时注入血管内。给药后,应继续观察患者至少30分钟,因经验显示大多数严重反应发生在这段时间内。

③ 可以根据患者的年龄、体重、心输出量和一般状况调整剂量。

④ 有明显的肾或心血管功能不全以及一般状况很差的患者,必须使用尽可能低的对比剂剂量。对这些患者,建议检查后监测肾功能至少3天。

• 静脉给药

(1) 静脉尿路造影。关于对比剂的注射速度尚有不同意见,一般情况下,使用30mL,注射时间2～3分钟。据许多检查者的经验,约1分钟的注射时间也能很好耐受。

成人: 剂量为30 mL 泛影葡胺注射液。剂量增加至60 mL 可以显著增强诊断效果。在特殊情况下,如必要,还可进一步增加剂量。

儿童: 婴幼儿的肾单位尚未成熟,肾的浓缩功能在正常生理状况下较差,因此需要相对大剂量的对比剂:1岁以下8～12 mL;1～2岁12～15 mL;2～6岁15～20 mL;6～10岁20～25 mL;10～15岁25～30 mL。

摄片时间:

① 注射对比剂完毕后立即摄片,显示肾实质最佳。

② 为观察肾盂和输尿管,于注射对比剂后3～5分钟摄第一片,10～12分钟摄第二片。年轻患者应早些摄片,老年患者宜晚些摄片。

③ 建议新生儿、婴幼儿和幼儿宜于注射对比剂后约2分钟时摄第一片。

④ 如对比不佳,则需延迟摄片。

(2) 血管造影。剂量大小取决于被检查的血管部位。由于各临床单位设备及使用方法的差异,无法提供检查技术的具体数据。

(3) 计算机X线体层扫描(CT)。

① 头颅CT。泛影葡胺注射液用于头颅肿瘤及其他病变的CT增强检查。剂量为每公斤体重1～2mL(最多2mL),于2～6分钟内静脉注射或输注。

对比剂注射结束后的扫描时间:

动静脉畸形、动脉瘤及其他血管性疾病,即刻至5分钟。

血管丰富的肿瘤,可至5分钟或稍迟;

血管不丰富的肿瘤,10～15分钟。

以上时间差异是基于注射后即刻血液中对比剂的最高浓度及在各个不同病变组织内最高浓度的时间不同。

对于慢速扫描机,建议分两步注射100mL对比剂(前50 mL 于约3分钟内注入,其余50 mL 于约7分钟内注入),以使血液内对比剂浓度相对一致(尽管不是最大浓度)。在第一步注射完成后,即应开始扫描。

② 全身CT。全身CT所需的对比剂剂量和注射速度取决于被检查的器官、诊断需要,尤其是所用扫描机的不同的扫描与重建影像的时间。慢速扫描机宜用滴注,快速扫描机宜用团注。

③ 腹部CT。腹部检查所需的对比剂剂量差异较大。检查肝脏时需泛影葡胺注射液80～100 mL 于2～5分钟内静脉注射,正常体重的患者可达到良好的对比增强。

• 体腔内给药

(1) 逆行性尿路造影。用约相同量的注射用水稀释65%的泛影葡胺注射液可获得约

30%的溶液，对于逆行性尿路造影通常已足够。建议将对比剂加热至体温以避免低温刺激和所引起的输尿管痉挛。对于某些特殊的检查，如需要较高的对比，也可使用未稀释的溶液。尽管浓度高，但观察到的刺激症状极其罕见。

（2）其他体腔。关节腔造影、子宫输卵管造影，特别是在内窥镜逆行性胰胆管造影（ERCP）过程中，应通过荧光透视监视对比剂的注射。

【不良反应】

为了给出不良反应发生率的大概数字，下列定义适用于下文中出现的"常见"、"不常见"和"罕见"。

常见：发生率≥1∶100

不常见：1∶1000≤发生率<1∶100

罕见：发生率<1∶1000

（1）血管内使用。与血管内注射含碘对比剂有关的不良反应通常是轻至中度而且是暂时的。但严重反应和致命性的反应及死亡也曾被报道过。报道的接受离子型对比剂的患者，药物不良反应的发生率超过12%，相对而言，非离子型对比剂超过3%。恶心、呕吐、疼痛和热感是最常见的反应。

① 过敏样反应/过敏。轻度的血管神经性水肿、结膜炎、咳嗽、瘙痒、鼻炎、喷嚏和荨麻疹的报告常见。这些反应可能是休克的先兆而与对比剂的用量及给药方式无关。这时必须立即停止注入对比剂，必要时，进行针对性的静脉给药治疗。需要急救的重度反应可表现为伴有外周血管舒张及继发性低血压的循环紊乱、反射性心动过速、呼吸困难、躁动，可能导致意识丧失的意识模糊和紫绀。低血压、支气管痉挛和喉痉挛或水肿的发生不常见。迟发的对比剂反应罕见。

② 全身反应。热感和头痛的报道常见。不适、寒战或出汗及血管迷走神经反应不常见。罕见的病例可能发生体温改变和唾液腺肿大。

③ 呼吸。常见一过性呼吸速率改变、呼吸困难、呼吸窘迫及咳嗽。罕见呼吸停止和肺水肿。

④ 心血管。心率、血压有临床意义的一过性改变，心律或心功能紊乱及心跳骤停不常见。需要急救的重度反应可表现为伴有外周血管舒张及继发性低血压的循环紊乱、反射性心动过速、呼吸困难、躁动，可能导致意识丧失的意识模糊和紫绀。

曾报道在罕见病例中有引起心肌梗塞的严重血栓栓塞事件。

⑤ 胃肠道。恶心和呕吐是常见的反应。腹痛不常见，但也曾被报道过。

⑥ 脑血管。脑血管造影和其他检查时，动脉血流内高浓度对比剂进入脑部可以伴发一过性神经症状如头晕、头痛、躁动或意识模糊；遗忘，言语、视觉和听觉障碍，惊厥，震颤，轻瘫/瘫痪，畏光，短暂性失明，昏迷和嗜睡均不常见。

在非常罕见的病例中，发生过引起中风的严重的血栓栓塞事件，个别病例甚至死亡。

⑦ 肾脏。曾报道在罕见病例中有肾功能损害或急性肾衰。

⑧ 皮肤。常见轻度血管神经性水肿，伴血管舒张的潮红反应，荨麻疹、瘙痒和红斑。罕见病例可能发生毒性皮肤反应如粘膜与皮肤综合征（如 Stevens–Johnson's 或 Lyell 综合征）。

⑨ 局部刺激（注射部位）。常见局部疼痛，主要发生在外周血管造影时，包括泛影葡胺注射液的对比剂外溢可引起局部疼痛及水肿，但通常可消退且没有后遗症。然而，在非常罕见的病例中曾发生炎症，甚至组织坏死。血栓性静脉炎和静脉血栓形成不常见。

（2）体腔内使用。

① 体腔内使用对比剂后的不良反应罕见。由于从给药部位缓慢吸收并且通过扩散控制过程分布到整个机体，因而，大多数反应在使用对比剂后数小时发生。

ERCP 后常见淀粉酶水平升高。ERCP 后腺泡变得不透明,已经表明与 ERCP 后胰腺炎的危险性增加有关。罕见的病例曾有坏死性胰腺炎。与子宫输卵管造影有关的血管迷走神经反应不常见。

② 全身过敏反应罕见,大多数为轻度的且通常表现为皮肤反应。然而,重度过敏反应的可能性不能完全除外。请参考血管内使用中过敏样反应部分的内容。

【禁忌】

(1) 明显的甲状腺功能亢进和失代偿性心功能不全的患者禁用。

(2) 妊娠或急性盆腔炎症时,禁行子宫输卵管造影。

(3) 急性胰腺炎时,禁行内窥镜逆行性胰胆管造影(ERCP)。

(4) 泛影葡胺注射液不能用于脊髓造影、脑室造影或脑池造影,因它可能诱发神经中毒症状。

【注意事项】

(1) 下列警告和注意事项适用于任何给药方式,但血管内使用时危险性较高。

① 过敏。

对含碘对比剂过敏或以前对含碘对比剂有反应的患者发生重度反应的危险性增加。但是,这种反应实际上是不规律和不可预测的。

注射任何对比剂之前,应询问患者的过敏史(如海味过敏、枯草热、荨麻疹),对碘或对放射影像用对比剂的敏感性和支气管哮喘,因为据报道有这些情况的患者对比剂不良反应的发生率较高。支气管哮喘的患者有发生支气管痉挛或过敏反应的特别危险。

有过敏倾向的患者,已知对含碘对比剂过敏或有哮喘病史的患者,可以考虑给予抗组胺药和/或糖皮质激素作为预防用药。

使用 X 线对比剂如泛影葡胺注射液后,偶尔观察到过敏样过敏反应。这些反应通常表现为不严重的呼吸或皮肤症状,如轻度的呼吸窘迫、皮肤发红(红斑)、荨麻疹、瘙痒或面部水肿。严重反应如血管神经性水肿、声门下水肿,支气管哮喘和过敏性休克也可能发生。这些反应通常发生在使用对比剂后 1 小时之内,但个别病例可以发生迟发反应(数小时至数天后)。

如果发生过敏反应,必须立即停止注入对比剂,必要时进行针对性的静脉给药治疗。因此,选用软性留置插管静脉给予对比剂为宜。检查室应配备急救药物、气管插管及呼吸器,以便需要急救时可立即采取治疗措施。

② 甲状腺功能障碍。

含碘对比剂中的少量游离无机碘化物可能干扰甲状腺功能。因此,对于潜在性甲状腺功能亢进或甲状腺肿的患者应特别仔细考虑检查的必要性。

③ 心血管疾病。

重度的心脏疾病,特别是有心衰和冠状动脉疾病的患者发生重度反应的危险性增加。

④ 老年人。

老年人中常见有血管病变和神经系统疾病,因而发生含碘对比剂不良反应的危险性增加。

⑤ 身体状况很差。

身体状况很差的患者应特别仔细考虑检查的必要性。

(2) 血管内使用:

① 肾衰。

罕见病例可能发生暂时性肾衰。注入对比剂后急性肾衰的预防性措施包括:

a. 识别高危患者,如有下列情况的患者:有肾脏疾病病史、以前患有肾功能不全、以前使用对比剂后发生过肾衰、伴肾病的糖尿病、大量体液丢失、多发性骨髓瘤、年龄超过 60 岁、晚期血管病变、副蛋白血症、重度和慢性高血压、痛风、接受大剂量给药或连续给药的患者。对比剂注入前确保给予有危险因素的患者充足的水分,检查前后最好维持静脉滴注,直至对比剂从肾脏清除。

b. 对比剂完全清除前避免肾脏的额外负荷，包括肾毒性药物、口服胆囊对比剂、动脉固定、肾动脉成形术、有风险的外科手术等。

　　c. 推迟新的对比剂检查，直至肾功能恢复到检查前的水平。

　　d. 透析的患者可以接受对比剂的放射学检查，因为含碘对比剂能通过透析过程清除。

　　② 心血管疾病。

　　心脏瓣膜疾病和肺动脉高压的患者注入对比剂可以引起明显的血液动力学改变。老年患者和以前有心脏疾病的患者发生缺血性心电图改变和严重心律失常的反应更常见。心衰的患者血管内注射对比剂可以突发肺水肿。

　　③ 中枢神经系统疾病。

　　对于急性脑梗塞、急性颅内出血及有血脑屏障受损、脑水肿或急性神经脱髓鞘的疾病的患者，血管内注入对比剂应特别谨慎。颅内肿瘤或转移及有癫痫病史的患者，注入含碘对比剂后，惊厥发作的发病率可以增加。因脑血管疾病、颅内肿瘤或转移、变性或炎性病变而引发的神经症状可因注入对比剂而恶化。动脉内注射对比剂可以引起血管痉挛和继发的脑局部缺血。有症状的脑血管疾病、最近有中风或频发的短暂脑缺血发作的患者，发生神经系统并发症的危险性增加。

　　④ 重度肝功能不全。

　　在重度肾功能不全伴重度肝功能不全的病例，对比剂的排泄严重延迟，可能需要透析。

　　⑤ 骨髓瘤和副蛋白血症。

　　骨髓瘤或副蛋白血症的患者注入对比剂后容易发生肾功能不全，必须给予充足的水分。

　　⑥ 嗜铬细胞瘤。

　　嗜铬细胞瘤的患者血管内使用对比剂后可以发生重度的（偶尔为无法控制的）高血压危象，建议检查前预防性给予β受体阻滞剂。

　　⑦ 自身免疫性疾病的患者。

　　已经报道在曾患自身免疫性疾病的患者中发生重度脉管炎或 Stevens – Johnson 样综合征。

　　⑧ 重症肌无力。

　　含碘对比剂的使用可以加重重症肌无力的症状。

　　⑨ 凝血。

　　a. 在体外，离子型对比剂较非离子型对比剂的抗凝血作用大。但进行血管介入操作的医务人员应考虑除对比剂之外的多种因素，包括检查时间的长短、注射次数、导管和注射器的材料、已有的病情及合并用药均可能引起血栓栓塞事件。因此，进行血管导管介入操作的人员应意识到这些因素并且血管介入技巧要细致，并经常用生理盐水（如可能，加肝素）来冲洗导管并且尽可能缩短检查时间以减少与检查过程有关的血栓形成和栓塞的危险。

　　b. 已有报道用塑料注射器代替玻璃注射器降低了但并不能消除体外凝血的可能性。

　　c. 由于有引发血栓形成和栓塞的危险，对于高胱氨酸尿的患者建议谨慎。

　　（3）体腔内使用：

　　① 进行子宫输卵管造影前，必须排除妊娠的可能性。

　　② 胆管或输卵管炎症可以增加胆管造影、内窥镜逆行性胰胆管造影（ERCP）或子宫输卵管造影检查后发生不良反应的危险性。

【对比剂意外的治疗建议】

备妥急救药品和器械、熟悉急救措施对及时处理对比剂意外至关重要。建议采取以下措施：

（1）静脉注射大剂量水溶性皮质类固醇，如6α–甲基泼尼松龙半琥珀酸钠，按下列剂量注射：

　　① 所有病例均立即静脉注射500 mg（4岁以下的儿童250 mg），于2～3分钟内注完。

　　② 危重症可再按体重追加剂量至30 mg/kg

（例如体重70 kg者，约注射2000 mg），于另外的3～5分钟内注完。

③保留静脉插管或导管，维持血管通路。有些医师主张给予皮质类固醇之前或同时及早补充血容量（参阅"循环衰竭和休克"）。

（2）给氧，必要时可正压给氧。进一步处理视病人情况及最主要的症状而定。下述制剂的剂量仅适用于成人，儿童剂量必须依年龄酌减。

①循环衰竭和休克：立即置病人于休克体位（头低，腿和臂高位），缓慢静脉注射周围血管加压药，注射血液代用品以补充血容量。滴注去甲肾上腺素，将5 mg溶于500 mL溶液（如等渗的氯化钠溶液）中，剂量视效果而定，为10～20滴/分。连续监测脉率及血压。

②心脏停搏（心搏停止）：快速、有力地叩击胸骨中段之胸壁，如无效，立即进行胸外心脏按摩及人工呼吸（口对口，正压给氧，如可能行气管插管）。心内注射奥西那林0.5 mg。用心脏起搏器。当心脏恢复自主但微弱的收缩后，静脉注射0.5～1g葡萄糖酸钙（10%溶液，5～10 mL）。使用强心苷的患者慎用钙剂。

③心室纤颤：立即进行胸外心脏按摩及人工呼吸，以除颤器除颤，如有必要可重复除颤。若无效或无除颤器，心内注射0.5g普鲁卡因胺。每5～10分钟静脉注射如8.4%（即1mval/mL）的碳酸氢钠溶液50mL，以拮抗在心脏停搏或心室纤颤时通常发生的缺氧性酸中毒。检查血pH值。

④肺水肿：以血压计袖带阻断静脉，成人可切开静脉放血。静脉注射速效利尿剂，成人滴注100 mL的40%葡萄糖溶液用于高渗利尿。如患者未洋地黄化，可给予适当的强心苷使其快速达到饱和量，如成人给予毒毛花苷0.125～0.25 mg，静脉注射（二尖瓣狭窄患者慎用）。正压呼吸，但不能用于休克的病人。

⑤脑症状：如果病人烦躁，应肌内注射或缓慢静脉注射镇定剂（如地西泮），对重度兴奋状态用精神安定剂，可能加用异丙嗪50 mg臀部肌内注射。对脑器质性惊厥，肌内注射0.2～0.4g苯巴比妥；重度惊厥（癫痫持续状态），应静脉注射短效麻醉剂。

⑥过敏症状：对于重度荨麻疹，除注射皮质类固醇外，可注射抗组胺药，亦可给予钙剂（使用强心苷的患者慎用）；对于哮喘发作，可非常缓慢地静脉注射茶碱制剂；如必要可非常缓慢地静脉注射奥西那林0.5 mg；对于声门水肿，可缓慢静脉注射抗组胺药（如异丙嗪50mg）；如发生上呼吸道梗阻，可考虑气管切开。

【孕妇及哺乳期妇女用药】 生殖毒理学研究未显示妊娠期间意外使用泛影葡胺注射液有致畸或其他胚胎毒性的可能性，尚未充分证明妊娠患者使用对比剂是安全的。因妊娠期间应尽可能避免接触辐射，无论是否使用对比剂，都应仔细权衡X线检查的利弊。经肾清除的对比剂如泛影葡胺注射液，只有很少量可以进入乳汁中。目前的资料提示，哺乳期妇女使用泛影酸盐对于哺乳的婴儿危险性很低，哺乳可能是安全的。

【儿童用药】 泛影葡胺注射液可以推荐用于新生儿和儿童。请见"用法用量"中的相关内容。

【老年用药】 对老年患者的使用没有特别的限制。请见"注意事项"中的相关内容。

【药物相互作用】

（1）二甲双胍治疗。经肾排泄的血管内X线对比剂的使用可以引起一过性的肾功能损伤。这可以导致服用双胍类药物的患者发生乳酸性酸中毒。（作为预防，双胍类药物应在对比剂使用前48小时及使用后48小时内停止使用，肾功能恢复正常后才能重新服用。）接受β受体阻滞剂的患者，特别是有支气管哮喘的患者，过敏反应可能加重。此外，应认识到接受β受体阻滞剂的患者可以对用β受体兴奋剂治疗过敏反应的标准治疗不敏感。接受白介素治疗的患者，对比剂迟发反应（如发热、皮疹、流感样症状、关节疼痛和瘙痒）的发生率较高。

（2）干扰诊断检查。使用含碘对比剂后，甲状腺组织摄取诊断甲状腺异常的放射性同位素的能力降低可达2周，个别病例甚至更长。

（3）酒精中毒。急性或慢性酒精中毒可以增加血脑屏障的通透性。这使得对比剂容易进入脑组织，而可能引发中枢神经系统反应。必须注意酗酒者和药物成瘾者，因为有降低发作阈值的可能性。

【药物过量】 如果人体意外发生血管内药物过量，必须输液以补充水和电解质的丢失。必须监测肾功能至少3天。如需要，可以使用血液透析清除患者体内过量的对比剂。

189. 硫酸钡

【通用名称】 硫酸钡（Ⅰ型）干混悬剂

【英文名称】 Barium Sulfate（Type Ⅰ）for Suspension

【药理毒理】 钡盐能吸收较多量X线，进入体内胃肠道或呼吸道等腔道后与周围组织结构在X线图像上形成密度对比，从而显示出这些腔道的位置、轮廓、形态、表面结构和功能活动情况。细而均匀型钡剂多为合成钡，颗粒细而均匀，多为圆形，比重较轻，沉降慢且一致，适用于食道、胃、十二指肠、小肠、结肠的单双对比造影检查。由于细而均匀型钡剂最佳显影浓度低，对胃小区等粘膜相微细结构显示不如粗细不均型者好。

【药代动力学】 本品口服或灌入胃肠道后不被吸收，以原型从粪便排出。进入支气管后大部分咳出，小量进入肺泡，沉积于肺泡壁，或被吞噬细胞吞噬运送到肺间质和淋巴系统，但速度十分缓慢，故不宜于做支气管造影。

【适应症】 硫酸钡干混悬剂适用于食道、胃、十二指肠、小肠、结肠的单双对比造影检查，也可用于消化道双对比检查。

【用法用量】 通常采用的引入方式有口服、小肠灌肠和结肠灌肠等。

（1）食道检查：口服钡剂。浓度60%～250%（W/V）15～60 mL，可立即观察食道及其蠕动情况；在服钡剂前，先服产气药物，可做食道双对比检查。

（2）胃及十二指肠双对比检查：禁食6小时以上，口服产气药物，待胃内产生CO_2气体300～500 mL后，可先口服钡剂，浓度200%～250%（W/V），粘度150～300mPa·s 70～100 mL，令病人翻转数圈，让钡剂均匀涂布于胃粘膜即可，如有必要可再加服150 mL的钡剂；如在造影检查前20分钟，给病人使用低张药物（如注射山莨菪碱，或口服阿托品等），并口服清胃酶清洗胃液，再行双对比检查，胃粘膜表面结构可更清晰显示。

（3）胃肠单对比随访检查：禁食6小时以上，口服浓度40%～120%（W/V）钡剂240～480 mL后可立即观察胃与十二指肠的形态及蠕动情况；15～30分钟后可观察小肠的形态及蠕动情况；1个半小时后可观察到所有小肠的形态及蠕动情况；2～6个小时后可观察回盲区和右半大肠。

（4）小肠灌肠检查：禁食8～12小时，将浓度30%～80%（W/V）的钡剂800～2400 mL经特制导管直接导入十二指肠或近段空肠，行逐段小肠检查。如有必要可在单对比检查时直接行双对比检查。

（5）结肠灌肠检查：检查前1～3天进流汁或半流汁饮食，必要时用适量泻剂，并于检查前1～2小时清洁肠道。经肛门插管入结肠，注入造影剂充盈整个大肠进行造影。注入浓度20%～60%（W/V）钡剂后，进行透视和摄片，为单对比造影；然后排出大部分钡剂，再注入气体充盈大肠，为双对比造影。行直接大肠双对比造影时，先通过导管注入浓度60%～80%（W/V）钡剂150～300mL，转动体位并注入气体，使钡剂和气体充盈整个大肠，行双对比造影。为取得良好效果，往往在注入造影剂之前，肌内或静脉注射高血糖素（Glucagon）或山莨菪碱之类低张药。

【不良反应】 口服钡剂可引起恶心、便秘、腹泻等症状；使用不当也可发生肠穿孔，继而发生腹膜炎、粘连、肉芽肿，严重者也可致死。钡剂大量进入肺后，可造成机械刺激和炎症反应，早期引起异物巨细胞、上皮样细胞和单核细胞浸润，以后在沉积的钡炎周围发生纤维化，形成钡结节。

【注意事项】
（1）硫酸钡必须严格按药典规定检查，不得含有可溶性钡盐。
（2）下列情况禁用本品做口服胃肠道检查：①急性胃肠穿孔；②食管气管瘘和疑先天性食管闭锁；③近期内食管静脉破裂大出血；④结肠梗阻；⑤咽麻痹。
（3）下列情况慎用本品做口服胃肠道检查：①急性胃、十二指肠出血；②小肠梗阻；③习惯性便秘。
（4）下列情况慎用本品做结肠灌肠检查：①结肠梗阻；②习惯性便秘；③巨结肠；④重症溃疡性结肠炎；⑤结肠套叠。
（5）做过结肠活体病理检查后1～2周方可进行钡剂灌肠，以免发生结肠穿孔。

【孕妇及哺乳期妇女用药】 孕妇禁用。哺乳期妇女用药安全性尚缺乏资料。

【儿童用药】 食道造影：用少量调成糊状吞服。胃肠造影：用本品100～200g加水200～500mL调匀服用。钡灌肠：用本品200g加水1000mL调匀灌肠。

【老年用药】 老年患者慎用本品做钡灌肠。

【药物相互作用】 检查前3天禁用高原子量药如铋剂、钙剂；检查前1天禁用对胃肠道有影响的药，如阿托品、抗酸药及泻药。

【药物过量】 过量可导致肠梗阻及肠穿孔。

二十、皮肤科用药

（一）抗感染药

190. 红霉素

【通用名称】 红霉素软膏
【英文名称】 Erythromycin Ointment
【药理毒理】 红霉素属大环内酯类抗生素，对葡萄球菌属、各组链球菌和革兰阳性杆菌均具抗菌活性。奈瑟菌属、流感嗜血杆菌、百日咳鲍特氏菌等也可对本品敏感。本品对除脆弱拟杆菌和梭杆菌属以外的各种厌氧菌亦具抗菌活性；对军团菌属、胎儿弯曲菌、某些螺旋体、肺炎支原体、立克次体属和衣原体属也有抑制作用。本品系抑菌剂，但在高浓度时对某些细菌也具杀菌作用。本品可透过细菌细胞膜，在接近供位（"P"位）处与细菌核糖体的50S亚基成可逆性结合，阻断了转移核糖核酸（t‐RNA）结合至"P"位上，同时也阻断了多肽链自受位（"A"位）至"P"位的位移，因而细菌蛋白质合成受抑制。
【药代动力学】 本品局部用药后很少吸收入血。
【适应症】 寻常痤疮。
【用法用量】 涂于患处，一日2次。
【不良反应】 最常见的不良反应是局部烧灼感，也可有干燥、发痒、红斑，偶见荨麻疹样反应。
【禁忌】 对红霉素过敏者禁用。
【注意事项】 请勿接触眼、鼻、口。
【孕妇及哺乳期妇女用药】 尚不明确。
【药物相互作用】 尚不明确。

191. 阿昔洛韦

【通用名称】 阿昔洛韦乳膏
【英文名称】 Aciclovir Cream
【药理毒理】 本品为嘌呤核苷类抗病毒药。其作用机制是干扰病毒DNA多聚酶而抑制病毒的复制，对单纯疱疹病毒、水痘带状疱疹病毒、巨细胞病毒等具有抑制作用。
【适应症】 用于单纯疱疹或带状疱疹感染。
【用法用量】 局部外用。取适量本品（3%）涂患处，成人与小儿均为白天每2小时1次，一日4～6次，共7日。
【不良反应】 可见轻度疼痛、灼痛、刺痛、瘙痒以及皮疹等。
【注意事项】
（1）连续使用7日，症状未缓解，请咨询医师。
（2）本品仅用于皮肤粘膜，不能用于眼部。
（3）涂药时应戴指套或手套。
（4）用药部位如有烧灼感、瘙痒、红肿等情况应停药，并将局部药物洗净，必要时向医师咨询。
（5）孕妇、哺乳期妇女慎用。
（6）对本品过敏者禁用，过敏体质者慎用。
（7）本品性状发生改变时禁止使用。
（8）请将本品放在儿童不能接触的地方。
（9）儿童必须在成人监护下使用。
【药物相互作用】 如与其他药物同时使用可能会发生药物相互作用，详情请咨询医师或药师。

192. 咪康唑

【通用名称】 硝酸咪康唑软膏

【英文名称】 Miconazole Nitrate Ointment

【药理毒理】 本品系广谱抗真菌药，其作用机制是抑制真菌细胞膜的合成，以及影响其代谢过程，对皮肤癣菌、念珠菌等有抗菌作用，对某些革兰阳性球菌也有一定疗效。

【适应症】 用于体癣、股癣、手癣、足癣、花斑癣以及真菌性甲沟炎和念珠性外阴阴道炎，对外耳炎、细菌性皮肤感染也有效。

【用法用量】

（1）皮肤感染。

外用，涂搽于洗净的患处，早晚各 1 次，症状消失后（通常需 2～5 周），应继续用药 10 天，以防复发。

（2）指（趾）甲感染。

尽量剪尽患甲，将硝酸咪康唑乳膏涂搽于患处，一日 1 次。患甲松动后（需 2～3 周）应继续用药至新甲开始生长。确见疗效一般需 7 个月左右。

（3）念珠菌阴道炎。

每日就寝前用涂药器将药膏（约 5g）挤入阴道深处，必须连续用 2 周。月经期内也可用药。二次复发后再用仍然有效。

【不良反应】 偶见过敏反应。

【禁忌】 已知对硝酸咪康唑或硝酸咪康唑乳膏其他成分过敏者禁用。

【注意事项】

（1）避免接触眼睛和其他粘膜（如口、鼻等）。

（2）孕妇和哺乳期妇女慎用。

（3）治疗念珠菌病，需避免密封包扎，否则可促使致病菌生长。

（4）用药部位如有灼烧感、红肿等情况应停药，并将局部药物洗净，必要时向医师咨询。

（5）用于妇科疾病时：无性生活史的女性应在医师指导下使用；用药期间注意个人卫生，防止重复感染。

（6）对硝酸咪康唑乳膏过敏者禁用，过敏体质者慎用。

（7）硝酸咪康唑乳膏性状发生改变时禁止使用。

（8）请将硝酸咪康唑乳膏放在儿童不能接触的地方。

（9）儿童必须在成人的监护下使用。

（10）如正在使用其他药品，使用硝酸咪康唑乳膏前请咨询医师或药师。

（11）出现局部敏感或过敏反应，应立即停药并及时咨询医生。

（12）当性伴侣被感染时也应给予适当的治疗。

（13）硝酸咪康唑乳膏为局部用药，不得口服。如被意外大量口服，如需要可采用适当的胃排空措施。

【药物相互作用】

（1）如与其他药物同时使用可能会发生药物相互作用，详情请咨询医师或药师。

（2）已知硝酸咪康唑的全身给药制剂可抑制 CYP3A4/2C9。鉴于硝酸咪康唑乳膏局部给药的全身吸收有限，因此具有临床意义的药物相互作用非常罕见。口服抗凝剂（如华法林）的患者应慎用，并检测抗凝效应。

（3）咪康唑类药物与其他药物（如口服降血糖或苯妥英）同时服用，可增加其他药物的作用及副作用，应慎用。

（4）由于硝酸咪康唑乳膏的成分可使乳胶制品破损，如避孕隔膜、避孕套等，故应避免硝酸咪康唑乳膏与此类产品接触。

（二）角质溶解药

193. 尿素

【通用名称】 尿素乳膏

【英文名称】 Urea Cream

【药理毒理】 本品可使角质蛋白溶解变性，增进角质层水合作用，从而使皮肤柔软，防止干裂。

【适应症】 用于手足皲裂，也可用于角化型手足癣所引起的皲裂。

【用法用量】 局部外用，涂于患处并轻

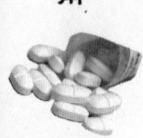

轻揉搓，一日2～3次。

【不良反应】 偶见皮肤刺激和过敏反应。

【注意事项】

（1）避免接触眼睛和其他粘膜（如口、鼻等）。

（2）用药部位如有烧灼感、瘙痒、红肿等情况应停药，并将局部药物洗净，必要时向医师咨询。

（3）用后应拧紧瓶盖。

（4）对本品过敏者禁用，过敏体质者慎用。

（5）本品性状发生改变时禁止使用。

（6）请将本品放在儿童不能接触的地方。

（7）儿童必须在成人监护下使用。

（8）如正在使用其他药品，使用本品前请咨询医师或药师。

【药物相互作用】 如与其他药物同时使用可能会发生药物相互作用，详情请咨询医师或药师。

194. 鱼石脂

【通用名称】 鱼石脂软膏

【英文名称】 Ichthammol Ointment

【药理毒理】 本品为消毒防腐药，具有温和的刺激性和消炎、防腐及消肿作用。

【适应症】 用于疖肿。

【用法用量】 外用，一日2次，涂患处。

【不良反应】 偶见皮肤刺激和过敏反应。

【注意事项】

（1）不得用于皮肤破溃处。

（2）避免接触眼睛和其他粘膜（如口、鼻等）。

（3）连续使用一般不超过7日，如症状不缓解，请咨询医师。

（4）用药部位如有烧灼感、红肿等情况应停药，并将局部药物洗净，必要时向医师咨询。

（5）对本品过敏者禁用，过敏体质者慎用。

（6）本品性状发生改变时禁止使用。

（7）请将本品放在儿童不能接触的地方。

（8）儿童必须在成人监护下使用。

（9）如正在使用其他药品，使用本品前请咨询医师或药师。

【药物相互作用】 如与其他药物同时使用可能会发生药物相互作用，详情请咨询医师或药师。

195. 水杨酸

【通用名称】 水杨酸软膏

【英文名称】 Salicylic Acid Ointment

【药理毒理】 水杨酸局部应用具有角质溶解作用，是一种角质软化剂。但因制剂的浓度不同而作用各异。1%～3%浓度有角化促成和止痒作用；5%～10%有角质溶解作用，能将角质层中连接鳞屑的细胞间粘合质溶解，并由此亦可产生抗真菌作用。

【适应症】 用于头癣、足癣及局部角质增生。

【用法用量】 局部外用，取适量本品涂于患处，一日2次。

【不良反应】 可有刺激感或接触性皮炎。大面积使用吸收后可出现水杨酸全身中毒症状，如头晕、神志模糊、精神错乱、呼吸急促、持续耳鸣、剧烈或持续头痛、刺痛。

【禁忌】 尚不明确。

【注意事项】

（1）避免接触眼睛和其他粘膜（如口、鼻等）。

（2）用药部位如有烧灼感、红肿等情况应停药，并将局部药物洗净，必要时向医师咨询。

（3）不得用于皮肤破溃处。

（4）本品可经皮肤吸收，不宜长期使用，特别是年轻患者。

(5) 本品不宜大面积使用，以免吸收中毒。

(6) 不宜用于有炎症或感染的皮肤。

(7) 对本品过敏者禁用，过敏体质者慎用。

(8) 本品性状发生改变时禁止使用。

(9) 请将本品放在儿童不能接触的地方。

(10) 儿童必须在成人监护下使用。

(11) 如正在使用其他药品，使用本品前请咨询医师或药师。

【药物相互作用】

(1) 本品与肥皂、清洁剂、痤疮制剂如含有过氧苯甲酰、雷锁辛、硫黄、维A酸等，或含有酒精的制剂、药用化妆品等同用，会增加刺激或干燥作用。

(2) 如与其他药物同时使用可能会发生药物相互作用，详情请咨询医师或药师。

（三）肾上腺皮质激素类药

196. 氢化可的松

【通用名称】 氢化可的松软膏

【英文名称】 Hydrocortisone Ointment

【药理毒理】 肾上腺皮质激素类药物。外用具有：①抗炎、抗过敏、止痒及减少渗出作用。②可以减轻和防止组织对炎症的反应，能消除局部非感染性炎症引起的发热、发红及肿胀，从而减轻炎症的表现。③免疫抑制作用：防止或抑制细胞中介的免疫反应，延迟性的过敏反应，并减轻原发免疫反应的扩展。

【适应症】 用于过敏性皮炎、湿疹、神经性皮炎、脂溢性皮炎及瘙痒症等。

【用法用量】 外用：一日2～4次，涂于患处，并轻揉片刻。

【不良反应】 长期使用可引起局部皮肤萎缩，毛细血管扩张，色素沉着，毛囊炎，口周皮炎以及继发感染。

【禁忌】

(1) 禁用于感染性皮肤病，如脓疱病、体癣、股癣等。

(2) 对本品过敏者禁用。

【注意事项】

(1) 不宜长期使用，并避免全身大面积使用。

(2) 用药一周后症状未缓解，应向医师咨询。

(3) 涂抹部位如有灼烧感、瘙痒、红肿等，应停止用药，洗净。必要时向医师咨询。

(4) 当药品性状发生改变时，禁止使用。

（四）其他

197. 维A酸

197.1 维A酸软膏

【通用名称】 维A酸软膏

【英文名称】 Tretinoin Ointment

【药理毒理】

(1) 药理学：

表皮角质形成细胞、黑色素细胞及真皮成纤维细胞都是维A酸作用的重要靶细胞。

① 维A酸显著的药理活性之一是诱导表皮增生，使颗粒层和棘细胞层增厚，可能是维A酸对表皮细胞的直接作用，也可能是通过调节表皮生长因子的丝裂原作用，受作用的表皮细胞可见到DNA合成和丝分裂指数增加。另一个重要作用是在表皮细胞分化后期通过影响K_1、K_{10}角蛋白酶解，影响丝聚蛋白原至丝聚蛋白过程及交联包膜形成促进表皮颗粒层细胞向角质层分化。维A酸可显著抑制实验性粉刺生成，通过调节毛囊皮脂腺上皮角化异常过程去除角质栓，从而起到防止及消除粉刺皮损作用。

② 维A酸可影响黑色素细胞的黑色素生成，其作用是多位点的，对酪氨酸羟化酶、多巴氧化酶及二羟基吲哚氧化酶等三型催化酶活性都有抑制作用，从而降低黑色素形成、

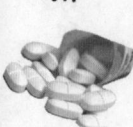

减轻皮肤色素沉着。维A酸对正常人黑色素细胞酪氨酸酶活性和黑色素成分都无影响。

③ 当皮肤发生生理性老化，或受药物、紫外线辐射及创伤伤害时，维A酸可纠正或预防有害因素对真皮结缔组织生化成分及形态结构引起的异常，刺激皮肤细胞外基质蛋白合成，在真皮上部加速形成新的结缔组织带，并可提高伤口部位的张力强度。维A酸对正常皮肤胶原合成无影响。

④ 维A酸对白细胞趋化有抑制活性，从而起到抗炎作用。全反式维A酸对皮脂腺及其分泌无直接影响。

（2）毒理学：

① 口服维A酸对实验动物（包括小鼠、大鼠、地鼠、兔、猴等）和人都有很强的致畸作用。皮肤局部外用维A酸对处于胚胎敏感期的小鼠、大鼠、地鼠、兔母体有明确的胚胎毒性及致畸性，并可引起母体系统毒性。但迄今回顾性资料未发现人皮肤局部用药后引起畸胎。

② 维A酸对皮肤有刺激性。上述实验动物的皮肤反应较人反应显著为重，可随药物浓度和给药次数引起不同程度皮肤刺激性炎症、红肿、糜烂，削弱角质层屏障，使药物吸收增加，引起系统毒性。人皮肤外用虽有刺激性但并没有上述严重反应。可能由于动物和人的皮肤结构差异及对维A酸刺激的敏感性不同所致。以有关动物维A酸局部给药的安全性资料及对临床用药安全性的预测意义应慎重评估。

【适应症】 寻常痤疮，特别是黑头粉刺皮损，老年性、日光性或药物性皮肤萎缩，鱼鳞病及各种角化异常及色素过度沉着性皮肤病、银屑病。

【规格】 ①10g：5mg；②10g：10mg。

【用法用量】 对其他角化异常性痤疮皮损局部外用0.1%软膏及对痤疮皮损局部外用0.05%软膏。每晚用温水清洁皮肤后涂药1次，或遵医嘱。

【不良反应】 外用本品可能会引起皮肤刺激症状，如烧灼感、红斑及脱屑，可能使皮损更明显，但同时表明药物正在起作用，不是病情的加重。皮肤多半可适应及耐受，刺激现象可逐步消失。若刺激现象持续或加重，可在医师指导下间歇用药，或暂停用药。

【禁忌】 妊娠起初3个月内妇女禁用。急性或亚急性皮炎、湿疹类皮肤病患者禁用。

【注意事项】

（1）本品应远离眼部。

（2）不宜使用于皮肤皱折部位。

（3）用药期间勿用其他可导致皮肤刺激及破损的药物、化妆品或清洁剂，以免加重皮肤反应，导致药物吸收增加及引起系统不良反应。

（4）日光可加重维A酸对皮肤的刺激，导致维A酸分解，动物实验提示维A酸可增强紫外线致癌能力，因此本品最宜在晚间及睡前应用，治疗过程应避免日晒，或采用遮光措施。

（5）本品不宜大面积应用，日用量不应超过20g。

【孕妇及哺乳期妇女用药】 虽然尚无证据人皮肤外用维A酸导致畸胎，但育龄妇女用药期间严禁受孕。哺乳期间暂停用药，以免婴儿经口摄入本制剂。

197.2 维A酸凝胶

【通用名称】 维A酸凝胶

【英文名称】 Tretinoin Gelatum

【药理毒理】 本品可促进表皮细胞更新，调节表皮细胞增殖和分化，使角质层细胞松解而容易脱落，有利于祛除粉刺，并抑制新的粉刺形成。

【适应症】 用于寻常痤疮，特别是黑头粉刺。

【用法用量】 局部外用，取适量涂于患处，开始治疗时可隔天用药或每3天用1次，以后每晚睡前涂1次。

【不良反应】 用药部位可能发生红斑、

肿胀、脱屑、结痂、色素增加或减退。偶见不良反应。

【禁忌】

（1）对维生素A衍生物过敏者禁用。

（2）孕妇禁用。

（3）急性或亚急性皮炎、湿疹类皮肤病患者禁用。

【注意事项】

（1）用药部位避免日光照射。

（2）儿童慎用。

（3）不应大面积使用。

（4）不得用于皮肤破溃处。

（5）哺乳期妇女在用药期间应停止哺乳，育龄妇女用药期间严禁受孕。

（6）避免接触眼睛和其他粘膜（如口、鼻等）。

（7）用药部位如有烧灼感、瘙痒、红肿等情况应停药，并将局部药物洗净，必要时向医师咨询。

（8）用于治疗痤疮，起初数周可暂加剧，仍应继续治疗6周以上才能达到最大疗效。

（9）本品可能引起严重刺激或脱屑，不宜用于皮肤皱褶处。

（10）对本品过敏者禁用，过敏体质者慎用。

（11）本品性状发生改变时禁止使用。

（12）请将本品放在儿童不能接触的地方。

（13）儿童必须在成人监护下使用。

（14）如正在使用其他药品，使用本品前请咨询医师或药师。

【药物相互作用】

（1）与光敏感药合用有增加光敏性的危险。

（2）与肥皂等清洁剂、含脱屑药制剂（如过氧苯甲酰、雷锁辛、水杨酸、硫黄等）、含乙醇制剂、异维A酸等共用，可加剧皮肤刺激或干燥，因此必须慎用。

（3）如与其他药物同时使用可能会发生药物相互作用，详情请咨询医师或药师。

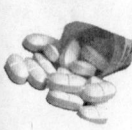

二十一、眼科用药

（一）抗感染药

198. 氯霉素滴眼液

【通用名称】 氯霉素滴眼液
【英文名称】 Chloramphenicol Eye Drops
【药理毒理】
本品为氯霉素类抗生素。在体外具广谱抗微生物作用，包括需氧革兰阴性菌及革兰阳性菌、厌氧菌、立克次体属、螺旋体和衣原体属。

（1）对下列细菌具杀菌作用：流感嗜血杆菌、肺炎链球菌和脑膜炎奈瑟菌。

（2）对下列细菌仅具抑菌作用：金黄色葡萄球菌、化脓性链球菌、草绿色链球菌、B组溶血性链球菌、大肠杆菌、肺炎克雷伯菌、奇异变形杆菌、伤寒沙门菌、副伤寒沙门菌、志贺菌属、脆弱拟杆菌等厌氧菌。

（3）下列细菌通常对氯霉素耐药：铜绿假单胞菌、不动杆菌属、肠杆菌属、粘质沙雷菌、吲哚阳性变形杆菌属、甲氧西林耐药葡萄球菌和肠球菌属。

（4）本品属抑菌剂。氯霉素为脂溶性，通过弥散进入细菌细胞内，并可逆性地结合在细菌核糖体的50S亚基上，使肽链增长受阻（可能由于抑制了转肽酶的作用），因此抑制肽链的形成，从而阻止蛋白质的合成。

【适应症】 用于治疗由大肠杆菌、流感嗜血杆菌、克雷伯菌属、金黄色葡萄球菌、溶血性链球菌和其他敏感菌所致眼部感染，如沙眼、结膜炎、角膜炎、眼睑缘炎等。

【用法用量】 滴于眼睑内，一次1～2滴，一日3～5次。

【不良反应】 可能有眼部刺激、过敏反应等。

【禁忌】 对本品过敏者禁用。
【注意事项】
（1）大剂量长期使用（超过3个月）可引起视神经炎或视神经乳头炎（特别是小儿）。长期应用本品的患者，应事先做眼部检查，并密切注意患者的视功能和视神经炎的症状，一旦出现即停药。同时服用维生素C和维生素B。

（2）滴眼时瓶口勿接触眼睛，使用后应将瓶盖拧紧，勿使瓶口接触皮肤以免污染。

【孕妇及哺乳期妇女用药】 本品虽是局部用药，但因氯霉素具有严重的骨髓抑制作用，孕妇及哺乳期妇女使用后亦可能引致新生儿和哺乳婴儿产生严重的不良反应，故孕妇及哺乳期妇女宜慎用。

【儿童用药】 新生儿和早产儿禁用。

【药物相互作用】 与林可霉素类或红霉素类等大环内酯类抗生素合用可发生拮抗作用，因此不宜联合应用。

199. 左氧氟沙星滴眼液

【通用名称】 左氧氟沙星滴眼液
【英文名称】 Levofloxacin Eye Drops
【药理毒理】

（1）药理作用。左氧氟沙星为氧氟沙星的左旋体，其抗菌活性约为氧氟沙星的两倍，它的主要作用机理是通过抑制细菌拓扑异构酶IV及DNA旋转酶（均为II型拓扑异构酶）的活性，阻碍细菌DNA的复制而达到抗菌作用。左氧氟沙星具有抗菌谱广、抗菌作用强的特点，对大多数肠杆菌科细菌，如大肠埃希菌、克雷白菌属、沙雷氏菌属、变形杆菌属、志贺菌属、沙门氏菌属、枸橼酸杆菌、不动杆菌属以及铜绿假单胞菌、流感嗜血杆菌、淋球菌等革兰阴性细菌有较强的抗菌活性。对部分甲氧西林敏感葡萄球菌、肺炎链球菌、化脓性链球菌、溶血性链球菌等革兰阳性菌和军团菌、支原体、衣原体也有良好的抗菌作用，但对厌氧菌和肠球菌的作用较差。

（2）毒理作用。

① 遗传毒性：左氧氟沙星 Ames 试验、CHO/HGPRT 突变试验、小鼠微核试验、大鼠程序外 DNA 合成试验（UDS）、小鼠体内姐妹染色体交换试验结果均为阴性。体外 CHL 细胞株染色体畸变试验、CHL/IU 细胞株姐妹染色体交换试验结果均为阳性。

② 生殖毒性：大鼠妊娠前、妊娠初期经口给药剂量达 360 mg/kg（相当于眼科临床上最大推荐剂量的 2 900 倍）时，对雌、雄动物的生殖能力和胎儿均未见影响。大鼠在器官形成期给药，剂量达 90 mg/kg 时，对胎儿和新生儿均无明显影响。家兔经口给药 50 mg/kg 时，未出现胚胎、胎儿致死以及胎儿生长迟缓作用，也未出现致畸作用。大鼠围产期、授乳期经口给药达 360 mg/kg 时，对动物的分娩、授乳以及出生儿均未见明显影响。

③ 致癌作用：大鼠掺食法给予左氧氟沙星高达 100 mg/（kg·天），连续给药 2 年，未见致癌作用。

【药代动力学】 给予 15 名健康成人志愿者 15 天的 QUIXINTM 滴眼液，测定不同时间点左氧氟沙星血浆浓度。用药后 1 小时左氧氟沙星平均血药浓度的范围为 0.86 ng/mL（第 1 天）～2.05 ng/mL（第 15 天）。开始 2 天每 2 小时滴眼一次，每天共 8 次，第 4 天测得左氧氟沙星平均最大血药浓度为 2.5 ng/mL。平均最大血药浓度第 1 天为 0.94 ng/mL，第 15 天增至 2.15 ng/mL，低于报道的左氧氟沙星标准口服剂量最大血药浓度 1 000 倍以上。30 名健康成人志愿者滴入一滴 QUIXINTM 滴眼液，测定不同时间点泪液中左氧氟沙星的浓度，结果 60 分钟内平均泪液浓度为 34.9 μg/mL～221.1 μg/mL，滴眼后 4 小时、6 小时平均泪液浓度分别为 17.0 μg/mL 和 6.6 μg/mL。这些浓度的临床意义尚不清楚。

【适应症】 本品适用于治疗敏感细菌引起的细菌性结膜炎、细菌性角膜炎。

【用法和用量】 将本品滴入患眼的结膜囊内。每日 3～5 次，每次 1～2 滴。推荐疗程：细菌性结膜炎 7 天，细菌性角膜炎 10～14 天。或遵医嘱。

【不良反应】 最常报道的不良反应是暂时性视力下降、发烧、头痛、暂时性眼热、眼痛或不适、咽炎及畏光，发生率为 1%～3%。其他发生率低于 1% 的不良反应有：过敏、眼睑水肿、眼睛干燥及瘙痒。

【禁忌】 对盐酸左氧氟沙星或其他喹诺酮类药物及本品任何组分过敏者禁用。

【注意事项】

（1）本品只限于滴眼用，不能用于结膜下注射，也不能直接滴入眼睛前房内。

（2）和其他抗感染药一样，延长使用本品将可能导致非敏感微生物的过度生长，包括真菌。因此本品不应长期使用。

（3）喹诺酮类药物全身用药时，即使只有一次，也有可能发生过敏反应，某些反应伴有心血管虚脱、丧失知觉、血管性水肿（包括咽、喉或脸部水肿）、气道阻塞、呼吸困难、荨麻疹、瘙痒等。如果发生皮疹或其他过敏反应的症状，应立即停止用药并咨询医生。

（4）使用时注意避免污染容器前端。

（5）建议细菌性结膜炎、角膜炎患者不戴接触透镜。

【孕妇及哺乳期妇女用药】 由于目前尚缺乏孕妇使用左氧氟沙星滴眼液的资料，因此对于孕妇，只有在判断药物的潜在利益大于对胎儿的潜在风险时，才能使用本品。根据氧氟沙星的研究报道，推测左氧氟沙星可通过人乳排泄，因此哺乳期妇女慎用。

【儿童用药】 1岁以下婴儿使用本品的疗效及安全性尚未确立。未成熟动物口服喹诺酮类药物可引起关节病,但没有证据证明左氧氟沙星滴眼液对承重关节有任何影响。

【老年患者用药】 老年人使用本品的疗效及安全性与其他成人患者无总体差别。

【药物相互作用】 尚缺乏有关本品的药物相互作用资料。但是,已经证明某些喹诺酮类药物全身用药时可增加茶碱的血药浓度,干扰咖啡因的代谢,增加口服抗凝药华法林及其衍生物的作用,如果同服环孢菌素,患者可能会有一过性血清肌酐升高。

200. 阿昔洛韦滴眼液

【通用名称】 阿昔洛韦滴眼液

【英文名称】 Aciclovir Eye Drops

【药理毒理】 阿昔洛韦(AZV)对Ⅰ、Ⅱ型单纯疱疹病毒(HSV)有效,其次对水痘-带状疱疹病毒(AZV)也有效,而对EB(Epstein-Barr)病毒及巨细胞病毒作用较弱。阿昔洛韦对Ⅰ、Ⅱ型单纯疱疹病毒和水痘-带状疱疹病毒是由于AZV能被病毒编码的胸苷激酶(TK)磷酸化为单磷酸无环鸟苷,后者再通过细胞酶的催化形成二磷酸、三磷酸无环鸟苷。三磷酸无环鸟苷是单纯疱疹病毒DNA聚合酶的强抑制剂,它作为病毒DNA聚合酶的底物与酶结合并掺入病毒DNA中去,因而终止病毒DNA的合成。

【药代动力学】 在体内可转化为无活性物质。

【适应症】 抗病毒药。用于单纯疱疹性角膜炎。

【用法用量】 滴入眼睑内,每2小时1次。

【不良反应】 滴眼可引起轻度疼痛和烧灼感,但易被患者耐受。

【孕妇及哺乳期妇女用药】 尚不明确。

【药物相互作用】 尚不明确。

201. 红霉素眼膏

【通用名称】 红霉素眼膏

【英文名称】 Erythromycin Eye Ointment

【药理毒理】 红霉素属大环内酯类抗生素,对葡萄球菌属、各组链球菌和革兰阳性杆菌均具抗菌活性。奈瑟菌属、流感嗜血杆菌、百日咳鲍特氏菌等也可对本品呈现敏感。本品对除脆弱拟杆菌和梭杆菌属以外的各种厌氧菌亦具抗菌活性;对军团菌属、胎儿弯曲菌、某些螺旋体、肺炎支原体、立克次体属和衣原体属也有抑制作用。本品系抑菌剂,但在高浓度时对某些细菌也具杀菌作用。本品可透过细菌细胞膜,在接近供位("P"位)处与细菌核糖体的50S亚基成可逆性结合,阻断了转移核糖核酸(t-RNA)结合至"P"位上,同时也阻断了多肽链自受位("A"位)至"P"位的位移,因而细菌蛋白质合成受抑制。红霉素仅对分裂活跃的细菌有效。

【药代动力学】 本品局部用药后很少吸收入血。

【适应症】
(1)沙眼、结膜炎、角膜炎。
(2)预防新生儿淋球菌及沙眼衣原体眼部感染。

【用法用量】 涂于眼睑,一日多次。

【不良反应】 可出现眼部刺激、发红及其他过敏反应。

【禁忌】 对红霉素过敏者禁用。

【孕妇及哺乳期妇女用药】 尚不明确。

【药物相互作用】 尚不明确。

(二)青光眼用药

202. 毛果芸香碱

202.1 硝酸毛果芸香碱注射液

【通用名称】 硝酸毛果芸香碱注射液

【英文名称】 Pilocarpine Nitrate Injection

【药理毒理】 本品对平滑肌和各种腺体有直接兴奋作用,对唾液腺和汗腺作用尤为显著。直接激动M胆碱能受体，使虹膜括约肌收缩，瞳孔缩小，睫状肌收缩导致调节房水排出阻力减少，使青光眼的眼内压下降。

【适应症】
（1）用于开角型青光眼和急、慢性闭角型青光眼以及继发性闭角型青光眼。
（2）白内障人工晶体植入手术中缩瞳。
（3）阿托品类药物的中毒对症治疗。

【规格】 1 mL：2 mg。

【用法用量】 皮下注射。一次2～10 mg，术中稀释后注入前房或遵医嘱。

【禁忌】
（1）虹膜睫状体炎、瞳孔阻滞性青光眼患者禁用。
（2）对本品过敏者禁用。

【注意事项】
（1）瞳孔缩小常引起暗适应困难，应告知须在夜间开车或从事照明不好的危险职业的患者特别小心。
（2）定期检查眼压，如出现视力改变，应查视力、视野、眼压描记及房角等，根据病情变化改变用药及治疗方案。
（3）为避免吸收过多引起全身不良反应，滴眼后要用手指压迫泪囊部1～2分钟。
（4）如意外服用，须给予催吐或洗胃；如过多吸收出现全身中毒反应，应使用抗胆碱药进行对抗治疗。

【药物相互作用】
（1）本品与β受体阻滞药、碳酸酐酶抑制剂、α和β肾上腺能受体激动药或高渗脱水剂联合使用有协同作用。
（2）本品与拉坦前列素合用可降低葡萄膜巩膜途径房水流出的量，减低降眼压作用。
（3）与局部抗胆碱药合用将干扰本品的降眼压作用。与适量的全身抗胆碱药物合用，因全身用药到达眼部的浓度很低，通常不影响本品的降眼压作用。

202.2 硝酸毛果芸香碱滴眼液

【通用名称】 硝酸毛果芸香碱滴眼液

【英文名称】 Pilocarpine Nitrate Eye Drops

【药理毒理】 毛果芸香碱是一种具有直接作用的拟胆碱药物，通过直接刺激位于瞳孔括约肌、睫状体及分泌腺上的毒蕈碱受体而起作用。毛果芸香碱通过收缩瞳孔括约肌，使周边虹膜离开房角前壁，开放房角，增加房水排出。同时本品还通过收缩睫状肌的纵行纤维，增加巩膜突的张力，使小梁网间隙开放，房水引流阻力减小，增加房水排出，降低眼压。

【药代动力学】 本品的角膜透性良好。动物实验显示，用2%本品对家兔单剂量滴眼，房水中的药物峰浓度出现在用药后的30分钟。用1%本品滴眼后，10～30分钟开始缩瞳，降眼压作用达峰时间约为75分钟。缩瞳持续时间为4～8小时。维持降眼压作用时间（与药物浓度有关）为4～14小时。

【适应症】 用于急性闭角型青光眼、慢性闭角型青光眼、开角型青光眼、继发性青光眼等。本品可与其他缩瞳剂、β受体阻滞剂、碳酸酐酶抑制剂、拟交感神经药物或高渗脱水剂联合用于治疗青光眼。检眼镜检查后可用本品滴眼缩瞳以抵消睫状肌麻痹剂或扩瞳药的作用。

【用法用量】
（1）慢性青光眼，0.5%～4%溶液一次1滴，一日1～4次。
（2）急性闭角型青光眼急性发作期，1%～2%溶液一次1滴，每5～10分钟滴眼1次，3～6次后每1～3小时滴眼1次，直至眼压下降（注意：对侧眼每6～8小时滴眼1次，以防对侧眼闭角型青光的发作）。
（3）缩瞳：对抗散瞳作用，1%溶液滴眼1滴2～3次；先天性青光眼房角切开或外路小梁切开术前，1%溶液，一般滴眼1～2次；虹膜切除术前，2%溶液，一次1滴。

【不良反应】 眼刺痛，有烧灼感，结膜充血引起睫状体痉挛，浅表角膜炎，颞侧或眼周头痛，诱发近视。眼部反应通常发生在

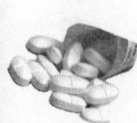

治疗初期，并在治疗过程中消失。老年人和晶状体混浊的病人在照明不足的情况下会有视力减退。有使用缩瞳剂后视网膜脱离的罕见报告。长期使用本品可出现晶状体混浊。

局部用药后出现全身副性反应的情况罕见，但偶见特别敏感的患者，局部常规用药后出现流涎、出汗、胃肠道反应和支气管痉挛。

【禁忌】 禁用于任何不应缩瞳的眼病患者，如虹膜睫状体炎、瞳孔阻滞性青光眼等；禁用于对本品任何成分过敏者。哮喘、急性角膜炎慎用。

【注意事项】
（1）瞳孔缩小常引起暗适应困难，应告知需在夜间开车或从事照明不好的危险职业的患者特别小心。

（2）定期检查眼压。如出现视力改变，需查视力、视野、眼压描记及房角等，根据病情变化改变用药及治疗方案。

（3）为避免吸收过多引起全身不良反应，滴眼后需用手指压迫泪囊部1～2分钟。

（4）如意外服用，需给予催吐或洗胃；如过多吸收出现全身中毒反应，应使用阿托品类抗胆碱药进行对抗治疗。

【孕妇及哺乳期妇女用药】 本品对于孕妇及哺乳期妇女用药的安全性尚未确定，故应慎用。

【儿童用药】 儿童要慎用本品，因患儿体重轻，易用药过量引起全身中毒。

【药物相互作用】
（1）本品与β受体阻滞药、碳酸酐酶抑制剂、α和β肾上腺能受体激动药或高渗脱水剂联合使用有协同作用。

（2）本品与拉坦前列素合用可降低葡萄膜巩膜途径房水流出的量，减低降眼压作用。

（3）与局部抗胆碱药合用将干扰本品的降眼压作用。与适量的全身抗胆碱药物合用，因全身用药到达眼部的浓度很低，通常不影响本品的降眼压作用。

【药物过量】 药物过量可产生出汗、流涎、恶心、震颤、脉搏缓慢和血压下降，在哮喘患者可发生支气管缩窄。在中度药物过量时，可自行恢复，静脉补液可纠正脱水，有助于恢复。对严重的病例，阿托品是毛果芸香碱的拮抗药。

本品眼局部滴用过量时，可用温水将其从眼部冲洗掉。

203. 噻吗洛尔滴眼液

【通用名称】 马来酸噻吗洛尔滴眼液

【英文名称】 Timolol Maleate Eye Drops

【药理毒理】

（1）药理作用。

马来酸噻吗洛尔是一种非选择性β肾上腺能受体阻滞剂，没有明显的内源性拟交感活性和局麻作用，对心肌无直接抑制作用。本品为马来酸噻吗洛尔滴眼剂，对高眼压患者和正常人均有降低眼内压作用。其降低眼内压的确切机理尚不清楚，眼压描记和房水荧光光度研究提示本品的降眼压作用与减少房水生成有关。

（2）非临床毒理研究。

① 致癌性：动物实验显示长期大量口服马来酸噻吗洛尔可致雄性大鼠肾上腺嗜铬细胞瘤，雌性小鼠良性及恶性肺部肿瘤，良性子宫息肉及乳腺癌的发生率明显增高。

② 生殖毒性：动物实验显示大剂量口服马来酸噻吗洛尔，对雄、雌性小鼠的生殖功能均无影响。

【药代动力学】 动物实验显示，用0.5%本品对家兔单剂量滴眼，房水和血中的药物峰浓度出现在用药后30分钟，半衰期为1.5小时。全身吸收的马来酸噻吗洛尔在肝内代谢，70%的药物原型随尿排出。对6个接受治疗者的血浆药物浓度测定显示，每日用0.5%本品滴眼2次，早晨滴药后的平均血浆峰浓度为0.46ng/mL，下午滴眼后为0.35ng/mL。

【适应症】 对原发性开角型青光眼具有

良好的降低眼内压疗效。对于某些继发性青光眼、高眼压症、部分原发性闭角型青光眼以及其他药物及手术无效的青光眼，加用本品滴眼可进一步增强降眼压效果。

【用法用量】 滴眼，一次 1 滴，一日 1～2 次，如眼压已控制，可改为一日 1 次。如原用其他药物，在改用本品治疗时，原药物不易突然停用，应自滴用本品的第二天起逐渐停用。

【不良反应】
（1）最常见的不良反应是眼烧灼感及刺痛。
（2）心血管系统：心动过缓，心率失常。
（3）神经系统：头晕，加重重症肌无力的症状，感觉异常，嗜睡，失眠，恶梦，抑郁，精神错乱，幻觉。
（4）呼吸系统：支气管痉挛，呼吸衰竭，呼吸困难，鼻腔充血，咳嗽，上呼吸道感染。
（5）内分泌系统：掩盖糖尿病患者应用胰岛素或降糖药后的低血糖症状。

【禁忌】
（1）支气管哮喘者或有支气管哮喘史者，严重慢性阻塞性肺部疾病的患者。
（2）窦性心动过缓，Ⅱ度或Ⅲ度房室传导阻滞，明显心衰，心源性休克的患者。
（3）对本品过敏者。

【注意事项】
（1）当出现呼吸急促、脉搏明显减慢、过敏等症状时，请立即停止使用本品。
（2）使用中若出现脑供血不足症状时应立即停药。
（3）心功能损害者，使用本品时应避免服用钙离子拮抗剂。
（4）对无心衰史的患者，如出现心衰症状应立即停药。
（5）正在服用儿茶酚胺耗竭药（如利血平）者，使用本品时应严密观察。

（6）冠状动脉疾患、糖尿病、甲状腺机能亢进和重症肌无力患者，用本品滴眼时需遵医嘱。
（7）本品慎用于自发性低血糖患者及接受胰岛素或口服降糖药治疗的患者，因β受体阻滞剂可掩盖低血糖症状。
（8）本品不宜单独用于治疗闭角型青光眼。
（9）与其他滴眼液联合使用时，请间隔 10 分钟以上。
（10）定期复查眼压，根据眼压变化调整用药方案。
（11）用前应摇匀，避免容器尖端接触眼睛，防止滴眼液污染。

【孕妇及哺乳期妇女用药】 本品对于孕妇的安全性尚未确定。滴眼后可在哺乳期妇女乳汁中测到本品，因对授乳婴儿具有多种潜在不良反应，需根据滴用本品对母亲的重要性决定终止哺乳或终止用药。

【儿童用药】 本品对于儿童的安全性和疗效尚未确定。

【药物相互作用】
（1）与肾上腺素合用可引起瞳孔扩大。
（2）不主张两种局部β受体阻断剂同时应用。
（3）本品与钙通道拮抗剂合用应慎重，因可引起房室传导阻滞、左心室衰竭及低血压。对心功能受损的患者，应避免两种药合并使用。
（4）正在服用儿茶酚胺耗竭药（如利血平）者，使用本品时应严密观察，因可引起低血压和明显的心动过缓。
（5）本品与洋地黄类和钙通道拮抗剂合用可进一步延长房室传导时间。
（6）本品与奎宁丁合用能引起心率减慢等全身β受体阻断的副作用。可能的原因是奎宁丁可抑制 P450 酶和 CYPZD 6 对噻吗洛尔的代谢作用。

【药物过量】 过量应用本品可引起类似

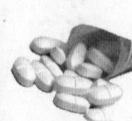

全身应用β受体阻断剂的副作用,如头晕、头痛、气短、心动过缓、支气管痉挛及心搏停止。

204. 乙酰唑胺

【通用名称】 乙酰唑胺片

【英文名称】 Acetazolamide Tablets

【药理毒理】 本品为碳酸酐酶抑制剂,能抑制房水生成,降低眼压。房水流出易度则不改变。乙酰唑胺能抑制睫状体上皮碳酸酐酶的活性,从而减少房水生成(50%~60%),使眼压下降。

【药代动力学】 口服容易吸收,与蛋白结合率高。口服乙酰唑胺 500 mg 后 1~1.5 小时降低眼压作用开始;2~4 小时血药浓度达峰值;可维持 4~6 小时,血清最高浓度为 12~27 mg/mL,$t_{1/2\beta}$ 为 2.4~5.8 小时。乙酰唑胺口服,在 24 小时内给药量的 90%~100% 以原型由肾脏排泄。

【适应症】 适用于治疗各种类型的青光眼,对各种类型青光眼急性发作时的短期控制是一种有效的降低眼压的辅助药物。开角型(慢性单纯性)青光眼,如用药物不能控制眼压,并用本品治疗可使其中大部分病例的眼压得到控制,作为术前短期辅助药物。闭角型青光眼急性期应用本品降压后,原则上应根据房角及眼压描记情况选择适宜的抗青光眼手术。本品也用于抗青光眼及某些内眼手术前降低眼压。抗青光眼术后眼压控制不满意者,仍可应用本品控制眼压。

继发性青光眼也可用本品降低眼压。

【用法用量】

• 口服给药

成人

(1)开角型青光眼,首量 250 mg(1片),每日 1~3 次,维持量应根据病人对药物的反应决定,尽量使用较小的剂量使眼压得到控制;一般每日 2 次,每次 250 mg(1片)就可使眼压控制在正常范围。

(2)继发性青光眼和手术前降眼压,250 mg(1片),每 4~8 小时 1 次,一般每日 2~3 次。

(3)急性病例,首次药量加倍给 500 mg(2片),以后用 125~250 mg(0.5~1片)维持量,每日 2~3 次。

【不良反应】

(1)一般用药后常见的不良反应有:

① 四肢麻木及刺痛感;

② 全身不适症候群:疲劳、体重减轻、困倦抑郁、嗜睡、性欲减低等;

③ 胃肠道反应:金属样味觉、恶心、食欲不振、消化不良、腹泻;

④ 肾脏反应:多尿、夜尿、肾及泌尿道结石等;

⑤ 可出现暂时性近视,也可发生磺胺样皮疹、剥脱性皮炎。

(2)少见的副作用。

① 电解质紊乱:代谢性酸中毒、低钾血症,补充碳酸氢钠及钾盐有可能减轻症状;

② 听力减退;

③ 最严重的不良反应是造血系统障碍:急性溶血性贫血、粒细胞减少症、血小板减少症、嗜伊红细胞增多症、再生障碍性贫血和肾功能衰竭。

(3)长期用药可加重低钾血症、低钠血症、电解质紊乱及代谢性酸中毒等症状。由于血钾下降可减弱本品的降眼压作用。对肾结石病人,本品可诱发或加重病情,如出现肾绞痛和血尿应立即停药。

【禁忌】 肝、肾功能不全致低钠血症、低钾血症、高氯性酸中毒,肾上腺衰竭及肾上腺皮质机能减退(阿狄森病),肝昏迷。

【注意事项】

(1)询问病人有否磺胺过敏史,不能耐受磺胺类药物或其他磺胺衍生物利尿药的患者,也不能耐受本品。

(2)与食物同服可减少胃肠道反应。

(3)下列情况应慎用。

① 因本品可增高血糖及尿糖浓度，故糖尿病患者应慎用；

② 酸中毒及肝、肾功能不全者慎用。

（4）对诊断的干扰。

① 尿17-羟类固醇测定，因干扰 Glenn-Nelson 法的吸收，可产生假阳性结果；

② 尿蛋白测定，由于尿碱化，可造成如溴酚蓝试验等一些假阳性结果；

③ 血氨浓度、血清胆红素、尿胆素元浓度都可以增高；

④ 血糖浓度、尿糖浓度均可增高，非糖尿病者不受影响；

⑤ 血浆氯化物的浓度可以增高，血清钾的浓度可以降低。

（5）随访检查：急性青光眼及青光眼急性发作时，每日应测眼压；慢性期应定期测量眼压，并定期检查视力、视野。眼压控制后应根据青光眼类型、前房角改变及眼压描记情况，调整用药剂量及选择适宜的抗青光眼手术。需延期施行抗青光眼手术的病人，较长期使用本品，除应加服钾盐外，在治疗前还需有24小时有眼压、视力、视野、血压、血象及尿常规等记录，以便在治疗过程中评价疗效及发现可能产生的不良反应，根据病情调整药量。

（6）某些不能耐受乙酰唑胺不良反应或久服无效者，可改用其他碳酸酐酶抑制剂，如双氯非那胺。

【孕妇及哺乳期妇女用药】 动物试验证实应用高于成人剂量10倍的乙酰唑胺对啮齿类动物胎仔有较高的致畸发病率，因此必须考虑其利弊。已有报告指出将要分娩的和妊娠期的妇女不宜使用，尤其是妊娠的前3个月内，哺乳妇女确需使用本品应暂停哺乳。

【儿童用药】 小儿常用量：抗青光眼，每日2～3次，每次按体重口服5～10mg/kg，或每日按体表面积口服300～900mg/m²，分2～3次服用。

【药物相互作用】

（1）与促肾上腺皮质激素或糖皮质激素，尤其与盐皮质激素联合使用，可以导致严重的低血钾，在联合用药时应注意监护血清钾的浓度及心脏功能。亦应估计到长期同时使用有增加低血钙的危险，可以造成骨质疏松，因为这些药都能增加钙的排泄。

（2）与苯丙胺、抗M-胆碱药，尤其是和阿托品、奎尼丁联合应用时，由于形成碱性尿，本品排泄减少，会使不良反应加重或延长。

（3）与抗糖尿病药（如胰岛素）联合应用时，可以减少低血糖反应，因为本品可以造成高血糖和尿糖，故应调整剂量。

（4）与苯巴比妥、卡马西平或苯妥英等联合应用，可引起骨软化发病率上升。

（5）洋地黄苷类与本品合用，可提高洋地黄的毒性，并可发生低钾血症。

（6）与甘露醇或尿素联合应用，在增强降低眼内压作用的同时，可增加尿量。

【药物过量】 尚未有患者服用过量致急性毒性反应的报道。

（三）其他

205. 阿托品

205.1 硫酸阿托品眼用凝胶

【通用名称】 硫酸阿托品眼用凝胶

【英文名称】 Atropine Sulfate Eye Gel

【药理毒理】 本品的药理作用机制为竞争性拮抗乙酰胆碱或胆碱受体激动药对M胆碱受体的激动作用。对M受体有相当高的选择性，大剂量或中毒剂量也有阻断神经节N_1受体的作用。眼组织：阻断M胆碱受体，因而使瞳孔括约肌和睫状肌松弛，形成扩瞳。

【药代动力学】 本品经眼结膜吸收后，约30%以原型经肾排出，其余为水解和与葡萄糖醛酸结合为代谢物。一般1%凝胶点眼，扩瞳作用持续7～10天，调节麻痹持续7～12天。

【适应症】 虹膜睫状体炎、检查眼底前的散瞳、验光配镜屈光度检查前的散瞳。

【用法用量】 一次1滴，滴于结膜囊内，一天2次。或遵医嘱。

【不良反应】

（1）眼部用药后可能产生皮肤或粘膜干燥、发热、面部潮红、心动过速等现象。

（2）少数病人眼睑出现发痒、红肿、结膜充血等过敏现象，应立即停药。

【禁忌】 青光眼及前列腺肥大者禁用。

【注意事项】

（1）阿托品类扩瞳药对正常眼压无明显影响，但对眼压异常或窄角、浅前房眼患者，应用后可使眼压明显升高而有激发青光眼急性发作的危险。故对这类病例和40岁以上的病人不应用阿托品滴眼。

（2）本品应在医师指导下使用。

（3）用药时管嘴切勿接触眼部，以防污染药品。

（4）当药品性状发生改变时禁止使用。

（5）滴眼后用手指压迫泪囊部1～2分钟，减少药液的全身吸收。

（6）本品系外用药品，严禁口服。

（7）开封后最多可使用4周。

（8）请妥为保存，放置儿童触摸不到的地方，避免儿童勿食中毒。

【孕妇及哺乳期妇女用药】 孕妇慎用，哺乳期妇女应避免使用或停止哺乳。

【儿童用药】 儿童脑外伤者禁用。

【老年用药】 慎用。

【药物相互作用】 三环类抗抑郁药、H_1-受体阻断药、抗胆碱类的抗帕金森病、吩噻嗪类抗精神病药等均有抗胆碱作用，合用后可加重尿潴留、便秘、口干等阿托品样不良反应。

205.2 硫酸阿托品眼膏

【通用名称】 硫酸阿托品眼膏

【英文名称】 Atropine Sulfate Eye Ointment

【适应症】 角膜炎、虹膜睫状体炎，白内障手术前后及验光前扩瞳。

【用法用量】 涂于眼结膜囊内，一日2～3次，或需要时用。

【不良反应】

（1）眼部用药后可能产生视力模糊、短暂的眼部烧灼感和刺痛、畏光，并可因全身吸收出现口干，皮肤、粘膜干燥，发热，面部潮红，心动过速等现象。

（2）少数病人眼睑出现发痒、红肿、结膜充血等过敏现象，应立即停药。

【禁忌】 以下人群禁用：①青光眼；②前列腺肥大；③儿童脑外伤；④唐氏综合征；⑤痉挛性瘫痪；⑥对本品过敏者。

【注意事项】

（1）阿托品类扩瞳药对正常眼压无明显影响，但对眼压异常或窄角、浅前房眼患者，应用后可使眼压明显升高而有激发青光眼急性发作的危险。故对这类病例和40岁以上的病人不应用阿托品滴眼。

（2）出现眼睑过敏反应或接触性皮炎应该立即停药。

（3）角膜穿孔或者即将穿孔的角膜溃疡患者慎用。

（4）用药后视力模糊，特别是看近物体，此时应该避免开车、使用机器和进行其他任何有危险的活动。

（5）用药后瞳孔散大畏光，必须在阳光和强烈灯光下佩戴太阳眼镜。

206. 可的松

206.1 可的松滴眼剂

【通用名称】 醋酸可的松滴眼液

【英文名称】 Cortisone Acetate Eye Drops

【药理毒理】 本品为糖皮质激素类药物，具有抗炎、抗过敏作用。

【适应症】 用于过敏性结膜炎。

【用法用量】 滴眼。将本品滴入结膜囊内，一次1～2滴，一日3～4次。用前摇匀。

【不良反应】

（1）长期或大量使用可致眼压升高或青

光眼、视神经损害、视野缺损以及白内障；过量使用可引起全身性不良反应。

（2）长期使用可导致继发性眼部感染。

【禁忌】 单纯性或溃疡性角膜炎患者禁用。

【注意事项】

（1）滴眼时请勿将管口接触手及眼睛。

（2）孕妇及哺乳期妇女不宜频繁、长期应用。

（3）青光眼患者应在医师指导下使用。

（4）本品不宜长期使用，连用不得超过2周，若症状未缓解应停药就医。

（5）眼部有感染时，不宜单独使用本品，应在医师或药师指导下与抗菌药物合用。

（6）对本品过敏者禁用，过敏体质者慎用。

（7）本品性状发生改变时禁止使用。

（8）请将本品放在儿童不能接触的地方。

（9）儿童必须在成人监护下使用。

（10）如正在使用其他药品，使用本品前请咨询医师或药师。

【药物相互作用】

（1）使用本品时，不能同时使用其他滴眼剂。

（2）如与其他药物同时使用可能会发生药物相互作用，详情请咨询医师或药师。

206.2　醋酸可的松眼膏

【通用名称】 醋酸可的松眼膏

【英文名称】 Cortisone Acetate Eye Ointment

【药理毒理】 肾上腺皮质激素类药。本品具有抗炎及抗过敏作用，能抑制结缔组织的增生，降低毛细血管壁和细胞膜的通透性，减少炎性渗出，并能抑制组胺及其他毒性物质的形成与释放。

【适应症】 适用于虹膜睫状体炎、虹膜炎、角膜炎、过敏性结膜炎等。

【用法用量】 每晚睡前一次，涂于结膜囊内。

【不良反应】 长期应用可引起青光眼、白内障。

【禁忌】 单纯疱疹性或溃疡性角膜炎禁用。

【注意事项】 眼部细菌性或病毒性感染时应与抗菌药物合用。

【孕妇及哺乳期妇女用药】 频繁、长期使用应慎用。

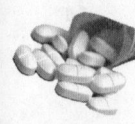

二十二、耳鼻喉科用药

207. 麻黄碱滴鼻剂

【通用名称】 麻黄碱滴鼻液

【英文名称】 Ephedrine Nasal Drops

【药理毒理】 盐酸麻黄碱为拟肾上腺素药,可直接激动血管平滑肌的α、β受体,使皮肤、粘膜以及内脏血管收缩。用于鼻部可作为减鼻充血剂,缓解因感冒等引起的鼻塞症状。

【适应症】 用于缓解鼻粘膜充血肿胀引起的鼻塞。

【用法用量】 滴鼻。一次每鼻孔2～4滴,一日3～4次。

【不良反应】 偶见一过性轻微烧灼感、干燥感、头痛、头晕、心率加快,长期使用可致心悸、焦虑不安、失眠等。

【禁忌】 鼻腔干燥、萎缩性鼻炎禁用。

【注意事项】
(1) 儿童、孕妇慎用。
(2) 滴鼻时应采取立式或坐式。
(3) 本品仅供滴鼻,切忌口服。
(4) 连续使用不得超过3日,否则,可产生"反跳"现象,出现更为严重的鼻塞。
(5) 冠心并高血压、甲状腺功能亢进、糖尿并闭角型青光眼患者慎用。
(6) 使用后应拧紧瓶盖,以防污染。
(7) 运动员慎用。
(8) 如使用过量或出现严重不良反应,应立即就医。
(9) 对本品过敏者禁用,过敏体质者慎用。
(10) 本品性状发生改变时禁止使用。
(11) 请将本品放在儿童不能接触的地方。
(12) 儿童必须在成人监护下使用。
(13) 如正在使用其他药品,使用本品前请咨询医师或药师。

【药物相互作用】
(1) 不能与单胺氧化酶抑制剂、三环类抗抑郁药同用。
(2) 如与其他药物同时使用可能会发生药物相互作用,详情请咨询医师或药师。

208. 氧氟沙星滴耳剂

【通用名称】 氧氟沙星滴耳液

【英文名称】 Ofloxacin Ear Drops

【药理毒理】
(1) 本品具广谱抗菌作用,尤其对需氧革兰阴性杆菌的抗菌活性高,对下列细菌在体外具良好抗菌作用:肠杆菌科的大部分细菌,包括枸橼酸杆菌属、阴沟、产气肠杆菌等肠杆菌属、大肠埃希菌、克雷伯菌属、变形杆菌属、沙门菌属、志贺菌属、弧菌属、耶尔森菌等。常对多重耐药菌也具有抗菌活性。对青霉素耐药的淋病奈瑟菌、产酶流感杆菌和莫拉菌属均具有高度抗菌活性。对铜绿假单胞菌等假单胞菌属的大多数菌株具抗菌作用。
(2) 本品对甲氧西林敏感葡萄球菌具抗菌活性,对肺炎链球菌、溶血性链球菌和粪肠球菌仅具中等抗菌活性。对沙眼衣原体、支原体、军团菌具良好抗微生物作用,对结核杆菌和非典型分枝杆菌也有抗菌活性。对厌氧菌的抗菌活性差。氧氟沙星为杀菌剂,通过作用于细菌DNA螺旋酶的A亚单位,抑制DNA的合成和复制而导致细菌死亡。

【适应症】 用于治疗敏感菌引起的中耳炎、外耳道炎、鼓膜炎。

【用法用量】 滴耳。成人一次6～10

滴，一日2～3次。滴耳后进行约10分钟耳浴。根据症状适当增减滴耳次数。对小儿滴数酌减。

【不良反应】 偶有中耳痛及瘙痒感。

【禁忌】 对本品及氟喹诺酮类药过敏的患者禁用。

【注意事项】
（1）只用于滴耳。
（2）本品一般适用于中耳炎，局限在中耳粘膜部位的局部治疗。若炎症已漫及鼓室周围时，除局部治疗外，应同时服用口服制剂。
（3）使用本品时若药温过低，可能会引起眩晕。因此，使用温度应接近体温。
（4）出现过敏症状时应立即停药。
（5）使用本品的疗程以4周为限。若继续给药时，应慎用。

【孕妇及哺乳期妇女用药】 孕妇不宜应用，如确有应用指征，且利大于弊时方可慎用。哺乳期妇女使用时应停止授乳。

【儿童用药】 一般不用于婴幼儿。

【药物相互作用】 长期大量使用经局部吸收后，可产生与全身用药相同的药物相互作用，如可使环孢素、丙磺舒等药物血药浓度升高，干扰咖啡因的代谢等。

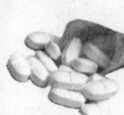

209. 地芬尼多

【通用名称】 盐酸地芬尼多片

【英文名称】 Difenidol Hydrochloride Tablets

【药理毒理】 本品可改善椎底动脉供血，调节前庭系统功能，抑制呕吐中枢，有抗眩晕及镇吐作用。

【适应症】 用于防治多种原因或疾病引起的眩晕、恶心、呕吐，如乘车、船、机时的晕动病等。

【用法用量】 口服。成人，治疗晕动症一次1～2片，一日3次。预防晕动病应在出发前30分钟服药。

【不良反应】
（1）常见不良反应有口干、心悸、头昏、头痛、嗜睡、不安和轻度胃肠不适，停药后即可消失。
（2）偶有幻听、幻视、定向力障碍、精神错乱、忧郁等。
（3）偶见皮疹、一过性低血压反应。

【禁忌】
（1）6个月以内婴儿禁用。
（2）肾功能不全患者禁用。

【注意事项】
（1）儿童用量请咨询医师或药师。
（2）青光眼、胃肠道或泌尿道梗阻性疾病以及心动过速患者慎用。
（3）孕妇慎用。
（4）如服用过量或出现严重不良反应，应立即就医。
（5）对本品过敏者禁用，过敏体质者慎用。
（6）本品性状发生改变时禁止使用。
（7）请将本品放在儿童不能接触的地方。
（8）儿童必须在成人监护下使用。
（9）如正在使用其他药品，使用本品前请咨询医师或药师。

【药物相互作用】 如与其他药物同时使用可能会发生药物相互作用，详情请咨询医师或药师。

二十三、妇产科用药

（一）子宫收缩药

210. 缩宫素注射液

【通用名称】 缩宫素注射液
【英文名称】 Oxytocin Injection
【药理毒理】 本品为多肽类激素子宫收缩药。

（1）刺激子宫平滑肌收缩，模拟正常分娩的子宫收缩作用，导致子宫颈扩张，子宫对缩宫素的反应在妊娠过程中逐渐增加，足月时达高峰。

（2）刺激乳腺的平滑肌收缩，有助于乳汁自乳房排出，但并不增加乳腺的乳汁分泌量。

【药代动力学】 口服极易被消化液所破坏，故口服无效；滴鼻经粘膜则很快吸收，作用时效约20分钟；肌内注射在3～5分钟起效，作用持续30～60分钟；静脉滴注立即起效，15～60分钟内子宫收缩的频率与强度逐渐增加，然后稳定，滴注完毕后20分钟，其效应渐减退。$t_{1/2}$一般为1～6分钟。本品经肝、肾代谢，经肾排泄，极少量是原型物。

【适应症】 用于引产、催产、产后及流产后因宫缩无力或缩复不良而引起的子宫出血。了解胎盘储备功能（催产素激惹试验）。

【用法用量】
（1）引产或催产。静脉滴注，一次2.5～5单位，用氯化钠注射液稀释至每1mL中含有0.01单位。静滴开始时每分钟不超过0.001～0.002单位，每15～30分钟增加0.001～0.002单位，至达到宫缩与正常分娩期相似，最快每分钟不超过0.02单位，通常为每分钟0.002～0.005单位。

（2）控制产后出血每分钟静滴0.02～0.04单位，胎盘排出后可肌内注射5～10单位。

【不良反应】 偶有恶心、呕吐、心率加快或心律失常。大剂量应用时可引起高血压或水滞留。

【禁忌】 骨盆过窄，产道受阻，明显头盆不称及胎位异常，有剖腹产史、子宫肌瘤剔除术史者及脐带先露或脱垂、前置胎盘、胎儿窘迫、宫缩过强、子宫收缩乏力长期用药无效、产前出血（包括胎盘早剥）、多胎妊娠、子宫过大（包括羊水过多）、严重的妊娠高血压综合征等患者。

【注意事项】
（1）下列情况应慎用：心脏病、临界性头盆不称、曾有宫腔内感染史、宫颈曾经手术治疗、宫颈癌、早产、胎头未衔接、孕妇年龄已超过35岁者，用药时应警惕胎儿异常及子宫破裂的可能。

（2）骶管阻滞时用缩宫素，可发生严重的高血压，甚至脑血管破裂。

（3）用药前及用药时需检查及监护：
① 子宫收缩的频率、持续时间及强度；
② 孕妇的脉搏及血压；
③ 胎儿心率；
④ 静止期间子宫肌张力；
⑤ 胎儿成熟度；
⑥ 骨盆大小及胎先露下降情况；
⑦ 出入液量的平衡（尤其是长时间使用者）。

【药物相互作用】
（1）环丙烷等碳氢化合物吸入全麻时，使用缩宫素可导致产妇出现低血压、窦性心动过缓或（和）房室节律失常。恩氟烷浓度＞1.5％、氟烷浓度＞1.0％吸入全麻时，子宫对缩宫素的效应减弱。恩氟烷浓度>3.0%可消除反应,并可导致子宫出血。

(2)其他宫缩药与缩宫素同时用,可使子宫张力过高,产生子宫破裂或(和)宫颈撕裂。

211. 麦角新碱注射液

【通用名称】 马来酸麦角新碱注射液

【英文名称】 Ergometrine Maleate Injection

【药理毒理】 本品为子宫收缩药。可直接作用于子宫平滑肌,作用强而持久。大剂量可使子宫肌强直收缩,能使胎盘种植处子宫肌内血管受到压迫而止血,在妊娠后期子宫对缩宫药的敏感性增加。

【药代动力学】 口服或肌注后吸收而完全。口服6～15分钟,肌注2～3分钟,宫缩开始生效,作用持续3小时,静注立即见效,作用约为45分钟,节律性的收缩可持续达3小时。本品在肝内代谢,经肾脏随尿排出。

【适应症】
(1)主要用在产后或流产后预防和治疗由于子宫收缩无力或缩复不良所致的子宫出血。
(2)用于产后子宫复原不全,加速子宫复原。

【用法用量】 肌内或静脉注射一次0.2 mg,必要时可2～4小时重复注射1次,最多5次。静脉注射时需稀释后缓慢注入,至少1分钟。

【不良反应】
(1)由于产后或流产后子宫出血的用药时间较短,药物的某些不良反应较其他麦角生物碱少见。但静脉给药时,可出现头痛、头晕、耳鸣、腹痛、恶心、呕吐、胸痛、心悸、呼吸困难、心率过缓;也有可能突然发生严重高血压,在用氯丙嗪后可以有所改善甚至消失。
(2)如使用不当,可能发生麦角中毒,表现为持久腹泻、手足和下肢皮肤苍白的发冷、心跳弱、持续呕吐、惊厥。

【禁忌】 胎儿娩出前使用本品可能发生子宫强直性收缩,以致胎儿缺氧或颅内出血;胎盘未剥离娩出前使用可使胎盘嵌留宫腔内。

【注意事项】
(1)下列情况应慎用:①冠心病,血管痉挛时可造成心肌梗死;②肝功能损害;③严重的高血压,包括妊娠高血压综合征;④低血钙,可能加重闭塞性周围血管病;⑤肾功能损害;⑥脓毒症。
(2)交叉过敏反应,患者不能耐受其他麦角制剂,同样也不能耐受本品。

【药物相互作用】
(1)避免与其他麦角碱同用;
(2)不得与血管收缩药(包括局麻药液中含有的)同用;
(3)与升压药同用,有出现严重高血压甚至脑血管破裂的危险;

【药物过量】 用量不得太大、时间不得过长,超量时可发生麦角样中毒及麦角性坏疽。

212. 垂体后叶注射液

【通用名称】 垂体后叶注射液

【英文名称】 Posterior Pituitary Injection

【药理毒理】 垂体后叶注射液对平滑肌有强烈收缩作用,尤以对血管及子宫之基层作用更强,由于剂量不同,可引起子宫节律收缩至强直收缩。对于肠道及膀胱亦能增加张力而使其收缩。此外,垂体后叶尚能抑制排尿。

【适应症】 用于肺、支气管出血(如咯血),消化道出血(呕血、便血),并适用于产科催产及产后收缩子宫、止血等。对于腹腔手术后肠道麻痹等亦有功效。本品尚对尿崩症有减少排尿量之作用。

【用法用量】 肌内、皮下注射或稀释后静脉滴注。
(1)引产或催产:一次2.5～5单位,用氯化钠注射液稀释至每1 mL中含有0.01单位。静滴开始时每分钟不超过0.001～

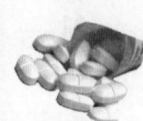

0.002单位，每15～30分钟增加0.001～0.002单位，至达到宫缩与正常分娩期相似，最快每分钟不超过0.02单位，通常为每分钟0.002～0.005单位。控制产后出血每分钟静滴0.02～0.04单位，胎盘排出后可肌内注射5～10单位。

（2）呼吸道或消化道出血：一次6～12单位。

（3）产后子宫出血：一次3～6单位。

【禁忌】 本品对患有肾脏炎、心肌炎、血管硬化、骨盆过窄、双胎、羊水过多、子宫膨胀过度等病人不宜应用。在子宫颈尚未完全扩大时亦不宜采用本品。高血压或冠状动脉病患者慎用。

【注意事项】 用药后如出现面色苍白、出汗、心悸、胸闷、腹痛、过敏性休克等，应立即停药。

【孕妇及哺乳期妇女用药】 用于催产时必须有明确指征，在密切监视下进行。

【药物相互作用】

（1）环丙烷等碳氢化合物吸入全麻时，使用缩宫素可导致产妇出现低血压，窦性心动过缓或（和）房室节律失常。恩氟烷浓度>1.5%、氟烷浓度>1.0%吸入全麻时，子宫对缩宫素的效应减弱。恩氟烷浓度>3.0%可消除反应，并可导致子宫出血。

（2）其他宫缩药与缩宫素同时用，可使子宫张力过高，产生子宫破裂或（和）宫颈撕裂。

（二）其他

213. 硝酸咪康唑栓

【通用名称】 硝酸咪康唑栓

【英文名称】 Miconazole Nitrate Suppositories

【药理毒理】 本品为广谱抗真菌药，对多种真菌，尤其是念珠菌有抗菌作用，对某些革兰阳性细菌也有抗菌力。其作用机制是抑制真菌细胞膜的合成，以及影响其代谢过程。

【适应症】 局部治疗念珠菌性外阴阴道病和革兰阳性细菌引起的双重感染。

【用法用量】 阴道给药，洗净后将栓剂置于阴道深处。每晚1次，一次1枚。连续7天为一疗程。也可采用三日疗法：第一日晚1枚，随后三日早晚各1枚。即使症状迅速消失，也要完成治疗疗程，在月经期应持续使用。

【不良反应】 偶见过敏反应，多数较轻微。常见的不良反应是局部刺激、瘙痒和灼热感，尤其在治疗开始时。盆腔痉挛、荨麻疹、皮肤丘疹也有发生。

【注意事项】

（1）孕妇及哺乳期妇女慎用。

（2）无性生活史的女性应在医师指导下使用。

（3）用药期间注意个人卫生，防止重复感染，避免房事。

（4）给药时应洗净双手或戴指套或手套。

（5）用药部位如有烧灼感、瘙痒、红肿等情况应停药，并将局部药物洗净，必要时向医师咨询。

（6）对本品过敏者禁用，过敏体质者慎用。

（7）本品性状发生改变时禁止使用。

（8）请将本品放在儿童不能接触的地方。

（9）如正在使用其他药品，使用本品前请咨询医师或药师。

【药物相互作用】

（1）应避免与某些乳胶产品接触，如阴道避孕隔膜或避孕套。

（2）如与其他药物同时使用可能会发生药物相互作用，详情请咨询医师或药师。

214. 甲硝唑

214.1 复方甲硝唑泡腾片

【通用名称】 复方甲硝唑泡腾片

【英文名称】 Compound Metronidzole Effervesecent Tablets

【成分】 本品为复方制剂，每片含甲硝

唑 500 mg、人参茎叶皂苷 25 mg、维生素 E 40 mg。

【药理毒理】 本品所含甲硝唑为抗厌氧菌与抗滴虫药；人参茎叶皂苷和维生素 E 具有促进粘膜皮肤创伤愈合的作用。

【适应症】 用于滴虫性阴道炎及细菌性阴道病。

【用法用量】 临睡前，洗净外阴后，用手指将药栓放入阴道深部，每晚 1 次，一次 1 片，7 日为一疗程。

【不良反应】 偶见局部刺激症状或过敏反应。

【注意事项】
（1）无性生活史的女性应在医师指导下使用。
（2）使用本品时应避开月经期。
（3）给药时应洗净双手或戴指套或手套。
（4）用药期间注意个人卫生，防止重复感染，使用避孕套或避免房事。
（5）本品仅供阴道给药，切忌口服。
（6）用药部位如有烧灼感、红肿等情况应停药，并将局部药物洗净，必要时向医师咨询。
（7）对本品过敏者禁用，过敏体质者慎用。
（8）本品性状发生改变时禁止使用。
（9）请将本品放在儿童不能接触的地方。
（10）如正在使用其他药品，使用本品前请咨询医师或药师。

【药物相互作用】 如与其他药物同时使用可能会发生药物相互作用，详情请咨询医师或药师。

214.2 甲硝唑栓

【通用名称】 甲硝唑栓

【英文名称】 Metronidazole Suppositories

【药理毒理】 本品为硝基咪唑衍生物，可抑制阿米巴原虫氧化还原反应，使原虫氮链发生断裂。体外试验证明，药物浓度为 1～2 mg/L 时，溶组织阿米巴于 6～20 小时即可发生形态改变，24 小时内全部被杀灭，浓度为 0.2 mg/L，72 小时内可杀死溶组织阿米巴。本品有强大的杀灭滴虫的作用，其机理未明。甲硝唑对缺氧情况下生长的细胞和厌氧微生物有杀灭作用，它在人体中还原时生成的代谢物，也具有抗厌氧菌作用，抑制细菌的脱氧核糖核酸的合成，从而干扰细菌的生长、繁殖，最终致细菌死亡。

【药代动力学】 直肠给药后能迅速而完全地吸收，蛋白结合率 <5%，吸收后广泛分布于各组织和体液中，且能通过血脑屏障，药物有效浓度能够出现在唾液、胎盘、胆汁、乳汁、羊水、精液、尿液、脓液和脑脊液中。有报道，药物在胎盘、乳汁、胆汁的浓度与血浆相似。健康人脑脊液中药浓度为同期药浓度的 43%。肛栓 0.5 g 及 1 g 直肠给药后 8～10 小时，血药峰值分别为 5.1 及 7.3 mg/L。$t_{1/2}$ 为 7～7.8 小时。本品经肾排出 60%～80%，约 20% 的原型药从尿中排出，其余以代谢产物（25% 为葡萄糖醛酸结合物，14% 为其他代谢结合物）形式由尿排出，10% 随粪便排出，14% 从皮肤排泄。

【适应症】 本品用于治疗阴道毛滴虫病。

【规格】 ① 0.5 g；② 1 g。

【用法用量】 阴道给药：一次 0.5 g，每晚一次 0.5 g，连用 7～10 天，应同时服用甲硝唑片剂，每次 0.2 g，每日 4 次，连服 7 天。

【注意事项】
（1）对诊断的干扰：本品的代谢产物可使尿液呈深红色。
（2）原有肝脏疾患者剂量应减少。出现运动失调或其他中枢神经系统症状时应停药。重复一个疗程之前，应做白细胞计数。厌氧菌感染合并肾功能衰竭者，给药间隔时间应由 8 小时延长至 12 小时。
（3）本品可抑制酒精代谢，用药期间应戒酒，饮酒后可能出现腹痛、呕吐、头痛等症状。

【孕妇及哺乳期妇女用药】 孕妇及哺乳期妇女禁用。

【药物相互作用】 尚不明确。

二十四、计划生育用药

215. 避孕药

215.1 庚酸炔诺酮注射液

【通用名称】 复方庚酸炔诺酮注射液

【英文名称】 Compound Norethisterone Enanthate Injection

【成分】 1 mL 中含庚酸炔诺酮 50 mg，戊酸雌二醇 5 mg。

【药理毒理】 本品为避孕药，主要系通过抑制垂体促性腺激素分泌而抑制排卵，达到避孕作用，对于宫颈粘液与子宫内膜的直接作用亦与其避孕机理有关。经小鼠、大鼠、犬及猴的急性与慢性毒性试验，未见明显毒性。本品无致畸及致突变作用。

【药代动力学】 本品肌内注射后可储存于注射局部组织，逐步释放而发挥长效作用，主要通过肝脏代谢及肾脏排泄。临床药代动力学研究表明，单次肌注本品 4～6 天，活性产物炔诺酮可达血药峰值，其表观消除半衰期为 4～7 天。连续用药一年后，炔诺酮庚酸酯在体内无积蓄。

【适应症】 健康育龄妇女避孕用，尤其适用于不能耐受或坚持服用口服避孕片以及放置宫内节育器易脱落者。

【用法用量】 肌内注射：每月一次可以避孕一个月。首次给药时，可于月经来潮第五天同时注射 2 mL。自第二个月起，均在月经第 10～12 天注射 1 mL。

【不良反应】 少数使用者可发生月经改变，如周期缩短、经量减少、不规则出血及闭经。偶有恶心、头晕、乳胀等，一般均较轻微，不需处理。必要时可对症处理。

【禁忌】 急、慢性肝炎，肾炎，高血压及有乳房肿块者忌用。

【注意事项】
（1）必须按时注射，并注意将药液抽取干净完全注入，作深部肌内注射。
（2）本品在气温低流动性差时，并置热水中温热，待恢复流动性后即可使用。

215.2 醋酸甲地孕酮片

【通用名称】 醋酸甲地孕酮片

【英文名称】 Megestrol Acetate Tablets

【药理毒理】 本品为孕激素，对垂体促性腺激素的释放有一定的抑制作用，但比左炔诺孕酮和炔诺酮为弱。不具有雌激素和雄激素样活性，但有明显抗雌激素作用。与雌激素合用，抑制排卵。动物致畸试验表明对家兔具有死胎率增加和致畸作用。

【药代动力学】 口服后生物半衰期明显比左炔诺孕酮为短，大部分代谢产物以葡萄糖醛酸酯形式排出。

【适应症】 治疗月经不调、功能性子宫出血、子宫内膜异位症；晚期乳腺癌和子宫内膜腺癌；亦可用于短效复方口服避孕片的孕激素成分。

【用法用量】 口服。

（1）治疗闭经（雌激素水平足够时）：一次 4 mg，一日 2～3 次，连服 2～3 天，停药 2 周内即有撤退性出血。

（2）治疗功能性子宫出血：一日 4～8 mg，共 20 天，开始自月经第 5 天服或同上（1）。

（3）治疗子宫内膜异位症：一次 4～8 mg，一日 1～2 次，自月经第 5 天服，连服 3～6 个月。

（4）乳腺癌：一次 40 mg，一日 4 次，一日量 160 mg，连续 2 个月。

（5）子宫内膜癌：一次 10～80 mg，一日4次，一日量40～320mg，或一次160mg，每日1次。

【不良反应】

（1）主要为恶心、头晕、倦怠。

（2）突破性出血。

（3）孕期服用有比较明确的增加女性后代男性化的作用。

【禁忌】 严重肝、肾功能不全者，乳房肿块者，孕妇禁用。

【注意事项】

（1）有子宫肌瘤，血栓病史及高血压、糖尿病、哮喘病、癫痫、偏头痛、精神抑郁患者慎用。

（2）长期用药注意进行肝功能、乳房检查。

【孕妇及哺乳期妇女用药】 禁用。

215.3 复方左炔诺孕酮片

【通用名称】 复方左炔诺孕酮片

【英文名称】Compound Levonorgestrel Tablets

【成分】 每片含主要成分左炔诺孕酮0.15mg、炔雌醇0.03mg。

【药理毒理】 本品中的左炔诺孕酮能阻止孕卵着床，并使宫颈粘液粘稠度增加，阻止精子穿透。炔雌醇能抑制促性腺激素分泌，从而抑制卵巢排卵。两种成分配伍，增强避孕作用，又减少了不良反应。

【适应症】 用于女性口服避孕。

【用法用量】 口服，从每次月经来潮的第5天开始服药，每日1片，连服22天，不能间断或遗漏，服完后等下次月经来潮的第5天，再继续服药。

【不良反应】

（1）类早孕反应：表现为恶心、呕吐、困倦、头晕、缺乏食欲。

（2）突破性出血（多发生在漏服药时，必要时可每晚加服炔雌醇0.01mg），闭经。

（3）精神压抑、头痛、疲乏、体重增加，面部色素沉着。

（4）肝功能损害或使肝良性腺瘤相对危险性增高。

（5）35岁以上的吸烟妇女服用本品，患缺血性心脏病危险性增加。

（6）可能引起高血压。

【禁忌】 下列情况应禁用：乳腺癌、生殖器官癌、阴道有不规则出血者、肝功能异常或近期有肝病或黄疸史、深部静脉血栓、脑血管意外、高血压、心血管病、糖尿病、高脂血病、精神抑郁症及40岁以上妇女。

【注意事项】

（1）服用本品时应当每年进行体检，在体检过程中向医师说明正在服用本品。

（2）出现下列症状时应停药：怀疑妊娠、血栓栓塞病、视觉障碍、高血压、肝功能异常、精神抑郁、缺血性心脏病等。

（3）按规定方法服药，漏服药不仅可发生突破性出血，还可导致避孕失败。一旦发生漏服，除按常规服药外，应在24小时内加服1片。

（4）哺乳期妇女应于产后半年开始服用。

（5）如欲怀孕，应停药并采取其他避孕措施，停药半年后再怀孕。

（6）如服用过量或出现严重不良反应，请立即就医。

（7）对本品过敏者禁用，过敏体质者慎用。

（8）本品性状发生改变时禁止使用。

（9）请将本品放在儿童不能接触的地方。

（10）如正在使用其他药品，使用本品前请咨询医师或药师。

【药物相互作用】

（1）可使避孕效果降低的药物：抗菌药，尤其是口服广谱抗菌药；药酶诱导剂，如利福平、苯巴比妥、苯妥英等，应避免同时服用。

（2）本品可减弱抗高血压药、抗凝血药

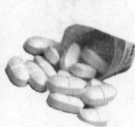

以及降血糖药的疗效。

（3）本品可增强三环类抗抑郁药的疗效。

（4）如与其他药物同时使用可能会发生药物相互作用，详情请咨询医师或药师。

215.4　复方炔诺酮片

【通用名称】　复方炔诺酮片

【英文名称】　Compound Norethisterone Tablets

【成分】　每片含主要成分炔诺酮 0.6 mg、炔雌醇 0.035 mg。

【药理毒理】　本品中的炔诺酮能阻止孕卵着床，并使宫颈粘液稠度增加，阻止精子穿透。炔雌醇能抑制促性腺激素分泌，从而抑制卵巢排卵。两种成分配伍，增强避孕作用，又减少了不良反应。

【适应症】　用于女性口服避孕。

【用法用量】　口服，从月经周期第 5 天开始用药，一日 1 片，连服 22 天，不能间断，服完后等下次月经来后第 5 天继续服药。

【不良反应】

（1）类早孕反应：表现为恶心、呕吐、困倦、头晕、食欲缺乏。

（2）突破性出血（多发生在漏服药时，必要时可每晚加服炔雌醇 0.01 mg），闭经。

（3）精神压抑、头痛、疲乏、体重增加、面部色素沉着。

（4）肝功能损害或使肝良性腺瘤相对危险性增高。

（5）35 岁以上的吸烟妇女服用本品，患缺血性心脏病危险性增加。

（6）可能引起高血压。

【禁忌】　下列情况应禁用：乳腺癌、生殖器官癌、阴道有不规则出血、肝功能异常或近期有肝病或黄疸史、深部静脉血栓、脑血管意外、高血压、心血管病、糖尿病、高脂血病、精神抑郁症及 40 岁以上妇女。

【注意事项】

（1）服用本品时应当每年进行体检，在体检过程中向医师说明正在服用本品。

（2）出现下列症状时应停药：怀疑妊娠、血栓栓塞病、视觉障碍、高血压、肝功能异常、精神抑郁、缺血性心脏病等。

（3）按规定方法服药，漏服药不仅可发生突破性出血，还可导致避孕失败。一旦发生漏服，除按常规服药外，应在 24 小时内加服 1 片。

（4）哺乳期妇女应于产后半年开始服用。

（5）对本品过敏者禁用，过敏体质者慎用。

（6）本品性状发生改变时禁止使用。

（7）请将本品放在儿童不能接触的地方。

（8）如正在使用其他药品，使用本品前请咨询医师或药师。

【药物相互作用】　同复方左炔诺孕酮片。

215.5　左炔诺孕酮炔雌醇（三相）片

【通用名称】　左炔诺孕酮炔雌醇（三相）片

【英文名称】　Levonorgestrel and Ethinylestradiol Tablets（Triphasic）

【成分】　本品为复方制剂，黄色片：每片含左炔诺孕酮 0.05 mg、炔雌醇 0.03 mg；白色片：每片含左炔诺孕酮 0.075 mg、炔雌醇 0.04 mg；棕色片：每片含左炔诺孕酮 0.125 mg、炔雌醇 0.03 mg。

【药理毒理】　本品中所含左炔诺孕酮为口服强效孕激素，作用较炔诺酮强，并有雄激素、雌激素和抗雌激素的作用，既可抑制卵巢排卵，又可增加宫颈粘液稠度和抑制子宫内膜发育。另一成分炔雌醇亦能抑制促性腺激素分泌，从而抑制卵巢排卵，两药配伍既提高避孕效果，又减少了不良反应。

【适应症】　用于女性口服避孕。

【用法用量】　口服，首次服药从月经的第 3 天开始，每晚 1 片，连续 21 天，先服黄色片 6 天，继服白色片 5 天，最后服棕色片 10 天。以后各服药周期均于停药第 8 天按上述顺序重复服用。不得漏服。若停药 7 天，连续两月闭经者，应咨询医师。

【不良反应】

（1）常见的有恶心、呕吐、头痛、乳房痛、经间少量出血。

（2）较少见的有抑郁、皮疹及不能耐受隐形眼镜。

（3）较严重的不良反应尚有血栓形成、高血压、肝病、黄疸以及过敏反应等。

【禁忌】 下列情况禁用：乳腺癌、生殖器官癌、肝功能异常或近期有肝病或黄疸史、阴道异常出血、镰状细胞性贫血、深部静脉血栓病、脑血管意外、高血压、心血管病、高脂血症、肾功能不全、严重糖尿病、精神抑郁症及哺乳期妇女。

【注意事项】

（1）开始服药前请咨询医师。包括体检，采集完整的个人和家庭病史，特别注意检查血压。

（2）服用本品时应当每年进行体检，在体检过程中向医师说明正在服用本品。

（3）必须按规定方法服药，若漏服药不仅可发生突破性出血，还可导致避孕失败。一旦发生漏服，除按规定服药外，应在24小时内加服1片。

（4）出现下列症状时应停药：怀疑妊娠、血栓栓塞病、听力或视觉障碍、高血压、肝功能异常、精神抑郁、缺血性心脏病、胸部锐痛或突然气短、偏头痛、乳腺肿块、癫痫发作次数增加、严重腹痛或腹胀、皮肤黄染或全身瘙痒等。

（5）吸烟可使服用本品的妇女发生心脏病和中风的危险性增加，尤其是35岁以上的（含35岁）妇女，故服药期间应戒烟。

（6）如欲怀孕，应停药并采取其他避孕措施，直到出现第一个月经周期后再怀孕。

（7）如服用过量或出现严重不良反应，应立即就医。

（8）对本品过敏者禁用，过敏体质者慎用。

（9）本品性状发生改变时禁止使用。

（10）请将本品放在儿童不能接触的地方。

（11）如正在使用其他药品，使用本品前请咨询医师或药师。

【药物相互作用】

（1）可使本品避孕效果降低的药物：抗菌药尤其是广谱抗菌药、药酶诱导剂如利福平、苯巴比妥、苯妥英等，应避免同时服用。

（2）本品影响其他药物的疗效，使其作用减弱的有抗高血压药、抗凝血药以及降血糖药；使其疗效增强的有三环类抗抑郁药。

（3）如与其他药物同时使用可能会发生药物相互作用，详情请咨询医师或药师。

215.6 复方醋酸甲地孕酮片

【通用名称】 复方醋酸甲地孕酮片

【英文名称】 Compound Megestrol Acetate Tablets

【成分】 每片含主要成分醋酸甲地孕酮1mg、炔雌醇0.035mg。

【药理毒理】 本品系由孕激素与雌激素的衍生物组成的复方制剂。孕激素的衍生物醋酸甲地孕酮能阻止孕卵着床，并使宫颈黏液稠度增加，阻止精子穿透。雌激素的衍生物炔雌醇能抑制促性腺激素分泌，从而抑制卵巢排卵。两种成分配伍，增强避孕作用，又减少了不良反应。

【适应症】 用于女性口服避孕。

【用法用量】 口服，于每次月经第5天开始，一日1片，连服22天。停药后3～7天内行经，于行经的第5天再服下一周期的药。产后或流产后在月经来潮再服。服药一个月可以避孕1个月，因此需要每个月服药。一般在睡前服，可减少不良反应。

【不良反应】

（1）类早孕反应：表现为恶心、呕吐、困倦、头晕、食欲缺乏。

（2）突破性出血（多发生在漏服药时，必要时可每晚加服炔雌醇0.01mg），闭经

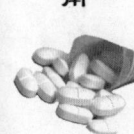

(3) 精神压抑、头痛、疲乏、体重增加、面部色素沉着。

(4) 肝功能损害或使肝良性腺瘤相对危险性增高。

(5) 35岁以上的吸烟妇女服用本品患缺血性心脏病危险性增加。

(6) 可能引起高血压。

【禁忌】 下列情况应禁用：乳腺癌、生殖器官癌、肝功能异常或近期有肝病或黄疸史、深部静脉血栓病、脑血管意外、高血压、心血管病、糖尿病、高脂血症、精神抑郁症及40岁以上妇女。

【注意事项】 哺乳期妇女应于产后半年开始服用。其他事项同复方左炔诺孕酮片。

【药物相互作用】 同复方左炔诺孕酮片。

215.7　左炔诺孕酮片

【通用名称】 左炔诺孕酮片

【英文名称】 Levonorgestrel Tablets

【药理毒理】 左炔诺孕酮为孕激素。具有较强抑制垂体分泌促性腺激素的作用而抑制排卵；它能使宫颈粘液变稠，阻碍精子穿透，又能使子宫内膜萎缩不利于孕卵着床，因而起到避孕作用。

【药代动力学】 口服易自胃肠道吸收。口服左炔诺孕酮1mg，于2、8、24小时测定血药浓度，依次为8.1ng/mL、3.8ng/mL、1.3ng/mL。$t_{1/2}$为5.5～10.4小时。口服后主要分布：肝、肾、卵巢及子宫。主要在肝内代谢。代谢物主要为$3\alpha,5\beta$-四氢甲基炔诺酮。24小时即可排除绝大部分，且体内无滞留。

【适应症】 用于女性口服避孕。

【用法用量】 在同居前两天开始服药，每晚1片，连服10～15天不能间断，同居超过半个月应接服复方短效口服避孕药。

【不良反应】 偶有轻度恶心、呕吐，一般不需处理，可自行消失，如症状较重应向医师咨询。

【禁忌】 患急慢性肝、肾疾病，高血压，糖尿病，甲亢，肿瘤，严重的静脉曲张，有血栓疾患病史以及哺乳期者禁用，有精神抑郁史者慎用。

【药物相互作用】 如正在使用其他药品，尤其是苯巴比妥、苯妥英钠、解热止痛药、保泰松、利福平、卡马西平、大环内酯类抗生素、四环素等药物，可影响本品的避孕效果。

215.8　炔诺酮滴丸

【通用名称】 炔诺酮滴丸

【英文名称】 Norethisterone Pills

【药理毒理】 为孕激素类药物，具有抑制排卵作用。

【适应症】 短效避孕，用于女性探亲期。

【用法用量】 口服。自同居当晚起，每晚1丸，即使同居不超过10日，也必须连服10日；同居14日，必须连服14日。

【不良反应】 偶见过敏反应。可见胃肠道反应，如食欲减退、恶心；也可见头晕、倦怠，不规则出血。

【禁忌】 患有心血管疾病、肝肾疾病、糖尿病、哮喘病、癫痫、偏头痛、血栓性疾病、胆囊疾病及精神病患者禁用。

【注意事项】

(1) 本品为探亲避孕药，如同居超过14天，应改用短效口服避孕药；且一年内服用本品不得超过两个周期。

(2) 如服用过量或出现严重不良反应，应立即就医。

(3) 对本品过敏者禁用，过敏体质者慎用。

(4) 本品性状发生改变时禁止使用。

(5) 请将本品放在儿童不能接触的地方。

(6) 如正在使用其他药品，使用本品前请咨询医师或药师。

【药物相互作用】 如与其他药物同时使

用可能会发生药物相互作用,详情请咨询医师或药师。

215.9 炔雌醇片

【通用名称】 炔雌醇片

【英文名称】 Ethinylestradiol Tablets

【药理毒理】 雌激素类药,炔雌醇对下丘脑和垂体有正、负反馈作用。小剂量可刺激促性腺素分泌;大剂量则抑制其分泌,从而抑制卵巢的排卵,达到抗生育作用。

【药代动力学】 口服可被胃肠道吸收,t_{max} 为 1～2 小时,半衰期为 6～14 小时,能与血浆蛋白中度结合,在肝内代谢,大部分以原型排出,约 60% 由尿排出。

【适应症】
(1) 补充雌激素不足,治疗女性性腺功能不良、闭经、更年期综合征等。
(2) 用于晚期乳腺癌(绝经期后妇女)、晚期前列腺癌的治疗。
(3) 与孕激素类药合用,能抑制排卵,可作避孕药。

【用法用量】 口服。
(1) 性腺发育不全,一次 0.02～0.05 mg,每晚一次,连服 3 周,第三周配用孕激素进行人工周期治疗,可用 1～3 个周期。
(2) 更年期综合征,一日 0.02～0.05 mg,连服 21 天,间隔 7 天再用,有子宫的妇女,于周期后期服用孕激素 10～14 天。
(3) 乳腺癌,一次 1mg,一日 3 次。
(4) 前列腺癌,一次 0.05～0.5 mg,一日 3～6 次。

【不良反应】
(1) 可有恶心、呕吐、头痛、乳房胀痛、腹胀等。
(2) 偶有阴道不规则流血、闭经、尿频、尿痛、头痛、血压升高、皮疹、乳腺小肿块等。

【禁忌】 与雌激素有关的肿痛,如乳腺癌、子宫颈癌禁用(前列腺癌、绝经期后乳腺癌除外),血栓性静脉炎、肺栓塞患者禁用。

【注意事项】
(1) 肝、肾、心脏病患者,子宫肌瘤、癫痫、糖尿病患者慎用。
(2) 不明原因的阴道出血者不宜使用。
(3) 孕妇及哺乳期妇女不宜使用。
(4) 青春期前儿童慎用,以免早熟及骨骼早期闭合。

【药物相互作用】 口服 1g 维生素 C 能使单次口服炔雌醇生物利用度提高到 60%～70%。与孕激素类药合用,具有抑制排卵的协同作用,可用作避孕药。

215.10 复方甲地孕酮注射液

【通用名称】 复方甲地孕酮注射液

【英文名称】 Megestrol and Estradiol Injection

【成分】 每毫升含醋酸甲地孕酮 25 mg,雌二醇 3.5 mg。

【药理毒理】 本品为雌激素孕激素配伍的长效避孕药。肌内注射后局部沉积储存,缓慢释放,发挥长效作用,维持时间 1～2 周以上。己酸羟孕酮与戊酸雌二醇配伍,具有抑制排卵作用。对少数仍有排卵者的避孕作用,是由于药物改变宫颈粘液的理化性质和对子宫内膜的影响,干扰了子宫内膜和受精卵发育的同步作用,从而影响卵子的受精和受精卵的着床过程。

【适应症】 女性用长效注射避孕药,尤其适用于不能耐受或坚持服用口服避孕药者。

【用法用量】 肌内注射,每月 1 次。具体方法如下:第一周期:注射 2 次,分别于月经来潮当天算起的第 5 天和第 12 天各注射 1 支。第二周期:按第二次注射日期计算,每隔 30～31 天注射 1 支,或于每月行经第 10～12 天注射 1 支。

【不良反应】
(1) 月经紊乱,主要表现为不规则阴道出血和闭经,随使用时间延长,闭经的发生率有所增加,连续使用一年后,半数以上妇女会出现闭经。

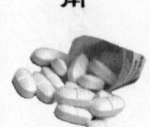

（2）少数妇女体重增加、头痛、乳房胀痛，严重时应去医院就诊。

【禁忌】

绝对禁忌症为现患乳腺癌者。

相对禁忌症为：①不明原因的阴道出血者；②产后6周内的母乳喂养者；③现患或曾患深部静脉血栓/肺栓者，或缺血性心脏病，或脑血管意外者；④有局灶性神经症状的偏头痛患者；⑤活动期肝炎，或肝硬化失代偿期，或肝脏肿瘤患者；⑥曾患乳腺癌，5年内无复发迹象者；⑦经常服用影响肝酶代谢药物者，如利福平和灰黄霉素及某些抗惊厥药等。

【注意事项】

（1）需按时注射，以免影响避孕效果和引起月经的改变。

（2）为防止过敏性休克，注射后应留看观察15～20分钟。

（3）定期体检，包括乳腺、肝功能、血压和宫颈刮片的检查，发现异常者应立即停药。

（4）子宫肌瘤、高血压患者慎用。

（5）注射后，一般维持14天左右月经来潮，如注射后闭经，可隔28天再注射一次。如闭经达2月，应停止注射，等待月经来潮。闭经期间要采用其他方法避孕，待月经来后再按第一次方法，重新开始注射。

（6）注射后，有人可出现月经改变，如经期延长、周期缩短、经量增多及不规则出血等，其发生率在用药半年后明显下降。当发生此种副作用时，可及时按以下方法处理：①经期延长：以出血较多日期时，可口服复方炔诺酮片或复方甲地孕酮片，每日1～2片，连服4天，即可止血，在下次经前7天依同法连服4天，可预防出血，如此应用3个月后即停用；如再出血，可依上法再用。②月经后出血：每天服炔诺酮0.0125～0.025 mg，直到下次注射日期为止。但若已接近下次注射日期者，可不必处理。③月经周期缩短：注射后10天开始加服复方炔诺酮片或复方甲地孕酮片，每日1～2片，连服4～6天。④注射后长期出血不止，可口服复方炔诺酮片或复方甲地孕酮片4天，出血停止后一周，注射本品一支，于注射第11天，口服复方炔诺酮片或复方甲地孕酮片，每日1～2片，连服4天，可预防出血。

215.11 壬苯醇醚栓

【通用名称】 壬苯醇醚栓

【英文名称】 Nonoxinol Suppositories

【药理毒理】 壬苯醇醚栓系非离子型表面活性剂，通过降低精子细胞膜表面活性，改变精子渗透性而杀死精子或使它们不能游动，难于穿过宫颈口而无法使卵受精，从而达到避孕效果。

【适应症】 女性外用短效避孕。

【用法用量】 在行房前3～5分钟将一枚药锭塞入阴道深处即可。若房事进行超过30分钟仍未射精时，应再多塞一枚。另外，如属产后仅数月之女性，每次应使用两枚药锭或遵医嘱。

【不良反应】

（1）偶见过敏反应，可使女性阴道或者男性阴茎发生刺激症状，如局部瘙痒、疼痛，建议停止使用。如过敏症状持续，请咨询医师。

（2）少数使用者局部有轻度刺激症状，阴道分泌物增多。

【禁忌】

（1）生殖道怀疑有恶性肿瘤者或不规则阴道出血者，不宜使用。

（2）对本品中任何成分过敏者。

【注意事项】

（1）必须按要求正确使用，初用者可请医师或药师指导。

（2）必须放入阴道深处，否则易导致避孕失败。

（3）壬苯醇醚栓放入约5分钟后，方可进行房事；若放入30分钟内未进行房事，再进行房事时，必须再次放药；重复房事者，需再次放药。

（4）房事后6小时方可冲洗。

（5）壬苯醇醚栓仅供阴道给药，切忌口服。

（6）给药时应洗净双手或戴指套或手套。

（7）对壬苯醇醚栓过敏者禁用，过敏体质者慎用。

（8）壬苯醇醚栓性状发生改变时禁止使用。

（9）请将壬苯醇醚栓放在儿童不能接触的地方。

（10）如正在使用其他药品，使用壬苯醇醚栓前请咨询医师或药师。

【药物相互作用】 如与其他药物同时使用可能会发生药物相互作用，详情请咨询医师或药师。

215.12 左炔诺孕酮硅胶棒

【通用名称】 左炔诺孕酮硅胶棒

【英文名称】 Levonorgestral Silastic Implant

【药理毒理】 全合成的孕激素。具有较强抑制垂体分泌促性腺激素的作用而抑制排卵；它能使宫颈粘液变稠，阻碍精子穿透，又能使子宫内膜萎缩不利于孕卵着床，因而起到避孕作用。

【适应症】 育龄妇女，要求长期避孕者。

【用法用量】 于月经周期的第一周内（从月经来潮的第一天算起），局麻无菌条件下，在上臂或股内侧，皮肤上做一个0.2cm切口，用套管针将埋植物放入皮下。外敷创可贴，纱布包扎即可。每人每次2支，有效避孕期四年。

【不良反应】 主要表现为月经紊乱（月经过频、经期延长、月经稀发、闭经或点滴出血等）、类早孕反应（恶心、头晕、乏力、嗜睡等）、乳房胀痛，偶见体重增加、血压上升、痤疮、精神抑郁或性欲改变等，极个别埋植局部发生感染。

【禁忌】 急慢性肝炎、肾炎、肿瘤、糖尿病、甲亢、严重高血压、血栓性疾病、镰状细胞贫血、原因不明的阴道流血者、癫痫、可疑妊娠者和应用抗凝血药者禁用。

【注意事项】

（1）既往月经不调、经常有闭经史者、产后或流产后尚未恢复正常月经者、哺乳期或45岁以上妇女不宜使用本品。

（2）如出现不能耐受的不良反应，可由医生对症治疗，必要时可取出药棒。

（3）如妇女规则使用巴比妥类药物、苯妥英钠、解热止痛药、保泰松、利福平和四环素等药物，可影响本品的避孕效果。

（4）计划妊娠者，需在取出六个月后方可受孕。

（5）应在县级医院或计划生育指导站以上的医疗单位进行植入、观察和取出。

（6）手术操作人员必须经严格的技术培训取得资格后方能开展此项手术。

（7）植入本品的妇女应定期到上述医疗单位进行随访观察。

（8）埋植期间，如植入者发生妊娠，建议人工流产终止妊娠，并取出埋植物。

（9）取出埋植时，须谨慎仔细，降低破损率。

基本药物目录

中药部分

一、解表剂

（一）辛温解表

1. 九味羌活丸

【药品名称】 九味羌活丸

【主要成分】 羌活、防风、苍术、细辛、川芎、白芷、黄芩、地黄、甘草

【功能主治】 解表除湿。用于恶寒发热、无汗、头痛、口干、肢体酸痛。

【规格】 每袋装5g。

【用法用量】 用姜葱汤或开水冲服，一次5克，一日2～3次。

【注意事项】 阴虚气弱者慎用。

【药物相互作用】 如与其他药物同时使用可能会发生药物相互作用，详情请咨询医师或药师。

2. 感冒清热颗粒

【药品名称】 感冒清热颗粒

【主要成分】 荆芥穗、防风、紫苏叶、白芷、柴胡、薄荷、葛根、芦根、苦地丁、桔梗、苦杏仁

【功能主治】 疏风散寒，解表清热。用于风寒感冒，头痛发热，恶寒身痛，鼻流清涕，咳嗽咽干。

【规格】 每袋装12g。

【用法用量】 开水冲服。一次1袋，一日2次。

【注意事项】

（1）忌烟、酒及辛辣、生冷、油腻食物。

（2）不宜在服药期间同时服用滋补性中药。

（3）糖尿病患者及有高血压、心脏病、肝病、肾病等慢性病严重者应在医师指导下服用。

（4）儿童、孕妇、哺乳期妇女、年老体弱者应在医师指导下服用。

（5）发热腋温超过38.5℃的患者，应去医院就诊。

（6）服药3天症状无缓解，应去医院就诊。

（7）对本品过敏者禁用，过敏体质者慎用。

（8）本品性状发生改变时禁止使用。

（9）儿童必须在成人监护下使用。

（10）请将本品放在儿童不能接触的地方。

【药物相互作用】 如与其他药物同时使用可能会发生药物相互作用，详情请咨询医师或药师。

（二）辛凉解表

3. 柴胡注射液

【药品名称】 柴胡注射液

【主要成分】 柴胡

【功能主治】 清热解表。用于治疗感冒、流行性感冒及疟疾等的发热。

【规格】 每支装2mL。

【用法用量】 肌内注射，一次2～4mL，一日1～2次。

【注意事项】

（1）本品为退热解表药，无发热者不宜。

（2）孕妇慎用。

（3）过敏体质慎用。

【药物相互作用】 如与其他药物同时使用可能会发生药物相互作用，详情请咨询医师或药师。

4. 银翘解毒丸（颗粒、片）

【药品名称】 银翘解毒丸

【主要成分】 金银花、连翘、薄荷、荆芥、淡豆豉、牛蒡子（炒）、桔梗、淡竹叶、甘草

【功能主治】 辛凉解表，清热解毒。用于风热感冒、发热头痛、咳嗽、口干、咽喉疼痛。

【规格】 每丸重9g。

【用法用量】 口服，一次1丸，一日2～3次，以芦根汤或温开水送服。

【注意事项】

（1）忌烟、酒及辛辣、生冷、油腻食物。

（2）不宜在服药期间同时服用滋补性中药。

（3）风寒感冒者不适用，其表现为恶寒重、发热轻、无汗、头痛、鼻塞、流清涕、喉痒咳嗽。

（4）高血压、心脏病、肝病、糖尿病、肾病等慢性病严重者应在医师指导下服用。

（5）服药3天后或服药期间症状无改善，或症状加重，或出现新的严重症状如胸闷、心悸等应立即停药，并去医院就诊。

（6）按照用法用量服用，小儿、孕妇、年老体虚者应在医师指导下服用。

（7）对本品过敏者禁用，过敏体质者慎用。

（8）本品性状发生改变时禁止使用。

（9）儿童必须在成人监护下使用。

（10）请将本品放在儿童不能接触的地方。

【药物相互作用】 如与其他药物同时使用可能会发生药物相互作用，详情请咨询医师或药师。

（三）表里双解

5. 防风通圣丸（颗粒）

【药品名称】 防风通圣丸

【主要成分】 麻黄、荆芥穗、防风、薄荷、大黄、芒硝、滑石、栀子、石膏、黄芩、连翘、桔梗、当归、白芍、川芎、白术（炒）、甘草

【功能主治】 解表通里，清热解毒。用于外寒内热，表里俱实，恶寒壮热，头痛咽干，小便短赤，大便秘结，风疹湿疮。

【规格】 每20丸重1g。

【用法用量】 口服。一次6g，一日2次。

【注意事项】

（1）忌烟、酒及辛辣、油腻、鱼虾海鲜类食物。

（2）不宜在服药期间同时服用滋补性中药。

（3）高血压、心脏病患者慎用。有肝病、糖尿病、肾病等慢性病严重者应在医师指导下服用。

（4）因服用或注射某种药物后出现荨麻疹等相似的皮肤症状者属于药物过敏（药疹），应立即去医院就诊。

（5）服药后大便次数增多且不成形者，应酌情减量。

（6）发热体温超过38.5℃的患者，应去医院就诊。

（7）孕妇慎用，儿童、哺乳期妇女、年老体弱及脾虚便溏者应在医师指导下服用。

（8）严格按用法用量服用。本品不宜长期服用。

（9）服药3天症状无缓解，应去医院就诊。

（10）对本品过敏者禁用，过敏体质者慎用。

（11）本品性状发生改变时禁止使用。

（12）儿童必须在成人监护下使用。

（13）请将本品放在儿童不能接触的地方。

【药物相互作用】 如与其他药物同时使用可能会发生药物相互作用，详情请咨询医师或药师。

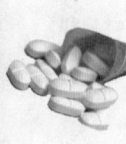

（四）扶正解表

6. 玉屏风颗粒

【药品名称】 玉屏风颗粒

【主要成分】 黄芪、白术（炒）、防风，辅料为糊精、甘露醇、矫味剂、粘合剂

【功能主治】 益气，固表，止汗。用于表虚不固，自汗恶风，面色㿠白，或体虚易感风邪者。

【规格】 每袋装5g。

【用法用量】 开水冲服，一次5g，一日3次。

【注意事项】

（1）忌油腻食物。

（2）本品宜饭前服用。

（3）按照用法用量服用，小儿、孕妇、高血压和糖尿病患者应在医师指导下服用。

（4）服药两周或服药期间症状无明显改善，或症状加重者，应立即停药并去医院就诊。

（5）对本品过敏者禁用，过敏体质者慎用。

（6）本品性状发生改变时禁止使用。

（7）儿童必须在成人监护下使用。

（8）请将本品放在儿童不能接触的地方。

【药物相互作用】 尚不明确。如与其他药物同时使用可能会发生药物相互作用，详情请咨询医师或药师。

二、祛暑剂

（一）解表祛暑

7. 保济丸

【药品名称】 保济丸

【主要成分】 木香、赤石脂、野菊花、稻芽、薄荷、天花粉、茯苓、苍术、葛根、白芷、广藿香、六神曲、厚朴、化橘红、薏苡仁

【功能主治】 芳香化浊，健脾消积。用于感冒暑湿、湿浊困脾引起的呕恶吐泻，头晕肚痛，身热不适，食滞酒醉，舟车晕浪，小儿疳积等症。

【规格】 每瓶装 1.89 g。

【用法用量】 口服，每次 1～2 瓶，一日 4 次，温开水送服。3 岁以下小儿减半。

【注意事项】

（1）忌烟、酒及辛辣、生冷、油腻食物。

（2）不宜在服药期间同时服用滋补性中药。

（3）外感燥热者不宜服用。

（4）有高血压、心脏病、肝病、糖尿病、肾病等慢性病严重者应在医师指导下服用。

（5）儿童、孕妇、哺乳期妇女、年老体弱者应在医师指导下服用。

（6）发热体温超过 38.5℃的患者，应去医院就诊。

（7）吐泻严重者应及时去医院就诊。

（8）服药 3 天症状无缓解，应去医院就诊。

（9）对本品过敏者禁用，过敏体质者慎用。

（10）本品性状发生改变时禁止使用。

（11）儿童必须在成人监护下使用。

（12）请将本品放在儿童不能接触的地方。

【药物相互作用】 如与其他药物同时使用可能会发生药物相互作用，详情请咨询医师或药师。

8. 藿香正气水

【药品名称】 藿香正气水

【主要成分】 苍术、陈皮、厚朴（姜制）、白芷、茯苓、大腹皮、生半夏、甘草浸膏、广藿香油、紫苏叶油，辅料为乙醇

【功能主治】 解表化湿，理气和中。用于外感风寒，内伤湿滞或夏伤暑湿所致的感冒，症见头痛昏重、胸膈痞闷、脘腹胀痛，呕吐泄泻；胃肠型感冒见上述证候者。

【规格】 每支装 10 mL。

【用法用量】 口服。一次 5～10 mL，一日 2 次，用时摇匀。

【注意事项】

（1）忌烟、酒及辛辣、生冷、油腻食物，饮食宜清淡。

（2）不宜在服药期间同时服用滋补性中药。

（3）有高血压、心脏病、肝病、糖尿病、肾病等慢性病严重者应在医师指导下服用。

（4）儿童、孕妇、哺乳期妇女、年老体弱者应在医师指导下服用。

（5）吐泻严重者应及时去医院就诊。

（6）本品含乙醇（酒精）40%～50%，服药后不得驾驶机动车、船、从事高空作业、机械作业及操作精密仪器。

（7）严格按用法用量服用。本品不宜长期服用。

（8）服药3天症状无缓解，应去医院就诊。

（9）对本品及酒精过敏者禁用，过敏体质者慎用。

（10）本品性状发生改变时禁止使用。

（11）儿童必须在成人的监护下使用。

（12）请将本品放在儿童不能接触的地方。

【药物相互作用】 如与其他药物同时使用可能会发生药物相互作用，详情请咨询医师或药师。

（二）健胃祛暑

9. 十滴水

【药品名称】 十滴水

【主要成分】 樟脑、干姜、大黄、小茴香、肉桂、辣椒、桉油，辅料为乙醇。

【功能主治】 健胃，驱风。用于因伤暑而引起的头晕、恶心、腹痛、胃肠不适。

【用法用量】 口服，一次2～5mL。

【注意事项】
(1) 孕妇禁服。
(2) 饮食宜清淡。
(3) 不宜在服药期间同时服用滋补性中药。
(4) 有高血压、心脏病、肝病、糖尿病、肾病等慢性病严重者以及孕妇或正在接受其他治疗的患者，均应在医师指导下服用。
(5) 服药一天后症状未改善，并出现其他严重症状时应去医院就诊。
(6) 按照用法用量服用，小儿、年老体虚者应在医师指导下服用。
(7) 药品性状发生改变时禁止服用。
(8) 儿童必须在成人的监护下使用。
(9) 请将此药品放在儿童不能接触的地方。

【药物相互作用】 如与其他药物同时使用可能会发生药物相互作用，详情请咨询医师或药师。

三、泻下剂

10. 麻仁润肠软胶囊(丸)

【药品名称】 麻仁润肠软胶囊

【主要成分】 火麻仁、大黄、苦杏仁(去皮炒)、白芍、陈皮、木香

【功能主治】 润肠通便,用于肠燥便秘。

【规格】 每粒装0.5g。

【用法用量】 口服,一次8粒,一日2次,年老、体弱者酌情减量使用。

【注意事项】
(1) 月经期慎用。
(2) 年青体壮者便秘时不宜用本药。
(3) 忌食生冷、油腻、辛辣食物。
(4) 严重器质性病变引起的排便困难,如结肠癌、严重的肠道憩室、肠梗阻及炎症性肠病等忌用。
(5) 服药3天后症状未改善,或出现其他症状时,应及时去医院就诊。
(6) 按照用法用量服用,有慢性病史者、小儿及年老体虚者不宜长期服用,应在医师指导下服用。
(7) 对本品过敏者禁用,过敏体质者慎用。
(8) 本品性状发生改变时禁止使用。
(9) 儿童必须在成人监护下使用。
(10) 请将本品放在儿童不能接触的地方。

【药物相互作用】 如与其他药物同时使用可能会发生药物相互作用,详情请咨询医师或药师。

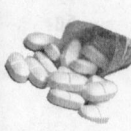

四、清热剂

（一）清热泻火

11. 黄连上清丸（颗粒、胶囊、片）

【药品名称】 黄连上清丸

【主要成分】 黄连、黄芩、黄柏（酒炒）、石膏、栀子（姜制）、大黄（酒制）、连翘、菊花、荆芥穗、白芷、蔓荆子（炒）、川芎、防风、薄荷、旋覆花、桔梗、甘草

【功能主治】 清热通便，散风止痛。用于上焦风热所致的头晕脑胀、牙龈肿痛、口舌生疮、咽喉红肿、耳痛耳鸣、大便干燥、小便黄赤。

【规格】 每10丸重0.3g。

【用法用量】 口服，一次3g，一日2次。

【注意事项】

（1）忌烟、酒及辛辣食物。

（2）不宜在服药期间同时服用滋补性中药。

（3）有高血压、心脏病、糖尿病、肝病、肾病等慢性病严重者应在医师指导下服用。

（4）本品不宜长期服用，服药3天症状无缓解，应去医院就诊。

（5）严格按用法用量服用，儿童、年老体弱者应在医师指导下服用。

（6）对本品过敏者禁用，过敏体质者慎用。

（7）本品性状发生改变时禁止使用。

（8）儿童必须在成人监护下使用。

（9）请将本品放在儿童不能接触的地方。

【药物相互作用】 如与其他药物同时使用可能会发生药物相互作用，详情请咨询医师或药师。

12. 牛黄解毒胶囊（丸、软胶囊、片）

【药品名称】 牛黄解毒胶囊

【主要成分】 人工牛黄、石膏、黄芩、大黄、雄黄、冰片、桔梗、甘草

【功能主治】 清热解毒。用于火热内盛、咽喉肿痛、牙龈肿痛、口舌生疮、目赤肿痛。

【规格】 每粒装0.3g。

【用法用量】 口服，一次3粒，一日2～3次或遵医嘱。

【禁忌】 孕妇禁用，脾胃虚寒者禁服。

【注意事项】

（1）忌烟、酒及辛辣、油腻食物。

（2）不宜在服药期间同时服用滋补性中药。

（3）有高血压、心脏病、糖尿病、肝病、肾病等慢性病严重者应在医师指导下服用。

（4）本品不宜长期服用，服药3天症状无缓解，应去医院就诊。

（5）严格按用法用量服用，儿童、年老体弱者应在医师指导下服用。

（6）对牛黄解毒丸过敏者禁用，过敏体质者慎用。

（7）本品性状发生改变时禁止使用。

（8）儿童必须在成人监护下使用。

（9）请将牛黄解毒丸放在儿童不能接触的地方。

【药物相互作用】 如与其他药物同时使用可能会发生药物相互作用，详情请咨询医师或药师。

13. 牛黄上清丸（胶囊、片）

【药品名称】 牛黄上清丸

【主要成分】 人工牛黄、菊花、连翘、荆芥穗、白芷、薄荷、黄芩、黄连、黄柏、大黄、栀子、石膏、赤芍、地黄、当归、川芎、冰片、桔梗、甘草

【功能主治】 清热泻火，散风止痛。用于热毒内盛、风火上攻所致的头痛眩晕、目赤耳鸣、咽喉肿痛、口舌生疮、牙龈肿痛、大便燥结。

【规格】 大蜜丸每丸重6g。

【用法用量】 口服。大蜜丸一次1丸，一日2次。

【注意事项】
（1）忌烟、酒及辛辣食物。
（2）不宜在服药期间同时服用滋补性中药。
（3）有高血压、心脏病、肝病、糖尿病、肾病等慢性病严重者应在医师指导下服用。
（4）服药后大便次数增多且不成形者，应酌情减量。
（5）孕妇慎用，儿童、哺乳期妇女、年老体弱及脾虚便溏者应在医师指导下服用。
（6）严格按用法用量服用，本品不宜长期服用。
（7）服药3天症状无缓解，应去医院就诊。
（8）对本品过敏者禁用，过敏体质者慎用。
（9）本品性状发生改变时禁止使用。
（10）儿童必须在成人监护下使用。
（11）请将本品放在儿童不能接触的地方。

【药物相互作用】 如与其他药物同时使用可能会发生药物相互作用，详情请咨询医师或药师。

（二）清热解毒

14. 双黄连合剂（颗粒、胶囊、片）

【药品名称】 双黄连合剂

【主要成分】 金银花、黄芩、连翘

【功能主治】 辛凉解表，清热解毒。用于外感风热引起的发热、咳嗽、咽痛。

【规格】 每瓶装100mL。

【用法用量】 口服，一次20mL，一日3次。

【注意事项】
（1）忌烟、酒及辛辣、生冷、油腻食物。
（2）不宜在服药期间同时服用滋补性中药。
（3）风寒感冒者不适用，其表现为恶寒重，发热轻，无汗，头痛，鼻塞，流清涕，喉痒咳嗽。
（4）高血压、心脏病、肝病、糖尿病、肾病等慢性病严重者应在医师指导下服用。
（5）服药3天后或服药期间症状无改善，或症状加重，或出现新的严重症状如胸闷、心悸等应立即停药，并去医院就诊。
（6）对本品过敏者禁用，过敏体质者慎用。
（7）本品性状发生改变时禁止使用。
（8）儿童必须在成人监护下使用。
（9）请将本品放在儿童不能接触的地方。

【药物相互作用】 如与其他药物同时使用可能会发生药物相互作用，详情请咨询医师或药师。

15. 银黄颗粒（片）

【药品名称】 银黄颗粒

【主要成分】 金银花提取物、黄芩提取物

【功能主治】 清热，解毒，消炎。用于急慢性扁桃体炎、急慢性咽喉炎、上呼吸道感染。

【规格】 每袋装4g。

【用法用量】 开水冲服，一次1～2袋，一日2次。

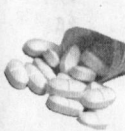

【注意事项】
（1）忌辛辣、鱼腥食物。
（2）不宜在服药期间同时服用温补性中药。
（3）脾胃虚寒症见有大便溏者慎用。
（4）扁桃体化脓及全身高热者应去医院就诊。
（5）服药3天后症状无改善，或出现其他症状，应去医院就诊。
（6）按照用法用量服用，糖尿病患者及儿童应在医师指导下服用。
（7）对本品过敏者禁用，过敏体质者慎用。
（8）本品性状发生改变时禁止使用。
（9）儿童必须在成人的监护下使用。
（10）请将本品放在儿童不能接触的地方。
【药物相互作用】 如与其他药物同时使用可能会发生药物相互作用，详情请咨询医师或药师。

16. 板蓝根颗粒

【药品名称】 板蓝根颗粒
【主要成分】 板蓝根
【功能主治】 清热解毒，凉血利咽。用于肺胃热盛所致的咽喉肿痛、口咽干燥；急性扁桃体炎见上述征候者。
【规格】 每袋装5g。
【用法用量】 开水冲服。一次5～10 g（含蔗糖），一日3～4次。
【注意事项】
（1）忌烟酒、辛辣、鱼腥食物。
（2）不宜在服药期间同时服用滋补性中药。
（3）糖尿病患者及有高血压、心脏病、肝病、肾病等慢性病严重者应在医师指导下服用。
（4）儿童、孕妇、哺乳期妇女、年老体弱、脾虚便溏者应在医师指导下服用。

（5）扁桃体有化脓或发热体温超过38.5℃的患者应去医院就诊。
（6）服药3天症状无缓解，应去医院就诊。
（7）对本品过敏者禁用，过敏体质者慎用。
（8）本品性状发生改变时禁止使用。
（9）儿童必须在成人监护下使用。
（10）请将本品放在儿童不能接触的地方。
【药物相互作用】 如与其他药物同时使用可能会发生药物相互作用，详情请咨询医师或药师。

（三）清肝解毒

17. 护肝片（胶囊、颗粒）

【药品名称】 护肝片
【主要成分】 保肝浸膏、五味子浸膏、猪胆膏粉、绿豆粉
【功能主治】 疏肝理气，健脾消食。具有降低转氨酶作用。用于慢性肝炎、迁延性肝炎及早期肝硬化等。
【规格】 每片0.36 g。
【用法用量】 口服，一次4片，一日3次。
【注意事项】
（1）本品药性苦寒，脾胃虚寒者慎用，寒湿阴黄者忌用，淤血停滞、肝阴不足所致胁痛者忌用。
（2）服药期间饮食宜清淡，忌食辛辣油腻之食物并戒酒。
（3）使用本品降低血清谷丙转氨酶时，一般以1个月为一疗程，最多3个月。在丙氨酸氨基转移酶（ALT）指标正常或下降的同时应伴有全身症状好转，但易反跳，停药时应剂量递减，不宜骤停。
（4）血清谷丙转氨酶下降并不代表肝细胞损伤有实质性的全面好转，应同时测定，即天冬氨酸氨基转移酶（AST）的活力，并

观察全身症状是否好转，必要时还应检查黄疸及肝硬化指标，以免延误病情。

【药物相互作用】 如与其他药物同时使用可能会发生药物相互作用，详情请咨询医师或药师。

（四）清热祛湿

18. 茵栀黄颗粒（口服液）

【药品名称】 茵栀黄颗粒

【主要成分】 茵陈提取物、栀子提取物、黄芩苷、金银花提取物

【功能主治】 清热解毒，利湿退黄。用于急性、慢性病毒性肝炎所致黄疸及谷丙转氨酶升高，属于湿热邪毒内蕴症者。

【规格】 每袋3g。

【用法用量】 开水冲服，一次2袋，一日3次。一个月为一疗程。

【注意事项】 妊娠及哺乳期妇女慎用。

【药物相互作用】 如与其他药物同时使用可能会发生药物相互作用，详情请咨询医师或药师。

19. 复方黄连素片

【药品名称】 复方黄连素片

【主要成分】 盐酸小檗碱、木香、吴茱萸、白芍。

【功能主治】 清热燥湿，行气止痛，止痢止泻。用于大肠湿热，赤白下痢，里急后重或暴注下泻，肛门灼热；肠炎、痢疾见上述征候者。

【规格】 每片含盐酸小檗碱30 mg。

【用法用量】 口服，一次4片，一日3次。

【注意事项】

（1）本品苦寒，清热解毒利湿，慢性虚寒性泻痢者慎用。

（2）服药期间饮食宜清淡，忌食辛辣油腻之食物。

（3）本药苦寒，易伤胃气，不可过服、久服。

（4）严重脱水者，则应采取相应的治疗措施。

【药物相互作用】 如与其他药物同时使用可能会发生药物相互作用，详情请咨询医师或药师。

五、温里剂

温中健脾

20. 附子理中丸（片）

【药品名称】 附子理中丸

【主要成分】 附子（制）、干姜、党参、白术

【功能主治】 温中健脾。用于脘腹冷痛，肢冷便溏。

【规格】 每8丸相当于原生药3g。

【用法用量】 口服，一次8～12丸，一日3次。

【注意事项】

(1) 孕妇慎用。

(2) 不适用于急性肠胃炎、泄泻兼有大便不畅、肛门灼热者。

(3) 高血压、心脏病、肾病、咳喘、浮肿患者或正在接受其他药物治疗者应在医师指导下服用。

(4) 本品中有附子，服药后如有血压增高、头痛、心悸等症状，应立即停药，去医院就诊。

(5) 按照用法用量服用，小儿应在医师指导下服用。

(6) 慢性肠胃炎、泄泻患者服药3天后症状未改善应去医院就诊。

(7) 对本品过敏者禁用，过敏体质者慎用。

(8) 本品性状发生改变时禁止使用。

(9) 儿童必须在成人监护下使用。

(10) 请将本品放在儿童不能接触的地方。

【药物相互作用】 如与其他药物同时使用可能会发生药物相互作用，详情请咨询医师或药师。

21. 香砂养胃丸（颗粒、片）

【药品名称】 香砂养胃丸

【主要成分】 白术、木香、砂仁、豆蔻（去壳）、广藿香、陈皮、厚朴（姜制）、香附（醋制）、茯苓、枳实（炒）、半夏（制）、甘草

【功能主治】 温中和胃。用于不思饮食、呕吐酸水、胃脘满闷、四肢倦怠。

【规格】 每丸重9g。

【用法用量】 口服，一次1丸，一日2次。

【注意事项】

(1) 饮食宜清淡，忌烟、酒及辛辣、生冷、油腻食物。

(2) 忌情绪激动及生闷气。

(3) 胃阴虚者不宜用，主要表现为口干欲饮、大便干结、小便短少。

(4) 有高血压、心脏病、肝病、肾病等慢性病严重者应在医师指导下服用。

(5) 服药3天症状未缓解，应去医院就诊。

(6) 儿童、年老体弱者应在医师指导下服用。

(7) 对本品过敏者禁用，过敏体质者慎用。

(8) 本品性状发生改变时禁止使用。

(9) 儿童必须在成人的监护下使用。

(10) 请将本品放在儿童不能接触的地方。

【药物相互作用】 如与其他药物同时使用可能会发生药物相互作用，详情请咨询医师或药师。

六、止咳、平喘剂

（一）散寒止咳

22．通宣理肺丸（颗粒、胶囊、片）

【药品名称】 通宣理肺丸

【主要成分】 紫苏叶、麻黄、前胡、苦杏仁、桔梗、陈皮、半夏（制）、茯苓、黄芩、枳壳（炒）、甘草

【功能主治】 解表散寒，宣肺止嗽。用于风寒束表、肺气不宣所致的感冒咳嗽，症见发热、恶寒、咳嗽、鼻塞流涕、头痛、无汗、肢体酸痛。

【规格】 大蜜丸每丸重6g。

【用法用量】 口服。大蜜丸一次2丸，一日2～3次。

【注意事项】

（1）忌烟、酒及辛辣、生冷、油腻食物。

（2）不宜在服药期间同时服用滋补性中药。

（3）风热或痰热咳嗽、阴虚干咳者不适用。

（4）支气管扩张、肺脓疡、肺心病、肺结核患者出现咳嗽时应去医院就诊。

（5）高血压、心脏病患者慎用。有肝病、糖尿病、肾病等慢性病严重者应在医师指导下服用。

（6）儿童、孕妇、哺乳期妇女、年老体弱者应在医师指导下服用。

（7）服药期间，若患者发热体温超过38.5℃，或出现喘促气急者，或咳嗽加重、痰量明显增多者应去医院就诊。

（8）服药3天症状无缓解，应去医院就诊。

（9）对本品过敏者禁用，过敏体质者慎用。

（10）本品性状发生改变时禁止使用。

（11）儿童必须在成人监护下使用。

（12）请将本品放在儿童不能接触的地方。

【药物相互作用】 如与其他药物同时使用可能会发生药物相互作用，详情请咨询医师或药师。

（二）清肺止咳

23．蛇胆川贝液

【药品名称】 蛇胆川贝液

【主要成分】 蛇胆汁、川贝母

【功能主治】 祛风止咳，除痰散结。用于风热咳嗽，痰多，气喘，胸闷，咳痰不爽或久咳不止。

【规格】 每支10mL。

【用法用量】 口服，一次10mL，一日2次。

【注意事项】

（1）忌食辛辣、油腻食物。

（2）本品适用于肺热咳嗽，其表现为咳嗽、咯痰不爽、痰粘稠。

（3）支气管扩张、肺脓疡、肺心病、肺结核患者应在医师指导下服用。

（4）服用一周病症无改善，应停止服用，去医院就诊。

（5）服药期间，若患者出现高热，体温超过38℃，或出现喘促气急者，或咳嗽加重、痰量明显增多者应到医院就诊。

（6）孕妇、体质虚弱者慎用。

（7）对本品过敏者禁用，过敏体质者慎用。

（8）本品性状发生改变时禁止使用。

（9）儿童必须在成人监护下使用。

（10）请将本品放在儿童不能接触的地方。

【药物相互作用】 如与其他药物同时使用可能会发生药物相互作用，详情请咨询医师或药师。

24. 橘红丸（颗粒、胶囊、片）

【药品名称】 橘红丸

【主要成分】 化橘红、浙贝母、陈皮、半夏（制）、茯苓、甘草、苦杏仁、紫苏子（炒）、桔梗、紫菀、款冬花、瓜蒌皮、石膏、地黄、麦冬

【功能主治】 清热，化痰，止咳。用于咳嗽痰多、痰不易咯出、胸闷口干。

【规格】 每10丸重0.3g。

【用法用量】 口服，一次3g，一日2次。

【注意事项】

（1）忌烟、酒及辛辣、生冷、油腻性食物。

（2）不宜在服药期间同时服用滋补性中药。

（3）脾胃虚寒，症见：腹痛、喜暖、泄泻者慎用。

（4）有支气管扩张、肺脓疡、肺心病、肺结核患者出现咳嗽时应去医院就诊。

（5）儿童、年老体弱者、糖尿病患者应在医师指导下服用。

（6）服药3天症状无缓解，应去医院就诊。

（7）对本品过敏者禁用，过敏体质者慎用。

（8）本品性状发生改变时禁止使用。

（9）儿童必须在成人监护下使用。

（10）请将本品放在儿童不能接触的地方。

【药物相互作用】 如与其他药物同时使用可能会发生药物相互作用，详情请咨询医师或药师。

25. 小儿消积止咳颗粒

【药品名称】 小儿消积止咳颗粒

【主要成分】 山楂（炒）、槟榔、枳实、枇杷叶（蜜炙）、瓜蒌、莱菔子（炒）、葶苈子（炒）、桔梗、连翘、蝉蜕

【功能主治】 清热理肺，消积止咳。用于小儿食积咳嗽属痰热症，症见：咳嗽，夜重，喉间痰鸣，腹胀，口臭等。

【规格】 每袋装4g。

【用法用量】 口服，周岁以内一次2g，1～2岁一次4g，3～4岁一次6g，五岁以上一次8g，一日3次；5天为一疗程。

【注意事项】

（1）本品适用于饮食积滞、痰热蕴肺所致的咳嗽，若属体质虚弱、肺气不足、肺虚久咳、大便溏薄者慎用。

（2）3个月以下婴儿不宜服用。

（3）服药期间饮食宜清淡，忌食生冷、辛辣、油腻食品。

【药物相互作用】 如与其他药物同时使用可能会发生药物相互作用，详情请咨询医师或药师。

（三）润肺止咳

26. 养阴清肺丸

【药品名称】 养阴清肺丸

【主要成分】 地黄、玄参、麦冬、白芍、牡丹皮、川贝母、薄荷脑、甘草

【功能主治】 养阴清肺，清热利咽。用于咽喉干燥疼痛，干咳少痰。

【规格】 每100粒重10g。

【用法用量】 口服，一次6g，一日2次。

【注意事项】

（1）忌烟、酒及辛辣、生冷、油腻性食物。

（2）不宜在服药期间同时服用滋补性

中药。

（3）有支气管扩张、肺脓疡、肺心病、肺结核患者出现咳嗽时应去医院就诊。

（4）儿童、年老体弱者、孕妇应在医师指导下服用。

（5）服药3天症状无缓解，应去医院就诊。

（6）对本品过敏者禁用，过敏体质者慎用。

（7）本品性状发生改变时禁止使用。

（8）儿童必须在成人监护下使用。

（9）请将本品放在儿童不能接触的地方。

【药物相互作用】 如与其他药物同时使用可能会发生药物相互作用，详情请咨询医师或药师。

（四）清肺平喘

27. 蛤蚧定喘丸

【药品名称】 蛤蚧定喘丸

【主要成分】 蛤蚧、百合、紫苏子（炒）、苦杏仁（炒）、紫菀、瓜蒌子、麻黄、黄芩、黄连、石膏、石膏（煅）、鳖甲（醋制）、麦冬、甘草

【功能主治】 滋阴清肺，止咳平喘。用于肺肾两虚、阴虚肺热所致的虚劳咳嗽、气短烦热、胸满郁闷、自汗盗汗。

【规格】 大蜜丸每丸重9g。

【用法用量】 口服。大蜜丸一次1丸，一日2次。

【注意事项】

（1）忌烟、酒及辛辣、生冷、油腻食物。

（2）本品用于虚劳咳喘，咳嗽新发者不适用。

（3）支气管扩张、肺脓疡、肺心病、肺结核患者出现咳嗽时应去医院就诊。

（4）高血压、心脏病患者慎用。有肝病、糖尿病、肾病等慢性病严重者应在医师指导下服用。

（5）儿童、孕妇、哺乳期妇女、年老体弱及脾虚便溏者应在医师指导下服用。

（6）服药期间，若患者发热体温超过38.5℃，或出现喘促气急者，或咳嗽加重、痰量明显增多者应去医院就诊。

（7）若哮喘急性发作，或胸闷严重者应及时去医院就诊。

（8）服药7天症状无缓解，应去医院就诊。

（9）对本品过敏者禁用，过敏体质者慎用。

（10）本品性状发生改变时禁止使用。

（11）儿童必须在成人监护下使用。

（12）请将本品放在儿童不能接触的地方。

【药物相互作用】 如与其他药物同时使用可能会发生药物相互作用，详情请咨询医师或药师。

七、开窍剂

（一）清热开窍

28. 清开灵颗粒（胶囊、片、注射液）

【药品名称】 清开灵颗粒

【主要成分】 胆酸、猪去氧胆酸、黄芩苷、水牛角（粉）、金银花、栀子、板蓝根、珍珠母（粉）

【功能主治】 清热解毒，镇静安神。用于外感风热所致发热，烦躁不安，咽喉肿痛；上呼吸道感染、病毒性感冒、急性咽炎见上述证候者。

【规格】 每袋装10g（含黄芩苷20mg）。

【用法用量】 口服，一次1～2袋，一日2～3次。

【注意事项】

（1）忌烟、酒及辛辣、生冷、油腻食物。

（2）不宜在服药期间同时服滋补性中药。

（3）风寒感冒者不适用，其表现为恶寒重，发热轻，无汗，头痛，鼻塞，流清涕，喉痒咳嗽。

（4）高血压、心脏病患者慎服；平素脾胃虚寒及久病体虚患者如出现腹泻时慎服。

（5）患有肝病、肾病等慢性病严重者应在医生指导下服用。

（6）服药3天症状无缓解，应去医院就诊。

（7）儿童、年老体弱者应在医师指导下服用。

（8）对本品过敏者禁用，过敏体质者慎用。

（9）本品性状发生改变时禁止使用。

（10）儿童必须在成人监护下使用。

（11）请将本品放在儿童不能接触的地方。

【药物相互作用】 如与其他药物同时使用可能会发生药物相互作用，详情请咨询医师或药师。

29. 安宫牛黄丸

【药品名称】 安宫牛黄丸（大蜜丸）

【主要成分】 牛黄、水牛角浓缩粉、麝香、黄连、黄芩、栀子、雄黄、冰片、郁金、朱砂、珍珠

【功能主治】 清热解毒，镇惊开窍。用于热病，邪入心包，高热惊厥，神昏谵语。

【规格】 每丸重3g。

【用法用量】 口服，一次1丸，一日1次；小儿：3岁以内一次1/4丸，4～6岁一次1/2丸，一日1次；或遵医嘱。

【注意事项】

（1）本品为热闭神昏所设，寒闭神昏不得使用。

（2）本品处方中含麝香，芳香走窜，有损胎气，孕妇慎用。

（3）服药期间饮食宜清淡，忌食辛辣油腻之食物，以免助火生痰。

（4）本品处方中含朱砂、雄黄，不宜过量久服，肝肾功能不全者慎用。

【药物相互作用】 如与其他药物同时使用可能会发生药物相互作用，详情请咨询医师或药师。

（二）化痰开窍

30. 苏合香丸

【药品名称】 苏合香丸

【主要成分】 苏合香、安息香、冰片、水牛角浓缩粉、麝香、檀香、沉香、丁香、香附、木香、乳香（制）、荜茇

【功能主治】 芳香开窍，行气止痛。用于中风、中暑、痰厥昏迷、心胃气痛。

【规格】 每100粒重10 g。

【用法用量】 口服，一次2.5 g，一日1～2次。

【注意事项】

（1）热病、阳闭、脱征不宜服用。

（2）中风病正气不足者慎用，或配合扶正中药服用。

（3）急性脑血管病服用本品，应结合其他抢救措施；对中风昏迷者，应鼻饲给药。

（4）孕妇禁用。

（5）忌辛辣、油腻食物。

（6）本品香燥药物过多，易耗散正气，故不宜久服。

【药物相互作用】 如与其他药物同时使用可能会发生药物相互作用，详情请咨询医师或药师。

八、固涩剂

补肾缩尿

31. 缩泉丸（胶囊）

【药品名称】 缩泉丸

【主要成分】 益智仁（盐炒）、乌药、山药

【功能主治】 补肾缩尿。用于肾虚之小便频数，夜卧遗尿。

【规格】 每20粒重1g。

【用法用量】 口服，一次3～6g，一日3次。

【注意事项】

（1）忌辛辣、生冷、油腻食物。

（2）感冒发热病人不宜服用。

（3）本品宜饭前服用。

（4）高血压、心脏病、肝病、糖尿病、肾病等慢性病患者应在医师指导下服用。

（5）服药2周症状无缓解，应去医院就诊。

（6）儿童、孕妇应在医师指导下服用。

（7）对本品过敏者禁用，过敏体质者慎用。

（8）本品性状发生改变时禁止使用。

（9）儿童必须在成人监护下使用。

（10）请将本品放在儿童不能接触的地方。

【药物相互作用】 如与其他药物同时使用可能会发生药物相互作用，详情请咨询医师或药师。

九、扶正剂

（一）健脾益气

32. 补中益气丸（颗粒）

【药品名称】 补中益气丸

【主要成分】 炙黄芪、党参、白术（炒）、炙甘草、陈皮、当归、升麻、柴胡

【功能主治】 补中益气。用于体倦乏力，内脏下垂。

【规格】 每8丸相当于原生药3g。

【用法用量】 口服，一次8～10丸，一日3次。

【注意事项】

（1）本品不适用于恶寒发热表征者、暴饮暴食脘腹胀满实征者。

（2）不宜和感冒类药同时服用。

（3）高血压患者慎服。

（4）服本药时不宜同时服用藜芦或其制剂。

（5）本品宜空腹或饭前服为佳，亦可在进食时同时服。

（6）按照用法用量服用，小儿应在医师指导下服用。

（7）服药期间出现头痛、头晕、复视等症，或皮疹、面红者，以及血压有上升趋势，应立即停药。

（8）对本品过敏者禁用，过敏体质者慎用。

（9）本品性状发生改变时禁止使用。

（10）儿童必须在成人监护下使用。

（11）请将本品放在儿童不能接触的地方。

【药物相互作用】 如与其他药物同时使用可能会发生药物相互作用，详情请咨询医师或药师。

33. 参苓白术散（丸、颗粒）

【药品名称】 参苓白术散

【主要成分】 人参、白术（炒）、茯苓、山药、莲子、白扁豆（炒）、薏苡仁（炒）、砂仁、桔梗、甘草

【功能主治】 补脾胃，益肺气。用于脾胃虚弱，食少便溏，气短咳嗽，肢倦乏力。

【规格】 每袋6g。

【用法用量】 口服。一次6～9g，一日2～3次。

【注意事项】

（1）忌食不易消化食物。

（2）感冒发热病人不宜服用。

（3）有高血压、心脏病、肝病、糖尿病、肾病等慢性病严重者应在医师指导下服用。

（4）儿童、孕妇、哺乳期妇女应在医师指导下服用。

（5）服药4周症状无缓解，应去医院就诊。

（6）对本品过敏者禁用，过敏体质者慎用。

（7）本品性状发生改变时禁止使用。

（8）儿童必须在成人监护下使用。

（9）请将本品放在儿童不能接触的地方。

【药物相互作用】 如与其他药物同时使用可能会发生药物相互作用，详情请咨询医师或药师。

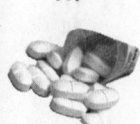

（二）健脾和胃

34. 香砂六君丸

【药品名称】 香砂六君丸

【主要成分】 党参、白术（炒）、茯苓、陈皮、木香、半夏（制）、砂仁、炙甘草

【功能主治】 益气健脾，和胃。用于脾虚气滞、消化不良、嗳气食少、脘腹胀满、大便溏泄。

【规格】 丸剂，50粒重3g。

【用法用量】 口服。一次6～9克，一日2～3次。

【注意事项】

（1）饮食宜清淡，忌酒及辛辣、生冷、油腻食物。

（2）有高血压、心脏病、肝病、糖尿病、肾病等慢性病严重者应在医师指导下服用。

（3）儿童、孕妇、哺乳期妇女、年老体弱者应在医师指导下服用。

（4）服药3天症状无缓解，应去医院就诊。

（5）对本品过敏者禁用，过敏体质者慎用。

（6）本品性状发生改变时禁止使用。

（7）儿童必须在成人监护下使用。

（8）请将本品放在儿童不能接触的地方。

【药物相互作用】 如与其他药物同时使用可能会发生药物相互作用，详情请咨询医师或药师。

（三）健脾养血

35. 归脾丸（合剂）

【药品名称】 归脾丸

【主要成分】 炙黄芪、龙眼肉、党参、白术（炒）、炙甘草、当归、茯苓、酸枣仁（炒）、远志（制）、木香

【功能主治】 益气健脾，养血安神。用于心脾两虚，气短心悸，失眠多梦，头昏头晕，肢倦乏力，食欲不振。

【规格】 大蜜丸每丸重9g。

【用法用量】 用温开水或生姜汤送服。大蜜丸一次1丸，一日3次。

【注意事项】

（1）忌不易消化食物。

（2）感冒发热病人不宜服用。

（3）有高血压、心脏病、肝病、糖尿病、肾病等慢性病严重者应在医师指导下服用。

（4）儿童、孕妇、哺乳期妇女应在医师指导下服用。

（5）服药4周症状无缓解，应去医院就诊。

（6）对本品过敏者禁用，过敏体质者慎用。

（7）本品性状发生改变时禁止使用。

（8）儿童必须在成人监护下使用。

（9）请将本品放在儿童不能接触的地方。

【药物相互作用】 如与其他药物同时使用可能会发生药物相互作用，详情请咨询医师或药师。

（四）滋阴补肾

36. 六味地黄丸

【药品名称】 六味地黄丸

【主要成分】 熟地黄、山茱萸（制）、山药、泽泻、茯苓、牡丹皮

【功能主治】 滋阴补肾。用于头晕耳鸣，腰膝酸软，遗精盗汗。

【规格】 每8丸相当于原药材3g。

【用法用量】 口服，一次8丸，一日3次。

【注意事项】

（1）忌辛辣食物。

（2）不宜在服药期间服感冒药。

（3）服药期间出现食欲不振、胃脘不适、大便稀、腹痛等症状时，应去医院就诊。

（4）服药2周后症状未改善，应去医院就诊。

（5）按照用法用量服用，孕妇、小儿应在医师指导下服用。

（6）对本品过敏者禁用，过敏体质者慎用。

（7）本品性状发生改变时禁止使用。

（8）儿童必须在成人监护下使用。

（9）请将本品放在儿童不能接触的地方。

【药物相互作用】 如与其他药物同时使用可能会发生药物相互作用，详情请咨询医师或药师。

（五）滋阴降火

37. 知柏地黄丸

【药品名称】 知柏地黄丸

【主要成分】 熟地黄、山茱萸（制）、山药、知母、黄柏、泽泻、茯苓、牡丹皮

【功能主治】 滋阴清热。用于潮热盗汗、耳鸣遗精、口干咽燥。

【规格】 每8丸相当于原生药3g。

【用法用量】 口服，一次8丸，一日3次。

【注意事项】

（1）孕妇慎服。

（2）虚寒性病症患者不适用，其表现为怕冷、手足凉、喜热饮。

（3）不宜和感冒类药同时服用。

（4）本品宜空腹或饭前服用，开水或淡盐水送服。

（5）服药1周症状无改善，应去医院就诊。

（6）按照用法用量服用，小儿应在医师指导下服用。

（7）对本品过敏者禁用，过敏体质者慎用。

（8）本品性状发生改变时禁止使用。

（9）儿童必须在成人监护下使用。

（10）请将本品放在儿童不能接触的地方。

【药物相互作用】 如与其他药物同时使用可能会发生药物相互作用，详情请咨询医师或药师。

（六）滋肾养肝

38. 杞菊地黄丸（胶囊、片）

【药品名称】 杞菊地黄丸

【主要成分】 熟地黄、山茱萸（制）、山药、枸杞子、菊花、泽泻、茯苓、牡丹皮

【功能主治】 滋肾养肝。用于肝肾阴亏的眩晕、耳鸣、目涩畏光、视物昏花。

【规格】 每8丸相当于原生药3g。

【用法用量】 口服，一次8丸，一日3次。

【注意事项】

（1）儿童及青年患者应去医院就诊。

（2）脾胃虚寒、大便稀溏者慎用。

（3）用药2周后症状未改善，应去医院就诊。

（4）按照用法用量服用。

（5）对本品过敏者禁用，过敏体质者慎用。

（6）本品性状发生改变时禁止使用。

（7）儿童必须在成人监护下使用。

（8）请将本品放在儿童不能接触的地方。

【药物相互作用】 如与其他药物同时使用可能会发生药物相互作用，详情请咨询医

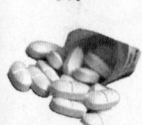

师或药师。

（七）温补肾阳

39. 金匮肾气丸（片）

【药品名称】 金匮肾气丸

【主要成分】 地黄、山药、山茱萸（制）、茯苓、牡丹皮、泽泻、桂枝、附子、牛膝、车前子

【功能与主治】 温补肾阳，化气行水。用于肾虚水肿，腰膝酸软，小便不利，畏寒肢冷。

【规格】 大蜜丸每丸重6g。

【用法用量】 口服，水蜜丸一次4～5克（20～25粒）；大蜜丸一次1丸，一日2次。

【注意事项】 孕妇忌服。忌房欲、气恼。忌食生冷食物。

【药物相互作用】 如与其他药物同时使用可能会发生药物相互作用，详情请咨询医师或药师。

40. 四神丸（片）

【药品名称】 四神片

【主要成分】 肉豆蔻（制）、吴茱萸、补骨脂、五味子、干姜、大枣（去核）

【功能主治】 助肾散寒，止泻消胀。用于肾虚受寒，肠鸣肚胀，五更溏泻，食物不化，久泻不止，面黄体弱。

【规格】 每片重0.28g。

【用法用量】 口服，一次4片，一日2次。

【注意事项】
（1）忌生冷油腻食物。
（2）运动员慎用。

【药物相互作用】 如与其他药物同时使用可能会发生药物相互作用，详情请咨询医师或药师。

（八）益气养阴

41. 消渴丸

【药品名称】 消渴丸

【主要成分】 葛根、地黄、黄芪、天花粉、玉米须、五味子、山药、格列本脲

【功能主治】 滋肾养阴，益气生津。用于多饮、多尿、多食、消瘦、体倦无力、眠差腰痛、尿糖及血糖升高之气阴两虚型消渴症。

【规格】 每瓶装30g。

【用法用量】 口服，一次1.25～2.5g（约5～10丸），一日3次，饭后温水送服。

【注意事项】 服用本品时严禁加服降血糖化学类药物。对严重肾功能不全、少年糖尿病、酮体糖尿、妊娠期糖尿病、糖尿性昏迷等症患者不宜使用；肝炎患者慎服。个别患者偶见格列本脲所致不良反应，请在医生指导下用药。

【药物相互作用】 如与其他药物同时使用可能会发生药物相互作用，详情请咨询医师或药师。

（九）益气复脉

42. 参麦注射液

【药品名称】 参麦注射液

【主要成分】 红参、麦冬

【功能主治】 益气固脱，养阴生津，生脉。用于治疗气阴两虚型之休克、冠心病、病毒性心肌炎、慢性肺心病、粒细胞减少症。

【规格】 每支装20mL。

【用法用量】 静脉滴注，一次10～60mL，一日1次，用5%葡萄糖注射液250～500mL稀释后应用；或遵医嘱。

【注意事项】 使用前如发现溶液浑浊、沉淀、变色、漏气或瓶身细微破裂者，均不可使用。

【药物相互作用】 如与其他药物同时使用可能会发生药物相互作用，详情请咨询医师或药师。

43. 生脉饮（颗粒、胶囊、注射液）

【药品名称】 生脉饮

【主要成分】 红参、麦冬

【功能主治】 益气，养阴生津。用于气阴两亏，心悸气短，自汗。

【规格】 每支装 10 mL。

【用法用量】 口服。一次 10 mL，一日 3 次。

【注意事项】

（1）忌不易消化食物。

（2）感冒发热病人不宜服用。

（3）糖尿病患者及有高血压、心脏病、肝病、肾病等慢性病严重者应在医师指导下服用。

（4）儿童、孕妇、哺乳期妇女应在医师指导下服用。

（5）心悸气短严重者应去医院就诊。

（6）服药 4 周症状无缓解，应去医院就诊。

（7）对本品过敏者禁用，过敏体质者慎用。

（8）本品性状发生改变时禁止使用。

（9）儿童必须在成人监护下使用。

（10）请将本品放在儿童不能接触的地方。

【药物相互作用】 如与其他药物同时使用可能会发生药物相互作用，详情请咨询医师或药师。

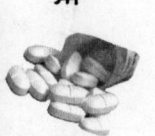

十、安神剂

养心安神

44. 天王补心丸（片）

【药品名称】 天王补心丸

【主要成分】 丹参、当归、石菖蒲、党参、茯苓、五味子、麦冬、天冬、地黄、玄参、远志（制）、酸枣仁（炒）、柏子仁、桔梗、甘草、朱砂

【功能主治】 滋阴养血，补心安神。用于心阴不足，心悸健忘，失眠多梦，大便干燥。

【规格】 每丸重9g。

【用法用量】 口服。一次1丸，一日2次。

【注意事项】
（1）本品处方中含朱砂，不宜过量久服；肝肾功能不全者慎用。
（2）服用前应除去蜡皮、塑料球壳；本品可嚼服，也可分份吞服。

【药物相互作用】 如与其他药物同时使用可能会发生药物相互作用，详情请咨询医师或药师。

十一、止血剂

（一）凉血止血

45. 槐角丸

【药品名称】 槐角丸

【主要成分】 槐角（炒）、地榆（炭）、防风、黄芩、当归、枳壳（炒）

【功能主治】 清肠疏风，凉血止血。用于血热所致的肠风便血、痔疮肿痛。

【规格】 大蜜丸每丸重9g。

【用法用量】 口服。大蜜丸一次1丸，一日2次。

【注意事项】

（1）忌烟、酒及辛辣、油腻、刺激性食物。

（2）保持大便通畅。

（3）儿童、孕妇、哺乳期妇女、年老体弱及脾虚大便溏者应在医师指导下服用。

（4）有高血压、心脏病、肝病、糖尿病、肾病等慢性病严重者应在医师指导下服用。

（5）内痔出血过多或原因不明的便血应去医院就诊。

（6）服药3天症状无缓解，应去医院就诊。

（7）对本品过敏者禁用，过敏体质者慎用。

（8）本品性状发生改变时禁止使用。

（9）儿童必须在成人监护下使用。

（10）请将本品放在儿童不能接触的地方。

【药物相互作用】 如与其他药物同时使用可能会发生药物相互作用，详情请咨询医师或药师。

（二）散瘀止血

46. 三七胶囊（片）

【药品名称】 三七胶囊

【主要成分】 三七

【功能主治】 散瘀止血，消肿定痛。用于外伤出血，跌扑肿痛。

【规格】 每粒装0.3g。

【用法用量】 口服，一次6～8粒，一日2次。

【注意事项】

（1）孕妇慎用。

（2）六岁以下儿童慎用。

（3）按照用法用量服用，小儿及年老体虚患者应在医师指导下服用。

（4）对本品过敏者禁用，过敏体质者慎用。

（5）本品性状发生改变时禁止使用。

（6）儿童必须在成人监护下使用。

（7）请将本品放在儿童不能接触的地方。

【药物相互作用】 如与其他药物同时使用可能会发生药物相互作用，详情请咨询医师或药师。

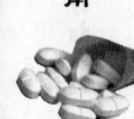

十二、祛淤剂

（一）活血祛淤

47. 血栓通注射液、注射用血栓通（冻干）

【药品名称】 血栓通注射液

【主要成分】 三七总皂苷、氯化钠

【功能主治】 活血祛淤；扩张血管，改善血液循环。用于视网膜中央静脉阻塞，脑血管病后遗症，内眼病，眼前房出血等。

【规格】 5 mL：175 mg（三七总皂苷）。

【用法用量】 静脉注射：一次 2～5 mL，以氯化钠注射液 20～40 mL 稀释后使用，一日 1～2 次。静脉滴注：一次 2～5 mL，用 10% 葡萄糖注射液 250～500 mL 稀释后使用，一日 1～2 次。肌内注射：一次 2～5 mL，一日 1～2 次。理疗：一次 2 mL，加注射用水 3 mL，从负极导入。

【不良反应】 偶有过敏反应，如皮疹等。

【禁忌】 尚不明确。

【注意事项】

（1）大剂量使用时，需观察血压变化，低血压者慎用，不推荐本品与其他药物在同一容器内混合使用。

（2）个别患者在使用中可能会出现局部皮肤轻度红肿，可采取冷敷患处，不必终止使用。

（3）输注过快可致个别患者出现胸闷、恶心，调慢滴速即可缓解。

（4）本品遇冷可能析出结晶，可置 50～80℃热水中溶解，放冷至室温即可使用。

【药物相互作用】 如与其他药物同时使用可能会发生药物相互作用，详情请咨询医师或药师。

48. 血塞通注射液、注射用血塞通（冻干）

【药品名称】 血塞通注射液

【主要成分】 三七总皂苷

【功能主治】 活血祛淤，通脉活络。用于中风偏瘫，淤血阻络征；动脉粥状硬化性血栓性脑梗塞、脑栓塞、视网膜中央静脉阻塞见淤血阻络征者。

【规格】 10 mL：400 mg。

【用法用量】 静脉滴注：一次 200～400 mg，用 5%～10% 葡萄糖注射液 250～500 mL 稀释后缓缓滴注，一日 1 次。

【注意事项】 本品属中药制剂，保存不当可能影响质量，所以使用前应对光检查，药液出现浑浊、沉淀、变色、漏气等现象时不能使用。

【药物相互作用】 如与其他药物同时使用可能会发生药物相互作用，详情请咨询医师或药师。

49. 丹参注射液

【药品名称】 丹参注射液

【主要成分】 丹参

【功能主治】 活血化淤，通脉养心。用于冠心病胸闷、心绞痛。

【规格】 每支装 20 mL。

【用法用量】 静脉滴注，一次 10～20 mL（用 5% 葡萄糖注射液 100～500 mL 稀释后使用），一日 1 次。或遵医嘱。

【注意事项】

（1）不宜与其他药物在同一容器内混合使用。

（2）本品为纯中药制剂，保存不当可能会影响质量，故使用前应对光检查，若发现溶液出现浑浊、沉淀、变色、漏气或瓶身细微破裂者，均不能使用。

【药物相互作用】 如与其他药物同时使用可能会发生药物相互作用，详情请咨询医师或药师。

（二）益气活血

50. 麝香保心丸

【药品名称】 麝香保心丸

【主要成分】 麝香、人参、苏合香、蟾酥

【功能主治】 芳香温通，益气强心。用于心肌缺血引起的心绞痛、胸闷及心肌梗塞。

【规格】 每丸重22.5 mg。

【用法用量】 口服，一次1～2丸，一日3次，或症状发作时服用。

【注意事项】 孕妇禁用。

【药物相互作用】 如与其他药物同时使用可能会发生药物相互作用，详情请咨询医师或药师。

（三）理气活血

51. 复方丹参片（胶囊、颗粒、滴丸）

【药品名称】 复方丹参片（薄膜衣片）

【主要成分】 丹参、三七、冰片

【功能主治】 活血化瘀，理气止痛。用于胸中憋闷，心绞痛。

【规格】 每片重0.26 g。

【用法用量】 口服，一次3片，一日3次。

【注意事项】 孕妇慎用。

【药物相互作用】 如与其他药物同时使用可能会发生药物相互作用，详情请咨询医师或药师。

52. 血府逐瘀丸（胶囊）

【药品名称】 血府逐瘀丸

【主要成分】 当归、赤芍、桃仁、红花、川芎、地黄、牛膝、枳壳（麸炒）、桔梗、柴胡、甘草

【功能主治】 活血祛瘀，行气止痛。用于瘀血内阻、头痛或胸痛、内热瞀闷、失眠多梦、心悸怔忡、急躁善怒。

【规格】 每丸重9 g。

【用法用量】 空腹，用红糖水送服，一次1～2丸，一日2次。

【注意事项】 忌食辛冷。

【药物相互作用】 如与其他药物同时使用可能会发生药物相互作用，详情请咨询医师或药师。

（四）滋阴活血

53. 脉络宁注射液

【药品名称】 脉络宁注射液

【主要成分】 牛膝、玄参、石斛、金银花，辅料为聚山梨酯80

【功能主治】 清热养阴，活血化瘀。用于血栓闭塞性脉管炎、动脉硬化性闭塞症、脑血栓形成及后遗症、静脉血栓形成等病。

【规格】 每支装10 mL。

【用法用量】 静脉滴注。一次10～20 mL（1～2支），加入5%葡萄糖注射液或氯化钠注射液250～500 mL中滴注，一日1次，10～14天为一个疗程，重症患者可连续使用2～3个疗程。

【注意事项】

（1）本品应在医生指导下使用。

（2）静脉滴注时，初始速度应缓慢，观察15～20分钟，并注意巡视。

（3）临床使用发现不良反应时，应立即停药，停药后症状可自行消失或酌情给予对症治疗。

（4）本品不宜与其他药物在同一容器中混合滴注。

（5）本品出现混浊、沉淀、颜色异常加深等现象不能使用。

【药物相互作用】 尚无本品与其他药物混合或合并使用经验。

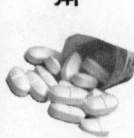

（五）化淤宽胸

54. 冠心苏合丸（胶囊、软胶囊）

【药品名称】 冠心苏合丸

【主要成分】 苏合香、冰片、乳香、檀香、青木香

【功能主治】 理气宽胸，止痛。用于心绞痛、胸闷憋气。

【规格】 滴丸：每丸重 40 mg；胶囊剂：每粒装 0.35 g；软胶囊：每粒装 0.5 g。

【用法用量】 嚼碎服，一次 1 丸，一日 1～3 次。或遵医嘱。

【注意事项】 孕妇禁用。

【药物相互作用】 如与其他药物同时使用可能会发生药物相互作用，详情请咨询医师或药师。

55. 速效救心丸

【药品名称】 速效救心丸

【主要成分】 川芎、冰片

【功能与主治】 行气活血，祛淤止痛，增加冠脉血流量，缓解心绞痛。用于气滞血淤型冠心病、心绞痛。

【规格】 每粒重 40 mg。

【用法用量】 含服，一次 4～6 粒，一日 3 次；急性发作时，一次 10～15 粒。

【注意事项】 尚不明确。

【药物相互作用】 如与其他药物同时使用可能会发生药物相互作用，详情请咨询医师或药师。

56. 地奥心血康胶囊

【药品名称】 地奥心血康胶囊

【主要成分】 黄山药总皂苷

【功能主治】 活血化淤，行气止痛；扩张冠脉血管，改善心肌缺血。用于淤血内阻之胸痹，而见眩晕、气短、心悸、胸闷或胸痛等症状，以及冠心病、心绞痛。

【规格】 100 mg/粒。

【用法用量】 口服。一次 100～200 mg，一日 3 次。

【注意事项】 偶有头晕、头痛，可自行缓解。极少数病例空腹服用有胃肠道不适。

【药物相互作用】 如与其他药物同时使用可能会发生药物相互作用，详情请咨询医师或药师。

（六）化淤通脉

57. 通心络胶囊

【药品名称】 通心络胶囊

【主要成分】 人参、水蛭、全蝎、土鳖虫、蜈蚣、蝉蜕、赤芍、冰片

【功能主治】 益气活血，通络止痛。用于冠心病心绞痛症属心气虚乏、血淤络阻者。症见胸部憋闷、刺痛、绞痛固定不移，气短乏力，心悸自汗，舌质紫暗或有淤斑，脉细涩或结代。

【规格】 每粒装 0.38 g。

【用法用量】 口服。一次 4 粒，一日 3 次，四周为一疗程。

【注意事项】 服药后胃部不适者宜改为饭后服。

【药物相互作用】 如与其他药物同时使用可能会发生药物相互作用，详情请咨询医师或药师。

十三、理气剂

（一）疏肝解郁

58. 丹栀逍遥丸

【药品名称】 丹栀逍遥丸

【主要成分】 牡丹皮、栀子（炒焦）、柴胡（酒制）、白芍（酒炒）、当归、白术（土炒）、茯苓、薄荷、炙甘草

【功能主治】 舒肝解郁，清热调经。用于肝郁化火、胸胁胀痛、烦闷急躁、颊赤口干、食欲不振或有潮热，以及妇女月经先期、经行不畅、胸乳与小腹胀痛。

【规格】 每12丸重约1g。

【用法用量】 口服，一次6～9g，一日2次。

【注意事项】 忌食生冷、辛辣。

【药物相互作用】 如与其他药物同时使用可能会发生药物相互作用，详情请咨询医师或药师。

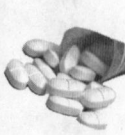

59. 逍遥丸（颗粒）

【药品名称】 逍遥颗粒

【主要成分】 柴胡、当归、白芍、白术（炒）、茯苓、炙甘草、薄荷

【功能主治】 疏肝健脾，养血调经。用于肝气不舒所致月经不调，胸胁胀痛，头晕目眩，食欲减退。

【规格】 每袋装15g。

【用法用量】 开水冲服，一次15g，一日2次。

【注意事项】

（1）忌食寒凉、生冷食物。

（2）孕妇、糖尿病患者服用时请向医师咨询。

（3）感冒时不宜服用本药。

（4）月经过多者不宜服用本药。

（5）平素月经正常，突然出现月经量少，或月经错后，或阴道不规则出血应去医院就诊。

（6）按照用法用量服用，长期服用应向医师咨询。

（7）服药2周症状无改善，应去医院就诊。

（8）对本品过敏者禁用，过敏体质者慎用。

（9）本品性状发生改变时禁止使用。

（10）请将本品放在儿童不能接触的地方。

【药物相互作用】 如与其他药物同时使用可能会发生药物相互作用，详情请咨询医师或药师。

（二）疏肝和胃

60. 气滞胃痛颗粒

【药品名称】 气滞胃痛颗粒

【主要成分】 柴胡、香附（炙）、白芍、延胡索（炙）、枳壳、炙甘草

【功能主治】 舒肝理气，和胃止痛。用于肝郁气滞、胸痞胀满、胃脘疼痛。

【规格】 每袋装5g。

【用法用量】 开水冲服。一次5g，一日3次。

【注意事项】

（1）饮食宜清淡，忌酒及辛辣、生冷、油腻食物。

（2）忌愤怒、忧郁，保持心情舒畅。

（3）糖尿病患者及有高血压、心脏病、肝病、肾病等慢性病严重者应在医师指导下服用。

（4）孕妇慎用。儿童、哺乳期妇女、年老体弱者应在医师指导下服用。

（5）胃痛严重者，应及时去医院就诊。

（6）服药3天症状无缓解，应去医院就诊。

（7）对本品过敏者禁用，过敏体质者慎用。

（8）本品性状发生改变时禁止使用。

（9）儿童必须在成人监护下使用。

（10）请将本品放在儿童不能接触的地方。

【药物相互作用】 如与其他药物同时使用可能会发生药物相互作用，详情请咨询医师或药师。

61. 胃苏颗粒

【药品名称】 胃苏颗粒

【主要成分】 紫苏梗、香附、陈皮、枳壳、槟榔、香橼、佛手、鸡内金（制）

【功能主治】 理气消胀，和胃止痛。主治气滞型胃脘痛，症见胃脘胀痛，窜及两胁，得嗳气或矢气则舒，情绪郁怒则加重，胸闷食少，排便不畅及慢性胃炎见上述征候者。

【规格】 每袋装15克。

【用法用量】 用适量开水冲服，搅拌至全溶。若放置时间长有少量沉淀，摇匀即可。一次1袋，一日3次。15天为一个疗程。

【注意事项】

（1）服药期间要保持情绪稳定，切勿恼怒。

（2）少吃生冷及油腻难消化的食品。

（3）糖尿病患者以及有高血压、心脏病、肝病、肾病等慢性病严重者应在医师指导下服用。

（4）服药3天症状未缓解，应去医院就诊。

（5）儿童、年老体弱者应在医师指导下服用。

（6）对本品过敏者禁用，过敏体质者慎用。

（7）本品性状发生改变时禁止使用。

（8）儿童必须在成人的监护下使用。

（9）请将本品放在儿童不能接触的地方。

【药物相互作用】 如与其他药物同时使用可能会发生药物相互作用，详情请咨询医师或药师。

（三）理气止痛

62. 元胡止痛片（胶囊、颗粒、滴丸）

【药品名称】 元胡止痛片

【主要成分】 元胡（醋制）、白芷

【功能主治】 理气，活血，止痛。用于气滞血淤所致的胃痛、胁痛、头痛及痛经。

【规格】 软胶囊：每粒装0.5 g；颗粒剂：每袋装5 g；口服液：每支装10 mL；滴丸：每10丸重0.5 g。

【用法用量】 口服。一次4～6片，一日3次。或遵医嘱。

【注意事项】

（1）饮食宜清淡，忌酒及辛辣、生冷、油腻食物。

（2）忌愤怒、忧郁，保持心情舒畅。

（3）有高血压、心脏病、肝病、糖尿病、肾病等慢性病严重者应在医师指导下服用。

（4）儿童、孕妇、哺乳期妇女、年老体弱者应在医师指导下服用。

（5）疼痛严重者应及时去医院就诊。

（6）服药3天症状无缓解，应去医院就诊。

（7）对本品过敏者禁用，过敏体质者慎用。

（8）本品性状发生改变时禁止使用。

（9）儿童必须在成人监护下使用。

（10）请将本品放在儿童不能接触的地方。

【药物相互作用】 如与其他药物同时使

用可能会发生药物相互作用,详情请咨询医师或药师。

63. 三九胃泰颗粒

【药品名称】 三九胃泰颗粒

【主要成分】 三桠苦、九里香、两面针、木香、黄芩、茯苓、地黄、白芍

【功能主治】 清热燥湿,行气活血,柔肝止痛,消炎止痛,理气健脾。用于上腹隐痛、饱胀、反酸、恶心、呕吐、纳减、心口嘈杂。

【规格】 每袋装20g。

【用法用量】 用开水冲服,一次1袋,一日2次。

【注意事项】

(1) 忌食辛辣刺激性食物。

(2) 忌情绪激动或生闷气。

(3) 浅表性、糜烂性、萎缩性等慢性胃炎应在医师指导下服用。

(4) 孕妇及糖尿病病人应在医师指导下服用。

(5) 慢性胃炎患者服药两周症状无改善,应立即停药并去医院就诊。

(6) 按照用法用量服用,小儿、年老体弱者应在医师指导下服用。

(7) 对本品过敏者禁用,过敏体质者慎用。

(8) 本品性状发生改变时禁止使用。

(9) 儿童必须在成人监护下使用。

(10) 请将本品放在儿童不能接触的地方。

【药物相互作用】 如与其他药物同时使用可能会发生药物相互作用,详情请咨询医师或药师。

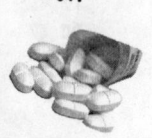

十四、消导剂

64. 保和丸（颗粒、片）

【药品名称】 保和丸

【主要成分】 山楂（焦）、六神曲（炒）、莱菔子（炒）、麦芽（炒）、半夏（制）、陈皮、茯苓、连翘

【功能主治】 消食，导滞，和胃。用于食积停滞、脘腹胀满、嗳腐吞酸、不欲饮食。

【规格】 每丸重9g。

【用法用量】 口服。一次1～2丸，一日2次；小儿酌减。

【注意事项】

（1）饮食宜清淡，忌酒及辛辣、生冷、油腻食物。

（2）不宜在服药期间同时服用滋补性中药。

（3）有高血压、心脏病、肝病、糖尿病、肾病等慢性病严重者应在医师指导下服用。

（4）儿童、孕妇、哺乳期妇女、年老体弱者应在医师指导下服用。

（5）服药3天症状无缓解，应去医院就诊。

（6）对本品过敏者禁用，过敏体质者慎用。

（7）本品性状发生改变时禁止使用。

（8）儿童必须在成人监护下使用。

（9）请将本品放在儿童不能接触的地方。

【药物相互作用】 如与其他药物同时使用可能会发生药物相互作用，详情请咨询医师或药师。

十五、治风剂

（一）疏散外风

65. 川芎茶调丸（散、颗粒、片）

【药品名称】 川芎茶调丸（浓缩丸）

【主要成分】 川芎、羌活、白芷、荆芥、薄荷、防风、细辛、甘草

【功能主治】 疏风止痛。用于风邪头痛或有恶寒、发热、鼻塞。

【规格】 每8丸相当于原药材3g。

【用法用量】 饭后清茶冲服，一次8丸，一日3次。

【注意事项】

（1）本药以治疗外感风邪引起的感冒头痛效果较好，也用于经过明确诊断的偏头痛、神经性头痛或外伤后遗症所致的头痛等。

（2）久痛气虚、血虚，或因肝肾不足，阳气亢盛之头痛不宜应用。

（3）素有较严重慢性病史者，应在医师指导下服药。

（4）孕妇慎用。哺乳期妇女、儿童、老人应在医师指导下使用。

（5）服药3天后症状无改善，或病情加重者，应向医生咨询。

（6）除非在医生指导下，否则不得超过推荐剂量使用。

（7）对本品过敏者禁用，过敏体质者慎用。

（8）本品性状发生改变时禁止使用。

（9）儿童必须在成人监护下使用。

（10）请将本品放在儿童不能接触的地方。

【药物相互作用】 如与其他药物同时使用可能会发生药物相互作用，详情请咨询医师或药师。

（二）祛风化瘀

66. 正天丸（胶囊）

【药品名称】 正天丸

【主要成分】 羌活、川芎、钩藤、细辛、麻黄、独活、当归、桃仁、红花、地黄、白芍、防风等15味

【功能主治】 疏风活血，养血平肝，通络止痛。用于外感风邪、瘀血阻络、血虚失养、肝阳上亢引起的偏头痛、紧张性头痛、神经性头痛、颈椎病型头痛、经前头痛。

【规格】 每瓶装60g。

【用法用量】 饭后服用，一次6g，一日2～3次，15天为一个疗程。

【注意事项】

（1）忌烟、酒及辛辣、油腻食物。

（2）高血压、心脏病患者慎服。有肝病、糖尿病、肾病等慢性病严重者应在医师指导下服用。

（3）儿童、孕妇、哺乳期妇女及年老体弱者应在医师指导下服用。

（4）高血压头痛及不明原因的头痛，应去医院就诊。

（5）初发头痛服药3天症状无缓解，应去医院就诊。经常性头痛服药15天症状无缓解，应去医院就诊。

（6）严格按用法用量服用，本品不宜长期服用。

（7）对本品过敏者禁用，过敏体质者慎用。

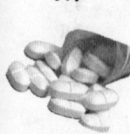

（8）本品性状发生改变时禁止使用。

（9）儿童必须在成人监护下使用。

（10）请将本品放在儿童不能接触的地方。

【药物相互作用】 如与其他药物同时使用可能会发生药物相互作用，详情请咨询医师或药师。

（三）平肝息风

67. 松龄血脉康胶囊

【药品名称】 松龄血脉康胶囊

【主要成分】 葛根、珍珠层粉等

【功能主治】 平肝潜阳，镇心安神。用于高血压病见有头痛眩晕、急躁易怒、心悸失眠等属肝阳上亢症者。

【规格】 每粒装0.5g。

【用法用量】 口服。一次3粒，一日3次，或遵医嘱。

【注意事项】 个别患者服药后可出现轻度腹泻、胃脘胀满等，饭后服用有助于减轻或改善这些症状。

【药物相互作用】 如与其他药物同时使用可能会发生药物相互作用，详情请咨询医师或药师。

（四）祛风通络

68. 华佗再造丸

【药品名称】 华佗再造丸

【主要成分】 川芎、吴茱萸、冰片

【功能主治】 活血化淤，化痰通络，行气止痛。用于淤血或痰湿闭阻经络之中风瘫痪，拘挛麻木，口眼歪斜，言语不清。

【规格】 每瓶装80g。

【用法用量】 口服，一次4～8g，一日2～3次，重症一次8～16g。或遵医嘱。

【注意事项】

（1）孕妇忌服。

（2）服药期间如有燥热感，可用白菊花蜜糖水送服，或减半服用，必要时暂停服用1～2天。

（3）常用量：每次8g（约48～50粒），早晚各服1次。连服10天，停药1天，30天为一疗程，可连服3个疗程。预防量与维持量每次4g，早晚各服1次。

【药物相互作用】 如与其他药物同时使用可能会发生药物相互作用，详情请咨询医师或药师。

十六、祛湿剂

（一）消肿利水

69. 五苓散（胶囊、片）

【药品名称】 五苓散

【主要成分】 泽泻、茯苓、猪苓、白术（炒）、肉桂

【功能主治】 温阳化气、利湿行水。用于膀胱化气不利，水湿内聚引起的小便不利、水肿腹胀、呕逆泄泻、渴不思饮。

【规格】 散剂。

【用法用量】 口服：一次6～9g，一日2次。

【注意事项】 属于阴虚津液不足、口渴、小便不利等症不宜服用。

【药物相互作用】 如与其他药物同时使用可能会发生药物相互作用，详情请咨询医师或药师。

（二）益肾通淋

70. 普乐安胶囊（片）

【药品名称】 普乐安胶囊

【主要成分】 油菜花花粉

【功能主治】 补肾固本。用于肾气不固所致的腰膝酸软，尿后余沥。

【规格】 每粒装0.375g。

【用法用量】 口服，一次4～6粒，一日3次。

【注意事项】

（1）忌辛辣、生冷、油腻食物。

（2）感冒发热病人不宜服用。

（3）本品宜饭前服用。

（4）高血压、心脏病、肝病、糖尿病、肾病等慢性病患者应在医师指导下服用。

（5）服药2周症状无缓解，应去医院就诊。

（6）儿童、孕妇应在医师指导下服用。

（7）对本品过敏者禁用，过敏体质者慎用。

（8）本品性状发生改变时禁止使用。

（9）儿童必须在成人监护下使用。

（10）请将本品放在儿童不能接触的地方。

【药物相互作用】 如与其他药物同时使用可能会发生药物相互作用，详情请咨询医师或药师。

（三）化淤通淋

71. 癃闭舒胶囊

【药品名称】 癃闭舒胶囊

【主要成分】 补骨脂、益母草、琥珀、金钱草、海金沙、山慈菇

【功能主治】 温肾化气，清热通淋，活血化淤，散结止痛。用于肾气不足、湿热淤阻之癃闭所致尿频、尿急、尿赤、尿痛、尿细如线，小腹拘急疼痛，腰膝酸软等症。前列腺增生有以上症候者也可应用。

【规格】 每粒装0.3g。

【用法用量】 口服。一次3粒，一日2次。

【注意事项】

（1）肺热壅盛、肝郁气滞、脾虚气陷所致的癃闭皆不宜使用。

（2）服药期间，忌食辛辣、生冷、油腻食物及饮酒。

【药物相互作用】 如与其他药物同时使用可能会发生药物相互作用，详情请咨询医师或药师。

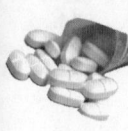

（四）扶正祛湿

72. 尪痹颗粒（片）

【药品名称】 尪痹冲剂

【主要成分】 地黄、熟地黄、续断、骨碎补、狗脊（制）、羊骨、附子（制）、淫羊藿、独活、桂枝、防风、威灵仙、红花、皂刺、伸筋草、知母、白芍。

【功能主治】 补肝肾、强筋骨、祛风湿、通经络。用于久痹体虚、关节疼痛、局部肿大、僵硬畸形、屈伸不利及类风湿性关节炎见有上述证候者。

【规格】 冲剂，每袋3g或6g。

【用法用量】 开水冲服：一次6g，一日3次。

【注意事项】 孕妇慎用。

【药物相互作用】 如与其他药物同时使用可能会发生药物相互作用，详情请咨询医师或药师。

（五）化浊降脂

73. 血脂康胶囊

【药品名称】 血脂康胶囊

【主要成分】 红曲

【功能主治】 除湿祛痰，活血化淤，健脾消食。用于脾虚痰淤阻滞症的气短、乏力、头晕、头痛、胸闷、腹胀、食少纳呆等；高脂血症；也可用于由高脂血症及动脉粥样硬化引起的心脑血管疾病的辅助治疗。

【规格】 每粒装0.3g。

【用法用量】 口服，一次2粒，一日2次，早晚饭后服用；轻、中度患者一日2粒，晚饭后服用。或遵医嘱。

【注意事项】

（1）用药期间应定期检查血脂、血清氨基转移酶和肌酸磷酸激酶；有肝病史者服用本品尤其要注意肝功能的监测。

（2）在本品治疗过程中，如发生血清氨基转移酶增高达正常高限3倍，或血清肌酸磷酸激酶显著增高时，应停用本品。

（3）不推荐孕妇及乳母使用。

（4）儿童用药的安全性和有效性尚未确定。

【药物相互作用】 如与其他药物同时使用可能会发生药物相互作用，详情请咨询医师或药师。

十七、外科用药

（一）清热利湿

74. 消炎利胆片（颗粒、胶囊）

【药品名称】 消炎利胆片

【主要成分】 穿心莲、溪黄草、苦木

【功能主治】 清热，祛湿，利胆。用于肝胆湿热引起的口苦，肋痛；急性胆囊炎，胆管炎。

【规格】 每片重0.41g（薄膜衣片）。

【用法用量】 口服，一次6片，一日3次。

【注意事项】 根据文献报道有服用本品引起过敏休克者，建议对本品过敏者禁用，过敏体质者慎用。

【药物相互作用】 如与其他药物同时使用可能会发生药物相互作用，详情请咨询医师或药师。

（二）清热消肿

75. 马应龙麝香痔疮膏

【药品名称】 马应龙麝香痔疮膏

【主要成分】 麝香、人工牛黄、珍珠、炉甘石（煅）、硼砂、冰片

【功能主治】 清热解毒，去腐生肌。用于痔疮肿痛、肛裂疼痛。

【规格】 每支10g。

【用法用量】 外用。一日2次，早晚各一次，用前洗净肛门。用于外痔和肛裂时，可将药膏直接涂敷患处；用于内痔、混合痔时，将注入器套在药膏管管口上，拧紧后，将注入器插入肛门内，挤入适量药膏后，弃去注入器。

【注意事项】

（1）孕妇慎用。

（2）本品为外用药，不可内服。

（3）用于痔疮便血肿痛时，应将备用的注入器套在药膏管管口上，拧紧后，将注入器轻轻插入肛门内，挤入2g左右药膏；用于肛裂时，把药膏敷于裂口内，敷药前应将肛门洗净。

（4）多吃蔬菜水果，防止便秘；戒烟限酒、节制辛辣食物。

（5）排便时不要久蹲不起或用力过度，平时应适当运动，促进气血流畅。

（6）药品性状发生改变时禁止使用。

（7）儿童必须在成人的监护下使用。

（8）请将此药品放在儿童不能接触的地方。

【药物相互作用】 如与其他药物同时使用可能会发生药物相互作用，详情请咨询医师或药师。

（三）清热消毒

76. 季德胜蛇药片

【药品名称】 季德胜蛇药片

【主要成分】 七叶一枝花、蟾蜍皮、蜈蚣、地锦草

【功能主治】 清热，解毒，消肿止痛。用于毒蛇、毒虫咬伤。

【规格】 每片重0.4g。

【用法用量】 口服，第一次20片，以后每隔6小时续服10片，危急重症者将剂量增加10~20片并适当缩短服药间隔时间。不能口服药者，可行鼻饲法给药。外用，被毒虫咬伤后，以本品和水外搽，即可消肿止痛。

【注意事项】

（1）毒蛇咬伤用本品治疗效不显著，应改用它法治疗。

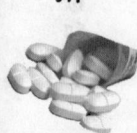

（2）脾胃虚寒、体弱年迈者慎用。
（3）孕妇禁用。
（4）本品含有蟾酥、蜈蚣，不可过度久服，肝肾功能不全者慎用。
（5）忌食辛辣、油腻食品。
【药物相互作用】 如与其他药物同时使用可能会发生药物相互作用，详情请咨询医师或药师。

77. 连翘败毒丸（膏、片）

【药品名称】 连翘败毒丸
【主要成分】 金银花、连翘、蒲公英、紫花地丁、大黄、黄芩、黄连、黄柏、苦参、白鲜皮、木通、防风、白芷、蝉蜕、荆芥穗、羌活、麻黄、薄荷、柴胡、天花粉、玄参、浙贝母、桔梗、赤芍、当归、甘草
【功能主治】 清热解毒，散风消肿。用于脏腑积热，风热湿毒引起的疮疡初起，红肿疼痛，憎寒发热，风湿疙瘩，遍身刺痒，大便秘结。
【规格】 每100粒重6g。
【用法用量】 口服。一次6g，一日2次。
【注意事项】
（1）忌烟、酒及辛辣食物。
（2）不宜在服药期间同时服用滋补性中药。
（3）高血压、心脏病患者慎服。
（4）有糖尿病、肝病、肾病等慢性病严重者应在医师指导下服用。
（5）服药3天症状无缓解，应去医院就诊。
（6）儿童、年老体弱者应在医师指导下服用。
（7）对本品过敏者禁用，过敏体质者慎用。
（8）本品性状发生改变时禁止使用。
（9）儿童必须在成人监护下使用。
（10）请将本品放在儿童不能接触的地方。
【药物相互作用】 如与其他药物同时使用可能会发生药物相互作用，详情请咨询医师或药师。

78. 如意金黄散

【药品名称】 如意金黄散
【主要成分】 黄柏、大黄、姜黄、白芷、天花粉、陈皮、厚朴、苍术、生天南星、甘草
【功能主治】 清热解毒，消肿止痛。用于热毒瘀滞肌肤所致疮疖肿痛，症见肌肤红、肿、热、痛，亦可用于跌打损伤。
【规格】 12 g/袋。
【用法用量】 外用。红肿，烦热，疼痛，用清茶调敷；漫肿无头，用醋或葱酒调敷；亦可用植物油或蜂蜜调敷。一日数次。
【注意事项】
（1）本品为外用药，不可内服。
（2）用毕洗手，切勿接触眼睛、口腔等粘膜处。皮肤破溃处禁用。
（3）忌辛辣刺激性食物。
（4）儿童、孕妇、哺乳期妇女、年老体弱者应在医师指导下使用。
（5）疮疖较重或局部变软化脓或已破溃者应去医院就诊。
（6）全身高热者应去医院就诊。
（7）本品不宜长期或大面积使用，用药后局部出现皮疹等过敏表现者应停用。
（8）用药3天症状无缓解，应去医院就诊。
（9）对本品过敏者禁用，过敏体质者慎用。
（10）本品性状发生改变时禁止使用。
（11）儿童必须在成人监护下使用。
（12）请将本品放在儿童不能接触的地方。
【药物相互作用】 如与其他药物同时使用可能会发生药物相互作用，详情请咨询医

师或药师。

（四）通淋消石

79. 排石颗粒

【药品名称】 排石颗粒

【主要成分】 连钱草、车前子（盐水炒）、木通、瞿麦、徐长卿、石韦、忍冬藤、苘麻子、滑石、甘草

【功能主治】 清热利水，通淋排石。用于肾脏结石、输尿管结石、膀胱结石等病属下焦湿热症者。

【规格】 每袋装5g（无糖型）。

【用法用量】 口服，一次1袋，一日3次；或遵医嘱。

【注意事项】 脾虚便溏者及孕妇慎用；服药期间应要多饮水并适当活动。忌油腻食物。

【药物相互作用】 如与其他药物同时使用可能会发生药物相互作用，详情请咨询医师或药师。

（五）软坚散结

80. 内消瘰疬丸

【药品名称】 内消瘰疬丸（水丸）

【主要成分】 夏枯草、海藻、蛤壳（煅）、连翘、白蔹、大清盐、天花粉、玄明粉、浙贝母、枳壳、当归、地黄、熟大黄、玄参、桔梗、薄荷、甘草

【功能主治】 软坚散结。用于瘰疬痰核或肿或痛。

【规格】 每瓶装9g。

【用法用量】 口服，一次9g，一日1～2次。

【注意事项】

（1）疮疡阳症者慎用。

（2）孕妇慎用。

（3）忌食辛辣、油腻、海鲜等食品。

【药物相互作用】 如与其他药物同时使用可能会发生药物相互作用，详情请咨询医师或药师。

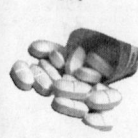

十八、妇科用药

（一）理气剂

养血舒肝

81. 妇科十味片

【药品名称】 妇科十味片

【主要成分】 香附（醋炙）、当归、熟地黄、白芍、川芎、赤芍、元胡（醋炙）、白术、红枣、甘草、碳酸钙

【功能主治】 养血舒肝，调经止痛。用于血虚肝郁所致月经不调、痛经、月经前后诸症，症见行经后错，经水量少、有血块，行经小腹疼痛，血块排出痛减，经前双乳胀痛、烦躁，食欲不振。

【规格】 每片重0.3g。

【用法用量】 口服，一次4片，一日3次。

【注意事项】

（1）忌辛辣、生冷食物。

（2）感冒发热病人不宜服用。

（3）有高血压、心脏病、肝病、糖尿病、肾病等慢性病严重者应在医师指导下服用。

（4）青春期少女及更年期妇女应在医师指导下服用。

（5）平素月经正常，突然出现月经过少，或经期错后，或阴道不规则出血者应去医院就诊。

（6）服药1个月症状无缓解，应去医院就诊。

（7）对本品过敏者禁用，过敏体质者慎用。

（8）本品性状发生改变时禁止使用。

（9）请将本品放在儿童不能接触的地方。

【药物相互作用】 如与其他药物同时使用可能会发生药物相互作用，详情请咨询医师或药师。

活血化瘀

82. 益母草膏（颗粒、胶囊、片）

【药品名称】 益母草膏

【主要成分】 益母草

【功能主治】 活血调经。用于血瘀所致的月经不调，症见经血量少。

【规格】 每瓶装250g。

【用法用量】 口服，一次10g，一日1～2次。

【注意事项】

（1）忌辛辣、生冷食物。

（2）糖尿病患者及有高血压、心脏病、肝病、肾病等慢性病严重者应在医师指导下服用。

（3）青春期少女及更年期妇女应在医师指导下服用。

（4）各种流产后腹痛伴有阴道出血应去医院就诊。

（5）平素月经正常，突然出现月经过少，或经期错后，或阴道不规则出血者应去医院就诊。

（6）服药2周症状无缓解，应去医院就诊。

（7）对本品过敏者禁用，过敏体质者慎用。

（8）本品性状发生改变时禁止使用。

（9）请将本品放在儿童不能接触的地方。

【药物相互作用】 如与其他药物同时使用可能会发生药物相互作用，详情请咨询医师或药师。

（二）清热剂

清热除湿

83. 妇科千金片（胶囊）

【药品名称】 妇科千金片

【主要成分】 千金拔、金樱根、穿心莲、功劳木、单面针、当归、鸡血藤、党参

【功能主治】 清热除湿，益气化淤。用于湿热淤阻所致的带下病、腹痛，症见带下量多、色黄质稠，小腹疼痛，腰骶酸痛，神疲乏力；慢性盆腔炎见有上述症候者。

【规格】 每片0.32g。

【用法用量】 口服，一次6片，一日3次。

【注意事项】

（1）忌辛辣、生冷、油腻食物。

（2）有高血压、心脏病、肝病、糖尿病、肾病等慢性病严重者应在医师指导下服用。

（3）少女、孕妇、绝经后患者均应在医师指导下服用。

（4）伴有赤带者，应去医院就诊。

（5）腹痛较重者，应及时去医院就诊。

（6）服药2周症状无缓解，应去医院就诊。

（7）对本品过敏者禁用，过敏体质者慎用。

（8）本品性状发生改变时禁止使用。

（9）请将本品放在儿童不能接触的地方。

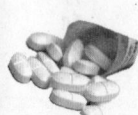

【药物相互作用】 如与其他药物同时使用可能会发生药物相互作用，详情请咨询医师或药师。

（三）扶正剂

养血理气

84. 艾附暖宫丸

【药品名称】 艾附暖宫丸

【主要成分】 艾叶（炭）、香附（醋制）、吴茱萸（制）、肉桂、当归、川芎、白芍（酒炒）、地黄、炙黄芪、续断

【功能主治】 理气补血，暖宫调经。用于子宫虚寒，月经量少、后错，经期腹痛，腰酸带下。

【规格】 水蜜丸每100粒重10g。

【用法用量】 口服，一次6g，一日2～3次。

【注意事项】

（1）忌食辛辣、生冷食物。注意保暖。

（2）感冒时不宜服用。患有其他疾病者，应在医师指导下服用。

（3）经行有块伴腹痛拒按或胸胁胀痛者不宜选用。

（4）平素月经正常，突然出现月经过少，或经期错后，或阴道不规则出血或带下伴阴痒，或赤带者应去医院就诊。

（5）治疗痛经，宜在经前3～5天开始服药，连服1周。如有生育要求应在医师指导下服用。

（6）服药后痛经不减轻，或重度痛经者，应到医院诊治。

（7）服药2周症状无缓解，应去医院就诊。

（8）对本品过敏者禁用，孕妇禁用，过敏体质者慎用。

（9）本品性状发生改变时禁止使用。

（10）请将本品放在儿童不能接触的地方。

【药物相互作用】 如与其他药物同时使用可能会发生药物相互作用，详情请咨询医师或药师。

益气养血

85. 八珍益母丸（胶囊）

【药品名称】 八珍益母丸

【主要成分】 白芍、白术、川芎、当归、党参、茯苓、甘草、熟地黄、益母草

【功能主治】 补气血，调月经。用于妇女气血两虚，体弱无力，月经量少、后错。

【规格】 每10丸重2g。

【用法用量】 口服。一次8丸，一日2次。

【注意事项】

（1）忌食辛辣、生冷食物。

（2）感冒时不宜服用。患有其他疾病者，应在医师指导下服用。

（3）平素月经正常，突然出现月经过少，或经期错后，或阴道不规则出血者应去医院就诊。

（4）服药2周症状无缓解，应去医院就诊。

（5）对本品过敏者禁用，过敏体质者慎用。

（6）本品性状发生改变时禁止使用。

（7）请将本品放在儿童不能接触的地方。

【药物相互作用】 如与其他药物同时使用可能会发生药物相互作用，详情请咨询医师或药师。

86. 乌鸡白凤丸（胶囊、片）

【药品名称】 乌鸡白凤丸

【主要成分】 乌鸡（去毛、爪、肠）、当归、白芍、熟地黄、人参、黄芪、山药、丹参、鹿角、川芎、桑螵蛸、香附（醋炙）等19味

【功能主治】 补气养血，调经止带。用于气血两虚，身体瘦弱，腰膝酸软，月经量少、后错，带下。

【规格】 每10丸重1g。

【用法用量】 口服。一次9g，一日1次；或将药丸加适量开水溶后服。

【注意事项】

（1）忌食辛辣、生冷食物。

（2）感冒时不宜服用。患有其他疾病者，应在医师指导下服用。

（3）经行有块伴腹痛拒按或胸胁胀痛者不宜选用。

（4）平素月经正常，突然出现月经过少，或经期错后，或阴道不规则出血，或带下伴阴痒，或赤带者应去医院就诊。

（5）服药2周症状无缓解，应去医院就诊。

（6）对本品过敏者禁用，过敏体质者慎用。

（7）本品性状发生改变时禁止使用。

（8）请将本品放在儿童不能接触的地方。

【药物相互作用】 如与其他药物同时使用可能会发生药物相互作用，详情请咨询医师或药师。

滋阴安神

87. 更年安片

【药品名称】 更年安片

【主要成分】 地黄、熟地黄、麦冬、玄参、制何首乌、五味子、磁石、钩藤、珍珠母、泽泻、茯苓、浮小麦等15味

【功能主治】 滋阴清热、除烦安神。用于更年期出现的潮热汗出，眩晕，耳鸣，失眠，烦躁不安。

【规格】 薄膜衣每片重0.31g。

【用法用量】 口服。一次6片，一日2～3次。

【注意事项】

（1）忌食辛辣，少进油腻。

（2）感冒时不宜服用。

（3）伴有月经紊乱或其他疾病，如高血压、心脏病、糖尿病、肾病等，患者应在医师指导下服用。

（4）眩晕症状较重者，应去医院就诊。

（5）严格按照用法用量服用，服药2周症状无缓解，应去医院就诊。本品不宜长期服用。

（6）对本品过敏者禁用，过敏体质者慎用。

（7）本品性状发生改变时禁止使用。

（8）请将本品放在儿童不能接触的地方。

【药物相互作用】 如与其他药物同时使用可能会发生药物相互作用，详情请咨询医师或药师。

（四）散结剂

消肿散结

88. 乳癖消片（胶囊、颗粒）

【药品名称】 乳癖消片

【主要成分】 鹿角、蒲公英、昆布、夏枯草、鸡血藤、三七、赤芍、海藻、漏芦、木香、玄参、牡丹皮等15味。

【功能与主治】 软坚散结，活血消痈，清热解毒。用于乳癖结块、乳痈初起、乳腺囊性增生及乳腺炎前期。

【规格】 每片0.34g或0.67g。

【用法用量】 口服。一次5～6片，一日3次。

【注意事项】 孕妇慎服。

【药物相互作用】 如与其他药物同时使用可能会发生药物相互作用，详情请咨询医师或药师。

十九、眼科用药

（一）清热剂

清热散风

89. 明目上清片

【药品名称】 明目上清片

【主要成分】 熟大黄、黄连、黄芩、玄参、菊花、连翘、蝉蜕、蒺藜、车前子、赤芍、麦冬、当归等21味

【功能主治】 清热散风，明目止痛。用于暴发火眼。

【规格】 每片重0.63g或0.35g。

【用法用量】 口服。一次4片，一日2次。

【注意事项】

（1）有高血压、心脏病、肾病、糖尿病等慢性病严重患者应在医师指导下服用。

（2）暴发火眼，表现为眼白充血发红、怕光、流泪、眼屎多，易起变症，常有角膜疾患并发，如出现头痛眼痛、视力明显下降，并伴有呕吐、恶心，应及时去医院就诊。

（3）应用本药时一般应配合治疗暴发火眼的外用眼药，不能仅用本药。

（4）服用3天后症状未改善者，应去医院就诊。

（5）按照用法用量服用，小儿应在医师指导下服用。

（6）对本品过敏者禁用，过敏体质者慎用。

（7）本品性状发生改变时禁止使用。

（8）儿童必须在成人监护下使用。

（9）请将本品放在儿童不能接触的地方。

【药物相互作用】 如与其他药物同时使用可能会发生药物相互作用，详情请咨询医师或药师。

（二）扶正剂

滋阴养肝

90. 明目地黄丸

【药品名称】 明目地黄丸

【主要成分】 熟地黄、山茱萸（制）、牡丹皮、山药、茯苓、泽泻、枸杞子、菊花、当归、白芍、蒺藜、石决明（煅），辅料为蜂蜜

【功能主治】 滋肾，养肝，明目。用于肝肾阴虚、目涩畏光、视物模糊、迎风流泪。

【规格】 每8丸相当于原生药3g。

【用法用量】 口服。一次8～10丸，一日3次。

【注意事项】

（1）儿童应用时应先到医院检查眼部情况，如无其他眼病方可服用。

（2）如有迎风流泪，又有视力急剧下降，应去医院就诊。

（3）按照用法用量服用，治疗1周后症状未改善，应去医院就诊。

（4）对本品过敏者禁用，过敏体质者慎用。

（5）本品性状发生改变时禁止使用。

（6）儿童必须在成人监护下使用。

（7）请将本品放在儿童不能接触的地方。

【药物相互作用】 如与其他药物同时使用可能会发生药物相互作用，详情请咨询医师或药师。

二十、耳鼻喉科用药

（一）耳病

滋肾平肝

91. 耳聋左慈丸

【药品名称】 耳聋左慈丸

【主要成分】 磁石、茯苓、牡丹皮、山药、山茱萸、熟地黄、泽泻、竹叶、柴胡

【功能主治】 滋肾平肝。用于肝肾阴虚的耳鸣耳聋，头晕目眩。

【规格】 每8丸相当于原生药3g。

【用法用量】 口服。一次8丸，一日3次。

【注意事项】

（1）突发耳鸣耳聋者禁用。

（2）本药只用于肝肾阴虚证之听力逐渐减退，耳鸣如蝉声者，凡属外耳、中耳病变而出现的耳鸣，如外耳道异物等，应去医院就诊。

（3）按照用法用量服用，长期服用应向医师咨询。

（4）对本品过敏者禁用，过敏体质者慎用。

（5）本品性状发生改变时禁止使用。

（6）儿童必须在成人监护下使用。

（7）请将本品放在儿童不能接触的地方。

【药物相互作用】 如与其他药物同时使用可能会发生药物相互作用，详情请咨询医师或药师。

（二）鼻病

宣肺通窍

92. 鼻炎康片

【药品名称】 鼻炎康片

【主要成分】 水提干浸膏、当归干浸膏、猪胆汁、黄芩提取物、麻黄粉、薄荷油、扑尔敏

【功能主治】 清热解毒，宣肺通窍，消肿止痛。用于急慢性鼻炎、过敏性鼻炎。

【规格】 0.37g/片。

【用法用量】 口服。一次4片，一日3次。

【注意事项】

（1）忌辛辣、鱼腥食物。

（2）凡过敏性鼻炎属虚寒症者慎用。

（3）本品含马来酸氯苯那敏。膀胱颈梗阻、甲状腺功能亢进、青光眼、高血压和前列腺肥大者慎用；孕妇及哺乳期妇女慎用；服药期间不得驾驶机动车、船，从事高空作业、机械作业及操作精密仪器。

（4）有心脏病等慢性病者，应在医师指导下服用。

（5）按照用法用量服用，儿童、老年患者应在医师指导下使用。

（6）个别患者服药后偶有胃部不适，停药后可消失；建议饭后服用。

（7）急性鼻炎服药3天后症状无改善，或出现其他症状，应去医院就诊。

（8）对本品过敏者禁用，过敏体质者慎用。

（9）本品性状发生改变时禁止使用。

（10）儿童必须在成人的监护下使用。

（11）请将本品放在儿童不能接触的地方。

【药物相互作用】 如与其他药物同时使用可能会发生药物相互作用，详情请咨询医师或药师。

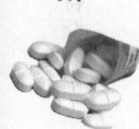

清热通窍

93. 藿胆丸（片、滴丸）

【药品名称】 藿胆丸

【主要成分】 广藿香叶、猪胆粉，辅料为黑氧化铁、滑石粉

【功能主治】 芳香化浊，清热通窍。用于湿浊内蕴、胆经郁火所致的鼻塞、流清涕或浊涕、前额头痛。

【规格】 每瓶36g。

【用法用量】 口服。一次3～6g，一日2次。

【注意事项】

（1）忌烟酒、辛辣、鱼腥食物。

（2）不宜在服药期间同时服用滋补性中药。

（3）有高血压、心脏病、肝病、糖尿病、肾病等慢性病严重者应在医师指导下服用。

（4）儿童、孕妇、哺乳期妇女、年老体弱、脾虚便溏者应在医师指导下服用。

（5）服药3天症状无缓解，应去医院就诊。

（6）对本品过敏者禁用，过敏体质者慎用。

（7）本品性状发生改变时禁止使用。

（8）儿童必须在成人监护下使用。

（9）请将本品放在儿童不能接触的地方。

【药物相互作用】 如与其他药物同时使用可能会发生药物相互作用，详情请咨询医师或药师。

（三）咽喉病

化痰利咽

94. 黄氏响声丸

【药品名称】 黄氏响声丸

【主要成分】 薄荷、浙贝母、连翘、蝉蜕、胖大海、大黄（酒炙）、川芎、儿茶、桔梗、诃子肉、甘草、薄荷脑，辅料为药用炭

【功能主治】 疏风清热，化痰散结，利咽开音。用于声音嘶哑，咽喉肿痛，咽干灼热，咽中有痰，或寒热头痛，或便秘尿赤；急慢性喉炎。

【规格】 每丸重0.133g（炭衣丸）。

【用法用量】 口服。炭衣丸一次6丸，一日3次，饭后服用。

【注意事项】

（1）忌辛辣、鱼腥食物。

（2）孕妇慎用。

（3）凡声嘶、咽痛，兼恶寒发热、鼻流清涕等外感风寒者慎用。

（4）不宜在服药期间同时服用温补性中药。

（5）胃寒便溏者慎用。

（6）声哑、咽喉痛同时伴有其他症状，如心悸、胸闷、咳嗽气喘、痰中带血等，应及时去医院就诊。

（7）用于声带小结、息肉之初起，凡声带小结、息肉较重者应当在医生指导下使用。

（8）服药10天后症状无改善，或出现其他症状，应去医院就诊。

（9）按照用法用量服用，儿童、哺乳期妇女、年老体弱者应在医师指导下服用。

（10）对本品过敏者禁用，过敏体质者慎用。

（11）本品性状发生改变时禁止使用。

（12）儿童必须在成人监护下使用。

（13）请将本品放在儿童不能接触的地方。

【药物相互作用】 如与其他药物同时使用可能会发生药物相互作用，详情请咨询医师或药师。

二十一、骨伤科用药

活血化淤

95. 接骨七厘片

【药品名称】 接骨七厘片

【主要成分】 乳香、没药、当归、土鳖虫、骨碎补、硼砂、血竭、自然铜、大黄

【功能主治】 活血化淤，接骨止痛。用于跌打损伤、续筋接骨、血淤疼痛。

【规格】 每片重0.3g。

【用法用量】 口服。一次5片，一日2次，黄酒送下。

【注意事项】 孕妇忌服。

【药物相互作用】 如与其他药物同时使用可能会发生药物相互作用，详情请咨询医师或药师。

96. 伤科接骨片

【药品名称】 伤科接骨片

【主要成分】 红花、土鳖虫、朱砂、马钱子粉、没药、三七、海星、鸡骨、冰片、自然铜、乳香、甜瓜子

【功能与主治】 活血化淤，消肿止痛，舒筋壮骨。用于跌打损伤、闪腰岔气、伤筋动骨、淤血肿痛、损伤红肿等症。对骨折患者需经复位后配合使用。

【规格】 每片重0.36g。

【用法用量】 口服。成人一次4片，10～14岁儿童一次3片，一日3次，以温开水或黄酒送服。

【注意事项】

（1）本品不可随意增加服量，增加时，须遵医嘱。

（2）孕妇忌服。

（3）10岁以下儿童禁服。

【药物相互作用】 如与其他药物同时使用可能会发生药物相互作用，详情请咨询医师或药师。

97. 云南白药（胶囊、膏、酊、气雾剂）

【药品名称】 云南白药

【主要成分】 （保密方）

【功能主治】 化淤止血，活血止痛，解毒消肿。用于跌打损伤，淤血肿痛，吐血、咳血、便血、痔血、崩漏下血，手术出血，疮疡肿毒及软组织挫伤，闭合性骨折，支气管扩张及肺结核咳血，溃疡病出血，以及皮肤感染性疾病。

【规格】 每瓶装4g，保险子1粒。

【用法用量】 刀、枪、跌打诸伤，无论轻重，出血者用温开水送服；淤血肿痛与未流血者用酒送服；妇科各症，用酒送服；但月经过多、红崩，用温开水送服。毒疮初起，服0.25g，另取药粉用酒调匀，敷患处，如已化脓，只需内服。其他内出血各症均可内服。

口服，一次0.25～0.5g，一日4次（2～5岁按1/4剂量服用；5～12岁按1/2剂量服用）。

凡遇较重的跌打损伤可先服保险子1粒，轻伤及其他病症不必服。

【注意事项】

（1）服药一日内，忌食蚕豆、鱼类及酸冷食物。

（2）外用前务必清洁创面。

（3）包装所附药勺为分剂量的用具。使用时先盛满药粉，沿瓶壁压紧，用瓶口刮平，每平勺约0.25g。

【药物相互作用】 如与其他药物同时使用可能会发生药物相互作用，详情请咨询医

师或药师。

活血通络

98. 活血止痛散（胶囊）

【药品名称】 活血止痛胶囊

【主要成分】 当归、三七、乳香（制）、土鳖虫、自然铜（煅）、冰片

【功能主治】 活血散瘀，消肿止痛。用于跌打损伤，瘀血肿痛。

【规格】 每粒装0.37g。

【用法用量】 用温黄酒或温开水送服，一次4粒，一日3次。

【注意事项】

（1）按照用法用量服用。饮酒不适者可用温开水送服。

（2）长期服用应向医师咨询。

（3）对本品过敏者禁用，过敏体质者慎用。

（4）本品性状发生改变时禁止使用。

（5）儿童必须在成人监护下使用。

（6）请将本品放在儿童不能接触的地方。

【药物相互作用】 如与其他药物同时使用可能会发生药物相互作用，详情请咨询医师或药师。

99. 舒筋活血丸（片）

【药品名称】 舒筋活血片

【主要成分】 红花、狗脊（制）、槲寄生、泽兰叶、鸡血藤、络石藤、伸筋草、香附（制）、香加皮、自然铜（煅）

【功能主治】 舒筋活络，活血散瘀。用于筋骨疼痛、肢体拘挛、腰背酸痛、跌打损伤。

【规格】 每片重0.44g。

【用法用量】 口服。一次4片，一日3次。

【禁忌】 孕妇忌服。

【药物相互作用】 如与其他药物同时使用可能会发生药物相互作用，详情请咨询医师或药师。

100. 颈舒颗粒

【药品名称】 颈舒颗粒

【主要成分】 三七、当归、川芎、红花、天麻、肉桂、人工牛黄

【功能主治】 活血化瘀，温经通窍止痛。适用于神经根型颈椎病瘀血阻络症，症见颈肩部僵硬、疼痛，患侧上肢窜痛等。

【规格】 每袋装6g。

【用法用量】 温开水冲服。一次6g，一日3次。疗程一个月。

【注意事项】

（1）忌生冷、油腻食物。

（2）有高血压、心脏病、肝病、糖尿病、肾病等慢性病严重者应在医师指导下服用。

（3）儿童、经期及哺乳期妇女、年老体弱者应在医师指导下服用。

（4）服药7天症状无缓解，应去医院就诊。

（5）对本品过敏者禁用，过敏体质者慎用。

（6）本品性状发生改变时禁止使用。

（7）儿童必须在成人监护下使用。

（8）请将本品放在儿童不能接触的地方。

【药物相互作用】 如与其他药物同时使用可能会发生药物相互作用，详情请咨询医师或药师。

101. 狗皮膏

【药品名称】 狗皮膏

【主要成分】 生川乌、生草乌、羌活、独活、青风藤、香加皮、防风、铁丝威灵仙、苍术、蛇床子、麻黄、高良姜、小茴香、官桂、当归、赤芍、木瓜、苏木、大黄、油松节、续断、川芎、白芷、乳香、没药、冰片、

樟脑、丁香、肉桂

【功能主治】 祛风散寒，活血止痛。用于风寒湿邪、气血淤滞所致的痹病，症见四肢麻木、腰腿疼痛、筋脉拘挛，或跌打损伤、闪腰岔气、局部肿痛，或寒湿淤滞所致的脘腹冷痛、行经腹痛、寒湿带下、积聚痞块。

【规格】 每张净重1.5g。

【用法用量】 外用。用生姜擦净患处皮肤，将膏药加温软化，贴于患处或穴位。

【注意事项】

(1) 本品为外用药，禁止内服。

(2) 忌食生冷、油腻食物。

(3) 皮肤破溃或感染处严禁使用。

(4) 经期及哺乳期妇女应在医师指导下严格按照医嘱谨慎使用。儿童、年老体弱者必须严格在医师指导下按医嘱使用。

(5) 本品不宜长期或大面积使用，用药后皮肤过敏如出现瘙痒、皮疹等现象时，应停止使用，症状严重者应及时去医院就诊。

(6) 用药3天症状无缓解，应及时去医院就诊。

(7) 对本品过敏者严禁使用，过敏体质者应在医师指导下严格按照医嘱谨慎使用。

(8) 药品颜色、气味、外观等性状发生改变时禁止使用。

(9) 儿童不得独自使用本药品，必须由成人监控方可使用。

(10) 请将此药品放在儿童不能接触的地方。

【药物相互作用】 如与其他药物同时使用可能会发生药物相互作用，详情请咨询医师或药师。

补肾壮骨

102. 仙灵骨葆胶囊

【药品名称】 仙灵骨葆胶囊

【主要成分】 淫羊藿、续断、补骨脂、地黄、丹参、知母等

【功能主治】 滋补肝肾，活血通络，强筋壮骨。用于肝肾不足、淤血阻络所致骨质疏松症，症见腰脊疼痛、足膝酸软、乏力。

【规格】 每粒装0.5g。

【用法用量】 口服。一次3粒，一日2次；4～6周为一疗程。

【注意事项】

(1) 忌食生冷、油腻食物。

(2) 感冒时不宜服用。

(3) 高血压、心脏病、糖尿病、肝病、肾病等慢性病严重者应在医师指导下服用。

(4) 服药2周症状无缓解，应去医院就诊。

(5) 对本品过敏者禁用，过敏体质者慎用。

(6) 本品性状发生改变时禁止使用。

(7) 请将本品放在儿童不能接触的地方。

【药物相互作用】 如与其他药物同时使用可能会发生药物相互作用，详情请咨询医师或药师。

合理用药指南

第一章 药物治疗的一般原则

第一节 药物治疗的必要性

药物是人类防治疾病的重要武器，有着古老而悠久的历史。"神农尝百草"是人类最早利用药物治病的传说之一。我国早在夏代和商代，就有着治疗用的酒和汤液的发明和应用。在漫长的防病治病过程中，人类对药物的了解和制备从简单到复杂，从自然利用到人工合成，从宏观实物到微观分子，直到形成现代药物学。现代药物的概念是指用以防治及诊断疾病的物质，在理论上，凡能影响机体器官生理功能及（或）细胞代谢活动的物质都属于药物的范畴。

一、药物治疗的时机选择

早在1865年，克劳德·伯纳德就提出，维持一个健康生命最基本的条件是内环境恒定。这种恒定是一个动态的过程，为了维持正常生命活动，机体必须随时适应来自于体内外的各种变化，通过各个器官系统的调节，维持着诸如体温、氧、血压、水、电解质、酸碱等内环境恒定。当各种病因作用于机体时，机体对病因所引起的损害发生一系列抗损害反应。自稳调节的紊乱、损害和抗损害反应，表现为疾病过程中各种复杂的机能、代谢和形态结构的异常变化，而这些变化又使机体各器官系统之间以及机体与外界环境之间的协调关系发生障碍，从而引起各种症状、体征和行为异常，特别是对环境适应能力和劳动能力的减弱甚至丧失。药物治疗是临床上治疗疾病的最常用、最基本的手段。

药物通过与机体相互作用，对疾病状态下的器官功能发挥调节作用，从而达到缓解疾病症状、治愈疾病的目的。药物还可通过抑制、杀灭病原体或肿瘤细胞，祛除病因而起到治疗作用。有些药物，例如氨基酸和维生素等，可起到补充替代的治疗作用。对感染性疾病以及多数内科系统的疾病，药物治疗具有其他治疗手段不可替代的作用。即使是对以局部病变为主要特征的外科系统疾病，在选择手术、放射治疗等非药物治疗手段的同时，也需要联合用药来提高疗效或防治并发症。

需要注意的是：所有药物都有严格的适应症、禁忌症以及可能产生的不良反应，患者只是在必要的情况下才使用药物，可用可不用时尽量不用。例如常见的糖尿病早期，首先应嘱咐患者尽快调整饮食、适度运动、戒除不良生活习惯，如果这样做不能达到控制疾病的目的，而药物治疗又确实对患者有益时可根据临床诊疗指南，才考虑使用药物治疗。

二、药物治疗的利与弊

使用药物，必须根据疾病和药物的特点以及患者的具体情况权衡利弊，谨慎选择，使患者接受药物治疗的预期获益大于药物可能对机体造成的伤害，即药物治疗的利大于弊时，才能体现药物治疗的必要性。如果药物使用正确，不仅可直接减轻患者的痛苦，还可降低高热、惊厥、休克等严重综合征对机体的伤害，起到治疗疾病，挽救患者生命的作用。药物的对因治疗，也可祛除导致疾病的病因，使患者得以康复。因此，在多数情况下，药物治疗的益处是显而易见的。

但在有些情况下，药物治疗的获益欠缺足够的证据支持。例如：一些自限性疾病，患者不服用药物可能也会康复；如果使用抗菌药物预防细菌性感染，临床结果与药物治疗的预期结果相吻合，并不意味着一定是药物的疗效；在临床实践中，药物还可起到心理安慰的作用（安慰剂效应），这种积极的心理暗示对某些疾病的恢复有一定临床意义，但是单纯的安慰剂效应是不值得推崇的，它可能延误治疗。同时，药物在发挥正面的治疗作用时，可能产生一定的副作用和不良反应。最显著的现象是对恶性肿瘤患者的化疗方案，化疗药物在治疗肿瘤的同时，可能造成患者骨髓抑制、肝肾损害等严重的副作用。而药物不良反应事件也是时有发生，2007年因发生严重不良反应被撤市的药物就有多巴胺-2受体激动剂——甲磺酸培高利特（pergolide mesylate）、治疗肠易激综合征（IBS）的药物马来酸替加色罗（tegaserod maleate）等；同时应用广泛的头孢曲松钠、罗格列酮、硫酸普罗宁与胸腺肽注射剂等，也被FDA提出可能发生严重不良反应的警告。

因此在选择药物治疗时，要根据疾病的特点、轻重，药物疗效的优劣、不良反应的大小以及患者自身的具体情况进行综合判断。通过调整生活习惯、多休息等可奏效者，尽量不选用药物治疗；对于确实需要用药治疗的疾病，应尽可能选择不良反应轻微而疗效显著的药物；对于危及生命的严重疾病，以能产生足够的疗效，挽救患者生命为主要出发点，有时需要患者承受较大的药物不良反应的风险，在这种情况下，必须请患者或家属签署知情同意书。

三、药物治疗的适度性

在药物治疗疾病的过程中，除了权衡利弊选择适当的药物外，同时必须确定适当的给药方式、剂量及疗程等方案，才能使药物的作用发挥到最大。把握药物治疗的适度性也是体现药物治疗的必要性所必需的。药物适度治疗是指在明确疾病诊断的基础上，从病情的实际需要出发，以循证医学为基础，选择适当的药物治疗方案。

如果使用超过疾病治疗需要使用大量的药物，却没有得到理想的效果，称为药物过度治疗。表现为剂量过大、疗程过长、超适应症用药、轻症用重药等。这种情况，多见于目前病因不明或尚无有效治疗手段，但严重危害人类健康的疾病，如恶性肿瘤。有的晚期肿瘤患者，经过多周期化疗后，骨髓功能严重受抑，再强行化疗只会增加痛苦，加速死亡；有的患者由于过度放疗引起后遗症，导致生活质量大大降低。

造成过度治疗的根本原因是"以病为本"，而不是"以人为本"。随着《医师法》、《医疗事故处置条例》的出台，处理医患纠纷的法律环境发生了改变，为了减少医疗纠纷，部分医务人员有意识地采取保护性的过度用药行为，处方追求"大而全"。也有个别医务人员或医疗单位，为追求经济利益而开大处方。对病人来说，盲目追求"治愈"某种疾病，要求超标准的高强度治疗，即使出现了严重的毒副反应还咬牙坚持。药物过度治疗不仅损害健康、延误病情，还会加重患者的经济负担，造成有限的医疗资源的浪费。

与药物过度治疗相反的另一个极端是药物治疗不足，主要表现在两个方面：一是用药剂量不够，二是疗程太短。药物治疗不足，达不到预期的有效治疗效果，还可能导致病情进展，一些感染性疾病还可能产生耐药。引起治疗不足的原因主要有：患者对所患疾病的认识不足，依从性差，不能按时服药或坚持治疗；患者没有相应的医疗保障，无力支付医疗费用；制药企业因利润低停止生产供应，导致安全有效的基本廉价药在一些医疗单位缺货，影响了疾病的治疗；个别医生对疾病的发展变化阶段估计不足。

第二节 药物治疗的有效性

药物治疗的有效性的基础是药物的药效学特征。药效的发挥是通过其进入人体后，与受体、酶、离子通道、基因等靶点相互作用，影响机体生理生化功能而实现的。在权衡利弊、选择合适药物、制定适合治疗方案的前提下，要达到最优的药物有效性，还要考虑药物方面及患者方面的因素。

一、药物方面的因素

药物的生物学特性、理化性质、剂型、剂量、给药途径、给药时间和次数，都会影响药物的作用。两种或两种以上的药物，或者有些食品与药物同时应用时，它们之间的相互影响及干扰，可改变药物的药理作用及毒性，也会影响药物治疗的效果。如抗凝血药与抗血小板聚集药合用可产生协同作用，而浓茶或咖啡与镇静催眠药合用互相拮抗。因而应根据患者情况选择生物利用度高，又能维持有效血药浓度的剂型和给药途径，确定给药时间，避免合用可能产生不良相互作用的药物，以期取得最好的治疗效果。

二、患者方面的因素

不同年龄的患者，由于其许多生理功能存在相当的差异，对药物的药动学和药效学均有明显影响；不同的个体之间，也会由于体重、性别、精神状态、病理状态、遗传特征、生物节律等各不相同，对药物作用存在高敏感性或耐受性。

另外，患者对于药物治疗的依从性（compliance with medications）也是药物有效性的一个重要的影响因素。依从性是指患者遵从医嘱或治疗建议的程度，包括遵守医疗约定，采纳健康促进行为的忠告，避免疾病发展的危险因素等。患者不遵守治疗方案的行为对药物治疗效应有很大的影响。依从性差的后果包括可能使病原体耐药，或者使疾病进一步发展，导致急诊和住院，甚至死亡。对治疗方案不依从的主要原因有：患者对自身疾病不够重视，不能按时服用药物；或者对医生提供的治疗方案不理解、不信任；治疗方案繁琐，或者有些药物的服用令患者产生不愉快，患者难以坚持；还有就是较高的药费和诊治费可能导致部分患者不复诊、减少药物剂量或不能坚持治疗。

第三节 药物治疗的安全性

药物的安全性是药物防治疾病的基本要求之一。众所周知，药物治疗疾病的同时，可能对机体产生一些副作用或不良反应。按照世界卫生组织（WHO）国际药物监测合作中心的规定，药物不良反应（adverse drug reactions，ADR）是指正常剂量的药物用于预防、诊断、治疗疾病或调节生理机能时出现的有害的和与用药目的无关的反应。有些药物，如果服用剂量或使用途径等不正确，也会造成患者机体器官功能和组织结构损害，甚至产生药源性疾病。

由于几乎所有的药物都可能引起不良的药物反应，只是程度和发生率不同，所谓药物治疗的安全性，只是一个相对的概念。比如对某些妊娠妇女的药物治疗，安全性要求非常高，哪怕是轻微的不良反应或发生率不高的不良反应也难以接受；但对恶性肿瘤等一些致死性疾病的药物治疗，安全性要求可适当降低，挽救生命比减少一些不良反应更有价值。了解可能导致药物不安全事故发生的原因有助于更好地保证药物治疗的效果。

一、药物本身的影响

药物生产中可能渗入赋形剂或掺入杂质,如胶囊的染料可能会引起固定性皮疹;冠心平氯苯丁酯中的不纯物对氯苯酚是其引发皮炎的原因。由于生产或保管不当导致药物污染,常可引起严重的不良反应。药物固有的安全性问题,应该在药物的研发和生产阶段严格执行药品生产质量管理规范(GMP),对药品生产、流通、储存及使用过程严格把关,避免这类安全性问题的发生。对已上市的药物要加强不良反应监测管理。

二、药物使用的影响

由于药物使用导致药物不良反应的原因很多。例如:同一种药物,剂型不同会影响药物的吸收与血药浓度,如不注意掌握可能会引起不良反应;给药途径影响药物发挥作用的快慢强弱及持续时间,例如静脉给药直接进入血液循环,立即发生效应,容易发生不良反应;长期使用某种药物易发生蓄积而中毒;联合用药不当,不良反应的发生率也随之增高,据报告5种药并用的发生率为4.2%,6~10种为7.4%,11~15种为24.2%,16~20种为40%,21种以上达45%;减药或停药也可引起不良反应,例如治疗严重皮疹,突然停用糖皮质激素或减药过速时,会产生反跳现象。

三、机体方面的影响

不同人种对药物的感受有相当的差别。例如甲基多巴诱发的溶血性贫血在不同种族间的发生率显著不同;解热消炎剂异丁苯酸在英国则多出现不良反应,而在日本则比较少见。有些药物倾向于在单性别或某种血型的人身上出现不良反应。例如女性患者由于肝药酶活性的改变可影响某些非典型抗精神病药物的疗效;利培酮使女性催乳素水平显著升高,可致骨密度降低及性功能障碍。不同年龄的人对药物的敏感性也不同,例如不良反应发生率在60岁以下者为6.3%(42/667),而60岁以上者为5.4%(76/493)。不同个体对同一剂量的相同药物也可能有不同反应,例如对水杨酸钠引起不良反应的剂量在不同个体中相差可达10倍。机体的病理状态也可能影响药物作用。例如肝肾功能减退时,可以显著加强许多药物的作用,甚至引起中毒。另外,服药者的营养、精神状态等也可能导致药物某种作用增强,产生不良反应。

根据WHO的统计资料,全球因疾病死亡患者中有1/3并不是死于疾病自然发展过程,而是死于用药的不合理。由于药物被夸大了不安全性,导致了药源性疾病的发生,轻则使用药者增加痛苦,重则致残甚至死亡,同时也增加了很多医疗费用,造成个人和社会的资源浪费。据披露,我国每年5000多万住院人次中与药物不良反应有关的可达250多万人,其中死于药物不良反应的近20万人。因此,安全用药是全社会普遍关注的热点问题,在临床药物治疗过程中,应密切注意选择和使用合适的药物,注意患者的个体差异和药物相互作用等因素,使药物对患者的损害降至最低程度。

第四节 药物治疗的经济性

如何使有限的药物资源尽可能好地满足人们对生命质量和健康水平的需求,已成为世界各国迫切需要解决的共同问题,提高药品的经济性是解决这个矛盾与问题的关键所在。药品的经济性,是指药物的"价值",是药物"功能"与"成本"之比。在这个含义里,药物的"功能"主要表现为药物安全性、有效性等质量与疗效;药物的"成本"则指药品的寿命周期成本。因此,药物的经济性是指药物的质量、疗效等性能与药品寿命周期成本之比,这个概念属于药物经济学的主要研究范畴之一。通俗地说，药物经济学的作用就是在保证安全、有效的前提下，选择最省钱的药品，采用最经济的治疗方案。

当前，药物经济性已成为与药物安全性、有效性并列的药物评价三原则之一。提高药物治疗的经济性的目的和意义有：一是在药品定价和费用补偿机制中发挥重要作用。依据药物经济学原理和方法，使新药价格制定既有利于研发，又有利于基本医保基金的合理使用；二是参与制定临床用药规范，能帮助政府制定并完善基本药物目录和医疗保险目录，完善国家基本药物制度；三是指导医疗机构评价和遴选具有较高成本－效益的诊疗方案，提高药物资源使用的经济效益；四是帮助药物科研、生产、流通和使用部门，为社会提供优质、高效、安全的药物。

我国的全社会卫生保险总费用约600亿人民币，约占全年国民生产总值的3%，公费劳保医疗费年增长高达23.2%，显著高于国家财政收入的年增长率（10%），公费医疗已经到了不堪重负的地步。所以卫生保健中的经济问题，特别是有关药物治疗的费用问题已成为全社会关注的热点之一。同时，我国的人均医药资源在世界各国的排名中靠后，有限的医药卫生资源越来越难以满足人们日益增长的医疗保健需求。这从客观上决定了我国提高药物的经济性，应用药物经济学指导实践的要求更为必要和急迫。国内的科研机构近年已开始大力加强药物经济学的研究力度，相继建立包括2002年成立的复旦大学公共卫生学院药物经济学与评估中心、2003年成立的北京大学中国医药经济研究中心等学术平台。2005年，中国医师学会组织进行《药物经济学评价指南》编写；2006年，国际药物经济学会（ISPOR）亚太年会在上海召开；同年《中国药物经济学》杂志正式创刊；2007年，中国药学会正式启动了成立药物经济学专业委员会的议事日程。所有的这些努力，都是为了让药物经济学这个科学的评价工具能在我国得到发展和应用，更好地提高药物治疗的经济性指标，为卫生服务的决策提供科学的依据。

第五节 药物治疗的规范性

药物的规范使用是疾病规范治疗的一部分。随着医学科学的发展，权威学术团体以最优的临床证据为基础，通过严格随机对照临床试验和系统评估，对疾病的治疗方案加以验证和优化，最终形成了许多疾病公认、权威、规范的指南或标准，如《肺结核诊断和治疗指南》、《原发性高血压防治指南》等。在这些规范化的指南和标准中，往往根据疾病的分型、分期、动态发展等，对药物种类的选择、剂量和剂型的确定、给药方案及疗程等进行了明确的指导。根据指南使用药物，可以减少常见病治疗的随意性和不确定性，帮助医生对疾病的治疗作出正确决策，提高其诊治水平，尤其能够提高临床用药的规范化程度。在给患者实施药物治疗时，医生应该尽量按公认的指南或标准去选药和用药，减少随意性和盲目性，这是保证合理规范使用药物的重要措施。

目前在我国，患者或医疗机构不规范用药的情况相当严重，不合理用药占用药者的12%～32%。例如盲目滥用或不规范使用药物导致治疗失败，不良反应增多，甚至引起药源性疾病；尤其是抗生素不规范使用导致细菌不断产生耐药性。耐药性和耐药菌感染的传播和扩散，对医院和社会环境造成了严重危害。

影响药物规范使用的因素主要有以下几方面：一是国家对医院投入不足，现行医疗收费结构不合理，医院更多的依赖药品差价收入来补偿，为临床不规范用药提供了滋生的土壤；同时有些医务工作者受市场经济的冲击，产生不规范用药的行为。二是有些医生实施规范化治疗的意识淡薄，治疗有很大随意性。三是药物的种类、剂型不断增加，增加了临床防治疾病的手段，但给临床选择带来了一定程度的混乱。如一些医生对新抗生素认识不足，仅凭经验和想象用药。四是由于很多疾病的复杂性和多样性，目前从国际到国内均尚未制定规范治疗指南，无法实施统一规范的治疗。五是患者不了解规范治疗的重要性，对疾病规范治疗的依从性不足。

如何提高药物治疗的规范化水平，有以下几个方面的建议：①国家颁布的《国家基本药物目录》，明确了疗效高、副作用小且价格合适的药品，各医院及时宣传，认真落实实施。例如首选敏感、窄谱抗生素；限制某些新抗生素作为二线用药；严格掌握预防用药、局部用药和联合用药的指征。②加强医德医风建设，建立健全合理的医疗补偿机制和完善的医疗费用约束机制，健全医疗用药规章制度和临床用药的约束、激励机制。③加强专业培训，不断提高医务人员业务素质，在临床工作中严格掌握各类药品性质、作用、用法、用量、配伍禁忌和不良反应。④强化临床药学工作，实施规范合理用药监测，加强药品监督管理。⑤广泛宣传药品知识，让人们充分认识到不合理用药与药源性疾病的联系与严重后果。

第六节　药物治疗方案制订的一般原则

世界卫生组织在1997年确定了合理用药标准：①药物正确无误；②用药指征适宜；③疗效、安全性、使用、价格对病人适宜；④剂量、用法、疗程妥当；⑤用药对象适宜、无禁忌证、不良反应小；⑥调配无误；⑦病人依从性良好。合理的药物治疗方案首先应遵循合理用药标准，并从以下几个方面综合考虑，使患者获得适度、有效、安全、经济、规范的药物治疗。

一、保证药物治疗的条件

有些疾病在实施药物治疗前需采取一些非药物措施，为药物治疗创造条件，提高药物治疗效果或减少药物治疗的不良反应。如让职业性哮喘患者首先改变工作环境，再进行药物治疗；很多恶性肿瘤患者应首先切除肿瘤，然后采用化疗药物化疗；高血压患者应首先限制摄盐量、规律作息并进行有规律的体育锻炼。

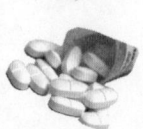

二、根据治疗目的选择药物

药物治疗的目标可以是祛除病因，也可以是缓解症状或治疗并发症。在疾病发展的不同阶段，应抓住其主要矛盾制定相应的阶段性治疗目标，解决主要的临床问题。例如：大叶性肺炎是细菌引起的肺部感染，用抗菌药可祛除病因，控制感染；如肿瘤患者疼痛时应给予镇痛药，化疗副作用出现时给予对症处理；慢性阻塞性肺疾病急性发作可出现呼吸衰竭、心力衰竭等，应分别作相应处置。还有一些药物使用，是为其他治疗创造条件或增加其他疗法的疗效：如肿瘤患者先进行化疗使肿瘤缩小后，再接受手术治疗，手术后再进行化疗以期进一步清除残留的肿瘤细胞。

三、选择合适的用药时机

合适的用药时机对于多种疾病都非常重要，在临床选择用药的时候应特别注意。例如缺血性脑中风患者，及时抓住血栓溶解的机会，可以显著改善预后；在糖尿病的治疗中，及早使用胰岛素才能保护胰岛细胞，减缓糖尿病的发展进程，延长患者生存期；据报道选择在心绞痛发作当时或在预期时间内提前静滴甘露醇注射液可提高治疗的总有效率。

四、选择合适的剂型、剂量和给药方法

剂量调节应依据患者的年龄、身高、体重、病情轻重、肝肾功能、药物反应的遗传多态性以及不良反应敏感性等做适当调整，希望以最低的剂量和最小的不良反应达到理想的治疗效果，并且随着病情的好转或进展，应相应调整剂量。剂量使用和调节不合理可能出现适得其反

的后果。例如，急性心肌梗死溶栓和抗血小板治疗可引起大出血；糖尿病治疗过程中可出现低血糖昏迷等。药物剂型不同，其吸收和分布也不相同，应根据患者的具体情况，选择合适的剂型和给药方式等。例如对于新生儿患者几乎所有的药物都静脉给药，因为新生儿胃肠道功能不完善且肌肉组织非常少，不能采用肌内注射；夜间哮喘应当用控释制剂，控制夜间发作；哮喘用药经雾化吸入有起效快、用药量少和副作用小等优点。

五、合理安排治疗方法和配伍用药

许多疾病的治疗都需要综合方法，包括药物治疗、手术治疗、康复治疗等联合使用，应合理安排顺序和时间。如需配伍用药，应遵循如下原则：用药的风险与费用不增加；使用方便，患者的依从性好。合用其他的相关药物时，应严密观察两药的作用是否可能叠加或拮抗，各药的剂量是否需要调整；合用时药物疗效应该协同（1+1>2）或相加（1+1=2），药物不良反应最好互相抵消或减弱。

第二章 药物不良反应监测

药物是人类预防、诊断或治疗疾病的重要资源，但是，药物具有二重性。药物应用于机体后会与机体产生相互作用，即药物对机体的生理、生化过程会产生正反两方面的影响，机体对药物的利用与处理能力也有消长之别。药物不良反应是药物本身所固有的特性与机体相互作用的结果。WHO 对药物不良反应的定义是：为了预防、诊断、治疗疾病或改变人体的生理功能，在正常用法、用量下服用药物后机体所出现的不期望的有害反应。该定义排除有意的或意外的过量用药及用药不当引起的反应。临床用药，应根据需要权衡利弊，决定取舍，充分保证药物治疗的安全性和有效性。

第一节 药物不良反应的分类

一、副作用

副作用是由于药物的选择性低，作用范围广，在治疗时引起的与用药目的无关的作用，一般为可恢复的功能性变化，较轻微，停药后可恢复，危害较小。副作用随用药目的不同而改变，如阿托品作为麻醉前给药抑制腺体分泌，则术后肠胀气、尿潴留为副作用，而当阿托品用于解除胆道痉挛时，心悸、口干成为副作用。

二、毒性反应

大多数药物都有或多或少的毒性。毒性反应是指药物引起肌体发生生理生化机能异常或组织结构病理变化的反应；该反应可在各个系统、器官或组织出现。药物的毒性作用（一般是药理作用的延伸），主要对神经、消化、心血管、泌尿、血液等系统，以及皮肤组织造成损害。各种药物毒性性质和反应的临床表现各不相同，但反应程度和剂量有关，剂量加大，则毒性反应增强。药物引致的毒性反应所造成的持续性的功能障碍或器质性病变，停药后恢复较慢，甚至终身不愈。如氨基糖苷类抗生素链霉素、庆大霉素等具有耳毒性，可引致第八对颅神经损害，造成听力减退或永久性耳聋。

三、继发反应

继发反应并不是药物本身的效应，而是药物主要作用的间接结果，如广谱抗生素长期应用可改变正常肠道菌群的关系使肠道菌群失调导致二重感染；利尿药噻嗪类引起的低血钾可以使患者对强心药地高辛不耐受。青霉素类引致的赫氏反应也属于继发反应。

四、首剂效应

首剂效应又称首剂综合征或首剂现象，是指一些病人在初服某种药物时，由于肌体对药物作用尚未适应而引起不可耐受的强烈反应。最初发现引起首剂效应的药物为 α_1-受体阻滞剂哌唑嗪，该药引起的首剂效应表现为恶心、头晕、头痛、心悸、嗜睡、体位性低血压、休克等；β-受体阻滞剂和钙拮抗剂也可引起首剂效应。为预防哌唑嗪的首剂效应，可采用临睡前给药，并从小剂量（0.5mg）开始；一旦发生首剂效应，应使患者平卧，一般无须特殊处理。

五、后遗效应

后遗效应是指停药后血浓度已降至阈浓度以下时残存的生物效应。后遗效应可能比较短暂，如服用巴比妥类催眠药后次晨的宿醉现象；也可能比较持久，如长期应用肾上腺皮质激素，一旦停药后肾上腺皮质功能低下，数月内难以恢复。少数药物可以导致永久性器质性损害，如链霉素引起永久性耳聋。

六、特异质反应

特异质反应又称特应性反应，是指个体对有些药物的异常敏感性。该反应和遗传有关，与药理作用无关，大多是由于肌体缺乏某种酶，是药物在体内代谢受阻所致。如葡萄糖-6-磷酸脱氢酶（G-6-PD）缺乏者，服用伯氨喹、磺胺、呋喃妥因等药物可发生正铁血红蛋白血症，引起紫绀、溶血性贫血等；乙酰化酶缺乏者，服用异烟肼后易发生多发性神经炎，服用肼屈嗪后易出现全身性红斑狼疮综合征；假胆碱脂酶缺乏者，用琥珀胆碱后，由于延长了肌肉松弛作用而常出现呼吸暂停反应。

七、变态反应

药物变态反应又称之为过敏反应，是致敏病人对某种药物的特殊反应。药物或药物在体内的代谢产物作为抗原与机体特异抗体或激发致敏淋巴细胞而造成组织损伤或生理功能紊乱。该反应仅发生于少数病人身上，和已知药物的作用性质无关，和剂量无线性有关系，但反应性质各不相同，不易预知，一般不发生于首次用药，初次接触时需要诱导期，停止给药反应消失，化学结构相似药物易发生交叉或不完全交叉的过敏反应，某些疾病可使药物对肌体的致敏性增加。药物引起的变态反应包括速发和迟发等4四种类型反应，临床主要表现为皮疹、血管神经性水肿、过敏性休克、血清病综合征、哮喘等。对易致过敏的药物或过敏体质者，用药前应做过敏试验。

八、药物依赖性

药物依赖性是由药物与机体相互作用造成的一种精神状态，有时也包括身体状态，表现出一种强迫性地要连续或定期用该药的行为和其他反应，目的是要去感受它的精神效应，有时也是为了避免停药引起的不适，可以发生或不发生耐受。用药者可以对一种以上的药物产生依赖性。简而言之，药物依赖性是反复地（周期性或连续性）用药所引起的人体心理上或生理上或兼有两者的对药物的依赖状态，表现出一种强迫性的要连续或定期用药的行为和其他反应。

WHO专家委员会将药物依赖性分为精神依赖性和身体依赖性。精神依赖性又称心理依赖性。凡能引起令人愉快意识状态的任何药物即可引起精神依赖性，精神依赖者为得到欣快感（euphoria）而不得不定期或连续使用某种药物。身体依赖性也称生理依赖性。用药者反复应用某种药物造成一种适应状态，停药后产生戒断症状（abstinence symptoms），使人非常痛苦，甚至危及生命。能引起依赖性的药物，常兼有精神依赖性和身体依赖性，阿片类和催眠镇静药在反复用药过程中，先产生精神依赖性，后产生身体依赖性；可卡因、苯丙胺类中枢兴奋药主要引起精神依赖性，但大剂量使用也会产生身体依赖性；但少数药物如致幻剂只产生精神依赖性而无身体依赖性。

九、撤药反应

一些药物在长期应用后，机体对这些药物产生了适应性，若突然停药或减量过快易使机体的调节机能失调而发生功能紊乱，导致病情或临床症状上的一系列反跳，回升现象和疾病加重等，即出现了所谓的撤药综合征，如停用抗高血压药出现血压反跳以及心悸、出汗等症状；停用巴比妥类药物出现不安、精神错乱、惊厥等症状；（肾上腺皮质激素）突然停用或减量过快可使产生肾上腺危象。

第二节 药物不良反应的机制

药物不良反应有多种分类方法，通常按其与药理作用有无关联而分为两类：A型和B型。A型药物不良反应又称为剂量相关的不良反应。该反应为药理作用增强所致，常和剂量有关，可以预测，发生率高而死亡率低，如苯二氮卓类引起的瞌睡，抗血凝药所致的出血等。B型药物不良反应，又称剂量不相关的不良反应。它是一种与正常药理作用无关的异常反应，一般和剂量无关联，难预测，发生率低（据国外数据，占药物不良反应的20%～25%）而死亡率高，如氟烷引致的恶性高热，青霉素引起的过敏性休克。

一、A型药物不良反应的机制

1. 药代动力学方面原因

（1）药物的吸收：大多数药物口服后，主要在小肠被吸收，药物分子通过巨大的小肠粘膜表面和血液循环，弥散和穿透小肠细胞的脂蛋白膜而进入血液。非脂溶性药物的吸收不完全，个体差异大，如胍乙啶在治疗高血压时的剂量范围，可为10～100 mg/d，因为它在小肠的吸收很不规则，可从3%～27%不等。虽说药物到达循环量与口服的剂量有关，但也受到许多因素的影响，如药物剂型、药物相互作用、胃肠道蠕动、胃肠道粘膜的吸收能力及首过效应等。

（2）药物的分布：药物在循环中分布的量和范围取决于局部血液量和药物穿透细胞膜的难易。心排出量对药物分布和组织灌注速率也起决定作用。例如经肝代谢的利多卡因，主要受肝血流的影响，当心衰、出血或静脉滴注去甲肾上腺素时，由于肝血流量减少，利多卡因的消除率也降低。

（3）药物血浆蛋白的结合：循环中药物与血浆蛋白结合的多少，对药效有重要影响。药物如与血浆蛋白结合减少，则可增加游离的药物浓度，使药效增强，以致产生A型不良反应。

（4）药物与组织结合：药物与组织结合是引起A型不良反应的原因之一，例如氯喹对黑色素有高度亲和力，因此药物可高浓度蓄积在含黑色素的眼部组织中，引起视网膜变性。

（5）肾脏排泄：婴儿、老人、低血容量性休克及肾脏病患者，由于肾小球过滤减少，主要经肾排泄的药物则易产生A型不良反应，其中尤以地高辛、氨基糖苷类抗生素和多粘菌素的毒性大，须特别注意。

（6）药物的生物转化：药物主要在肝内分两阶段进行代谢：第一阶段主要氧化、还原或水解；第二阶段是在第一阶段基础上进行葡萄糖醛酸化、乙酰化或甲基化等。氧化作用主要在肝细胞内质网中经肝细胞微粒体氧化酶进行。许多药物如口服抗凝剂、酚噻嗪等都是经过氧化作用而代谢的。药物的氧化速率主要取决于基因遗传，个体间有很大差异。例如每天给予苯妥英钠300 mg，药物血浓度范围可为4～40 μg/mL。当血浆浓度超过20 μg/mL时，即可产生A型不良反应。有些药物如巴比妥类、苯妥英钠、保泰松、强力霉素等能诱导另一些药物的氧化作用，从而使药物代谢加速。例如巴比妥类与抗凝剂合用，可使抗凝作用减弱甚至消失。另一些药物可抑制肝微粒体酶的氧化作用，因而可导致某些经肝氧化代谢的药物产生A型不良反应。乙醇和儿茶酚胺类（如去甲肾上腺素、酪胺和苯乙胺等）经肝微粒体氧化，而单胺氧化酶抑制剂（如苯乙肼、异丙烟肼和苯环丙胺等）可抑制微粒体酶合成，使上述药物的氧化作用减弱，从而使在肝内由单胺氧化酶进行首次消除代谢的药物（如酪胺）蓄积而出现严重A型不良反应。乙酰化是许多药物在体内灭活的重要代谢途径（如磺胺类、异烟肼和肼苯哒嗪等)。乙酰化可表现为快型和慢型两种。快型乙酰化属常染色体显性遗传，慢型乙酰化者，可能体内缺乏乙酰化酶，因此消除乙酰化药物的速度比一般人缓慢，容易引起 A 型不良反应。

2. 靶器官敏感性改变

由于靶器官敏感性增强，许多 A 型不良反应，系由于药代动力学机制所引起，但也有一些由于靶器官敏感性增强所致，少数则来自这两种原因的综合。神经递质、激素和某些维生素等，主要通过与特异受体结合而发挥其药理作用。个体间的受体不但数量上不同，而且受体的敏感性也受其他药物的影响，例如乙诺酮本身并不具有抗凝作用，但当与抗凝药华法林合用时，则可加强后者的抗凝作用而出现 A 型不良反应，主要是乙诺酮能增加华法林对肝脏受体部位的亲和力所致。

二、B 型药物不良反应的机制

1. 药物因素

药物的因素：包括药物有效成分的分解产物、添加剂、增溶剂、稳定剂、着色剂、赋形剂、化学合成中产生的杂质等，均可引起药物不良反应。如四环素储存过程中的降解产物，即可引起范可尼氏综合征。

2. 机体因素

(1) 遗传因素：由于病人本身原因而引起的乙型不良反应，主要与病人的特异性遗传因素有关。如红细胞 – G – 6 – PD 缺乏、遗传性高铁血红蛋白症、血卟啉症、氯霉素诱发的再生障碍性贫血、恶性高热、周期性麻痹以及口服避孕药引起的胆汁郁积性黄疸等。因病人因素而引起的 B 型不良反应也涉及免疫学、致癌及致畸等方面。

(2) 免疫学方面：大多数药物过敏性反应可归类为 B 型不良反应。包括 Ⅰ 型（过敏性休克型）、Ⅱ 型（溶细胞型或细胞毒型）、Ⅲ 型（局部炎症或坏死反应）以及 Ⅳ 型（迟缓型细胞反应）。

B 型药物不良反应还包括：①致癌作用：不少药物能诱发癌症。②致畸作用：不少药物有致畸作用。反应停事件就是一起严重的不良反应事件。③致突变作用：如前述，有些化学物质可能为变异源。

3. 发生药物不良反应的原因

(1) 药物方面的原因。①药理作用：很多药物在应用一段时间后，由于其药理作用，可导致一些不良反应，例如，长期大量使用糖皮质激素能使毛细血管变性出血，以致皮肤、粘膜出现淤点、淤斑，同时出现类肾腺上皮质功能亢进症。②药物的杂质：药物生产中可能混入微量高分子杂质，亦常渗入赋形剂等，如胶囊的染料常会引起固定性皮疹。青霉素过敏反应是因制品中含微量青霉素烯酸、青霉素噻唑酸及青霉素聚合物等物质引起的。③药物的污染：由于生产或保管不当，使药物污染，常可引起严重反应。④药物的剂量：用药量过大，可发生中毒反应，甚至死亡。⑤剂型的影响：同一药物剂型不同。由于制造工艺和用药方法的不同，往往影响药物的吸收与血液中药物的浓度，亦即生物利用度有所不同，如不注意掌握，即会引起不良反应。⑥药物的质量问题：同一组成的药物，可因厂家不同、制剂技术差别、杂质的除去率不同，而影响其不良反应的发生率。如冠心平中的不纯物对氯苯酚是发生皮炎的原因，氨苄青霉素中的蛋白质是发生药疹的原因等。

(2) 机体方面的原因。①种族差别：在人类白色与其他有色人种之间对药的感受也有相当的差别。甲基多巴所诱发的溶血性贫血在不同种族间的发生率是不同的。如进行直接抗球蛋白试验时，服用此药的高加索人 15% 出现阳性，而服用此药的印第安人和非洲人以及中国人都未发生阳性。解热消炎剂异丁苯酸在英国则多出现损伤，而在日本则比较少见等。②性别：在药物性皮炎中，男性发病者多于女性，其比率约为3:2。西咪替丁可引起男性乳房发育。保泰松和氯霉素导致的粒细胞缺乏症，妇女比男性高3倍，氯霉素引起的再生障碍性贫血女性是男性的2倍。据Hurtwity报告：不良反应男性发生率占7.3%（50/682），女性则为14.2%（68/478）。③年龄：老年人、少年、儿童对药物反应与成年人不同，例如青霉素，成年人的半衰期为0.55小时，而老年人则为1小时，老年人由于血浆蛋白浓度减少，与药物结合能力也降低，如苯妥英钠与血浆蛋白的结合率较45岁以下的人低26%，小儿对中枢抑制药、影响水盐代谢及酸碱平衡的药物均较敏感。一般地说，幼儿较成人易发生不良反应的原因有：药物代谢速度较成人慢，肾排泄较差，作用点上药物作用的感受性较高，且易透过血脑屏障等。据统计，不良反应发生率，60岁以下者为6.3%（42/667），而60岁以上者为5.4%（76/493），老年人使用洋地黄及利血平等尤应注意。④个体差异：不同个体对同一剂量的相同药物有不同反应，这是正常的"生物学差异"现象。例如，对水杨酸钠的不良反应就是个体差异。300例男性病人用水杨酸钠治疗，约有2/3的病人在总量为6.5～13.0g时发生不良反应，但在总量仅为3.25g时，已有少数病人出现反应，也有个别病人在总量达30.0g左右时才出现反应，引起反应的剂量在不同个体中相差可达10倍。有时，个体差异也影响到药物作用的性质，例如巴比妥类药物在一般催眠剂量时，对大多数人可产生催眠作用，但对个别人不但不催眠甚至引起焦躁不安、不能入睡。吗啡也有类似情况，对个别人不表现抑制作用，而是兴奋作用。前述之过敏反应和特异质反应也是个体差异的表现。⑤病理状态：病理状态能影响机体各种功能，因而也能影响药物作用。例如腹泻时，口服药的吸收差，作用小。肝肾功能减退时，可以显著延缓或加强许多药物的作用，甚至引起中毒。⑥血型：据报告，女性口服避孕药引起血栓症，A型较O型者多。⑦营养状态：饮食的不平衡亦可影响药物的作用，如异烟肼引起的神经损伤，当处于维生素B_6缺乏状态时则较正常情况更严重。对缺乏烟酸饲养的动物，当用硫喷妥钠麻醉时，作用增强。

（3）用药的影响。①误用、滥用、医护人员处方配伍不当、病人滥用药物等均可发生不良反应。②用药途径：给药途径不同，关系到药的吸收、分布，也影响药物发挥作用的快慢强弱及持续时间，例如静脉直接进入血液循环，立即发生效应，较易发生不良反应，口服刺激性药物可引起恶心、呕吐等。③用药持续时间长易发生不良反应，甚至发生蓄积作用而中毒。④联合用药不当，由于药物的相互作用，不良反应的发生率亦随之增高。⑤减药或停药：减药或停药也可引起不良反应，例如治疗严重皮疹，停用糖皮质激素或减药过速时，会产生反跳现象。

第三节　药物不良反应的鉴别

一、鉴别诊断要点

药源性疾病因为诊断困难容易造成误诊。无论是患者叙述病史，还是医师询问病情，常常容易将药物引起的损害误以为是原有疾病的加重或并发症，因而造成病史的准确性和全面性欠缺，漏掉或忽略药源性疾病重要的诊断依据——用药史。其次是由于药源性疾病的非特异性，药物几乎可以损害全身各器官系统，其临床表现大多数无特异性，病理损害与其他致病因子引起的病理改变类型基本相同。再则是临床用药的多样性。总之，既要继续治疗原有疾病又要从多种药物中分辨出引起药源性疾病的药物是比较困难的。其鉴别诊断要点有以下几方面。

1. 追溯用药史

在药源性疾病的误诊病例中,有一半以上患者的误诊原因是遗漏或忽略了患者的用药史。因此,医师在诊断疾病时,应经常想到药物作为一种致病因子的可能性,认真仔细地询问患者治疗疾病的过程,了解其用药史是诊断药源性疾病的关键。药师在为患者咨询服务时,也一定要了解其用药史、过敏史。现在不少医院以药历的形式为患者建立用药档案,对医师了解患者的药物使用历史提供了重要的参考依据,值得大力推广。

药源性疾病与非药源性疾病的临床表现大致相同,因此查清病因是减少误诊的重要手段之一。医师在初诊时应从了解患者的用药史、药物过敏史、病史入手,重点搞清楚以下几个问题。

(1) 了解疾病与用药的关系。如疾病发作与给药时间的关系,是用药在先,还是发病在先;有无用药过敏史;既往给药史、既往用药剂量与疗程;用药间隔时间;发作时的全身症状,停药后的反应;既往有无类似情况发生;以及年龄、性别、种族与家族史等。

(2) 了解药物与临床表现之间的关系。确定是由于药物固有作用的增强或持续的结果,还是与药物固有作用的药理作用无关;或是原有疾病的临床症状的演变结果;是药物改变了临床表现,还是药物产生了新的并发症。

(3) 了解联合用药与重复用药情况。分析是否存在药物联合用药之间的不良反应或重复用药致使毒副反应的加重而产生的新的临床表现,找出致病的药物。

(4) 了解基础疾病诊断治疗经过,排除药物以外的影响。例如,硝苯地平可引起踝部及下肢水肿,而在治疗高血压病时,有些患者并发右心力衰竭也可出现此症状,故应做全面而详细的分析,以确定是否为原发病新出现的症状,或是并发症,还是由于药物或其他治疗所致。

2. 确定用药时间、剂量与临床症状发生的关系

从开始用药到发生反应或造成药源性疾病都有一个过程,这一段时间叫做药源性疾病的潜伏期。不同的药源性疾病其潜伏期长短不同,例如青霉素过敏性休克可在用药后几秒钟或几分钟内发生,而药物性肝损害多发生在用药后的 1 个月左右;药物疹一般在初次用药后 5～20 天发病,当再次用药时,24 小时内即可出现症状;抗生素所致肾毒性多发生在用药后 3～6 天,神经系统损害多发生在用药后 10～20 天;药物热潜伏期一般为 7～10 天,最短 1 天,最长可达数周。但有些药源性疾病则可延迟发生,如许多抗肿瘤药物对骨髓的抑制作用,某些药物对胎儿的致畸作用等。另外,肝肾功能状态对发病时间也有显著影响,因此要根据不同药物、不同疾病、不同临床表现进行综合分析判断。根据不同的药源性疾病潜伏期,确定用药时间与临床症状发生的关系密切与否是药源性疾病诊断的重要依据之一,有些与剂量相关的药源性疾病在剂量增加后,发生反应或反应加重,减小剂量后反应减轻或消失。如果能确定这种药物剂量与临床反应轻重的相关性,也同样为诊断药源性疾病提供了有利依据。

3. 询问既往用药史、药物过敏史和家族史

有时一种药源性疾病在第 1 次发生时很难确定,在第 2 次用药后,再次发生相同的症状时,才使医师考虑到药源性疾病的可能。另外,有些特异体质的患者常对多种药物发生不良反应,甚至其家族中有多人发生相同的药源性疾病,这就与家族史有关;如果医师在怀疑到某种药源性疾病时,注意询问患者既往使用同种或同类药物是否发生相同的临床症状,以及药物过敏史和家族史,对确立药源性疾病的诊断有很大的帮助。

4. 排除药物以外的因素

由于药源性疾病是在一种或多种原发病治疗的基础上发生的,因此在诊断药源性疾病时,要注意通过一定的诊疗方法排除原发疾病和其所致的并发症、继发症,以及患者的营养状况和

环境因素造成的影响，才能确定药源性疾病的诊断。同时，确定致病药物在药源性疾病诊断过程中，对联合应用的多种药物不能同时停用，以免延误原发病的治疗。因此，医师还要根据药物应用的先后顺序、既往用药状况和相关的不良反应报道，确定哪种药物或哪几种药物的相互作用引起的可能性最大，然后决定是否停用或改用其他药物。并继续观察患者停药后病情的变化，若停药后症状缓解，也可作为药源性疾病相关诊断的依据。

5. 进行必要的实验室检查和相关的试验

在药源性疾病的诊断过程中，医师应注意对患者进行以下两个方面的实验室检查和相关实验：①有助于药源性疾病确诊的检查，如嗜酸性细胞技术、皮试、致敏药物的免疫学检查、血药浓度监测、药物不良反应的激发试验等。这些检查为药源性疾病的诊断提供了可靠的依据。②受损器官系统及其损害程度的检查，如体格检查，血液学和生化学检查，器官系统的功能性检查，心电图、超声波、X线等理化检查。这些检查为确定药源性疾病的受损器官、严重程度提供了依据，同时也可指导进一步的治疗。

6. 药物流行病学调研

适用于运用流行病学的研究手段和方法来验证或驳斥某一不良事件与药物之间的因果关系的假说。常用的流行病评价方法有病例对照研究及队列研究。前者是已知结果（即发生了某不良反应后），追查由某药物引起的可能性大小；后者是对研究对象追踪观察一段时间，比较暴露于药物的研究对象中不良反应的发生率是否较不暴露于药物的研究对象更高。显然，队列研究的结果更具可信性。

有些药源性疾病，尤以新药所致疾病，在单个病例发生时，很难得出正确诊断，而是要依据许多病例报告，或经流行病学的调研后方能确定。

二、关联性评价

1. 评价原则

因果关系评价是 ADR 监察工作中非常重要的步骤。我国评价因果关系有 5 条原则：①开始用药时间和可疑 ADR 出现的时间有无合理的先后关系：即用药在前，ADR 发生在后的关系，而且要看间隔长短是否合理。各种 ADR 的潜伏期长短不一，报告时尽可能明确，具体注明用药时间，ADR 出现时间。②可疑的 ADR 是否符合该药品已知的 ADR 类型：符合已知 ADR 类型，有助于确定因果关系；但是如果不符合也不可轻易否定，原因是许多药品 ADR 还没有被人们发现。③所怀疑的 ADR 是否可以用患者的病理状况，并用药、合并疗法或曾用药，曾用疗法加以解释。许多 ADR 是由于药物相互作用或药物与其他疗法（如放射治疗等）的相互作用所致。报告时尽可能详细说明并用药、并用疗法、曾用药、曾用疗法情况。④停药或降低剂量后，可疑 ADR 是否减轻或消失，特别是严重的 ADR，停药或降低剂量，ADR 消失或减轻有利于因果关系的分析判断。⑤再次接触可疑药品后是否再次出现同样反应，ADR 再现可以肯定因果关系，不必再做给药试验，仔细询问患者的 ADR 既往史，也能了解到重要信息。

2. 判断标准

判断标准详见表 2-1。

表 2-1 ADR 因果关系评价判断标准

	1	2	3	4	5
肯定	+	+	−	+	+
很可能	+	+	−	+	?

续上表

	1	2	3	4	5
可能	+	+	±	±	?
可疑	+	−	±	±	?
不可能	−	−	−	−	−

注：+肯定，−否定，±难以肯定或否定？情况不明。

依以上因果关系判断标准，我国把因果关系分为肯定、很可能、可能、可疑、不可能五级。①肯定：给药与反应有合理时间顺序，在体液或组织中测得药物浓度，已知的可疑的不良反应类型，去激发和再激发结果相符合。②很可能：给药与反应有合理时间顺序，已知的可疑的不良反应类型，去激发结果正确，但不能用患者临床特征来解释。③可能：给药与反应有合理时间顺序，但已知的可疑的不良反应类型，可由患者的临床状况或其他疗法产生。④可疑：给药与反应时间顺序相关，不遵循可疑药物的已知不良反应类型，不能用患者的临床状况来解释。⑤不可能：不满足上述标准。

3. 描述性评价法

描述性系统评价法以推理性程序作为评定规则结构，对10个乃至数十个问题回答"是、否、不知道"，根据结果判断因果关系等级（表2-2）。记分评定法和统计学分析判断法具有量化特点，使评定的准确性和一致性大大提高。

表2-2 ADR可能性记分表

序号	问题	是	否	不知道	记分
1	以前对此种反应发表过结论性报告吗？	+1	0	0	
2	是应用可疑药物后才出现不良事件吗？	+2	−1	0	
3	停药后或用特异性拮抗药后不良反应立即改善吗？	+1	0	0	
4	再次给药后不良反应又出现吗？	+2	−1	0	
5	有其他非药物原因在同一人身上引起同样不良反应吗？	−1	+2	0	
6	使用安慰剂后会出现同样的不良反应吗？	−1	+1	0	
7	血液或体液中可疑药物浓度达到中毒水平了吗？	+1	0	0	
8	增加药物剂量后不良反应加重了吗？反之减轻了吗？	+1	0	0	
9	以往任何一次使用同一药物或类似药物出现过类似反应吗？	+1	0	0	
10	通过任一客观证据就可确定此不良事件就是ADR吗？	+1	0	0	
		总分合计			

注：大于等于9分为肯定，5~8分为很可能，1~4分为可能，小于等于0者为可疑。

第四节 药物不良反应的预防

药物对人类而言是一把双刃剑。我们的祖先很早就说过"是药三分毒"，用以说明中药的毒性。1789年，William Withering 在发现洋地黄时曾写道："小剂量的毒物是最好的药物，而再好的药过量就是毒物。"此言从剂量角度论述了药物与毒物的相互关系。事实上，药源性疾病与治疗作用之间的关系，既有正常剂量下的药物不良反应，也有误用、滥用下的毒副反应。针对当代药源性疾病发生率高、受害人广、对社会和经济的损失巨大的特点，我们必须切实做好药物不良反应的预防和监测。2002年，我国ADR报告达到1.7万份，是过去10年总和的5倍。2002年，美国因ADR而致死者约10.6万人，损失1360亿美元。药物不良反应监测和报告制度的实施，加快了药品淘汰的步伐，20世纪因ADR淘汰出市场的药物就有100多种。

一、合理用药

1985年，在内罗毕国际合理用药专家会议提出合理用药的要求是"合理用药要求考虑患者临床需求而给予恰当的药品，考虑足够的疗程而给予个体化的剂量，并且对患者及其社会具有最低的成本"。其具体要求就是"诊断明确，对症开药，供药适时，价格低廉，配药准确，以及剂量、用药间隔和时间均正确无误，药品必须有效，质量合格，安全无害"。合理是与经验主义相对而言：合理是指符合当代的、系统的、综合性知识水平，经验是指个人实践的心得体会。合理与经验是矛盾统一体，没有经验的积累就无合理可言。绝对合理用药也是难以达到的，一般所指的合理用药只是相对的，当今比较公认的合理用药应包含安全、有效、经济与适当这4个基本要素。合理用药调查是根据病情需要、医疗条件、患者接受能力诸多因素评价其用药是否安全、有效、经济、适当的要求，体现着当代系统的医药知识水准，它涉及医药护技与行政管理以及社会环境的配合，且往往首先是卫生政策和管理上的问题。

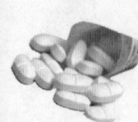

广大临床科医师如能做到合理用药，则大多数药源性疾病是可以预防的。如何做到合理用药，要考虑：①选药要有明确指征，选药不仅要针对适应症，还要排除禁忌症，不仅要考虑药物的经济性，更要考虑患者的病理生理状况，可用可不用的药物坚决不用，凡属心理疗法和物理疗法能够治好的病，决不依赖药物，凡一线药能够解决的，决不用二线药。不要滥用营养药、免疫增强剂、维生素、糖皮质激素、解热镇痛药等药物。②给药剂量合适，要充分考虑患者年龄如老年人和婴幼儿的年龄，患者的肝肾功能，患者代谢酶的多态性等。③给药疗程适当，疗程尽量要短。④给药途径合理。我国目前存在输液滥用问题，能口服给药的坚决不要静脉给药。近年来，全球针剂滥用严重，每年近160亿次注射，发展中国家70%的注射是重复使用针筒和针头，而在广大发展中国家初级卫生保健中可能高达90%的注射是不必要的，每年全球有230～470万乙肝/丙肝感染和多达16万的HIV感染与注射相关。为此，安全注射全球网络（Safe Injection Global Network，SIGN）提出了安全注射三原则：尽量不要打针，如要打针必须遵从消毒无菌操作，注射用具要统一供应、回收和销毁。⑤谨慎联合用药。用药品种尽量要少，能用一种药物治疗的疾病，尽量不要联用多种药物。合并用药的原则是为了获得疗效的协同和不良反应的拮抗，实践证实疗效的协同见于抗生素、抗肿瘤药、抗结核药、抗高血压药等，只在少数情况下才对不良反应拮抗。⑥加强计算机辅助监测技术在临床用药中的应用。由于药物品种繁多，规格繁多，剂型繁多，医务工作者在开方过程中很难有机会去仔细阅读药品说明书，详细了解药品的性质，因而就需要计算机辅助技术来帮助医务人员了解药物。合理用药监测系统，如PASS系统，就应运而生，PASS系统是根据临床合理用药专业工作的基本特点和要求，运用计算机信息技术对科学、权威和不断涌现的医药学及其相关学科知识进行标准化处理，可实现医嘱审查和医药信息查询，及时发现潜在的以药物相互作用为主的不合理用药问题，帮助医师、药师等临床专业人员在用药过程中及时有效地掌握和利用医药知识，预防药物不良事件的发生，促进临床合理用药工作的数据库应用系统。

二、加强药品监管

根据《中华人民共和国药品管理法》规定，任何一种新药在作为商品投入市场前均应经过严格的新药审批。新药系指我国未生产过的药品以及已生产的药品但增加新的适应症、改变给药途径和改变剂型者。一个新药的研究，要包括工艺路线、质量标准、稳定性研究、药理、毒理、临床前药理和临床研究等内容。而对于已批准在临床应用的新药，仍需要在进一步的临床使用中继续监测，这是因为一个新药的临床试验，往往只是根据几百至上千人的试验结果，而对药物的效果作出评估，有些不良反应难以发现。有时试验时间较短，或试验未包括某些很敏感的人群：孕妇、儿童或老人。因此，经过严格审批的药品，在检验合格、正常用法用量情况下，仍会在一部分人身上引起不良反应，甚至是严重不良反应。因此，对上市后药品进行药效和不良反应的监测，结合上市前获得的信息，既可以对新产品毒性继续观察，也可以对原有药品进行质量监测，有利于进一步评价药物的安全性和有效性，有效地指导临床合理用药，预防药源性疾病的发生。

第三章 肝肾功能不全时的合理用药

第一节 肝功能不全者的合理用药

一、引起肝脏功能改变的情况

当肝脏受到某些致病因素的损害时，可以引起肝脏形态结构的破坏（变性、坏死、肝硬化）和肝功能的异常。但由于肝脏具有巨大的储备能力和再生能力，比较轻度的损害，通过肝脏的代偿功能，一般不会发生明显的功能异常。如果损害比较严重而且广泛（一次或长期反复损害），引起明显的物质代谢障碍、解毒功能降低、胆汁的形成和排泄障碍及出血倾向等肝功能异常改变，称为肝功能不全（hepatic insufficiency）。严重肝功能损害，不能消除血液中有毒的代谢产物，或物质代谢平衡失调，引起中枢神经系统功能紊乱（肝性脑病），称为肝功能衰竭（hepatic failure）。肝性脑病是继发于严重肝疾患的以意识障碍为主要表现的精神神经综合征。由于肝功能严重障碍，不能清除血液中有毒代谢产物或由于门—体静脉分流形成，门静脉血中的有毒物质绕过肝进入体循环，从而导致中枢神经系统功能障碍。肝性肾功能衰竭是指肝硬化患者在失代偿期所发生的功能性肾衰及重症肝炎所伴随的急性肾小管坏死。其主要发生机制是由于毒性物质或其他因素所导致的肾血管持续收缩。在临床上，因为肝脏强大的代偿功能，肝功能不全可以在一段较长的时间内与其他疾病同时存在。当肝功能代偿不能补偿病理状态下的改变时，即进入肝功能衰竭阶段。

引起肝功能改变的原因有许多，归纳起来有以下几点。

（1）遗传缺陷。有些肝病是由于遗传缺陷而引起的遗传性疾病。例如由于肝脏不能合成铜蓝蛋白，使铜代谢发生障碍，而引起肝窦状核变性；肝细胞内缺少1－磷酸葡萄糖半乳糖尿苷酸转移酶，1－磷酸半乳糖不能转变为1－磷酸葡萄糖而发生蓄积，损害肝细胞，引起肝硬化。

（2）胆道阻塞。胆道阻塞（如结石、肿瘤、蛔虫等）使胆汁淤积，如时间过长，可因滞留的胆汁对肝细胞的损害作用和肝内扩张的胆管对血窦压迫造成肝缺血，而引起肝细胞变性和坏死。

（3）化学药品中毒。如四氯化碳、氯仿、磷、锑、砷剂等，往往可破坏肝细胞的酶系统，引起代谢障碍，或使氧化磷酸化过程受到抑制，ATP生成减少，导致肝细胞变性坏死；有些药物，如氯丙嗪、对氨柳酸、异烟肼、某些磺胺药物和抗菌药（如四环素），即使是治疗剂量就可以引起少数人的肝脏损害，这可能与过敏有关。

（4）感染寄生虫（血吸虫、华枝睾吸虫、阿米巴虫）、钩端螺旋体、细菌、病毒均可造成肝脏损害；其中尤以病毒最常见（如病毒性肝炎）。

（5）免疫功能异常。肝病可以引起免疫反应异常，免疫反应异常又是引起肝脏损害的重要原因之一。例乙型肝炎病毒引起的体液免疫和细胞免疫都能损害肝细胞；乙型肝炎病毒的表面抗原（HBsAg）、核心抗原（HBcAg）、e抗原（HBeAg）等能结合到肝细胞表面，改变肝细胞膜的抗原性，引起自身免疫。又如原发性胆汁性肝硬化，病人血内有多种抗体（抗小胆管抗体、抗线粒体抗体、抗平滑肌抗体、抗核抗体等），也可能是一种自身免疫性疾病。

（6）营养不足。缺乏胆碱、甲硫氨酸时，可引起肝脂肪性变。这是因为肝内脂肪的运输须先转变为磷脂（主要为卵磷脂），而胆碱是卵磷脂的必需组成部分。甲硫氨酸供给合成胆碱的甲基。当这些物质缺乏时，脂肪从肝中移除受阻，造成肝的脂肪性变。

（7）其他疾病。如慢性心力衰竭时，引起肝淤血和缺氧；肿瘤如肝癌对肝组织的破坏。

由于肝脏承担着许多重要的生理功能，肝功能不全临床表现也很复杂，临床上对肝硬化患者重要的临床指标和化验检查指标进行分层记分，以便临床判断患者病情轻重。如儿童肝功能分级法（表3-1）。

表3-1 儿童肝功能分级法

检查项目	A级	B级	C级
血清胆红素（μmol/L）	<34.2	34.2~51.3	>51.3
血清清蛋白（g/L）	>35	30~35	<30
腹水	无	容易控制	难于控制
神经精神症状	无	轻	重昏迷
营养状态	优	良	差

肝脏与蛋白质代谢的关系极为密切，它是人体蛋白质合成和分解的主要器官，也是血浆蛋白质（包括血浆白蛋白、凝血因子以及多种酶类）的重要来源。因此在肝病变发生时，由于有效肝细胞总数减少和肝细胞代谢的障碍，白蛋白会减少一半以上，以致出现低白蛋白血症，是肝性腹水发病的机制之一。肝脏疾患时，球蛋白增多，主要是γ-球蛋白增多，可能由于白蛋白合成减少，球蛋白增多，虽然血浆总蛋白可以没有明显改变，但是白蛋白/球蛋白的比值降低，可小于1.5~1，甚至倒置（即球蛋白多于白蛋白）。此外，肝脏受损时，某些氨基酸在肝内的分解代谢障碍，导致其在血浆中的含量升高，出现血浆氨基酸失衡，如芳香族氨基酸明显升高。

肝脏还具有分泌和排泄功能，主要表现为肝细胞对胆汁酸的分泌、胆红素的排泄以及对药物和毒物的排泄作用。因此当肝功能受损时，常因肝脏对胆红素的排泄障碍，导致高胆红素血症（hyperbilirubinemia）和肝内胆汁淤积（introhepatic cholestasis），临床表现为黄疸。

二、肝功能障碍对药物吸收分布代谢的影响

对于体内物质代谢中产生的各种生物活性物质、代谢终末产物，特别是来自肠道的毒性分解产物（如氨、胺类等），以及由外界进入体内的各种异物（药物、毒物等），机体或将它们直接排出体外，或先经生物转化作用（氧化、还原、水解、结合等反应）将其转变成水溶性物质再排出。因此，当肝功能衰竭时，毒物、药物及各种生物活性物质的生物转化效率降低。

许多肝脏病变可以产生相似的肝脏病理生理学变化，造成肝血流减少、肝外或肝内血液分流、血浆蛋白含量减少、肝细胞代谢酶活性下降、胆汁分泌量减少进而影响到药物的吸收、分布、代谢和排泄过程。

1. 肝功能不全时的药动学

一般来说，不同程度的肝功能损害时，药动学均有不同程度的改变。主要的改变是药物的吸收、体内分布及代谢清除。

(1) 肝功能不全时对药物吸收的影响。肝脏疾病时，可出现肝内血流阻力增加，门静脉高压，肝内外的门体分流以及肝实质损害，肝脏内在清除率下降，内源性的缩血管活性物质在肝内灭活减少，影响高摄取药即流速限定药物的摄取比率。药物不能有效地经过肝脏的首过作用，使主要在肝脏内代谢清除的药物生物利用度提高，同时，体内血药浓度明显增高而影响药物的作用，药物的不良反应发生率也可能升高。

(2) 肝功能不全时对药物在体内分布的影响。药物在体内的分布主要通过与血浆蛋白结合而转运。药物的血浆蛋白结合率主要与血浆蛋白浓度减少程度密切相关，血浆中与药物结合的蛋白质主要是白蛋白、脂蛋白和酸性α-糖蛋白。酸性药物主要与白蛋白结合，碱性药物主要与脂蛋白和酸性α-糖蛋白结合。在肝脏疾病时，肝脏的蛋白合成功能减退，血浆中白蛋白浓度下降，使药物的血浆蛋白结合率下降，血中结合型药物减少，而游离型药物增加，虽然血药浓度测定可能在正常范围，但具有活性的游离型药物浓度增加，使该药物的作用加强，同时不良反应也可能相应增加，尤其对于蛋白结合率高的药物，其影响更为显著。肝脏疾病患者血中胆汁酸、胆红素的含量升高时，药物竞争性与蛋白质结合，结果使药物的蛋白结合率下降，血浆中游离型的药物浓度升高。

(3) 对药物代谢的影响。

① 肝脏是药物代谢最重要的器官。当肝功能不全时，肝细胞的数量减少，肝细胞的功能受损，肝细胞多数药物酶特别是细胞色素 P450 酶系的活性和数量都有不同程度减少，使主要通过肝脏代谢清除的药物的代谢速度和程度降低，清除半衰期延长，血药浓度增高，长期用药可引起蓄积中毒。多数药物（或毒物）的第一期反应在肝细胞的滑面内质网上由一组药酶（或称混合功能氧化酶）所催化，进行各种类型的氧化作用。严重肝病时，肝代谢药物的能力下降，改变药物在体内的代谢过程，延长多种药物的生物半衰期，导致药物蓄积，因而增强某些药物，尤其是镇静药、催眠药等的毒性作用，而易发生药物中毒。对于某些肝脏高摄取的药物，如阿司匹林、普萘洛尔等，在肝脏摄取后由于生物转化速率降低，口服药物后大量原型药通过肝脏进入血液循环，血药浓度上升，生物利用度增强。另一方面，某些需要在体内代谢后才具有药理活性的前体药，如可待因、依那普利、环磷酰胺等则由于肝脏的生物转化功能减弱，这些药物活性代谢产物的生成减少，使其药理效应也降低。

② 严重肝脏疾患还可通过改变血液灌注而影响药物或毒物的代谢。肝硬化时，肝血流量明显减少，同时又由于侧支循环形成，门脉血中的药物或毒物绕过肝脏进入体循环。血液中只有未与血浆蛋白结合的游离型药物可被组织利用，但肝病时蛋白质合成障碍，导致血清白蛋白减少，药物同血清白蛋白结合率降低，从而使药物在体内的分布、代谢与排泄也发生改变。

③ 发生肝病时，从肠道吸收的蛋白质代谢终末产物（如氨、胺类等毒性物质）不能通过肝脏进行生物氧化作用，因而在体内蓄积引起中枢神经系统发生严重功能障碍，以至发生肝性脑病。

④ 肝是许多激素作用的靶器官，也是激素降解、排泄、转化和储存的主要场所。激素降解涉及许多特异酶，其中许多酶主要由肝制造。因此，肝功能衰竭时可见胰岛素、醛固酮与抗利尿激素等灭活减弱。

三、肝功能不全时的用药原则

1. 肝功能减退时的用药原则

(1) 主要由肝脏清除，但并无明显毒性反应的药物，须谨慎使用，必要时减量给药。

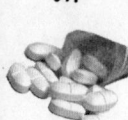

(2) 主要经肝或相当药量经肝清除，肝功能减退时其清除或代谢物形成减少，可致明显毒性反应的药物，这类药在有肝病时尽可能避免使用。

(3) 经肝肾两种途径清除的药物，在严重肝功能减退时血药浓度升高，加之此类病人常伴功能性肾功能不全，可使血药浓度更明显升高，故须减量应用。

(4) 主要经肾排泄的药物，在肝功能障碍时，一般无须调整剂量。但这类药物中的肾毒性明显的药物，在用于严重肝功能减退病人时，仍需谨慎或减量，以防肝肾综合征的发生。

(5) 避免选用需要在肝脏中代谢活化的前体药物，直接选用活性母药。如氢化可的松与泼尼松龙而不是可的松和泼尼松。

(6) 结合儿童分级及有关生化检查评估肝脏功能受损程度，参照药物消除对肝功能的依赖度，药物本身及其代谢物的肝毒性大小等因素，平衡选择用药。

(7) 正确解读血药浓度监测结果，充分考虑功能障碍时机体对某些药物敏感性的变化。

2. 肝功能不全患者用药原则

(1) 合理选药，熟悉所选药物对肝脏的毒性，以免加重患者肝脏负担。

(2) 定期检查肝功能，以便决定用药时间的长短，及时调整治疗方案。

(3) 注意药物相互作用，特别应避免肝毒性药物合用。

(4) 肝功能不全而肾功能正常的病人可选用对肝毒性小，可通过肾脏排泄的药物。

(5) 初始用药宜小剂量，必要时进行血药浓度监测，实施个体化给药方案。

3. 肝病患者慎用的药物

(1) 抗凝血药，如双香豆素类。

(2) 可诱发肝昏迷的药物，如麻醉镇静剂（苯巴比妥酸盐类）。

(3) 激素类药物（地塞米松、苯丙酸诺龙）。

(4) 利尿剂（呋塞米、利尿酸）。

(5) 合理使用葡萄糖注射液。

(6) 客观评价治疗肝炎药物，切忌滥用药物。

另外，有许多中草药可致肝细胞损害：如密陀僧、川楝、仓耳子、贯众、黑面叶、红毒茴、金果榄等。上述具有肝毒性的中草药，不宜与具有肝损害的西药合用，合用可加重肝毒性反应。

第二节 肾功能不全时的合理用药

一、引起肾脏功能改变的情况

肾功能不全是由多种原因引起的，肾小球严重破坏，使身体在排泄代谢废物和调节水电解质、酸碱平衡等方面出现紊乱的临床综合征后群。临床上，肾功能不全分为急性肾功能不全和慢性肾功能不全。预后严重，是威胁生命的主要病症之一。

1. 肾功能不全临床表现

在肾功能不全的早期，临床上仅有原发疾病的症状，可累及全身各个脏器和组织，并出现相应症状：

(1) 肾功能不全胃肠道表现：胃肠道是尿毒症中最早和最常出现的症状。初期以厌食、腹部不适为主诉，以后出现恶心、呕吐、腹泻、舌炎、口有尿臭味和口腔粘膜溃烂，甚至有消化道大出血等。

（2）肾功能不全精神、神经系统表现：精神萎靡、疲乏、头晕、头痛、记忆力减退、失眠，可有四肢发麻、手足灼痛和皮肤痒感，甚至下肢痒痛难忍，须经常移动、不能休止等；晚期可出现嗜睡、烦躁、谵语、肌肉颤动甚至抽搐、惊厥、昏迷。

（3）肾功能不全心血管系统表现：常有血压升高，长期的高血压会使左心室肥厚扩大、心肌损害、心力衰竭，潴留的毒性物质会引起心肌损害，发生尿毒症性心包炎。

（4）肾功能不全造血系统表现：贫血是尿毒症病人必有的症状。除贫血外尚有容易出血，如皮下淤斑、鼻衄、牙龈出血、黑便等。

（5）肾功能不全呼吸系统表现：酸中毒时呼吸深而长。代谢产物的潴留可引起尿毒症性支气管炎、肺炎、胸膜炎，并有相应的临床症状和体征。

（6）肾功能不全皮肤表现：皮肤失去光泽，干燥、脱屑。

（7）肾功能不全其他表现：代谢性酸中毒、脱水或水肿、电解质平衡紊乱、代谢紊乱、患者多有明显的低蛋白血症、消瘦，此外尿毒症病人常有高脂血症。

2. 肾功能不全分期

肾功能不全可分为四期：

一期，肾功能储备代偿期。因为肾脏储备代偿能力很大，如果临床上肾功能有所减退，但其排泄代谢产物及调节水、电解质平衡能力仍可满足正常需要，临床上并不出现症状，肾功能化验也在正常范围或偶有稍高现象。

二期，肾功能不全期。肾小球已有较多损害（肾小球损害60%～75%），肾脏排泄代谢废物时已有一定障碍，血清肌酐尿素氮可偏高或超出正常值。病人可能出现贫血、疲乏无力、体重减轻、精神不易集中等。但常被忽视，若有失水、感染、出血等情形，则很快出现明显症状。

三期，肾功能衰竭期。肾脏功能已损害相当严重（肾小球损害75%～95%），不能维持身体的内环境稳定，患者易疲劳、乏力，注意力不能集中等症状加剧，贫血明显，夜尿增多，血肌酐、尿素氮上升明显，并常有酸中毒。此期又称氮质血症期。

四期，尿毒症期或肾功能不全终末期。此期肾小球损害已超过95%，有严重临床症状，如剧烈恶心、呕吐，尿少，浮肿，恶性高血压，重度贫血，皮肤瘙痒，口有尿臊味等。

二、肾功能障碍对药物吸收分布代谢的影响

（一）肾功能不全对药物代谢的影响

肾功能不全时药物及其代谢产物的清除降低；但因肾功能不全而出现的体内毒素和代谢产物蓄积、水电解质及酸碱平衡失调亦可改变药物的体内代谢过程。

1. 肾功能不全时对药物吸收的影响

慢性肾功能不全时许多因素可导致药物吸收减少、生物利用度降低。主要影响因素有：①胃肠道功能紊乱出现恶心、呕吐和腹泻使药物在胃肠道内的停留时间缩短；②胃内尿素酶分解尿素产生氨使胃内pH值升高，引起弱酸类药物吸收减少；③植物神经病变、服用磷结合剂（氢氧化铝胶等）和腹膜透析患者合并腹膜炎使肠蠕动减弱，造成胃排空延缓；④肝脏降低了对某些药物摄取率使其首过效应改变。如普萘洛尔在尿毒症时首过效应显著降低，血药浓度明显升高。

2. 肾功能不全时对药物体内分布的影响

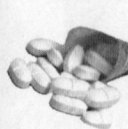

药物的血浆蛋白结合率、体液容积改变、酸碱平衡紊乱和尿毒症毒素蓄积等是影响药物体内分布容积的重要因素。慢性肾功能不全使许多药物的血浆蛋白结合率发生变化。通常酸性药物与血浆蛋白的结合率降低（巴比妥类、磺胺类、呋塞米、头孢菌素、万古霉素、环丙沙星和氨苄西林等），而某些碱性药物的蛋白结合率增加（妥布霉素、奎尼丁及利多卡因）或不变（地西泮明），仅少数下降（吗啡、氨苯蝶啶）。蛋白结合率下降的机制可能涉及尿毒症时低蛋白血症、白蛋白组成和结构发生异常、结合抑制剂置换药物的蛋白结合位点以及药物代谢产物蓄积降低药物与蛋白结合的亲和力等因素；α-酸性糖蛋白含量增加是慢性肾脏疾病时弱碱性药物与蛋白结合增加的主要原因。总之，肾功能不全时药物血浆蛋白结合率的下降使具有活性的游离型药物浓度增加，影响了游离型药物和药物总量在血浆中的比值，因而较低的总血药浓度即可达到一定的治疗效果。

肾功能不全时因肾小球滤过率降低造成水钠潴留出现的水肿、体腔积液可增加药物的表观分布容积；代谢性酸中毒时，血 pH 值降低引起弱酸性药物的非解离部分增加形成细胞内药物蓄积，同时使细胞外液中碱性药物含量增加，从而间接影响药物的分布。

3. 肾功能不全时对药物代谢的影响

肾脏是仅次于肝脏的药物代谢的重要场所，肾小管上皮细胞中含有的细胞色素 P450、葡萄糖醛酸转移酶和硫酸转移酶等酶类，在正常情况下参与某些药物的分解转化。肾功能不全时肾脏的药物代谢功能下降，药物的代谢过程发生变化，如奎尼丁的乙酰化反应减慢、外源性胰岛素的降解减少以及苯妥英钠氧化代谢速率明显增快等。肾衰时由于肾脏排泄药物或药物代谢产物的作用减退，某些具有药理作用的药物或其代谢产物可在体内潴留（别嘌醇、普鲁卡因胺等）。慢性肾功能不全易出现药物毒性反应的机制，除涉及肾小球滤过率下降引起药物及其代谢产物排泄减少导致蓄积外，尿毒症毒素以及继发的各种内环境紊乱也可干扰肝代谢酶功能。因而，各种药物的代谢过程、转化速率和途径都可受到不同程度的影响。因此，临床上应根据肾功能不全时的药物代谢特点，进行相应的药物剂量和使用方法的调整。

4. 肾功能不全时对药物排泄的影响

肾功能不全时药物的肾脏排泄速度减慢或清除量降低，主要经肾脏排泄的药物及其活性代谢产物易在体内蓄积，使药物的血浆半衰期延长，导致药物的毒副作用发生率明显增高。此时，药物的肾脏清除主要取决于肾脏损害状态下的肾小球滤过功能和肾小管转运功能。

肾功能不全时肾小管正常的药物转运和有机酸分泌因机体积聚的内源性有机酸竞争性地抑制酸性药物排泌而受到影响，通过肾小管有机酸途径分泌的酸性药物如青霉素类、头孢菌素类、磺胺类抗微生物药以及甲氨蝶呤、丙磺舒等药物由于排泄减少引起血药浓度升高。

某些药物既由肾小球滤过，也通过肾小管排泌。如地高辛除部分从肾小球滤过外，远端肾单位的分泌也参与了其排泄。尿毒症患者地高辛血药浓度一般高于肾功能正常者，半衰期可由正常的 30～40 小时延长至 80 小时。

药物经肾小球滤过的量与药物的血浆浓度、药物和血浆蛋白的结合程度以及肾小球滤过率有关。肾功能不全时药物经肾小球滤过的量减少主要是因为大量肾单位毁损、肾小球滤过率降低所致。一般肌酐清除率大于 30 mL/min 时，药物的血浆半衰期变化相对缓慢；而当肌酐清除率小于 30 mL/min 时，血浆半衰期则随其下降而显著延长。药物的血浆半衰期延长或引起药物效应增强、或导致毒性反应。如普鲁卡因胺的代谢产物 N-乙酰普鲁卡因胺蓄积可使普鲁卡因胺治疗心律失常的作用增强；哌替啶在体内潴留则使尿毒症患者发生震颤、抽搐及惊厥。

三、肾功能不全时的用药原则

1. 肾功能不全时药物应用应遵循的原则

（1）忌用有肾毒性的药物：肾脏是药物排泄的主要途径，肾功能不全者用药更应谨慎，对可能致肾损害的药物应尽量不用；凡必须用者，应尽量采用肾损害较小的药物来替代，可短期或交替使用，切不可滥用。

（2）注意药物相互作用，避免产生新的肾损害：凡同时服用多种药物者，要注意药物间的相互作用，警惕药物间的代谢产物形成新的肾损害。

（3）坚持少而精的用药原则：肾功能不全患者，往往出现多种并发症或合并其他疾病，可出现各种各样的临床症状和表现，治疗时应选用少数几种切实有效的药物进行治疗。

（4）定期检查，及时调整治疗方案：对待肾功能不全者应始终负责，在治疗中必须严密观察病程发展、肾功能变化及药物不良反应，及时调整剂量或更换治疗药物。一般情况下，如按肾功能损害程度递减药物剂量或延长给药间隔时间，可避免一般肾毒性药物对肾脏的进一步损害。

2. 根据药物剂量调节因子方程式个体化给药

肾脏是体内药物代谢、排泄的重要器官，当肾功能受损时易导致药物在体内蓄积。因此医师在对肾功能不全病人进行药物治疗前，应首先了解该药物的药代动力学特点，尤其是药物的主要代谢途径。对于主要经肾脏排泄或代谢的药物，应根据病人的肾功能损伤程度相应减少剂量。

肾功能不全时，一般根据药物血浆半衰期和病人肌酐清除率的改变，决定用药剂量和用药方法。调整的方法一般有两种：一是剂量不变，延长给药间隔；二是给药间隔不变，减少剂量。

使用药物剂量调节因子方程式时，应首先准确评估肾小球滤过功能。临床上以肌酐清除率（Ccr）代表肾小球滤过率。当未收集尿标本时，可根据 Cokcrofi 和 Gault 公式计算：

Ccr = E［140－年龄（y）］×干体重（kg）／［72×血肌酐（mg/dl）］=（mL/min）（注：干体重指透析后无水肿、心力衰竭、肺水肿、浆膜腔积液和血压达理想水平）男性 E = 1.0，女性 E = 0.85。

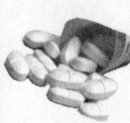

Tozer 提出的药物剂量调节因子方程式是：

$$\theta = 1 - f_e(1 - K_f)$$

式中，θ 为药物剂量调节因子；f_e 为药物经正常肾脏排泄分数（可在有关药物文献中查询）。如 f_e 无法查询则可根据正常的药物半衰期（$t_{1/2nl}$）和肾功能终末期的药物半衰期（$t_{1/2al}$）求算；K_f 为肾功能不全患者的 Ccr 与正常 Ccr（100～120 mL/min）之比值。

剂量调整方法有以下几种。

（1）明确药物的 f_e 值：查询有关药物的 f_e 值或根据药物半衰期 $t_{1/2}$ 推算 f_e 值。

（2）确定患者的 K_f 检测患者的 Ccr，求出 K_f。

（3）应用 f_e、K_f，根据 Tozer 方程式计算剂量调整因子 θ。

（4）制定给药方案：以 θ 值调整肾功能不全患者用药剂量和用药间隔。

肾功能不全病人常有多种合并症或伴发疾病，如贫血、高血压、心功能不全、营养不良，病人常需长期应用多种药物治疗。此外，肾功能不全本身及各种并发症常可导致抵抗力下降，使病人极易感染病原微生物，最常见的是细菌感染，包括普通细菌和结核菌感染。因此肾功能不全病人使用抗菌药的频率很高。如果不重视这些病人用药剂量的调整，往往会造成药物蓄积中毒而给病人带来严重不良反应。常用抗生素中青霉素及头孢类药物中毒易诱发神经精神症状，抗结核药物异烟肼及胃肠动力药物如胃复安、马叮啉中毒易发生锥体外系症状。

肾功能不全时，药物代谢和排泄会受到影响。对于同一药物、相同剂量，肾功能正常患者使用可能是安全的，但对肾功能不全患者则可能会引起蓄积而加重肾脏损害。由于药物的有限性（品种、疗效有限）和疾病的无限性（疾病种类、严重程度无限），所以对肾功能不全者进行药物治疗时，不能简单地以疾病是否治愈作为判断用药是否合理的标准，还应考虑所用药物对肾脏有无损害，特别注意对品种和剂量的选择。

3. 肾功能不全时中药使用注意事项

（1）植物类：①含生物碱类。近年来发现，不但雷公藤、草乌、蓖麻子等可导致急性肾衰，而且含上述中药的一些制剂也可引起肾损害甚至急性肾衰。如含雷公藤类的中成药有雷公藤片、雷公藤总苷片、昆明山海棠片，剂量稍大时即可出现血尿、蛋白尿、管型尿、腰痛和肾脏叩击痛。②含其他成分。马兜铃、天仙藤、寻骨风等均含马兜铃酸，中毒可致肾小管坏死，出现面部浮肿，渐至全身水肿，尿频尿急，甚至出现急、慢性肾功能衰竭及尿毒症而死亡。含蛋白类（巴豆）、含挥发油类（土荆芥）、含皂苷类（土牛膝）、含蒽醌苷类（芦荟）和含其他苷类（苍耳子）等也可导致急性肾衰。患者需遵从医嘱慎服，肾功能不全者应避免使用该类药物。另外，据报道，云南白药、葛根素注射液、复方丹参注射液等中成药可引起急性肾衰。

（2）动物类：①斑蝥类，斑蝥的肾毒性极强，主要含有斑蝥酸酐，发病迅速，若治疗不及时可致肾功能不能完全恢复或死亡。②其他类。蜈蚣、蜂毒等具肾毒性，应用时要严格限制剂量。引起急性肾衰的含动物类中成药有牛黄解毒片、安宫牛黄丸、蚂蚁丸、蛔虫散。

（3）矿物类：①含砷类。砒石、砒霜、雄黄以及中成药牛黄解毒片、安宫牛黄丸、牛黄清心丸、六神丸等，均含砷元素，服用后可水解生成三价砷离子，首先危害神经细胞，使中枢神经中毒，产生一系列中毒症状和转氨酶升高、黄疸、血尿、蛋白尿等肝肾功能损害表现。②含汞类。朱砂、升汞、轻粉、红粉，以及中成药安宫牛黄丸、牛黄清心丸、天王补心丹、人参再造丸、大活络丹等，均含汞元素。

第四章 特殊人群的合理用药

第一节 儿童的临床用药原则

人生的基础阶段是儿童时期，包括新生儿期、婴儿期、幼儿期、学龄前期、学龄期、青春期等生长阶段。由于儿童的身体发育远不如成人完善，故儿童用药存在种种禁忌。一旦不慎，便很有可能造成严重后果。因此，一定要切实地掌握儿科合理用药的方法，明确儿科合理用药的原则，才能避免对患儿的健康造成重大影响。为使儿科用药合理化，应从以下几个方面进行。

一、选择药物

小儿具有不断发育成长、新陈代谢旺盛、血液循环时间较短、肝肾功能尚不成熟、一般对药物排泄较快等特点，同时随着年龄的增长，对药物的转运、分布、解毒、排泄等功能日趋完善，在不同年龄段的儿科用药具有不同的特点：

（1）新生儿时期：皮肤薄，在皮肤局部用药时药物的吸收较多，中毒的可能性增加。由于肠胃吸收的差别很大，口服药物应区分使用，同时由于新生儿身体功能发育不完全，应慎用磺胺药、氯霉素等容易发生不良反应的药物。

（2）婴幼儿时期：吞咽能力未完善，口服给药注意不要误入气管；一般不应使用易引起中毒的止泻剂、吗啡、哌替啶等药物；但对苯巴比妥、水合氯醛等镇静药耐受性都较大，随年龄增加，剂量应相应加大。

（3）儿童时期：处于生长发育但机体尚未成熟，与成人相比对药物的反应有所不同。对于镇静药、阿托品、磺胺类药、激素等的耐受性较大，而在使用酸碱类药物、利尿药、抗生素时则易发生不良反应。

（4）少年时期：代谢速率快，代谢产物排泄也快，但对水、电解质调节能力差，易受外界或疾病影响而引起平衡失调，如利尿剂可引起低钠、低钾，应间歇给药，药量不宜过大；在低氧血症、酸中毒时可加强异丙肾上腺素的毒性反应，发生室性心动过速，特别要注意有些药物对听力、注意力、营养吸收会产生影响，长期给药对生长发育也会有影响，如长期使用某些激素的药物对生长发育产生的影响。学龄期及学龄前期的儿童，恒齿尚未更换，不宜用四环素，否则可引起釉质发育不良和牙齿着色变黄。

（5）儿童生理状况决定了儿童对不同药物的敏感性与成年人不一致。对儿童较敏感的药物有：各种兴奋剂、阿片类、利尿药、肾上腺素类等。儿童使用这些药物应特别谨慎。对儿童相对较不敏感的药物有：中枢镇静药、阿托品类、洋地黄等。这些药物的儿童用量（按千克体重计算）常较成人用量为大。

（6）儿童期对一般病症均能用口服给药达到治疗目的，尽量避免注射给药，以减少患儿的痛苦与恐惧。注意防止药物误入气管或误用药品等意外事件的发生。

二、确定剂量

儿科药物不良反应发生的主要原因之一是剂量不当。儿科用药剂量是一个复杂的问题，儿童药物剂量计算方法包括折算法、体重法、体表面积法等，各有其优缺点，可根据具体情况及临床经验适当选用。

1. 按年龄折算

儿童用药量应根据成人剂量折算。按年龄折算的缺点是，由于个体的差异，剂量会有较大的偏差。

$$[0.01 \times (14 + 月龄)] \times 成人剂量（适用于1岁内小儿）$$

$$[0.04 \times (5.5 + 年龄)] \times 成人剂量（适用于1～14岁内儿童）$$

但上述方法存在个体差异，个体间差距较大。所以，只适用于一般药物的计算，而且初次应用，剂量宜偏小。

2. 儿童体重计算法

1岁以下儿童体重：

$$1～3个月儿童体重(g) = 3000g(出生时体重) + 月龄 \times 700$$

$$4～6个月儿童体重(g) = 3000g(出生时体重) + 月龄 \times 600$$

$$7～12个月儿童体重(g) = 3000g(出生时体重) + 月龄 \times 500$$

1岁以上儿童体重：

$$1岁以上儿童体重(kg) = 实足年龄 \times 2 + 8$$

$$药物用量 = 儿童剂量 \times 体重$$

3. 按体表面积计算

按体表面积计算用药剂量目前认为是比较科学的方法，适用于各年龄包括新生儿及成人的整个阶段。成人的体表面积（按70kg计算）为1.7m^2。其余年龄的体表面积按下面公式计算：

$$体表面积(m^2) = 体重(kg) \times 0.035 + 0.1$$

此公式用于计算体重在30kg以下者。体重在30kg以上者每增加体重5kg，体表面积增加0.1m^2。

$$儿童用药量 = 儿童体表面积(m^2) \times 儿童剂量/m^2$$

三、给药途径及方法

根据患儿不同的病情采用不同的给药途径。胃肠道给药是患儿最常用的给药途径。给药途径由病情轻重缓急、用药目的及药物本身性质决定。正确的给药途径对保证药物的吸收并发挥作用至关重要。一般来说：① 对一般病症能用口服给药达到治疗目的就应尽量避免注射给药，经肠胃给药不仅安全而且可以减少患儿痛苦及负担。有些药物如地高辛，口服较肌内注射吸收快，应引起注意。② 皮下注射给药可损害周围组织且吸收不良，不适用于新生儿。③ 地西泮溶液直肠灌注比肌内注射吸收快，因而更适于迅速控制小儿惊厥。④ 由于儿童皮肤结构异于成人，皮肤粘膜用药很容易被吸收，甚至可引起中毒，体外用药时应注意。⑤ 对危重急症要及时选用相应的药物抢救，一般选择注射或吸入法给药。⑥ 对慢性病则宜选择口服给药。

四、选择剂型

一些治疗指数窄的药物如地高辛、氨茶碱、苯妥英钠等没有合适的儿童剂型，需要按照成人临床用药剂量将成人用药分成若干部分进行给药，使临床用量很难掌握，不但中毒事件时有发生，而且对于一些针剂也造成浪费；没有合适的儿童剂型也导致儿童不易吞服药物，可引起恶心呕吐、厌食等症状，服药依从性差，而达不到预期疗效。一般来说，有小儿剂型的药物则不要使用成人剂量分药的方法来解决问题；如果必须分药，尽量采用口服剂型来分；为了解决小儿喂药困难，应采用一些糖浆剂及含糖颗粒加入水果香料改善口感的小儿易于接受的剂型来进行给药；在安全性有保障的前提下，可采用半衰期相对较长的衍生物，可减少服药次数和服药天数，可较好地改善小儿用药的依从性；对于剂量受年龄因素影响显著的药品，用药尽量选用有多种剂量包装的药物，以方便临床使用。

五、个体化给药及监测

由于个体差异，不同患儿用药后产生的药效、不良反应可能不同，所以，应根据血药或尿药浓度，随时调整给药剂量与给药时间，做到给药个体化。新生儿体重和组织器官成熟与日俱增，药物动力学过程不断随日龄的增长而变化，因此，需按照日龄不同调整给药方案。

第二节 妊娠期与哺乳期的临床用药原则

妊娠期及哺乳期是妇女的一段特殊时期。由于母体-胎盘-胎儿是一个特殊的生物学单位，胎儿和母体通过胎盘进行物质交换。除极少数药物（例如胰岛素、肝素）不能通过胎盘到胎儿，母体内治疗药物和其他化学药物都可以经过胎盘进入胎儿体内并影响胎儿的生理功能和组织器官。由于胎儿和新生儿对某些药物特别敏感的原因，许多药品对其均可能产生不良影响，可引起胎儿畸形、新生儿溶血、凝血酶原低血症等，因而临床应充分了解孕期和哺乳期的母体、胎盘、胎儿的药物代谢动力学特点，考虑母体用药对胎儿的影响，正确选择药物和制定给药方案。

一、妊娠期母体药物代谢动力学

1. 吸收

妊娠早期及中期胃酸分泌减少，晚期分泌增多，胃肠道平滑肌张力减退，肠蠕动减慢、减弱，胃肠排空时间延长，对主要在胃肠道吸收的药物而言，可延缓其吸收速率，使药物吸收峰值推后且峰值偏低。另外，妊娠早期有些呕吐频繁的孕妇其口服药物的吸收影响更大。但由于药物通过肠道时间延长，使难溶性药物吸收增加，提高了生物利用度，如地高辛。

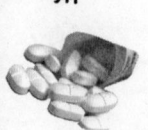

2. 分布

（1）分布容积：妊娠期体液组成的变化能改变药物的体内分布。妊娠期孕妇血容量增加35%～50%，血浆的增加多于红细胞的增加，血液稀释，心排出量增加，体液总量平均增加8 000 mL，故妊娠期药物分布容积明显增加。若药物的清除率、维持剂量不变，则给药的初始剂量（负荷剂量）应随分布容积的增加而加大。

（2）药物血浆蛋白结合率：由于妊娠期血浆容积增加，血浆蛋白被稀释，造成生理性血浆蛋白浓度低下。同时，很多蛋白结合部位被一些与妊娠有关的激素占据，使药物蛋白结合能力下降，非结合型药物增加，并且可经胎盘转运到胎儿体内，使药物的效应及不良反应均起变化。体外试验表明，妊娠期药物非结合型增加的常用药物有：地西泮、苯妥英钠、苯巴比妥、利多卡因、哌替啶、地塞米松、普萘洛尔、水杨酸等。

3. 药物的代谢

妊娠期肝脏血流量的改变可能不大，但肝微粒体酶活性却有较大的变化。妊娠期高雌激素水平的影响，使胆汁淤积，药物排除减慢，容易产生药物蓄积中毒，故孕妇应用具有肝毒性的药物时应格外谨慎。妊娠期的苯妥英钠等药物羟化过程加快，可能与妊娠期间胎盘分泌的孕酮的影响有关。

4. 药物的排泄

妊娠时肾脏血流量增加25%～50%，肾小球滤过率增加50%～70%，药物的消除也相应增加。因而经肾脏排泄的药物，在孕妇体内消除将加速，如注射用硫酸镁、地高辛和碳酸锂等。但妊娠晚期孕妇仰卧位时出现的肾血流量减少的情况，又会造成经肾排出的药物排泄减慢；再如患妊娠高血压综合征的孕妇，肾功能受影响时，药物排泄减慢、减少，使药物容易在体内蓄积，半衰期延长，也应加以重视。

二、胎儿药物代谢动力学

胎盘不是能够完全保护胎儿免受药物影响的组织，大多数药物可经胎盘进入胎儿体内，且有相当多的药物经代谢可形成有害物质而致胚胎死亡或致畸。

1. 吸收

大多数药物经胎盘直接转运到胎儿体内，部分药物可经羊膜进入羊水中。羊水内的蛋白含量仅为母体蛋白质的1/10～1/20，故药物以游离型形式为主。妊娠12周后，药物还可被胎儿吞饮羊水进入胃肠道吸收入胎儿血液循环，从胎儿尿中排出的药物又可被胎儿吞饮羊水重新进入胎儿体内，形成羊水肠道循环。

2. 分布

胎儿肝、脑等器官体积相对较大，血流量多，有60%～80%血流进入肝脏，故肝脏内药物分布量较其他器官为多；胎儿的血脑脊液屏障较差，药物较易进入中枢神经系统；胎儿血浆蛋白含量较低，进入组织的游离型药物增多；孕期在32周前胎儿脂肪组织较少，会影响一些亲脂性药物的分布，如硫喷妥钠等。

3. 代谢

胎儿对药物的代谢能力有限，如当母体使用乙醚、巴比妥、镁盐、B族维生素和维生素C后，胎儿药物浓度可超过母体数倍。许多药物的代谢主要在肝脏组织中进行，胎龄14～25周的胎儿，每克肝脏组织含有与成人类似含量的细胞色素P450，但胎儿和成人的细胞色素P450的构型可能不同。胎儿肝细胞微粒体中含有催化氧化过程的某些酶类，但不含催化葡萄糖醛酸苷类形成的酶类，故胎儿对药物的解毒机能不足。不少药物如巴比妥、氨苯磺酸、杨酸类和激素等，在某些条件下可在胎儿体内达到毒性浓度，特别是妊娠前半期，由于胎儿的血、脑脊液屏障不完善，巴比妥类等药物可在脑中及肝脏中蓄积，应予注意。芳香族化合物起化学反应时形成环氧化物，此物可同细胞大分子结合，因而影响正常器官发育。已证明在胎龄6～7周时，胎儿肝脏即具有羟化芳香族化合物的能力，虽然此时羟化能力尚低，但可能与致畸作用有关。药物在胎儿体内的代谢规律是将极性小、脂溶性高的药物代谢为极性大、亲水性大的物质，但此亲水性的物质较难通过胎盘屏障，这将减少药物从胎儿循环通过胎盘扩散至母体，而在胎儿体内蓄积。

4. 排泄

妊娠第11～14周开始，胎儿肾脏有排泄功能，但其功能较低。胎儿肾脏结构在妊娠第36周基本发育成熟，但和成人相比还有很大的差距，肾小球滤过面积和肾小管容积都相对不足，故许多药物在胎儿体内排泄缓慢，易造成蓄积。氯霉素和四环素在胎儿体内排泄速度较母体明显减慢，反复大剂量注射有可能蓄积，造成对胎儿损害。沙列度胺（反应停）致畸悲剧的发生，也是由于形成水溶性代谢物在胎儿体内蓄积所致。

5. 胎儿对药物的反应性

药物对胎儿的影响，就已知资料看，主要是由母体用药所致。从受孕开始至分娩的全过程中都可受到药物的影响，但是胎儿的不同发展阶段药物的敏感性有明显区别。

受孕后第一周，胚胎处于卵裂和原肠形成阶段。这一阶段的胚胎会受到药物的影响，如抗代谢药、麦角生物碱、己烯雌酚等，可导致妊娠终止。

在器官形成期（妊娠2～8周）如受到药物作用，如乙醇、锂制剂、苯妥英、沙列度胺等，可出现严重的结构畸形。

在妊娠9周到9个月的阶段时如果接触一些化学物质，如烟草、重金属、一氧化碳等，主要是影响生殖和中枢神经系统的分化而改变脑的功能或出现生长停滞等严重后果。

三、药物对胎儿危险度的分级

美国食品药品监督管理局于1979年根据动物实验和临床实践经验及对胎儿的不良影响，将药物分为A、B、C、D、X五类。

A类：妊娠早期应用，未出现对胎儿有损害，其危险性相对较低，但仍必须坚持没有充分适应症绝不用药的原则。多种临床常用药均属此类，例如红霉素、磺胺类、地高辛、氯苯那敏等。

B类：动物试验尚未证实有致畸作用，但尚缺乏临床对照观察资料，或在动物实验中观察到对胚胎有损害，但临床对照观察未能证实。多数临床用药属于此类，如青霉素等。

C类：仅在动物实验证实对胎儿有致畸或杀死胚胎的作用，但在人类缺乏研究资料证实，或动物和临床观察材料皆缺乏。这类药物的妊娠期临床选用最为困难，很多常用药物属于此类，如硫酸庆大霉素、氯霉素、盐酸异丙嗪等。

D类：临床观察资料表明对胎儿有一定危害，但治疗孕妇疾病的疗效肯定，又无其他替代药物，可权衡其危害性和临床适应症的大小，以决定取舍。如抗癫痫药物苯妥英钠、链霉素等。

X类：动物实验资料和临床观察均证实对胎儿有严重的致畸作用，为妊娠期禁用的药物。如抗代谢药、喹诺酮类等。

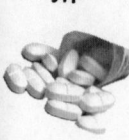

四、妊娠期的用药原则

妊娠期用药的基本原则是：可用可不用的药物一律不用。孕妇更不应该使用那些尚未证实是否有致畸作用的新药，尤其是妊娠前12周之内更要慎重。必须用药的情况下，应该在同类药物中尽可能选择毒性小或不易通过胎盘的药物，同时尽可能减少用药量。由于妊娠通常是在受精后20天才能确诊，因此所有育龄妇女决定用药前应该权衡利弊，避免使用具有致畸作用的药物。孕妇在不得不使用药物后应当密切观察胎儿在体内的发育情况，以便在出现问题时及时采取有效措施。

人类胎儿中发生的每种畸形均有其致畸的关键时期。在末次月经后35～36天即妊娠21～22天服用沙列度胺可致外耳缺损及颅神经麻痹，妊娠24～27天服用沙列度胺则产生最严重的短肢畸形，主要是影响臀部。再晚1或2天服药，同样出现下肢短缺。到末次月经后48～50天，即妊娠的34～36天，服药畸形的敏感时期以引起拇指发育不良及肛门直肠狭窄而告终。

许多治疗药物，尤其是易通过胎盘到达胎儿体内的药物，都可能对胎儿产生某种影响。更值得重视的是那些影响核酸生物合成和代谢的药物，如抗肿瘤药、抗病毒药以及某些抗生素等都可能有不同程度的致畸作用。

畸形的发生不仅与母亲有关，与父亲也有一定关系，也应引起注意。20世纪60年代曾有只是父亲用药就产生畸形婴儿的报告。研究证明，致畸原因是精子中有致畸作用的药物。雄性家兔应用^{14}C-沙列度胺后，在其精子中发现了沙列度胺及其代谢产物。在人和动物精子中还发现其他一些药物，如美沙酮、苯妥英等。因此怀孕时也要考虑丈夫用药对后代可能产生的影响。

总之，目前各类药物对胎儿的影响仍知之甚少，多数药物的特点尚未阐明，故妊娠期用药应当慎之又慎。

五、哺乳期的临床用药原则

1. 药物在乳汁中的排泄

乳母用药后大部分药物进入乳汁中，但乳汁中的含量很少超过母亲用药量的1%～2%，因此通常情况下乳母用药不至于给乳婴造成危害。但是仍有红霉素、卡马西平、巴比妥类、地西泮等药物在乳汁中的含量较高。影响药物从母乳排泄的因素有：① 游离型药物浓度梯度越高，转运能力越强。② 药物分子越小越易转运，血浆与乳汁中的药物浓度近似。③ 弱碱性药物易在乳汁中排泄（如红霉素），而弱酸性药物较难排泄（如青霉素）。④ 乳汁中脂肪含量越高，脂溶性高的药物越易转运到乳汁中。

2. 哺乳期的临床用药原则

① 慎重用药：可用可不用的药物一律不用，必须用药要谨慎应用，控制用药疗程和剂量，密切观察药物不良反应。② 避免蓄积：长效药物和多种药物联合应用容易发生不良反应，因此尽量选择短效药物并且使用单剂量疗法可以有效减少药物在婴儿体内蓄积的机会。③ 替代药物：必须用药时，选择对母婴危害和影响小的药物替代。④ 人工喂养：在乳母必须使用某种可能对婴儿造成危害的药物时，考虑采用人工喂养方式。

第三节　老年人的临床用药原则

随着年龄的增长，人体的形态与功能发生一系列变化。老年的生理特征有：① 组织逐渐脱水。② 细胞分裂、细胞生长及组织恢复能力降低。③ 基础代谢率降低。④ 细胞萎缩及变性。⑤ 组织弹性减低，结缔组织变性。⑥ 神经系统退行性改变，肌反应速度减慢。⑦ 骨强度及韧性减低。⑧ 调节内环境稳定的诸因素发生障碍。生理功能主要涉及神经、内分泌、心血管及免疫系统等的改变。

老年人体内药物进行生物转化的生理过程发生改变，药物代谢动力学、药物效应动力学、毒理学也相应发生变化。

一、老年人药代动力学

1. 药物吸收

老年人胃肠道功能的变化影响药物的吸收。① 胃酸：老年人胃粘膜萎缩，胃酸分泌减少。从理论上讲，弱酸类药物在胃内吸收可能减少，弱碱类药物在胃内吸收可能增加，在胃酸中易降解的药物稳定性增加、生物利用度提高。在实践中，弱酸性药物如巴比妥类、水杨酸类等经被动扩散在胃中吸收的药物，pH值升高后解离增加，但胃排空速度减慢，药物在胃肠道中停留时间延长，吸收时间延长，因此吸收总量不减。经主动转运吸收的药物如铁、钙及维生素B_1、B_6、B_{12}、C等因载体分泌减少而吸收减少。一般来说，服用等量药物，老年人血药浓度较青年人低而胃肠道不良反应发生率高。② 胃肠蠕动：老年人肌张力下降，胃肠蠕动减慢，胃肠排空速度减慢，药物吸收时间延长。表现为血药浓度时间曲线滞后或血药达峰时间延迟。③ 血流量：老年人胃肠道和肝血流量较青年人下降，药物的吸收量减少，当药物与蛋白的结合率、肝代谢能力及表观分布容积不变时，肝血流量下降，可增加药物的生物利用度、降低清除率。

2. 药物分布

与青年人相比，老年人的机体组成成分、血浆蛋白结合率、器官血流量、药物与组织亲和力、体液pH值均有不同的改变，从而影响药物在体内的分布。① 机体组成成分的改变是影响药物分布的重要原因。老年人体内脂肪量增加，肌肉和水的比例减少。表观分布容积增大，半衰期延长，易蓄积中毒。② 血浆蛋白结合率：血浆蛋白的结合取决于血浆蛋白的含量、药物与血浆蛋白的亲和力及药物进入血液循环后与血浆蛋白结合的程度。老年人血浆白蛋白含量明显降低，蛋白结合力也减弱。当老年人呈营养不良或有肝肾疾病时，血浆白蛋白含量明显下降，因而游离药物浓度增加，进入机体靶组织药物浓度增高。此外，老年人体内药物达到均匀分布所需的时间较青年人长，因此给予药物的负荷剂量时，要比青年人给药次数多。③ 红细胞结合率：药物与红细胞的结合随年龄增加而下降，因此老年人血中游离药物浓度明显增高。

3. 药物代谢

药物代谢主要在肝脏中进行。很多因素影响肝代谢，如营养状态、环境因素、病理状态、遗传因素、合并用药、多种酶反应系统等。老年人肝脏重量逐年下降，肝细胞数与血流量也相应减少，肝血流量随年龄增长而下降的程度超过心输出量下降的程度。65岁以上的老年人，药物半衰期明显延长，生物转化率也下降。因此老年人易发生药物蓄积中毒。

4. 药物排泄

多数药物经肾脏排出体外。与青年人相比，老年人的最大改变就在于药物排泄能力的变化。肾重量、肾血流量、肾小球滤过率、肾小管排泌与再吸收功能均随年龄增加而下降，半衰期明显延长。有一些药物是通过肝胆系统排泄的，老年人的肝胆功能也随年龄增加而下降。老年人应监测血药浓度或肌酐清除率，以此来选择药物用量、用药间隔时间、疗程持续时间，达到合理用药的目的。

二、老年人药效动力学

药物的效应一方面取决于药物到达作用部位的速度、浓度及药物在作用部位停留的时间，另一方面也取决于组织对药物的反应性。老年人组织学改变，细胞膜结构和功能发生变化，受体数量及亲和力发生改变，对药物的反应性也随之改变。这种变化可能表现为作用强度的不同，也可能表现为质的差异。因此只有深入了解老年人对药物反应性的差别，才能更好地选择适宜的临床用药。一般来说，老年人对药物适应力、耐受性较青年人低，女性比男性更低。老年人单一用药较多药合用耐受性好，口服较其他给药途径耐受性好。

1. 神经系统与药效动力学

老年人脑重量、脑神经细胞数、血流量减少，脑内受体数目及亲和力、经递质代谢和功能发生变化，药物效应随之改变。中枢兴奋剂作用减弱，中枢抑制剂作用增强。老年人服用巴比妥类可产生反常的兴奋，引起躁狂、宿醉、恶梦、失眠等不良反应，应尽量避免使用此类药物。老年人对镇静催眠药、抗抑郁药、抗惊厥药敏感性增加，应酌情减量以避免抑郁、自杀倾向等不良反应。老年人对抗胆碱药和抗组胺药特别敏感。老年人神经系统调节作用也受到明显抑制。在应激条件下，与青年人相比，老年人的心率、体内肾上腺素和去甲肾上腺素水平以相同百分比增长，但恢复到应激前状态所需要的时间明显延长。老年人用氨基糖苷类抗生素、利尿药，易发生听力损害，不良反应发生率也显著增加。

2. 心血管系统与药效动力学

老年人心血管系统功能减退。每搏输出量、心脏指数、动脉顺应性下降，总外周阻力上升，循环时间延长，压力感受器敏感性降低。对缺氧、高碳酸、β受体激动剂及阻断药的反应性均降低。老年人用降压药易引起直立性低血压，应适当减少剂量。老年人对利尿药、抗凝血药敏感性增加，药理作用增强。

3. 内分泌系统与药效动力学

老年人机体对激素的调节能力下降。女性更年期后体内雌激素明显下降，易引发骨质疏松。老年人糖皮质激素受体减少，机体对糖皮质激素的反应性降低，因此糖皮质激素对葡萄糖转运和代谢的抑制作用随之下降。由于老年人对胰岛素和葡萄糖的耐受性下降，当使用胰岛素或服降糖药时，易引起低血糖反应。

三、老年人的用药原则

1. 权衡用药利弊，严格掌握适应症

以改善老年人生活质量为目标，明确治疗目的，了解老年人疾病史、用药史、家族遗传史，掌握老年人生理、病理状态，选药时首先考虑药物对老年人所具有的危害是否小于治疗所带来的益处，然后进行药物选择。老年人病情复杂，若非必须用药或无适当药物可用时，应坚决不用药。例如治疗患有轻度抑郁症的老年失眠者，可通过增加亲属、朋友之间的交流和沟通，改变老年人的生活内容和生活方式，当采用上述方法仍无法控制病情时，才选择药物治疗，同时应尽可能避免使用中枢抑制药。原则仍然是能不用药的尽量避免用药。

2. 选择合适的药物和剂型

药物治疗时，应慎重评价疾病的严重性和药物的危险性，适当地选择疗效可靠、作用温和的药物，排除禁忌症。劝告患者正确看待药品广告，不要偏信新上市的药品，加强对药品不良反应的认识。老年人普遍患有慢性疾病和多种疾病，长期服药的情况较多，口服药比较方便，依从性也较高，因此以口服给药为主。但在老年人吞咽困难的情况下，选用液体剂型药物以及易于给药的栓剂比较合适，尽可能避免片剂和胶囊，必要时予以注射剂给药。高龄体弱老年人，如果出现明显肌肉萎缩，应避免皮下肌肉给药以防药物吸收不良，尽量选择口服，并适当减少药物用量。

据统计，75岁以上患者约有59%不能遵医嘱用药，主要原因是记忆差、视力差、听力减退、缺乏护理人员、行动不便、用药复杂等。因此老年患者的药物治疗方案应简单易行，应尽可能合并用药以减少给药次数；对患者和护理者讲清治疗计划和措施，写出准确而简短的指导；老年痴呆者应在家属监控下用药。药瓶或容器应易于打开，用法用量用大字标志清楚。另外，老年人胃肠功能欠稳定，缓释剂型药物的使用需要注意。在老年患者处保存的旧药要定期回收。

3. 个体化给药

老年人对药物的敏感性和代谢能力存在着极大的个体差异，为达到相同疗效用药剂量可能相差数倍。许多药物由于老年人半衰期延长，常规剂量和间隔往往招致中毒，原则上老年人用药剂量宜小、间隔宜长。我国药典规定，60岁以上的老年人用药剂量为成年人的3/4，中枢神经系统抑制药应以成年人剂量的1/2或1/3作为起始剂量。一般认为老年人用药应从小剂量开始，根据药效逐渐调整剂量，直至获得满意疗效，以此剂量维持治疗。因此，老年人给药方案应个体化，有条件时应监测血药浓度和肌酐清除率实现个体化给药。血药浓度监测应考虑活性代谢物以及游离药物的作用。

肾功能衰退者调整剂量及给药时间计算公式如下：

肾功能下降者给药剂量 = 正常人剂量/剂量调整系数

肾功能下降者给药间隔时间 = 正常人给药间隔时间 × 剂量调整系数

剂量调整系数 = $1/F(K_f - 1) + 1$

上式中，K_f = 肾功能下降者肌酐清除率/正常人肌酐清除率（120 mL/min）；F为原型药物经肾排泄百分率。

4. 恰当联合用药

经验证明：药物不良反应发生率随用药种类增加而增加，用药种类越少，不良反应发生率就越低。因此用药方案应简单，尽可能减少药物合用种类，一般合用药物不超过3~4种，以免发生不必要的相互作用。临床上可优先使用有双重疗效的药物以减少合用种类，如用α-受体拮抗剂治疗伴有前列腺增生的高血压。老年人在患有多种疾病需要联合用药的情况下，应警惕药物不良反应的发生，尤其在高血压等心血管疾病及肝肾功能不全时更要注意。

5. 控制用药疗程

长期用药应定期随访。药源性疾病的发生常常是由于用药疗程过长或剂量过大造成的。当病情好转或疗程足够时应及时停药或减量，治疗无效时应及时更换其他药物，即使需要长期使用的药物也应定期停用1~2天，以便发现或减少药物的不良反应。老年人不宜长期使用抗生素、糖皮质激素、维生素，应避免使用未经验证的秘方、偏方。

第五章 时辰药理学与合理用药

时辰药理学是自20世纪50年代开始研究的一门边缘学科，是一门研究药物与生物昼夜节律性关系及相互影响的学科。该学科是近年来发展起来的一门新学科，研究资料少，目前所进行的研究主要有：① 时辰药动学：药物的生物利用度、血药浓度、代谢或排泄等，都有自身的昼夜节律性改变，了解昼夜节律的规律，重新考虑用药方案。② 时辰感受性：是指有机体各组织、细胞或受体等对外界化学性刺激敏感度呈现的周期改变，生物体在24h中对药物的敏感性不一，在某一时间点上高度敏感，而在其他的时间点上则反应较差或不反应。③ 时辰效应性：机体对药物的效应，呈生物周期性改变，所产生的原理与时辰药动学、时辰感受性的某些生理、生化过程的生物周期性有关。

随着对时辰药理学研究的不断发展，提出了与传统用药方案完全不同的全新用药概念。传统的用药方案是将全天的剂量等量地分成几次服用，这种均分法建立在人体功能、病理变化以及药物作用在一昼夜的时间内是恒定不变的，实际上体内药物浓度的动态变化和机体的反应性往往受到机体节律性的影响，只有在认识昼夜节律性的前提下来设计给药方案，才能最大限度地提高疗效，并使不良反应减少到最小。而时辰药理学则是根据机体的节律性变化来确定最佳的用量和时间。不同的药物应该有其各自的用药时间，当机体对药物敏感性低的时候，应适当加大药物剂量，而机体敏感性高的时候，就应减少剂量，这样可以使药物的疗效发挥得更好，不良反应减少。

早在两千多年前，祖国医学就对时间与疾病的关系有了一定的认识。《黄帝内经》对时间生物学有最早的描述，在这本著作里不但详尽系统地阐述了四季、昼夜、时辰对人体气血运行的影响及与疾病之间的关系，更进一步提出人体生理功能、药物和疾病三者间的相互影响、疾病转归与服药昼夜变化的关系。如《素问·生气通天论》中说："平旦人气生，日中阳气隆，日西而阳气已虚，气门乃闭。"《灵枢·营卫生会》说："夜半后而为阴衰，平旦阴尽而阳气受矣。"《素问·脏气法时论》中指出："肝病者，平旦慧，下晡甚，夜半静；心病者，日中慧，夜半甚，平旦静；脾病者，晡慧，日出甚，下晡静；肺病者，下晡慧，日中甚，夜半静；肾病者，夜半慧，四季甚，下晡静。"以上说明人体正气随天时阴阳盛衰而变化，指出一天之中五脏病的病情变化规律。张仲景《伤寒论》及李时珍《四时用病例》等经典著作中，已有明确的时间医学思想和丰富的择时用药经验。如《四时用病例》指出："春月宜加辛温之药薄荷荆芥之类，以顺春升之气；夏月宜加辛热之药香薷生姜之类，以顺夏浮之气；长夏宜加甘苦辛温之药人参白术之类，以顺化成之气；秋月宜加酸温之药芍药乌梅之类，以顺秋降之气；冬月宜加苦寒之药黄芩知母之类，以顺冬沉之气"。"子午流注"更是集中地反映了人体一日中气血盛衰变化的规律，它认为心脏功能午时（11～13时）最强，子时（23～1时）最弱；肾功能酉时（17～19时）最强，卯时（5～7时）最弱等。临床实践表明，大多数心脏病患者多在夜间发病或死亡，肾气虚弱的肾炎患者，以早晨浮肿最明显，说明"子午流注"理论有一定的科学性。

第一节 生物节律

自然界中,从最简单的真核单细胞生物到高等动植物以至人类的各种功能活动、生长繁殖,乃至某些细微的形态结构,都不是均匀连续的,也不是随机变化的,而是随着时间的推移而出现某种有规律的反复变化,这就是生物周期性。近代时间生物学证实,生物界进行有规律的活动是一种普遍现象,生物节律不仅广泛存在于各种生物的生命活动过程中,而且在生物的所有层次都有所反映,节律是生命的基本规律之一。

从昆虫到人类,几乎地球上所有的动物,其一昼夜的行为活动都可以分为明显不同的时相,即活动相和静止相。这两个时相都按照种属特异性的活动模式,与环境昼夜变化相适应地做周期性的相互转换。人体的生物节律对人的一生都起着调节影响作用,表现了独特、严谨和有规律的运转变化。对人的生理功能、疾病的发生与转归,药物的治疗效果都有十分密切的关系。现代生理学和药理学研究表明,人体的激素分泌、酶的活性都呈节律性变化。例如:皮肤对组胺或灰尘等过敏原的反应,在19:00~23:00之间为高峰,冠心病心肌缺血发作也有昼夜节律,动态心电图检测发现,心肌缺血有两个高峰,主峰在6:00~12:00,次峰为18:00~24:00,以第1主峰为明显,与此相一致,7:00~11:00最易发生心源性猝死与心肌梗死。因此,依照生物节律的规律,科学、合理地选择用药时间,对提高药物的治疗效应,最大限度地减少不良反应,促进机体的健康恢复至关重要。

对于人类来说,常见的昼夜节律有:① 睡眠。人有觉醒的昼夜节律。② 体温、血压和心率的昼夜节律,人体体温4:00前后最低,8:00后迅速上升,16:00左右达最大值;健康成年人白天的收缩压和舒张压都明显高于夜间,平均动脉压也有相同的节律;高血压患者的收缩压和舒张压昼高夜低;心率的昼夜节律和睡眠-觉醒节律以及体温节律同步,白天觉醒期,体温较高、心率较快;夜间睡眠时,体温较低、心率较慢。③ 单胺类递质和血液、尿液、唾液成分的昼夜节律:脑内5-羟色胺(5-HT)含量昼期高于夜期;血浆和脑内色苷酸含量的昼夜节律和5-HT正好相反,鼠脑内多巴胺和去甲肾上腺素峰值都出现在夜间;血糖的特点是昼低夜高、胰岛素浓度在明期较低而胰高血糖素浓度在明期较高;游离脂肪酸含量在明期较高;另外血红蛋白、血细胞比容具有晨高夜低的特点;总蛋白质、尿酸、血清钾具有昼高夜低的特点,尿素氮、甘油三脂、无机磷、血清淀粉酶和碱性磷酸酶则具有夜高昼低的特点;尿中电解质中的钠、钾、磷酸盐和肌酐等谷值在4:00~8:00,而峰值在正午到傍晚。肝血流量在8:00时最高,14:00时最低。④ 内分泌具有昼夜节律:各种激素的合成和分泌都有一定的节律,大多有昼夜节律,个别的有七日节律、月节律和年节律。比如人体肾上腺皮质激素的分泌午夜入睡前最少,清晨觉醒后达到峰值;人体催乳素分泌量夜间睡眠时明显多于白天觉醒时。⑤ 免疫和酶活性具有昼夜节律;摄食和饮水具有昼夜节律;月经具有月节律,机体机能活动则具有年节律等。研究发现,肝药酶的含量以及酶诱导作用具有时间节律性:一般认为肝药酶峰值约在2:00,而14:00时活性最低。

第二节 机体节律性对药动学的影响

一、机体节律性对药物吸收的影响

药物吸收过程的时间节律主要表现在吸收速率和吸收程度上。国外学者对8名呼吸道疾病患者进行剂量个体化给予茶碱，使得他们的血药浓度在8:00为8～15μg，然后分别在8:00和20:00注射6mg/kg的茶碱，连续4天。结果证明8:00和20:00的峰时间分别为5.2～6小时和8～8.2小时，峰浓度分别为15mg/L和12.7 mg/L，AUC和稳态浓度Css都是早上高于晚间；28名大学生9:00和21:00分别口服安定5mg，然后给予正常膳食，并测定其药代动力学参数。结果表明：早晚的血药峰浓度分别是250 ng/mL和65 ng/mL，峰时间分别是1.1小时和2.1小时，AUC分别是24μg/（mL·h）和16.4μg/（mL·h），半衰期分别是68.8小时和58.8小时，可见在正常膳食条件下地西泮的吸收动力学有着明显的昼夜变化。这和胃酸pH值8:00最高，22:00最低，而且胃肠活动23:00正值最慢时期；水溶性和脂溶性药物吸收速率与昼夜节律有关。

二、机体昼夜节律性对药物分布和蛋白结合的影响

分别于8:00、14:00、20:00和2:00给大鼠静注消炎痛，结果消炎痛在大鼠体内的血药浓度有昼夜变化，活动期20:00～2:00血药浓度最高，休息期8:00～14:00血药浓度最低，这和人体的情况一致。影响药物分布昼夜变化的因素有：活动期血流量和局部血流量比活动期增多；组织细胞的脂溶性有昼夜节律；脂溶性药物在血浆、肺和脑中的浓度具有暗期高、明期低的特点有关。血浆蛋白含量具有昼夜节律，大鼠卡马西平游离血浆浓度4:00仅为10:00的一半，游离药物浓度最高时正是血浆蛋白含量最低时。在临床治疗中，血浆蛋白结合率高（80%以上）的药物，如果其蛋白结合率稍有改变，游离血浆浓度将会出现成倍的变化，这对药物效应和药物不良反应特别重要。

三、机体节律性对药物代谢的影响

大多数的药物和外源性化学异物通过肝药酶进行代谢，而某些肝药酶的活性随昼夜而变化，如大鼠肝脏环己巴比妥氧化酶活性在14:00最低，这时给予环己巴比妥可以诱导大鼠睡眠时间最长；22:00该酶活性最高，给予环己巴比妥诱导大鼠睡眠时间最短。

四、机体节律性对药物排泄的影响

许多药物和其代谢产物在经过肾排泄的过程中，往往要经历肾小球滤过、肾小球分泌和肾小管重吸收三个环节中的一或两个环节，而动物和人身上肾脏的排泄过程有昼夜节律性，这种变化主要体现在肾排泄速率和肾排泄量上。正常人的肾小球滤过率、肾血流量以及排尿量以17:30左右为峰值，5:00时为最低。而尿液pH值通常在4.5～8.0之间变化，昼夜变化对其也有影响，表现为活动时pH值升高，休息时pH值降低。

健康志愿者分别于7:00、11:00、19:00和23:00口服水杨酸，药物由肾排泄的持续时间有明显的昼夜节律，7:00～11:00排泄最慢，药物在体内存留时间长；19:00～23:00排泄速率最快，药物在体内的存留时间最短；阿司匹林也有相似情况，从而形成6:00 AUC最大，而22:00最小的特点。现已查明，引起肾排泄率昼夜变化的主要原因是肾血流量和尿液pH值的昼夜变化所致。

五、机体节律对中药药动学的影响

对中药药动学，目前仍停留在对有效成分的药动学研究上，并在这方面取得了一定的成绩。如李锐等于不同时辰对大鼠给予H2天麻素，结果显示：药物于20:00吸收快，且作用明显；8:00给药t_{max}延长，药效差；2:00给药AUC最小，生物利用度低。李经才等观察了人参皂甙对中枢儿茶酚胺昼夜节律影响，结果表明正常鼠脑内去甲肾上腺素（NE）及多巴胺

（DA）含量呈明显的昼夜节律，峰值见于暗期，谷值见于明期；人参皂甙对 NE 或 DA 作用强弱与给药时辰有密切关系，暗期给药使 NE 降低，明期给药则无此作用，仅在 12:00 时给药才能使 DA 明显升高，其余时间投药均无明显影响。在自然光照条件下研究青藤有效成分对大鼠的药动学，于卯时（7:00）和酉时（19:00）给予相同剂量青藤碱，结果表明，卯时给药血浆及脑中青藤碱浓度明显高于酉时。

第三节 机体节律性对药效学的影响

机体节律性对药动学、药效学、毒性均有影响，比如支气管哮喘患者中的大多数人在黎明前发作加重，而在 4:00 左右血中肾上腺素和环磷酸腺苷浓度低下、组织胺浓度增高，所以此时呼吸功能下降。如果使用一天给药一次的茶碱缓释剂，则应该选择晚饭以后给药的方法，这样可以使血药浓度从夜间到黎明始终保持在一定的水平。另外，由于人体活动和血压的机体节律性，使用降压药和利尿药的患者应该避免晚间睡觉前服药，而改为白天给药，这样更为合理。

1950 年国外专家研究中枢兴奋药尼可刹米的急性毒性，该药皮下注射对小鼠 LD50 因用药时间的不同而不同，相同剂量时，14:00 给药的死亡率为 67%，而 2:00 给药死亡率仅 33%，相差 2 倍之多；给小鼠注射氨茶碱的 LD50 剂量 125 mg/kg，12:00 用药死亡率 63%，16:00 给药死亡率 75%，而 24:00 到 4:00 给药死亡率仅为 10%；药物的亚急性毒性和慢性毒性也有昼夜节律，庆大霉素 200 mg/kg 大剂量给药后，测定 30 天内动物体重下降率，结果白昼给药动物体重下降率比夜间给药快。

近年，中药时间药效学方面的研究逐渐受到重视，并初步开展了尝试性的研究。例如，在研究中药方剂桂枝汤的时间药理学时，发现桂枝汤对小鼠的急性毒性呈明显的用药时间依赖性，白昼用药毒性大于夜间，对小鼠的镇痛作用、退热作用则夜间用药强于白昼。附子理中汤在巳、申、亥等时辰给药后，对脾阳虚家兔的体重、肛温均明显回升，以巳时施治效果最佳，且提高脾阳虚家兔的淋巴转化率及增强细胞免疫功能，也以巳时施治效果最佳。大柴胡汤利胆作用在子丑或戌亥时用药疗效最好。中药生血方对荷瘤小鼠化疗的骨髓保护作用的最佳投药时间在子时。方剂胃痛灵汤对胃粘膜保护作用明期（9:00～15:00）最显著，可使消炎痛溃疡模型的昼夜节律消失，并明显提高胃组织和血清中超氧化物歧化酶（SOD）活性，降低丙二醛含量，对节律有调节作用。方剂柴苓汤对大鼠慢性肾小球硬化的防治作用与给药时间有密切关系。尽管这方面的研究为数不多，零散且不系统，但研究结果令人鼓舞，初步证实中医择时用药传统的科学性。

第四节 时辰药理学的实际应用

时间生物学和时辰药理学的迅速发展，使得时辰治疗学应运而生。运用时辰药理学的知识以提高疗效，减少不良反应的治疗方法称作时间治疗，这个领域称为时辰治疗学。

许多疾病的发作、症状的加重和缓解等都具有其自身规律性。以昼夜节律性来说，关节炎患者的关节僵硬以清早最重，称为"晨僵"；哮喘患者的哮喘夜间加重；心绞痛患者的心前区疼痛、心电图的异常都是夜间显著高于白昼；心肌梗塞、脑栓塞也多发于午夜。人们如果能够了解和掌握机体的时间——昼夜节律，并运用这种知识来影响这种昼夜节律，就可以减少疾病的发病率，因而具有重要的临床意义。

一、西药时辰药理学应用

1. 糖皮质激素

人体内激素的分泌具有明显的昼夜节律，因此，必须长期应用糖皮质激素类药的病人，应采用早晨1次给药或隔日早晨1次的给药方法，这样可以减轻对下丘脑-腺垂体-肾上腺皮质系统的反馈抑制而减少肾上腺皮质功能下降，甚至皮质萎缩的不良后果。在午夜给糖皮质激素类药，即使剂量并不大，次日肾上腺皮质分泌的生理高峰也可受到明显抑制。例如用地塞米松、泼尼松等控制某些慢性疾病时，采用隔日给药法，即把48小时用药量在早饭后8:00一次服用，其疗效较每日用药好，不良反应小。对于肾上腺皮质功能减退症患者需终身服用生理替代剂量的肾上腺皮质激素，对未发生应激状态的患者每日用可的松或氢化可的松，将每日总量的2/3在清晨服用，另1/3的量在下午服用。有人观察到1日4次以相同间隔给予强的松龙2.5 mg，可使肾上腺皮质激素内源性分泌减少50%，而在清晨1次给予10 mg则几乎无影响。长期接受糖皮质激素治疗的患者发生骨折的危险性升高；糖皮质激素类药使用者发生髋关节骨折及桡关节远端骨折的危险性是非糖皮质激素类药使用者的2倍。骨丢失的程度取决于糖皮质激素类药治疗的持续时间与剂量。泼尼松 >7.5 mg·d^{-1}时，常伴显著的骨丢失，隔日给药并无益处；泼尼松 <7.5 mg·d^{-1}时，骨丢失和骨折的风险减少。

2. 降压药

人的血压在1天中不是恒定不变的，大多呈"两峰一谷"的状态波动，即9:00～11:00、16:00～18:00最高，2:00～3:00最低。所以，出血性中风多发生于白天，而缺血性中风多发生于夜间。一般降压药物的作用是在服药后0.5小时出现，2～3小时达峰。因此，高血压病人应将服药时间由传统的一天三次改为7:00和14:00两次为宜，使药物作用达峰时间正好与血压自然波动的两个高峰期吻合，产生最好的降压效应。而轻度高血压病患者切忌在晚上入睡前服药，中、重度高血压病人入睡前也只能服白天量的1/3。这是因为，晚上入睡后，血压就会进一步下降，在脑动脉硬化基础上形成脑血栓。尼群地平、卡托普利分别以清晨1次顿服20 mg与25 mg为好。老年高血压患者，如清晨1次顿服效果不满意，至下午仍有血压高峰出现，可在15:00左右再分别加服10 mg与12.5 mg。而吲达帕胺、美托洛尔、氨氯地平等降压药，以9:00～10:00或14:00～16:00服用为宜。胍乙啶在上午服用疗效最好，但引起直立性低血压的不良反应也最为明显。而在下午应用，却又不足以降低血压，故上午应减少用量，下午则需增加剂量。

3. 抗肿瘤药

肿瘤细胞与正常细胞具有不同的生物钟，癌细胞10:00生长最快，第二个生长高峰在22:00～23:00，而正常细胞则是16:00生长最快。所以肿瘤病人的最佳治疗时间是10:00，这时进行化疗，用药最省，效果最好，不良反应亦最小。例如阿糖胞苷对肿瘤的作用在23:00～2:00最大，11:00～14:00最小；甲氨蝶呤在6:00给药毒性最大，0:00时给药毒性最小（疗效也最小），可在8:00～12:00给药；长春新碱6:00给药，半衰期、血药浓度大于全天中其他时段，0:00则是全天中最低；阿霉素8:00使用毒性最小（亦有报道说5:00），10:00给药，白细胞减少的反应几乎不发生；长春瑞宾的血液毒性及临床疗效与其用药时间有密切关系，以19:00毒性为最低，7:00毒性为最高。对肺癌患者静脉注射依托泊苷的研究发现，用药的血药浓度在9:00要显著高于21:00。多西紫杉醇最大疗效和耐受剂量均出现在7:00，而最大毒性则出现在19:00。对环磷酰胺的动物实验研究发现，小鼠存活率在6:00、24:00给药为最高，而在18:00给药最低，白消安血浆药物水平在相同或不同患者之间依昼夜不同时辰呈现变动性，以6:00水平最高，18:00最低，并且该药口服后，一旦达到稳态水平，这种昼夜节律性在第2天～4天保持不变。

顺铂在6:00给药对胃肠道及肾毒性较其他时间小，疗效较好，如肿瘤抑制率、完全缓解率和治愈率均比当日内其他时间点给同样剂量时高。卡铂腹腔注射给药，2:00（动物活动期）给药动物死亡率最低，14:00（动物睡眠期）给药死亡率最高，2:00给药小鼠平均存活时间最长，14:00最短，且2:00给药动物外周血白细胞下降率显著低于其他组。肿瘤坏死因子小鼠实验表明，按1天的6个不同时间点静脉注射入单剂致死剂量后，动物死亡率可相差9倍，以睡醒前给药毒性最大，相对于患者，相当于下午及晚上给药，毒性应最小。干扰素每日输药高峰在18:00～3:00，与常规给药方案相比，可允许提高剂量而患者又能耐受。米托蒽醌13:00给药，患者能耐受较高剂量。伊立替康给药6小时连续静脉滴注，给药高峰在5:00，可以安全提高药物剂量。

4. 平喘药

0:00～2:00是哮喘病人对乙酰胆碱和组胺反应最为敏感的时间，也就是哮喘的好发时间，故多数平喘药以临睡前服用为佳。而氨茶碱则以7:00应用毒性最低，效果最好。

支气管哮喘发作昼夜节律中0:00～5:00为发作高峰，此时血中肾上腺素浓度和环磷腺苷浓度低下，乙酰胆碱和组胺浓度高，气道阻力增大诱发哮喘。故平喘药采用日低夜高的给药方案。如硫酸特布他林的药动学和药效学也有昼夜节律性，口服相同剂量的硫酸特布他林，8:00与20:00的达峰时间分别是3.5小时与6.2小时，最高血药浓度前者明显高于后者。将传统给药方案改变为8:00予5mg，20:00予10mg，可有效控制哮喘发作；硫酸沙丁胺醇缓释片每次1片（8mg）每日2次，改变为晚间睡前服用16mg，也能获得较好的疗效；氨茶碱缓释片的服用方法为8:00服250mg，20:00服500mg，临床疗效较好而不良反应轻。

5. 抗心绞痛药

不稳定型心绞痛以7:00～12:00为发作高峰期，这是上午血中儿茶酚胺浓度最高、血小板聚集力最强等多种因素相互作用诱发冠状动脉痉挛所致，且体内药物经过一夜代谢后，已超过药物半衰期，血液中的药物浓度很低，失去了对心脏的保护作用，而采取6:00给药，以尽快补充体内血液中的药物浓度，发挥其有效的药理作用。

稳定型心绞痛常由于体力劳动或增加心肌耗氧量等因素而诱发，白昼多于夜间，以6:00～10:00为发作高峰，在冠状动脉病变的基础上，心肌需血量的增加是引起心绞痛的主要原因。因此对稳定型心绞痛主张每6小时用药1次，达到24小时药物覆盖，保持较高的血液浓度，可有效控制各种心绞痛发作。

变异型心绞痛多发生于休息时间，以2:00～6:00为发作高峰期，发作呈周期性，几乎在每天的同一时间发生。这与此段时间机体代谢率低，欲醒时动眼期快速呼吸，使血液偏碱，氢离子浓度降低，钙离子失去拮抗物而更多地进入细胞内，增加了冠状动脉张力有关；也与深睡到醒来时，由副交感神经占优势突然变成交感神经兴奋，易发生冠状动脉痉挛有关。因此建议服用长效制剂使体内保持有效的血液浓度。

研究证明，三硝酸盐药物在午前使用可以明显扩张冠状动脉。治疗心绞痛，而在午后使用

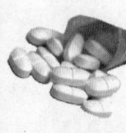

同样剂量的三硝酸盐药物则无法扩张冠状动脉。所以这一类心血管病患者最好在早晨醒来时或起床后马上服用硝酸盐类药物。普萘洛尔在2:00使用对病人的心搏影响较小，不能有效抑制导致心脏病的心率过速，而在8:00和12:00给予患者，可以大大减少患者的心搏数，抑制心脏病的发作。

小剂量阿司匹林对预防心肌梗死、心源性猝死是个不可多得的药物。有研究报道，采用随机、双盲、安慰剂对照的方法，隔日口服阿司匹林325 mg可以明显抑制6:00～9:00的心肌梗死的发作高峰，使这一期间的发作降低59.3%，对其他时限发作的心肌梗死降低34.1%。同时发现，它对ADP 10 μmol/L诱发的体外血小板凝聚集反应具有拮抗作用。

6. 抗菌药

红霉素20:00给药达峰值所需时间最短，疗效最高；氨苄青霉素11:00服用，较其他时间血药浓度高；磺胺二乙三嗪白天服用，消失速度快，半衰期缩短2.6倍，夜间服药半衰期长，疗效高。大鼠实验显示，14:00给予庆大霉素和异帕米星，肾内药物浓度呈高值，对肾脏的毒性亦最强，故应避开此时用药。在深夜做青霉素皮试，过敏反应比白天强烈，所以，夜间皮试要警惕发生过敏性休克的可能。一般口服抗菌药物应在饭前空腹服用，使药物通过胃时不致过分稀释，达峰时间快，疗效佳。异烟肼与乙胺丁醇等抗结核药上午一次顿服比分次服用疗效为好。

7. 解热镇痛抗炎药

吲哚美辛在7:00口服可得最高血浓度，昼夜节律的振幅最大，达到峰值位相时也较其他时间服药时为快；如在19:00服药，血浓度峰值则较24:00平均值低20%，与7:00服药相差达40%。风湿、类风湿病患者常服吲哚美辛，不良反应较大，为使病人易于接受，不宜将每日总量平均分配，早晨剂量宜小，晚上剂量宜大。阿司匹林在早晨服药的生物利用度较晚间服药者为大。在6:00口服1.5g，其体内消除率慢，半衰期长，药效高；而在18:00或22:00服用，效果则差。其他抗炎镇痛药如氟吡洛芬等，每天早晚各使用1次的疗效与1天给药4次的疗效完全相同。

8. 麻醉性镇痛药

吗啡的镇痛作用在21:00给药镇痛最强，而在15:00给药镇痛作用最弱。哌替啶6:00肌注，比18:00～23:00肌注的药物吸收率高出3.5倍，6:00肌注药物的半衰期为（6.46±1.97）小时，18:00～23:00肌注药物的半衰期为（3.46±0.8）小时，6:00用药的效果明显优于18:00～23:00。美沙酮对机体的毒性有明显的昼夜节律，大鼠口服美沙酮47 mg/kg，最大毒性在暗初期，最小毒性在暗后期。

曲马多对小鼠的急性毒性有明显昼夜差异。暗期（动物活动期）用药毒性大于明期（动物休息期），24:00用药，死亡率最高（95%）；16:00用药，死亡率最低（65%）。曲马多对小鼠的镇痛作用也存在昼夜节律，热板法及压尾法均证实，曲马多在暗后期用药作用较明后期强。

9. 抗精神病药

碳酸锂采用12:00口服全日剂量的1/3，20:00再服余下的2/3，既可提高疗效，又可降低毒性；二甲氯氮䓬7:00投药，血药浓度1小时达峰值，半衰期3小时；19:00投药，血药浓度4小时达峰值，半衰期30分钟，故最佳给药时间应是7:00；抑郁症有暮轻晨重的特点，故5-HT再摄取抑制剂氟西汀、帕罗西汀等需在清晨服用。抗焦虑药氟哌噻吨美利曲辛片（黛力新）、治疗小儿多动症的哌甲酯均有轻度兴奋作用，亦应在早晨服用。

10. 抗溃疡药

人体胃酸分泌从中午开始缓慢上升，至 20：00 左右急剧升高，22：00 达到高峰。故抗酸药如氢氧化铝、胃必治和胃仙 U 等，最佳服药时间是餐后 1～2 小时，夜晚睡前加服 1 次，利于中和胃酸。因餐后胃酸分泌量增大，容易刺激胃粘膜，当胃排空后和睡前加服，可使溃疡面免受刺激，促进愈合。西咪替丁、奥美拉唑等治疗胃及十二指肠溃疡药，均以睡前服用疗效最佳。

11. 强心苷

心力衰竭病人对洋地黄、地高辛和西地兰等强心苷类药物的敏感性以 4：00 最高，比其他时间给药的疗效约高 40 倍。还发现暴风雪和气压低时，人体对强心苷的敏感性显著增强，如在早晨或遇有暴风雪时注射强心苷应减少剂量，否则易出现毒性反应。

12. 抗组胺药

7：00 给予赛庚啶，疗效可维持 15～17 小时。若在 19：00 给药，疗效只维持 6～8 小时。氯苯那敏、苯海拉明等抗组胺药，也以早上服药疗效最佳，但需注意抗组胺药有嗜睡的不良反应，驾驶员、高空作业人员等还是在睡前服用安全。

13. 抗糖尿病药

人体对胰岛素在 4：00 最为敏感，此时，即使给予低剂量，也可达到满意效果。8：00 再口服降糖宁，此药作用强而持久；16：00 再服，可使药效与体内血糖浓度变化的规律适应，收到显著的治疗效果，并使药物副作用降到最低程度。

14. 抗结核病药

新的研究证实，结核杆菌需靠药物浓度高峰来"围歼"杀灭或抑制其繁殖生长，所以如异烟肼、利福平和乙胺丁醇等常用抗结核药物，应以早晨一次服用为佳，此即"冲击疗法"。

15. 抗贫血药

葡萄糖酸铁、硫酸亚铁、蔗糖铁、右旋糖酐铁等补血剂，以 20：00 服用最佳。吸收率比 8：00 要高得多，且可延长疗效达 3～4 倍。

16. 调脂药

他汀类调血脂药主要通过抑制羟甲基戊二酰辅酶 A 还原酶，而阻碍肝内胆固醇的合成。由于胆固醇主要在夜间合成，所以晚上给药比白天更有效，如辛伐他汀、氟伐他汀等。

17. 免疫增强剂

上午用药，易出现发热、寒战和头痛等不良反应，而晚上用药，副作用少，且疗效不减。

18. 利尿药

氢氯噻嗪宜 7：00 服用，不良反应最小；呋塞米于 10：00 服用，作用最强。

19. 泻药

治疗便秘的沙可啶、酚酞、液体石蜡，在服药后 8～12 小时才见效，故睡前服药，次日早晨排便，符合人体的生理习惯。

20. 钙剂

人体血钙水平在午夜至清晨最低。而当人入睡后机体仍需一定量的钙，因此，需要补钙人群除在早、中、晚服用钙剂外，宜在睡前加服 1 次钙剂。临睡前服用补钙药可使钙得到充分吸收。

21. 避孕药

避孕药宜在晚上临睡前半小时服用。

22. 餐前服用的药物

健胃药,如小儿健脾散,应在饭前服用,且不能加入糖和果汁等。胃肠动力药,如吗叮啉,宜饭前30分钟服用,不能与颠茄片、山莨菪碱等合用。果胶铋、枸橼酸铋钾等胃粘膜保护剂,止泻药如药用碳片或蒙脱石散,滋补药如人参、鹿茸精等都宜在饭前服用。其他需饭前服用的药物有罗红霉素、阿奇霉素、鱼肝油等。

23. 餐中或餐后服用的药物

这类药有酒石酸美托洛尔、普萘洛尔、螺内酯、普罗帕酮、美西律、尼群地平、非诺贝特、氨苯喋啶、酮康唑、氯雷他定、头孢呋辛酯、伊曲康唑、更昔洛韦、阿苯达唑、异维A酸、他克莫司、特比萘芬、抗微生物类药物。降血糖药阿卡波糖在第一口饭后立即服药。

二、中药时辰药理学

古人早已注意到自然界的四季变换、昼夜交替,对疾病的发生、发展,症状轻重缓急,药物功效、毒性均有极大的影响。通过长期医疗实践,逐渐形成并发展了中医时间医学。在药物治疗方面总结出"因时制宜、择时用药"的原则。通过选择最适用药时间,使药物最大限度地发挥治疗作用,减少毒副反应。

1. 季节用药施治

我国广大地域,特别是中原地区,有明显的四季交替,人体机能、疾病发生、发展,药物疗效均会因季节转变发生相应变化。历代医家十分重视根据季节变化施治。《素问·六元正纪大论》中就曾提出"热无犯热,寒无犯寒"的用药原则。《内经》提出"春夏养阳,秋冬养阴"的择时施治法则。张仲景在《伤寒论》中提出"春宜吐、夏宜汗、秋宜下","白虎汤立夏后,立秋前乃可服,立秋后不可服"等因季立法治疗观点。李东垣据四季变化不同及发病不同制定了四季时方:"春宜补中益气汤,夏宜清暑益气汤,秋宜升阳益气汤,冬宜神圣复气汤"。近代医家在这方面更有新的心得和经验。李浩然运用择时施治法在交冬一九时用药,治疗产后虚劳病;宋加太等采用夏至前后用加味右归丸,新秋前后服姜枣糖合剂一个月,治疗慢性支气管炎,取得了满意的远期疗效;杨普选等运用"冬病夏治法"于夏季三伏天内服培土固本药,加外贴敷肺俞等穴,秋季、初春,内服温肾固表汤以温肾补肺、健脾固表,治疗慢性支气管炎485例,总有效率达95.5%。

2. 月用药施治

此法根据病情选择在一个月中的某几日进行药物治疗,常用于妇女经、带、胎、产等疾病的治疗。《素问·八正神明论》强调"月生无泻,月满无补,月郭空无治,是谓得时而调之",认为月生之时,机体气血空虚,不可施用散淤之剂,应施以补益气血剂;月满之时,气血充盛,不应峻补,应施以散淤、祛邪之治。后世医家在此基础上,总结出一套完整的对月经病、带下病及不孕症等妇科疾患的时间治疗方案。如陈放中报道其根据月经周期循月相变化规律,在经前服用桃红四物汤加味方,治疗肾结石女性患者,取得良好效果;夏桂成运用时象的变化规律,在月经周期中阴阳消长转化的4个不同阶段,因势利导调治月经病、崩漏、不孕症及经间出血等,极大地提高了临床疗效;赵景明根据月亮朔望周期择时用药治疗不孕症101例,使84例怀孕,总受孕率达84%;日本学者日高隆雄等于患者经前7d开始服用芍药甘草汤,治疗中重度功能性痛经15例,效果较好。

3. 时辰用药施治

根据昼夜变化择时用药是中医时间治疗学一大特点，并在这方面积累了丰富的经验。古人早已发现在自然环境周期变化影响下，人体阴阳气血的消长盛衰呈昼夜变化。因而用药也应根据昼夜节律加减、调整，以取得最佳疗效。明代薛己《校注妇人良方》认为，补中健脾的补中益气汤，益肾壮阳的金匮肾气丸，益气之六君子汤等温阳、益肾、健脾方药，应在清晨、上午服用效果最佳；《证治准绳》载"鸡鸣散"有祛湿化浊、行气解郁、通络除滞等功效，应在平旦鸡鸣时服用最好。又如"泽漆汤"治咳喘病脾虚不适、水饮内滞者，宜"温服五合，至夜尽"；"茵陈五苓散"治黄疸病湿重于热者，应"先食服方寸匕，日三服"；"十枣汤"治悬饮症要在"平旦服"等等。俱是遵循昼夜节律，选择最佳用药时机，根据不同证型，在不同的时辰投入不同剂量的药物，以得"天地之旺时而祛邪"的目的。今人根据古法，运用时辰节律，在临床实践中广泛开展了择时用药的研究。崔慧娟根据时间医学原理，以正午服用"桂枝汤"治疗发热患者，效果明显；罗碧责以不同时间服用"小柴胡汤"加味方治疗多种疾病均取得良好疗效；乔新等以"八正散"加味治疗120例膀胱湿热症患者，按时辰用药（申时连服2次）较非择时用药，治愈率提高了73.33%，疗程缩短了7.62天，证实了择时用药的科学性；斯建中根据咳嗽发作时间及症状不同分组择时治疗，以"玉屏风散"合"六君子汤"加减治疗清晨咳嗽；"玉屏风散"合"附桂理中丸"、"金匮肾气丸"加减治疗黄昏咳嗽；"玉屏风散"合"沙参麦冬汤"加减治疗午夜咳嗽等均取得良好效果。

第六章 药物相互作用与合理用药

药物相互作用是指病人同时或在一定时间内因先后服用两种或两种以上药物后所产生的复合效应,可使药物效应增强或减弱。药效增强包括疗效提高或毒性增加,药效减弱包括疗效降低或毒性减弱。目前由于药物联用普遍,导致发生潜在药物不良反应的风险增加,而且联用品种越多,发生相互作用的可能性就越大,更容易发生药物不良反应。对有可能发生的药物相互作用的临床意义难以预测,且药物的相互作用很可能发生时,则应考虑采用替代性治疗,但不应当仅仅由于这种可能性就不给病人进行必要的治疗。

第一节 药剂学的相互作用

药剂学的相互作用,主要指体外药物与药物、药物与溶媒、药物与赋形剂之间发生的物理或化学变化,物理配伍变化一般属于外观上的变化,如出现浑浊、沉淀、结晶等现象。化学作用一般表现在产生沉淀、产生气体、爆炸或燃烧等现象上,但也有许多药物的分解、取代、聚合加减等化学反应难以从外观看出来,配伍禁忌往往是物理与化学因素的相互影响而造成的结果必然影响到疗效。目前,关注较多且研究较充分的是药物配伍禁忌,药物治疗上广泛采用注射给药,而且常常多种注射液配伍在一起注射,由于多种因素就可产生注射液的配伍变化。

两种或两种以上的药物制剂可以发生相互物理、化学反应,可以产生沉淀,在一般情况下注射之前就可以避免。但有时沉淀不明显,例如20%磺胺嘧啶钠注射液(pH值为9.5～11)与10%的葡萄糖注射液(pH值为3.2～5.5)混合后,pH值改变,可使磺胺嘧啶结晶析出,进入微血管后可引起栓塞,导致周围循环衰竭。头孢曲松钠不能与含钙注射液混合后静脉注射或静脉滴注,这是因为头孢曲松钠为阴离子,极易与阳离子钙形成不溶性沉淀,属化学配伍禁忌。而含有"沉淀或微粒"的药液绝对不能静脉注射或静脉滴注,中国药典对此有极为严格的要求。因微粒可阻塞毛细血管,还可在组织中沉积并形成肉芽肿,如发生在心、脑、肾、肺等重要器官,可导致患者死亡。头孢曲松钠主要经肾脏排泄(占给药剂量的33%～67%,平均40%),其余部分经胆道系统排泄。故头孢曲松钠在胆汁与肾脏中浓度很高,如与钙离子结合后,可形成不溶性头孢曲松钙沉淀,并很快在胆管或胆囊及肾收集系统形成结石(或泥沙)。由于同时使用头孢曲松钠与含钙制剂发生不良事件并致人死亡(主要是新生儿或婴儿),2009年国家食品药品监督管理局紧急通知,要求修订头孢曲松钠说明书中警示语和注意事项,头孢曲松钠制剂说明书增加警示语:"本品不能加入哈特曼氏以及林格氏等含有钙的溶液中使用。本品与含钙剂或含钙产品合并用药有可能导致致死性结局的不良事件。"

有的药物本身溶解度很小,在制作注射剂时需加增溶剂。此注射剂加入其他静脉输注液体,使增溶剂实际上被稀释。如氢化可的松注射剂可作成50%乙醇的溶液,如与其他水溶性注射剂混合,乙醇被稀释,氢化可的松的溶解度降低可发生不易觉察的沉淀,引起不良反应。

β-内酰胺类药物不可与酸性或碱性药物配伍。如氨基糖苷类、氨基酸、红霉素类、林可霉素类、维生素C、碳酸氢钠、氨茶碱、谷氨酸钠等。因此,输液时只能用生理盐水溶解药物，不能用葡萄糖注射液溶解。氟氯西林勿与血液、血浆、水解蛋白及脂肪乳配伍。去甲万古霉素与许多药物可产生沉淀反应，因此含本品的输液中不得添加其他药物。克林霉素不宜加入组成复杂的输液中，以免发生配伍禁忌。

第二节 药效学的相互作用

一、药物活性方面的相互作用

一般来说，作用性质相同药物的联合应用，可产生效应增强（相加、协同），作用性质相反药物的联合，其结果是药效减弱（拮抗）。因此可将药效学相互作用分成"相加"、"协同"、"拮抗"等3种情况。"相加"是指两种作用相同的药物联合应用而产生的效应相等或接近两药分别应用所产生的效应之和；"协同"又称增效，即两药联合应用所显示的效应明显超过两者之和；"拮抗"即降效，即两药联合应用所产生的效应小于单独应用一种药物的效应，它又分为竞争性拮抗作用和非竞争性拮抗作用，如左旋多巴治疗震颤麻痹，它可通过血脑屏障，在中枢部位被多巴胺脱羧酶脱去羧基变为多巴胺而起作用，由于外周组织中也有大量多巴胺脱羧酶，使一部分左旋多巴在外周组织中被脱羧变成多巴胺，多巴胺不能通过血脑屏障，故不能发挥其抗震颤麻痹作用，多巴胺脱羧酶以维生素 B_6 作为辅酶，因此左旋多巴不宜与维生素 B_6 合用。而左旋多巴合用多巴胺脱羧酶卡比多巴，可显著提高疗效。

药效学不良反应的例子还有：红霉素加阿司匹林，两者均有一定耳毒性，各自单独应用毒性不显著（阿司匹林可偶致耳鸣），联合应用则毒性增强，易致耳鸣、听觉减弱等。

同时并用两种中枢神经系统抑制药（如含乙醇饮料、抗焦虑药、抗精神病药或某些抗组胺药）可能引起相加作用，出现过度镇静和疲劳。虽然许多人合用这些药物没有出现严重问题，但老年病人却特别敏感，可随之出现跌倒或受伤的危险。

要区别药物相加作用还是由于基本疾病症状的恶化可能是困难的，但却是必需的。通常情况下，病人不知道服用的几种复方制品都含有同样的非甾体抗炎药（如处方用药和非处方药中均含有布洛芬），这样会增加不良反应的危险。

二、受体部位的相互作用

例如排钾利尿药可降低血钾浓度，使心脏对强心甙药物的敏感性增加，容易发生心律失常。长期服用胍乙啶后使肾上腺素受体的敏感性增强，可使去甲肾上腺素或肾上腺素的升压作用增强。锂制剂与甲基多巴和氟哌啶醇合用，可引起严重的帕金森氏综合征和精神失常。

单胺氧化酶（MAO）抑制剂（如苯乙肼、反苯环丙胺）可引起去甲肾上腺素在肾上腺素能神经元内积聚。那些能引起储存部位去甲肾上腺素释放的药物（即间接作用的拟交感胺）能产生剧烈的反应，包括严重头痛、高血压（可能发生高血压危象）和心律失常。在正在应用 MAO 抑制药的病人，摄入含高酪胺的食物和饮料（如某些奶酪、含醇饮料、浓缩酵母提取物、蚕豆荚、腌鲱鱼）后，可发生高血压危象。这种作用已被称谓"奶酪反应"MAO 抑制药，在正常情况下，酪胺被存在于肠壁及肝中的 MAO 代谢，当 MAO 被抑制后，未代谢的酪胺累积，并使去甲肾上腺从肾上腺素能神经元中释放出来。抗帕金森病药司来吉兰选择性地抑制 B 型单胺氧化酶，在应用常规剂量时（每日不超过 10 mg），司来吉兰不像 MAO-I 抗抑郁药那样与其他药物或含酪胺食物起相互作用。然而，司来吉兰可以与三环类抗抑郁药、选择性 5-HT 再摄取抑制药（如氟西汀）和哌替啶发生相互作用。因而应当避免与这些药物合用。如果司来吉兰每日剂量超过10mg，它的选择性降低，发生相互作用的危险增加。

第三节 药动学的相互作用

药动学相互作用可发生在吸收、分布、代谢、排泄四个阶段，其中代谢性相互作用发生率最高，临床意义也最为重要。一种药物的吸收、分布、代谢、排泄与清除速率等常可受联合应用的其他药物的影响而有所改变，因而使体内药量或血药浓度增减而致药效增加或减少，这就是药物代谢动力学的相互作用，这种相互作用可以是单向的，也可以是双向的。药代动力学相互作用可能是复杂的及难以预测的。这种相互作用主要是由于药物吸收、分布、代谢或排泄的变化，由此改变了药物在受体部位的有效量和持续时间，这样的改变仅是效应的大小及持续时间，而药理效应的类型不改变。

一、药物在胃肠道吸收的改变

药物在胃肠道吸收减少可能会延迟及损害药效，对需要迅速缓解的急性症状如疼痛时，吸收缓慢也是不适宜的。

（一）pH值改变的影响

酮康唑口服应用后宜在酸性环境下溶解，因而不宜与抗酸药、抗胆碱药、H_2受体阻断药或酸（质子）泵抑制药（奥美拉唑）等合用。如果需要合用，这些药物至少在酮康唑应用2小时后给予。胃粘膜保护剂硫糖铝、胶体铋需在酸性条件下发挥作用，同用抗酸药、H_2受体阻断药或质子泵抑制药可降低前者疗效。临床合用时，抗酸药宜在服用硫糖铝或铋剂之前或之后1小时服用。胃内pH值的升高可增加弱酸性药物如阿司匹林的解离度，减少其在胃内的吸收。

胃内pH值升高可使喹诺酮类、酮康唑等在碱性环境中溶解性差的药物吸收减少，也可能使一些缓控释制剂受到破坏而使药物溶出增多。如氢氧化铝与肠溶片同用，可使肠溶衣加快溶解，对胃十二指肠产生刺激作用。非甾体抗炎药布洛芬与抗酸剂氢氧化镁合用对胃粘膜的损伤反而比单用布洛芬大，原因之一可能是抗酸剂通过改变胃内pH值，使胃黏液层的粘性发生变化，从而增加弱酸性药物布洛芬在胃粘膜的扩散。

（二）胃肠蠕动的影响

止泻药、抗胆碱药，如地切诺酯、氯苯哌酰胺、颠茄、阿托品等能使肠蠕动减弱，使一些口服药物在消化道内停留的时间延长，既可使其他药物溶解延迟，也可减慢胃排空而减少吸收；又可使一种药物较长时间停留于适宜的吸收区域而增加吸收，血浓度升高，可引起不良反应的增加，如普鲁本辛与地高辛合用，后者的血浓度可提高30%左右。

而甲氧氯普胺（胃复安）、西沙必利、多潘立酮（吗丁啉）等通过增加胃肠道运动而加速药物通过胃肠道，可能减少部分药物在胃肠道的吸收，但可能减少胃酸对部分药物的破坏，同时使药物在肠道的吸收提前，其综合影响对于不同的药物来说影响不同。

（三）络合作用和吸收作用

四环素类药物在胃肠道内能与金属离子（如钙、镁、铝、铁）形成难吸收络合物。因此某些食物（牛奶）或药物（抗酸药，含镁、铝和钙盐的制品，铁制剂）能显著减少四环素的吸收。多西环素和米诺环素较少受牛奶和其他食物影响，但是含铝的抗酸药同样会减少这两种四环素的吸收。抗酸药能提高胃肠道内容物的pH值，也会引起四环素吸收降低。抗酸药亦能显著减少氟喹诺酮类（如环丙沙星）的吸收，可能是由于金属离子与该药形成复合物的结果，服用抗酸药和氟喹诺酮药物之间的间隔时间应尽可能长，至少间隔2小时，或更长时间更好。胃粘膜保护剂硫糖铝和抗酸药氢氧化铝、铝碳酸镁等均含高价阳离子（Al^{3+}、Mg^{2+}、Ca^{2+}），可与喹诺酮类、头孢地尼等药物发生络合反应，妨碍其吸收。如含Al^{3+}、Mg^{2+}的抗酸剂可通过螯合作用使喹诺酮类药物口服生物利用度降低，间隔4小时服用可避免相互作用。含钙抗酸药对环丙沙星的影响较显著，而对其他喹诺酮类药物影响有限。硫糖铝可与喹诺酮类等药物形成胃内螯合物而降低后者的吸收，临床合用时应先服用其他药物（西咪替丁、环丙沙星、地高辛、诺氟沙星、氧氟沙星和雷尼替丁等），2小时后再服硫糖铝。对于一些治疗窗窄的药物如地高辛，尽量单独服用，并注意监护。另外，抗癫痫药与抗酸药或硫糖铝在胃内可发生沉淀反应，在合用时应注意治疗药物的监测。硫糖铝对泼尼松（强的松）的口服生物利用度则无明显影响。含Al^{3+}、Ca^{2+}的药物可与磷酸盐（磷酸二氢钠、磷酸氢二钠）发生沉淀反应，妨碍磷酸盐的吸收。口服磷酸盐的患者合用上述消化系统药物时，应注意间隔时间。考来烯胺和考来替泊除能与胆酸结合，阻止胆酸再吸收作用外，还能与胃肠道中其他药物特别是酸性药物（如华法林）结合，因此，服用考来烯胺或考来替泊和另一其他药物之间的时间应尽可能延长（最好是≥4小时）。

（四）分布的改变

大多数药物吸收后，在不同程度上可与血浆蛋白结合。这种结合有可逆性，结合型与游离型药物保持一定的动态平衡。结合型药物一般没有药理活性。当游离型药物的浓度降低时，被结合的药物又能再分离出来。这种机制有利于避免血药浓度一下子过高，也可以延长药物的治疗作用时间。

不同的药物与血浆蛋白的结合力不同。各种药物与蛋白结合有其特定的比率，如氨基比林为15%、保泰松为98%、苯巴比妥为20%、吲哚美辛为90%、磺胺二甲嘧啶为30%、华法林为95%、磺胺多辛为95%、甲苯磺丁脲为95%。当两种药物合用时，结合力强的药物可把结合力弱的药物置换出来，使后者游离型的药物浓度增加，引起不良反应。竞争血浆蛋白发生在那些蛋白结合率较高的药物分子间才有临床意义。如甲苯磺丁脲的正常结合率为95%，未结合型者为5%。如若结合率降为90%，未结合型者即为10%，即血中未结合型者浓度增加1倍，药效可明显增强。又如磺胺二甲嘧啶，其正常结合率为30%，未结合型者为70%，其结合率即使由30%降为15%，则未结合型者增至85%，即只增高约20%，药效变化不如前者显著。例如磺胺类、水杨酸类药物保泰松，可以置换甲苯磺丁脲等口服降血糖药，引起低血糖反应；保泰松、羟基保泰松、水杨酸类、安妥明、苯妥英钠可置换双香豆素、华法林等抗凝血药，引起凝血障碍、出血等。

（五）代谢作用的改变

药物代谢的主要场所是肝脏，肝脏进行生物转化依赖微粒体中的多种酶系，其中最重要的是细胞色素P450混合功能氧化酶系统。细胞色素P450混合功能氧化酶系统，可受遗传、年龄、机体状态、营养、疾病、吸烟、饮酒等多种因素影响，尤其是药物，能够显著影响药酶的活性。诱导药酶活性增加、使其他药物或本身代谢加快、导致药效减弱的药物，称为药酶诱导剂；反之称为药酶抑制剂。见表6-1。

表 6-1 CYP450 主要酶的底物、诱导剂及抑制剂

药酶	底物	酶诱导剂	酶抑制剂
CYP1A2	利多卡因、茶碱、R-华法林、氯氮平、对乙酰氨基酚	利福平、苯巴比妥、苯妥英钠、奥美拉唑	异烟肼、红霉素、西咪替丁、环丙沙星
CYP2C9	苯妥英钠、S-华法林、甲苯磺丁脲、洛沙坦、双氯芬酸	利福平、苯巴比妥	氟康唑
CYP2E1	茶碱、咖啡因、对乙酰氨基酚	乙醇、异烟肼	双氢辣椒素
CYP2D6	奋乃静、可待因、卡托普利、阿米替林、普萘洛尔	苯巴比妥、利福平、地塞米松	奎尼丁、苯海拉明、氟西汀、美沙酮
CYP2C19	地西泮、苯妥英、丙咪嗪、奥美拉唑、兰索拉唑	利福平	酮康唑、去甲舍曲林

1. 酶诱导作用

一种药物可以增加肝药酶的活性（酶诱导），该酶又涉及代谢另一种药物。例如，苯巴比妥增加华法林的代谢速率，导致华法林抗凝作用的减弱。华法林的剂量必须增加以补偿这种效应，但如果病人停用苯巴比妥，那么华法林剂量必须减少，以避免潜在的危险毒性。应用一种非巴比妥类镇静药（如苯二氮卓类）就可避免这种问题。苯巴比妥也增加其他药物如甾体激素的代谢。酶诱导作用也可由其他巴比妥类和诸如卡马西平、苯妥英、利福喷丁和利福平所引起。某些药物如氯丙嗪、地西泮、右丙氧酚和茶碱的效能在那些重度吸烟者身上有所减弱，这是因为烟草的烟雾中含有多环烃，多环烃发挥酶诱导作用而增加肝药酶活性的缘故。利福平可令使用口服避孕药的妇女避孕失败，使口服环孢菌素的器官移植患者出现抗排斥反应；癫痫患儿长期服用苯妥英钠易出现佝偻病，抗结核病治疗的病人口服卡马西平会加重异烟肼的肝脏毒性，长期嗜酒者服用乙酰氨基酚也易产生肝毒性。

具有酶诱导作用的常见药物有：巴比妥类（苯巴比妥为最）、卡马西平、乙醇（嗜酒慢性中毒者）、地塞米松、异烟肼、奥美拉唑、灰黄霉素、氨鲁米特、灰黄霉素、氨甲丙酯、苯妥英、格鲁米特、利福平、磺吡酮（某些情况下起酶抑作用）等。而异烟肼是 CYP2E1 底物的酶诱导剂，同时又是 CYP1A2 底物的抑制剂。

2. 酶抑制作用

一种药物可以抑制另一种药物的代谢，使其活性延长或加强。例如，别嘌醇抑制黄嘌呤氧化酶，减少尿酸生成。黄嘌呤氧化酶涉及剧毒药物巯嘌呤和硫唑嘌呤的代谢。当该酶受抑制时，能显著增强这些药物的效应。因此并用别嘌醇时，巯嘌呤和硫唑嘌呤的剂量应当减少到常用药量的 1/3～1/4。西咪替丁抑制氧化性代谢途径，能增加经由这种途径而代谢的药物（卡马西平、苯妥英、茶碱、华法林以及包括地西泮在内的大多数苯二氮卓类）的作用。苯二氮卓类中的劳拉西泮、奥沙西泮和替马西泮经由葡萄糖醛酸结合作用而代谢，它们的作用不受西咪替丁的影响。雷尼替丁对肝脏氧化性酶的亲和力比西咪替丁小得多，因此，雷尼替丁不大可能发生上述临床上的相互作用。法莫替丁和尼扎替丁不抑制氧化性代谢途径，因而不与经由此途径代谢的药物发生相互作用。

阿司咪唑或西沙必利高的血清浓度，可引起严重的心血管反应（如室颤前室性心动过速和其他室性心律失常）。因为这些药物大部分被肝脏细胞色素 P450 酶代谢，该酶如被药物如某些抗抑郁药（如奈法唑酮），克红霉素、红霉素、伊曲康唑、酮康唑和醋竹桃霉素所抑制，即可使这些药物的血清浓度升高，从而增加中毒危险。因而阿司咪唑或西沙必利与上述提到的药物或某些药物并用是禁忌的。阿司咪唑或西沙必利与任何抑制肝药酶的药物合用时都必须非常小心。无镇静作用的抗组胺药氯雷他定和非索那定与严重心血管反应没有关联。氟喹诺酮类环丙沙星、依诺沙星和格帕沙星可显著增加茶碱的活性，可能也是通过相同的机制。葡萄果汁抑制一种称之为 CYP3A4 的细胞色素 P450 酶，因而增加某些药物（如非洛地平）的生物利用度，增强其效应。

具有较强酶抑制作用的常见药物有：别嘌呤醇、乙胺碘呋酮、氯霉素、氯丙嗪、西咪替丁、环丙沙星、右丙氧芬、地尔硫卓、乙醇（急性中毒时）、红霉素、丙米嗪、异烟肼、酮康唑、美托洛尔、甲硝唑、咪康唑、去甲替林、口服避孕药、羟保泰松、奋乃静、保泰松、伯氨喹、普萘洛尔、奎尼丁、丙戊酸钠、磺吡酮、磺胺、硫利达嗪、甲氧苄啶、维拉帕米等。

（六）尿排泄作用的改变

1. 尿 pH 值的改变

尿 pH 值影响弱酸类和弱碱类药物的解离作用，从而影响它们的再吸收和排泄。非解离型药物更易从肾小管滤液中弥散入血液。酸性药物在酸性尿中比在碱性尿中存在更多的非解离型药物，而在碱性尿中主要以解离型形式存在。因此，在酸性尿时有更多的酸性药物（如水杨酸盐）会从酸性尿液中弥散返回血液，从而延长或加强药物的活性。这种效应更可能发生在服用大剂量水杨酸盐（治疗关节炎）的病人身上。服用碱性药物（如右苯丙胺）则可见到相反的效应。例如奎尼丁与氢氯噻嗪合用，后者可使尿液碱化，前者大部分不解离，脂溶性强，易被肾小管重吸收，使血浓度升高，引起心脏毒性反应，如必须用利尿药，可改用不使尿液碱化的速尿等利尿药。

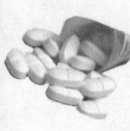

2. 主动转运的改变

肾小管的分泌是一个主动转运过程，要通过特殊的转运载体，包括酸性药物载体和碱性药物载体。当两种酸性药物（或碱性药物）合用时，可相互竞争酸性（或碱性）载体，竞争力弱的由肾小管分泌途径排出的就少，可以引起一些不良反应，例如痛风病人合用丙磺舒和消炎痛，后者的不良反应发生率可明显增加。双香豆素也能减少氯磺丙脲由肾小管分泌排出，引起低血糖反应。丙磺舒提高青霉素衍生物的血清浓度并延长其活性，其作用主要是阻断这些药物的肾小管分泌。这种有利作用曾经应用在治疗上。当地高辛与奎尼丁同时应用时，地高辛血清浓度显著高于单用地高辛时浓度，看来是奎尼丁降低了地高辛的肾清除率，当然也可能与其他非肾脏机制的参与有关。

已有好几个非甾体抗炎药增加甲氨蝶呤的活性及毒性的报告。曾有服酮洛芬病人死于甲氨蝶呤毒性的报告。可能酮洛芬抑制甲氨蝶呤主动分泌所致。但是其他机制可能也参与甲氨蝶呤的血浓度上升。大多数病人是死于为治疗恶性肿瘤而接受了大剂量的甲氨蝶呤。然而，病人接受小剂量也应该小心，特别是当用甲氨蝶呤逐渐增量以治疗类风湿关节炎时，而当时病人同时服用非类固醇抗炎药时需格外谨慎。

二、药物相互作用处理原则

可通过以下几种方式使药物相互作用的发生率及不良后果降到最低限度：医生应当了解病

人全部用药情况，包括处方用药和非处方用药。按需要情况下，尽可能少用几种药物，尽可能减少输液配伍，减少口服药物种类，并且剂量要适宜，用药时间尽可能短。了解所使用的全部药物的效应，包括治疗效应与不良反应，因为药物相互作用引起的反应也都包括在这些效应之中的。有可能的话，应当使用那些剂量范围允许有相当误差的药物。观察并监测病人用药后的效应，特别是治疗方案改变之后，某些相互作用（例如依赖于酶诱导的代谢效应改变）可以在服药1周或更长时间才出现。应当考虑把药物相互作用看做任何意外麻烦的可能原因。当非预期的临床反应发生时，有可能就应当对此药进行血清浓度测定；还可查阅文献或向熟悉药物相互作用的专家请教；还应调整药物剂量直到获得期望的效应为止。如调整剂量未获成功，就应换用另一种不会和正在服用的药物发生相互作用的药物。临床上发生相互作用最明显的几乎都是药效强、安全范围小和量效曲线陡的药物（如细胞毒性药物、降压药、降血糖药、地高辛和华法林），应尽可能加强监测，如疗效和毒性重叠且血药浓度安全范围较窄的药物需监测血药浓度，监测地高辛、茶碱、环孢菌素等药物浓度，根据浓度来调整剂量，以平衡药物相互作用的影响；另外也可根据检验值来考察药效，如检测国际标准化比值（INR）来调整华法林用量。

第七章 遗传药理学与合理用药

第一节 概述

一、遗传药理学的基本概念

遗传、环境、饮食、机体的生理病理状态等许多因素影响机体对药物的反应，其中遗传因素是最重要的决定性因素。遗传药理学（pharmacogenetics）是研究由遗传变异引起的药物反应异常的学科。其广义定义是研究任何有生命的物种因先天性遗传变异而发生的对外源性物质反应异常的学科。目前遗传药理学已成为药理学的重要分支。

遗传药理学起源于 1880—1910 年，20 世纪 50 年代是其较重要的发展时期，确立了遗传的分子学基础和蛋白多态性现象，外源性物质的体内代谢及药物反应的遗传控制逐渐受到关注，大量研究证实许多药物代谢酶的遗传变异能引起药物治疗效应和毒性反应的差异。1960—1990 年间，药物代谢酶多态性和药物反应种族差异成为遗传药理学研究的重要领域。20 世纪 80 年代，分子遗传学技术的发展为基因变异及其导致的遗传药理学性状研究提供了有效的方法。近年来细胞色素 P450 酶中的一系列特异性氧化酶被纯化，大量存在遗传缺陷的氧化酶的特异性底物被研究发现，并阐明了许多临床药理学差异的遗传基础，使人们对遗传缺损引起的异常临床表现及不良反应有了比较深入的认识。1990 年 10 月在美国正式启动国际人类基因组计划（human genome project，HGP），这一国际生物医学领域内重大研究项目的实施，促进了与药物体内过程和效应相关的基因及其临床意义的研究，也由此提出了"药物基因组学"（pharmacogenomics）的概念。药物基因组学应用人类脱氧核糖核酸（DNA）序列及其变异研究、开发、应用药物，预测药物在患者个体中的安全性和有效性，其研究所识别的疾病易感基因可能成为新的药物靶点，为新药研发、个体化用药以及有效预防疾病开拓了新的思路。

遗传药理学的任务是阐明遗传在机体对药物和外源性物质反应（治疗效应和不良反应）个体变异中的作用，运用基因组顺序及其变异的信息阐明药物反应个体差异的发生机制。即从生物化学、药理学、遗传学和基因组学多学科研究与药物反应有关的蛋白质和相关基因，阐明决定药物反应个体差异的根本机制。迄今已研究证实许多对药物反应有决定作用的蛋白质具有显著功能意义的多态性特征，此外还发现若干与疾病的病理生理和药物效应相关的靶受体和靶蛋白的遗传变异体，为阐明这些疾病的病因和寻找有效治疗手段奠定了基础。

药物反应个体差异在临床药物治疗中普遍存在，大量孪生子研究和家系研究结果显示，遗传因素是导致药物反应种族和个体差异的决定性因素。遗传突变引起药物代谢和反应差异主要来自编码药物代谢酶、药物转运蛋白和受体基因的遗传多态性。因此，遗传药理学的主要研究内容涉及药物代谢酶、药物转运蛋白、受体等的遗传多态性，以阐明遗传因素在药物代谢和反应差异中的作用及其机制、引起药物不良反应的遗传变异、查找药物新基因、阐明基因组中与药物相关的蛋白及其功能以及编码基因、阐明人类基因组计划发现的单核苷酸多态性（single nucleotide polymorphism，SNP）中与药物作用有关的单核苷酸多态性及其临床意义、通过遗传学和分子生物学方面的流行病学研究发现和阐明与药物反应变异相关的候选基因、阐明药物反应蛋白和相关基因在疾病发生等方面的作用、阐明在药物作用中遗传因素和环境因素的相互作用及其机制。

人的基因位于成对的染色体上（性染色体除外），因此每一种基因都有一对，故称等位基因（allele）。如果这一对等位基因均没有发生碱基对的突变或缺失，该个体称为这一基因的野生型纯合子，野生型等位基因被定名为*1，则个体用*1/*1表示；如果个体有一个等位基因发生突变或缺失，则称为杂合子，通常用*1/*2，*1/*3，…，*1/*n表示；如果两个等位基因均发生突变，则为突变等位基因的纯合子或杂合子，以其具有的两个突变等位基因如*2/*2或*2/*3表示。

在环境影响下基因型所产生的机体的物理表现和可见性状称为表型（phenotype），其具有可见的表现或可以定量的生物学指标。与形成这种性状有关的生物体的遗传结构称为基因型（genotype）。对于药物代谢酶来讲，其在组织内存在的活性称为功能性表型，一般可以通过测定探针药（酶的底物）的血浆代谢产物浓度来确定。一种基因型不只是决定一种表型，表型相同的个体也可能具有相同或不同的基因型。表型反映个体之间的遗传药理学差异的最终结果，基因型是形成反应差异的原因。如果每种基因型的发生频率超过1%，称为基因多态性（genetic polymorphism）。在基因组水平上由单个核苷酸的变异所引起的DNA序列多态性称为单核苷酸多态性。它是人类最常见的遗传变异，占所有已知多态性的90%以上。在人类基因序列中平均每500～1000个碱基对中就有1个SNP存在。

二、药物反应的种族差异

根据传统遗传学可以将人类分为五个主要种族，即白种人（caucasoids）、黄种人（mongoloids）、黑种人（negroids）、布希曼人（bushmen，南非游牧民族）和澳大利亚土著民族（australian aborigines）。药物在不同种族人群中可以表现出不同的药代动力学和药效动力学特点。我国有56个民族，各民族具有自己特有的遗传特征和文化及不同的饮食习惯。已有研究表明，不同民族的药物代谢酶的多态性分布频率、活性、编码酶蛋白的等位基因频率均有显著差异。

遗传药理学种族因素的含义是指与一个人群的遗传和生理特征（内源性）及文化和环境（外源性）特征有关的因素。内源性种族因素是与遗传结构有关的因素，如基因多态性突变等位基因频率等。外源性种族因素是与病人生活的环境和文化有关的因素，如饮食、吸烟、污染、日光、医疗实践、社会经济状态、对医嘱的依从性及对药物临床试验的设计和执行情况等。

药物反应种族差异产生的原因可能包括种族间多态性状分布的差异、突变基因在不同种族人群中的频率差异、不同种族同一表型的酶活性差异、药酶底物的特异性种族差异等。这些因素通过影响药物及其代谢产物而导致药物反应种族差异。此外，即使是同一表型，药物代谢能力仍存在种族差异。受体对药物的敏感性不同也导致药物反应种族差异，如中国人对吗啡呼吸抑制作用的敏感性低于白种人，使中国人应用吗啡后引起的呼吸抑制比白种人弱。

药物反应在人类不同群体之间以及同一群体不同个体之间的差异都与遗传有关。虽然机体的生理病理状况和药物相互作用等很多因素影响药物反应，但遗传因素是引起药物反应差异的根本原因。应用某种药物时，如果代谢这种药物的酶基因或转运这种药物的转运体基因存在变异，那么不同个体可能产生不同的血药浓度水平，导致浓度依赖性效应差异；如果药物相关代谢酶基因或转运体基因不具有多态性特征，但药物作用位点基因存在变异，那么作用位点不同基因型个体在相同血药浓度水平下会呈现作用位点基因型依赖性反应差异；如果用药个体既存在药酶或转运体基因的变异，又存在药物作用位点基因的变异，则可能产生更复杂的反应差异。

第二节　遗传因素与药物治疗

一、药物代谢酶和转运体的遗传多态性

药物代谢是一种酶促动力学过程，药物代谢的差异实质上是酶的变异，包括酶结构、酶含量以及酶活性调控机制的变异。引起药物代谢酶变异的因素多种多样，大多数药物代谢酶均存在有临床意义的遗传多态性，包括细胞色素 P450（cytochrome P450，CYP450）超家族（CYP1A1、1A2、1B1、2A6、2B6、2C8、2C9、2C19、2D6、2E1、3A4、3A5、3A7 等）、乙醛脱氢酶（ALDH）、乙醇脱氢酶（ADH）、环氧化物酶、二氢嘧啶脱氢酶（DPD）、酯酶、多巴胺β羟化酶（DH）、超氧化物歧化酶（SOD）、N-乙酰基转移酶（NAT1/2）、谷脱甘肽转移酶 A/M/T/P（GST-A、GST-M、GST-T、GST-P）、儿茶酚氧位甲基转移酶（COMT）、硫嘌呤甲基转移酶（TPMT）、组胺甲基转移酶（HMT）、尿苷三磷酸葡萄糖醛酸基转移酶（UGT）、酚磺酰基转移酶（PST）等。

药物代谢酶多态性可以引起其底物药的药理作用增强或延长、引起或加重药物不良反应、妨碍前药转化为活性产物、产生或增强药物相互作用等。对 CYP2C19 多态性的研究较为深入，针对人群对 5-美芬妥英的代谢能力不同而分为慢代谢者（PM）和快代谢者（EM），其多态性由编码 CYP2C19 基因的多个 SNP 引起。迄今已经发现的 CYP2C19 基因变异有 14 种，为 CYP2C19*1、*2、*3、*4、*5、*6、*7、*8、*9、*10、*11、*12、*13、*14，其中 CYP2C19*2、*3 最常见，编码几乎 100% 的亚裔和 85% 的白人的 PM。CYP2C19 多态性具有显著的种族差异，由于亚洲人中的 CYP2C19*2 和 CYP2C19*3 等位基因频率高，使由突变等位基因组合的基因型个体的 PM 发生率较高，为 13%~23%，而白人中的 PM 发生率为 2%~5%。我国不同民族因生活的自然环境和饮食习惯等不同，使得他们 CYP2C19 的 PM 发生率和突变等位基因的发生频率也存在差异，如汉族的 PM 发生率高于侗族和傣族，汉族和侗族中 CYP2C19*2 等位基因频率高于白族。CYP2C19 野生型纯合子代谢其底物药的能力比野生型杂合子高，野生型杂合子又比突变等位基因纯合子高，这种代谢活性的差异导致了临床药物疗效的差异，如临床上应用奥美拉唑的溃疡愈合率和幽门螺旋杆菌根除率在 CYP2C19 突变等位基因纯合子病人中最高，其次为野生型杂合子，而野生型等位基因纯合子最低。

CYP2D6 也是 CYP450 中的一种常见的药物代谢酶，它介导抗心律失常药、抗糖尿病药和抗精神病药等至少 30 多种药物的氧化代谢，CYP2D6 基因至少有 48 个核苷酸变异，形成 53 个 CYP2D6 的等位基因。这些变异可导致多拷贝的 CYP2D6 出现或 CYP2D6 酶活性缺失。表型上则表现为"超快代谢者"或"慢代谢者"，临床上如果应用常规剂量，超快代谢者则无法获得预期疗效，而慢代谢者毒性反应将增强。在不同种族中 CYP2D6 慢代谢者的发生率存在显著差异，白人中为 5%~10%，而其他种族多为 1%~2%。

CYP3A 是肝脏及肠道中含量丰富且以多种形式存在的一种药物代谢酶，人类 CYP3A 家族包括 CYP3A4、CYP3A5、CYP3A7 和 CYP3A43 等多种亚型。CYP3A4 和 CYP3A5 主要分布在成人体内，而 CYP3A7 主要分布在胎儿体内。CYP3A 基因表达存在显著的个体差异，体外人肝微

粒体中 CYP3A 的活性个体差异为 40 倍。个体研究结果显示，中国汉族健康人群中 CYP3A 活性的个体差异达 13 倍，因此，不同个体临床用药时可能出现治疗作用或毒性反应的显著差异。已发现的 CYP3A4 单核苷酸多态性有 20 余个，CYP3A5 单核苷酸多态性达十余个，CYP3A4 和 CYP3A5 的一些基因突变的发生频率存在明显的种族差异，如 CYP3A4*1B 发生频率白种人为 9%，非洲美国人为 53%，而台湾人为 0；CYP3A4*2 的发生频率在白种人为 2.7%，在黑人与中国人中缺知；CYP3A5*1 在中国人中的发生频率为 28%，而在白种人为 9.2%。已有研究证实某些突变位点与 CYP3A 活性相关，如 CYP3A4*4、CYP3A4*5 和 CYP3A4*6 三个位点可导致 CYP3A4 活性降低；CYP3A5*1 可导致 CYP3A5 活性增高。

近年来药物转运体的遗传多态性研究日益深入，其在调节药物的吸收、分布、排泄中发挥重要的作用。药物转运体存在于细胞膜上，依转运的方向分为两类：一类是外排性转运蛋白，如 P-糖蛋白（P-glycoprotein，P-gp）、多药耐药相关蛋白（multi-drug resistance protein，MRP）和乳腺癌耐药蛋白等；另一类是摄取性转运蛋白，如有机阴离子转运蛋白、有机阳离子转运体和寡肽转运体等。

P-糖蛋白是多药耐药基因的产物，由 MDR1 基因编码，能抑制许多药物在脑中的蓄积，如环孢素、地塞米松、地高辛、长春碱、多潘立酮等。编码 P-gp 基因 MDR1 至少有 48 个单核苷酸多态性，这些多态性的分布表现出明显的种族差异性。欧洲人和美国白种人 MDR1 纯合子个体 C 和 T 等位基因频率为 25% 左右，非洲人 TT 等位基因频率为 6%。MDR1 基因型与人体 P-gp 的底物代谢相关，如在韩国人中，3435T 和 3435TT 基因型个体中地高辛口服清除率比正常个体低 26.6%；日本人口服地高辛后，3435 TT 基因型个体 $AUC_{0\sim4}h$ 比 CT 和 CC 基因型个体降低 20.4%。

具有突变等位基因 3435T 的个体的 P-gp 活性降低。3435C 等位基因在非洲裔美国人中的发生率为 84%，在英国人中的发生率为 48%，表现了显著的种族差异，因此在不同种族中应用 P-gp 底物药时，需注意种族因素的影响。

多药耐药相关蛋白基因的变异位点也存在种族差异性。目前已发现 MRP1 基因 SNP 变异位点 81 个、MRP2 基因 41 个、MRP3 基因 30 个、MRP4 基因 230 个、MRP5 基因 76 个、MRP8 基因 102 个和 MRP9 基因 70 个。研究表明，MRP2 是一种特异性有机离子通道蛋白，主要与铂类、表柔比星、依托泊苷、盐酸米托蒽醌、阿霉素等药物的抗药性和药物转运相关；MRP1 与乳腺癌、肺癌等多种肿瘤的耐药相关。

有机阴离子转运蛋白（organic anion transport polypeptide，OATP）在肝脏、肾脏、脑和肠道等表达，在人类已发现 9 种 SNP，OATP-C 基因的功能相关性研究较多。研究表明，OATP-C15 对普伐他汀和 SN-38（依立替康的活性代谢产物）转运活性下降，表明依立替康药物反应个体差异与 OATP-C 基因多态性相关。

二、药物受体的遗传多态性

药物在体内真正发挥效应是从药物与受体结合后开始的，药效学阶段的作用将决定临床药物治疗方案及其效果，因此与药效学相关的遗传变异具有非常重要的临床意义。受体是基因表达的产物，机体内的受体种类多、分布广，因此，受体遗传多态性普遍存在，至少包括基因和蛋白质两个水平上的多态性。受体基因多态性是指人群中一定数量（一般 >1%）的个体发生在受体结构基因或调节基因上的突变，包括基因插入/缺失突变、剪接异常、点突变等，其中发生在结构基因外显子上的突变可能导致受体蛋白多态性，受体的遗传多态性并不一定导致受体功能的改变，但如果具有功能意义，将对药物效应产生重要影响。受体的遗传变异对药物效应的发挥会产生直接的影响，迄今已有大量的研究表明，许多药物的受体存在基因多态性并影响其特异性药物的效应。如磺酰脲类受体基因多态性影响非胰岛素依赖型糖尿病病人对磺酰脲类降糖药的反应性；β_2肾上腺素受体的多态性改变它们对β_2受体激动剂的敏感性；此外，药物受体基因多态性还可影响药物不良反应，如多巴胺D_3受体多态性和药物引起的迟发性运动障碍有关。

受体的多态性变异可以改变药物与受体的亲和力，影响受体与配体结合的特异性和亲和力，可能导致药物与治疗作用相关受体的结合减少，而与无关受体的结合增加，进而出现不良反应；由于受体结合配体的亲和力改变可能影响药物治疗的敏感性。受体变异还能改变受体的稳定性和受体的调节，可以使与药物结合的受体的数量减少，受体还可通过上调和下调使受体发生脱敏和增敏，受体结构中参与这两种调节的多态性变异将影响机体内受体的调节，从而改变某些药物的临床效应。药物受体主要是膜受体，其中具有蛋白激酶活性的受体和G蛋白偶联受体对于受体介导的信号传导非常重要，受体基因上编码这些功能域的片段如果存在多态性，那么突变体不仅可以改变相应药物的敏感性，而且会导致该受体介导的生理功能受损而发生某些疾病。受体多态性也可能通过影响另一个受体的数量和功能而影响由后者介导的药物效应，如一些细胞内激素受体的靶基因就是受体基因，前者的功能性遗传变异将影响后者的表达。由于受体多态性是许多疾病的重要病因，而疾病状态又往往影响某些受体的数量和功能，使药物效应出现个体差异。

目前已研究发现许多与药物反应有关的受体具有遗传多态性以及具有功能意义的突变，这些突变与药物效应和疾病发生发展相关，但作用机制还需要通过进一步的研究来阐明。研究药物受体多态性对临床上制定药物治疗方案有重要指导意义，以特定基因型病人为对象，制定个体化用药方案，可以最大限度地实现药物治疗的安全有效。

三、遗传药理学的临床应用意义

遗传药理学的最终应用目的，是根据病人的药物相关蛋白的基因型选择合适的药物和合适的剂量。药物代谢酶的多态特性对药物药代动力学和药效动力学的影响主要取决于它是否介导药物或其主要代谢产物的代谢、药物或其代谢产物是否具有药理活性、具有药理活性成分的作用强度、所介导的代谢途径在药物总清除率中所占的比例、消除药物的其他途径的强度。如果药物的主要代谢途径由多态酶介导，将产生具有临床意义的后果，包括药理作用的增强或减弱，以及出现毒性反应等，进而导致治疗无效或发生药源性疾病。

遗传性药物代谢酶活性的变异通常为单基因性状，但药物的总效应是由多种基因编码的多种蛋白（药物代谢酶、转运体、受体等）影响药物的药代动力学和药效动力学的综合结果。临床用药时应针对病人基因型选择合适的药物并确定适当的剂量，即根据病人的药物代谢酶、药物转运体、药物作用靶点等基因型对所用药物体内过程及药效各环节的影响来选择药物及其剂量，以最大限度地减少药物不良反应和提高药物治疗效应。如CYP2D6 PM的个体，因不能有效地将可待因代谢转化成吗啡，因而不适合选择可待因镇痛。应用遗传药理学原理指导临床用药，按照病人的基因型选择药物和确定个体化剂量，可以增加用药的有效性，减轻或避免不良反应及不良药物相互作用，减少病人就诊次数和节约医疗费用。

针对病人的基因型确定个体化剂量的理想依据应是以特定基因型病人为研究对象所进行的临床试验结果，但是这在短期内还难以实现，目前的方法是根据具有基因多态性的药酶在药物代谢中的作用大小和清除率、AUC、药物代谢率等参数调整剂量。

遗传药理学的研究，有助于发现药物新作用靶点、大大提高新药筛选的速率，开发针对性强、对特定疾病和特定人群更安全、更有效的新药。药物研发单位可以运用靶基因发现有效的化合物，以研制出适用于某一特定的药酶和作用靶点基因型人群的药物。Ⅰ期临床试验基因分型，可获得药物代谢酶多态性对药代动力学影响的信息，早期发现可能出现的安全性问题和耐受性个体变异。Ⅱ、Ⅲ、Ⅳ期临床试验基因分型，可排除因药物代谢遗传变异导致的药物治疗无效或产生严重不良反应的个体，并明确药物作用靶点基因型的多态性对药物效应的影响，提高临床研究的科学性和对受试者健康保护的有效性，使临床试验的数据更加可靠，并缩短新药开发的时间。

第八章 抗菌药物的临床用药原则

抗菌药物的应用涉及临床各科室，正确合理应用抗菌药物是提高疗效、降低不良反应发生率以及减少或减缓细菌耐药性发生的关键。抗菌药物临床应用是否正确与合理，主要基于以下两点：① 有无指征应用抗菌药物。② 选用的品种及给药方案是否正确、合理。

第一节 抗菌药物临床治疗应用基本原则

一、诊断为细菌性感染者，方有指征应用抗菌药物

根据患者的症状、体征及血、尿常规等实验室检查结果，初步诊断为细菌性感染者以及经病原检查确诊为细菌性感染者方有指征应用抗菌药物；由真菌、结核分枝杆菌、非结核分枝杆菌、支原体、衣原体、螺旋体、立克次体及部分原虫等病原微生物所致的感染亦有指征应用抗菌药物。缺乏细菌及上述病原微生物感染的证据，诊断不能成立者，以及病毒性感染者，均无指征应用抗菌药物。

二、尽早查明感染病原，根据病原种类及细菌药物敏感试验结果选用抗菌药物

抗菌药物品种的选用原则上应根据病原菌种类及病原菌对抗菌药物敏感或耐药，即细菌药物敏感试验（以下简称药敏）的结果而定。因此有条件的医疗机构，住院病人必须在开始抗菌治疗前，先留取相应标本，立即送细菌培养，以尽早明确病原菌和药敏结果；门诊病人可以根据病情需要开展药敏工作。

危重患者在未获知病原菌及药敏结果前，可根据患者的发病情况、发病场所、原发病灶、基础疾病等推断最可能的病原菌，并结合当地细菌耐药状况先给予抗菌药物经验治疗；获知细菌培养及药敏结果后，对疗效不佳的患者调整给药方案。

三、按照药物的抗菌作用特点及其体内过程特点选择用药

各种抗菌药物的药效学（抗菌谱和抗菌活性）和人体药代动力学（吸收、分布、代谢和排泄过程）特点不同，因此各有不同的临床适应证。临床医师应根据各种抗菌药物的上述特点，按临床适应证正确选用抗菌药物。

四、抗菌药物治疗方案应综合患者病情、病原菌种类及抗菌药物特点制订

根据病原菌、感染部位、感染严重程度和患者的生理、病理情况制定抗菌药物治疗方案，包括抗菌药物的选用品种、剂量、给药次数、给药途径、疗程及联合用药等。在制订治疗方案时应遵循下列原则。

1. 品种选择

根据病原菌种类及药敏结果选用抗菌药物。

2. 给药剂量

按各种抗菌药物的治疗剂量范围给药。治疗重症感染（如败血症、感染性心内膜炎等）和抗菌药物不易达到的部位的感染（如中枢神经系统感染等），抗菌药物剂量宜较大（治疗剂

量范围高限);而治疗单纯性下尿路感染时,由于多数药物尿药浓度远高于血药浓度,则可应用较小剂量(治疗剂量范围低限)。

3. 给药途径

(1) 轻症感染可接受口服给药者,应选用口服吸收完全的抗菌药物,不必采用静脉或肌内注射给药。重症感染、全身性感染患者初始治疗应予静脉给药,以确保药效;病情好转能口服时应及早转为口服给药。

(2) 抗菌药物的局部应用宜尽量避免:皮肤粘膜局部应用抗菌药物后,很少被吸收,在感染部位不能达到有效浓度,反易引起过敏反应或导致耐药菌产生,因此治疗全身性感染或脏器感染时应避免局部应用抗菌药物。抗菌药物的局部应用只限于少数情况,例如全身给药后在感染部位难以达到治疗浓度时可加用局部给药作为辅助治疗。此情况见于治疗中枢神经系统感染时某些药物可同时鞘内给药;包裹性厚壁脓肿脓腔内注入抗菌药物以及眼科感染的局部用药等。某些皮肤表层及口腔、阴道等粘膜表面的感染可采用抗菌药物局部应用或外用,但应避免将主要供全身应用的品种作局部用药。局部用药宜采用刺激性小、不易吸收、不易导致耐药性和不易致过敏反应的杀菌剂,青霉素类、头孢菌素类等易产生过敏反应的药物不可局部应用。氨基糖苷类等耳毒性药不可局部滴耳。

4. 给药次数

保证药物在体内能最大地发挥药效,杀灭感染灶病原菌,应根据药代动力学和药效学相结合的原则给药。青霉素类、头孢菌素类和其他β-内酰胺类、红霉素、克林霉素等消除半衰期短者,应一日多次给药。氟喹诺酮类、氨基糖苷类等可一日给药一次(重症感染者例外)。

5. 疗程

抗菌药物疗程因感染不同而异,一般宜用至体温正常、症状消退后72～96小时,特殊情况,妥善处理。但是,败血症、感染性心内膜炎、化脓性脑膜炎、伤寒、布鲁菌病、骨髓炎、溶血性链球菌咽炎和扁桃体炎、深部真菌病、结核病等需较长的疗程方能彻底治愈,并防止复发。

6. 抗菌药物的联合应用要有明确指征

单一药物可有效治疗的感染,不需联合用药,仅在下列情况时有指征联合用药。① 原菌尚未查明的严重感染,包括免疫缺陷者的严重感染。② 单一抗菌药物不能控制的需氧菌及厌氧菌混合感染,2种或2种以上病原菌感染。③ 单一抗菌药物不能有效控制的感染性心内膜炎或败血症等重症感染。④ 需长程治疗,但病原菌易对某些抗菌药物产生耐药性的感染,如结核病、深部真菌病。⑤ 由于药物协同抗菌作用,联合用药时应将毒性大的抗菌药物剂量减少,如两性霉素B与氟胞嘧啶联合治疗隐球菌脑膜炎时,前者的剂量可适当减少,从而减少其毒性反应。联合用药时宜选用具有协同或相加抗菌作用的药物联合,如青霉素类、头孢菌素类等其他β-内酰胺类与氨基糖苷类联合,两性霉素B与氟胞嘧啶联合。联合用药通常采用2种药物联合,3种及3种以上药物联合仅适用于个别情况,如结核病的治疗。此外必须注意联合用药后药物不良反应将增多。

第二节 抗菌药物预防性应用的基本原则

一、内科及儿科预防用药

(1) 用于预防一种或两种特定病原菌入侵体内引起的感染,可能有效;如目的在于防止任何细菌入侵，则往往无效。

（2）预防在一段时间内发生的感染可能有效；长期预防用药，常不能达到目的。

（3）患者原发疾病可以治愈或缓解者，预防用药可能有效。原发疾病不能治愈或缓解者（如免疫缺陷者），预防用药应尽量不用或少用。对免疫缺陷患者，宜严密观察其病情，一旦出现感染征兆时，在送检有关标本做培养的同时，首先给予经验治疗。

（4）通常不宜常规预防性应用抗菌药物的情况：普通感冒、麻疹、水痘等病毒性疾病，昏迷、休克、中毒、心力衰竭、肿瘤、应用肾上腺皮质激素等患者。

二、外科手术预防用药

1. 外科手术预防用药目的

预防手术后切口感染，以及清洁-污染或污染手术后手术部位感染及术后可能发生的全身性感染。

2. 外科手术预防用药基本原则

根据手术野有否污染或污染可能，决定是否预防用抗菌药物。

（1）清洁手术。手术野为人体无菌部位，局部无炎症、无损伤，也不涉及呼吸道、消化道、泌尿生殖道等人体与外界相通的器官。手术野无污染，通常不需预防用抗菌药物，仅在下列情况时可考虑预防用药：①手术范围大、时间长、污染机会增加。②手术涉及重要脏器，一旦发生感染将造成严重后果者，如头颅手术、心脏手术、眼内手术等。③异物植入手术，如人工心瓣膜植入、永久性心脏起搏器放置、人工关节置换等。④高龄或免疫缺陷者等高危人群。

（2）清洁-污染手术。上、下呼吸道，上、下消化道，泌尿生殖道手术，或经以上器官的手术，如经口咽部大手术、经阴道子宫切除术、经直肠前列腺手术，以及开放性骨折或创伤手术。由于手术部位存在大量人体寄殖菌群，手术时可能污染手术野引致感染，故此类手术需预防用抗菌药物。

（3）污染手术。由于胃肠道、尿路、胆道体液大量溢出或开放性创伤未经扩创等已造成手术野严重污染的手术。此类手术需预防用抗菌药物。

术前已存在细菌性感染的手术，如腹腔脏器穿孔腹膜炎、脓肿切除术、气性坏疽截肢术等，属抗菌药物治疗性应用，不属预防应用范畴。

三、预防用抗菌药物的选择

选择抗生素时要根据手术种类的常见病原菌、切口类别和患者有无易感因素等综合考虑。原则上应选择相对广谱、效果肯定（杀菌剂而非抑菌剂）、安全及价格相对低廉的抗菌药物。头孢菌素是最符合上述条件的。心血管、头颈、胸腹壁、四肢软组织手术和骨科手术，主要感染病原菌是葡萄球菌，一般首选第一代头孢菌素如头孢唑啉、头孢拉定。进入腹腔、盆腔空腔脏器的手术，主要感染病原菌是革兰阴性杆菌，则多使用第二代头孢菌素如头孢呋辛。复杂、易引起感染的大手术可用第三代头孢菌素如头孢曲松、头孢噻肟。下消化道手术、涉及阴道的妇产科手术及经口咽部粘膜的头颈部手术多有厌氧菌污染，须同时覆盖厌氧菌。一般是在第二、三代头孢菌素基础上加用针对厌氧菌的甲硝唑。肝、胆系统手术，可选用能在肝、胆组织和胆汁中形成较高浓度的头孢曲松、头孢哌酮或头孢哌酮/舒巴坦或哌拉西林。表8-1所列药物可供选药时参考，但不同地区和医院手术部位感染（SSI）病原菌的分布及其耐药状况存在差异，选择预防药物时应充分考虑各自的特点。

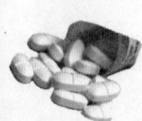

患者对青霉素过敏不宜使用头孢菌素时,针对葡萄球菌、链球菌可用克林霉素,针对革兰阴性杆菌可用氨曲南,大多二者联合应用。氨基糖苷类抗生素具有耳、肾毒性,不是理想的预防药物。但因其价廉易得,在我国耐药情况不严重的基层医院,在密切监控防止不良反应的情况下,仍有一定的实用价值。万古霉素一般不作预防用药,除非有特殊适应证,例如已证明有耐甲氧西林金黄色葡萄球菌(MRSA)所致的 SSI 流行时。喹诺酮类由于其在国内的滥用,革兰阴性杆菌耐药率高,一般不宜用作预防,除非药物敏感试验证明有效。

下消化道手术除术中预防用药外,术前一日要分次口服不被吸收或少被吸收的肠道抗菌药物(如新霉素、庆大霉素、红霉素),并用口服泻剂或灌肠清洁肠道。不主张术前连用数日。

表 8-1 各类手术预防用药选择

手术类别	预防用药选择
头颈外科手术	头孢唑啉或头孢拉定
经口咽部粘膜切口的大手术	头孢唑啉(或头孢拉定),甲硝唑
心脏手术	头孢唑啉或头孢拉定,头孢呋辛
神经外科手术	头孢唑啉或头孢拉定,头孢曲松
血管外科手术	头孢唑啉或头孢拉定
乳房手术	头孢唑啉或头孢拉定
腹外疝手术	头孢唑啉或头孢拉定
应用植入物或假体的手术	头孢唑啉或头孢拉定,头孢呋辛,头孢曲松
骨科手术(包括用螺钉、钢板置入和金属人工关节置换)	头孢拉定或头孢唑啉,头孢呋辛,头孢曲松
胸外科手术(食管、肺)	头孢唑啉或头孢拉定,头孢呋辛,头孢曲松
胃十二指肠手术	头孢呋辛,头孢美唑
胆道手术	头孢呋辛或头孢曲松或头孢哌酮或头孢哌酮/舒巴坦
阑尾手术	头孢呋辛或头孢噻肟,甲硝唑
结、直肠手术	头孢呋辛或头孢曲松或头孢噻肟,甲硝唑
泌尿外科手术	头孢呋辛,环丙沙星
妇产科手术	头孢呋辛或头孢曲松或头孢噻肟,甲硝唑

四、预防应用抗生素的方法

(1) 给药的时机极为关键,应在切开皮肤(粘膜)前 30 分钟(麻醉诱导时)开始给药,以保证在发生细菌污染之前血清及组织中的药物已达到有效浓度(> 最低药物浓度(MIC)90)。不应在病房给药而应在手术室给药。

（2）应静脉给药，30分钟内滴完，不宜放在大瓶液体内缓慢滴入，否则达不到有效浓度。

（3）血清和组织内抗菌药物有效浓度必须能够覆盖手术全过程。常用的头孢菌素血清半衰期为1～2小时，因此，如手术延长到3小时以上，或失血量超过1500 mL，应补充一个剂量，必要时还可用第3次。如果选用半衰期长达7～8小时的头孢曲松，则无须追加剂量。

（4）一般应短程使用，择期手术结束后不必再用。若患者有明显感染高危因素，或应用人工植入物，或术前已发生细菌污染（如开放性创伤）时，可再用一次或数次到24小时，特殊情况可以延长到48小时。连续用药多日甚至用到拆线是没有必要的，并不能进一步降低SSI发生率。手术中发现已存在细菌性感染，手术后应继续用药直至感染消除。

第三节　抗菌药物在特殊病理、生理状况患者中应用的基本原则

一、肾功能减退患者抗菌药物的应用（表8-2）

表8-2　肾功能减退感染患者抗菌药物的应用

抗菌药物					肾功能减退时的应用
红霉素、阿奇霉素等大环内酯类	氨苄西林	头孢哌酮	氨苄西林/舒巴坦	氯霉素	可应用，按原治疗量或略减量
	阿莫西林	头孢曲松	阿莫西林/克拉维酸	两性霉素B	
利福平	哌拉西林	头孢噻肟	替卡西林/克拉维酸	异烟肼	
克林霉素	美洛西林	头孢哌酮/舒巴坦	哌拉西林/三唑巴坦	甲硝唑	
多西环素	苯唑西林			伊曲康唑口服液	
青霉素	头孢氨苄	头孢唑肟	氧氟沙星	磺胺甲噁唑	可应用，治疗量需减少
羧苄西林	头孢拉定	头孢吡肟	左氧氟沙星	甲氧苄啶	
阿洛西林	头孢呋辛	氨曲南	加替沙星	氟康唑	
头孢唑啉	头孢西丁	亚胺培南/西司他丁	环丙沙星	吡嗪酰胺	
头孢噻吩	头孢他啶	美罗培南			
庆大霉素	万古霉素				避免使用，确有指征应用者调整给药方案*
妥布霉素	去甲万古霉素				
奈替米星	替考拉宁				
阿米卡星	氟胞嘧啶				
卡那霉素	伊曲康唑静脉注射剂				
链霉素					
四环素	呋喃妥因	特比萘芬			不宜选用
土霉素	萘啶酸				

注：* 需进行血药浓度监测，或按内生肌酐清除率（也可自血肌酐值计算获得）调整给药剂量或给药间期。

许多抗菌药物在人体内主要经肾排出，而有些抗菌药物具有肾毒性，肾功能减退的感染患

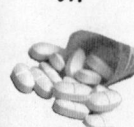

者应用抗菌药物的原则为:
(1) 尽量避免使用肾毒性抗菌药物,确有应用指征时,必须调整给药方案。
(2) 根据感染的严重程度、病原菌种类及药敏试验结果等选用无肾毒性或肾毒性低的抗菌药物。
(3) 根据患者肾功能减退程度以及抗菌药物在人体内排出途径调整给药剂量及方法。
(4) 抗菌药物的选用及给药方案调整:根据抗菌药物体内过程特点及其肾毒性,肾功能减退时抗菌药物的选用有以下几种情况。

① 主要由肝胆系统排泄或由肝脏代谢,或经肾脏和肝胆系统同时排出的抗菌药物用于肾功能减退者,维持原治疗量或剂量略减。

② 主要经肾排泄,药物本身并无肾毒性,或仅有轻度肾毒性的抗菌药物,肾功能减退者可应用,但剂量需适当调整。

③ 肾毒性抗菌药物避免用于肾功能减退者,如确有指征使用该类药物时,需进行血药浓度监测,据以调整给药方案,达到个体化给药;也可按照肾功能减退程度(以内生肌酐清除率为准)减量给药,疗程中需严密监测患者肾功能。

二、肝功能减退患者抗菌药物的应用(表8-3)

表8-3 肝功能减退感染患者抗菌药物的应用

抗菌药物				肝功能减退时的应用
青霉素 头孢唑啉 头孢他啶	庆大霉素 妥布霉素 阿米卡星多粘菌素 等氨基糖苷类	万古霉素 去甲万古霉素 环丙沙星 诺氟沙星	氧氟沙星 左氧氟沙星	按原治疗量应用
哌拉西林 阿洛西林 美洛西林 羧苄西林	头孢噻吩 头孢噻肟 头孢曲松 头孢哌酮	红霉素 克林霉素	甲硝唑 氟罗沙星 氟胞嘧啶 伊曲康唑	严重肝病时减量慎用
林可霉素 红霉素酯化物	培氟沙星 两性霉素B	异烟肼*		肝病时减量慎用
四环素类 氯霉素 利福平	酮康唑 咪康唑 特比萘芬	磺胺药		肝病时避免应用

注:*活动性肝病时避免应用。

肝功能减退时抗菌药物的选用及剂量调整需要考虑肝功能减退对该类药物体内过程的影响程度以及肝功能减退时该类药物及其代谢物发生毒性反应的可能性。由于药物在肝脏代谢过程复杂,不少药物的体内代谢过程尚未完全阐明,根据现有资料,肝功能减退时抗菌药物的应用有以下几种情况。

(1) 主要由肝脏清除的药物,肝功能减退时清除明显减少,但并无明显毒性反应发生,肝病时仍可正常应用,但需谨慎,必要时减量给药,治疗过程中需严密监测肝功能。红霉素等大环内酯类（不包括酯化物）、林可霉素、克林霉素属此类。

（2）药物主要经肝脏或有相当量经肝脏清除或代谢，肝功能减退时清除减少，并可导致毒性反应的发生，肝功能减退患者应避免使用此类药物。氯霉素、利福平、红霉素酯化物等属此类。

（3）药物经肝、肾两途径清除，肝功能减退者药物清除减少，血药浓度升高，同时有肾功能减退的患者血药浓度升高尤为明显，但药物本身的毒性不大。严重肝病患者，尤其肝、肾功能同时减退的患者在使用此类药物时需减量应用。经肾、肝两途径排出的青霉素类、头孢菌素类均属此种情况。

（4）药物主要由肾排泄，肝功能减退者不需调整剂量。氨基糖苷类抗生素属此类。

三、老年患者抗菌药物的应用

由于老年人组织器官呈生理性退行性变，免疫功能也见减退，一旦罹患感染，在应用抗菌药物时需注意以下事项。

（1）老年人肾功能呈生理性减退，按一般常用量接受主要经肾排出的抗菌药物时，由于药物自肾排出减少，导致在体内积蓄，血药浓度增高，容易有药物不良反应发生。因此老年患者，尤其是高龄患者接受主要自肾排出的抗菌药物时，应按轻度肾功能减退情况减量给药，可用正常治疗量的2/3～1/2。青霉素类、头孢菌素类和其他β-内酰胺类的大多数品种即属此类情况。

（2）老年患者宜选用毒性低并具杀菌作用的抗菌药物，青霉素类、头孢菌素类等β-内酰胺类为常用药物，毒性大的氨基糖苷类、万古霉素、去甲万古霉素等药物应尽可能避免应用，有明确应用指征时在严密观察下慎用，同时应进行血药浓度监测，据此调整剂量，使给药方案个体化，以达到用药安全、有效的目的。

四、新生儿患者抗菌药物的应用

新生儿期一些重要器官尚未完全发育成熟，在此期间其生长发育随日龄增加而迅速变化，因此新生儿感染使用抗菌药物时需注意以下事项。

（1）新生儿期肝、肾均未发育成熟，肝酶的分泌不足或缺乏，肾清除功能较差，因此新生儿感染时应避免应用毒性大的抗菌药物，包括主要经肾排泄的氨基糖苷类、万古霉素、去甲万古霉素等，以及主要经肝代谢的氯霉素。确有应用指征时，必须进行血药浓度监测，据此调整给药方案，个体化给药，以确保治疗安全有效。不能进行血药浓度监测者，不可选用上述药物。

（2）新生儿期避免应用或禁用可能发生严重不良反应的抗菌药物（表8-4）。可影响新生儿生长发育的四环素类、喹诺酮类禁用，可导致脑性核黄疸及溶血性贫血的磺胺类药和呋喃类药避免应用。

表8-4 新生儿应用抗菌药物后可能发生的不良反应

抗菌药物类别	不良反应	发生机制
氯霉素	灰婴综合症	肝酶不足，氯霉素与其结合减少，肾排泄功能差，使血游离氯霉素浓度升高
磺胺药	脑性核黄疸	磺胺药替代胆红素与蛋白的结合位置
喹诺酮类	软骨损害（动物）	不明

续上表

抗菌药物类别	不良反应	发生机制
四环素类	齿及骨骼发育不良，牙齿黄染	药物与钙络合沉积在牙齿和骨骼中
氨基糖苷类	肾、耳毒性	肾清除能力差，药物浓度个体差异大，致血药浓度升高
万古霉素	肾、耳毒性	同氨基糖苷类
磺胺类及呋喃类	溶血性贫血	新生儿红细胞中缺乏葡萄糖-6-磷酸脱氢酶

（3）新生儿期由于肾功能尚不完善，主要经肾排出的青霉素类、头孢菌素类等β-内酰胺类药物需减量应用，以防止药物在体内蓄积导致严重中枢神经系统毒性反应的发生。

（4）新生儿的体重和组织器官日益成熟，抗菌药物在新生儿的药代动力学亦随日龄增长而变化，因此使用抗菌药物时应按日龄调整给药方案。

五、小儿患者抗菌药物的应用

小儿患者在应用抗菌药物时应注意以下几点：

（1）氨基糖苷类抗生素：该类药物有明显耳、肾毒性，小儿患者应尽量避免应用。临床有明确应用指征且又无其他毒性低的抗菌药物可供选用时，方可选用该类药物，并在治疗过程中严密观察不良反应。有条件者应进行血药浓度监测，根据其结果个体化给药。

（2）万古霉素和去甲万古霉素：该类药也有一定肾、耳毒性，小儿患者仅在有明确指征时方可选用。在治疗过程中应严密观察不良反应，并应进行血药浓度监测，个体化给药。

（3）四环素类抗生素：可导致牙齿黄染及牙釉质发育不良。不可用于8岁以下小儿。

（4）喹诺酮类抗菌药：由于对骨骼发育可能产生的不良影响，该类药物避免用于18岁以下未成年人。

六、妊娠期和哺乳期患者抗菌药物的应用

妊娠期抗菌药物的应用需考虑药物对母体和胎儿两方面的影响。

（1）对胎儿有致畸或明显毒性作用者，如四环素类、喹诺酮类等，妊娠期避免应用。

（2）对母体和胎儿均有毒性作用者，如氨基糖苷类、万古霉素、去甲万古霉素等，妊娠期避免应用。确有应用指征时，须在血药浓度监测下使用，以保证用药安全有效。

（3）药毒性低，对胎儿及母体均无明显影响，也无致畸作用者，妊娠期感染时可选用。青霉素类、头孢菌素类等β-内酰胺类和磷霉素等均属此种情况。

美国食品药品管理局（FDA）按照药物在妊娠期应用时的危险性分为A、B、C、D及X类，可供药物选用时参考（表8-5）。

哺乳期患者抗菌药物的应用：哺乳期患者接受抗菌药物后，药物可自乳汁分泌，通常母乳中药物含量不高，不超过哺乳期患者每日用药量的1%；少数药物乳汁中分泌量较高，如氟喹诺酮类、四环素类、大环内酯类、氯霉素、磺胺甲噁唑、甲氧苄啶、甲硝唑等。青霉素类、头孢菌素类等β-内酰胺类和氨基糖苷类等在乳汁中含量低。然而无论乳汁中药物浓度如何，均存在对乳儿潜在的影响，并可能出现不良反应，如氨基糖苷类抗生素可导致乳儿听力减退，氯霉素可致乳儿骨髓抑制，磺胺甲噁唑等可致核黄疸、溶血性贫血，四环素类可致乳齿黄染，青

霉素类可致过敏反应等。因此治疗哺乳期患者时应避免选用氨基糖苷类、喹诺酮类、四环素类、氯霉素、磺胺药等。哺乳期患者应用任何抗菌药物时，均宜暂停哺乳。

表8-5 抗微生物药在妊娠期应用时的危险性分类

FDA 分类	抗微生物药			
A. 在孕妇中研究证实无危险性				
B. 动物中研究无危险性，但人类研究资料不充分；或对动物有毒性，但人类研究无危险性	青霉素类 头孢菌素类 青霉素类+β-内酰胺酶抑制剂 氨曲南 美罗培南 厄他培南	红霉素 阿奇霉素 克林霉素 磷霉素	两性霉素B 特比萘芬 利福布丁 乙胺丁醇	甲硝唑 呋喃妥因
C. 动物研究显示毒性，人体研究资料不充分，但用药时可能患者的受益大于危险性	亚胺培南/西司他丁 氯霉素 克拉霉素 万古霉素	氟康唑 伊曲康唑 酮康唑 氟胞嘧啶	磺胺药/甲氧苄啶 氟喹诺酮类 利奈唑胺	乙胺嘧啶 利福平 异烟肼 吡嗪酰胺
D. 已证实对人类有危险性，但仍可能受益多	氨基糖苷类	四环素类		
X. 对人类致畸，危险性大于受益	奎宁	乙硫异烟胺	利巴韦林	

注：(1) 妊娠期感染时用药可参考表中分类，以及用药后患者的受益程度及可能的风险，充分权衡后决定。

A 类：妊娠期患者可安全使用；B 类：有明确指征时慎用；C 类：在确有应用指征时，充分权衡利弊决定是否选用；D 类：避免应用，但在确有应用指征、且患者受益大于可能的风险时严密观察下慎用；X 类：禁用。

(2) 妊娠期患者接受氨基糖苷类、万古霉素、去甲万古霉素、氯霉素、磺胺药、氟胞嘧啶时必须进行血药浓度监测，据以调整给药方案。

第四节 抗真菌药的用药基本原则

根据病原菌的致病力可分为致病性真菌和条件致病性真菌。致病性真菌本身具有致病性，包括组织胞浆菌、粗球孢子菌、巴西副球孢子菌、皮炎芽生菌、暗色真菌、足分枝菌和孢子丝菌等，此类真菌所致感染多呈地区流行。条件致病性真菌有念珠菌属、隐球菌属、曲霉属、毛霉属、放线菌属、奴卡菌属等，此类真菌致病性低，通常不感染正常人，但正常人大量接触后或免疫功能低下者易感染。

一、治疗原则

(1) 应首先在感染部位采取标本进行涂片检查及培养，找到病原真菌时方可确诊。自无菌部位采取的标本培养阳性者为疑似病例。

(2) 根据感染部位、病原菌种类选择用药。在病原真菌未明确前，可参考常见的病原真菌给予经验治疗；明确病原菌后，可根据经验治疗的疗效和药敏试验结果调整给药。

（3）疗程需较长，一般为6～12周或更长。

（4）严重感染的治疗应联合应用具有协同作用的抗真菌药物，并应静脉给药，以增强疗效并延缓耐药菌株的产生。

（5）在应用抗真菌药物的同时，应积极治疗可能存在的基础疾病，增强机体免疫功能。

（6）有指征时需进行外科手术治疗。

二、病原治疗

详情见表8-6。表中抗真菌药的选用仅根据其抗真菌活性列出，临床应用中尚需依据患者感染部位、感染严重程度、患者基础情况以及抗真菌药物在人体内分布特点及其毒性大小，综合考虑选用不同的药物及治疗方案。

表8-6 深部真菌感染的病原治疗

病原菌	宜选药物	可选药物
念珠菌属	两性霉素B±氟胞嘧啶，氟康唑	两性霉素B含脂制剂，制霉菌素限局部应用
隐球菌属	两性霉素B+氟胞嘧啶	氟康唑、两性霉素B含脂制剂+氟胞嘧啶
曲霉	两性霉素B	伊曲康唑，两性霉素B含脂制剂
病原菌	宜选药物	可选药物
毛霉	两性霉素B	
放线菌属	氨苄西林或青霉素	多西环素，头孢曲松，克林霉素、红霉素
诺卡菌属	复方磺胺甲噁唑	米诺环素
组织胞浆菌	两性霉素B、伊曲康唑	两性霉素B含脂制剂，氟康唑
球孢子菌	两性霉素B	酮康唑，氟康唑
皮炎芽生菌	两性霉素B	伊曲康唑，氟康唑
暗色真菌	酮康唑	两性霉素B+氟胞嘧啶
孢子丝菌属	伊曲康唑	碘化钾，两性霉素B，氟康唑

注：氟胞嘧啶不宜单用。

第五节 分枝杆菌感染

一、非结核分枝杆菌感染

1. 治疗原则

（1）不同种类的非结核分枝杆菌对药物治疗反应不一，故应尽早进行病原检查和药敏试验，选用抗菌药物。

（2）结核病用药的"十字方针"也适用于非结核分枝杆菌病，通常需联合用药，一般以3～5种药物为宜。

（3）多数非结核分枝杆菌病，疗程为6～24个月。

（4）某些快生长型非结核分枝杆菌病，可能需要同时外科手术治疗。

（5）人类免疫缺陷病毒感染或艾滋病患者合并鸟分枝杆菌复合群感染者须终身用药，但应避免使用利福平。

2. 病原治疗

非结核分枝杆菌病的主要病原菌有鸟分枝杆菌复合群（MAC）、龟分枝杆菌、脓肿分枝杆菌、偶然分枝杆菌、溃疡分枝杆菌等。

常用的药物有克拉霉素、阿奇霉素、异烟肼、利福平、乙胺丁醇、利福喷汀、氯法齐明、喹诺酮类、阿米卡星等，其中阿米卡星用药不可超过3个月。

二、麻风分枝杆菌感染

麻风分枝杆菌感染主要通过与麻风病患者的长期密切接触传播。

1. 治疗原则

① 明确诊断后应尽早开始规范治疗。② WHO推荐用多种药物联合化疗，可提高疗效，降低复发率。③ 应密切注意治疗药物的不良反应，用药期间应定期检查血常规和肝功能。

2. 病原治疗

世界卫生组织推荐的成人麻风病患者治疗方案如下：① 多菌型，利福平＋氨苯砜＋氯法齐明，疗程24个月。② 少菌型。利福平＋氨苯砜，疗程6个月。

第六节 其他特殊细菌感染性疾病的临床用药基本原则

一、白喉

本病为白喉棒状杆菌引起的急性传染病。

1. 治疗原则

（1）用药前，取咽喉部假膜边缘处分泌物做涂片革兰染色及细菌培养，以明确病原。

（2）涂片见到疑似白喉棒状杆菌、有白喉患者接触史或去过白喉流行区、以往未接种过白喉疫苗者，应立即予以白喉抗毒素及抗菌药物治疗。

（3）涂片找到疑似白喉棒状杆菌，即使无白喉患者接触史、未去过白喉流行区，亦需立即采取上述治疗措施，并等待细菌培养结果。

2. 病原治疗

（1）抗菌药物首选青霉素。青霉素过敏的患者可用红霉素等大环内酯类或克林霉素。疗程7～10天，直至咽拭子培养阴性。

（2）同时用白喉抗毒素。青霉素不能代替白喉抗毒素。

（3）用青霉素及白喉抗毒素前均须先进行皮肤过敏试验。

二、百日咳

本病为百日咳博德特菌引起的急性呼吸道传染病。

1. 治疗原则

（1）在给予抗菌药物前先取鼻咽分泌物标本做细菌培养及药敏试验，以明确病原。

（2）有百日咳接触史、典型阵发性痉咳（新生儿及幼婴可无典型痉咳，成人或年长儿可仅有干咳及长期咳嗽）、周围血象示白细胞总数增高 [（20～30）×10^9/L]、分类淋巴细胞明显增加（0.60～0.80）者，百日咳临床诊断成立，应立即开始抗菌治疗。

（3）痉咳后期患者不需用抗菌药物，对症治疗即可。

2. 病原治疗

（1）首选红霉素或复方磺胺甲噁唑。

（2）肝功能异常者可口服阿莫西林或阿莫西林/克拉维酸。疗程7～10天。

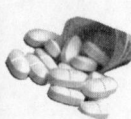

三、猩红热

本病主要由 A 组溶血性链球菌引起,极少数可由 C、G 组溶血性链球菌引起。

1. 治疗原则

(1) 开始抗菌治疗前,应先作咽拭子培养,以明确病原。

(2) 有典型的猩红热临床表现者,应立即开始抗菌治疗。

(3) 治疗结束后 3 天再进行咽拭子培养,如果仍呈阳性,应继续用药至咽拭子培养阴性。

2. 病原治疗

(1) 首选青霉素,疗程 10 天。

(2) 对青霉素过敏的患者可用第一代或第二代头孢菌素(有青霉素过敏性休克史者不可用头孢菌素类),或红霉素等大环内酯类抗生素,疗程均需 10 天。

四、鼠疫

本病病原菌为鼠疫耶尔森菌,属甲类传染病。一旦发现,应立即向有关部门报告。

1. 治疗原则

(1) 患者应强制住院,且应住单间病房,严格按甲类传染病消毒与隔离,病房环境应达到无鼠、无蚤。

(2) 禁止挤压淋巴结。

(3) 早期足量应用抗菌药物。

2. 病原治疗

(1) 宜选药物:庆大霉素或链霉素。

(2) 可选药物:多西环素或环丙沙星。

五、炭疽

本病病原菌为炭疽芽孢杆菌,属乙类传染病。一旦发现,应立即向有关部门报告。

1. 治疗原则

(1) 患者应强制住院,严格隔离。

(2) 皮肤损害禁忌挤压及手术切开。

(3) 尽早应用抗菌药物。

2. 病原治疗

详情见表 8-7。

表 8-7 炭疽的病原治疗

疾病	宜选药物	可选药物	备 注
皮肤炭疽	环丙沙星	多西环素,阿莫西林	疗程 60 天
吸入炭疽	环丙沙星,多西环素 + 克林霉素 ± 利福平	青霉素 G	开始治疗时用注射剂,疗程 60 天

六、破伤风

本病病原菌为破伤风梭菌。新生儿破伤风应按乙类传染病报告。

1. 治疗原则

（1）患者应住院治疗，环境要安静，避免刺激。

（2）皮肤损害的清创应在使用抗生素、镇静剂后 1 小时内进行。

（3）及早应用抗毒素及抗菌药物。遇有较深伤口或污秽创伤时应预防注射破伤风抗毒素。

2. 病原治疗

（1）抗毒素：人抗破伤风抗毒素用前不需要做皮肤试验。马抗破伤风抗血清应用前做皮肤试验，阳性者应采用脱敏疗法。

（2）抗菌药物：宜选药物为青霉素或多西环素（静脉给药），可选药物为甲硝唑。

七、气性坏疽

本病病原菌为产气荚膜梭菌。一旦发现，应立即以特殊感染病例报告医院感染管理部门。

1. 治疗原则

（1）患者住单间病房并实施床旁接触隔离。

（2）尽早进行清创术，清除感染组织及坏死组织。取创口分泌物做需氧及厌氧培养。必要时应截肢。

（3）早期足量应用抗厌氧菌药物，合并需氧菌感染时联合应用抗需氧菌药物。

2. 病原治疗

（1）宜选药物：青霉素 + 克林霉素。

（2）可选药物：多西环素、氯霉素、头孢曲松或红霉素。

八、伤寒和副伤寒等沙门菌感染

伤寒和副伤寒是一类常见的急性消化道传染病，除病原体、免疫性各不相同外，两者在病理变化、流行病学、临床特点及防治措施等方面均相近。

1. 治疗原则

（1）拟诊或确诊患者应按肠道传染病隔离，临床症状消失后，每隔 5 天取粪便标本做细菌培养，连续 2 次培养阴性可解除隔离。

（2）在给予抗菌治疗前应留取血标本或粪、尿标本进行细菌培养，获病原菌后做药敏试验。必要时可按药敏试验结果调整用药。

（3）疗程一般为 10～14 天。病情较重者病程初期可静脉给药，病情稳定后可改为口服给药。

（4）抗菌治疗结束后仍需随访粪、尿培养，以除外带菌状态。如为带菌者，应予治疗。

2. 病原治疗

（1）首选氟喹诺酮类，但儿童和妊娠期、哺乳期患者不宜应用。

（2）头孢曲松、头孢噻肟适用于儿童和妊娠期、哺乳期患者以及耐药菌所致伤寒患者。

（3）亦可选用阿莫西林或氨苄西林、复方磺胺甲噁唑或氯霉素。新生儿、妊娠期患者及肝功能明显损害的患者避免应用氯霉素。应用氯霉素期间应定期复查周围血象，监测其血液系统毒性。

（4）伤寒带菌者治疗可选用阿莫西林或氟喹诺酮类口服，疗程 6 周。

九、布鲁菌病

本病病原菌为布鲁菌属，属乙类传染病。一旦发现，应立即向有关部门报告。

1. 治疗原则

早期足量应用抗菌药物，疗程需较长，必要时可重复疗程。

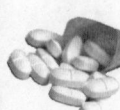

2. 病原治疗
(1) 宜选药物：多西环素 6 周加庆大霉素（或链霉素）2～3 周。
(2) 可选药物：多西环素联合利福平 6 周，或复方磺胺甲噁唑 6 周加庆大霉素 2 周。

十、钩端螺旋体病

本病是由各种不同型别的致病性钩端螺旋体引起的急性全身性传染病。
1. 治疗原则
(1) 早期发现、早期诊断、早期休息与就地治疗。
(2) 尽早进行抗菌药物治疗，可杀灭钩端螺旋体，减轻病情，减少器官损害及缩短病程。
(3) 为避免治疗后出现赫氏反应，初始治疗阶段抗菌药物的剂量宜小。
2. 病原治疗
首选青霉素。亦可选用阿莫西林、多西环素、庆大霉素、红霉素、氯霉素等治疗。

十一、回归热

本病由回归热疏螺旋体引起，根据传播途径，可分为虱传回归热和蜱传回归热。
1. 治疗原则
虱传回归热和蜱传回归热抗菌治疗原则相同；初始治疗时抗菌药物的剂量不宜过大，以免出现赫氏反应。
2. 病原治疗
首选青霉素，可选药物有四环素、氯霉素、红霉素、头孢曲松等。

十二、莱姆病

本病由伯氏疏螺旋体引起，为一种可能慢性化的虫媒传染病。
1. 治疗原则
在不同疾病阶段选用抗菌药物有所不同，疗程应足够，以彻底杀灭螺旋体。游走性红斑疗程 10～20 天；有心肌炎、脑膜炎、关节炎者疗程 3～4 周。
2. 病原治疗
详情见表 8-8。

表 8-8 莱姆病的病原治疗

疾病状况	宜选药物	可选药物	备注
游走性红斑	多西环素	阿莫西林，头孢呋辛酯，红霉素	红霉素治疗者复发率较高
心肌炎	头孢曲松，头孢噻肟，青霉素	多西环素，阿莫西林	
面神经麻痹	多西环素，阿莫西林	头孢曲松	
脑膜(脑)炎	头孢曲松	头孢噻肟，青霉素	
关节炎	多西环素，阿莫西林	头孢曲松，青霉素	
孕妇	阿莫西林		青霉素过敏患者用大环内酯类

十三、立克次体病

1. 治疗原则
立克次体为细胞内寄生微生物，抗菌药物应用必须坚持完成全疗程（7 天）。

2. 病原治疗

详情见表8-9。

表8-9 立克次体病的病原治疗

疾病	病原体	宜选药物	可选药物	备注
流行性斑疹伤寒	普氏立克次体	多西环素	四环素，氯霉素	
地方性斑疹伤寒	莫氏立克次体	多西环素	四环素，氯霉素	
恙虫病	恙虫病东方体	多西环素	四环素，氯霉素，环丙沙星	
Q热	贝纳可克斯体	多西环素	四环素，氯霉素	慢性患者可加用利福平

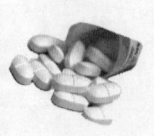

附录

一、药物配伍禁忌基本原则

（一）西药配伍禁忌原则

两种或两种以上的药物在配合使用时，可能出现理化性质或药理性质改变，使药效减弱或丧失，或产生毒性，这些药物不宜配伍使用，称为配伍禁忌。药物的配伍禁忌分为3种情况。

1. 物理性配伍禁忌

药物配合使用时，发生物理性质改变，如液化、溶化、潮解、吸附、析出等。例如抗生素与活性炭合用，则抗生素被吸附而降低疗效，碳酸钠（Na_2CO_3）与醋酸铅（CH_3COOPb）研磨会变湿润；水合氯醛（熔点57℃）与樟脑（熔点171～176℃）等量混合研磨会形成低熔点混合物（熔点～60℃）产生液化现象；浓盐水与乙醇混合会析出氯化钠（$NaCl$）晶体。

2. 化学性配伍禁忌

药物配合使用时，发生化学性质改变，如沉淀、变色、产气、燃烧、爆炸等。例如盐酸四环素以碳酸氢钠（$NaHCO_3$）注射液稀释时，由于pH值升高而析出四环素结晶；Ad溶液遇光线或空气后，特别是在碱性条件下，会逐渐变成红色或棕色而降低疗效，甚至失效；高锰酸钾（$KMnO_4$）与甘油混合会发生燃烧。

3. 药理性配伍禁忌（疗效性配伍禁忌）

药物配合使用时，药理作用相互抵消或毒性增强，叫药理性配伍禁忌。例如，Ca^{2+}与Mg^{2+}的相互对抗；洋地黄与钙制剂合用，钙能增强洋地黄对心脏的毒性。

（二）中药配伍禁忌原则

1. 相须

即性能功效相类似的药物配合应用，可以增强其原有疗效。如石膏与知母配合，能明显地增强清热泻火的治疗效果；大黄与芒硝配合，能明显地增强攻下泻热的治疗效果。

2. 相使

即在性能功效方面有某种共性的药物配合应用，而以一种药物为主，另一种药物为辅，能提高主药物的疗效。如补气利水的黄芪与利水健脾的茯苓配合时，茯苓能提高黄芪补气利水的治疗效果；清热泻火的黄芩与攻下泻热的大黄配合时，大黄能提高黄芩清热泻火的治疗效果。

3. 相畏

即一种药物的毒性反应或副作用，能被另一种药物减轻或消除。如生半夏和生南星的毒性能被生姜减轻和消除，所以说生半夏和生南星畏生姜。

4. 相杀

即一种药物能减轻或消除另一种药物的毒性或副作用。如生姜能减轻或消除生半夏和生南星的毒性或副作用，所以说生姜杀生半夏和生南星的毒。由此可知，相畏、相杀实际上是同一配伍关系的两种提法，是药物间相互对待而言的。

5. 相恶

即两种药物合用，一种药物与另一药物相作用而致原有功效降低，甚至丧失药效。如人参恶莱菔子，因莱菔子能削弱人参的补气作用。

6. 相反

即两种药物合用，能产生毒性反应或副作用。如"十八反"、"十九畏"中的若干药物（见"用药禁忌"）。

上述 6 个方面，其变化关系可以概括为 4 项，即在配伍应用的情况下：

（1）有些药物因产生协同作用而增进疗效，是临床用药时要充分利用的。

（2）有些药物可能互相拮抗而抵消，削弱原有功效，用药时应加以注意。

（3）有些药物则由于相互作用，而能减轻或消除原有的毒性或副作用，在应用毒性药或剧烈药时必须考虑选用。

（4）另一些本来单用无害的药物，却因相互作用而产生毒性反应或强烈的副作用，则属于配伍禁忌，原则上应避免配用。

基于上述，可知从单味药到配伍应用，是通过很长的实践与认识过程逐渐积累丰富起来的。药物的配伍应用是中医用药的主要形式。药物按一定法度加以组合，并确定一定的分量比例，制成适当剂型，即为方剂。方剂是药物配伍的发展，也是药物配伍应用的较高形式。

（三）输注药物配伍禁忌管理制度

（1）在新药使用前，应查阅说明书和其他参考资料全面掌握新药的专业特性和配伍禁忌相关信息，避免盲目配伍。

（2）在不能充分把握其他药物成分对某药的配伍影响时，不得将该药配伍使用。

（3）两种浓度不同的药物溶液配伍时，应先将浓度高的药物加至输液袋中，后加浓度低的药物，以降低发生反应的速度。

（4）两种及以上药物混合复配大溶液注射剂时，一次只加一种药物至输液袋，待混合均匀后，液体外观无异常变化时，再加另一种药物。

（5）有色药液应最后加入输液瓶或袋中，以避免瓶或袋中的细小沉淀不易被发现。

（6）严格执行注射器单用制度，以避免注射器内残留药液与所配制药物之间产生配伍反应。

（7）根据药物性质和说明书的规定选择溶媒，避免发生理化反应。

（8）要根据药物的药理性质合理安排输液顺序，对存在配伍禁忌的两组药液，在两组药液之间，应以葡萄糖注射液或 0.9% 氯化钠注射液充分冲洗液路。

（9）在更换补液时如发现输液管内出现配伍反应时，应立即夹管、更换输液器，重新核实输液袋及输液管中的药液有无异常后方可继续输注。

（10）在输注药物时应勤加巡视，观察到位，保证及时发现病人的配伍反应。

常用注射药物可配伍输液与配伍禁忌参考表
（按汉语拼音排序）

药物名称	可配伍输液/25℃	配伍禁忌
阿霉素	5%葡萄糖、林格氏液和乳酸盐、0.9%氯化钠	氨茶碱、头孢噻吩钠、地塞米松、地西泮、氟尿嘧啶、氢化可的松

续上表

药物名称	可配伍输液/25℃	配伍禁忌
阿糖胞苷	5%葡萄糖林格氏液和乳酸盐、葡萄糖氯化钠（5%葡萄糖与0.9%氯化钠）、5%葡萄糖、林格氏注射液及乳酸盐、0.9%氯化钠	氟尿嘧啶、两性霉素B
阿魏酸钠	葡萄糖、0.9%氯化钠、葡萄糖氯化钠	
阿莫西林/克拉维酸钾	0.9%氯化钠	葡萄糖、葡聚糖、酸性碳酸盐、血液制品、含蛋白质液体、静脉脂质乳化液、氨基糖苷类、氯霉素、红霉素、四环素类和磺胺药
阿莫西林/克拉维酸（安美汀）	灭菌注射用水、0.9%氯化钠、乳酸钠、林格氏液、乳酸林格氏液	葡萄糖、葡聚糖、碳酸氢盐
盐酸阿奇霉素	灭菌注射用水溶解（0.1 g/mL）后再加入到0.9%氯化钠或5%葡萄糖250～500 mL中静滴	含铝、镁剂、地高辛、麦角胺类、三唑仑类、卡马西平、特非那定、环孢素、环己巴比妥、苯妥英
氨甲环酸		青霉素、输血
奥扎格雷钠（丹奥）	0.9%氯化钠、5%葡萄糖	含钙输液
奥美拉唑（奥西康）	0.9%氯化钠、5%葡萄糖100 mL	其他溶剂或药物
三磷酸腺苷二钠	0.9%氯化钠、5%～10%葡萄糖、林格氏液、乳酸林格氏液、注射用水、5%葡萄糖林格氏液及乳酸盐	马来酸麦角新碱、甘露醇、地西泮、氯丙嗪、异丙嗪、洛贝林、异搏定、甲苯磺酸、溴苄胺、氨茶碱、硝普钠、利血平、碳酸氢钠、葡萄糖酸钙、氢化可的松、四环素、氯霉素、柱晶白霉素、乳糖酸红霉素、氨苄青霉素

续上表

药物名称	可配伍输液/25℃	配伍禁忌
氨茶碱	5%葡萄糖、葡萄糖氯化钠、5%葡萄糖林格氏液、乳酸盐、0.9%氯化钠	氯丙嗪、林可霉素、肾上腺素、红霉素、肼苯达嗪、普通胰岛素、异丙上腺素、去甲肾上腺素、青霉素G钾、头孢噻吩钠、喷他佐辛、盐酸哌替啶、美沙酮、异丙嗪、吗啡、四环素、复合维生素B和C、甲磺酸酚妥拉明、硝普钠、利血平、甲泼尼龙、苯肾上腺素、间羟胺、葡萄糖酸钙、硫酸镁、氢化可的松、氯霉素、阿米卡星、卡那霉素、多粘菌素、白霉素、溴苄胺、氟地西泮、洛贝林、甲氯芬酯、乙胺硫脲、地西泮、甘露醇、维生素K_3、止血环酸、酚磺乙胺、麦角新碱、垂体后叶素、尿激酶、三磷酸腺苷二钠、辅酶A、能量合剂、维生素C、维生素B_6、阿托品、东莨菪碱、甲氰咪胍、长春新碱、塞替哌、丝裂霉素
地西泮	只能用0.9%氯化钠稀释。500 mL中加药应少于8 mL（40 mg）	不能与其他药物直接配伍
苯唑青霉素	氨基酸和葡萄糖、5%～10%葡萄糖、林格氏液和乳酸盐、0.9%氯化钠	土霉素、四环素、红霉素、白霉素、多粘菌素、庆大霉素、妥布霉素、氯霉素、四环素、去甲肾上腺素、间羟胺、利血平、硝普钠、甲磺酸酚妥拉明、异搏定、美西律、洛贝林、甲氯芬酯、氯丙嗪、异丙嗪、地西泮、利尿酸钠、甘露醇、维生素K_3、垂体后叶素、尿激酶、辅酶A、维生素B_6、阿霉素、丝裂霉素
胞二磷胆碱	与三磷酸腺苷二钠相同	垂体后叶素、甘露醇、地西泮、异丙嗪、美西律、硝普钠、利血平、葡萄糖酸钙、甲泼尼龙、四环素、氯霉素
苯海拉明	右旋糖酐、5%葡萄糖林格氏液及乳酸盐、葡萄糖氯化钠、5%～10%葡萄糖、果糖、林格氏液及乳酸盐、0.9%氯化钠、乳酸钠液	异戊巴比妥、两性霉素B、头孢噻吩钠、氢化可的松琥珀酸钠、胆影葡胺、戊巴比妥钠、苯巴比妥钠、硫磺喷妥钠
川芎嗪	可用葡萄糖、0.9%氯化钠、低分子右旋糖酐稀释	不得与碱性药配伍

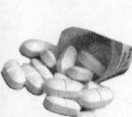

续上表

药物名称	可配伍输液/25℃	配伍禁忌
缩宫素	右旋糖酐、5%～10%葡萄糖、果糖液、水解蛋白、林格氏液、0.9%氯化钠、乳酸钠	人纤维蛋白溶酶、华法林钠
重酒石酸去甲肾上腺素	葡萄糖氯化钠、5%葡萄糖、林格氏液和乳酸盐、0.9%氯化钠、氨基酸	氨茶碱、异戊巴比妥、全血、氯噻嗪钠、扑尔敏、戊巴比妥钠、苯巴比妥钠、碳酸氢钠、碘化钠、链霉素、磺胺异恶唑、硫喷妥钠、速可巴比妥、甲泼尼龙、氢化可的松、氯霉素、四环素、卡那霉素、红霉素、青霉素G、邻氯青霉素、苯唑青霉素G、水解蛋白、硝普钠、地西泮、呋塞米、利尿酸钠、甘露醇、肌苷、谷氨酸钠、5-氟尿嘧啶、丝裂霉素
促皮质素	果糖氯化钠、5%葡萄糖、林格氏液及乳酸盐、0.9%氯化钠	
长春新碱	0.9%氯化钠、注射用水、5%葡萄糖	阿霉素、阿托品、能量合剂、维生素K_1、甘露醇、地西泮、利尿酸钠、硝普钠、氨茶碱、苯肾上腺素、氢化可的松、氯霉素、四环素、多粘菌素、白霉素、红霉素、青霉素G、噻替哌
胆影葡胺		苯海拉明、茶苯海明、透明质酸酶、异丙嗪、庆大霉素
地塞米松磷酸盐	5%葡萄糖、0.9%氯化钠	间羟胺、万古霉素、柔红霉素、阿霉素、四环素、氯霉素、多粘菌素、氯化钙、利血平、硝普钠、甲磺酸酚妥拉明、美西律、洛贝林、乙胺硫脲、氯丙嗪、异丙嗪、哌替啶、地西泮、甘露醇、酚磺乙胺、垂体后叶素、辅酶A、东莨菪碱、阿霉素、丝裂霉素
多巴酚丁胺	5%葡萄糖、0.9%氯化钠、乳酸钠	氯化钙、葡萄糖酸钙、硫酸镁、磷酸钾、碳酸氢钠及其他碱性液
多巴胺	葡萄糖氯化钠、5%葡萄糖、林格氏液及乳酸盐、0.9%氯化钠	5%碳酸氢钠、两性霉素B、氨苄青霉素、青霉素G钾、氢化可的松、氯霉素、四环素、丁胺卡那霉素、乳糖酸红霉素、硝普钠、利血平、地西泮、呋塞米、利尿酸钠、甘露醇
二丁酰环磷腺苷钙	肌注：氯化钠 静滴：5%葡萄糖	

续上表

药物名称	可配伍输液/25℃	配伍禁忌
氟罗沙星	5%葡萄糖	0.9%氯化钠、葡萄糖氯化钠,不宜与其他药物配伍
氟康唑	20%葡萄糖、林格氏液、5%碳酸氢钠、0.9%氯化钠、氯化钠葡萄糖	
芬太尼	与多数输液可配伍	巴比妥钠、戊巴比妥钠、硫喷妥钠
氟尿嘧啶	5%葡萄糖、氨基酸液、全静脉营养液、葡萄糖林格氏液及乳酸盐	阿糖胞苷、地西泮、柔红霉素、甲氨喋呤、阿托品、东莨菪碱、维生素C、能量合剂、辅酶A、三磷酸腺苷二钠、酚磺乙胺、维生素K_3、甘露醇、异丙嗪、氯丙嗪、洛贝林、异搏定、毒毛子苷K、硝普钠、利血平、甲氧胺、苯肾上腺素、去甲肾上腺素、氯化钾、氢化可的松、对氨基水杨酸钠、氯霉素、四环素、乳糖酸红霉素、青霉素G
复合辅酶	氯化钠(肌注)、葡萄糖(静脉滴注)	严禁静脉推注
复方氨基酸	脂肪乳	
辅酶A	0.9%氯化钠、5%～10%葡萄糖、林格氏液、乳酸林格氏液、注射用水、5%葡萄糖林格氏液及乳酸盐	马来酸麦角新碱、酚磺乙胺、甘露醇、地西泮、氯丙嗪、异丙嗪、普萘洛尔、氨茶碱、硝普钠、利血平、碳酸氢钠、地塞米松、氢化可的松、氯霉素、四环素、红霉素、氨苄青霉素、青霉素G钠
甘露醇		不宜与其他药物配伍,如氯化钾、氯化钠或其他盐类。头孢吡硫钠、强酸、强碱
肝素钠	右旋糖酐、葡萄糖、脂肪乳、果糖、转化糖、水解蛋白、氯化钠以及林格氏液	阿米卡星、可待因、头孢噻啶、乳糖酸红霉素、哌替啶、美沙酮、吗啡、柔红霉素、多粘菌素B、庆大霉素、异丙嗪、透明质酸酶、链霉素、万古霉素、垂体后叶素、甘露醇、利尿酸钠、地西泮、氯丙嗪、甲氯芬酯、美西律、甲磺酸酚妥拉明、硝普钠、利血平、氢化可的松、妥布霉素、卡那霉素、四环素、多粘菌素、水解蛋白、能量合剂、长春新碱、环胞苷、噻替哌、环磷酰胺、更生霉素

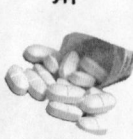

续上表

药物名称	可配伍输液/25℃	配伍禁忌
环磷酰胺	0.9%氯化钠、林格氏液、5%～10%葡萄糖、葡萄糖氯化钠、右旋糖酐、复方氨基酸	尿激酶、维生素K_3、甘露醇、地西泮、异丙嗪、氯丙嗪、甲苯磺酸溴苄胺、四环素、氯霉素、白霉素、青霉素G
还原型谷胱甘肽（阿拓莫兰）	先用灭菌注射用水溶解再加入0.9%氯化钠或5%葡萄糖静滴 肌注：溶于灭菌注射（详见说明书）	维生素B_{12}、维生素K_3、甲萘醌、泛酸钙、乳清酸、抗组胺制剂、磺胺、四环素
间羟胺	5%～10%葡萄糖、葡萄糖氯化钠、果糖、林格氏液、乳酸钠、5%葡萄糖林格氏液及其乳酸盐	两性霉素B、巴比妥类、地塞米松、乳糖酸红霉素、纤维蛋白原、甲泼尼龙、青霉素G钾、强的松龙、硫喷妥钠、华法林
金纳多（银杏提取液）	葡萄糖氯化钠、低分子右旋糖酐	其他药液，特别是小牛血提取物
肌苷	0.9%氯化钠、林格氏液、5%～10%葡萄糖、葡萄糖氯化钠、右旋糖酐、复方氨基酸	能量合剂、细胞色素C、辅酶A、三磷酸腺苷二钠、马来酸麦角新碱、酚磺乙胺、甘露醇、地西泮、氯丙嗪、异丙嗪、洛贝林、异搏定、毒毛花苷K、甲磺酸酚妥拉明、硝普钠、利血平、重酒石酸间羟胺、苯肾上腺素、氢化可的松及琥珀酸盐、氯霉素、四环素、多粘菌素、乳糖酸红霉素、柱晶白霉素、青霉素G钠
降压嗪	不可稀释，迅速用药	
甲磺酸培复沙星	5%葡萄糖	氯化钠等其他含氯离子液体
甲基强的松龙	5%葡萄糖液	葡萄糖、氯化钠、林格氏液、葡萄糖酸钙、胰岛素、间羟胺、青霉素G钠、四环素、氯霉素、多粘菌素、白霉素、去甲肾上腺素、间羟胺、利血平、硝普钠、甲磺酸酚妥拉明、氨茶碱、乙胺硫脲、甲氯芬酯、异丙嗪、地西泮、甘露醇、氨甲苯酸、垂体后叶素、胞二磷胆碱、维生素B_6、阿霉素
甲氨蝶呤	氨基酸、5%葡萄糖、碳酸氢钠	氟脲嘧啶、强的松龙

续上表

药物名称	可配伍输液/25℃	配伍禁忌
甲氧氯普胺	葡萄糖氯化钠、0.9%氯化钠、林格氏液及其乳酸盐	
肌苷	0.9%氯化钠、5%葡萄糖、多巴胺、酚磺乙胺和维生素C应先稀释后再与本品混合	乳清酸、氯霉素、盐酸山梗菜碱、硫酸阿托品、氢溴酸东莨菪碱、盐酸氯丙嗪、盐酸异丙嗪、马来酸麦角新碱、盐酸普鲁卡因、硫喷妥钠、苯妥英钠、氯氮卓、盐酸去甲肾上腺素、盐酸丁卡因、利血平、硝普钠、降压嗪、呋噻米、利尿酸钠、促皮质素、维生素 B_{12}、盐酸苯海拉明、马来酸氯苯他敏、细胞色素C、盐酸万古霉素、盐酸四环素、二盐酸奎宁、盐酸阿糖胞苷、硫酸长春新碱以及所有菌苗和疫苗
吉西他滨	0.9%氯化钠	
克林霉素磷酸酯氯化钠注射液		神经肌肉阻滞剂、吸入性麻醉药、抗蠕动止泻药、氯霉素、红霉素、新生霉素、卡那霉素、氨苄青霉素、苯妥英钠、巴比妥盐酸盐、氨茶碱、葡萄糖酸钙、硫酸镁
克林霉素磷酸酯	0.9%氯化钠、5%葡萄糖	氨苄青霉素、苯妥英、巴比妥盐、氨茶碱、葡萄糖酸钙、硫酸镁、红霉素
氯化钾	右旋糖酐、葡萄糖林格氏及乳酸盐、葡萄糖氯化钠、林格氏液、水解蛋白、林格氏液及乳酸盐、10%葡萄糖、脂肪乳、乳酸钠	两性霉素B、氯霉素、四环素、乳糖酸红霉素、硝普钠、氯丙嗪、地西泮、甘露醇、噻替哌、5-氟脲嘧啶
氯洁	氨基酸与电解质、5%葡萄糖林格氏液、葡萄糖氯化钠、5%～10%葡萄糖、林格氏液及乳酸盐、0.9%氯化钠、水解蛋白	
利福霉素	5%葡萄糖	不宜与其他药物混合注射

续上表

药物名称	可配伍输液/25℃	配伍禁忌
利尿酸钠	5%葡萄糖、葡萄糖氯化钠、林格氏液和乳酸盐、0.9%氯化钠、注射用水	肼苯达嗪、普鲁卡因胺、苄胺唑啉、利血平、呋塞米、异丙嗪、氯丙嗪、盐酸哌替啶、乙胺硫脲、甲氯芬酯、美西律、普萘洛尔、异搏定、地西泮、硝普钠、美芬丁胺、多巴胺、甲氧胺、间羟胺、苯肾上腺素、去甲肾上腺素、乳酸钠、葡萄糖酸钙、氢化可的松、四环素、氯霉素、氨基糖苷类、多粘菌素、头孢唑啉、红霉素、白霉素、头孢噻吩、苯唑西林、青霉素G、甘露醇、维生素K_1、维生素K_3、氨甲苯酸、垂体后叶素、肝素、维生素B_6、甲氰咪胍、解磷定、阿霉素、长春新碱、丝裂霉素、三尖杉酯碱
硫酸阿托品	与多数输液可配伍	西咪替丁、戊巴比妥、肌苷、氨甲苯酸、甘露醇、地西泮、氨茶碱、硝普钠、碳酸氢钠、氯霉素、5-氟脲嘧啶
硫酸阿米卡星	5%葡萄糖、0.9%氯化钠、葡萄糖氯化钠、葡萄糖林格氏液和乳酸盐	氨苄青霉素、两性霉素B、头孢唑啉钠、头孢噻吩钠、头孢吡硫钠、氢氯噻嗪、肝素钠、甲氧西林、硫喷妥钠、复合维生素B和C、华法林钠、庆大霉素、卡那霉素、羧苄青霉素、青霉素G、氯霉素、氢化可的松、氯化钙、多巴胺、硝普钠、氨茶碱、利多卡因、地西泮、呋塞米、利尿酸钠、甘露醇、肝素、5-氟脲嘧啶
硫酸西索米星	不能静注，可肌注或静滴	其他氨基糖苷类、神经肌肉阻滞药、代血浆类：右旋糖酐、海藻酸钠；利尿药：依他尼酸、呋塞咪及卷曲霉素、顺铂、万古霉素、头孢噻吩、多粘菌素类、两性霉素B、呋喃妥因钠、磺胺嘧啶钠。与β-内酰胺类合用可获协同作用，但必须分瓶滴注以免失活
硫酸依替米星	0.9%氯化钠注射液、5%葡萄糖注射液	潜在耳毒性、肾毒性药物：如多粘菌素、其他氨基糖苷类抗生素、强利尿酸及呋塞米

续上表

药物名称	可配伍输液/25℃	配伍禁忌
氯苄青霉素钠	0.9%氯化钠、5%～10%葡萄糖、葡萄糖氯化钠	阿米卡星、氯丙嗪、林可霉素、多巴胺、红霉素、庆大霉素、肼苯达嗪、卡那霉素、土霉素、四环素、白霉素、多粘菌素、四环素、氯霉素、氢化可的松、乳酸钠、利血平、硝普钠、异搏定、乙胺硫脲、甲氯芬酯、氯丙嗪、异丙嗪、地西泮、甘露醇、酚磺乙胺、垂体后叶素、三磷酸腺苷二钠、辅酶A、能量合剂、阿霉素
林可霉素	葡萄糖氯化钠、5%～10%葡萄糖、0.9%氯化钠	羧苄青霉素、氨苄青霉素、苯妥英钠、甲氧西林、红霉素、四环素、氯霉素、硝普钠、氯丙嗪、异丙嗪、地西泮、甘露醇、阿霉素、丝裂霉素
硫酸镁	0.9%氯化钠、5%葡萄糖、5%葡萄糖林格氏液、全静脉营养液	脂肪乳、葡萄糖酸钙、多巴酚丁胺、多粘菌素B、普鲁卡因、碳酸氢钠
硫酸抗敌素（多粘菌素E）	以注射用水2mL溶解后加入500～1000mL葡萄糖输液中缓慢滴注	
硫喷妥钠	右旋糖酐、5%葡萄糖、0.9%氯化钠、注射用水、乳酸钠、多元电解质液	不得与葡萄糖林格氏液、葡萄糖氯化钠、10%葡萄糖、果糖、水解蛋白、林格氏液和乳酸盐、5%葡萄糖林格氏液和乳酸盐及其他药物配伍
硫辛酸	0.9%氯化钠	葡萄糖、林格氏、所有可能与硫基或二硫键起反应的溶液，避光
毛连霉素	0.9%氯化钠、灭菌注射用水	异戊巴比妥钠、两性霉素B、红霉素、肝素钠、巴比妥钠、去甲肾上腺素、戊巴比妥钠、苯巴比妥钠、苯妥英钠、速可巴比妥钠、碳酸氢钠、磺胺异恶唑、酸类、碱类、氧化剂或还原剂，以及钙、镁盐，氯噻嗪钠
氯霉素	5%葡萄糖林格氏液及其乳酸盐、葡萄糖氯化钠注射液、5%～10%葡萄糖注射液、林格氏液及乳酸盐、0.9%氯化钠注射液先稀释再配伍	四环素、青霉素类、氨基糖苷类、头孢菌素类、氯丙嗪、多粘菌素B、异丙嗪、洁霉素、氯洁霉素、红霉素类、水解蛋白、复方氨基酸。与各种水溶性药物不得直接配伍
盐酸氨溴索	葡萄糖、果糖、0.9%氯化钠、林格氏液	不能与pH值大于6.3的其他溶液混合

续上表

药物名称	可配伍输液/25℃	配伍禁忌
氯唑西林钠	肌注：500 mg 加灭菌注射用水 2.8 mL 溶解，可加 1 mL 0.5%利多卡因减少局部疼痛 静滴：每 500 mg 先用灭菌注射用水 2.8mL 溶解再用，5%葡萄糖或氯化钠或 5%葡萄糖氯化钠注射液稀释	氨基糖苷类、去甲肾上腺素、间羟胺、苯巴比妥类、维生素 B 族、维生素 C
氯丙嗪	右旋糖酐、5%葡萄糖、5%葡萄糖林格液、果糖、0.9%氯化钠、5%～10%葡萄糖、水解蛋白、林格氏液及乳酸盐、葡萄糖氯化钠	氨茶碱、两性霉素 B、氨苄青霉素、氯霉素、氯噻嗪、茶苯海明、甲氧西林、巴比妥钠、青霉素 G 盐、戊巴比妥钠、苯巴比妥钠、硫喷妥钠、乙胺硫脲、可拉明、氨茶碱、溴苄胺、硝普钠、利血平、间羟胺、碳酸氢钠、地塞米松、氯化钾、对氨基水杨酸钠、林可霉素、头孢唑啉、青霉素类、地西泮、呋塞米、利尿酸钠、甘露醇、山梨醇、维生素 K_3、6-氨基己酸、氨甲苯酸、酚磺乙胺、肝素、三磷酸腺苷二钠、辅酶 A、能量合剂、肌苷、谷氨酸钠、环胞苷、环磷酰胺、噻替哌、5-氟脲嘧啶、丝裂霉素
氯化琥珀胆碱妥钠	右旋糖酐、5%～10%葡萄糖、葡萄糖氯化钠、水解蛋白、林格氏液、林格氏液乳酸盐、0.9%氯化钠、乳酸钠液、5%葡萄糖林格氏液的乳酸盐	硫喷妥钠、巴比妥类
米力农		呋塞米
门冬氨酸洛美沙星	先用灭菌注射液 5 mL 溶液再稀释于 0.9%氯化钠或 5%葡萄糖 250 mL 中	碱性注射液如碳酸氢钠
美洛西林	氯化钠、葡萄糖、注射用水、乳酸钠林格、果糖	
脑蛋白水解物	0.9%氯化钠、5%葡萄糖	平衡氨基酸
奈替米星	0.9%氯化钠、葡萄糖	不宜与其他药物混合注射
尿激酶	0.9%氯化钠、5%葡萄糖	酸性输液、对氨基己酸、对羧基苄胺

续上表

药物名称	可配伍输液/25℃	配伍禁忌
能量合剂	0.9%氯化钠、5%～10%葡萄糖、林格氏、乳酸林格氏液、注射用水、5%葡萄糖林格氏液及乳酸盐	尿激酶、马来酸麦角新碱、6-氨基己酸、甘露醇、地西泮、氯丙嗪、异丙嗪、甲氯芬酯、乙胺硫脲、氨茶碱、甲磺酸酚妥拉明、硝普钠、利血平、甲氧胺、苯肾上腺素、碳酸氢钠、葡萄糖酸钙、氢化可的松、四环素、氯霉素、妥布霉素、多粘菌素（B、E）、庆大霉素、卡那霉素、红霉素、氨苄青霉素
尼莫通输液	经三通阀与下列液体可同时输注：5%葡萄糖、0.9%氯化钠、乳酸钠林格氏液、含镁乳酸钠林格氏液、右旋糖酐40、羟乙基淀粉、人血白蛋白、甘露醇、血液	禁与其他药物混合
脑苷肌肽	5%葡萄糖、0.9%氯化钠	氨基酸
葡甲胺环腺苷酸（美乐心）	5%葡萄糖	氨茶碱、洋地黄类
扑尔敏	多数输液可以配伍	氯化钙、卡那霉素、重酒石酸去甲肾上腺素、戊巴比妥钠、胆影葡胺
哌拉西林钠	0.9%氯化钠、乳酸钠林格氏、10%葡萄糖	
哌拉西林钠/他唑巴坦钠	先用0.9%氯化钠或灭菌注射用水充分溶解后立即加入5%葡萄糖或0.9%氯化钠静滴	禁与氨基糖苷类及其他药物、碳酸氢钠、血液制品及水解蛋白在注射器或输液中混合
葡萄糖酸钙	葡萄糖液、0.9%氯化钠、葡萄糖氯化钠、乳酸林格氏液、林格氏液、果糖、氨基酸、5%葡萄糖林格氏液和乳酸盐	两性霉素B、头孢唑啉、头孢拉定、头孢噻吩、克林霉素、甲泼尼龙、多巴酚丁胺、氢化可的松、对氨基水杨酸钠、氯霉素、四环素类、乳糖酸红霉素、青霉素G、硫酸镁、碳酸氢钠、硝普钠、毒毛花苷K、西地兰、氨茶碱、溴苄胺、曲克芦丁、地西泮、呋塞米、利尿酸钠、甘露醇、氨甲苯酸、三磷酸腺苷二钠、能量合剂、胞二磷胆碱、阿霉素、更生霉素、门冬酰胺酶、丝裂霉素、三尖杉酯碱
泮托拉唑钠	0.9%氯化钠	

续上表

药物名称	可配伍输液/25℃	配伍禁忌
青霉素 G 钾	0.9%氯化钠	一般不要与其他药配伍。葡萄糖液、过酸或过碱药液、氨基糖苷类、氨茶碱、氯丙嗪、多巴胺、间羟胺、土霉素、戊巴比妥钠、碳酸氢钠、四环素、硫喷妥钠、两性霉素 B
青霉素 G 钠	0.9%氯化钠	一般不要与其他药配伍。两性霉素 B、头孢噻吩、甲泼尼龙、异丙嗪、四环素、氨基糖苷类、葡萄糖液。氯丙嗪、土霉素、乳糖酸红霉素、柱晶白霉素、多粘菌素、氯霉素、葡萄糖酸钙、乳酸钠、去甲肾上腺素、苯肾上腺素、甲苯丁胺、利血平、硝普钠、甲磺酸酚妥拉明、美西律、乙胺硫脲、氯丙嗪、异丙嗪、地西泮、利尿酸钠
庆大霉素	5%葡萄糖、0.9%氯化钠	两性霉素 B、氨苄青霉素、羧苄青霉素、头孢噻吩、氯霉素、胆影葡胺、苯唑青霉素、替卡西林、复合维生素 B、维生素 C、头孢唑啉、邻氯西林、苯唑西林、氨基糖苷类、妥布霉素、氢弹化可的松、氯化钙、硝普钠、地西泮、溴苄胺、呋塞米、利尿酸钠、甘露醇、肝素、能量合剂、三尖杉酯碱
前列地尔	0.9%氯化钠、5%葡萄糖	输液外的任何液体、右旋糖酐、明胶制剂等血浆增容剂
氢溴酸东莨菪碱	0.9%氯化钠、林格氏液和乳酸盐、5%葡萄糖林格氏液	巴比妥钠、肌苷、地西泮、甘露醇、氨茶碱、硝普钠、碳酸氢钠、地塞米松、四环素、氯霉素
乳糖酸阿奇霉素/硫酸阿奇霉素	适量注射用水溶解(0.1g/mL)，再加入0.9%氯化钠或5%葡萄糖中，最终浓度1~2mg/mL静滴	
乳酸钠	5%~10%葡萄糖、0.9%氯化钠、右旋糖酐、果糖液、水解蛋白、林格氏液及乳酸盐	土霉素、碳酸氢钠、氢化可的松、氯霉素、四环素、红霉素、羧苄青霉素、氨苄青霉素、青霉素 G 钠、硝普钠、地西泮、甘露醇、酚磺乙胺
乳糖酸红霉素碱	先用注射用水稀释再与0.9%氯化钠注射液等输液配伍。与葡萄糖配伍pH值应至5.5左右	头孢噻吩钠、氨茶碱、肝素钠、间羟胺、四环素、复合维生素 B、头孢唑啉、氨苄西林、羧苄西林、邻氯西林、苯唑西林、青霉素 G、复方氨基酸、多粘菌素、卡那霉素、氯霉素、氯化钾、钙剂、碳酸氢钠、去甲肾上腺素、硫酸镁、乳酸钠、甲苯丁胺、硝普钠、利多卡因、溴苄胺、美西律、普萘洛尔、异搏定、乙胺硫脲、甲氯芬酯、地西泮、呋塞米、利尿酸钠、甘露醇、氨甲苯酸、酚磺乙胺、垂体后叶素、肝素、三磷酸腺苷二钠、辅酶 A、能量合剂、肌苷、维生素 C、维生素 B_6、谷氨酸钠、精氨酸、解磷定、阿霉素、三尖杉酯碱

续上表

药物名称	可配伍输液/25℃	配伍禁忌
乳酸左氧氟沙星	5%葡萄糖 100 mL	苯醋酸类或联苯丁酮酸非甾体消炎镇痛药、含铝、镁制酸剂或铁剂、氨茶碱
人破伤风免疫球蛋白	应单独使用	
柔红霉素	5%葡萄糖、林格氏液及乳酸盐、0.9%氯化钠	地塞米松、肝素钠
山尖杉酯碱	0.9%氯化钠、林格氏液、5%～10%葡萄糖、葡萄糖氯化钠、右旋糖酐、复方氨基酸	能量合剂、辅酶A、马来酸麦角新碱、甘露醇、利尿酸钠、地西泮、氯化钾、利血平、葡萄糖酸钙、氢化可的松、丁胺卡那霉素、庆大霉素、红霉素、头孢菌素类
呋塞米	5%～10%葡萄糖、林格氏和乳酸盐、0.9%氯化钠、水解蛋白、葡萄糖氯化钠、乳酸钠、葡萄糖林格氏及乳酸盐	10%果糖、转化糖、电解质液、维生素C、肾上腺素、去甲肾上腺素、四环素、地西泮、盐酸哌替啶、异丙嗪、氯丙嗪、甲氯芬酯、乙胺硫脲、二钾弗林、洛贝林、美西律、普萘洛尔、异搏定、利血平、利其丁、硝普钠、甲苯丁胺、多巴胺、甲氧胺、异搏定、葡萄糖酸钙、氯霉素、阿霉素、卡那霉素、丁胺卡那霉素、庆大霉素、多粘菌素、白霉素、乳糖酸红霉素、头孢唑啉、头孢噻吩、甘露醇、维生素K_3、氨甲苯酸、垂体后叶素、维生素B_6、甲氰咪胍、阿霉素、长春新碱、丝裂霉素、山尖杉酯碱
肾上腺素	右旋糖酐、5%葡萄糖林格氏及乳酸盐、葡萄糖氯化钠、5%～10%葡萄糖、林格氏液及乳酸盐、果糖、0.9%氯化钠	电解质溶液类、电解质液及5%葡萄糖、5%碳酸氢钠、氨茶碱、头孢吡硫、透明质酸酶、硫酸甲苯丁胺、华法林钠
水解蛋白	脂肪乳	异戊巴比妥钠、去氢胆酸、硫喷妥钠、磺胺异恶唑、氢氯噻嗪、红霉素、四环素、碳酸氢钠、去甲肾上腺素、硝普钠、氨茶碱、异丙嗪、维生素K_3、6-氨基己酸、麦角新碱、肝素、阿霉素
顺铂	葡萄糖氯化钠、甘露醇、0.9%氯化钠	5%葡萄糖、碳酸氢钠

续上表

药物名称	可配伍输液/25℃	配伍禁忌
头孢西丁	5%葡萄糖林格氏液和乳酸盐、葡萄糖氯化钠、5%葡萄糖、林格氏液及乳酸盐、0.9%氯化钠	
头孢拉定	5%～10%葡萄糖、葡萄糖氯化钠、0.9%氯化钠、乳酸钠	与钙离子、林格氏液及乳酸盐禁忌
头孢匹胺	注射用水、0.9%氯化钠、葡萄糖、电解质液、氨基酸液溶解只能静滴	不能与其他药物在同一容器内混合点滴使用
头孢哌酮	灭菌注射用水、5%葡萄糖、0.9%氯化钠、含0.225%氯化钠的5%葡萄糖和含0.9%氯化钠的5%葡萄糖	避免直接使用乳酸钠林格或2%盐酸利多卡因、氨基糖苷类
头孢他啶	0.9%氯化钠、5%葡萄糖、乳酸钠、右旋糖酐	硫酸阿米卡星、庆大霉素、卡那霉素、妥布霉素、新霉素、盐酸金霉素、盐酸四环素、盐酸土霉素、粘菌素钾磺酸钠、硫酸多粘霉素B、葡萄糖酸红霉素、乳酸红霉素、林可霉素、磺胺异恶唑、氨茶碱、可溶性巴比妥类、氯化钙、葡萄糖酸钙、盐酸苯海拉明和其他抗组胺药、利多卡因、去甲肾上腺素、间羟胺、哌甲酯、琥珀酸胆碱、氨基糖苷类、万古霉素等 **可能发生配伍禁忌**：青霉素、甲氧西林、琥珀酸氢化可的松、苯妥英钠、丙氯拉嗪、维生素B族、维生素C、水解蛋白
头孢曲松	肌注：3.6mL灭菌注射用水、氯化钠、5%葡萄糖、1%利多卡因加入1g瓶装中。静滴：将9.6mL前述稀释液（利多卡因除外）加入，再用5%葡萄糖或氯化钠稀释	应单独给药。红霉素、四环素、两性霉素B、升压药（间羟胺、去甲肾上腺素等）、苯妥英钠、氯丙嗪、异丙嗪、维生素B、维生素C
头孢唑肟	注射用水、氯化钠、5%葡萄糖、10%葡萄糖、电解质、氨基酸	
头孢硫脒	注射用水、氯化钠	

续上表

药物名称	可配伍输液/25℃	配伍禁忌
头孢呋辛钠	肝素、氯化钾、0.9%氯化钠、5%葡萄糖、0.9%氯化钠稀释	碳酸氢钠、硫酸阿米卡星、庆大霉素、卡那霉素、妥布霉素、新霉素、金霉素、盐酸四环霉素、盐酸土霉素、粘菌素钾磺酸钠、盐酸多粘菌素、葡萄糖酸红霉素、乳酸红霉素、林可霉素、磺胺异恶唑、氨茶碱、可溶性巴比妥类、氯化钙、葡萄糖酸钙、盐酸苯海拉明和其他抗组胺药、利多卡因、去甲肾上腺素、间羟胺、哌甲酯、琥珀酸胆碱等 **可能发生配伍禁忌**：青霉素、甲氧西林、琥珀酸氢化可的松、苯妥英钠、丙氯拉嗪、维生素B族、维生素C、水解蛋白
头孢替唑钠	静点：0.9%氯化钠、5%葡萄糖 肌注：0.5%盐酸利多卡因	呋塞米、依他尼酸、布美他尼、氨基糖苷类、盐酸金霉素、氨茶碱、氯化钙、葡萄糖酸钙、盐酸苯海拉明等抗组胺药、去甲肾上腺素、间羟胺、苯妥英钠、维生素B族、维生素C
头孢地嗪	肌注静注：1g（2g）溶于4（10）mL注射用水 静滴：1g（2g）溶于40mL注射用水、0.9%氯化钠或林格氏液	乳酸钠、其他抗生素
头孢噻肟钠	注射用水、5%葡萄糖、0.9%氯化钠、葡萄糖氯化钠	氨基糖苷类、利多卡因、乳酸林格氏液。后两药可用二步稀释法（参见头孢哌酮/舒巴坦钠）碳酸氢钠
头孢唑林钠	0.9%氯化钠、5%～10%葡萄糖液、林格氏液、乳酸林格氏液、注射用水、5%葡萄糖林格氏液及乳酸盐	阿米卡星、异戊巴比妥钠、葡萄糖酸钙、金霉素、红霉素、卡那霉素、土霉素、戊巴比妥钠、多粘菌素B、四环素、利多卡因、戊巴比妥、白霉素、庆大霉素、卡那霉素、丁胺卡那霉素、妥布霉素、氯霉素、利血平硝普钠、甲磺酸酚妥拉明、甲氯芬酯、氯丙嗪、地西泮、利尿酸钠、甘露醇、垂体后叶素、呋塞米、维生素B_6、阿霉素

续上表

药物名称	可配伍输液/25℃	配伍禁忌
头孢哌酮/舒巴坦钠（舒普深）	可用二步稀释法：先溶于4.0mL 5%葡萄糖、0.9%氯化钠或灭菌注射用水，再加入上述液体静滴。应先溶于适量灭菌注射用水再与乳酸林格氏液或2%利多卡因混合。还可以与葡萄糖氯化钠、50%葡萄糖配伍	不可与氨基糖苷类直接混合
碳酸氢钠	0.9%氯化钠、脂肪乳、乳酸钠液	卡莫司汀、顺氯氨铂、可待因、促皮质素、胰岛素、异丙肾上腺素、去甲肾上腺素、青霉素G钾、硫酸镁、盐酸哌替啶、美沙酮、吗啡、土霉素、喷他佐辛、戊巴比妥、硫喷妥钠、普鲁卡因、司可巴比妥钠、链霉素、四环素、万古霉素、复合维生素B、葡萄糖酸钙、氯化钙、氢化可的松、氯霉素、多粘菌素、红霉素、白霉素、间羟胺、苯肾上腺素、甲苯丁胺、利血平、硝普钠、毒毛花苷K、洛贝林、氯丙嗪、异丙嗪、地西泮、甘露醇、维生素K_3、酚磺乙胺、麦角新碱、垂体后叶素、三磷酸腺苷二钠、辅酶A、能量合剂、维生素C、阿托品、东莨菪碱、更生霉素、头孢噻肟钠
哌拉西林钠/他唑巴坦钠	先用0.9%氯化钠或灭菌注射用水充分溶解后立即加入5%葡萄糖或0.9%氯化钠静滴	禁与氨基糖苷类及其他药物、碳酸氢钠、血液制品及水解蛋白在注射器或输液中混合
透明质酸酶	本品不能静脉注射	右旋糖酐、5%～10%葡萄糖、果糖、0.9%氯化钠、林格氏液和乳酸盐、乳酸钠
妥布霉素	葡萄糖氯化钠、5%～10%葡萄糖、林格氏液和乳酸盐、0.9%氯化钠、20%甘露醇	乙醇的葡萄糖溶液、5%葡萄糖的多种电解质溶液、羧苄青霉素、卡那霉素、阿米卡星、庆大霉素、头孢唑林钠、头孢噻吩、邻氯西林
万古霉素	右旋糖酐、葡萄糖氯化钠、5%～10%葡萄糖、林格氏液和乳酸盐、0.9%氯化钠、乳酸钠、注射用水	氨茶碱、异戊巴比妥、氯霉素、肝素钠、甲氧西林、戊巴比妥、苯巴比妥、司可巴比妥、碳酸氢钠、磺胺异噁唑、华法林钠

续上表

药物名称	可配伍输液/25℃	配伍禁忌
乌拉地尔	0.9%氯化钠、5%～10%葡萄糖、5%果糖、右旋糖酐40	碱性液体
乌司他丁	5%葡萄糖、0.9%氯化钠	加贝酯
维生素C	葡萄糖、0.9%氯化钠、右旋糖酐、葡萄糖氯化钠、5%葡萄糖的林格氏液和乳酸盐、脂肪乳	碳酸氢钠、华法林、甘露醇、地西泮、硝普钠、氨茶碱、利血平、四环素、红霉素、噻替哌、5-氟脲嘧啶、丝裂霉素、对氨基水杨酸钠、谷氨酸钠、核黄素、三氯叔丁醇，铜、铁离子的溶液合用
胸腺肽 α_1	（1.6 mg）以1 mL注射用水溶解后立即皮下注射（不应肌注或皮注）	不得与任何药物混合注射
胸腺五肽		不得与任何药物混合注射
西咪替丁	氨基酸、电解质液、5%葡萄糖林格氏液乳糖酸盐、葡萄糖氯化钠、5%～10%葡萄糖、林格氏液及乳酸盐、0.9%氯化钠、甘露醇、碳酸氢钠	苯巴比妥、头孢唑啉钠
西索米星	不能静注，可肌注或静滴	其他氨基糖苷类、神经肌肉阻滞药、代血浆类：右旋糖酐、海藻酸钠；利尿药：依他尼酸、呋塞米、卷曲霉素、顺铂、万古霉素、头孢噻吩、多粘菌素类、两性霉素B、呋喃妥因钠、磺胺嘧啶钠。与β-内酰胺类合用可获协同作用，但必须分瓶滴注以免失活
硝普钠	只能用5%葡萄糖稀释。可先用2 mL 5%葡萄糖溶解后再与500～1000 mL 5%葡萄糖稀释	不可与其他药物配伍
硝酸甘油	5%～10%葡萄糖、0.9%氯化钠	
乙酰唑胺	右旋糖酐、5%～10%葡萄糖、林格氏液和乳酸盐、0.9%氯化钠、乳酸钠、果糖	能量合剂、甘露醇、硝普钠、氢化可的松、四环素、氯霉素
乙酰谷酰胺	同三磷酸腺苷二钠	能量合剂、甘露醇、地西泮、硝普钠、氢化可的松、氯霉素、四环素

续上表

药物名称	可配伍输液/25℃	配伍禁忌
异丙肾上腺素	右旋糖酐、5%～10%葡萄糖、葡萄糖氯化钠、林格氏液及其乳酸盐、0.9%氯化钠、水解蛋白、乳酸钠、氨基酸	碳酸氢钠、氨茶碱
维拉帕米	5%葡萄糖、5%葡萄糖林格氏液和乳酸盐、葡萄糖氯化钠、林格氏液和乳盐、0.9%氯化钠、乳酸钠	硝普钠、普萘洛尔、氢化可的松、四环素、氯霉素、多粘菌素E、红霉素乳糖酸盐、苯唑青霉素、氨苄青霉素、邻氯青霉素、地西泮、呋塞米、利尿酸钠、甘露醇、三磷酸腺苷二钠、肌苷、5-氟脲嘧啶
异环磷酰胺	0.9%氯化钠、林格氏液静滴。本品应与泌尿系保护剂美司那合用	
氧氟沙星	5%葡萄糖	0.9%氯化钠、葡萄糖氯化钠、其他药物
盐酸异丙嗪	5%～10%葡萄糖、果糖液、葡萄糖氯化钠、林格氏液和乳酸盐、0.9%氯化钠、乳酸钠液、水解蛋白、5%葡萄糖林格氏液及其乳酸盐	氨茶碱、氯霉素、泛影葡胺、茶苯海明、肝素钠、氢化可的松、胆影葡胺、甲氧西林、巴比妥钠、青霉素类、戊巴比妥钠、苯巴比妥钠、苯妥英钠、强的松龙、磺胺异恶唑、硫喷妥钠、利他林、乙胺硫脲、可拉明、硝普钠、间羟胺、碳酸氢钠、甲泼尼龙、地塞米松、氢化可的松、洁霉素、水解蛋白、地西泮、呋塞米、利尿酸钠、甘露醇、山梨醇、维生素K_3、6-氨基己酸、酚磺乙胺、肝素、三磷酸腺苷二钠、辅酶A、能量合剂、肌苷、胞二磷胆碱、谷氨酸钠、塞替哌、环磷酰胺、5-氟脲嘧啶
盐酸哌替啶（度冷丁）	右旋糖酐、葡萄糖氯化钠、果糖液、5%～10%葡萄糖、水解蛋白、林格氏液及其乳酸盐、0.9%氯化钠、乳酸钠、5%葡萄糖林格氏及乳酸盐	氨茶碱、异戊巴比妥、肝素钠、硫酸吗啡、苯巴比妥钠、碳酸氢钠、碘化钠、磺胺异恶唑、硫喷妥钠
盐酸苯海拉明	5%葡萄糖林格氏液、右面旋糖酐、5%葡萄糖林格氏液及乳酸盐、葡萄糖氯化钠、5%～10%葡萄糖、果糖、林格氏液及乳酸盐、0.9%氯化钠、乳酸钠	异戊巴比妥、两性霉素B、头孢噻吩钠、氢化可的松、胆影葡胺、戊巴比妥钠、苯巴比妥钠、硫喷妥钠

续上表

药物名称	可配伍输液/25℃	配伍禁忌
盐酸多巴酚丁胺	5%葡萄糖、0.9%氯化钠、乳酸钠液	氯化钙、葡萄糖酸钙、硫酸镁、磷酸氢钾、碳酸氢钠及其他碱性注射液
盐酸氨溴索	葡萄糖、果糖、0.9%氯化钠或林格氏液	本品（pH 5.0）不能与 pH 值大于 6.3 的其他溶液混合
盐酸川芎嗪氯化钠		不得与碱性药物配伍静滴使用
盐酸肾上腺素	右旋糖酐、5%葡萄糖林格氏液及乳酸盐、葡萄糖氯化钠、5%～10%葡萄糖、林格氏液及乳酸盐、果糖、0.9%氯化钠	电解质溶液类、5%葡萄糖、5%碳酸氢钠、氨茶碱、头孢吡硫、透明质酸酶、硫酸甲苯丁胺、华法林钠
异帕米星（依克沙）	0.9%氯化钠、5%葡萄糖、复方氯化钠、果糖、复方氨基酸、木糖醇、复合乳酸钠	麻醉剂、肌肉松弛剂、输血
依替米星	0.9%氯化钠、5%葡萄糖	潜在耳毒性、肾毒性药物：如多粘菌素、其他氨基糖苷类抗生素、强利尿酸及呋塞米
脂肪乳		氨基酸、50%葡萄糖、水解蛋白、林格氏液、0.9%氯化钠、注射用水、葡萄糖林格氏液及乳酸盐
左氧氟沙星（乳糖酸）	5%葡萄糖 100 mL	苯醋酸类或联苯丁酮酸非甾体类消炎镇痛药、含铝、镁或铁剂的解酸、氨茶碱

二、用药换算

（一）按体重折算

1. 儿童剂量：儿童剂量 = 剂量/kg×体重（kg）

注：用本法计算的儿童体重应视营养状况适当增减。

正常儿童体重的推算方法：

1～6个月儿童体重（g）= 3000g（出生时体重）+ 月龄×600

7～12个月儿童体重（g）= 3000g（出生时体重）+ 月龄×500

1岁以上儿童体重（kg）= 年龄×2 + 8

2. 老年人剂量

老年人个体差异大，应严格遵守个体化用药原则。多数认为，以年龄和体重综合衡量估算每日剂量。

根据年龄：一般地，60岁以上的老年病人可用成人剂量的3/4，或50岁以后每增加1岁药量应比成人标准及量减少约1%。

采用半量法则：尤其经肾脏排泄的药物，在开始时只给剂量一半，以后根据病情逐步增加剂量。

根据内生肌酐清除率调整剂量。

有条件的可作血药浓度检测，根据血浓度调整剂量。

（二）按体表面积折算

儿童剂量＝成人剂量×某体重小儿体表面积/1.7

注：式中 1.7 为成人（70 kg）体表面积。

1. 体重 30 kg 以下的儿童体表面积

儿童体表面积(m^2)＝（年龄＋5）×0.07

儿童体表面积(m^2)＝0.035(m^2/kg)×体重(kg)＋0.1

2. 体重 30 kg 以上的儿童体表面积

按体重每增加 5 kg 体表面积增加 0.1 m^2 推算。

（三）按年龄与体重计算

儿童剂量＝成人剂量×2×儿童体重（kg）×0.01

注：式中的儿童体重按"正常儿童体重的推算方法"计算。

（四）年龄、体重及体表面积之间的关系

1. 成人标准体重的估算

男性体重（kg）＝身高（cm）－105

女性体重（kg）＝身高（cm）－110

2. 成人体重与体表面积换算

体表面积（m^2）＝0.0061×身高（cm）＋0.0128×体重（kg）－0.01529

3. 年龄、体重及体表面积表（见下表）

年　　龄	体重/kg	体表面积/m^2
出　生	3	0.21
1 个月	4	0.24
2 个月	4.5	0.26
3 个月	5	0.27
4 个月	5.5	0.28
5 个月	6	0.31
6 个月	6.5	0.33
7 个月	7	0.35
8 个月	7.5	0.36
9 个月	8	0.38
10 个月	8.5	0.40
11 个月	9	0.42
12 个月	10	0.44

续上表

年　龄	体重/kg	体表面积/m²
2 岁	12	0.52
3 岁	14	0.59
4 岁	16	0.66
5 岁	18	0.73
6 岁	20	0.80
7 岁	22	0.89
8 岁	24	0.94
9 岁	26	1.00
10 岁	28	1.08
11 岁	30	1.15
12 岁	33	1.19
13 岁	36	1.26
14 岁	40	1.33
16 岁	50	1.5
18 岁	60	1.6
成人	70	1.7

三、药物皮试方法

(一) 青霉素 G 钠 (钾)

青霉素 G 钠 (钾) 包括青霉素类药物以及注射用 A 群链球菌 (因为其中含有青霉素)。

1. 皮试溶液的配制

(1) 用 1 mL 注射器取每毫升含 20 万单位 (WIU) 的青霉素溶液 0.1 mL，加注射用水或 0.9% 氯化钠注射液至 1 mL，摇匀即成 (含青霉素 2 WIU)。

(2) 取上液 0.1 mL 如上法稀释至 1 mL (含青霉素 2000 单位 (IU))。

(3) 取每毫升含青霉素 2000 IU 的溶液 0.5 mL 按上法稀释至 2 mL，摇匀即成 (含青霉素 500IU)。

2. 皮试方法及结果观察 (皮内试验)

(1) 用 75% 酒精消毒前臂屈侧关节上 6.6 cm 处皮肤。

(2) 抽取皮试液 0.1 mL (含青霉素 50 IU)，做皮内注射成一皮丘 (小儿注射 0.02 ~ 0.03 mL)。

(3) 等 15 ~ 20 分钟后，如局部出现红肿，直径大于 1 cm、局部红晕或伴有小水泡者为阳性。对可疑阳性者，应在另一前臂用 0.9% 氯化钠注射液进行对照试验。

3. 注意事项

(1) 极少数患者可在皮肤试验时发生过敏性休克，常于注射后数秒至 5 分钟内开始。先是皮肤瘙痒、四肢麻木，继则气急、胸闷、发热、心跳加快、脉细、血压下降、大量出汗等。如不及时抢救，可导致病人死亡。应做好抢救准备，如盐酸肾上腺素肌注；氢化可的松静滴；10%葡萄糖酸钙注射液与高渗葡萄糖注射液20 mL缓慢静注；使用中枢兴奋药和抗过敏药。

（2）试验用药含量要准，配制后在冰箱中保存不应超过24小时，注射器应用1 mL刻度的注射器。

（3）因青霉素进入人体5天左右即可产生抗体，10天后抗体形成已达高峰，皮试的间隔时间应参照这一规律。更换同类药物、不同批号或停药3天以上，最好重新做皮内试验。

（4）皮试液宜用0.9%氯化钠注射液，而不可应用注射用水，因后者可使青霉素分子中的β内酰胺环水解开环而重排，产生的青霉烯酸不仅局部刺激性强，且易与血浆蛋白结合形成青霉素噻唑蛋白，诱致过敏反应。据测定，青霉素的水溶液在37℃下放置24小时，青霉烯酸的含量较配制时增加200倍左右。其水剂在放置过程中pH值会逐渐降低，下降速度与温度、药物浓度、放置时间呈负相关。溶液pH值下降易使青霉素产生聚合反应，生成大分子致敏性聚合物。倘用之做皮试液，不仅能呈现假阳性反应，还容易引起过敏性休克。因此皮试液配制好后应置低温保存，只限当日使用。

（5）采用传统的消毒剂（75%乙醇），假阳性的出现几率明显增多，可占受试者的10%～15%，可能系注药时消毒区乙醇尚未完全挥发，残留药液随穿刺动作渗入针孔，刺激局部皮肤所致。小儿因皮肤细嫩，皮下组织疏松，更容易被判为假阳性。

（6）一种观点认为，人类对青霉素是否呈现特异反应，在未出生时就已确定，即使是新生儿，在首次应用青霉素前也无法排除曾与此类抗原有过隐性接触的可能，故无论年龄多小、是否曾用均应做皮试。另有人认为，出生后4周内初次用药可免做皮试，因这一年龄的小儿体内IgE合成能力尚不健全，即使属过敏体质或已潜在接触过青霉素抗原，机体亦不能完成致敏过程。现有的文献尚无小至6个月内的婴儿用药出现过敏性休克的报道。再者，新生儿皮肤红润，容易出现假阳性，故半岁以内的儿童应尽量免做皮试，确需皮试者需用0.9%氯化钠注射液进行对照。

（7）国内有人对100例皮试阳性者再次皮试，仅1例表现为阳性结果，国外的重复试验结果阴性率亦达87.6%（85/97）。对第2次皮试阴性的病人给药后，过敏反应的出现几率并不大于无过敏史者。因此对曾有过敏史确需用药者，可再做皮试。但皮试方法宜先用划痕试验法，同时对侧做0.9%氯化钠注射液对照，密切观察，两侧结果相同者可判为阴性，再用皮内皮试法最后确定。如局部出现迅速而剧烈的反应，立即将试剂擦洗干净，不再做皮内试验。

（8）因头孢菌素类与青霉素类有共同的化学结构——β内酰胺环，可呈现部分交叉过敏反应，不少基层单位常以青霉素皮试代替头孢菌素类。但头孢菌素类过敏几率明显低于青霉素（仅为其25%），青霉素过敏者使用头孢菌素类亦仅10%～14%发生过敏，鉴于两者各有其独自的致敏物质，因此不可以青霉素皮试完全替代后者。临床也发现，确有少数患者，仅对头孢菌素类过敏而对青霉素无交叉过敏的现象。

（二）头孢菌素（先锋霉素）

1. 皮试溶液的配制

取头孢菌素0.5 g加0.9%氯化钠注射液5 mL溶解，然后抽取0.1 mL稀释至5 mL后，再抽取0.15 mL稀释至5 mL即成（每毫升含头孢菌素60 μg）。

2. 皮试方法及结果观察

每次取皮试液0.1 mL做皮内试验，具体操作及结果观察均同青霉素试验。

注：也有的医疗单位采用每毫升含0.25 mg、0.3 mg、0.5 mg浓度的头孢菌素为皮试液。每次抽取0.05～0.1 mL做皮试。

3. 注意事项

（1）头孢类抗菌药物使用前是否需要进行皮肤过敏试验世界上尚存在争议，原因在于：引发头孢类抗菌药物过敏反应的半抗原——主要决定簇与次要决定簇尚不明确，可能有Cephalosporoyl、Cephalosporanyl和产品中的杂质等；皮试符合率＜30%；皮试液浓度与皮试方法未统一（国内皮试液和国外皮试液的种类、浓度和皮试液用量相差很大）。目前美国和大部分欧洲国家不进行皮肤过敏试验，而日本和北欧的一些国家仍规定进行皮肤过敏试验。

（2）头孢类抗菌药物是否需要做皮肤过敏试验，在我国药品说明书和参考书中现有多种描述，但中华人民共和国药典委员会编写的《临床用药须知》（2005年版）和卫生部2004年发布的《抗菌药物临床应用指导原则》均未要求头孢类抗菌药物做皮肤过敏试验。目前达成的共识是：如药品说明书明文规定使用前需做皮肤过敏试验的，则必须做；如药品说明书上未明确规定，则需临床根据患者是否为过敏体质、既往药物过敏史、患者的患病严重程度等综合考虑是否进行皮肤过敏试验。

（3）如果进行头孢类抗菌药物的皮肤过敏试验，必须使用原药配制皮试液，不能用青霉素皮试液代替，也不能用某一种头孢菌素配制成皮试液做所有头孢类抗菌药物的皮肤过敏试验。皮试液的浓度国内外的差距较大，国内目前推荐的浓度为300～500 μg/mL，注射量为0.1 mL。

（4）如果患者对青霉素类严重过敏，应禁用头孢类抗菌药物；如果患者对青霉素类一般过敏，可根据病情慎重地选用头孢类抗菌药物。现有的研究表明，青霉素类与一代头孢类抗菌药物的交叉过敏反应发生率明显高于二代、三代和四代，因此，宜选用二、三、四代头孢类抗菌药物，特别三、四代头孢类抗菌药物更为安全。

（5）头孢类抗菌药物的产品质量与临床上发生的过敏反应有相关性。现已经从头孢噻肟等头孢类抗菌药物中收集到了能引发动物过敏反应的基本无抗菌活性的高分子聚合物。说明控制产品中高聚物的含量是质量控制的关键之一。

（6）临床使用头孢类抗菌药物，必须仔细询问病人药物过敏史，不管是否进行皮肤过敏试验，或皮肤过敏试验阴性，在首次使用后的0.5～1小时内应严密观察，一旦出现过敏反应征兆，应迅速处理。过敏反应是难以预测的，过敏反应的发生不是医务人员的责任，但发生后处理不当或没有相应的救治措施，医院则要面临一定的法律风险。

（三）链霉素

1. 皮试溶液的配制

（a）取链霉素1 g（100 WIU）加0.9%氯化钠注射液3.5 mL溶液后即成4 mL（每mL含25 WIU）。

（b）取（a）液0.1 mL加0.9%氯化钠注射液稀释至1 mL（每mL含2.5 WU）。

（c）取（b）液0.1 mL加0.9%氯化钠注射液稀释至1 mL（每mL含2500 U）。

（d）取（c）液0.2 mL加0.9%氯化钠注射液稀释至1 mL（每mL含500 U）。

2. 皮试方法及结果观察

取皮试液0.1 mL做皮内试验，观察15～20分钟。具体皮试方法及结果观察均同青霉素试验。

3. 注意事项

(1) 皮试阴性的病人,注射时也可发生过敏反应,故还应做好抢救准备。

(2) 皮试方法目前全国尚不统一,已规定要做皮试的地区,应按规定进行。

(四) 结核菌素

1. 皮试溶液的配制

取纯结核菌素 0.5 mL 加 0.9% 氯化钠注射液 4.5 mL 为第 1 号溶液,其稀释度为 1:10。依上法配制第 2、3、4 号溶液,其稀释度分别为 1:100、1:1000、1:10000。

2. 皮试方法及结果观察

选择前臂屈侧关节上 6.6 cm 处,消毒后皮内注射 0.1 mL 结核菌素液,使之成一皮丘。通常从 1:1000 开始,如无反应可用较高浓度。最后判断小儿有无结核菌感染,需做 1:100 浓度的试验。如患儿有疱性结膜炎、皮肤结节性红斑或胸腔积液,应从 1:10000 开始。注射后 48～72 小时观察反应强度,并以 (+) 号表示之。

阴性:不发红和硬结直径不超过 0.5 cm 或仅发红而无硬结。

可疑:(±) 发红和硬结直径为 0.5 cm 以下。

阳性:(+) 发红和硬结直径为 0.5～0.9 cm。

(++) 发红和硬结直径为 1～1.9 cm。

(+++) 发红和硬结直径为 2 cm 以上。

(++++) 除发红和硬结外有水泡或坏死。

3. 注意事项

已稀释后的结核菌素液,在冰箱内可保存 6 周。如发生沉淀或变黄色则不能用。

(五) 破伤风抗毒素

1. 皮试溶液的配制

取破伤风抗毒素 1500 IU,抽取 0.1 mL 加 0.9% 氯化钠注射液稀释至 1 mL 即成。

2. 皮试方法及结果观察

取皮试液 0.1 mL 在前臂做皮内试验,15 min 后观察,局部红肿在 1 cm 以上为阳性。必要时应以 0.9% 氯化钠注射液在另一前臂做对照试验。

3. 注意事项

若皮试为阳性,也可用脱敏法进行注射。第 1 针用 1:20 稀释血清 0.05 mL;第 2 针用 1:10 稀释血清 0.05 mL;第 3 针用未稀释血清 0.1 mL,第 4 针用未稀释血清 0.5 mL,第 5 针将余量一次肌内注射。每针间隔 20 分钟,无反应可注射。但在注射前要做好过敏性休克的抢救准备。

注:白喉抗毒素、多价精制气性坏疽抗毒素、精制肉毒抗毒素,其过敏试验均同破伤风抗毒素。

(六) 盐酸普鲁卡因

1. 皮试溶液的配制

将盐酸普鲁卡因配制 0.25% 溶液即成。

2. 皮试方法及结果观察

取皮试液 0.1 mL 在前臂做皮内试验,15～20 分钟后观察结果。其判断标准同青霉素皮肤试验。

（七）细胞色素C

1. 皮试溶液的配制

用原药液。

2. 皮试方法及结果观察

（1）画痕法。用本品1滴于前臂内侧皮肤上画痕，使之少量出血，20分钟后观察，如发红在10 mm以上或肿胀在7 mm以上为阳性。

（2）皮内法。将本品稀释为0.03 mg/mL，在前臂皮内注射0.03～0.05 mL，20分钟后，发红直径在15 mm以上或肿胀在10 cm以上为阳性。

（3）点眼法。将浓度为5 mg/mL本品1滴，滴于眼结膜上，20分钟后，结膜充血、水肿、痒者为阳性。

3. 注意事项

据报道偶可引起过敏反应，尤其是停药后再用该药时。

（八）有机碘造影剂

有机碘造影剂包括：碘海醇、碘普罗胺、碘佛醇、碘苯酯、碘他拉葡胺、碘克沙醇、胆影葡胺、碘酚酸、泛影葡胺、胆影钠、碘化油、碘吡啦啥、醋碘苯酸钠、泛影钠等造影药物。

1. 皮试溶液的配制

用30%有机碘溶液。

2. 皮试方法及结果观察

（1）静注法。用30%有机碘溶液1 mL静注，密切观察20分钟，注意有无心脏、颊膜水肿、恶心、呕吐、荨麻疹、血压下降及其他不适等反应。如有上述现象不可注射。

（2）口含试验法。用1～5 mL造影剂含于口中，5分钟后观察有无上述反应。

（3）皮内试验法。用0.05～0.1 mL造影剂在前臂做皮内试验，10～15分钟后观察，有1 cm大小的红斑反应即为强阳性。

（4）结膜试验法。用1～2滴造影剂滴入一侧眼结膜囊内，1分钟后观察结膜与巩膜充血情况，如有显著充血（与对侧对比）、血管扩张、曲张，即为强阳性。

3. 注意事项

过敏试验阴性者，在碘造影过程中仍可出现过敏反应，必须注意。

（九）门冬酰胺酶

1. 皮试溶液的配制

（1）取门冬酸胺酶1000 IU加0.9%氯化钠注射液1 mL溶解后即成1000 IU/mL。

（2）取上液0.1 mL加0.9%氯化钠注射液稀释至1 mL即成。

2. 皮试方法及结果观察

取皮试液0.1 mL在前臂做皮内试验，结果判断同青霉素皮试。阳性者不可注射。

3. 注意事项

（1）不同药厂、不同批号产品的纯度和过敏反应均有差异，使用时必须慎重。

（2）有过敏史的病人应十分小心使用或不用该药。

（十）精制抗蝮蛇毒血清

1. 皮试溶液的配制

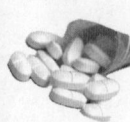

取本品 0.1 mL 加 0.9% 氯化钠注射液稀释至 2 mL 即成。

2. 皮试方法及结果观察

取皮试液 0.05 mL 做皮内试验，20～30 分钟后观察，在注射部位 1 cm 以内，周围无红晕及伪足状者为阴性。若疑为阳性者可先注射马来酸氯苯那敏 10 mg，15 分钟后再用脱敏法给药。

脱敏注射法：本品用 0.9% 氯化钠注射液稀释 20 倍，第一次注射 0.4 mL，每次观察 10～20 分钟，如无反应可酌情增量，注射 3 次以上无反应时可注射。如有异常反应，立即停止注射，可用地塞米松或氢化可的松琥珀酸钠注射液静注抗过敏。

注：精制抗五步蛇毒血清和精制抗银环蛇毒血清过敏试验同抗蝮蛇毒血清。

(十一) 精制抗炭疽血清

1. 皮试溶液的配制

取本品 0.1 mL 加 0.9% 氯化钠注射液稀释至 1 mL 即成。

2. 皮试方法及结果观察

取皮试液 0.05 mL 在前臂做皮内试验，30 分钟后观察，无明显反应者为阴性。如出现皮丘增大、红肿、浸润、形似伪足或有痛感为阳性反应，须脱敏注射。

脱敏注射法：用 0.9% 氯化钠注射液 10 倍稀释血清，第一次注射稀释血清 0.2 mL、第二次注射 0.4 mL、第三次注射 0.8 mL。每次注射后 30 分钟观察，如无反应，可将安瓿中未稀释的全部进行血清肌注。有过敏史或过敏试验强阳性者，应将第一次注射量及以后的递增量减少。

注：精制抗狂犬病血清过敏试验同精制抗炭疽血清。脱敏注射法亦同，仅用量第一次为 1 mL，每次增加 1～4 mL。

(十二) 纤溶酶

1. 皮试溶液的配制

用 0.9% 氯化钠注射液稀释成 1 IU/mL 的皮试溶液。

2. 皮试方法及结果观察

采用 1 IU/mL 0.05～0.1 mL 进行皮内注射，15 分钟观察结果，红晕直径不超过 1 cm 或伪足不超过 3 个为阴性。皮试阳性反应者应禁用。

3. 注意事项

该药是一种蛋白酶制剂，存在一定的抗原性，因此使用前需要进行过敏试验。

(十三) 胸腺肽

1. 皮试溶液的配制

最终皮试溶液浓度应配成 25 μg/mL。将 5 mg 胸腺肽干粉用 10 mL 灭菌注射用水充分溶解后配成浓度为 500 μg/mL；再取 0.05 mL 加入 0.95 mL 灭菌注射用水配成 25 μg/mL 的皮试溶液。

2. 皮试方法及结果观察

注射前或治疗终止后再用药时需做皮内敏感试验，将上述配好的皮试溶液进行皮内注射 0.1 mL。

3. 注意事项

阳性反应者禁用。

(十四) 鲑鱼降钙素

1. 皮试溶液的配制

将该药（100 IU/支）用1 mL注射器取0.2 mL，再用0.9%氯化钠注射液稀释至1 mL。

2. 皮试方法及结果观察

皮下注射皮试液0.1 mL（约1 IU），观察15分钟后，发现不超过中度红色为阴性，超过中度红色为阳性。

3. 注意事项

由于该药是一种多肽，故有可能发生系统性过敏反应。曾有使用本品的患者发生过敏性休克的个例报道。

（十五）维生素B_1

1. 皮试溶液的配制

取0.1 mL维生素B_1（2 mL:100 mg）原液加0.9%氯化钠注射液0.9 mL，成为1 mL含5 mg的皮试溶液。

2. 皮试方法及结果观察

取0.1 mL皮试溶液上肢下1/3掌侧皮内注射0.1 mL，20分钟后观察结果。阴性：皮丘无改变，周围无红肿，无自觉症状。阳性：局部皮丘隆起，并出现红晕硬块，直径大于1～2 cm或红晕周围有痒感。

3. 注意事项

该药大剂量肌内注射时，需注意过敏反应，表现为吞咽困难、皮肤瘙痒，面、唇、眼睑浮肿，喘鸣等。

（十六）蔗糖铁

1. 皮试溶液的配制

成人用1～2.5 mL（20～50 mg铁），体重>14 kg的儿童用1 mL（20 mg铁），体重<14 kg的儿童用日剂量的一半（1.5 mg/kg）。

2. 皮试方法及结果观察

应备有心肺复苏设备。如果在给药15分钟后未出现任何不良反应，继续给予余下的药液。罕见过敏反应，偶尔出现金属味、头疼、低血压等，极少出现胃肠功能障碍、发热、肌肉痛等。

3. 注意事项

在新病人第一次使用该药进行治疗前，应按照推荐的方法先给予一个小剂量进行测试。

（十七）右旋糖酐铁

1. 皮试溶液的配制

直接采用原液。

2. 皮试方法及结果观察

给予病人初次剂量前先给予0.5 mL右旋糖酐铁（相当于25 mg铁），如60分钟后无过敏反应发生，再给予剩余的剂量。

3. 注意事项

同"（十六）"一样用于判断准备使用该药治疗的病人对铁是否过敏。

（十八）重组人干扰素γ

1. 皮试溶液的配制

需将皮试溶液配成 50000 IU/mL 的浓度。如将 50 WIU 的溶液采用 1 mL 灭菌注射用水溶解（100 WIU 采用 2 mL 溶解），混匀后取 0.1 mL 再用灭菌注射用水溶解至 1 mL。

2. 皮试方法及结果观察

将上述配制的皮试溶液取 0.1 mL 进行皮内注射，阴性者方可使用。常见的不良反应是发热，常在注射后数小时出现，持续数小时自行消退，多数为低热（38℃以下），但也有少数发热较高，发热时患者有头痛、肌肉痛、关节痛等流感样症状。

3. 注意事项

凡有明显过敏体质，特别是对抗生素有过敏史者，本品应慎用。在使用过程中如发生过敏反应，应立即停药，并给予相应治疗。

（十九）荧光素钠

1. 皮试溶液的配制

将本品采用 0.9% 氯化钠注射液稀释 100 倍。

2. 皮试方法及结果观察

推荐在静脉给药前 10～15 分钟，将上述配好的皮试溶液 5 mL 注入静脉做过敏试验，若无反应再全量推入。

3. 注意事项

少数病人对本品可发生过敏反应。在推注本品和给药后数小时内应严密观察病人反应。现场应备有急救药品和器材。

（二十）抗 T 淋巴细胞免疫球蛋白（ATG）

1. 皮试液的配制

根据说明书的要求采用 0.9% 氯化钠作为稀释液进行皮试液的配制。

2. 皮试方法及结果观察

在第一次给 ATG 前，确定进行了皮内试验。

在右前臂皮内给 0.05 mL ATG 皮试。

在左前臂皮内给 0.05 mL 0.9% 氯化钠做对照。

监护病人应在 1 小时内每 15 分钟观察皮试部位。万一出现并发症，立即通知医师。

皮试的阳性反应是表现在前臂注射 ATG 的部位局部出现 ≥10 mm 的皮丘，并有红肿和瘙痒，如遇到阳性反应需立即通知医生！

3. 注意事项

（1）风险：该药由兔血清制得，在使用 ATG 期间或给药后很短时间会发生变态反应（过敏反应）或给药后 1～2 星期会出现血清病并发关节痛，发热和皮疹。为减少变态反应风险，要在给药前皮试并仔细监护病人。

（2）给药治疗前：在 ATG 给药前的规范：静注 1 支二硫庚啶；缓慢静注 1 支钙制剂；静注 80 mg 甲强龙。在给滴注 ATG 期间的规范：同时需要甲强龙 80 mg 溶解在 5% 250 mL 葡萄糖注射液在 ATG 给药整个过程中滴注。

参考文献

[1] 中华人民共和国卫生部，国家中医药管理局，总后卫生部. 抗菌药物临床应用指导原则，2004.

[2] 中华医学会外科学分会，中华外科杂志编辑委员会. 围手术期预防应用抗菌药物指南，2006.

[3] 陈新谦，金有豫，汤光. 新编药物学. 北京：人民卫生出版社，2007.

[4] 王怀良，陈凤荣. 临床药理学. 北京：人民卫生出版社，2007.

[5] 周宏灏. 遗传药理学. 北京：科学出版社，2001.

[6] 姜远英. 临床药物治疗学. 北京：人民卫生出版社，2008.